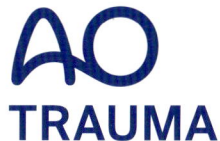

骨质疏松性骨折的内外科处理

Osteoporotic Fracture Care
Medical and Surgical Management

主编 ［奥］Michael Blauth
　　 ［美］Stephen L Kates
　　 ［美］Joseph A Nicholas
主译 宋纯理 刘 楠

山东科学技术出版社
·济南·

Copyright © 2018 of the original English language edition by AO Foundation, Davos Platz, Switzerland.
Original title: "Osteoporotic Fracture Care, Medical and Surgical Management", 1st ed.
Editors: Michael Blauth, Stephen L. Kates and Joseph A. Nicholas.
Simplified Chinese translation edition © 2022 by Shandong Science and Technology Press Co., Ltd.

版权登记号：图字 15-2019-151

图书在版编目（CIP）数据

骨质疏松性骨折的内外科处理 /（奥）迈克尔·布劳特（Michael Blauth），（美）斯蒂芬·L.凯特（Stephen L Kates），（美）约瑟夫·A.尼古拉斯（Joseph A Nicholas）主编；宋纯理，刘楠主译. -- 济南：山东科学技术出版社，2022.3

ISBN 978-7-5723-0887-1

Ⅰ.①骨… Ⅱ.①迈… ②斯… ③约… ④宋… ⑤刘… Ⅲ.①骨质疏松－骨折－诊疗 Ⅳ.① R683

中国版本图书馆 CIP 数据核字 (2021) 第 256638 号

骨质疏松性骨折的内外科处理
GUZHI SHUSONGXING GUZHE DE NEIWAIKE CHULI

责任编辑：李文靖
装帧设计：李晨溪

主管单位：山东出版传媒股份有限公司
出 版 者：山东科学技术出版社
　　　　　地址：济南市市中区舜耕路 517 号
　　　　　邮编：250003　电话：（0531）82098088
　　　　　网址：www.lkj.com.cn
　　　　　电子邮件：sdkj@sdcbcm.com
发 行 者：山东科学技术出版社
　　　　　地址：济南市市中区舜耕路 517 号
　　　　　邮编：250003　电话：（0531）82098067
印 刷 者：济南新先锋彩印有限公司
　　　　　地址：济南市工业北路 188-6 号
　　　　　邮编：250101　电话：（0531）88615699

规格：大 16 开（210 mm×285 mm）
印张：38.75　字数：900 千　印数：1~2000
版次：2022 年 3 月第 1 版　印次：2022 年 3 月第 1 次印刷
定价：380.00 元

主编

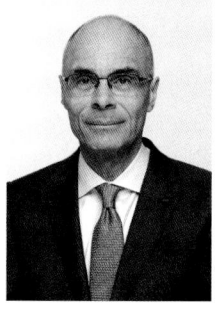

Michael Blauth, MD
Professor and Director
Department for Trauma Surgery
Medical University Innsbruck
Anichstrasse 35
Innsbruck 6020
Austria

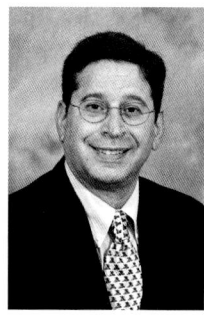

Stephen L Kates, MD
Professor and Chair of Orthopaedic Surgery
Virginia Commonwealth University
Department of Orthopaedic Surgery
1200 E. Broad St
Richmond, VA 23298
USA

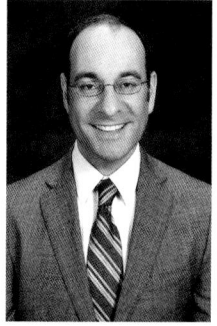

Joseph A Nicholas, MD, MPH
Associate Professor of Medicine
Geriatrics Division
University of Rochester
Highland Hospital
Rochester, NY 14620
USA

编者

Rohit Arora, PD Dr med
Associate Professor
Deputy Director Department of Trauma Surgery
Medical University Innsbruck
Anichstrasse 35
6020 Innsbruck
Austria

Reto Babst, Prof Dr med
Vorsteher Department Chirurgie
Chefarzt Unfallchirurgie
Klinik Orthopädie und Unfallchirurgie
Luzerner Kantonsspital
6000 Lucerne 16
Switzerland

Peter Brink
Benzenrade 15c
6419 PG
Heerlen
The Netherlands

Adeela Cheema, MD
Geriatrics Fellow
Section of Geriatrics & Palliative Medicine
5841 S. Maryland Ave
Chicago, IL 60637
USA

Colin Currie
17 Merchiston Gardens
Edinburgh EH10 5DD
UK

Nemer Dabage, MD FACP
Program Director at Blake Medical Center
2020 59th Street West
Bradenton, FL 34209
USA

Christian CMA Donken, MD, PhD
Department of Orthopedic Surgery
Sint Maartenskliniek
Hengstdal 3
P.O. Box 9011
6500 GM Nijmegen
The Netherlands

Simon Euler, PD Dr med
Facharzt für Unfallchirurgie
Klinik für Unfallchirurgie und Sporttraumatologie
Medizinische Universität Innsbruck
Anichstrasse 35
6020 Innsbruck
Austria

Susan M Friedman, MD, MPH, AGS
Associate Professor of Medicine
University of Rochester School of
Medicine and Dentistry
Department of Medicine
Highland Hospital
1000 South Avenue, Box 58
Rochester, NY 14620
USA

Elizabeth B Gausden, MD, MPH
Orthopaedic Surgery Resident
Hospital for Special Surgery
535 E 70th St
New York, NY 10021
USA

Andrea Giusti, MD
ASL3
Department of Locomotor System
Via Casaregis 24/19
16129 Genoa
Italy

Lauren J Gleason, MD, MPH
Assistant Professor of Medicine
University of Chicago Medicine
5841 S. Maryland Avenue, MC 6098
Chicago, IL 60637
USA

Claudia M Gonzalez Suarez, MD
Thompson Health Family Practice Macedon
350 Parrish Street Canandaigua, NY 14424
1033 State Route 31
Macedon NY 14502-8218
USA

Markus Gosch, Dr med univ
Professor and Medical Director
Department for Geriatrics
Paracelsus Medical University Nuremberg, Germany
Nuremberg Hospital North
Prof.-Ernst-Nathan-Str. 1
Nuremberg 90419
Germany

Michael Götzen, Dr med, PhD
Univ.-Klinik für Unfallchirurgie
Zentrum Operative Medizin
Anichstrasse 35
6020 Innsbruck
Austria

Clemens Hengg, PD Dr med
Facharzt für Unfallchirurgie und Sporttraumatologie
Univ.-Klinik Innsbruck
Anichstrasse 35
6020 Innsbruck
Austria

Alexander Hofmann, Dr med
Professor, Chefarzt
Klinik für Unfallchirurgie und Orthopädie 1
Westpfalz-Klinikum GmbH
Hellmut-Hartert Strasse 1
67655 Kaiserslautern
Germany

Timothy J Holahan, DO, CMD
Senior Clinical Instructor of Medicine
University of Rochester Medical Center
Highland Hospital
1000 South Avenue
Rochester, NY 14620
USA

Hans-Christian Jeske, Prof Dr med
Univ.-Klinik für Unfallchirurgie und Sportmedizin
Medizinische Universität Innsbruck
Anichstrasse 35
6020 Innsbruck
Austria

Herman Johal, MD, MPH, Phd(c) FRCSC
McMaster Orthopaedics
Centre for Evidence-based Orthopaedics
293 Wellington Street North, Suite 110
Hamilton, Ontario
Canada L8L 8E7

Peter Kaiser, Dr med univ, PhD
Univ.-Klinik für Unfallchirurgie
Zentrum Operative Medizin
Medizinische Universität Innsbruck
Anichstrasse 35
6020 Innsbruck
Austria

Christian Kammerlander, PD Dr med
Vice Director
Ludwig Maximilian University Munich
Department for General, Trauma- &
Reconstructive Surgery
Marchioninistrasse 15
81377 Munich
Germany

Alexander Keiler, Dr med
Univ.-Klinik für Unfallchirurgie
Anichstrasse 35
6020 Innsbruck
Austria

Marco Keller, Dr med
Department of Trauma Surgery
Medical University Innsbruck
Anichstrasse 35
6020 Innsbruck
Austria

Rashmi Khadilkar, MD
Senior Instructor of Medicine
Department of Medicine
Highland Hospital
1000 South Avenue, Box HH 58
Rochester, NY 14620
USA

Joon-Woo Kim, MD, PhD
Assistant Professor
Department of Orthopedic Surgery
School of Medicine
Kyungpook National University Hospital
130, Dongduk-ro, Jung-gu
Daegu, 41944
South Korea

Franz Kralinger, PD Dr
Abteilungsleiter Unfallchirurgie
und Sporttraumatologie
Wilhelminenspital
Montlearstrasse 37
1160 Vienna
Austria

Dietmar Krappinger, PD, MD, PhD, MBA
Head of Pelvic and Acetabular Surgery
Head of Bone Reconstruction Surgery
Senior Consultant Spine Surgery
Department of Trauma Surgery
Medical University Innsbruck
Anichstrasse 35
6020 Innsbruck
Austria

Malikah Latmore, MD
Assistant Professor of Clinical Anesthesiology
Mount Sinai St. Luke's and Mount Sinai West
Hospitals
1111 Amsterdam Ave
New York, NY 10025
USA

Richard A Lindtner, MD, PhD
Consultant
Department of Trauma Surgery
Medical University of Innsbruck
Anichstrasse 35
6020 Innsbruck
Austria

Björn-Christian Link, Dr med
Leitender Arzt
Klinik für Orthopädie und Unfallchirurgie
Luzerner Kantonsspital Luzern
Spitalstrasse
6000 Lucerne 16
Switzerland

Frank A Liporace, MD
Chairman and Vice President
Chief Orthopedic Trauma and Adult Reconstruction
Jersey City Medical Center
RWJ Barnabas Health Orthopedic Group
(Jersey City)
377 Jersey Ave
Suite 280-A
Jersey City, NJ 07302
USA

Dean G Lorich, MD
Associate Director of the Orthopedic Trauma Service
Hospital for Special Surgery
535 E 70th St
New York, NY 10021
USA

Justinder Malhotra, MD
QueensCare Health Center
150 North Reno St
Los Angeles, CA 90026
USA

Edgar Mayr, Dr med, Dr h.c.
Professor and Head of Trauma, Orthopaedics,
Plastic and Hand Surgery
Klinikum Augsburg
Stenglinstrasse 2
86156 Augsburg
Germany

Iain McFadyen, MBChB, MRCS (Ed),
FRCS (Tr & Orth)
Consultant Orthopaedic Surgeon
University Hospitals of North Midlands
Newcastle Road
Stoke-on-Trent
Staffordshire ST4 6QG
UK

Simon C Mears, MD, PhD
Department of Orthopaedic Surgery
University of Arkansas for Medical Services
4301 W Markham St
Little Rock, AR 72205
USA

Daniel A Mendelson, MS, MD
Konar Professor, Division of Geriatrics
University of Rochester
Associate Chief of Medicine, Director of Palliative
Care & Co-Director of Geriatric Fracture Center
Highland Hospital
1000 South Avenue
Rochester, NY 14620-2733
USA

Paul J Mitchell, BSc (hons), CChem, MRSC
Adjunct Senior Lecturer
School of Medicine
Sydney Campus
The University of Notre Dame Australia
140 Broadway
Chippendale NSW
Australia

Jennifer D Muniak, MD
Senior Instructor of Medicine
Department of Medicine
Highland Hospital
1000 South Avenue
Rochester, NY 14620
USA

Carl Neuerburg, PD Dr med
Oberarzt, stellv. Leiter Alterstraumatologie
Klinik für Allgemeine-, Unfall- und
Wiederherstellungschirurgie
Facharzt für Orthopädie und Unfallchirurgie
Klinikum der Universität München
Campus Grosshadern
Marchioninistrasse 15
81377 Munich
Germany

Chang-Wug Oh, MD
Professor
Department of Orthopedic Surgery
School of Medicine, Kyungpook National University
Kyungpook National University Hospital
130 Dongdeok-ro, Jung-gu
Daegu 41944
South Korea

Jong-Keon Oh
Director, Department of Orthopaedic Surgery
Korea University College of Medicine
Guro Hospital
97 Gurodong-gil, Guro-gu
Seoul 152-703
South Korea

Vajara Phiphobmongkol, MD
Department of Orthopedic Sugery
Bangkok Hospital
2 Soi Soonvijai 7, New Petchburi Rd.
Huai Khwang
Bangken, Bangkok, 10310
Thailand

Giulio Pioli, MD, PhD
Geriatrics Unit
Department of Neuromotor Physiology
ASMN-IRCCS Hospital
Viale Risorgimento, 80
42100 Reggio Emilia
Italy

Philippe Posso, med pract
Luzerner Kantonsspital
Spitalstrasse 16
6000 Lucerne
Switzerland

Andrew J Pugely, MD
Assistant Professor of
Orthopedics and Rehabilitation
Office: 01025 John Pappajohn
University of Iowa
200 Hawkins Drive
Iowa City, IA 52242
USA

Herbert Resch, Prof Dr med
Dean, Paracelsus Medical University
Strubergasse 21
5020 Salzburg
Austria

Bernardo Reyes Fernandez, MD
Associate Director Internal Medicine Residency and
Director of Geriatrics and Palliative Care
Charles E. Schmidt College of Medicine
Florida Atlantic University
777 Glades Road
Boca Raton, FL 33431
USA

Pol M Rommens, Dr med, Dr h.c.
Professor, Direktor Zentrum für
Orthopädie und Unfallchirurgie
Director Department of Orthopaedics and
Traumatology
Universitätsmedizin der
Johannes Gutenberg-Universität Mainz
Langenbeckstrasse 1
55131 Mainz
Germany

Krupa Shah, MD, MPH
Associate Professor of Medicine
Highland Hospital
1000 South Avenue
Department of Medicine, Box 58
Rochester, NY 14620
USA

Ali Shariat, MD
Clinical Assistant Professor of Anesthesiology
The Mount Sinai Hospital
Mount Sinai St. Luke's and Mount Sinai West
Hospitals
1111 Amsterdam Ave
New York, NY 10025
USA

Darby Sider, MD
Vice-Chair, Department of Internal Medicine,
Cleveland Clinic Florida
Program Director, Internal Medicine Residency,
Cleveland Clinic Florida
2950 Cleveland Clinic Blvd
Dept of Internal Medicine
Weston, Florida 33331
USA

Kerstin Simon, Dr med univ
Trauma Surgery Resident
Department of Trauma Surgery
Medical University Innsbruck
Anichstrasse 35
6020 Innsbruck
Austria

Katrin Singler, PD Dr med, MME
Geriatric Department
Associate Professor
Klinikum Nürnberg Nord
Prof. Ernst Nathan Strasse 1
90419 Nürnberg
Germany

Christoph Sommer, Dr med
Kantonsspital Graubünden
Chefarzt Allgemein- und Unfallchirurgie
Departement Chirurgie
Loëstrasse 170
7000 Chur
Switzerland

Karl Stoffel, Prof Dr med, FRACS (Orth),
FAOrth (Tr)
Co-Chefarzt Orthopädie und Traumatologie
Kantonsspital Baselland
Teamleiter Hüft/Beckenchirurgie und
Leiter Traumatologie
Facharzt für Orthopädie und Traumatologie
des Bewegungsapparates
Fellow Royal Australasian College of Surgeons
Kantonsspital Baselland
Standort Bruderholz
4101 Bruderholz
Switzerland

Susanne Strasser, Dr med, PhD
Univ.-Klinik für Unfallchirurgie
Medizinische Universität Innsbruck
Anichstrasse 35
6020 Innsbruck
Austria

Julie A Switzer, MD
Department of Orthopaedic Surgery
Associate Professor, University of Minnesota
Director, Geriatric Trauma Program, Regions Hospital
640 Jackson St
Mail stop: 11503L
St Paul, MN 55101
USA

Joshua Uy, MD
Associate Professor of Clinical Medicine
Geriatric medicine fellowship program director
Medical Director, Renaissance Healthcare &
Rehabilitation Center (formerly Park Pleasant)
University of Pennsylvania
Ralston-Penn Center
3615 Chestnut Street
Philadelphia, PA 19104
USA

Steven Velkes
Head of Orthopedic Surgery
Rabin Medical Center
Petah Tikva 49100
Israel

Michael HJ Verhofstad, Dr med
Professor
Chair of trauma and orthopedic trauma surgery
Department of Surgery
Erasmus MC, University Medical Center Rotterdam
P.O. Box 2040
3000 CA Rotterdam
The Netherlands

Richard S Yoon, MD
Director, Orthopaedic Research
Division of Orthopaedic Trauma and
Adult Reconstruction
Department of Orthopaedic Surgery
Jersey City Medical Center-RWJBarnabas Health
377 Jersey Ave, Suite 280A
Jersey City, NJ 07302
USA

主　译　宋纯理　刘　楠

译　者（按姓氏笔画排序）

　　　王文婷　叶　晶　邢华医　刘　楠

　　　刘　璐　刘京宇　祁文静　孙天童

　　　李润庭　宋纯理　张　旺　张　娜

　　　张心培　张丞贵　韩耕愚　管志远

序

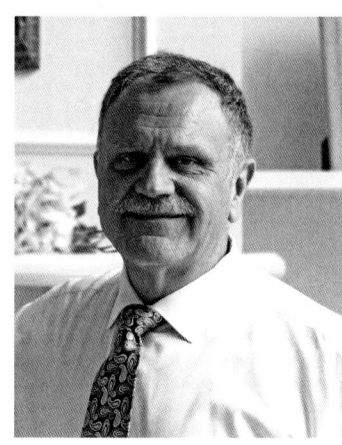

Steven A Olson, MD
Professor in Orthopaedic Surgery
Duke University School of Medicine
Durham, NC 27710
USA

当 Kates 博士问我是否有兴趣为《骨质疏松性骨折的内外科处理》一书撰写序言时，我无法拒绝。作为同事和朋友，我曾与 Kates 博士一起研究过骨折处理不当的问题，我能想象他对这本书的激情和投入。

年轻男性高能量创伤患者的处理往往是创伤教学的重点。对骨质疏松性骨折老年患者的处理，在创伤教学和研究方面似乎都关注较少。这本名为《骨质疏松性骨折的内外科处理》的 AO 图书为我们提供了一个重要的提醒，说明为什么该领域在当今的医疗保健中如此重要。最近的一份报告发现，美国 55 岁以上女性因骨质疏松性骨折住院的负担大于因心肌梗死、脑卒中或乳腺癌住院的负担[1]。

本书涵盖多个重要的主题，包括骨质疏松性骨折这一临床问题的社会影响，以及目前在各个方面患者处理中的重要观点。

本书的大纲涵盖了骨质疏松性骨折处理的方方面面，包括基本病理生理学、临床评估、在确定治疗方案过程中对患者的具体考虑，以及术前、术中和术后处理的具体建议；本书内容还包括为促进骨质疏松性骨折患者的处理而制订的模板化成组医嘱和预防继发性骨质疏松性骨折的策略。本书旨在为所有从事骨质疏松性骨折治疗的医务工作者提供全面参考。我希望您会觉得这本书是极具实用价值的参考资料。

2017 年 11 月于达勒姆

[1] Singer A, Exuzides A, Spangler L, et al. Burden of illness for osteoporotic fractures compared with other serious diseases among postmenopausal women in the United States. Mayo Clin Proc. 2015 Jan;90(1):53–62.

前言

本书创作的灵感来自世界各地举办的朝气蓬勃的 AO 创伤老年骨折患者处理课程。因为在参与脆性骨折患者处理的骨科医生、内科医生和其他团队中,针对老年骨科处理的教育已被推到了最前沿。2006 年,在 Stephen Kates 博士和 Daniel Mendelson 博士的领导下,这些创新和互动课程在美国纽约州罗切斯特推出,随后 Michael Blauth、Stephen Kates 和 Daniel Mendelson 博士将其引入 2007 年 12 月在达沃斯进行的 AO 课程中,使之成为第一个真正的跨学科 AO 课程,并在世界范围内推广。他们持续提供最好的循证医学、老年医学原则和临床经验,以促进学员更好地开展老年骨科手术。从学术的角度来看,这些课程汇集了一些在这个新兴领域最突出的骨科和老年医学教师。从教育和临床的角度来看,这些课程是鼓舞人心和生机勃勃的,为临床医生设计以分享当前的经验,学习新的骨折复位和固定技术,考虑老年患者的独特生理特征,并开始设计显著改善患者预后和降低系统成本的处理系统。这些课程的内容不可避免地改变了教师和学员的实践方式。本书将展现这些课程中已经明确的基本证据和临床原则。

为了针对这些真正的跨学科课程开发创新的教学方法,AO 发起了一个仍然活跃的老年骨科特别工作组。来自这个工作组的另一个产品是关于骨质疏松症、谵妄、疼痛和抗凝处理的老年骨科应用程序,可以免费下载。

脆性骨折患者的最佳预后有赖于对骨质疏松性骨骼的出色外科处理、将老年医学纳入常规处理路径,以及构建新的处理体系。为了解决这些领域的问题,本书通过 3 个部分分别对其加以阐述。

"基本原则"部分概述了脆性骨折患者特有的内科、外科和麻醉需求,重点探讨了老年骨折患者面临的最常见和最重要临床问题的实践路径。我们的目标是让学员理解为什么与年轻成人患者相比,老年患者会显著受益于改良的处理和客观环境,就像儿童患者有特定的治疗系统一样。

在"改善处理系统"部分,医生和管理人员呈现了为优化患者结局所必需的与地方、区域和国家卫生政策改变相关的章节。

本书的大部分内容是关于"骨折处理"。这部分重点介绍了各种各样的脆性骨折的专业和具体的手术治疗,以适用于世界各地的大多数医院和医生。

世界人口结构变化的巨大影响和脆性骨折的爆发式增长,要求卫生系统和医生愿意更新其临床路径,提高对老年人需求的理解,并开发跨专业和跨学科的系统,以安全、高效地处理各类复杂和虚弱病例。

我们希望本书能够为老年骨科疾病患者及其家庭,以及参与诊治的临床医生提供必要的变革支持。

Michael Blauth, MD
Stephen L Kates, MD
Joseph A Nicholas, MD

致谢

如果没有作者团队的贡献和支持，就不可能形成和出版《骨质疏松性骨折的内外科处理》一书。从贡献时间和专业知识的辛勤工作的 AO 外科医生，到自愿提供病例记录和图像的同事们，再到我们所在医疗机构的工作人员，以及 AO 创伤和 AO 教育学院的团队，感谢你们帮助我们完成本书。

要感谢的人很多，特别感谢以下这些人：

- AO 创伤教育委员会的成员，感谢你们肯定这一教育机会的重要性和意义，并批准出版本书
- 来自 AO 教育学院的 Urs Rüetschi、Robin Greene 和 Michael Cunningham，感谢你们的指导和专业知识，让我们能够获得大量资源并获得工作人员的帮助，使本书完美地呈现在读者面前
- 作者团队由来自世界各地的同仁组成，感谢你们参与编写并提供病例和图像
- 感谢 Steven Olson 为本书撰写序言
- 感谢 Carl Lau（出版经理）、Katalin Fekete（项目经理），以及 Michael Gleeson、Amber Parkinson、Irene Contreras、Jecca Reichmuth 和 Vidula Bhoyroo 提供专业支持
- 感谢来自 Nougat 的 Tom Wirth 负责本书的总体布局，并进行了多轮编辑修改
- 最后，感谢我们的家庭在整个项目过程中给予我们的坚定支持和鼓励

Michael Blauth, MD

Stephen L Kates, MD

Joseph A Nicholas, MD

缩写

AAOS	美国骨科医师学会	ATLS	高级创伤生命支持
ABCDE	气道，呼吸，循环，功能障碍，暴露/检查	AVN	缺血性骨坏死
		BGS	英国老年医学会
ACC	美国心脏病学会	BIPAP	双相气道正压
ACCP	美国胸科医师学会	BMD	骨密度
ACE	血管紧张素转化酶	BMI	身体质量指数
ACEI	血管紧张素转化酶抑制剂	BOA	英国骨科学会
ACL	前交叉韧带	BP	双膦酸盐
ADL	日常生活活动	BPF	最佳实践框架
AF	踝关节骨折（3.17 章"踝关节"）	BPT	最佳实践资费
AF	心房颤动	CAD	冠心病
AFF	非典型股骨骨折	CAM	谵妄评定方法
AFN	顺行股骨髓内钉	CCD	头颈干（角）
AGS	美国老年医学会	CCI	Charlson 合并疾病指数
AHA	美国心脏协会	C-clamp	（骨盆用）加压钳
ANZHFR	澳大利亚和新西兰髋部骨折注册中心	CGA	老年综合评估
		CGC	综合老年处理
AO	（德语）内固定研究协会	CHF	充血性心力衰竭
AOCID	AO 临床调查和文件	CI	置信区间
AP	正位	COPD	慢性阻塞性肺疾病
APL	拇长展肌	CPG	临床实践指南
aPTT	活化部分凝血活酶时间	CPM	持续被动活动
ARIF	关节镜辅助复位内固定	CPR	心肺复苏术
ARB	血管紧张素受体阻滞剂	CRPS	复合性区域性疼痛综合征
ASA	美国麻醉医师学会	CSF	脑脊液
ASBMR	美国骨矿盐研究学会	CT	计算机断层扫描
ASIS	髂前上棘	CVA	脑血管意外
ASLS	角稳定锁定系统	CVD	心血管疾病
ATE	动脉血栓栓塞	DASH	手臂、肩关节和手部功能障碍

DECT	双能计算机断层扫描	GAF	老年髋臼骨折
DEXA	双能X线吸收仪	GI	胃肠道
DFF	前臂远端骨折（3.6章"前臂远端"）	GCS	格拉斯哥昏迷量表
DFF	股骨远端骨折（3.12章"股骨远端"）	GORU	老年骨科康复单元
		GP	全科医生
DFR	股骨远端置换术	GT	大结节（3.1章"肱骨近端"）
DHF	肱骨远端骨折	GT	大转子（3.13章"髋关节假体周围骨折"）
DFN	股骨远端髓内钉		
DHS	动力髋螺钉	HBR	家庭康复
DM	糖尿病	HO	异位骨化
DOSS	谵妄观察筛查量表	HRQoL	健康相关生活质量
DRF	桡骨远端骨折	HSA	头干角
DRG	诊断相关组	HTN	高血压
DRUJ	桡尺远侧关节	HU	亨斯菲尔德单位
DSM-V	精神障碍诊断和统计手册	IADL	工具性日常生活活动
DUF	尺骨远端骨折	ICD	植入式心脏复律除颤器
DVT	深静脉血栓形成	ICU	重症监护病房
EF	外固定架	IGF	胰岛素样生长因子
EFD	肘关节骨折脱位	IKS	国际膝关节评分
EPL	拇长伸肌	IL	白介素
FAITH	使用替代假体固定治疗髋部骨折	IM	髓内
FCR	桡侧腕屈肌	INR	国际标准化比率
FCU	尺侧腕屈肌	IOF	国际骨质疏松症基金会
FDA	食品和药品管理局	IPCD	间歇气动压缩装置
FFN	脆性骨折联络网	IQR	四分位范围
FFP	脆性骨折患者（除3.7章"盆腔环"外的所有章节）	IR	内旋
		IRF	住院康复机构
FFP	骨盆环脆性骨折（仅在3.7章"骨盆环"）	ISP	冈下（肌/肌腱）
		ISS	损伤严重程度评分
FLS	骨折联络服务	IU	国际单位
FRAX	骨折风险评估	IV	静脉
FSF	股骨干骨折	IVC	下腔静脉
FWB	完全负重	K-wire	克氏针
FWBAT	耐受下完全负重	KSS	膝关节协会评分
GA	全身麻醉	LAP	锁定附着钢板

LBD	局部骨密度	NPWT	负压创面治疗，又称真空辅助伤口闭合（VAC）
LBQ	局部骨质量	NRS	数值评定量表
LC-DCP	有限接触动力加压钢板	NSAID	非甾体抗炎药
LCP-DF	股骨远端反向锁定加压钢板	OGU	老年骨科单元
LCL	外侧副韧带	ONJ	下颌骨坏死
LCP	锁定加压钢板	ONS	口服营养补充剂
LHB	肱二头肌长头	ORIF	切开复位内固定
LHS	锁定螺钉	OTA	骨科创伤协会
LISS	微创内固定系统	PACU	麻醉后护理单元
LMWH	低分子肝素	PADL	个人日常生活活动
LOS	住院时间	PCA	患者自控镇痛
LP	锁定钢板	PCC	凝血酶原复合物
LT	小结节（3.1 章"肱骨近端"）	PCM	围手术期心脏并发症
LT	小转子（3.13 章"髋关节假体周围骨折"、3.14 章"膝关节假体周围骨折"）	PDCA	计划、执行、检查和处理
		PDPH	硬膜穿刺后头痛
MCD	最小公共数据集	PE	肺栓塞
MCL	内侧副韧带	PET-CT	正电子发射计算机断层扫描
MET	代谢当量	PFN	股骨近端髓内钉
MGF	机械生长因子	PFNA	股骨近端防旋髓内钉
MI	心肌梗死	PHF	肱骨近端骨折
MIPO	微创钢板内固定术	PHILOS	肱骨近端内固定锁定系统
MIPPO	微创经皮钢板内固定术	PMMA	聚甲基丙烯酸甲酯
MIS	微创手术	POMA	以功能表现为导向的移动评估
MNA	简易营养评估	PROM	患者自评量表
MRI	磁共振成像	PPHF	髋关节假体周围骨折
MVA	机动车交通事故	PPI	质子泵抑制剂
NA	轴索	PPKF	膝关节假体周围骨折
NHFD	国家髋部骨折数据库	PPS	预期付款系统
NHFS	诺丁汉髋部骨折评分	PRWE	患者评级的腕关节评估
NHS	国民健康服务	PSIS	髂后上棘
NICE	国家健康和医疗护理卓越研究所	PTF	胫骨近端骨折
NMS	新帕克活动评分	PTH	甲状旁腺激素
NOAC	新型口服抗凝剂	PTS	深静脉血栓后综合征
NOF	国家骨质疏松症基金会	PWB	部分负重

PWBAT	耐受下部分负重	TEA	全肘关节置换术
QALY	质量调整生命年	TENS	经皮神经电刺激疗法
RA	局部麻醉	TFCC	三角纤维软骨复合体
RCRI	修订心脏风险指数	TFN	股骨转子髓内钉
RCT	随机对照试验	THA	全髋关节置换术
ROI	感兴趣区域	TIA	短暂性脑缺血发作
ROM	关节活动度	TKA	全膝关节置换术
RSA	反向肩关节置换术	TNF-α	肿瘤坏死因子α
SAHFE	欧洲髋部骨折标准化审核	TSF	胫骨干骨折
SD	标准差	TSH	促甲状腺激素
SERM	选择性雌激素受体调节剂	TUG	起立行走计时测试
SHA	半肩关节置换术	UCS	统一分类系统
SNF	专业护理机构	UFH	普通肝素
SPPB	简易躯体能力测试	UTI	尿路感染
SQ	皮下	VAS	视觉模拟量表
SSC	肩胛下肌	VDS	语言描述量表
SSP	冈上（肌/肌腱）	VTE	静脉血栓栓塞
TAD	尖顶距	WBAT	耐受下负重
Tc	锝	WHO	世界卫生组织

目录

第 1 篇
基本原则

1.1　老年骨科内科处理原则 　3
1.2　老年骨科外科处理原则 　7
1.3　老年骨科麻醉原则 　19
1.4　术前风险评估及准备 　29
1.5　预后及处理目标 　36
1.6　围手术期抗凝治疗 　43
1.7　术后内科处理 　53
1.8　术后外科处理 　60
1.9　急性期后处理 　72
1.10　骨质疏松症 　78
1.11　肌少症、营养不良、虚弱和跌倒 　90
1.12　疼痛管理 　97
1.13　多重用药 　105
1.14　谵妄 　109

第 2 篇
改善处理系统

2.1　老年骨折处理模式 　117
2.2　克服处理模式实施中的障碍 　129
2.3　临床实践指南 　134
2.4　老年骨科共管模式要素 　138
2.5　脆性骨折患者的适宜设备 　146
2.6　老年骨科团队原则、角色和职责 　151
2.7　治疗方案和成组医嘱制订 　157
2.8　骨折联络服务与提高骨质疏松症治疗率 　165
2.9　利用注册登记数据改善处理 　173
2.10　精益商业原则 　182

第 3 篇
骨折处理

3.1	肱骨近端	193
3.2	肱骨干	244
3.3	肱骨远端	270
3.4	肘关节	283
3.5	尺骨鹰嘴	296
3.6	前臂远端	315
3.7	骨盆环	338
3.8	髋臼	371
3.9	股骨颈	388
3.10	股骨转子间和转子下	405
3.11	股骨干	420
3.12	股骨远端	436
3.13	髋关节假体周围骨折	458
3.14	膝关节假体周围骨折	476
3.15	胫骨近端	499
3.16	胫骨干	522
3.17	踝关节	535
3.18	非典型骨折	561
3.19	胸部创伤	573
3.20	多发创伤	580

第1篇
基本原则

第1篇
基本原则

1.1	老年骨科内科处理原则	3
1.2	老年骨科外科处理原则	7
1.3	老年骨科麻醉原则	19
1.4	术前风险评估及准备	29
1.5	预后及处理目标	36
1.6	围手术期抗凝治疗	43
1.7	术后内科处理	53
1.8	术后外科处理	60
1.9	急性期后处理	72
1.10	骨质疏松症	78
1.11	肌少症、营养不良、虚弱和跌倒	90
1.12	疼痛管理	97
1.13	多重用药	105
1.14	谵妄	109

1.1 老年骨科内科处理原则

作者 Joseph A Nicholas
译者 刘 楠　审校 宋纯理

1 引言

尽管已对老年人进行了大量的外科治疗[1]，但围手术期临床实践仍然不能与使患者更加健康和更少出现合并疾病的手术经验紧密结合。在最好的情况下，许多针对特定疾病的常见和公认的方法对老年人无效；在最坏的情况下，这些做法会导致极高的并发症发生率和死亡率[2, 3]。常规内、外科治疗的负面影响在虚弱和病情复杂的患者中最为明显[4, 5]。

典型的脆性骨折患者（fragility fracture patient，FFP）群体通常接受的治疗往往是错误的。对于治疗和研究这一人群的人来说，通过对老年患者特殊的临床和系统治疗方法，获得更好的术后结果并不令人惊讶[6, 7]。这些策略通常与大多数情况下使用的医学检查和治疗类型不同。

幸运的是，越来越多的证据表明，通过纳入相对较少的标准方法和临床路径，可以改善骨质疏松性脆性骨折老年患者的临床结果[8]。实施这些方法的主要障碍不是技术或经济方面的，而是对建立系统和专门知识的理解和保证，这些系统和专门知识的重点是标准化治疗、避免不良事件和使治疗适应老年人独特的生理和预后。

虽然随着证据基础的不断扩大，这些治疗的细节将发生变化。但我们预计，本书中概述的基本策略在未来数年仍将适用。在接下来的章节中，将基于在系统化的骨折治疗中心开展老年骨科共管模式所产生的改善结果，向读者介绍对典型的脆性骨折患者进行治疗的原则和细节。在此之前，需要知道几个重要的原则。

2 关键原则

2.1 老年人不仅仅是患有更多疾病的成年人

与年轻人相比，无论是否存在特定的合并疾病，老年人都有其独特的生理特征[9, 10]。老化导致的生物学变化，使老年人更容易受到制动、诊断性检查和药物作用的伤害。由于这个原因，许多常用的医疗实践可能对老年人无效或有害。例如，在麻醉和失血的情况下出现严重的低血压、谵妄阈值降低、多重用药引起的并发症，以及因不能活动而导致的功能迅速下降。这种对生理应激反应能力的普遍下降，可以用虚弱来描述[11]。

2.2 即使对虚弱的患者也可以安全有效地进行髋部骨折手术

高效的髋部骨折治疗中心即使处理高度虚弱和存在多种合并疾病的患者，短期死亡率也很低（低于2%）[6, 12]。麻醉技术的进步，允许早期负重的置入技术，骨科手术程序的改进，以及老年骨科共管模式的进步，都有助于绝大多数髋部骨折患者快速、安全、有效地恢复。

对优化的患者进行急诊手术,现在已是标准的治疗,以避免持续疼痛、失血和制动造成的短期伤害。

2.3 年龄并不是髋部骨折患者最重要的风险或预后指标

虽然年龄是预后和并发症的一般预测因素,但将风险评估和治疗决策建立在功能状态、认知状态和合并疾病的基础上会更有帮助[13]。询问患者的日常生活可以比基于疾病的评定更好地评估手术风险、恢复潜力和预期寿命。

2.4 手术延迟和制动导致老年人不可逆转的肌肉丧失

早期手术效果更好[14],对虚弱和存在合并疾病的患者是极其重要的。内科和外科团队必须不断权衡功能状况下降和手术延迟对手术风险的影响。即使是最虚弱的患者,通常也能得到快速改善、修复,并立即开始完全负重(FWB)和康复治疗[15]。

2.5 尽早让患者活动

由于肌肉质量和功能的快速丧失是导致总体治疗效果较差的根本原因[16],因此所有的治疗路径都应优化,以支持早期活动和康复治疗。虽然手术延迟和卧床休息医嘱是主要因素,但多重用药、过度检查、频繁的专科会诊和疼痛控制不足都是常见的障碍,使得患者的活动减少。早期活动提供了愈合和恢复所必要的躯体和情感刺激[17],并有助于减少皮肤破溃、便秘和神经肌肉萎缩。是否活动可能在快速康复和长期住院之间产生区别。

2.6 越少越好

脆性骨折患者在诊断检查中存在多种合并疾病和异常结果,其中许多是慢性的、与临床无关的或无法改善的。不幸的是,这往往导致过度检查和会诊、过度诊断和多重用药。系统化的治疗方案应努力避免这些干扰,把重点放在关键领域,如血流动力学稳定性、疼痛控制、及时骨折复位和活动[18]。

2.7 许多外科医生、内科医生和专家不了解典型的老年医学生理学

无论专业培训如何,大多数医学院和研究生培训项目都没有充分强调老年人对治疗的独特反应[19, 20]。老年医学的临床经验往往不能只关注急性期的治疗方式,同时许多内科和外科的亚专科培训通常不能促进将临床专业知识应用于体弱的老年人[21]。老年医学急性期治疗资格不需要正式的专科医师培训,而是可以通过继续医学教育方式来实现。参加课程、观看教学资源或参观已建立的老年骨折治疗项目,可以帮助培养对老年人进行治疗的能力。

2.8 许多老年科医生、内科医生和专科医生不了解急性期围手术期医学

目前的医学培训很少关注围手术期。除了对相对健康的患者进行门诊术前风险评估或计划择期手术以外,对于接受急诊手术的患者,大多数内科医生、专科医生和老年科医生在急性期稳定病情、优化和恢复方面没有获得专门的知识。处理围手术期患者常见医疗问题的方法与普通入院治疗的患者不同[22]。

2.9 缺乏适用于老年人治疗的高质量证据

大多数内科和外科临床证据是基于与老年骨折患者截然不同的成年人获得的[23]。老年人群所经历的获益与风险之间的平衡,与更年轻、健康、强壮的成年人并不相同。高水平的老年骨折治疗中心不是试图遵守多种疾病的特定指南,而是基于一般的老年医学原则制订策略,比如避免多重用药、预测和处理谵妄以及快速恢复活动能力。

2.10 识别生命末期治疗效果差的患者

对许多患者来说，跌倒和脆性骨折是疾病失代偿性和虚弱的结果，许多患者的预期寿命将少于6个月[24]。治疗效果差的患者对常规的医疗处理反应不佳，住院、检查和治疗带来的伤害大于获益。早期识别治疗效果差的患者，对于确定可实现的目标、为家庭和临床团队设定现实的期望，以及适当地将未来的治疗集中在生命末期都非常重要。骨科手术在控制疼痛和提高生活质量方面起着至关重要的作用。所有参与脆性骨折患者治疗的临床医生都需要有能力识别出治疗效果差（虚弱）的患者。

2.11 系统化的骨折治疗方案实施

任何单一的手术技术、术前风险评估工具或标准的医疗咨询都不能够比系统化的脆性骨折患者治疗方法产生更好的持续效果。对系统化的老年骨科共管模式方案的关注将在结果、成本及患者和医生满意度方面产生改善[8, 25]。系统化的方案已经被许多内科和外科学术组织所认可[26]，甚至正在成为某些外科疾病的标准化治疗方案[27, 28]。

3 参考文献

1. Centers for Disease Control and Prevention. Number of discharges from short-stay hospitals, by first-listed diagnosis and age: United States, 2010. Available at: www.cdc.gov/nchs/data/ nhds/3firstlisted/2010first3_ numberage.pdf. Accessed April 15, 2017.
2. Gerstein HC, Miller ME, Byington RP, et al. Effects of intensive glucose lowering in type 2 diabetes. N Engl J Med. 2008 Jun 12;358(24):2545–2559.
3. Mossello E, Pieraccioli M, Nesti N, et al. Effects of low blood pressure in cognitively impaired elderly patients treated with antihypertensive drugs. JAMA Intern Med. 2015 Apr;175(4):578–585.
4. Odden MC, Peralta CA, Haan MN, et al. Rethinking the association of high blood pressure with mortality in elderly adults: the impact of frailty. Arch Intern Med. 2012 Aug 13;172(15):1162–1168.
5. Mosquera C, Spaniolas K, Fitzgerald TL. Impact of frailty on surgical outcomes: The right patient for the right procedure. Surgery. 2016 Aug;160(2):272–280.
6. Friedman SM, Mendelson DA, Bingham KW, et al. Impact of a comanaged Geriatric Fracture Center on short-term hip fracture outcomes. Arch Intern Med. 2009 Oct 12;169(18):1712–1717.
7. Kammerlander C, Gosch M, Blauth M, et al. The Tyrolean Geriatric Fracture Center: an orthogeriatric comanagement model. Z Gerontol Geriatr. 2011 Dec;44(6):363–367.
8. Friedman SM, Mendelson DA, Kates SL, et al. Geriatric co-management of proximal femur fractures: total quality management and protocol-driven care result in better outcomes for a frail patient population. J Am Geriatr Soc. 2008 Jul;56(7):1349–1356.
9. Cheitlin MD. Cardiovascular physiology-changes with aging. Am J Geriatr Cardiol. 2003 Jan–Feb;12(1):9–13.
10. Walston J, Hadley EC, Ferrucci L, et al. Research agenda for frailty in older adults: toward a better understanding of physiology and etiology: summary from the American Geriatrics Society/ National Institute on Aging Research Conference on Frailty in Older Adults. J Am Geriatr Soc. 2006 Jun;54(6):991–1001.
11. Fried LP, Tangen CM, Walston J, et al. Frailty in older adults: evidence for a phenotype. J Gerontol A Biol Sci Med Sci. 2001 Mar;56(3):M146–M156.
12. Brauer CA, Coca-Perraillon M, Cutler DM, et al. Incidence and mortality of hip fractures in the United States. JAMA. 2009 Oct 14;302(14):1573–1579.
13. Semel J, Gray JM, Ahn HJ, et al. Predictors of outcome following hip fracture rehabilitation. PM R. 2010 Sep;2(9):799–805.
14. Lefaivre KA, Macadam SA, Davidson DJ, et al. Length of stay, mortality, morbidity and delay to surgery in hip fractures. J Bone Joint Surg Br. 2009 Jul;91(7):922–927.
15. Keehan R, Rees D, Kendrick E, et al. Enhanced recovery for fractured neck of femur: a report of 3 cases. Geriatr Orthop Surg Rehabil. 2014 Jun;5(2):37–42.
16. Visser M, Harris TB, Fox KM, et al. Change in muscle mass and muscle strength after a hip fracture: relationship to mobility recovery. J Gerontol A Biol Sci Med Sci. 2000 Aug;55(8):M434–M440.
17. Kalisch BJ, Lee S, Dabney BW. Outcomes of inpatient mobilization: a literature review. J Clin Nurs. 2014 Jun;23(11–12):1486–1501.
18. Nicholas JA. Preoperative optimization and risk assessment. Clin Geriatr Med. 2014 May;30(2):207–218.
19. Monette M, Hill A. Arm-twisting medical schools for core geriatric training. CMAJ. 2012 Jul 10;184(10):E515–E516.
20. Sedhom R, Barile D. Teaching our doctors to care for the elderly: a geriatrics needs assessment targeting internal medicine residents. Gerontol Geriatr Med. 2017 Jan–Dec;3:2333721417701687.
21. Potter JF, Burton JR, Drach GW, et al. Geriatrics for residents in the surgical and medical specialties: implementation of curricula and training experiences. J Am Geriatr Soc. 2005 Mar;53(3):511–515.

22. Braude P, Partridge JS, Hardwick J, et al. Geriatricians in perioperative medicine: developing subspecialty training. Br J Anaesth. 2016 Jan;116(1):4–6.
23. Tinetti ME, Bogardus ST Jr, Agostini JV. Potential pitfalls of disease-specific guidelines for patients with multiple conditions. N Engl J Med. 2004 Dec 30;351(27):2870–2874.
24. Neuman MD, Silber JH, Magaziner JS, et al. Survival and functional outcomes after hip fracture among nursing home residents. JAMA Intern Med. 2014 Aug;174(8):1273–1280.
25. Kates SL, Mendelson DA, Friedman SM. The value of an organized fracture program for the elderly: early results. J Orthop Trauma. 2011 Apr;25(4):233–237.
26. Fisher AA, Davis MW, Rubenach SE, et al. Outcomes for older patients with hip fractures: the impact of orthopedic and geriatric medicine cocare. J Orthop Trauma. 2006 Mar;20(3):172–178; discussion 179–180.
27. Tadros RO, Faries PL, Malik R, et al. The effect of a hospitalist comanagement service on vascular surgery inpatients. J Vasc Surg. 2015 Jun;61(6):1550–1555.
28. Montero Ruiz E, Rebollar Merino A, Rivera Rodriguez T, et al. Effect of comanagement with internal medicine on hospital stay of patients admitted to the Service of Otolaryngology. Acta Otorrinolaringol Esp. 2015 Sep–Oct;66(5):264–268.

1.2 老年骨科外科处理原则

作者　Michael Blauth
译者　刘　楠　　审校　宋纯理

1　引言

脆性骨折患者可占全世界创伤中心骨科患者的40%，并且这种趋势正在增加。因此，在过去的10年中，通过经验的增长和与老年科医生的密切合作，改进了外科治疗方法，使患者的结局得到改善，医疗费用得以降低。

与儿童骨折的治疗相似，老年骨折治疗在许多方面也不同于中年人的标准治疗。由于许多治疗缺乏随机试验数据，以下许多建议仅代表专家意见，其中一些建议基于生物力学或临床调查。

AO的四项原则同样适用于脆性骨折的治疗，应谨慎遵守以下方面。

1. 骨折复位、固定，恢复解剖关系。
2. 根据骨折和损伤的特点决定通过手术固定或夹板固定以获得稳定性。
3. 通过小心地处理和轻柔的复位技术，保存软组织和骨骼的血液供应。
4. 患者和骨折部分早期、安全活动。

2　目标设定

必须考虑患者整体，包括医疗问题、药物、生活状况和治疗目标。总体而言，以下问题在脆性骨折患者中显得尤为突出。

- 缓解疼痛
- 预防功能下降
- 保持独立性
- 预防并发症，如再次手术、肺炎、压疮、尿路感染和谵妄

对于老年患者而言，做出正确的治疗决策比年轻患者要复杂得多。脆性骨折患者的功能和生理状况各异（从不能活动到可以步行），治疗的获益和风险不像在年轻患者中那样明显。因此，有必要在所有团队成员之间建立治疗目标的共识。

为每个脆性骨折患者确定单独的目标是一个重要步骤，应该尽早建立多学科团队并达成共识。个体目标影响诊断和内科、外科治疗措施，应该明确沟通。设定目标可以避免不必要的步骤，简化治疗过程。在治疗过程中可以调整目标。

第一，治疗目标应该非常具体、清晰和简明。第二，如果无法衡量，就无法管理。第三，一个目标需要对患者和临床团队有吸引力并且可以接受。第四，目标应该是现实的，意思是可以实现的或"可行的"。第五，应该通过设定时间框架来考虑实现目标的时间线。

找到短期和长期目标都是有用的。通常，长期目标是数周或数月后的预期结果，如独立生活或不借助助行器行走。在接近长期目标的过程中，需要为每个问题制订不同的短期目标，如第一周后使用滚轮助行器行走，或者术后2~3天拔除导尿管。

由于内科或外科并发症，或者在患者不愿意或不能继续，或进展比预期更慢或更快的情况下，可以对目标进行调整。目标的设定应该在定期的团队会议中进行。

3 时间问题

大多数研究表明，在入院后 24~48 小时进行手术可以减少并发症和降低死亡率。入院超过 72 小时手术会增加多种并发症和死亡的风险。

手术固定明显减少疼痛和失血。不必要的延迟手术也是不符合伦理的。

越早进行手术固定，效果越好。

由于患者的情况、患者的知情同意或医院系统的障碍，这一指导原则经常被违反。必须优化治疗系统，以避免延迟和医源性问题。

手术时间应尽可能短，以减少手术的应激和对患者的负担。

在复杂情况或相对适应证下，有关最终治疗的决策过程往往因多种原因而延迟。目标设定和标准化的沟通途径有助于避免不必要的延迟，并促进治疗。

4 软组织条件

老年患者的肌肉骨骼系统更容易出现问题，承受压力的能力也更差。

- 由于萎缩或营养不良，皮肤可能会变薄，缺乏弹性，使压疮和脱套伤更常见。出于类似的原因，老年人的伤口愈合也可能很差。在摆放体位和铺巾的过程中，外科医生必须牢记老年患者的皮肤是脆弱的，可以在最小的剪切应力下出现撕裂损伤。必须避免人工牵拉、移除手术孔巾时的剪切应力，或夹板和牵引装置所致的局部压力（图 1.2-1）。在手术中，细致的定位有助于避免皮肤破损

- 营养变化：动脉疾病可导致缺血性变化和愈合不良，而静脉高压可导致水肿、溃疡和慢性皮肤改变。使用微创手术

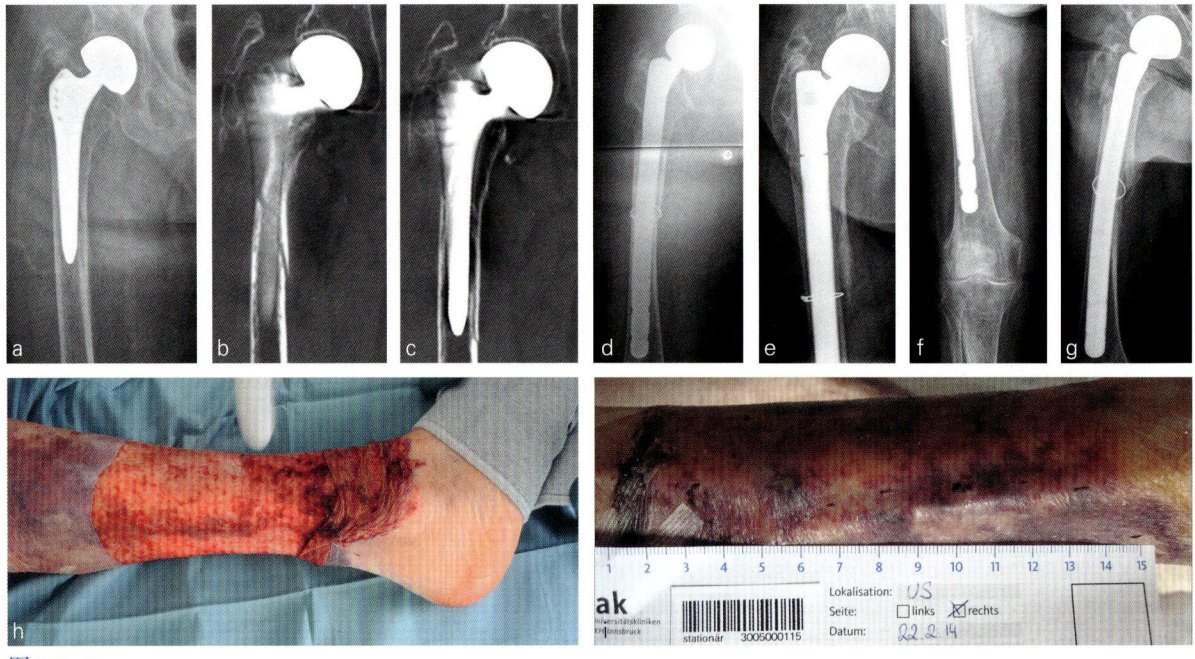

图 1.2-1

a~c. 88 岁女性，B2 型股骨假体周围骨折
d~g. 翻修半关节置换术（d），2 个月时随访（e~g）
h. 除去敷料后，明显可见术中轻柔牵引复位下小腿皮肤脱套伤
i. 10 天后正常愈合

（minimally invasive surgical，MIS）技术可能有助于减少这些问题
- 血肿：外科医生必须非常小心，尽可能减少失血。细致止血有助于避免患者体液失衡。即使进行积极的抗凝治疗，皮下血肿也应及时清除，以避免皮肤迅速破溃
- 肌肉经常出现萎缩，比年轻患者更虚弱（肌少症）。手术过程中的任何操作都应轻柔进行。一般首选微创手术

5 骨质量

在非典型骨折中，骨质量各异。可为通常的骨质疏松性骨小梁增宽、皮质骨变薄，也可为增厚但变脆的皮质骨。因此，与正常骨相比，骨折患者更容易发生因夹钳或拉力螺钉产生的皮质穿孔或其他医源性损伤（图 1.2-2）。强有力的复位操作和对骨骼的过度处理可能导致损伤的进展超出原来的模式。使用夹钳时必须小心谨慎，以免造成额外的损伤（图 1.2-3）。避免使用挤压复位钳，有助于避免粉碎程度加重。

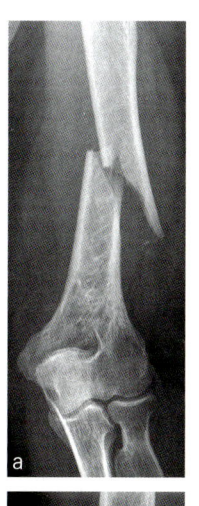
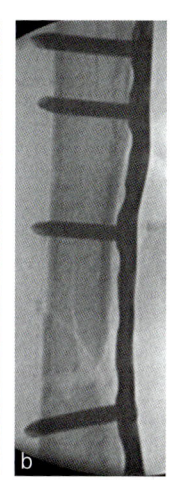
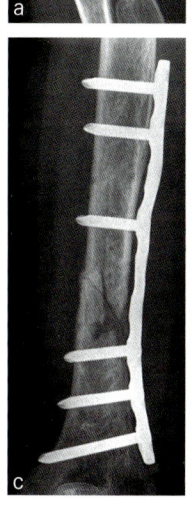
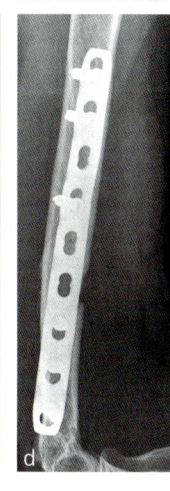
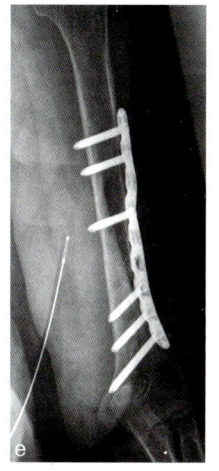

图 1.2-2

a. 76 岁女性，左肱骨两部分简单骨折
b. 解剖复位后，用 3.5 mm 钛拉力螺钉提供绝对稳定性（未显示）。螺钉稍拧紧了一点，出现了多块骨块。复位具有挑战性，选择了桥接类型的结构
c~e. 2 个月（c, d）和 5 个月（e）后，正常愈合。患者甚至没有骨量减少

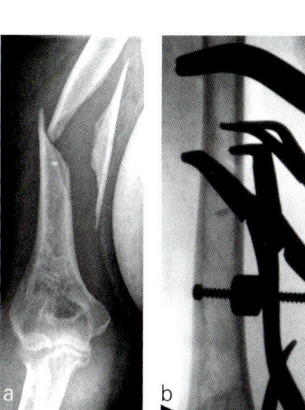
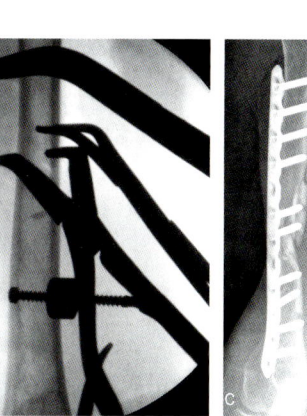
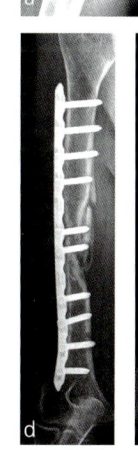
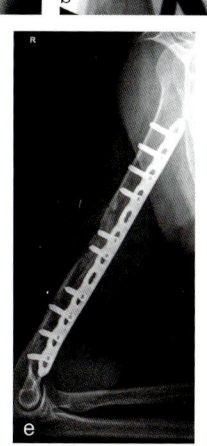

图 1.2-3

a. 70 岁女性，肱骨干弯曲楔形骨折（12B2[14]）
b. 用多个复位钳进行切开复位和固定
c. 更多的操作导致出现了多块骨块，很难使用锁定钢板进行对位和固定
d, e. 3 个月后临床功能结局良好

骨折类型通常是复杂的，在低能量创伤中易发生嵌插骨折。

有意思的是，在多项临床研究中未能证实骨质疏松症作为一个独立因素对植入物"机械失效"的影响。复位和置入植入物的质量显然更为重要[1, 2]。在对肱骨近端骨折的回顾性研究中发现，机械失效的风险随着多个负面因素的结合而显著增加[3]。

6 骨骼变形

股骨前弓和侧弓对老年骨折有临床影响，可能给标准的髓内和髓外植入物的使用带来挑战[4]。最近的报道还发现，股骨侧弓和前弓的显著增加与低能量股骨干骨折有关。因此，股骨干曲度增加应被认为是该损伤的重要危险因素之一[5]。

具体地说，在老年人和骨矿化降低的年轻患者中，股骨干侧弓可能增加。

骨质疏松症或骨软化症可引起股骨内翻或弯曲。在各种生理活动中，股骨干侧方承受拉伸应变，步行的作用最大。在骨质疏松患者中，这种效应会随着弯曲而显著[6]。先前存在的进展性内翻性膝关节骨关节炎，使力线向内侧移位，被认为是股骨干弯曲的次要原因。

虽然非典型股骨骨折与长期使用双膦酸盐（bisphosphonate，BP）有关，但也应注意到这些骨折可能在不使用双膦酸盐的情况下发生，尤其是在亚裔患者中。2013年，美国骨矿盐研究学会（ASBMR）特别工作组修订了非典型股骨骨折的定义，从次要特征中剔除了与非典型股骨骨折相关的特定疾病和药物暴露[7]。根据这一定义，由股骨弯曲畸形引起的应力性骨折也可归为非典型股骨骨折。

尽管髓内钉是最常被推荐的植入物，但由于髓内钉的曲率不同于弯曲股骨的半径，因此很难插入。在锁定髓内钉近端时，髓内钉的远端可能破坏或穿透股骨远端前部皮质骨。

由于髓腔狭窄和骨质变脆，扩髓通常也很困难，必须轻柔地进行。

此外，螺钉可能导致意外骨折或复位不良，在内侧骨面产生骨性间隙，尤其是在弯曲的股骨干非典型骨折中[8]。这种影响可能导致骨折愈合受损甚至骨不连。

钢板内固定是治疗弯曲的股骨骨折的有效方法。在这种情况下，考虑到对侧未受伤的腿，在固定前可能需要对钢板进行调整。否则，钢板的近端或远端会从骨骼上脱落，并且当拧紧螺钉时，可能会导致复位不良[4]。

7 分型

由于骨折类型的不同，脆性骨折的分型具有一定的挑战性。骨质疏松性骨折经常以目前使用的分型方案中未描述的模式发生。这阻碍了对骨折的分型，并可能导致不正确的手术方式或植入物的选择。AO/OTA 骨折和脱位分类对许多（但不是所有）脆性骨折有用。

8 固定适应证

大部分的下肢骨折应该进行手术治疗。在小部分卧床的生命末期患者中，对髋部和其他小腿骨折进行非手术姑息治疗可能已经足够。这些决定应该由老年科医生、患者、家属和医疗团队共同做出。

对于上肢，应考虑维持功能的需要，使患者能够完成日常生活活动，如饮食、自我照护、梳洗和行走。实现这些目标更多地可能需要进行手术，并承担整体风险。因此，只有在功能得到显著改善的情况下，才需要进行手术。对于肱骨近端、尺骨鹰嘴和桡骨远端的骨折，非手术治疗往往能获得可接受的功能结果[9~11]。

一些非手术方法不像在年轻人中那样可以

耐受。石膏会影响功能并增加跌倒的风险。制动可能使老年患者仅依赖于基本活动（如饮食和梳洗），并促使功能加速下降。从某种意义上说，石膏也是患者难以处理的一种束缚。石膏会阻止患者完成日常生活活动（如步行），因此可能需要将患者安置在护理院。石膏和支具加重老年人的谵妄（图 1.2-4）。

创伤后完全恢复通常是 60 岁以下患者的治疗目标。这不适用于脆性骨折患者。在这个年龄段，我们关注于个体功能需求的恢复。由于老年患者的生理和功能特性各不相同，因此很难做出决定。通常有必要根据老年骨科治疗团队和患者家属的共识制订个性化的治疗方案。

9 体位摆放

正确的术中体位摆放能避免压疮和皮肤损伤，必须小心地将患者放置在手术台上。避免压疮是特别重要的，因为压疮会严重影响恢复，需要很长时间才能愈合。老年骨折患者的压疮感染实际上可能导致败血症和死亡。

在大多数情况下，仰卧位有利于麻醉医生的全面治疗。在局部麻醉下，患者仰卧时呼吸更顺畅，并且这种体位通常更舒适。

10 单次手术

很明显，必须避免任何类型的翻修手术，因为很少有患者能够耐受并从手术创伤和功能衰退中恢复。治疗的选择应受这一原则的影响。以人工半关节置换术代替骨折固定治疗股骨颈骨折，以及其他初次关节置换术是很好的范例。

11 可耐受下负重和治疗后功能

通常，外科医生的注意力集中在术中和围手术期。术后如果伤口愈合进展顺利，且 X 线检查结果满意，则很少会关注康复方案和进展。外科医生、护理人员和物理治疗师之间在患者活动问题上的沟通往往很差。

术后早期活动和不受限制的耐受下负重是多种原因导致的重要原则。延长卧床休息或"坐着活动"是不适当的选择，因为其后果如下。

- 肌肉量减少是老年人新发跌倒和骨折的独立危险因素
- 限制负重会给老年患者带来巨大的生理负担。比不完全负重下行走时的能量消耗增加 4 倍，导致患者迅速精疲力竭[12]

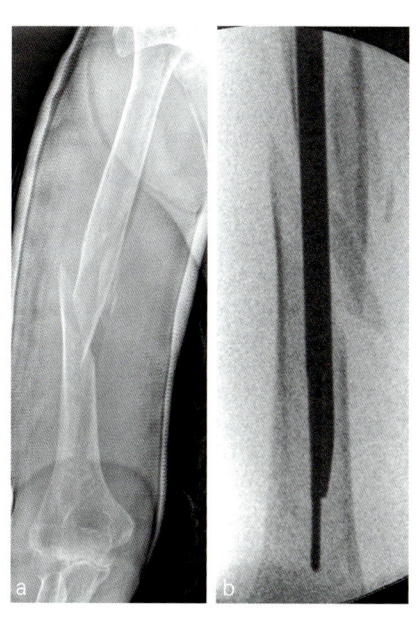
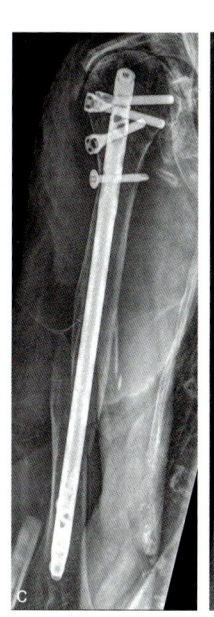
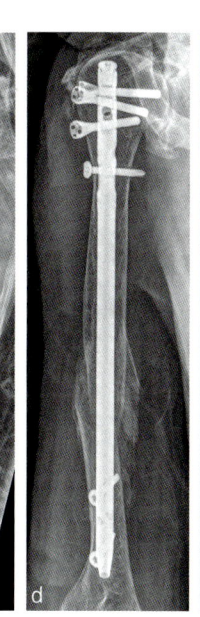
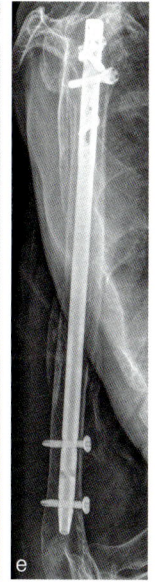

图 1.2-4
a. 92 岁女性，肱骨骨折（12B3）。不能很好地耐受支具固定
b，c. 带锁髓内钉闭合复位固定术后 10 天
d，e. 3 个月后正常愈合。功能达到损伤前水平

- 脆性骨折患者由于肌少症、本体感觉缺失或上肢无力，往往导致身体不能进行部分负重；或者在入院时患者的上肢和下肢功能已经受损，无法使用拐杖或助行器来有效地使受累的下肢不负重
- 患者会产生不必要的恐惧，并对自己无法恢复损伤前的功能状态感到焦虑。因此，患者的积极性可能下降。步态机制的改变需要认知输入，可能会导致超负荷或腰痛的主诉
- 许多脆性骨折患者有一定程度的认知障碍。他们可能不理解（或很快忘记）指令，而是跟随自己的冲动行事
- 部分负重方案不是基于循证医学的，而往往是外科医生自身不确定性的结果
- 即使是服用了足够的止痛药物，疼痛通常也会引导患者适当负重并安全地进展为步行。认知功能严重受损的患者更容易跌倒，但他们与认知正常的患者有着相同的自我保护机制

早期负重可促进骨折愈合，并且在不增加固定失败的情况下连接骨折断端[13, 14]。许多老年患者对关节制动的耐受性差；早期的关节活动度（range of motion，ROM）练习可以防止关节僵硬。在卧床休息期间，每天肌肉量的减少是惊人的。现代外科手术和植入物，允许大多数骨折患者立即不受限制地负重。

对于膝关节周围骨折，如果内固定可能不能提供立即活动所需的足够的稳定性，或如果软组织必须稳定下来，或没有机会直接在骨骼上使用植入物，临时跨关节外固定可能是独特的解决方案（图1.2-5）[15]。

12 固定技术

外科医生面临的主要技术问题是难以将植入物安全固定到骨骼上。骨质疏松骨骼中使螺纹啮合的皮质骨和松质骨减少，植入物的拔出强度明显降低。

骨密度与螺钉的把持力呈线性相关。如果在骨-植入物界面传递的负荷超过了骨质疏松骨骼的应变耐受力，则会发生微骨折和骨吸收，植入物松动并继发固定失败。骨质疏松骨骼内固定失败的常见模式是骨破坏，而不是植入物失效。

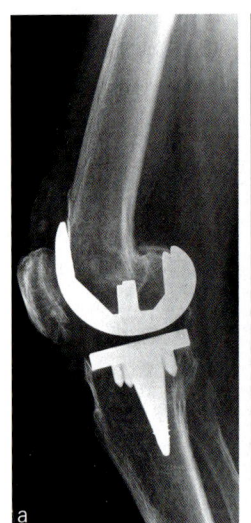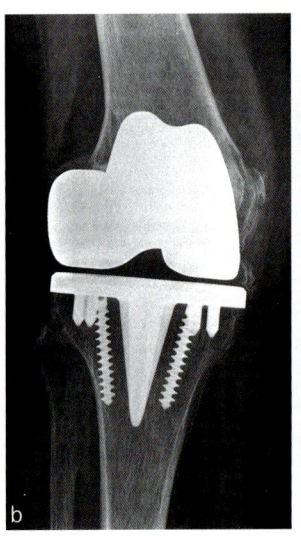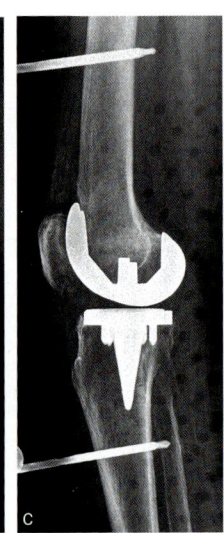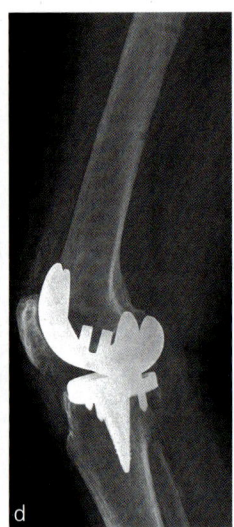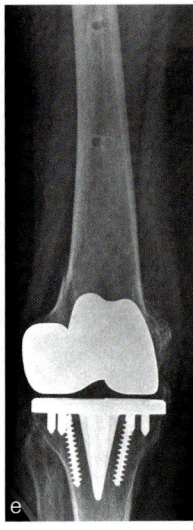

图1.2-5

a，b. 75岁女性，全膝关节置换术后假体周围骨折，伴有严重并发症
c. 临时跨关节固定8周
d，e. 3个月后骨愈合。最终关节活动度（ROM）0°~10°~100°

内固定必须考虑局部骨矿物质分布情况。这因骨折部位、年龄和性别而异。

正确的术前规划、植入物选择、固定技术，以及对生物力学原理的理解是至关重要的。

骨折治疗的一般原则适用于大多数脆性骨折，但针对骨强度下降需要进行一定的调整，以降低失败的风险。

12.1 微创手术

微创手术（MIS）技术具有多种"传统"优势，在脆性骨折患者中比在年轻患者中更有帮助。许多老年人使用抗凝药物，并且已经存在肌无力。从技术上讲，微创手术易于实现，因为易于分离软组织层。有关更多细节，请参见 Blauth 等[16]的文章。

有专门为微创手术设计的器械。熟悉这些器械的用法是很重要的。

12.2 相对稳定性

变薄的皮质骨不能承受产生绝对稳定性所需要的压力。拉力螺钉过紧可能导致医源性骨折，使病情明显恶化（见图 1.2-2，图 1.2-3）。在骨质疏松骨骼中，由于变弱的皮质骨和松质骨在受压下可能发生破坏，因此并不总是能够获得并保持解剖复位和压力下的绝对稳定性。在一次骨折固定中，必须不能混淆相对稳定性和绝对稳定性的原则。

简单来说，如果骨折类型和软组织条件允许的话，髓内固定装置比髓外固定装置更可取。不幸的是，对于膝关节周围的干骺端骨折，还没有为骨质疏松骨骼优化锁定选项，因此螺钉往往不适用。

每个钉孔都使用螺钉的短钢板会引起应力的集中，这可能会超过骨质疏松骨骼的应变耐受力。之前的文献中已经确立了基本规则[17, 18]。

- 简单横行骨折最好通过髓内植入物治疗。如果不可能，必须尽可能闭合骨折间隙，即必须达到骨性接触。应该空出 3~4 个钉孔，并且每块主要的骨块需要使用 3~4 枚双皮质骨锁定螺钉（locking head screw，LHS）
- 螺旋形两部分骨折应尽可能复位和"贴合"，通过缝线或金属环或钢缆初步固定。如果使用螺钉，则应作为"复位螺钉"小心拧紧。第一枚钢板螺钉应该置于骨折线末端。根据不同的骨类型，每块主要的骨块需要使用 3~4 枚双皮质骨锁定螺钉（图 1.2-6）

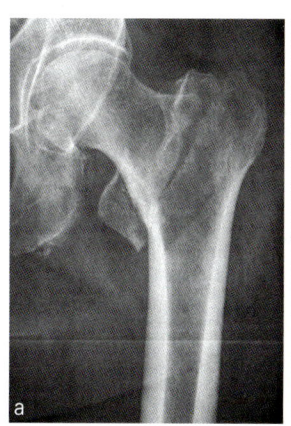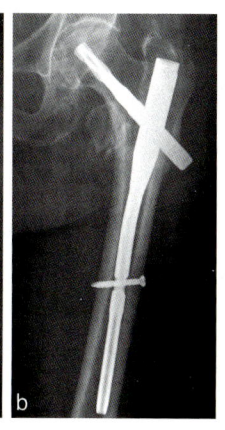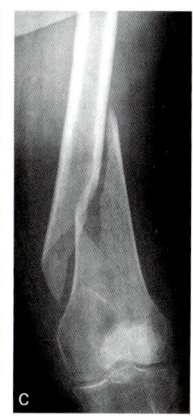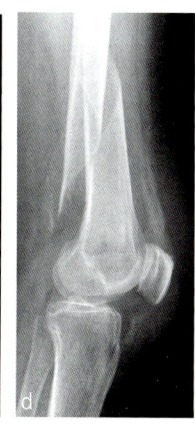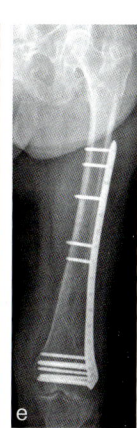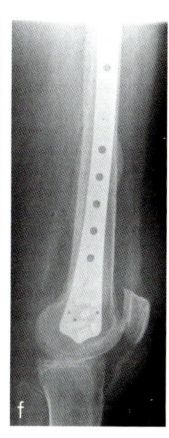

图 1.2-6

a. 77 岁女性，股骨转子间骨折（31A2）
b. 用股骨近端防旋髓内钉固定
c，d. 由于大腿外侧疼痛，1.5 年后将螺钉取出。3 年后，出现螺旋形股骨干骨折（32A1）
e，f. 侧卧位微创复位，缝线预固定。使用股骨远端钢板进行相对稳定的最终固定，第一枚近端螺钉位于骨折端，共使用 10 枚皮质骨螺钉。小的骨痂形成下顺利愈合。理想情况下，应该使用更长的钢板来保护整个股骨

- 对于粉碎性骨折，第一枚螺钉应置于邻近骨折带附近。每块主要的骨块需要使用4~5枚双皮质骨螺钉

12.3 全骨固定

由于坚硬的植入物和软的骨骼之间的应力梯级，随后的骨折将邻近钢板、螺钉或假体末端。发生频率尚不清楚。如果可能，第一次固定时应保护全骨，在股骨骨折的情况下应包括股骨颈（图1.2-7，图1.2-8）。为了达到这一目的，有时需要将髓内植入物与髓外植入物相结合使用。

12.4 角稳定植入物和髓内钉

与钢板形成固定或可变角度的锁定螺钉等植入物，以及带角稳定锁定的髓内钉，在生物力学上都显示出可在皮质骨厚度减少的骨骼中提供优越的稳定性。

锁定螺钉不能拧得过紧或过深，否则会因为破坏螺纹而使其不稳定。螺钉应该总是在双皮质骨模式下使用，以增加其在变薄皮质骨上的工作长度。

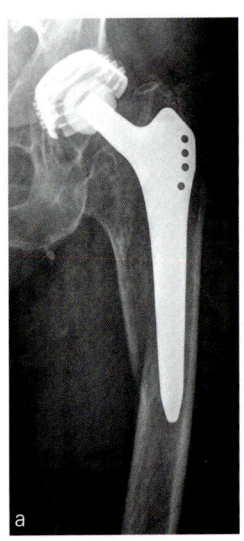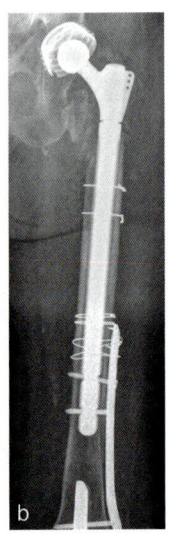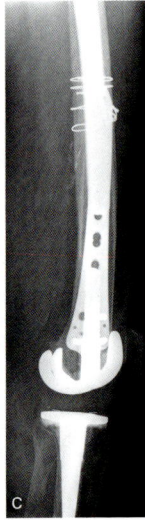

图1.2-7

a. 92岁女性，B2型假体周围骨折
b，c. 切开复位，环扎钢丝固定，使用带锁定的长柄植入物进行翻修关节置换术。股骨远端钢板保护2个假体之间的骨性结构

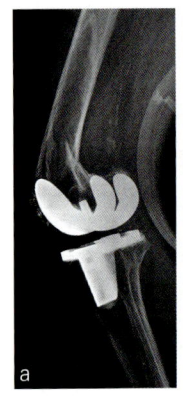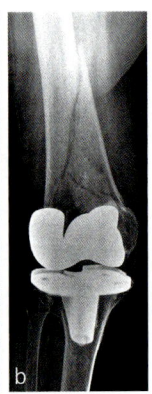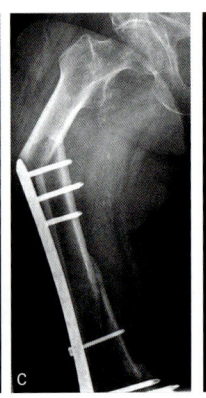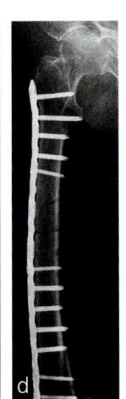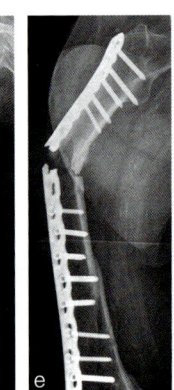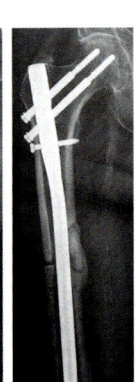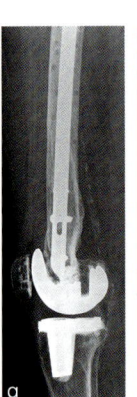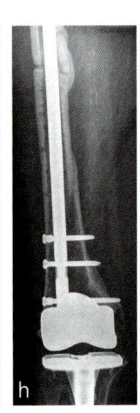

图1.2-8

a，b. 80岁女性，膝关节假体周围骨折
c. 固定2.5个月后，钢板近端邻近部位股骨远端骨折
d. 应用更长的钢板。内翻畸形固定，骨折间隙仍开放
e. 构造太过坚硬，2.5个月后失效
f~h. 最终方案为顺行股骨髓内钉固定。轴向加压螺钉远端锁定

此外，与常规螺钉相比，锁定螺钉的核心直径更大，因此具有更高的拉出强度和整体强度。这对髓内钉可能失效的干骺端骨折尤其有帮助。通过向不同方向定位，可以进一步增强锁定螺钉的把持力，该方法用于肱骨近端钢板、股骨远端钢板和胫骨近端钢板。

与拉力螺钉相比，用于股骨转子间骨折固定的髓内钉具有更好的生物力学性能。髓内钉会压紧植入物周围的骨骼，而螺钉的插入会导致一定程度的骨丢失。

12.5 解剖对线

正确的解剖对线是骨正常愈合的重要前提。骨质疏松骨骼的固定对任何偏移的耐受性都要低于年轻的骨骼。尤其在股骨骨折时应避免内翻畸形。

严重的旋转对线不良是一个未被认识到的问题，通常发生在非常不稳定的股骨近端骨折。应避免旋转对线不良。

12.6 骨嵌插

骨折部位的骨嵌插是手术治疗骨质疏松性骨折的关键因素，因为其降低了植入物失效的风险。

在许多情况下，如股骨颈外翻嵌插骨折，嵌插是由创伤本身造成的。通过拉紧内固定装置可以达到可控的嵌插。植入物，如动力髋螺钉（DHS），可以控制骨折嵌插，同时防止髋螺钉穿透关节。

12.7 聚甲基丙烯酸甲酯强化

可通过骨水泥强化来改善骨质疏松骨骼的固定。强化植入物的抓握，特别是螺钉的抓握，降低固定物移位、切断、穿透和拔出的风险。聚甲基丙烯酸甲酯（PMMA）也可以作为填充物支持骨骼结构，如椎体或胫骨平台，并防止其塌陷。

聚甲基丙烯酸甲酯仍然是首选的材料，可以以不同的方式使用。

- 用于填充主要在松质骨复位后产生的空隙。典型的例子是使用椎体成形术或后凸成形术进行椎体压缩骨折的闭合复位。同样的原理也适用于胫骨近端骨折，骨水泥用作填充物可防止抬高后的关节面塌陷
- 在标准化植入物强化术中，通常使用特定的套管通过有排孔的植入物注射骨水泥，以通过防止出现高骨应变改善骨-植入物界面，并将应力以负荷分配而不是负荷承载的结构分布到骨骼上（图1.2-9）
- 在非标准化植入物强化术中，在植入物置入之前或之后，通过螺钉孔或骨皮质窗使用骨水泥

近年来，对标准化植入物强化术进行了深入研究。

- 已对许多部位进行了生物力学测试。在股骨近端、肱骨近端、胫骨近端和骶骨，使用PMMA强化骨水泥可约100%地改善引起机械衰竭所需的循环，只适用于骨质疏松骨骼
- 少量骨水泥就足够了。大量使用并不能显著改善植入物的抓握
- 因为金属植入物作为放热化学反应的散热器，骨水泥外的产热不超过42℃
- 在绵羊动物实验中没有发现骨水泥周围软骨损伤的迹象
- 到目前为止，还没有证明骨水泥对骨愈合有影响

使用PMMA标准化植入物强化术限制了骨质疏松对植入物固定的负面影响，将骨质疏松骨骼"转化"为正常骨骼。

12.8 自体移植

皮质骨自体移植有助于骨折愈合和填充空

隙，也可用于老年患者。除非用于填充空隙，否则应使用皮质骨螺钉将移植物固定到骨骼上

（图 1.2-10）。

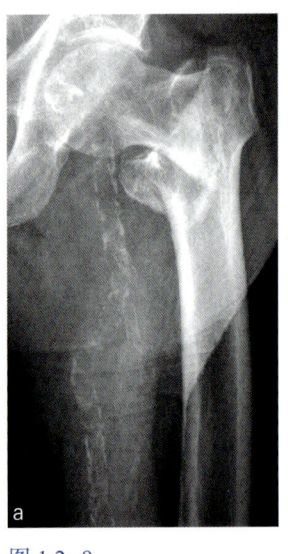
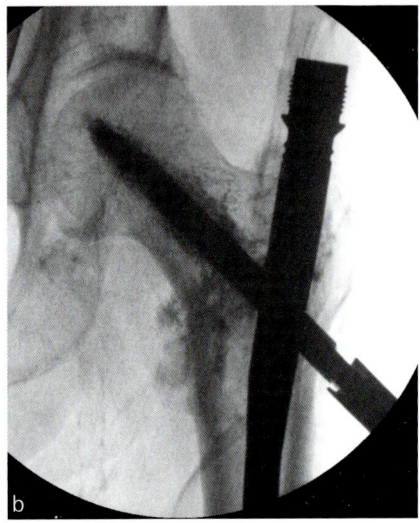
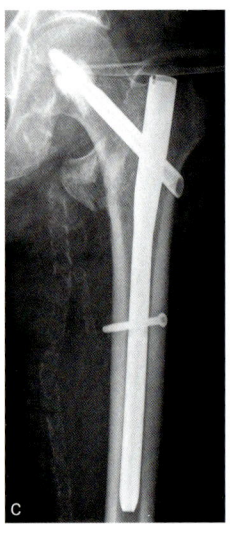
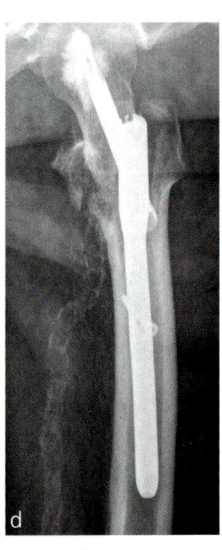

图 1.2-9

a. 82 岁男性，股骨近端骨折（31A2）
b. 牵引床闭合复位。在置入螺钉和髓内钉后，由于严重的骨质疏松症和置入髓内钉时的低阻力，决定对髓内钉进行强化。术中造影未见关节显影，即未透入髋关节
c，d. 通过特殊套管注射 4 mL 聚甲基丙烯酸甲酯。头颈单元中心 - 中心位置活动后，骨水泥均匀分布

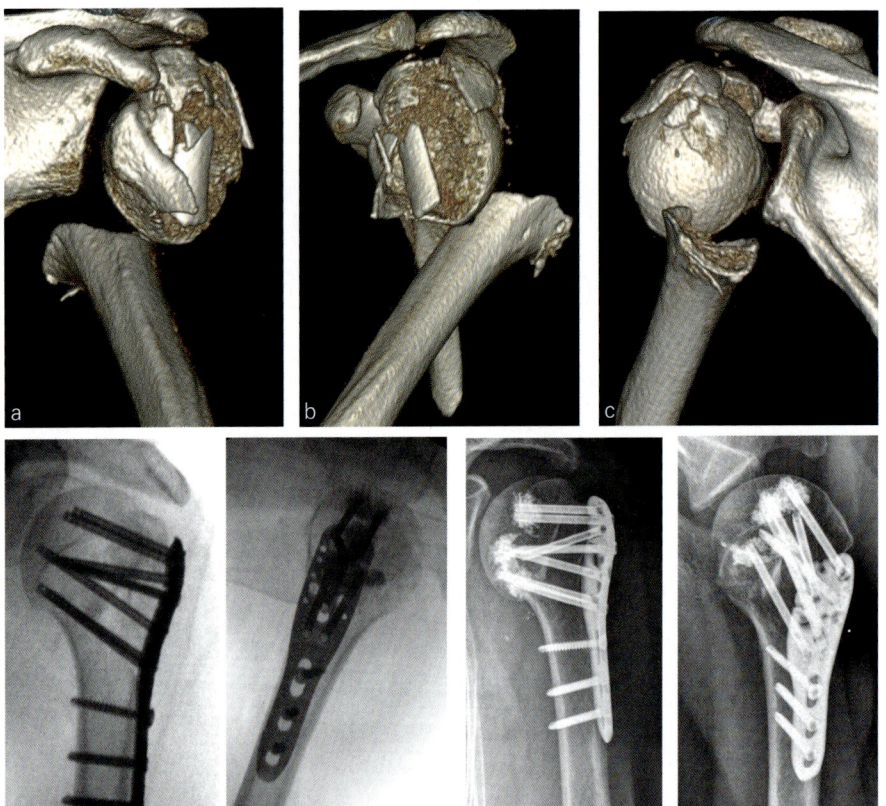

图 1.2-10

a~c. 70 岁女性，三部分不稳定骨折
d，e. 尽管有明显的缺血性坏死的风险，仍适合进行骨折固定，因为似乎可以获得稳定的重建。使用 PHILOS 进行解剖复位和固定
f. 通过空心锁定螺钉，每个使用 0.5 mL 聚甲基丙烯酸甲酯来进行标准化植入物强化，以减少机械失效的风险
g. 骨水泥注射仅适用于可能存在骨质疏松的骨骼。3 个月后随访

12.9 同种异体骨移植

与自体骨相比，同种异体骨具有良好的力学性能，但成骨潜能较低。在骨质疏松骨骼中，同种异体骨用于填补干骺端空隙，防止关节和其他骨块塌陷。这可能对肱骨近端、肱骨远端、桡骨远端和胫骨近端骨折有帮助。

对于骨质量较差的股骨假体周围骨折，也可以使用同种异体骨支撑来增强结构的机械强度（图 1.2-11）。

12.10 关节置换术

关节置换术在老年患者中占有重要地位。常用于股骨近端，主要是股骨颈骨折。肱骨近端骨折的关节置换术适应证不明确。在无法实现稳定固定的情况下，反向肩关节置换术（RSA）是有用的。在肱骨远端、桡骨远端和胫骨近端骨折中使用内植假体仍存在争议。

更快速地恢复足够的功能，同时恢复预期寿命的缩短，并减少翻修手术，是支持立即进行关节置换术的有吸引力的论据。

在这一领域中，缺乏已发表的证据来指导临床处理。如果在不违反上述原则的情况下达到骨折治疗的总体目标，骨折固定通常是首选。

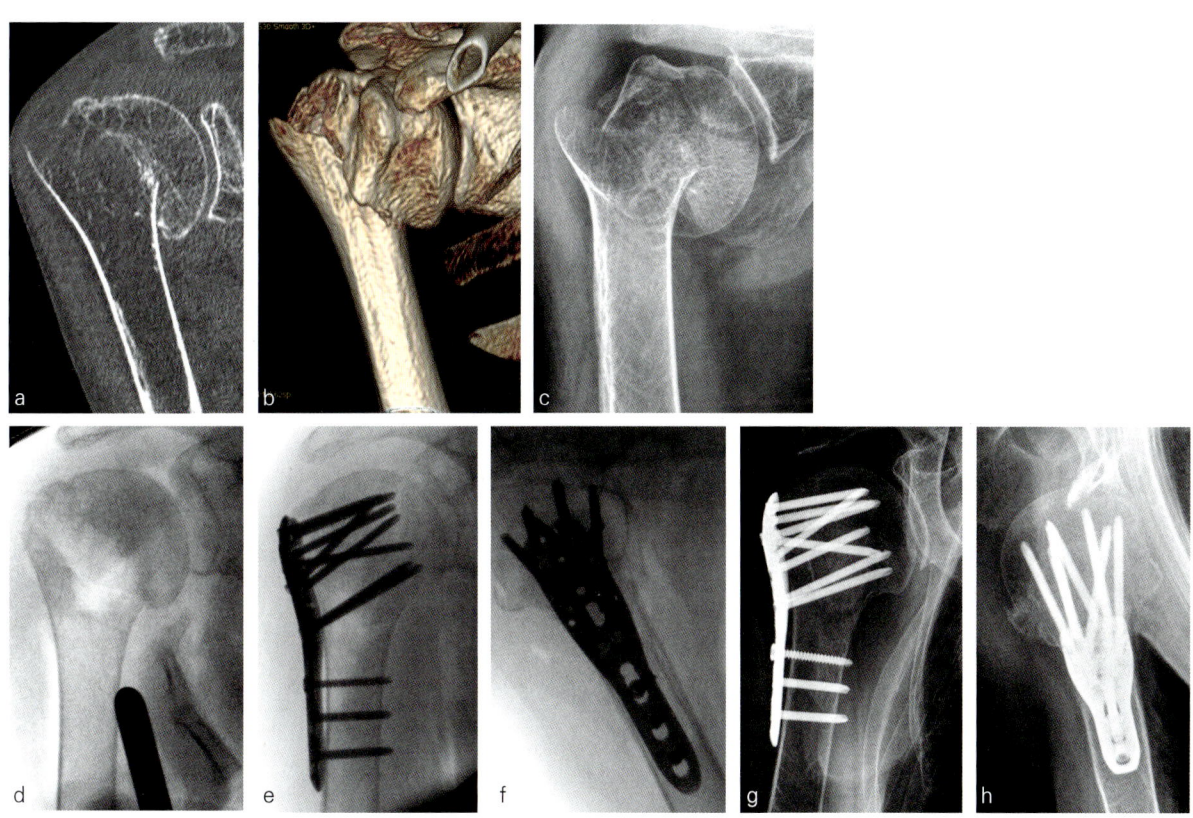

图 1.2-11
a~c. 76 岁女性，肱骨近端两部分移位骨折。严重骨质疏松症，腰椎 T 值 −3.8，股骨颈 −3.6，肱骨头细长骨块
d~f. 切开复位后的中央空隙（d），由骨库的结构性同种异体骨填充（e~f）
g, h. 3 个月后随访

13 参考文献

1. Kralinger F, Blauth M, Goldhahn J, et al. The influence of local bone density on the outcome of one hundred and fifty proximal humeral fractures treated with a locking plate. J Bone Joint Surg Am. 2014 Jun 18;96(12):1026–1032.

2. Muller MA, Hengg C, Krettek C, et al. Trabecular bone strength is not an independent predictive factor for dynamic hip screw migration—a prospective multicenter cohort study. J Orthop Res. 2015 Nov;33(11):1680–1686.

3. Krappinger D, Bizzotto N, Riedmann S, et al. Predicting failure after surgical fixation of proximal humerus fractures. Injury. 2011 Nov;42(11):1283–1288.

4. Hwang JH, Oh JK, Oh CW, et al. Mismatch of anatomically pre-shaped locking plate on Asian femurs could lead to malalignment in the minimally invasive plating of distal femoral fractures: a cadaveric study. Arch Orthop Trauma Surg. 2012 Jan;132(1):51–56.

5. Sasaki S, Miyakoshi N, Hongo M, et al. Low-energy diaphyseal femoral fractures associated with bisphosphonate use and severe curved femur: a case series. J Bone Miner Metab. 2012 Sep;30(5):561–567.

6. Oh Y, Wakabayashi Y, Kurosa Y, et al. Potential pathogenic mechanism for stress fractures of the bowed femoral shaft in the elderly: mechanical analysis by the CT-based finite element method. Injury. 2014 Nov;45(11):1764–1771.

7. Shane E, Burr D, Abrahamsen B, et al. Atypical subtrochanteric and diaphyseal femoral fractures: second report of a task force of the American Society for Bone and Mineral Research. J Bone Miner Res. 2014 Jan;29(1):1–23.

8. Oh CW, Oh JK, Park KC, et al. Prophylactic nailing of incomplete atypical femoral fractures. Sci World J. 2013.

9. Duckworth AD, Bugler KE, Clement ND, et al. Nonoperative management of displaced olecranon fractures in low-demand elderly patients. J Bone Joint Surg Am. 2014 Jan 01;96(1):67–72.

10. Arora R, Lutz M, Deml C, et al. A prospective randomized trial comparing nonoperative treatment with volar locking plate fixation for displaced and unstable distal radial fractures in patients sixty-five years of age and older. J Bone Joint Surg Am. 2011 Dec 07;93(23):2146–2153.

11. Twiss T. Nonoperative treatment of proximal humerus fractures. In: Crosby LA, Neviaser RJ, eds. Proximal Humerus Fractures—Evaluation and Management. Switzerland: Springer International Publishing; 2015:23–41.

12. Westerman RW, Hull P, Hendry RG, et al. The physiological cost of restricted weight bearing. Injury. 2008 Jul;39(7):725–727.

13. Koval KJ, Sala DA, Kummer FJ, et al. Postoperative weight-bearing after a fracture of the femoral neck or an intertrochanteric fracture. J Bone Joint Sur Am. 1998 Mar;80(3):352–356.

14. Joslin CC, Eastaugh-Waring SJ, Hardy JR, et al. Weight bearing after tibial fracture as a guide to healing. Clin Biomech (Bristol, Avon). 2008 Mar;23(3):329–333.

15. Krappinger D, Struve P, Schmid R, et al. Fractures of the pubic rami: a retrospective review of 534 cases. Arch Orthop Trauma Surg. 2009 Dec;129(12):1685–1690.

16. Blauth M, Kates SL, Kammerlander C, et al. Fragility fractures. In: Babst R, Bavonratanavech S, Pesantez R, eds. Minimally Invasive Plate Osteosynthesis (MIPO). 2nd ed. Stuttgart New York: Thieme; 2012:651–678.

17. Stoffel K, Dieter U, Stachowiak G, et al. Biomechanical testing of the LCP—how can stability in locked internal fixators be controlled? Injury. 2003 Nov;34(Suppl 2):B11–19.

18. Fulkerson E, Egol KA, Kubiak EN, et al. Fixation of diaphyseal fractures with a segmental defect: a biomechanical comparison of locked and conventional plating techniques. J Trauma. 2006 Apr;60(4):830–835.

1.3 老年骨科麻醉原则

作者 Ali Shariat, Malikah Latmore
译者 邢华医 审校 刘 楠

1 引言

本章探讨了与年龄相关的变化,这些变化使老年人在围手术期易受不良事件的影响,并总结了目前关于脆性骨折患者麻醉的最佳实践[1]。老年人麻醉干预的主要并发症包括围手术期心血管疾病(如低血压、心律失常和急性冠脉综合征)、呼吸衰竭、肾脏损伤和谵妄。

尽管存在这些风险,高效的老年骨折治疗方案所报道的围手术期死亡率非常低,低于2%,即使在存在很多合并疾病和虚弱的转诊人群中也是如此[2,3]。本章回顾了老年人相关的生理变化,脆性骨折患者麻醉和手术的评估与准备,以及全身麻醉(general anesthesia,GA)、局部麻醉(regional anesthesia,RA)和多模式镇痛的风险和获益。在麻醉选择、术中体位和团队合作等方面也有独特的老年医学注意事项。

2 老年人重要的病理生理变化

2.1 心脏并发症

围手术期心脏并发症(perioperative cardiac morbidity,PCM)是患者术中及术后死亡的主要原因,包括心肌梗死(myocardial infarction,MI)、充血性心力衰竭(congestive heart failure,CHF)、不稳定型心绞痛、严重心律失常和心源性死亡等[4,5]。围手术期疼痛、失血、麻醉、体液转移等应激源均可导致心肌血氧供需失衡[1]。此外,衰老过程会导致自主神经系统发生特定变化,包括交感神经系统的激活增加、副交感神经系统活性降低、压力感受器活性降低,从而限制了老年人对手术应激的有效反应能力[1]。老年患者更有可能有先前存在的心脏并发症,如冠心病(coronary artery disease,CAD)或充血性心力衰竭。这些因素都会导致心血管储备降低,并降低老年人发生心脏并发症和血流动力学不稳定的阈值[4,6]。

2.2 肺部并发症

正常衰老导致呼吸系统出现临床显著改变,包括肺泡表面积减少、肋间肌肌肉质量和力量下降、胸椎后凸变形和胸廓软骨钙化[7]。这些变化降低了胸壁的顺应性、肺的弹性回位和呼吸肌的力量[8,9]。老年人对缺氧和高碳酸血症的正常中枢呼吸反应降低了约50%[10]。咳嗽反射不够有力和有效,增加了吸入性肺炎的风险[9]。由于阿片类药物的分布体积增加,同时肾脏和肝脏的清除率降低,老年患者对阿片类药物呼吸抑制作用的敏感性增加[9,11]。

2.3 认知功能障碍

老年人在围手术期尤其容易发生谵妄,并且存在对围手术期谵妄还可能导致长期认知功能障碍的担心[12](有关谵妄的更多信息,请参阅第1.14章）。围手术期认知功能的突然下降是术后3~12个月死亡率增加的可靠的预测因素[12-14]。解释认知功能障碍和死亡率之间关系的理论包括对大脑的直接损伤、认知障碍患者无法照顾自己的健康，以及将认知功能下降视为系统性器官疾病的间接标志[14]。

术后谵妄患者经常发生肺炎、深静脉血栓、压疮、心肌梗死、胃溃疡、抑郁等并发症[15]。由于术后认知功能下降对术后并发症和功能恢复有巨大影响，围手术期尽量减少谵妄是重要的目标。

3 术前风险评估和准备

手术和麻醉导致的死亡中40%与术前准备不足有关[16]。

大多数已发表的关于术前优化的指南是基于接受择期手术的患者。在择期情况下，对已存在的全身性疾病进行密切的调查，以明确疾病诊断、量化其严重程度，并优化患者的情况以进行手术修复。这些实践和方案中的许多内容只能粗略地外推到紧急情况，如髋部骨折，由血流动力学不稳定、谵妄和制动导致的手术延迟的风险通常超过进一步的术前检查的获益。

仅高龄已不再被认为是围手术期风险的重要预测因素。相反，整体的躯体和功能状态及合并疾病的数量和严重程度被认为是更可靠的预后的预测因素[1]。量化合并疾病和功能能力是预测预后的重要工具。关于术前风险评估和准备的更详细的讨论见第1.4章"术前风险评估及准备"。

3.1 功能能力

与大多数特定的合并疾病或广泛的诊断测试的结果相比，功能能力是一个更准确的术中风险预测因素[17]。

可以通过活动的代谢当量（metabolic equivalent, MET）来评估功能能力。能够进行超过4 MET的活动，被认为具有良好的功能能力，这样的活动包括爬一段楼梯、步行超过6.4 km/h或做繁重的家务[18]。这个阈值（> 4 MET）已被用于表明接受大多数骨科手术和其他中等风险手术的患者具有足够的储备。

3.2 心脏风险

虽然开发可靠的风险评估工具与择期手术越来越相关，但仍缺乏准确评估典型脆性骨折患者风险的研究。改良心脏风险指数[19]是髋部骨折手术中研究最广泛的工具，并根据是否存在心脏疾病发病率和死亡率的6个预测因素对心血管风险进行分级。

- 高风险手术（通常为血管或腹腔内）
- 缺血性心脏病病史
- 充血性心力衰竭（CHF）病史
- 脑血管病史
- 胰岛素依赖型糖尿病
- 术前血清肌酐 > 2 mg/dL

存在2个或2个以上的因素，表明患者围手术期并发症的风险为中度至高度。这些标准已被用于计划择期手术的过程中，作为考虑额外的非侵入性检查、进一步的治疗和（或）侵入性监测的触发因素[17, 19]。这些因素也可能预测紧急手术情况下的结果。

应确定既往有不稳定型心绞痛、充血性心力衰竭、明显心律失常、严重瓣膜病、起搏器或植入式心脏复律除颤器（implantable cardioverter defibrillator, ICD）放置史的患者[18]。如果患者有起搏器或ICD，应讨论围手术期处理方案。需要获得的信息包括设备的类型和制造商，以及导致设备放置的潜在心律失常或其他心脏疾病。围手术期设备管理必须个体化，一些设备需要术前询问心脏内科团队，可能需要重新编程[18]。

3.3 手术操作的风险

除了对患者进行风险分级外，也可根据风险对手术操作进行分类。高风险手术包括紧急手术、大血管手术、长时间大量体液转移和失血的手术。这些通常被定义为心脏不良事件风险大于5%。低风险手术包括内镜检查、乳房手术和白内障手术，心脏不良事件的风险低于1%。大多数骨科手术被认为是中风险，心脏不良事件风险为1%~5%[18]。

3.4 术前常规检查

只有在病史和体格检查中发现有临床意义的疾病后，才应考虑进行进一步的检查。只有在可能改变治疗、改善结果和提供的获益超过手术延迟的危害时[18]，才应进行检查(参见第1.4章"术前风险评估及准备"及第2.6章"老年骨科团队原则、角色和职责")。在髋部骨折患者中，入院后手术延迟超过48小时，30天死亡率增加41%，1年死亡率增加32%[20]。

美国麻醉医师学会与美国内科学委员会基金会合作推荐以下术前基线实验室检查：全血细胞计数、基本或综合代谢检查（即电解质、肾功能和血糖），以及对预期大量失血或体液转移的患者进行凝血检查[21]。

对于已确诊心脏病的患者，心电图可提供关于短期和长期死亡率的重要预后信息，并为判断围手术期的变化提供参照基线[18]。

不推荐对无症状的、病情稳定的已知心脏疾病（如充血性心力衰竭或瓣膜病）患者进行更高级的术前心脏检查（如经胸廓/食管超声心动图或心脏应激试验），这些检查一般不适合没有明显活跃的心血管疾病症状和体征的髋部骨折患者[21, 22]。

除了严重的主动脉瓣狭窄外，超声心动图对瓣膜功能的评估并不会引起临床治疗中重要的改变[18]。

3.5 药物管理

在围手术期内，必须正确识别、记录所有的术前用药，并考虑是否继续使用或停用。老年创伤患者术中低血压和过度失血的风险升高，团队必须考虑家庭用药对患者血压和出血的潜在影响。一些常见的围手术期注意事项包括以下方面。

- 由于控制心率和降低心肌耗氧量的益处，以及突然停药的潜在危害，长效β受体阻滞剂治疗应在围手术期继续进行[18]。对于没有接受长效β受体阻滞剂治疗的患者，不应在术前开始使用β受体阻滞剂，因为其会增加低血压、脑卒中和死亡的风险[18]

- 血管紧张素转化酶抑制剂（ACEI）和血管紧张素受体阻滞剂（ARB）可导致术中低血压和急性肾损伤的发生率增加，特别是与利尿剂联合使用时[23]。大多数专家建议术前停用ACEI/ARB和利尿剂[17]

- 通常应在术前停止使用阿司匹林、氯吡格雷和其他抗血小板药物等进行的长期抗血小板治疗。对于过去6周内接受冠脉支架植入术的患者，除非手术出血的风险大于支架内血栓形成的风险，否则应继续使用阿司匹林和P2Y12血小板抑制剂进行双重抗血小板治疗[18]

关于术前药物管理的更多讨论见第1.4章"术前风险评估及准备"。关于围手术期长期抗凝治疗的讨论见第1.6章"围手术期抗凝治疗"。

4 术中麻醉的选择

对于髋部骨折患者而言，全身麻醉和局部麻醉各有潜在的优点和缺点，麻醉的选择需要对与创伤和手术应激相关的生理变化有透彻的理解。正如我们将在4.1中讨论的，最近的系统回顾和荟萃分析[24]并不支持在脆性骨折的紧急修复中一种术中麻醉方式优于另一种麻醉方式

（即全身麻醉和局部麻醉）。不同医疗机构间和世界范围内存在临床实践模式的差异是合理的。

4.1 定义和概念

全身麻醉通常通过静脉和吸入药物联合给药，导致患者失去知觉、对刺激缺乏反应，通常需要通气支持。

局部麻醉包括椎管内技术（如硬膜外和脊髓麻醉）和周围神经阻滞。局部麻醉技术可以与全身性镇静剂联合使用，但通常不包括完全失去知觉或需要完全依赖呼吸机支持。

手术应激引起神经和体液介质的级联反应，引起心动过速、血压不稳定和高凝状态，并可导致心肌梗死、肺部感染和血栓栓塞[23]。由于疼痛在触发这种应激反应中起着核心作用，有效的镇痛可以减轻由此所致的对各器官系统的不良影响，并改善预后[25]。全身麻醉通过中枢神经系统调节这一反应，而局部麻醉在周围神经或脊髓水平阻断这一通路[26]。

损伤后对疼痛的有效管理至关重要，因为无法控制的疼痛可能导致短期并发症和慢性疼痛综合征[26]。

与局部麻醉不同，在全身麻醉情况下，充分阻断手术应激反应需要在手术切开前给予大剂量的阿片类药物[25, 27]。大剂量的阿片类药物会增加阿片类药物相关不良反应的发生率，如呼吸抑制、镇静、恶心、肠梗阻和瘙痒。

增加硬膜外麻醉阻断围手术期肾上腺素、环腺苷酸[28]、肾素、醛固酮、皮质醇[29, 30]和血管升压素[31]的升高。术前开始硬膜外麻醉，术后维持24小时，可使肌肉分解代谢最小化[32]。

如前所述，可以通过使用局部麻醉来减轻这一应激反应的某些方面[1]。

4.2 全身麻醉与椎管内麻醉的对比

对于存在椎管内麻醉禁忌证（如凝血功能障碍、穿刺部位感染、颅内压增高）的患者，需要全身麻醉，并且一些麻醉师和外科医生可能会对特定的患者或手术情况更倾向于全身麻醉。一些文献[33]表明，局部麻醉技术更少出现谵妄和围手术期并发症，但麻醉临床实践在世界范围内差异很大，并且没有脆性骨折患者的大型随机试验能明确地回答这个问题[1, 24, 34]。对于下肢骨折或创伤，可用脊髓、硬膜外、神经阻滞和全身麻醉进行麻醉和镇痛。脆性骨折患者群体肱骨近端骨折通常需要全身麻醉。

4.3 椎管内麻醉

许多荟萃分析比较了单独进行椎管内麻醉和全身麻醉在各种外科手术和患者群体中的结果，但在脆性骨折患者中的应用仍然缺乏高质量的文献。在老年患者队列中，椎管内麻醉无论单独使用还是与全身麻醉联合使用，均可使术后呼吸抑制降低59%。在择期非骨科手术使用椎管内麻醉的研究中，术后肺炎的发生率降低了39%，肺栓塞发生率降低了55%[35]。对髋部骨折患者的大型研究[36]表明，椎管内麻醉可降低死亡率和呼吸系统并发症，但因其为观察性和回顾性研究而使结论受到限制。

与静脉注射阿片类药物相比，用于疼痛控制的椎管内麻醉可降低高危患者新发心绞痛、心律失常和充血性心力衰竭的发生率[37]。一项比较椎管内麻醉和全身麻醉的大型系统性综述发现，椎管内麻醉使心肌梗死的发生率降低了约33%[35]。进一步的系统回顾发现，在术后持续硬膜外镇痛24小时后，围手术期心脏并发症和死亡率下降[38]。至少有一项对接受髋部骨折手术的老年患者进行的大型回顾性研究[39]证实了椎管内麻醉降低了死亡率和肺部并发症发生率。关于局部麻醉技术所带来的获益程度，意见不一[40, 41]，但似乎对高危患者的效果改善最大[37, 42]。

由于脑脊液（cerebrospinal fluid，CSF）量较少、存在椎管狭窄及神经髓鞘形成减少，与年轻患者相比，老年患者通常潜伏期较短、皮肤病理水平较高、脊髓麻醉阻滞密度增加。由于这些原因，在老年患者中进行椎管内麻醉时，通常应减少局部麻醉药物剂量[26]。

在对老年脆性骨折患者考虑使用椎管内麻醉时，存在使用抗凝药物的情况往往是限制因素。硬膜外血肿和脊髓血肿是椎管内麻醉罕见但具有破坏性的并发症，最重要的危险因素是存在使用抗凝药物[43]。随着近年来对围手术期血栓预防的重视，抗凝治疗越来越普遍[44]。在椎管内麻醉之前，必须评估患者的凝血状态，因为椎管内麻醉在这些患者中是禁忌。美国局部麻醉与疼痛学会指南适用于接受椎管内干预及"深部神经丛"阻滞或置管（如腰丛阻滞）的患者[45]。

以下局部麻醉技术在使用抗凝药物的患者中禁用。

- 椎管内（硬膜外或脊髓）
- 椎旁阻滞
- 深部神经丛阻滞，即腰丛和腰交感神经丛

尽管这些指南适用于所有患者，但老年患者更有可能并发心血管疾病，需要抗凝或抗血栓形成治疗，因此对抗凝状态进行重点评估尤为重要。

硬膜穿刺后头痛（postdural puncture headache, PDPH）是脊髓麻醉最常见的并发症，是硬膜延迟闭合导致脑脊液持续泄漏，脑脊液体积和压力下降所致。PDPH 的发病率随年龄增长而显著降低，在老年患者中较少见[46]。

4.4 下肢周围神经阻滞

所有用于下肢手术的周围神经阻滞也可用于创伤性损伤后的镇痛[26]。股神经阻滞、坐骨神经阻滞、腰丛阻滞和髂筋膜阻滞都可以进行，其选择取决于损伤部位、手术类型和对患者体位摆放的能力[26]。

关于下肢神经阻滞需要考虑以下问题。

- 髂筋膜阻滞在距离血管和其他重要结构较远的区域进行，使其相对安全。已被广泛研究作为髋部骨折后疼痛的术前治疗，可减轻急性疼痛和谵妄[47]。然而，最近关于这一阻滞方法的药物分布、可重复性和实用性均受到了质疑[48]
- 腰丛阻滞，腰丛由 L1~L4 脊神经根和 T12 的部分组成，位于腰大肌中，可在该处对神经进行阻滞。腰丛的终末神经为髂腹下神经（L1）、髂腹股沟神经（L1）、生殖股神经（L1/L2）、股外侧皮神经（L2/L3）、股神经（L2~L4）和闭孔神经（L2~L4）[49]
- 股神经阻滞可用于股骨或髌骨创伤（图 1.3-1）[49]
- 除了小腿内侧的皮肤分布区外，坐骨神经阻滞可广泛用于膝关节以下整个小腿的手术和（或）疼痛控制[49]

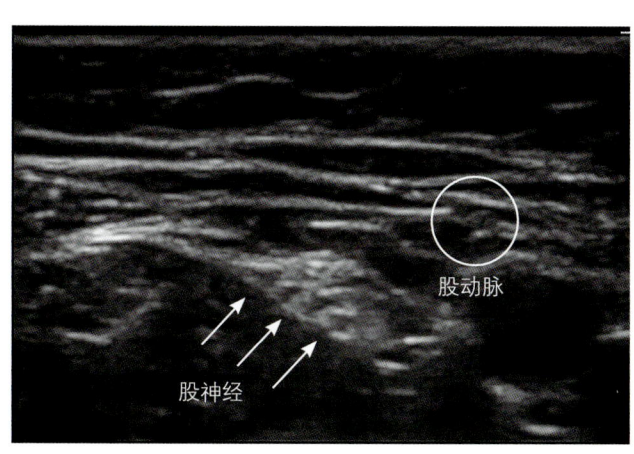

图 1.3-1　股神经超声图像

4.5 上肢周围神经阻滞

关于上肢神经阻滞需要考虑以下问题。

- 对于肩部、锁骨外侧或肱骨近端创伤，在 C5 和 C6 神经根或上干水平上进行的斜角肌间阻滞，可提供良好的镇痛和（或）麻醉（图 1.3-2，图 1.3-3）[50]。该阻滞可导致 100% 的半侧膈肌麻痹，原因可能是局部麻醉药流向膈神经，也可能是局部麻醉药向头侧扩散至 C3~C5 神经根，因此呼吸储备有限的患者必须谨慎考虑[51]。对侧气胸、肺切除术、对侧膈神经麻痹和对侧喉返神经麻痹的患者禁用[52]。在这些情况下，全身麻醉是首选的麻醉方式
- 对于更远端的损伤，可使用锁骨上、锁骨下或腋窝阻滞[26]。对于创伤患者，在移除颈托和放置斜角肌间阻滞之前，必须排除颈椎损伤[26]
- 锁骨上神经阻滞也有膈神经麻痹的风险，尽管比斜角肌间入路要小。当进行锁骨上或锁骨下阻滞时，气胸是风险之一[26]。由于老年患者的神经髓鞘减少，可能出现局部麻醉药更广泛地扩散，应使用较小的剂量。因此，与椎管内麻醉一样，在对老年患者进行周围神经阻滞时，应减少有效的局部麻醉药剂量[1]

4.5.1 神经损伤和周围神经阻滞

与患者（如先前存在的创伤或神经病变）、手术（如器械、止血带）或神经阻滞相关的许多因素可导致神经损伤，最常见的是上述多种因素的组合[53]。由神经阻滞引起的神经损伤是罕见的，发生率为万分之四[54]，可由穿刺针的直接机械创伤、局部麻醉药物的神经毒性或硬膜内注射局部麻醉药物引起[53]。根据双重挤压假说，先前存在神经损伤或神经疾病的患者，如果随后在沿神经通路的另一个位置发生神经损伤，那么出现临床显著性神经病变的风险更大[55]。因此，创伤性损伤后的神经阻滞应谨慎进行，应包括对风险和获益的有力评估，并且与患者和手术团队进行讨论。年龄相关的躯体神经系统的变化包括周围神经衰退和有髓神经纤维传导减弱[1]。

目前还不清楚这些变化是否增加了老年患者因进行局部麻醉而导致神经损伤的易感性。不管怎样，术前评估和记录先前存在的神经损害都非常重要。

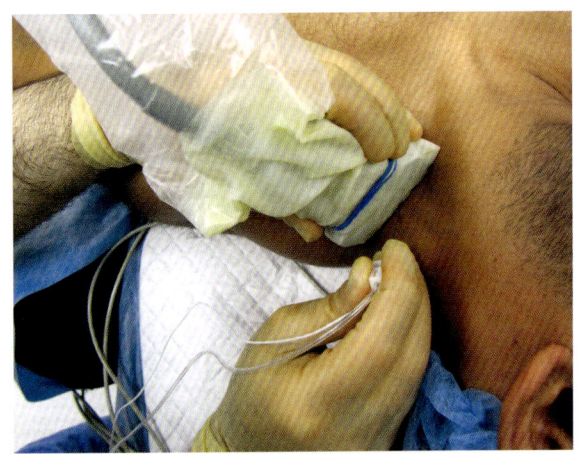

图 1.3-2 进行超声引导下斜角肌间阻滞平面外定位的超声波传感器和穿刺针位置

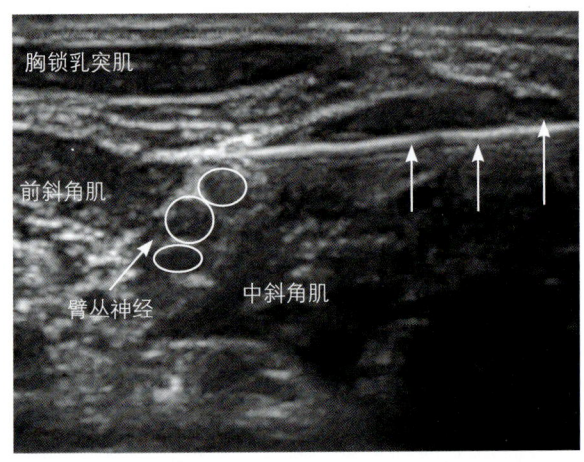

图 1.3-3 斜角肌间臂丛神经及穿刺针的平面内定位超声图像。箭头指向进针

4.5.2 骨筋膜室综合征

局部麻醉对肢体创伤后疼痛的治疗，有掩盖骨筋膜室综合征所致疼痛的风险[56]。因此，在创伤性损伤后进行局部麻醉仍是一个有争议的话题，早期的病例报告显示骨筋膜室综合征的诊断存在延迟[57, 58]。然而，最近的病例报告显示，区域阻滞情况下的突发性疼痛不会被周围神经阻滞所掩盖[56, 59]。此外，持续使用神经置管情况下出现突发性或渐强性疼痛，并伴有患肢水肿，被认为是骨筋膜室综合征的证据[60]。这个话题仍然存在争议，需要对风险和获益进行评估，并在骨科和麻醉团队之间进行密切沟通。

4.5.3 镇静的作用

有一些新发现的证据表明，与局部麻醉下使用较少镇静剂的患者相比，使用较多镇静剂的患者术后谵妄的风险增加，甚至在1年后死亡的风险更高[61, 62]。然而，这些研究尚未建立麻醉深度与死亡率之间的因果关系，也未被其他研究证实[63]，其有效性受到质疑[64]。由于老年人群对术后谵妄的易感性，重度镇静可能不适合该人群。

4.6 多模式镇痛

多模式镇痛包含使用作用机制不同的多种止痛药物治疗疼痛[26]。使用多模式镇痛已成为围手术期疼痛管理的主要手段，以减少阿片类药物的使用及相关的不良反应，包括呼吸抑制、镇静、恶心、肠梗阻和瘙痒[65, 66]。此外，当阿片类药物作为单一形式使用时，需要更高的剂量，会增加不良反应发生的风险[67-69]。由于老年人代谢药物时的药效学和药代动力学受损，这些不良反应可能更为明显[70]。虽然减少阿片类药物的疗法对老年人有潜在的好处，但其他药物的风险并没有得到很好的研究。许多非阿片类镇痛药物具有有限的不良反应，尤其是在临床情况不稳定的脆性骨折患者中，

特别是非甾体抗炎药在围手术期的使用是有限的，因为考虑到在血流动力学脆弱的老年人中可能出现胃肠道出血和肾损伤。由于剂量相关的不良反应，如镇静和头晕，特别是考虑到将早期离床活动作为治疗目标时，应谨慎使用加巴喷丁类药物。

最近，静脉注射对乙酰氨基酚在美国已被准许使用，并产生了令人鼓舞的结果和很少的不良反应。在髋关节和膝关节置换术患者中，使用对乙酰氨基酚后已观察到吗啡用量减少和视觉模拟量表（VAS）疼痛评分改善[71]。静脉注射对乙酰氨基酚的费用限制了其在许多中心的使用。此外，N-甲基-D-天冬氨酸拮抗剂氯胺酮具有显著的镇痛作用，并已被证明是多模式镇痛方案的有效组成部分，可减少阿片类药物的使用、减轻术后疼痛并缩短骨科患者达到物理治疗目标的时间[72-76]。但由于存在躁动、镇静、幻觉和术后认知功能障碍的风险，需要对老年创伤患者进行额外的研究。

5 术中体位摆放

仔细的患者体位摆放在术中是至关重要的，尤其是深度镇静、全身麻醉或局部麻醉的患者，他们无法提醒医生损伤的早期迹象[77]。虽然在手术室中，患者的体位摆放是所有患者的重要注意事项，但由于老年患者骨质疏松、高血压、糖尿病（DM）和周围血管疾病的发生率增加，因此必须给予特别的处理[78-81]。缺血性脑卒中是沙滩椅位最令人恐惧的并发症[82]。重力作用减少静脉回流，降低心排血量和脑灌注压力。脑卒中的危险因素在老年患者中更为常见，因此需要对血流动力学因素进行细致处理，如使血压尽可能保持在患者的基线水平[83]。由于这些原因，在肩关节镜手术中为改善可视化效果而常规使用的低血压麻醉，对于有高血压或脑血管病等脑卒中危险因素的患者应避免或慎用[82]。

或者沙滩椅位也可以同时避免。

6 与麻醉师合作

通常的医学实践，尤其是麻醉学，经常与其他高风险行业（如航空业）进行比较，一直以来的证据都表明团队合作不足是可预防的差错的主要原因之一[84]。有效沟通、相互监督以及给予和接受反馈都是团队合作的基本要素[82, 84]（参见第2.6章"老年骨科团队原则、角色和职责"）。

7 参考文献

1. Nordquist D, Halaszynski TM. Perioperative multimodal anesthesia using regional techniques in the aging surgical patient. Pain Res Treat. 2014;2014:902174.
2. Friedman SM, Mendelson DA, Bingham KW, et al. Impact of a comanaged Geriatric Fracture Center on short-term hip fracture outcomes. Arch Intern Med. 2009 Oct 12;169(18):1712–1717.
3. Kammerlander C, Gosch M, Blauth M, et al. The Tyrolean Geriatric Fracture Center: an orthogeriatric comanagement model. Z Gerontol Geriatr. 2011 Dec;44(6):363–367.
4. Mangano DT. Perioperative cardiac morbidity. Anesthesiology. 1990 Jan;72(1):153–184.
5. Mangano DT, Browner WS, Hollenberg M, et al. Long-term cardiac prognosis following noncardiac surgery. The Study of Perioperative Ischemia Research Group. JAMA. 1992 Jul 8;268(2):233–239.
6. O'Hara DA, Duff A, Berlin JA, et al. The effect of anesthetic technique on postoperative outcomes in hip fracture repair. Anesthesiology. 2000 Apr;92(4):947–957.
7. Sharma G, Goodwin J. Effect of aging on respiratory system physiology and immunology. Clin Interv Aging. 2006;1(3):253–260.
8. Janssens JP, Pache JC, Nicod LP. Physiological changes in respiratory function associated with ageing. Eur Respir J. 1999 Jan;13(1):197–205.
9. Lalley PM. The aging respiratory system—pulmonary structure, function and neural control. Respir Physiol Neurobiol. 2013 Jul 1;187(3):199–210.
10. Peterson DD, Pack AI, Silage DA, et al. Effects of aging on ventilatory and occlusion pressure responses to hypoxia and hypercapnia. Am Rev Respir Dis. 1981 Oct;124(4):387–391.
11. Mann C, Pouzeratte Y, Eledjam JJ. Postoperative patient-controlled analgesia in the elderly: risks and benefits of epidural versus intravenous administration. Drugs Aging. 2003;20(5):337–345.
12. Monk TG, Weldon BC, Garvan CW, et al. Predictors of cognitive dysfunction after major noncardiac surgery. Anesthesiology. 2008 Jan;108(1):18–30.
13. Schupf N, Tang MX, Albert SM, et al. Decline in cognitive and functional skills increases mortality risk in nondemented elderly. Neurology. 2005 Oct 25;65(8):1218–1226.
14. Bosworth HB, Schaie KW, Willis SL. Cognitive and sociodemographic risk factors for mortality in the Seattle Longitudinal Study. J Gerontol B Psychol Sci Soc Sci. 1999 Sep;54(5):P273–P282.
15. Olofsson B, Lundstrom M, Borssen B, et al. Delirium is associated with poor rehabilitation outcome in elderly patients treated for femoral neck fractures. Scand J Caring Sci. 2005 Jun;19(2):119–127.
16. Holland R. Anaesthetic mortality in New South Wales. Br J Anaesth. 1987 Jul;59(7):834–841.
17. Abel RB, Rosenblatt MA. Preoperative evaluation and preparation of patients for orthopedic surgery. Anesthesiol Clin. 2014 Dec;32(4):881–892.
18. Fleisher LA, Fleischmann KE, Auerbach AD, et al. 2014 ACC/AHA guideline on perioperative cardiovascular evaluation and management of patients undergoing noncardiac surgery: a report of the American College of Cardiology/American Heart Association Task Force on practice guidelines. J Am Coll Cardiol. 2014 Dec 9;64(22):e77–137.
19. Lee TH, Marcantonio ER, Mangione CM, et al. Derivation and prospective validation of a simple index for prediction of cardiac risk of major noncardiac surgery. Circulation. 1999 Sep 7;100(10):1043–1049.
20. Shiga T, Wajima Z, Ohe Y. Is operative delay associated with increased mortality of hip fracture patients? Systematic review, meta-analysis, and meta-regression. Can J Anaesth. 2008 Mar;55(3):146–154.
21. American Society of Anesthesiologists. Five Things Physicians and Patients Should Question. Available at: http://www.choosingwisely.org/doctor-patient-lists/american-societyof-anesthesiologists/. Accessed June 10, 2016.
22. Douglas PS, Garcia MJ, Haines DE, et al. ACCF/ASE/AHA/ASNC/HFSA/HRS/ SCAI/SCCM/SCCT/SCMR 2011 Appropriate Use Criteria for Echocardiography. A Report of the American College of Cardiology Foundation Appropriate Use Criteria Task Force, American Society of Echocardiography, American Heart Association, American Society of Nuclear Cardiology, Heart Failure Society of America, Heart Rhythm Society, Society for Cardiovascular Angiography and Interventions, Society of Critical Care Medicine, Society of Cardiovascular Computed Tomography, and Society for Cardiovascular Magnetic Resonance Endorsed by the American College of Chest Physicians. J Am Coll Cardiol. 2011 Mar 1;57(9):1126–1166.
23. Kheterpal S, Khodaparast O, Shanks A, et al. Chronic angiotensin-converting enzyme inhibitor or angiotensin receptor blocker therapy combined with diuretic therapy is associated with increased episodes of hypotension in noncardiac surgery. J Cardiothorac Vasc Anesth. 2008 Apr;22(99):180–186.

24. Guay J, Parker MJ, Gajendragadkar PR, et al. Anaesthesia for hip fracture surgery in adults. Cochrane Database Syst Rev. 2016 Feb 22;2:CD000521.
25. Liu S, Carpenter RL, Neal JM. Epidural anesthesia and analgesia. Their role in postoperative outcome. Anesthesiology. 1995 Jun;82(6):1474–1506.
26. Clark L, Robinson M, Varbanova M. Role of regional anesthesia in orthopedic trauma. Anesthesiol Clin. 2014 Dec;32(4):789–808.
27. Giesecke K, Hamberger B, Jarnberg PO, et al. High- and low-dose fentanyl anaesthesia: hormonal and metabolic responses during cholecystectomy. Br J Anaesth. 1988 Nov;61(5):575–582.
28. Engquist A, Fog-Moller F, Christiansen C, et al. Influence of epidural analgesia on the catecholamine and cyclic AMP responses to surgery. Acta Anaesthesiol Scand. 1980;24(1):17–21.
29. Brandt MR, Olgaard K, Kehlet H. Epidural analgesia inhibits the renin and aldosterone response to surgery. Acta Anaesthesiol Scand. 1979 Jun;23(3):267–272.
30. Engquist A, Brandt MR, Fernandes A, et al. The blocking effect of epidural analgesia on the adrenocortical and hyperglycemic responses to surgery. Acta Anaesthesiol Scand. 1977;21(4):330–335.
31. Kehlet H. Epidural analgesia and the endocrine-metabolic response to surgery. Update and perspectives. Acta Anaesthesiol Scand. 1984 Apr;28(2):125–127.
32. Carli F, Webster J, Pearson M, et al. Protein metabolism after abdominal surgery: effect of 24-h extradural block with local anaesthetic. Br J Anaesth. 1991 Dec;67(6):729–734.
33. Parker MJ, Handoll HH, Griffiths R. Anaesthesia for hip fracture surgery in adults. Cochrane Database Syst Rev. 2004 (4):CD000521.
34. Maxwell L, White S. Anaesthetic management of patients with hip fractures: an update. Continuing Educ Anaesth Critic Care Pain. 2013;13(5):179–183.
35. Rodgers A, Walker N, Schug S, et al. Reduction of postoperative mortality and morbidity with epidural or spinal anaesthesia: results from overview of randomised trials. BMJ. 2000 Dec 16;321(7275):1493.
36. Neuman MD, Silber JH, Elkassabany NM, et al. Comparative effectiveness of regional versus general anesthesia for hip fracture surgery in adults. Anesthesiology. 2012 Jul;117(1):72–92.
37. Yeager MP, Glass DD, Neff RK, et al. Epidural anesthesia and analgesia in high-risk surgical patients. Anesthesiology. 1987 Jun;66(6):729–736.
38. Rigg JR, Jamrozik K, Myles PS, et al. Epidural anaesthesia and analgesia and outcome of major surgery: a randomised trial. Lancet. 2002 Apr 13;359(9314):1276–1282.
39. Matot I, Oppenheim-Eden A, Ratrot R, et al. Preoperative cardiac events in elderly patients with hip fracture randomized to epidural or conventional analgesia. Anesthesiology. 2003 Jan;98(1):156–163.
40. Rawal N. Epidural technique for postoperative pain: gold standard no more? Reg Anesth Pain Med. 2012 May-Jun;37(3):310–317.
41. Roy RC. Choosing general versus regional anesthesia for the elderly. Anesthesiol Clin North Am. 2000 Mar;18(1):91–104, vii.
42. Beattie WS, Badner NH, Choi P. Epidural analgesia reduces postoperative myocardial infarction: a meta-analysis. Anesth Analg. 2001 Oct;93(4):853–858.
43. Pumberger M, Memtsoudis SG, Stundner O, et al. An analysis of the safety of epidural and spinal neuraxial anesthesia in more than 100,000 consecutive major lower extremity joint replacements. Reg Anesth Pain Med. 2013 Nov-Dec;38(6):515–519.
44. Vandermeulen EP, Van Aken H, Vermylen J. Anticoagulants and spinal-epidural anesthesia. Anesth Analg. 1994 Dec;79(6):1165–1177.
45. Horlocker TT, Wedel DJ, Rowlingson JC, et al. Regional anesthesia in the patient receiving antithrombotic or thrombolytic therapy: American Society of Regional Anesthesia and Pain Medicine Evidence-Based Guidelines (Third Edition). Reg Anesth Pain Med. 2010 Jan-Feb;35(1):64–101.
46. Dodge HS, Ekhator NN, Jefferson-Wilson L, et al. Cigarette smokers have reduced risk for post-dural puncture headache. Pain Physician. 2013 Jan;16(1):E25–30.
47. Rashiq S, Vandermeer B, Abou-Setta AM, et al. Efficacy of supplemental peripheral nerve blockade for hip fracture surgery: multiple treatment comparison. Can J Anaesth. 2013 Mar;60(3):230–243.
48. Shariat AN, Hadzic A, Xu D, et al. Fascia Iliaca block for analgesia after hip arthroplasty: a randomized double-blind, placebo-controlled trial. Reg Anesth Pain Med. 2013 May-Jun;38(3):201–205.
49. Hadzic A. Hadzic's Peripheral Nerve Blocks and Anatomy for Ultrasound-Guided Regional Anesthesia. 2nd ed. New York: McGraw-Hill Professional; 2012.
50. Fredrickson MJ, Krishnan S, Chen CY. Postoperative analgesia for shoulder surgery: a critical appraisal and review of current techniques. Anaesthesia. 2010 Jun;65(6):608–624.
51. Urmey WF, Talts KH, Sharrock NE. One hundred percent incidence of hemidiaphragmatic paresis associated with interscalene brachial plexus anesthesia as diagnosed by ultrasonography. Anesth Analg. 1991 Apr;72(4):498–503.
52. Urmey WF, McDonald M. Hemidiaphragmatic paresis during interscalene brachial plexus block: effects on pulmonary function and chest wall mechanics. Anesth Analg. 1992 Mar;74(3):352–357.
53. Lirk P, Birmingham B, Hogan Q. Regional anesthesia in patients with preexisting neuropathy. Int Anesthesiol Clin. 2011 Fall;49(4):144–165.
54. Barrington MJ, Watts SA, Gledhill SR, et al. Preliminary results of the Australasian Regional Anaesthesia Collaboration: a prospective audit of more than 7000 peripheral nerve and plexus blocks for neurologic and other complications. Reg Anesth Pain Med. 2009 Nov-Dec;34(6):534–541.
55. Upton AR, McComas AJ. The double crush in nerve entrapment

syndromes. Lancet. 1973 Aug 18;2(7825):359–362.
56. Munk-Andersen H, Laustrup TK. Compartment syndrome diagnosed in due time by breakthrough pain despite continuous peripheral nerve block. Acta Anaesthesiol Scand. 2013 Nov;57(10):1328–1330.
57. Morrow BC, Mawhinney IN, Elliott JR. Tibial compartment syndrome complicating closed femoral nailing: diagnosis delayed by an epidural analgesic technique—case report. J Trauma. 1994 Nov;37(5):867–868.
58. Hyder N, Kessler S, Jennings AG, et al. Compartment syndrome in tibial shaft fracture missed because of a local nerve block. J Bone Joint Surg Br. 1996 May;78(3):499–500.
59. Aguirre JA, Gresch D, Popovici A, et al. Case scenario: compartment syndrome of the forearm in patient with an infraclavicular catheter: breakthrough pain as indicator. Anesthesiology. 2013 May;118(5):1198–1205.
60. Cometa MA, Esch AT, Boezaart AP. Did continuous femoral and sciatic nerve block obscure the diagnosis or delay the treatment of acute lower leg compartment syndrome? A case report. Pain Med. 2011 May;12(5):823–828.
61. Sieber FE, Zakriya KJ, Gottschalk A, et al. Sedation depth during spinal anesthesia and the development of postoperative delirium in elderly patients undergoing hip fracture repair. Mayo Clin Proc. 2010 Jan;85(1):18–26.
62. Brown CHt, Azman AS, Gottschalk A, et al. Sedation depth during spinal anesthesia and survival in elderly patients undergoing hip fracture repair. Anesth Analg. 2014 May;118(5):977–980.
63. Kertai MD, Palanca BJ, Pal N, et al. Bispectral index monitoring, duration of bispectral index below 45, patient risk factors, and intermediate-term mortality after noncardiac surgery in the B-Unaware Trial. Anesthesiology. 2011 Mar;114(3):545–556.
64. Cohen NH. Anesthetic depth is not (yet) a predictor of mortality! Anesth Analg. 2005 Jan;100(1):1–3.
65. Kehlet H, Dahl JB. Anaesthesia, surgery, and challenges in postoperative recovery. Lancet. 2003 Dec 6;362(9399):1921–1928.
66. Practice guidelines for acute pain management in the perioperative setting: an updated report by the American Society of Anesthesiologists Task Force on Acute Pain Management. Anesthesiology. 2012 Feb;116(2):248–273.
67. Guignard B, Bossard AE, Coste C, et al. Acute opioid tolerance: intraoperative remifentanil increases postoperative pain and morphine requirement. Anesthesiology. 2000 Aug;93(2):409–417.
68. Vanderah TW, Ossipov MH, Lai J, et al. Mechanisms of opioid-induced pain and antinociceptive tolerance: descending facilitation and spinal dynorphin. Pain. 2001 May;92(1–2):5–9.
69. Bowsher D. Paradoxical pain. BMJ. 1993 Feb 20; 306(6876):473–474.
70. Kruijt Spanjer MR, Bakker NA, Absalom AR. Pharmacology in the elderly and newer anaesthesia drugs. Best Pract Res Clin Anaesthesiol. 2011 Sep;25(3):355–365.
71. Sinatra RS, Jahr JS, Reynolds LW, et al. Efficacy and safety of single and repeated administration of 1 gram intravenous acetaminophen injection (paracetamol) for pain management after major orthopedic surgery. Anesthesiology. 2005 Apr;102(4):822–831.
72. McCartney CJ, Sinha A, Katz J. A qualitative systematic review of the role of N-methyl-D-aspartate receptor antagonists in preventive analgesia. Anesth Analg. 2004 May;98(5):1385–1400.
73. Jabbour HJ, Naccache NM, Jawish RJ, et al. Ketamine and magnesium association reduces morphine consumption after scoliosis surgery: prospective randomised double-blind study. Acta Anaesthesiol Scand. 2014 May;58(5):572–579.
74. Elia N, Tramer MR. Ketamine and postoperative pain—a quantitative systematic review of randomised trials. Pain. 2005 Jan;113(1–2):61–70.
75. Aveline C, Gautier JF, Vautier P, et al. Postoperative analgesia and early rehabilitation after total knee replacement: a comparison of continuous low-dose intravenous ketamine versus nefopam. Eur J Pain. 2009 Jul;13(6):613–619.
76. Remerand F, Le Tendre C, Baud A, et al. The early and delayed analgesic effects of ketamine after total hip arthroplasty: a prospective, randomized, controlled, double-blind study. Anesth Analg. 2009 Dec;109(6):1963–1971.
77. Parks BJ. Postoperative peripheral neuropathies. Surgery. 1973 Sep;74(3):348–357.
78. Zarrelli MM, Amoruso L, Beghi E, et al. Arterial hypertension as a risk factor for chronic symmetric polyneuropathy. J Epidemiol Biostat. 2001;6(5):409–413.
79. Vinik AI, Park TS, Stansberry KB, et al. Diabetic neuropathies. Diabetologia. 2000 Aug;43(8):957–973.
80. Richardson JK, Jamieson SC. Cigarette smoking and ulnar mononeuropathy at the elbow. Am J Phys Med Rehabil. 2004 Sep;83(9):730–734.
81. Welch MB, Brummett CM, Welch TD, et al. Perioperative peripheral nerve injuries: a retrospective study of 380,680 cases during a 10-year period at a single institution. Anesthesiology. 2009 Sep;111(3):490–497.
82. Rains DD, Rooke GA, Wahl CJ. Pathomechanisms and complications related to patient positioning and anesthesia during shoulder arthroscopy. Arthroscopy. 2011 Apr;27(4):532–541.
83. Pohl A, Cullen DJ. Cerebral ischemia during shoulder surgery in the upright position: a case series. J Clin Anesth. 2005 Sep;17(6):463–469.
84. Brindley PG. I. Improving teamwork in anaesthesia and critical care: many lessons still to learn. Br J Anaesth. 2014 Mar;112(3):399–401.

1.4 术前风险评估及准备

作者 Joseph A Nicholas
译者 邢华医　审校 刘 楠

1 引言

专业的术前评估和优化对老年骨折患者的预后改善有直接帮助。虽然关于老年患者接受急诊手术治疗的相关文献很少，但最好的做法是将老年医学原则与从其他人群和机构得到的证据结合起来。大量现有文献支持的围手术期医疗实践原则需要针对老年人的生理特点和易感性进行调整，老年骨折的治疗不应简单地复制用于较稳定和健康的择期手术患者的实践模式。

已有可靠证据表明，采用标准化老年医学方法进行术前治疗的医学中心在降低死亡率、缩短住院时间和减少并发症等方面有改善[1-3]。本章将重点介绍许多这类医学中心在风险评估和优化方面采取的策略。

主要原则和目标包括以下方面。

- 早期手术固定，特别是对于极度虚弱或有合并疾病的患者
- 整体医疗服务优化，绝大多数患者在 24 小时内手术，大部分患者在 6 小时内手术
- 使用肠外阿片类药物和区域神经阻滞技术控制疼痛
- 警惕术中及术后低血压，积极进行血管内补液，停止或减少大部分降压药物的使用
- 避免过度的围手术期检查、会诊和多重用药

2 特有的围手术期特点

除了风险评估和手术计划外，老年患者围手术期管理的重点是在控制疼痛、维持血流动力学稳定和避免功能衰退方面采取积极措施。早期手术是实现这些目标的最重要途径，术前医学评估需要优先考虑早期手术和早期活动，而不是许多其他慢性临床问题。基于这些原因，在高效运转的老年骨折医学中心已经实施了强调及时进行手术治疗的临床路径，即使在有多种合并疾病或较虚弱的高龄患者中也是如此。许多需要在择期手术前进行强化检查和会诊的合并疾病，在老年骨折的治疗中并未积极进行。

3 术前风险评估

对于几乎所有的患者，骨折手术治疗的获益，包括止血、控制疼痛和早期活动，超过了麻醉和手术相关的风险。这是由先进的麻醉药品和手术技术的安全性提高，以及未接受手术治疗的髋部骨折患者过高的并发症发生率和死亡率共同带来的结果。患者的个体风险可以在术前通过谨慎使用风险评估工具进行粗略估计，并可以更好地预测患者的个体预后和并发症。

3.1 风险评价工具

诺丁汉髋部骨折评分（NHFS）[4]是目前最可靠的预测髋部骨折患者在 30 天及更长时间

预后的评估工具，其评估指标综合了疾病负担、功能状态（住所类型）、认知状态（即简易智力状态检查量表）、营养状况（如白蛋白水平）和关键的人口学特征（如年龄、性别）。其中关于制度化和简易智力状态检查等组成部分的具体内容在国际上不同的机构中并不完全一致，但仍比较相似，在估计围手术期风险和短期预后时仍然有用（表1.4-1，表1.4-2）。

还有许多其他评估工具用于为外科患者的严重并发症风险提供合理的估计，但尚没有任何一种在接受急诊骨科手术的老年患者中进行过验证。在最新的美国心脏病学会/美国心脏协会（American College of Cardiology/American Heart Association，ACC/AHA）指南中进行了验证的3种评价工具包括修订心脏风险指数（revised cardiac risk index，RCRI）[6]、心肌梗死或心脏停搏评分[7]和美国外科医师学会国家手术质量改进计划手术风险评分[8]。表1.4-3总结了RCRI的主要指标。

3.2 其他重要预后因素的评估

尽管既往重视合并疾病评分对手术风险的评估，但在老年医学领域一直认为功能障碍和认知损害可以预测许多有重要临床意义的围手术期并发症发生率和死亡率[10]。有几种评估工具可以快速地将认知能力和功能状态进行有意义的划分，这些可以轻松纳入标准的治疗、手术或护理评估。

表1.4-1 诺丁汉髋部骨折评分。改编自Maxwell等[4]

指标	数值	评分
年龄（岁）	66~85	3
	>85	4
性别	男性	1
入院血红蛋白水平	≤ 10 g/dL	1
入院简易智力状态测试	≤ 6分（满分10分）	1
是否居住在社会福利机构	是	1
合并疾病数量	≥ 2	1
患恶性肿瘤	是	1

表1.4-2 诺丁汉髋部骨折评分对应的死亡率预测。改编自Moppett等[5]

诺丁汉髋部骨折评分	估计的30日死亡率（%）
1	1
3	3
5	7~10
7	16~23
10	45~57

表1.4-3 围手术期风险评分：修订心脏风险指数。改编自Devereux等[9]

危险因素	评分
高风险手术（腹腔内、胸腔内、腹股沟上血管手术）	1
缺血性心脏病史	1
心力衰竭病史	1
脑卒中或脑血管缺血病史	1
需要胰岛素治疗的糖尿病	1
肌酐 >2 mg/dL 的肾功能衰竭	1
总分	严重心脏事件风险（%）
1	1.0
2	2.4
≥ 3	5.4

3.2.1 功能能力

帕克活动评分是一种简单的功能评估方法，已在髋部骨折患者中进行了验证，并在多个机构中针对多种重要预后指标进行了评估（表1.4-4）。更全面的功能状态评估将有助于康复期的治疗。

3.2.2 认知评估

认知障碍与功能独立性下降和不良预后显著相关，其本身也是围手术期风险增加和术后独立性下降的标志[12]。对于既往没有诊断认知障碍的患者，由于常常同时存在谵妄，术前通常无法进行与痴呆相关的诊断评估。在这种情况下，病史特征往往可以提示痴呆的存在；使用电话、处理财务事项和自我用药管理方面的缺陷与潜在痴呆的关系最为密切[13]。对于不存在谵妄的患者，Mini-Cog 测试是一种可靠而有效的工具，能够较好地识别痴呆的存在[14]。进一步讨论见第1.14章"谵妄"。

3.2.3 运动能力

运动能力被视为功能能力和生理储备的替代指标，并已被纳入 ACC/AHA 指南中，用于区分高风险和低风险患者，其阈值为能够完成4个代谢当量的运动任务[15]。与这一阈值相当的常见活动包括走一段楼梯、爬一座小山、以最低 6.4 km/h 的速度步行，或做较重的家务，如擦地板和搬沉重的家具。对于接受择期手术的患者，这些指南认为能够进行这一程度的运动的患者不需要额外的术前心血管检查。老年骨折患者若能具有这种水平的运动能力也应该是相对低危的。

4 常规术前检查

标准的术前评估应限于床旁临床评估、基本的血液检查和必要的影像学检查。完善以下检查项目即可获得良好的围手术期结果：骨折部位影像学检查、血红蛋白水平和血小板计数、基本血清电解质和肾功能、静息心电图[3]。

推荐的术前检查包括以下项目。

- 标准项目：
  - 全血细胞计数
  - 电解质与肾功能
  - 血清钙
- 通常推荐项目：
  - 心电图
  - 凝血功能（尤其是正在服用华法林的患者）
  - 白蛋白（用于校正血钙和筛查营养不良）
- 骨代谢指标：
  - 维生素 D 水平
  - 甲状旁腺激素（parathyroid hormone，PTH）水平
  - 甲状腺功能

作为标准方案的一部分，完善上述检查可能有助于评估骨代谢情况（即血钙和磷、PTH、甲状旁腺激素、维生素 D 水平）或发现营养不良（即白蛋白水平），尽管这些检查在进行手术固定之前不是必需的。标准化检查组合和方案有助于简化术前检查流程，尽量减少处理中不恰当的变异性[16]。

表1.4-4 新帕克活动评分[11]

活动	无困难	需要辅具	需要他人辅助	无法完成
室内	3	2	1	0
户外	3	2	1	0
购物	3	2	1	0
总分（NMS）	1年死亡率（%）			
≤3	56			
4~5	38			
>5	15			

缩写：NMS，新帕克活动评分

床旁临床评估应侧重于评估循环血容量状态，并迅速识别少数需要推迟手术的急性临床问题，包括急性肺水肿、急性冠脉综合征、败血症、心律失常或急性脑卒中。

5 进一步检查

对于大多数脆性骨折患者来说，常规进行进一步检查如超声心动图、无创心血管负荷试验或长程术前心律监测并无明显获益。回顾性研究表明，常规的高级心血管检查包括超声心动图等，可导致明显的手术延迟，而不会对处理方式带来有临床意义的改变[17, 18]。此外，术前医疗团队在术前应小心避免检查其他较稳定的慢性基础病，如慢性肾功能衰竭、慢性稳定型冠心病或慢性神经系统疾病；目前尚未发现在手术固定前进行更深入的检查和会诊能带来任何已知的获益。其他可能在术前造成不确定影响的常规检查包括尿常规分析、胸片和生物标志物检测，如B型利钠肽和肌钙蛋白水平等。老年人，尤其是女性，无症状菌尿的发生率高，这可能导致不恰当的抗生素应用。生物标志物的非特异性升高可能使临床医生给予急性干预措施，从而增加了低血压、出血和延迟手术的风险。除非有更好的前瞻性数据支持在脆性骨折患者中常规进行生物标志物检测，否则在这种情况下，这些检查项目应仅限于有症状的患者。

6 术前药物治疗

除了临床评估和风险分级，术前优化通常需要一组少量的干预措施，以尽量降低手术延迟和术中低血压的发生风险。

6.1 循环血容量的恢复

几乎所有股骨骨折的老年患者都存在急性循环血容量减少，需要进行循环血容量恢复以减少围手术期低血压的发生。在容量恢复之前对血红蛋白水平进行初次评估有可能严重低估贫血的程度，而且在骨折复位和固定之前，通常存在持续性失血，特别是最近使用过抗血栓或抗凝药物的患者。

多数已发表的综述支持对不存在严重急性肺水肿的患者尽快开始静脉等渗液体输注。考虑到围手术期预计的进一步失血量，老年骨折中心通常以术前血红蛋白 10 mg/dL 作为目标值[19]。

一般来说，治疗由过度水合引起的肺水肿比处理那些与血容量丢失相关的后果（如低血压、脑卒中和肾功能衰竭）要容易。

6.2 疼痛管理

急性疼痛控制是脆性骨折患者术前急性期治疗的另一个基础。疼痛控制不足可引起肾上腺素能激动和心肌需氧量增加，并可导致多种并发症，包括谵妄、快速心律失常和心肌梗死。

疼痛控制是早期手术固定改善术后并发症的原因之一。在术前，大多数已发表的治疗方案使用标准剂量的静脉阿片类药物来达到充分的疼痛控制。在针对体弱的老年人群进行剂量调整的条件下，使用硫酸吗啡、氢吗啡酮和羟考酮均已被证明是有效和安全的。此外，关于股神经阻滞和其他局部神经阻滞的安全性和有效性的文献越来越多，尤其是超声引导下神经阻滞的研究[20]。成功的神经阻滞能更快地达到镇痛效果，并在阻滞期间减少阿片类药物的使用。静脉注射对乙酰氨基酚（扑热息痛）在老年骨折患者中的应用还没有得到很好的研究，但估计也有一定帮助，尽管该药在许多医疗机构中的使用可能受到成本的限制。老年患者疼痛评估和管理技术将在第1.7章"术后内科处理"和第1.12章"疼痛管理"中有更全面的介绍。

6.3 药物管理

老年人的长期药物管理是围手术期优化中

最需要谨慎把握的领域之一。对于每种药物都应评估其在急性骨折情况下的潜在疗效或危害，并明确继续使用、临时停用或临时加用（如某些抗凝药物）可能带来的风险。这些决策最好由在老年人围手术期药物治疗方面具有丰富经验的内科医生来进行。第1.13章将进一步详细讨论多重用药的相关内容。

6.3.1 降压药物

老年骨折患者发生围手术期低血压的风险较高，在这种情况下继续使用常规的长期降压药物尤为危险。除β受体阻滞剂和可乐定以外，其他大多数常用降压药的急性停用是安全的。

6.3.2 β受体阻滞剂

围手术期β受体阻滞剂的使用建议在过去10年中发生了巨大变化，目前已不再推荐术前开始使用β受体阻滞剂[21]。

长期服用β受体阻滞剂的患者在这种情况下应继续服用，但对于围手术期血压偏低的患者可能需要适当减少剂量。其他用于长期控制心率的药物，如地尔硫䓬、维拉帕米等，也可能需要继续使用。

6.3.3 血管紧张素转化酶抑制剂和血管紧张素受体阻滞剂

已知血管紧张素转化酶抑制剂（ACEI）和血管紧张素受体阻滞剂（ARB）在围手术期可引起低血压和急性肾损伤[22,23]，还与血流动力学不稳定者发生的急性肾损伤相关[24]。对于低血压和急性肾功能衰竭风险较高的典型脆性骨折患者，术前常规停用ACEI/ARB通常是合适的。

6.3.4 他汀类药物

ACC/AHA和欧洲心脏病学会的指南均支持已经服用他汀类药物的患者继续使用他汀类药物。没有证据表明在接受急诊非血管手术的患者中需要立即停止使用他汀类药物。

6.3.5 利尿剂

考虑到循环血容量丢失的问题，术前通常应停用所有的利尿剂。

6.3.6 非心血管药物

术前应口服降糖药物，以避免在围手术期出现严重的低血糖。使用胰岛素的患者也需要减少长效胰岛素的剂量，在围手术期进行反复的动态血糖监测和应用短效胰岛素是最安全的方法。长期服用精神类药物的患者往往需要继续用药治疗，不过在出现过度镇静或其他不良反应的情况下可能需要考虑减量或暂时停药。长期服用阿片类药物或苯二氮䓬类药物的患者若突然停药会存在发生停药反应的风险。如果患者不能经口服药，可能需要进行肠外替代治疗。长期服用阿片类药物的患者可能需要增加阿片类药物的剂量以克服耐药并有效缓解疼痛。总的来说，患者需要在围手术期常规监测长期用药的急性中毒反应和并发症。

6.3.7 抗血栓和抗凝药物

围手术期抗凝治疗的管理既是科学也是艺术，需要密切监测使用或停用抗凝药物带来的影响，直至患者康复。在术前，几乎所有的抗血栓和抗凝药物都应停用或予以拮抗，在达到充分的止血效果和在某些特殊情况下发生血栓的风险之间进行平衡[25]。这一问题在第1.6章"围手术期抗凝治疗"中有更详细的介绍。

7 其他术前问题

有许多常见的围手术期并发症会影响术后结局，其中有多种并发症在术后出现或需要术后干预。与在老年常见综合征治疗方面具备经验的综合医疗服务团队进行合作是优化结局的关键。有些问题在术前就可能出现，在此进行介绍。

7.1 谵妄

谵妄是精神状态的一种急性、波动性变化，以注意力缺陷为特征，常伴有烦躁、嗜睡或思维紊乱[26]，在老年住院患者中很常见，特别是患有潜在认知障碍（包括痴呆）者。谵妄可能是由潜在的临床问题引起的，应注意排除。在术前，疼痛控制不佳是首先应考虑的原因，尤其是对没有其他明显诱因的患者。初步的尝试治疗应包括治疗潜在的临床问题，优化疼痛控制，尝试非药物支持，如温和的提醒、减少过度刺激、戴上眼镜和助听器等。对于严重躁动或痛苦表现明显的情况，使用低剂量氟哌啶醇（0.5 mg 静脉注射或口服）在大多数患者中是安全的。谵妄不是手术固定的禁忌证，骨折复位和早期活动可能是促进谵妄缓解的必要条件。

7.2 尿潴留

尿潴留可由多种因素引起，包括疼痛、谵妄和前列腺肥大等，同时还是阿片类药物的常见不良反应。床旁体格检查和超声膀胱扫描有助于诊断尿潴留。导尿有引起感染、尿路出血和谵妄等的风险，应谨慎使用。

7.3 多重用药

鉴于老年患者面临相互矛盾的急性和慢性疾病的数量，多重用药及其影响应被视为一个专门的临床问题。多重用药的定义是同时使用6~9种药物，并且药物发生相互作用的可能性较大。多重用药与谵妄、功能衰退和手术结局不良具有相关性。除了避免同时服用抗胆碱能药物和苯二氮䓬类药物等相互耐受性差的药物以外，谨慎减少其他药物的数量和剂量可能有助于优化结局。更详细的讨论，请参阅第1.13章。

8 参考文献

1. Folbert EC, Smit RS, van der Velde D, et al. Geriatric fracture center: a multidisciplinary treatment approach for older patients with a hip fracture improved quality of clinical care and short-term treatment outcomes. Geriatr Orthop Surg Rehabil. 2012 Jun;3(2):59–67.
2. Fisher AA, Davis MW, Rubenach SE, et al. Outcomes for older patients with hip fractures: the impact of orthopedic and geriatric medicine cocare. J Orthop Trauma. 2006 Mar;20(3): 172–178; discussion 179–180.
3. Friedman SM, Mendelson DA, Bingham KW, et al. Impact of a comanaged Geriatric Fracture Center on short-term hip fracture outcomes. Arch Intern Med. 2009 Oct 12;169(18):1712–1717.
4. Maxwell MJ, Moran CG, Moppett IK. Development and validation of a preoperative scoring system to predict 30 day mortality in patients undergoing hip fracture surgery. Br J Anaesth. 2008 Oct;101(4):511–517.
5. Moppett IK, Parker M, Griffiths R, et al. Nottingham Hip Fracture Score: longitudinal and multi-assessment. Br J Anaesth. 2012 Oct;109(4):546–550.
6. Lee TH, Marcantonio ER, Mangione CM, et al. Derivation and prospective validation of a simple index for prediction of cardiac risk of major noncardiac surgery. Circulation. 1999 Sep 7;100(10):1043–1049.
7. Gupta PK, Gupta H, Sundaram A, et al. Development and validation of a risk calculator for prediction of cardiac risk after surgery. Circulation. 2011 Jul 26;124(4):381–387.
8. American College of Surgeons' National Surgical Quality Improvement Program (ACS NSQIP). Surgical Risk Calculator. Available at: http://riskcalculator.facs.org/RiskCalculator/. Accessed June 2016.
9. Devereaux PJ, Goldman L, Cook DJ, et al. Perioperative cardiac events in patients undergoing noncardiac surgery: a review of the magnitude of the problem, the pathophysiology of the events and methods to estimate and communicate risk. CMAJ. 2005 Sep 13;173(6):627–634.
10. Penrod JD, Litke A, Hawkes WG, et al. Heterogeneity in hip fracture patients: age, functional status, and comorbidity. J Am Geriatr Soc. 2007 Mar;55(3):407–413.
11. Parker MJ, Palmer CR. A new mobility score for predicting mortality after hip fracture. J Bone Joint Surg Br. 1993 Sep;75(5):797–798.
12. Seitz DP, Adunuri N, Gill SS, et al. Prevalence of dementia and cognitive impairment among older adults with hip fractures. J Am Med Dir Assoc. 2011 Oct;12(8):556–564.
13. Cromwell DA, Eagar K, Poulos RG. The performance of instrumental activities of daily living scale in screening for cognitive impairment in elderly community residents. J Clin Epidemiol. 2003 Feb;56(2):131–137.
14. Borson S, Scanlan JM, Chen P, et al. The Mini-Cog as a screen for dementia: validation in a population-based sample. J Am Geriatr Soc. 2003 Oct;51(10):1451–1454.
15. Jette M, Sidney K, Blumchen G. Metabolic equivalents (METS) in exercise testing, exercise prescription, and evaluation of functional capacity. Clin Cardiol. 1990 Aug;13(8):555–565.
16. Friedman SM, Mendelson DA, Kates SL, et al. Geriatric co-management of proximal femur fractures: total quality management and protocol-driven care result in better outcomes for a frail patient population. J Am Geriatr Soc. 2008 Jul;56(7):1349–1356.
17. Ricci WM, Della Rocca GJ, Combs C, et al. The medical and economic impact of preoperative cardiac testing in elderly patients with hip fractures. Injury. 2007 Sep;38 Suppl 3:S49–

18. O'HEireamhoin S, Beyer T, Ahmed M, et al. The role of preoperative cardiac investigation in emergency hip surgery. J Trauma. 2011 Nov;71(5):1345–1347.
19. Nicholas JA. Preoperative optimization and risk assessment. Clin Geriatr Med. 2014 May;30(2):207–218.
20. Brenner S. Nerve Blocks for Pain Management in Patients with Hip Fractures: a Rapid Review. Toronto: Health Quality Ontario; 2013.
21. Fleisher LA, Fleischmann KE, Auerbach AD, et al. 2014 ACC/AHA guideline on perioperative cardiovascular evaluation and management of patients undergoing noncardiac surgery: a report of the American College of Cardiology/ American Heart Association Task Force on practice guidelines. J Am Coll Cardiol. 2014 Dec 9;64(22):e77–e137.
22. Cittanova ML, Zubicki A, Savu C, et al. The chronic inhibition of angiotensinconverting enzyme impairs postoperative renal function. Anesth Analg. 2001 Nov;93(5):1111–1115.
23. Arora P, Rajagopalam S, Ranjan R, et al. Preoperative use of angiotensinconverting enzyme inhibitors/ angiotensin receptor blockers is associated with increased risk for acute kidney injury after cardiovascular surgery. Clin J Am Soc Nephrol. 2008 Sep;3(5):1266–1273.
24. Onuigbo MA. Reno-prevention vs. reno-protection: a critical re-appraisal of the evidence-base from the large RAAS blockade trials after ONTARGET—a call for more circumspection. QJM. 2009 Mar;102(3):155–167.
25. Douketis JD, Spyropoulos AC, Spencer FA, et al. Perioperative management of antithrombotic therapy: antithrombotic therapy and prevention of thrombosis, 9th ed: American College of Chest Physicians Evidence-Based Clinical Practice Guidelines. Chest. 2012 Feb;141(2 Suppl):e326S–e350S.
26. Inouye SK. Delirium in older persons. N Engl J Med. 2006 Mar 16;354(11):1157–1165.

1.5 预后及处理目标

作者 Joshua Uy
译者 张 娜   审校 刘 楠

1 引言

对老年人来说，髋部骨折通常是一种能够改变他们生活的事件。即使外科手术成功，对患者的预期寿命、功能障碍和生活质量下降仍有重大影响。髋部骨折的结局差异很大，可以从完全恢复到生命终结。此外，脊柱、骨盆和肋骨的其他脆性骨折也和预后相关，包括1年高死亡率[1]。将患者个体化预后的评估纳入常规实践，可以更好地预测并发症，实现更现实的康复目标，可以更恰当地处理合并疾病，更好地与患者及其家属沟通，确定保守治疗方案。

2 结局的预测——常规方法

老年人结局的预测非常具有挑战性，但有些评估方法是可行的。文献提供了许多工具，可以用来充分区分预后良好的老年人和近期可能预后不佳的老年人。这些工具包括复杂的计算器，其中包含15~20种不同的健康历史和体检参数，也包括单一项目，如步速或握力。一般来说，常规评估患者年龄、合并疾病和功能状态，是进行老年人结局预测的最好方法。

2.1 年龄

年龄本身是一个很好但临床上不足以预测预期寿命的指标，年龄的增长与预期寿命下降的趋势是一致的[2]。在美国，65岁的男性平均存活18年，而65岁的女性平均存活近21年。到85岁，美国男性和女性的预期寿命分别降至6.1年和7.3年。尽管有这些一般性的估计，但任何年龄的预期寿命差异还是很大[3]。例如，85岁男性的预期寿命从2年到8年不等。为了进一步完善对患者预期寿命的个体化评估，还必须考虑患者的合并疾病和个人功能状态。

2.2 合并疾病

正如预期，合并疾病越多的患者预期寿命越短，手术并发症越多。Charlson合并疾病指数（CCI）[4]是用于预测的单纯并发症量表的著名例子。CCI为许多常见疾病指定了一个加权点值，并通过为40岁以后的每10年指定一个年龄点来进行年龄分层（表1.5-1）。

分数越高，死亡率越高。得分为0的住院患者1年预测死亡率为12%，得分为3~4的患者1年预测死亡率为52%，得分大于5的患者1年预测死亡率为85%[4]。

在髋部骨折患者中，CCI也是30天死亡率的独立预测因素，CCI>6的患者在这段时间内死亡的可能性增加2倍以上[5]。

2.3 功能状态

除了年龄和合并疾病，人们逐渐认识到功能状态是老年人重要的独立预后指标。疾病的常见表现就是功能减退，重症患者更明显，且通常很容易评估。最常见的老年功能量表是日常生活活动能力 Barthel 指数[6]，评估患者在以下日常生活方面的独立性：如厕、控制（肠道和膀胱）、转移、活动、上下楼梯、进食、梳洗、洗澡和穿衣。分数越低反映其依赖性越强，它也是患者死亡率的独立预测因素（表 1.5-2，表 1.5-3）。

功能评估在高龄患者中最为重要。对于 80 岁以上的老年人，功能与死亡率的相关性比合并疾病更为密切，而对于 70 岁以下的老年人，合并疾病更能预测死亡率[9]。其他一些研究已经使用功能来预测肿瘤、心力衰竭、外科手术和痴呆的生存率[10-14]。

术后结局最有效的预测指标来自综合工具，包括年龄、合并疾病和功能。在髋部骨折人群中，最好的研究是诺丁汉髋部骨折评分（NHFS），包括年龄、性别、合并疾病数量、认知障碍、贫血、住院治疗和恶性肿瘤评分[15]。

表 1.5-1 Charlson 合并疾病指数评分（无年龄评分）

Charlson 合并疾病指数	评分
心肌梗死	1
充血性心力衰竭	1
周围血管病	1
脑血管病	1
痴呆	1
慢性肺病	1
结缔组织病	1
溃疡病	1
轻度肝病	1
糖尿病	1
偏瘫	2
中重度肾病	2
糖尿病伴末梢器官损害	2
任何肿瘤	2
白血病	2
淋巴瘤	2
中重度肝病	3
转移性实体瘤	6
AIDS	6

表 1.5-2 日常生活活动能力 Barthel 指数[7]

活动	评分范围（分）0= 依赖
如厕	0~2
大便控制	0~2
小便控制	0~2
梳洗	0~1
进食	0~2
穿衣	0~2
转移	0~3
活动	0~3
上下楼梯	0~2
洗澡	0~1

表 1.5-3 基于 Barthel 指数，70 岁以上社区老年人的平均预期寿命[8]

ADL	平均预期寿命
ADL 完全独立	10.6
能完成所有 ADL，但有一些困难，其中洗澡和走路难度大	6.5
能如厕、穿衣和转移，但难度大，不能洗澡或行走	5.1
只能完成 1 项 ADL，其他都不能完成	3.8
ADL 完全依赖	1.6

缩写：ADL，日常生活活动

患者可分为低风险组（NHFS≤4）和高风险组（NHFS>5），其30天（96.5%：86.3%）和1年（84.1%：54.5%）的生存率存在差异[16]。表1.5-4总结了NHFS。

尽管已有程序化的结局预测方法，但我们必须认识到，每个老年人对内科和外科治疗的反应差异很大。评估年龄、合并疾病和功能会制订更个性化的评估和处理计划。

如果没有基于预后的个体化治疗，临床医生就有可能对部分患者过度治疗，而对其他患者则可能治疗不足。若根据患者自身的评估结果制订个体化处理方案，将会是一个可接受、有目的、有效且符合患者处理目标的治疗计划。

3 髋部骨折患者的功能预后

髋部和其他脆性骨折除了与死亡率有显著相关性之外，对患者功能预后也有特定的影响。了解这些影响可以让患者、家属和处理团队对未来的预期更现实，并为即将到来的需求做好准备。

3.1 死亡率

约25%的老年髋部骨折患者在1年内死亡。男性死亡率比女性高近50%，85岁以上死亡率高出1倍以上[17]。与1年高死亡率相关的其他因素包括认知障碍（91%以上）、骨折前步态不稳（高达7倍）和住养老院（75%以上）。

3.2 功能结局

对患者和家属来说，功能结局可能比死亡率更重要。髋部骨折的恢复需要几个月，骨折后不仅是步行受限，而且涉及更多方面。大多数患者出院后需要在医疗机构（约60%）或急性康复机构（约25%）进行康复治疗。一小部分人出院直接回家（15%）[18]。

认知（如谵妄）、抑郁和上肢日常生活活动（ADL）的最大限度恢复通常在4个月左右出现；步态和平衡将在9个月左右出现；下肢ADL、工具性ADL和社会功能的最大恢复将在11个月时出现[19]。

一些功能的丧失将是永久性的。对许多髋部骨折患者而言，实现完全独立是不可能的。不太可能恢复的功能包括爬5级台阶（10%达到恢复）、淋浴（17%）、如厕（34%）和做家务（38%）。更有可能恢复的功能包括穿裤子（80%实现恢复）、做饭（76%）、打电话（78%）、浴缸洗澡（69%）、步行3米（60%）和购物（58%）。功能恢复缓慢，其结果是15%~33%的髋部骨折患者在骨折1年后将仍在医疗机构生活[20]。

功能恢复程度的主要预测因素是患者骨折前的功能水平[21]。例如，若无先天残疾，近一半的患者将迅速恢复（3~6个月）。另一方面，骨折前即使有轻微残疾，其预后也会发生很大的变化；几乎没有患者会迅速恢复，一半患者会逐渐恢复（6~9个月），另一半患者恢复很少或根本不会恢复。

骨折前功能衰退的轨迹和速度也是影响恢复的重要决定因素。例如，在中度残障患者中，骨折前功能障碍逐渐进展的患者约87%将无法恢复，相比之下，骨折前功能障碍稳定的患者只有14%无法恢复。

表1.5-4 诺丁汉髋部骨折评分

变量	数值	分数
年龄（岁）	66~85	3
	>85	4
性别	男	1
入院血红蛋白	≤10 g/dL	1
简易智力检查评分	≤6（10）	1
住在医疗机构	是	1
合并疾病数量	>2	1
恶性肿瘤	是	1

总之，所有这些信息表明，对于大多数患者来说，髋部骨折后第一年是极具变化和挑战性的。患者和家属必须面对在几个不同的医疗体系中辗转但功能恢复缓慢的可能，这些医疗体系带来高额的经济负担、重大的死亡风险、再住院、功能永久丧失，以及重新定义家庭关系包括难以照顾的角色和期望的转变。每个处理单元（如医院、急性期康复中心、疗养院和社区）的医疗团队应在教育和帮助家庭应对这些转变方面发挥重要作用。

4 确定处理目标

髋部骨折通常在虚弱和功能衰退的患者中发生。如第1.11章"肌少症、营养不良、虚弱和跌倒"所述，虚弱是一种复杂的状态，与年轻、更健壮的患者相比，这些患者经标准的内科和外科治疗的结局更不好预测。就虚弱而言，风险和获益之间的治疗窗口通常较小或不存在，传统的治疗疾病的方法可能导致实际的伤害。

这方面的一个内科的例子是，在糖尿病患者中使用降糖药物，使糖化血红蛋白低于7，这个标准却对虚弱的老年人有害。一个外科的例子是，功能上不必要的外科骨折复位，导致术后肾功能恶化，需要透析。

4.1 基于价值的决策

由于虚弱的患者对标准治疗的问题反应更多，患者和家属通常必须做出基于价值的决定，并在相互矛盾的治疗和结局中优先考虑。这些针对患者的价值观和优先事项被称为处理目标。为每位患者定义这些目标有助于明确所有医疗处理的临床目标。例如，一个独居的髋部骨折患者，跌倒风险很高，他会做出决定，把安全和长寿放在第一位，与自己的一个孩子住在一起。另一个功能状况类似有跌倒风险的患者可能会优先考虑独立性而非安全性，选择独自生活。患者和家属往往考虑舒适度、长寿或独立等的优先顺序不同。这些优先选择应告知内科和外科治疗小组，以便患者有最好的机会实现其个人目标。

处理目标最好用开放式的问题来评估[22]，比如"当我们为您制订处理计划时，我们应该考虑什么？"评估处理目标是一项床边临床技能。学会问问题和学会积极倾听有助于引导老年人和他们的家庭度过一个潜在的具有挑战性的人生转变。

对髋部骨折患者而言，有几个与处理目标相关的具体问题，包括复苏状态、可接受的功能结局及是否愿意接受治疗计划。

4.2 复苏

大多数医疗系统要求患者正式确定其复苏意愿（即代码状态）并进行文档记录。髋部骨折是核实患者对心肺复苏术（CPR）的期望及愿望的好时机。在这里，临床医生也应了解一些关于心肺复苏术在这类患者中有效性的信息。

对于老年人，尤其是身体虚弱或功能受损的人，复苏的效果明显有限。病前能独立生活的老年人，心肺复苏后的生存率为13%~18%，而不能独立生活的老年人其生存率较低。多达30%的心肺复苏幸存者遗留新的神经损伤[23, 24]。鉴于独立生存的可能性很低，许多患者可能会选择放弃所有复苏尝试。

手术室或麻醉区的复苏预计比医院其他地方更为成功，患者可选择在术中和术后即刻暂停"不施行心肺复苏术"。

美国外科医师学会[25]支持在手术室情境下探索一个人的目标和极限，因为在这种情况下，患者可能对复苏有不同的期望。例如，一些用于复苏的工具，如插管，已经是手术的一部分，可能并不是唯一的负担。其他如胸外按压或心脏电复律可能会带来更大的负担和更糟糕的预后。没有单一的模式或方案适合所有接受髋关节修复的老年人，外科医生和患者共同决策很有必要。表 1.5-5 列出了关于讨论复苏现状的一些建议。

4.3 处理的其他限制条件

除了复苏之外，老年人可能希望对住院或出院后处理的强度设置条件，以便在他们还活着的时候限制一系列干预措施。对一些患者而言，这可能意味着他们强烈希望不住进重症监护病房，对另一些患者而言，这可能意味着他们允许外科医生为他们尽可能多地做手术，以获得最好的结果。在任何情况下，处理团队都不应假设患者愿意接受可能出现任何并发症的治疗手段，这一概念被称为外科收治[27]。

当接受紧急手术时，老年患者可能尚未做出关于如何处理潜在并发症的决定。在紧急手术后定期重新评估目标，预防可能错误的假设，这一点很重要[28]。

定期评估对处理的限制很重要，因为患者愿意接受什么可能取决于他自己定义的成功结局的可能性。

5 虚弱患者的合并疾病管理

最后，除了对心肺复苏术和其他干预措施的限制做出决定外，髋部骨折入院也是一个时机，医疗团队可以重新评估整个医疗计划以符合患者的处理目标，这个目标是从患者或其代理决策者那里获得的。髋部骨折后，有两件事可以改变。

- 生活质量可能优先于继续遵循标准疗法
- 由于总体预期寿命缩短，长期治疗的获益变得无关紧要

许多慢性病治疗，如高血压、高脂血症、糖尿病或冠心病，在患者生命的最后几年预期获益通常微乎其微，且很容易被多重用药、各种会诊、检验检查及日常生活的医疗化带来的危害所掩盖。下面列出了一个评估老年虚弱患者慢性病治疗的建议框架。

1. 这种治疗对老年人有效吗？
2. 能否实现患者所期望的临床终点？
3. 患者有生之年能否从治疗中获益？
4. 达到预期获益的机会有多大？
5. 治疗的潜在危害是什么（即不良反应、花费、医疗保健机构、监控需求）？
6. 治疗是否能实现患者的目标？
7. 这在患者其他医疗问题中是一个优先项吗？

表 1.5-5 CPR 讨论框架建议[26]

讨论复苏现状	
介绍问题： • 你是否有预先声明或生前遗嘱？ • 我想问你一个问题，一些患者可能会觉得很困难，一些患者没有答案	有时患者已经做出决定并记录。从简单的提问开始。对于其他患者，请求允许讨论代码状态可以减少问题中固有的压力，并使讨论更具合作性
如何询问代码状态： • 如果你意外死亡，你想让我们尝试让你复活吗？ • 你希望我们任其自然死亡吗？	强调代码状态仅在某人真正死亡且无法保证复苏成功时才有相关性 虽然与手术代码状态没有关系，但这会促使人们思考对他们来说什么是正常的
需要避免的措辞： • 你想让我们做一切吗？ • 你想被复苏吗？ • 如果你的心脏停止跳动，你想让我们重启它吗？如果你停止呼吸，你想上呼吸机吗？	这偏向于一个肯定的答案，是非常模糊的，重点是干预而不是目标 背景不清楚（患者是否死亡），可能意味着从静脉输液到心肺复苏术 把注意力集中在一个器官上会分散人们对患者已经死亡的这个大局的注意力 询问一个人是否需要重启他的心脏，听起来很简单，也很容易成功。询问他们是否想上呼吸机，除了代码状态，还可以在他们活着的时候申请

缩写：CPR，心肺复苏术

8.是否有需要考虑的文化或精神信仰?

与治疗某种特定疾病相比,对治疗合并疾病的最有效的方法还是知之甚少。虽然有一些指南可以帮助确定病情复杂及虚弱患者的优先顺序[29],但合并疾病管理常常更像是一门艺术,而不是一门科学。合并疾病面临的挑战是有时候治疗一种疾病会导致另一种疾病恶化。例如,使用非甾体抗炎药治疗骨关节炎会加重胃灼热或充血性心力衰竭。尽管讨论如何平衡医疗风险和危害已超出了本节的内容,但表 1.5-6 提供了一种确定优先顺序的方法。当一个人将优先权选择从预防提升到活动性症状时,医疗问题就会成为健康和死亡的更大威胁。只有高优先级的问题解决了,低优先级的问题才值得关注。例如,如果老年人经常跌倒(第二优先),没有理由严格控制糖尿病(第三优先)。从这个意义上讲,通过减少药物来降低糖尿病治疗的强度可能是明智的。与高优先级相比,低优先级问题通常临床获益的时间更长。最后,首要任务是个体化制订一个符合患者自身目标和价值观的计划。

5.1 临终关怀

临终关怀对髋部骨折患者有重要作用,包括已接受临终关怀治疗的髋部骨折患者,也包括髋部骨折是其生命终末期的原因或后果的许多患者。对于生命垂危的患者来说,控制疼痛是最重要的。对于预期寿命数周至数月的患者,髋部骨折修复可以很好地控制疼痛,特别是对于想要减少大剂量阿片类药物及其他药物相关的镇静作用的患者。髋部骨折患者从术后到临终关怀的情况并不少见,尤其是在持续性谵妄或吞咽困难使术后病情更复杂的情况下。一些医生和患者家属认为,在外科手术固定成功后,停止正在进行的医疗工作进行临终关怀是不合适的,为应对这种想法,一个明确的有时间限制的试验可以有助于为预后不良的患者协商一个更加人性化和现实的治疗方案[28]。

随着手术中的姑息概念与医学中的姑息概念越来越多地融合,即使是临终关怀患者和走向临终关怀的患者,手术仍然具有重要的姑息治疗作用[30]。

表 1.5-6 合并疾病患者的优先选择框架

优先级	类别	临床举例
最高	活动性症状/急性疾病	疼痛、呼吸困难、恶心、髋部骨折、肺炎、CHF 加重
↑ ↓	影响生活质量的综合征	跌倒、体重减轻、认知功能下降、功能衰退、多重用药
	慢性病并发症的二级预防	CHF、COPD、DM、HTN、骨质疏松症
最低	慢性病的一级预防	肿瘤筛查、饮食控制

缩写:CHF,充血性心力衰竭;COPD,慢性阻塞性肺疾病;DM,糖尿病;HTN,高血压

6 参考文献

1. Gosch M, Druml T, Nicholas JA, et al. Fragility non-hip fracture patients are at risk. Arch Orthop Trauma Surg. 2015 Jan;135(1):69–77.
2. Centers for Disease Control and Prevention. Publications and Information Products. Available at: www.cdc.gov/nchs/products/life_tables.htm. Accessed February 1, 2016.
3. Monahan RH. Editorial: Joint Commission on Allied Health Personnel in Ophthalmology. Arch Ophthalmol. 1975 Jul;93(7):471.
4. Charlson ME, Pompei P, Ales KL, et al. A new method of classifying prognostic comorbidity in longitudinal studies: development and validation. J Chronic Dis. 1987;40(5):373–383.
5. Kirkland LL, Kashiwagi DT, Burton MC, et al. The Charlson Comorbidity Index Score as a predictor of 30-day mortality after hip fracture surgery. Am J Med Qual. 2011 Nov–Dec;26(6):461–467.
6. Mahoney FI, Barthel DW. Functional Evaluation: the Barthel Index. Md State Med J. 1965 Feb;14:61–65.
7. Collin C, Wade DT, Davies S, et al. The Barthel ADL Index: a reliability study. Int Disabil Stud. 1988;10(2):61–63.
8. Stineman MG, Xie D, Pan Q, et al. All-cause 1–, 5–, and 10–year mortality in elderly people according to activities of daily living stage. J Am Geriatr Soc. 2012 Mar;60(3):485–492.

9. Lee SJ, Go AS, Lindquist K, et al. Chronic conditions and mortality among the oldest old. Am J Public Health. 2008 Jul;98(7):1209–1214.
10. Oken MM, Creech RH, Tormey DC, et al. Toxicity and response criteria of the Eastern Cooperative Oncology Group. Am J Clin Oncol. 1982 Dec;5(6):649–655.
11. The Criteria Committee of the New York Heart Association. Nomenclature and Criteria for Diagnosis of Diseases of the Heart and Great Vessels. 9th ed, Boston: Little, Brown & Co; 1994:253–256.
12. Robinson TN, Eiseman B, Wallace JI, et al. Redefining geriatric preoperative assessment using frailty, disability and co-morbidity. Ann Surg. 2009 Sep;250(3):449–455.
13. Hamel MB, Henderson WG, Khuri SF, et al. Surgical outcomes for patients aged 80 and older: morbidity and mortality from major noncardiac surgery. J Am Geriatr Soc. 2005 Mar;53(3):424–429.
14. Sclan SG, Reisberg B. Functional assessment staging (FAST) in Alzheimer's disease: reliability, validity, and ordinality. Int Psychogeriatr. 1992;4 Suppl 1:55–69.
15. Maxwell MJ, Moran CG, Moppett IK. Development and validation of a preoperative scoring system to predict 30 day mortality in patients undergoing hip fracture surgery. Br J Anaesth. 2008 Oct;101(4):511–517.
16. Wiles MD, Moran CG, Sahota O, et al. Nottingham Hip Fracture Score as a predictor of one year mortality in patients undergoing surgical repair of fractured neck of femur. Br J Anaesth. 2011 Apr;106(4):501–504.
17. Smith T, Pelpola K, Ball M, et al. Pre-operative indicators for mortality following hip fracture surgery: a systematic review and meta-analysis. Age Ageing. 2014 Jul;43(4):464–471.
18. Bentler SE, Liu L, Obrizan M, et al. The aftermath of hip fracture: discharge placement, functional status change, and mortality. Am J Epidemiol. 2009 Nov 15;170(10):1290–1299.
19. Magaziner J, Hawkes W, Hebel JR, et al. Recovery from hip fracture in eight areas of function. J Gerontol A Biol Sci Med Sci. 2000 Sep;55(9):M498–M507.
20. Marks R. Hip fracture epidemiological trends, outcomes, and risk factors, 1970–2009. Int J Gen Med. 2010 Apr 08;3:1–17.
21. Gill TM, Murphy TE, Gahbauer EA, et al. The course of disability before and after a serious fall injury. JAMA Intern Med. 2013 Oct 28;173(19):1780–1786.
22. Mahon MM. An advance directive in two questions. J Pain Symptom Manage. 2011 Apr;41(4):801–807.
23. Abbo ED, Yuen TC, Buhrmester L, et al. Cardiopulmonary resuscitation outcomes in hospitalized communitydwelling individuals and nursing home residents based on activities of daily living. J Am Geriatr Soc. 2013 Jan;61(1):34–39.
24. Girotra S, Nallamothu BK, Spertus JA, et al. Trends in survival after inhospital cardiac arrest. N Engl J Med. 2012 Nov 15;367(20):1912–1920.
25. American College of Surgeons. Statement of the American College of Surgeons on Advance Directives by Patients: "Do Not Resuscitate" in the Operating Room. Bull Am Coll of Surg. 2014 Jan;99(1):42–43.
26. von Gunten CF. Discussing do-notresuscitatestatus. J Clin Oncol. 2003 May 1;21(9 Suppl):20s–25s.
27. Paul Olson TJ, Schwarze ML. Failureto-pursue rescue: truly a failure? Ann Surg. 2015 Aug;262(2):e43–44.
28. Neuman MD, Allen S, Schwarze ML, et al. Using time-limited trials to improve surgical care for frail older adults. Ann Surg. 2015 Apr;261(4):639–641.
29. American Geriatrics Society Expert Panel on the Care of Older Adults with Multimorbidity. Guiding principles for the care of older adults with multimorbidity: an approach for clinicians:J Am Geriatr Soc. 2012 Oct;60(10):E1–E25.
30. Dunn GP. Surgical palliative care: recent trends and developments. Anesthesiol Clin. 2012 Mar;30(1):13–28.

1.6 围手术期抗凝治疗

作者 Lauren J Gleason, Adeela Cheema, Joseph A Nicholas
译者 张心培　审校 刘 楠

1 引言

脆性骨折患者抗凝药和抗血小板药的普遍使用，给围手术期管理带来了独特的挑战。管理决策通常涉及平衡短期出血和血栓形成的风险，并考虑采用桥接抗凝治疗。推迟手术以控制这些药物的作用会增加不良事件发生的可能性，如谵妄、肺炎、应激性溃疡和死亡[1-3]。在手术期前后较短时间内，大多数老年人的出血风险往往大于血栓形成的风险。

在世界范围内，该领域的诊疗标准和已发布的指南差异很大。本章反映了围手术期抗凝治疗的原则，并根据当前美国和欧洲的处理方法提出了具体建议。为了与其他国家或地区的标准保持一致，实践时可能需要参考当地指南。

2 围手术期抗凝治疗

2.1 一般方法

围手术期抗血栓药物的管理有以下4个注意事项[4]。

1. 若停用抗凝/抗血小板药，则发生急性血栓栓塞的短期风险。

2. 如果继续使用抗凝/抗血小板药，则有可能导致大出血。

3. 拮抗药物（如血浆和维生素K）的有效性、可用性和安全性。

4. 最大限度地减少手术延迟并最高程度地提高活动能力。

此外，术前评估的一部分应包括与手术有关的出血风险，以及如果在这段时间内恢复使用抗凝药时出血的预期后果。例如，经皮螺钉固定术的出血风险比髋关节置换术低得多，并且长期持续或早期恢复抗凝的危害被认为比经关节置换术或植入物固定治疗的患者低[5]。

2.2 抗凝药和抗血小板药

抗凝药和抗血小板药都会干扰血栓的形成。抗凝药（如华法林、肝素、阿哌沙班、达比加群和利伐沙班）会干扰凝血级联和凝血因子，而抗血小板药（如阿司匹林和氯吡格雷）会以血小板为目标。尽管所有这些药物均可导致临床上大量失血，但抗凝药通常在预防静脉、动脉或心脏内血栓形成方面更加有效，并且还更有可能引起严重的术后出血。具体适应证和问题在下面详述。图1.6-1显示了其中某些药物的作用机制。

2.3 使用理由

为了评估抗凝药或抗血小板药短期停药的风险，确定其使用的先征适应证是很重要的。

老年人通常因为各种医学状况进行抗凝治疗，包括房颤（AF）、静脉血栓栓塞（VTE）[如高凝状态、深静脉血栓形成（DVT）、肺栓塞（PE）]和人工心脏瓣膜，每种适应证在围手术期短期内都有不同的血栓形成风险。

2.4 适应证的血栓风险评估

确认抗凝适应证后，重要的是确定停止抗凝药时短期血栓形成的风险。请注意，这些适应证的血栓栓塞风险通常报告为年度风险。对于大多数患者而言，典型的围手术期的短期风险被认为要低得多。

2.4.1 房颤

在老年人群中使用抗凝药的最常见适应证是预防非瓣膜性房颤的血栓栓塞性脑卒中。

血栓栓塞的风险各不相同，可以通过$CHADS_2$和增强的CHA_2DS_2-VASC分数进行评估[6,7]。相关标准和相关脑卒中风险见表 1.6-1 和表 1.6-2。

2.4.2 静脉血栓栓塞

在患有静脉血栓栓塞的患者中，在诊断和开始治疗后的最初 3 个月内，复发性血栓形成、血栓蔓延和栓塞的风险最大[8]。此风险也取决于 VET 的状态是激活、稳定还是消除。

2.4.3 机械心脏瓣膜

机械心脏瓣膜患者栓塞性脑卒中的长期风险显著增加。风险因人工瓣膜的类型、数量和位置及相关的医疗状况而异（表 1.6-3）[9]。

2.5 出血风险评估

一般而言，老年人更容易有出血倾向，许多处于较高血栓形成风险的成年人也有较高的出血风险。骨科手术后，心血管老化、合并疾病和某些药物可导致血管脆性增加和术后出血时

表 1.6-1 $CHADS_2$ 可以被用于评估血栓栓塞发生的风险

	危险因素	分值	总分	脑卒中风险（%）
C	充血性心力衰竭	1	0	1.9
H	高血压：血压持续高于 140/90 mmHg（或正在接受药物治疗）	1	1	2.8
A	年龄 ≥ 75 岁	1	2	4
D	糖尿病	1	3	5.9
S2	既往脑卒中或 TIA 或血栓栓塞	2	4	8.5
			5	12.5
			6	18.2

缩写：TIA，短暂性脑缺血发作

表 1.6-2 CHA_2DS_2-VASC 评分和脑卒中风险用于评估血栓栓塞风险

	危险因素	分值	总分	脑卒中风险（%）
C	充血性心力衰竭（或左心室收缩功能不全）	1	0	0
H	高血压：血压持续高于 140/90 mmHg（或正在接受药物治疗）	1	1	1.3
A	年龄 ≥ 75 岁	2	2	2.2
D	糖尿病	1	3	3.2
S2	既往脑卒中或 TIA 或血栓栓塞	2	4	4
V	血管疾病（如外周动脉疾病、心肌梗死、主动脉斑块）	1	5	6.7
A	年龄：65~74 岁	1	6	9.8
Sc	女性	1	7	9.6
			8	12.5
			9	15.2

缩写：TIA，短暂性脑缺血发作

间延长。除了特殊过程的风险评估外，还有不同的预测工具可评估个别患者的出血风险[11~13]。HAS-BLED 评分[12]可评估房颤患者 1 年严重出血的风险（定义为颅内出血、需要住院治疗的出血情况、血红蛋白降低 > 2 g/L 或输血）（表 1.6-4）。没有关于短期出血风险的充分有效的预测因素，但 HAS-BLED 工具中的风险因素也可能与围手术期相关。

表 1.6-3 美国胸科医师学会（ACCP）建议对围手术期血栓栓塞进行危险分级。转载自 Douketis 等[10]，并经 ACCP 许可

风险级别	机械心脏瓣膜	房颤	静脉血栓栓塞
高			
• ATE 风险：>10%/ 年 或 • VTE 风险：>10%/ 月	• 任何机械二尖瓣 • 旧主动脉瓣 • 近期（6 个月内）脑卒中或 TIA 发作	• $CHADS_2$ 得分为 5 分或 6 分 • 近期（3 个月内）脑卒中或 TIA 发作 • 风湿性心脏瓣膜病	• 近期（3 个月内）发生 VTE • 严重血栓形成倾向
中			
• ATE 风险：4%~10%/ 年 或 • VTE 风险：4%~10%/ 月	双叶主动脉瓣及以下中的一项： • 房颤 • 既往脑卒中或 TIA • 高血压 • 糖尿病 • 心力衰竭 • 年龄 >75 岁	• $CHADS_2$ 得分为 3 分或 4 分	• 过去 3~12 个月内发生 VTE • 复发 VTE • 非严重血栓形成条件 • 活动性肿瘤
低			
• ATE 风险：<4%/ 年 或 • VTE 风险：<4%/ 月	• 无房颤且无其他脑卒中危险因素的双叶主动脉瓣	• $CHADS_2$ 得分为 0~2 分（且无既往脑卒中或 TIA 病史）	• 过去 12 个月内单发 VTE • 无其他危险因素

缩写：ACCP，美国胸科医师学会；ATE，动脉血栓栓塞；TIA，短暂性脑缺血发作；VTE，静脉血栓栓塞

表 1.6-4 HAS-BLED 评分用于评估 1 年大出血风险

	危险因素	分值	HAS-BLED 总分	每 100 名患者年出血量
H	高血压（收缩压 >160 mmHg）	1	0	1.13
A	• 肾功能异常（长期透析、肾移植、血清肌酐 > 2.4 mg / dL） • 肝功能异常（慢性肝炎、胆红素 > 2 倍正常值上限、肝酶 >3 倍正常值上限）	1	1	1.02
S	脑卒中病史	1	2	1.88
B	出血（如大出血病史）	1	3	3.74
L	不稳定的 INR（即治疗范围 <60% 的时间）	1	4	8.7
E	老年（≥ 65 岁）	1	5	12.5
D	• 药物（同时使用抗血小板药、NSAID） • 酒精摄入 >8 杯 / 周	1（每条）	>5	数据不足

缩写：INR，国际标准化比率；NSAID，非甾体抗炎药

2.6 术前长期抗凝治疗的管理

大多数髋部骨折手术是急诊手术，需要在24~48小时内逆转抗凝治疗。根据使用药物的不同，患者接受安全骨折固定前的准备方法也有所区别。

2.7 华法林

华法林抗凝治疗可延长国际标准化比率（INR）。对于髋部骨折的修复，应将INR降低至亚治疗阈值；大多数专家建议在手术前将INR降至≤1.5[14-16]。

术前INR升高会增加术中出血和相关并发症的风险，如脊髓或硬膜外导管出血、伤口血肿、感染和可能需要再次手术[17]。

逆转华法林有多种选择。

- 研究显示，口服和静脉注射（IV）维生素K可在24小时内等效地降低INR值。口服维生素K比皮下注射能更有效地降低升高的INR值，剂量通常使用2.5~10 mg[18]。虽然降低INR值的维生素K的最佳剂量尚不清楚，但一项研究显示静脉注射3 mg维生素K是安全有效的[19, 20]。与静脉注射维生素K相比，口服维生素K的使用具有优势，因为它避免了致命性过敏反应的风险，此前已有较早的文献报道[21]。皮下和肌肉注射维生素K的吸收率难以预测，应予以避免
- 新鲜冷冻血浆有替代和（或）补充维生素K的作用，以纠正凝血障碍[22]。这是因为人体血浆包含许多血浆蛋白，包括凝血因子。以下是为达到INR<1.5的一个建议公式
  - INR在1.5~1.9时给1个单位
  - INR在2.0~3.0时给2个单位
  - INR在3.0~4.0时给3个单位
  - INR在4.0~8.0时给4个单位
  - INR在8.0以上时给4个以上单位[23]

每个单位血浆的体积为190~240 mL。使用血浆时需要注意的问题包括作用时间较短（即4~6小时）、不良输血反应（如感染、急性肺损伤）、容量超负荷和充血性心力衰竭相关风险。

- 2项回顾性队列研究已证实，给予髋部骨折患者维生素K和新鲜冷冻血浆的组合治疗是安全的[24, 25]。这种方法既可以快速逆转（血浆），又可以延长逆转时间（维生素K），以最大限度地减少术后持续出血
- 凝血酶原复合物（prothrombin complex concentrate, PCC）是发生严重出血时进行逆转的另一种选择。凝血酶原复合物是来自人类供体的血浆产品。四因子PCC包含所有依赖维生素K的凝血因子。三因子PCC包含Ⅱ因子、Ⅸ因子和Ⅹ因子，但Ⅶ因子相对较少。四因子PCC能够在给药后几分钟内恢复接近100%患者的个体凝血因子活性，而三因子PCC必须补充新鲜冰冻血浆或低剂量的重组Ⅶa因子，才能更理想地降低INR。灭活的四因子PCC包含Ⅱ因子、Ⅶ因子、Ⅸ因子和Ⅹ因子，并被指定与维生素K一起用于治疗华法林相关的大出血。如果无法使用，根据2012年美国胸科医师学会（ACCP）指南[26, 27]，则可使用新鲜冰冻血浆代替，或使用三因子凝血酶原复合物（缺失Ⅶ因子）辅以补充剂量的新鲜冰冻血浆或者重组活化的Ⅶ因子[26, 27]。

使用PCC的优势包括以下方面。
  - 不需要交叉配血
  - 急诊手术室可以快速逆转INR
  - 对于体液超负荷、急性肾损伤和心力衰竭的患者，有时首选少量给药

劣势包括以下方面。
  - 费用
  - 可能导致血栓形成

- 对骨折患者风险和利益的高质量研究有限
- 考虑到华法林的半衰期 > 1.5 天（或 40 小时），并且 INR 降低情况在不同患者之间存在广泛的差异，因此，通过观察和等待方法停用华法林不是一个好的选择[28]。通常，年老体弱者，华法林清除所花费的时间更长

逆转抗凝时存在 2 个共同的问题。首先，进行积极逆转有可能引起血栓栓塞的风险增加；其次，用维生素 K 逆转后，华法林在术后恢复时抗凝作用可能会延迟。虽然使用维生素 K 逆转后，华法林达到治疗水平所需的时间可能更长，但尚未证明这会延迟出院时间[29]。

2.8 直接口服抗凝药

在过去的几年中，许多新型口服抗凝药问世（如直接凝血酶和 Xa 因子抑制剂）。这些新型药物因为具有更加便利、给药简单及无须常规监测等优点，经常代替华法林使用。

由于难以精确测量每位患者的抗凝程度，这些特点使围手术期管理变得复杂。此外，由于目前尚无成熟的逆转剂，限制了积极管理患者以加快手术速度的能力，并可能增加术前失血的风险。虽然没有标准的指南指导如何最好地管理需要急诊手术的患者，但大多数建议都认为需要平衡手术延迟风险、出血风险及结合药代动力学数据来综合得出最佳治疗方案[30]。使用这些药物的患者可能需要血液科会诊，以取得最佳手术时机和术前计划。

2.8.1 达比加群

达比加群的特点包括以下方面。

- 直接作用的凝血酶抑制剂（图 1.6-1），从最后一剂开始通常需要至少等待 48 小时才能充分清除
- 达比加群的大部分经肾脏排泄（80%~85%）。在肌酐清除率大于 50 mL/min 的患者中，它的半衰期通常为 12~18 小时。但是，在中度肾功能不全的患者（大多数骨折患者肌酐清除率在 30~50 mL/min）中，半衰期可延长至 18~28 小时
- 测定活化部分凝血活酶时间（aPTT）在临床上是有用的，因为异常的 aPTT 可以表明达比加群的持续作用。然而，正常的 aPTT 不能排除达比加群产生的持续抗凝作用。此外需要注意，aPTT 的升高与抗凝程度并没有很好的相关性，因为高浓度时 aPTT 常常会稳定下来，导致可能会低估治疗的浓度[31, 32]
- 在极端情况下可能会透析
- 目前，尚无关于使用达比加群的患者紧急或急诊手术时间的官方指南或建议；大多数方法是从择期手术数据中推算出来的，并且需要平衡因手术推迟时间过长造成的出血风险。对于择期手术或出血严重程度较高的手术，建议在停药后等待 2~4 天以确保其清除率[33]

对于大多数骨折患者，最后一次给药后需要延迟约 48 小时，以最大限度地减少出血风险。此外，鉴于达比加群主要通过肾脏清除，因此对于使用该药物治疗的骨折患者，监测肾功能并保持足够的水化至关重要。

2.8.2 利伐沙班和阿哌沙班

利伐沙班和阿哌沙班的主要特点包括以下方面。

- 直接作用的 Xa 因子抑制剂（见图 1.6-1），在目前临床实践中尚无法有效测量其抗凝程度。通常需要从最后一剂开始等待约 48 小时以达到足够的清除率
- 肾清除率比达比加群低，半衰期为 9~12 小时，但在老年人中则可能更长
- 利伐沙班会影响凝血酶原时间，可以在手术前对其进行监测。这 2 种药物都可以像达比加群一样起效迅速，对于这些患者，

应使用与达比加群治疗的患者相同的方法

2.8.3 逆转药物

在最近的进展中，美国食品药品管理局已批准依达赛珠单抗用于紧急出血情况下的达比加群逆转[34]。目前正在开发的另外 2 种药物包括 andexanet alfa［一种 Xa 因子抑制剂和低分子肝素（LMWH）的潜在逆转剂］和 ciraparantag（一种用于几种不同类型抗凝药的潜在逆转剂）[35-37]。

在撰写本文时，尚缺乏临床数据来评估这些药物的有效性、风险和益处。临床操作时可能需要进行血液科会诊以制订最佳治疗方案。

3 抗血小板药的围手术期管理

与抗凝药相比，抗血小板药通常具有不同的适应证、效力、半衰期和出血风险。大多数老年人因已存在的血管疾病，包括有或没有支架植入的冠心病、外周动脉疾病或脑血管疾病而使用这些药物。抗血小板药用于限制局部血栓形成或血管狭窄进一步发展。通常不可能或不必要在骨折手术患者中快速逆转抗血小板药。患者最近有冠脉支架植入是一个特殊的考虑因素，应谨慎评估围手术期继续使用抗血小板药的风险和益处。

3.1 阿司匹林和阿司匹林/双嘧达莫

阿司匹林可抑制血栓素的产生，后者与血小板分子结合，在受损的血管壁上形成斑块。阿司匹林有助于预防心肌梗死、脑卒中和血栓形成。ACCP 的 2012 年指南建议，对于心血管事件中高危风险的患者，在接受非心血管手术期间应继续服用阿司匹林[38]。

双嘧达莫能够可逆地抑制血小板凝集，其半衰期为 12 小时，停药后的作用时间约为 2 天。阿司匹林和双嘧达莫的联合使用不会显著增加临床上术后出血风险[39]。

与前文讨论的其他药物相似，继续或停用阿司匹林和阿司匹林/双嘧达莫，应考虑平衡围手术期出血与血管并发症的风险。

3.2 氯吡格雷、普拉格雷、替卡格雷和噻氯匹定

非阿司匹林抗血小板药的主要特点包括以下方面。

- 用于治疗非 ST 段抬高型急性冠脉综合征、

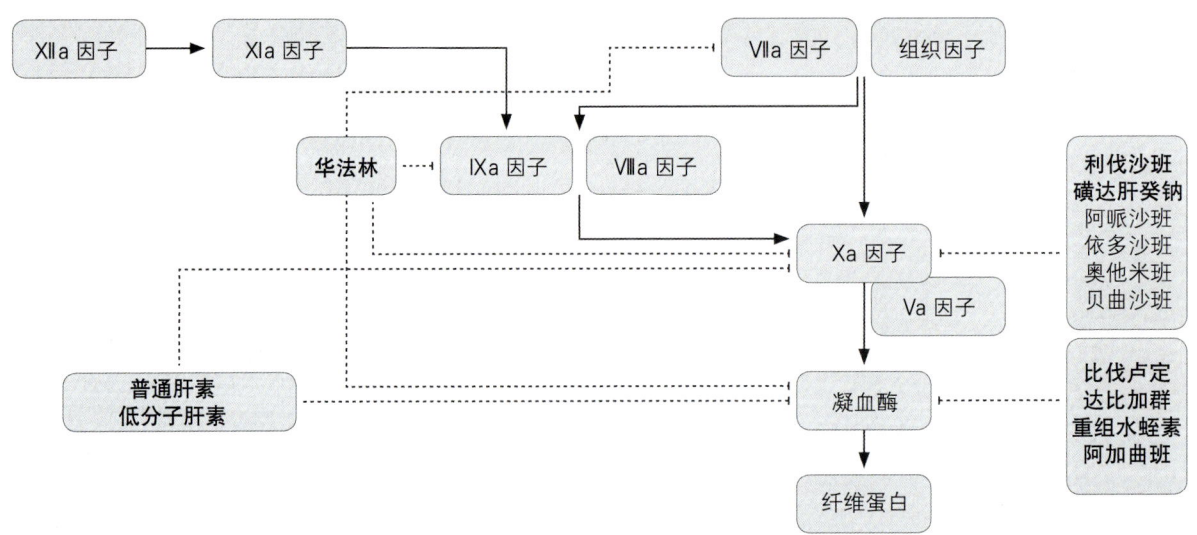

图 1.6-1　各种抗凝药的作用部位

ST 段抬高型心肌梗死、脑血管疾病和周围血管疾病的症状性动脉粥样硬化
- 随着药物洗脱冠脉支架植入术的增加，这些药物的使用也有所增加
- 抗血小板药可阻止二磷酸腺苷亚型 P2Y12，并阻止血小板活化，从而防止血小板聚集和血凝块形成。单次口服氯吡格雷 2 小时后即可产生血小板抑制作用，且作用持续 5~9 天（即血小板寿命）。抑制血小板凝集会增加手术患者严重出血的风险
- 由于这些药物的作用时间长，急性骨折患者通常不能选择手术延迟以等待药物清除。与抗凝药一样，停药的风险取决于适应证

3.2.1 血栓风险评估

冠脉支架植入后使用氯吡格雷和其他非阿司匹林抗血小板药的患者发生支架血栓形成的风险可能更高。氯吡格雷过早停用后冠脉支架血栓形成的风险相对较低，但可能是灾难性的风险。ACCP 建议，对于在过去 6 周内放置裸金属支架或在过去 6 个月内放置药物洗脱支架的患者，应在围手术期继续使用阿司匹林和氯吡格雷[38, 40]。

应尽可能推迟择期手术，直至达到 P2Y12 受体阻滞剂的最短治疗周期。

3.2.2 手术管理

氯吡格雷和其他抗血小板药没有逆转剂。尽管进行细致的手术止血可能会有帮助，但一般而言，接受全身麻醉的患者不应推迟手术。

为脆性骨折患者管理氯吡格雷的使用时应考虑以下因素。
- 一项回顾性研究评估了接受氯吡格雷治疗的早期髋部骨折手术患者的围手术期出血风险和临床结局。在该人群中，服用氯吡格雷的患者出血、出血并发症或死亡的风险并未显著增加。在该人群中，氯吡格雷组的合并疾病更多、美国麻醉医师学会评分更高，且术后住院时间更长[41]
- 由于有出血的危险，服用氯吡格雷的患者通常禁用脊髓麻醉
- 有人建议进行围手术期血小板输注，因为输注的血小板可能有效地形成血栓，但尚未有研究证实这种方法的临床有效性。血小板输注不是标准治疗方法，特定的有极高风险或出血过多的患者可考虑使用（请参阅第 2.3 章"临床实践指南"）

4 静脉血栓栓塞的预防

根据 Virchow 三联征，髋部骨折患者由于有多种危险因素，因而发生 VTE 的风险较高[42]。制动导致静脉淤滞发生。骨折或手术时，血管内膜可能会出现损伤。最后，由于组织因子的释放，机体可能出现高凝状态。

髋部骨折修复术后 VTE 的风险很高，报道中的发生率通常因研究开展的时间和所用测量的类型而异。未经预防，近端 DVT 的发生率约为 27%，致命性 PE 的发生风险约为 1.9%[43, 44]。

表 1.6-5 推荐用于脆性骨折患者的预防血栓药物

药物	证据等级
低分子肝素，如： • 依诺肝素 40 mg，皮下注射，每天 1 次 • 达肝素钠 5 000 单位，皮下注射，每天 1 次	1B
华法林（目标 INR 值：1.8~2.5）	1B
磺达肝癸钠（每天 2.5 mg）	1B
低剂量普通肝素（5 000 单位，皮下注射，每天 2~3 次）	1B
阿司匹林	1B
患者（一些药物需要根据肾功能调整）	

ACCP 建议对骨折患者进行常规 VTE 预防[45]。应根据患者的特征选择适合的预防措施（表 1.6-5）。低分子肝素是首选药物，应在术后 12 小时或以上开始使用。其他选择包括华法林（目标 INR 值为 1.8~2.5），低剂量普通肝素（UFH），磺达肝癸钠和阿司匹林。建议在手术后，最长不超过 35 天内使用药物预防。此外，长期使用 LMWH 预防（28~35 天）可降低 VTE 发生率，而不会增加额外的出血风险。阿司匹林于 2008 年被加入药物推荐列表当中。研究已证明阿司匹林可有效降低髋部骨折患者 VTE 的发生风险，但作用效果不及 LMWH，且大多数排名靠前的老年骨折中心均未使用阿司匹林[46]。通常，阿司匹林用于已接受全髋关节置换或全膝关节置换并且不适合使用其他抗凝药的骨科患者。

4.1 预防血栓形成的非药物治疗

间歇气动压缩装置（IPCD）在血栓预防方面具有潜在优势，可以减少 VTE 发生率，而不会增加出血的风险。ACCP 指南将 IPCD 列作药物预防的替代方法[45]。IPCD 在老年患者中可引起皮肤破损、跌倒风险增加和谵妄。过去曾考虑对药物预防和机械性血栓预防方法均存在禁忌的患者使用下腔静脉（IVC）滤器，但该方法在大多数情况下均不受欢迎。IVC 滤器放置的风险包括插入部位的 DVT、由滤器下方血栓形成而导致的 IVC 阻塞、滤器移位、取出失败和（或）取出并发症。没有证据表明在该人群中常规使用可产生更好的效果，ACCP 认为在出血风险增加或药物和机械性血栓预防方法均存在禁忌的患者中，与不进行血栓预防相比，更加不建议采用 IVC 滤器进行一级预防[45]。如果在过去 4 周内发生 PE 或近端 DVT，则可取出的下腔静脉滤器可单独使用[39]。

4.2 桥接治疗

对于需要中断长期华法林治疗进行手术的患者，在达到长期抗凝效果之前使用如 LMWH 或 UFH 等短效的肠外抗凝药的方法，称为桥接治疗。桥接治疗的使用是一种尝试，即使发生过度出血，这些药物及剂量可以迅速被逆转或清除，以减少血栓性并发症的发生。桥接治疗可能导致围手术期失血过多，因此需要个体化的方法来平衡风险和收益。

根据血栓形成的风险，ACCP 将长期抗凝患者分为 3 类。

- 高风险［动脉血栓栓塞（ATE）年风险 >10%］
- 中风险（ATE 年风险在 5%~10%）
- 低风险（ATE 年风险 <5%）

注意，血栓栓塞的风险通常用年风险表述；对于大多数患者来说，在典型的围手术期内的短期风险被认为要低得多。

将桥接治疗应用于高危人群（表 1.6-3）[38]。

- 人工二尖瓣置换术
- 老年主动脉瓣（笼状球体，倾斜圆盘）
- 房颤伴 $CHADS_2 \geq 5$
- 过去 6 个月内有过脑卒中或短暂性脑缺血发作（TIA）
- 风湿性心脏瓣膜病
- 不愿意接受 ATE 风险的患者或医务人员

对于中危患者，应个体化地决定是否使用桥接治疗和桥接治疗的强度。

鉴于老年人对典型抗凝药剂量的高度敏感性，以及肾、肝功能不全和其他出血危险因素的高发生率，中、低风险患者的桥接治疗应谨慎进行[47]。

一项大型随机双盲安慰剂对照研究观察了因择期手术或其他选择性侵入性操作而中断华法林治疗的房颤患者，其平均 $CHADS_2$ 评分为 2.3。研究发现，放弃桥接治疗的抗凝效果不劣于围手术期使用低分子肝素桥接治疗，且出血更少。在这项研究中，无桥接组和桥接组的 ATE 发生率分别为 0.4% 和 0.3%；无桥接组和桥接组的大出血发生率分别为 1.3% 和 3.2%[48]。

没有明确的证据来指导桥接治疗的确切时间或剂量。一旦达到适当的止血效果，可根据肾功能选择药物。

- 全剂量低分子肝素，旨在完全治疗性抗凝
- 低剂量低分子肝素（如常用的 VTE 预防剂量）
- 普通肝素，达到 PTT 目标值（正常值的 1.5~2 倍）

即使在血栓栓塞事件的高危患者中，出血风险可能会高于术后 2~3 天发生血栓形成的风险，直到血流动力学稳定和止血能力恢复。如果有明显的术后出血迹象，临床医生应准备停止桥接治疗。

华法林通常可以在手术后的晚上恢复使用，且几乎全部在手术后 24 小时内恢复。如果没有活动性出血的迹象，应继续桥接治疗，直到达到目标 INR 并持续 48 小时。

桥接治疗应根据患者的特点考虑，并由外科和药剂科团队提供意见。

5　参考文献

1. Juliebo V, Bjoro K, Krogseth M, et al. Risk factors for preoperative and postoperative delirium in elderly patients with hip fracture. J Am Geriatr Soc. 2009 Aug;57(8):1354–1361.
2. Khan SK, Kalra S, Khanna A, et al. Timing of surgery for hip fractures: a systematic review of 52 published studies involving 291,413 patients. Injury. 2009 Jul;40(7):692–697.
3. Zuckerman JD, Skovron ML, Koval KJ, et al. Postoperative complications and mortality associated with operative delay in older patients who have a fracture of the hip. J Bone Joint Surg Am. 1995 Oct;77(10):1551–1556.
4. Gleason LJ, Friedman SM. Preoperative management of anticoagulation and antiplatelet agents. Clin Geriatr Med. 2014 May;30(2):219–227.
5. Marsland D, Colvin PL, Mears SC, et al. How to optimize patients for geriatric fracture surgery. Osteoporos Int. 2010 Dec;21(Suppl 4):S535–S546.
6. Gage BF, Waterman AD, Shannon W, et al. Validation of clinical classification schemes for predicting stroke: results from the National Registry of Atrial Fibrillation. JAMA. 2001 Jun 13;285(22):2864–2870.
7. Lip GY, Nieuwlaat R, Pisters R, et al. Refining clinical risk stratification for predicting stroke and thromboembolism in atrial fibrillation using a novel risk factor-based approach: the euro heart survey on atrial fibrillation. Chest. 2010 Feb;137(2):263–272.
8. Kearon C, Akl EA, Comerota AJ, et al. Antithrombotic therapy for VTE disease: antithrombotic therapy and prevention of thrombosis, 9th ed: American College of Chest Physicians Evidence-Based Clinical Practice Guidelines. Chest. 2012 Feb;141(2 Suppl):e419S–e494S.
9. Cannegieter SC, Rosendaal FR, Briet E. Thromboembolic and bleeding complications in patients with mechanical heart valve prostheses. Circulation. 1994 Feb;89(2):635–641.
10. Douketis JD, Berger PB, Dunn AS, et al. The perioperative management of antithrombotic therapy: American College of Chest Physicians Evidence-Based Clinical Practice Guidelines (8th edition). Chest. 2008 Jun;133(6 Suppl):299S–339S.
11. Gage BF, Yan Y, Milligan PE, et al. Clinical classification schemes for predicting hemorrhage: results from the National Registry of Atrial Fibrillation (NRAF). Am Heart J. 2006 Mar;151(3):713–719.
12. Pisters R, Lane DA, Nieuwlaat R, et al. A novel user-friendly score (HASBLED) to assess 1-year risk of major bleeding in patients with atrial fibrillation: the Euro Heart Survey. Chest. 2010 Nov;138(5):1093–1100.
13. Friberg L, Rosenqvist M, Lip GY. Evaluation of risk stratification schemes for ischaemic stroke and bleeding in 182 678 patients with atrial fibrillation: the Swedish Atrial Fibrillation cohort study. Eur Heart J. 2012 Jun;33(12):1500–1510.
14. Al-Rashid M, Parker MJ. Anticoagulation management in hip fracture patients on warfarin. Injury. 2005 Nov;36(11):1311–1315.
15. Kearon C, Hirsh J. Management of anticoagulation before and after elective surgery. N Engl J Med. 1997 May 22;336(21):1506–1511.
16. Jaffer AK, Brotman DJ, Chukwumerije N. When patients on warfarin need surgery. Cleve Clin J Med. 2003 Nov;70(11):973–984.
17. Horlocker TT, Wedel DJ, Benzon H, et al. Regional anesthesia in the anticoagulated patient: defining the risks (the second ASRA Consensus Conference on Neuraxial Anesthesia and Anticoagulation). Reg Anesth Pain Med. 2003 May-Jun;28(3):172–197.
18. Crowther MA, Douketis JD, Schnurr T, et al. Oral vitamin K lowers the international normalized ratio more rapidly than subcutaneous vitamin K in the treatment of warfarin-associated coagulopathy. A randomized, controlled trial. Ann Intern Med. 2002 Aug 20;137(4):251–254.
19. Dezee KJ, Shimeall WT, Douglas KM, et al. Treatment of excessive anticoagulation with phytonadione (vitamin K): a meta-analysis. Arch Intern Med. 2006 Feb 27;166(4):391–397.
20. Burbury KL, Milner A, Snooks B, et al. Short-term warfarin reversal for elective surgery—using low-dose intravenous vitamin K: safe, reliable and convenient*. Br J Haematol. 2011 Sep;154(5):626–634.

21. Fiore LD, Scola MA, Cantillon CE, et al. Anaphylactoid reactions to vitamin K. J Thromb Thrombolysis. 2001 Apr;11(2):175–183.
22. Schulman S. Clinical practice. Care of patients receiving long-term anticoagulant therapy. N Engl J Med. 2003 Aug 14;349(7):675–683.
23. Fakheri RJ. Formula for fresh frozen plasma dosing for warfarin reversal. Mayo Clin Proc. 2013 Jun;88(6):640.
24. Vitale MA, Vanbeek C, Spivack JH, et al. Pharmacologic reversal of warfarinassociated coagulopathy in geriatric patients with hip fractures: a retrospective study of thromboembolic events, postoperative complications, and time to surgery. Geriatr Orthop Surg Rehabil. 2011 Jul;2(4):128–134.
25. Gleason LJ, Mendelson DA, Kates SL, et al. Anticoagulation management in individuals with hip fracture. J Am Geriatr Soc. 2014 Jan;62(1):159–164.
26. Refaai MA, Goldstein JN, Lee ML, et al. Increased risk of volume overload with plasma compared with four-factor prothrombin complex concentrate for rgent vitamin K antagonist reversal. Transfusion. 2015 Nov;55(11):2722–2729.
27. Goldstein JN, Refaai MA, Milling TJ Jr, et al. Four-factor prothrombin complex concentrate versus plasma for rapid vitamin K antagonist reversal in patients needing urgent surgical or invasive interventions: a phase 3b, open-label, non-inferiority, randomised trial. Lancet. 2015 May 23;385(9982):2077–2087.
28. White RH, McKittrick T, Hutchinson R, et al. Temporary discontinuation of warfarin therapy: changes in the international normalized ratio. Ann Intern Med. 1995 Jan 1;122(1):40–42.
29. Tharmarajah P, Pusey J, Keeling D, et al. Efficacy of warfarin reversal in orthopedic trauma surgery patients. J Orthop Trauma. 2007 Jan;21(1):26–30.
30. Bell BR, Spyropoulos AC, Douketis JD. Perioperative management of the direct oral anticoagulants: a case-based review. Hematol Oncol Clin North Am. 2016 Oct;30(5):1073–1084.
31. Schulman S, Majeed A. The oral thrombin inhibitor dabigatran: strengths and weaknesses. Semin Thromb Hemost. 2012 Feb;38(1):7–15.
32. Douxfils J, Mullier F, Robert S, et al. Impact of dabigatran on a large panel of routine or specific coagulation assays. Laboratory recommendations for monitoring of dabigatran etexilate. Thromb Haemost. 2012 May;107(5):985–997.
33. Ageno W, Gallus AS, Wittkowsky A, et al. Oral anticoagulant therapy: Antithrombotic Therapy and Prevention of Thrombosis, 9th ed: American College of Chest Physicians Evidence-Based Clinical Practice Guidelines. Chest. 2012 Feb;141(2 Suppl):e44S–e88S.
34. Pollack CV Jr, Reilly PA, Eikelboom J, et al. Idarucizumab for Dabigatran Reversal. N Engl J Med. 2015 Aug 6;373(6):511–520.
35. Ansell JE, Bakhru SH, Laulicht BE, et al. Use of PER977 to reverse the anticoagulant effect of edoxaban. N Engl J Med. 2014 Nov 27;371(22):2141–2142.
36. Ansell JE. Universal, class-specific and drug-specific reversal agents for the new oral anticoagulants. J Thromb Thrombolysis. 2016 Feb;41(2):248–252.
37. Connolly SJ, Milling TJ Jr., Eikelboom JW, et al. Andexanet alfa for acute major bleeding associated with factor Xa inhibitors. N Engl J Med. 2016 Sep 22;375(12):1131–1141.
38. Douketis JD, Spyropoulos AC, Spencer FA, et al. Perioperative management of antithrombotic therapy: antithrombotic therapy and prevention of thrombosis, 9th ed: American College of Chest Physicians Evidence-Based Clinical Practice Guidelines. Chest. 2012 Feb;141(2 Suppl):e326S–e350S.
39. Baron TH, Kamath PS, McBane RD. Management of antithrombotic therapy in patients undergoing invasive procedures. N Engl J Med. 2013 May 30;368(22):2113–2124.
40. Daemen J, Wenaweser P, Tsuchida K, et al. Early and late coronary stent thrombosis of sirolimus-eluting and paclitaxel-eluting stents in routine clinical practice: data from a large two-institutional cohort study. Lancet. 2007 Feb 24;369(9562):667–678.
41. Collinge CA, Kelly KC, Little B, et al. The effects of clopidogrel (Plavix) and other oral anticoagulants on early hip fracture surgery. J Orthop Trauma. 2012 Oct;26(10):568–573.
42. Bagot CN, Arya R. Virchow and his triad: a question of attribution. Br J Haematol. 2008 Oct;143(2):180–190.
43. Geerts WH, Bergqvist D, Pineo GF, et al. Prevention of venous thromboembolism: American College of Chest Physicians Evidence-Based Clinical Practice Guidelines (8th Edition). Chest. 2008 Jun;133(6 Suppl):381S–453S.
44. Dahl OE, Caprini JA, Colwell CW Jr, et al. Fatal vascular outcomes following major orthopedic surgery. Thromb Haemost. 2005 May;93(5):860–866.
45. Falck-Ytter Y, Francis CW, Johanson NA, et al. Prevention of VTE in orthopedic surgery patients: Antithrombotic Therapy and Prevention of Thrombosis, 9th ed: American College of Chest Physicians Evidence-Based Clinical Practice Guidelines. Chest. 2012 Feb;141(2 Suppl):e278S–e325S.
46. Gent M, Hirsh J, Ginsberg JS, et al. Low-molecular-weight heparinoid orgaran is more effective than aspirin in the prevention of venous thromboembolism after surgery for hip fracture. Circulation. 1996 Jan 1;93(1):80–84.
47. Birnie DH, Healey JS, Wells GA, et al. Pacemaker or defibrillator surgery without interruption of anticoagulation. N Engl J Med. 2013 May 30;368(22):2084–2093.
48. Douketis JD, Spyropoulos AC, Kaatz S, et al. Perioperative Bridging Anticoagulation in Patients with Atrial Fibrillation. N Engl J Med. 2015 Aug 27;373(9):823–833.

1.7 术后内科处理

作者　Jennifer D Muniak, Susan M Friedman
译者　张心培　　审校　刘　楠

1　引言

髋部骨折修复术后早期阶段的特点是在功能储备较少的个体中发生的动态生理变化。传统的术后处理方法通常协调较差，并且主要为应对术后出现的医疗并发症。这些方法使老年患者面临多种不良事件、过度检查及多重用药的风险（图 1.7-1）[1]。

相反，排名较高的老年骨折中心可以降低髋部手术和药物治疗后的并发症发生率、住院时间和死亡率，利用标准化方案来解决常见临床问题，着眼于早期活动和早期出院计划[2]。频繁的医学评估可做到对症状进行有针对性的控制，术后并发症的早期识别和治疗，以及最佳的术后恢复。

本章概述了髋部骨折修复术后的临床实用方法。重点讨论积极、协作的医疗处理，并了解老年人在这一脆弱时期所面临的独特挑战。

关键点包括以下方面。

- 采用老年原则进行术后处理对于获得最佳预后至关重要
- 早期活动、控制疼痛、恢复足够的血管内容量及避免医源性伤害至关重要
- 某些家庭医疗可能不适用于术后恢复，特别是对于血压较低的患者
- 出院沟通和交接尤为重要

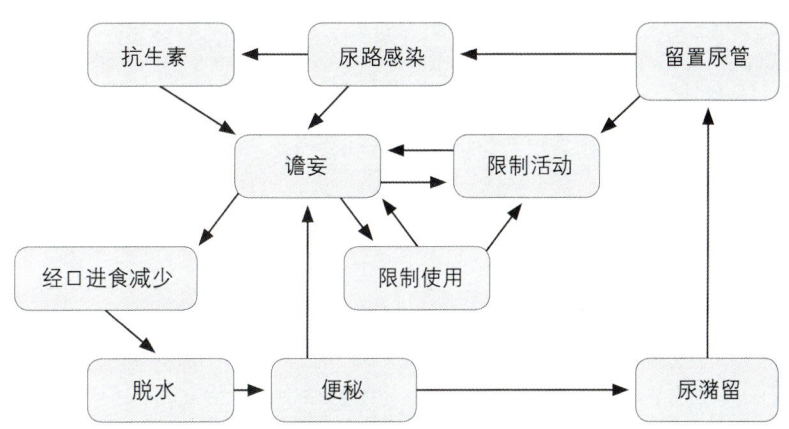

图 1.7-1　术后并发症之间的相互联系

2 术后贫血的处理

维持足够的血容量是术后早期的重要目标。老年人术后可能需要进行血液和容量的复苏，但应根据个体基线和围手术期的情况来调整时间和剂量。在围手术期早期，血容量不足的风险包括直立性晕厥、急性脑卒中和急性肾损伤。在围手术期后期，水肿和血容量过多会使伤口愈合和术后恢复复杂化。对于大多数患者而言，保持足够的血容量以维持站立位血压和末端器官灌注是第一要务，尤其是在手术后的前48小时。

2.1 等渗液

- 等渗液，如0.9%氯化钠溶液，可以帮助维持围手术期血容量
- 通常在髋部骨折手术之前开始持续输液，并在术后第一天或第二天恢复并达到稳定的血容量且恢复进食进水后停止
- 每日评估容量状态并监测血容量不足的迹象

2.2 输血

随着最新研究数据证明自由输血政策缺乏益处且在某些情况下有所损害，输血标准也在不断变化。撰写本文时，最好的研究数据来自FOCUS试验[3]，表明典型的髋部骨折患者可以通过输血进行安全治疗的血红蛋白阈值为8 g/dL。

在FOCUS试验中，以8 g/dL阈值输血的患者与以10 g/dL阈值输血的患者相比，血液制品使用量减少了65%，而死亡率、急性冠脉综合征发生率和60天移动能力在2组中呈现相似水平。

在非髋部骨折人群中也发现了采用自由输血政策的危害，尽管其严重程度仍然未知。最近一项关于急性消化道出血患者的研究发现，输血阈值为9 g/dL的患者在6周时的全因死亡率显著高于输血阈值为7 g/dL的患者[4]。容量超负荷是最常见的输血风险，并且随着输注的红细胞量增加或有心力衰竭史，这种风险会增加[5]。

不可能有一个单一的阈值适合所有患者，临床医生除了绝对血红蛋白值外，还应考虑失血的比例和速度。贫血引起的症状和体征，无论阈值如何，均需输血。心动过速、低血压、精神状态改变、胸痛和呼吸困难可提示症状性贫血。合并疾病或药物（如β受体阻滞剂会抑制心动过速）可以抑制预期的血流动力学变化。有出血倾向的患者、术中失血量较大或慢性肺疾病引起的骨折前血红蛋白水平较高的患者可能需要更高的输血阈值。

3 早期活动

早期活动是预防术后并发症（包括压疮、长期疼痛和功能下降）的基石。有些因素可能会限制早期活动，如谵妄、束缚和内科疾病。在评估所有医疗计划时都应考虑到术后活动。

许多患者会具有不可改变的危险因素，如肌少症、运动无力、步态障碍、运动迟缓、易冲动、本体感觉差和视力低下（失明）。

术后第一天及其后每天进行物理治疗会诊对于促进早期身体康复是必要的。

除非患者有关于活动的特殊考虑，否则医生应鼓励患者进行活动。允许在可承受范围内负重的外科手术修复将有助于促进这一过程。

3.1 限制束缚和过度监控

用于监测和治疗住院患者的医疗设备也将其"束缚"在病床上，并代表了功能约束。束缚会严重限制活动能力，当束缚被解除时也会导致并发症出现。受到束缚的患者更容易出现谵妄。

临床医生应在每次访视时评估对此类束缚

的需求，并尽快将其移除。

常见有关束缚的具体问题包括以下方面。

- 导尿管最适合等待髋部骨折手术的患者使用，以准确测量尿量，并为卧床不起且无法上厕所的患者提供方便。术后，导尿管会阻碍活动，导致感染，并且通常可以在术后的2天内移除。有关导尿管的进一步讨论，请参见本章中的主题10.2
- 连续静脉输注是行动不便的主要障碍，并且对护士和患者而言都是烦琐的，常常分散了最重要的术后处理目标。一旦患者血流动力学稳定，大多数输液可在术后第一天或第二天停止。如果需要静脉输液，应考虑间歇给药，以免与活动或物理治疗过程发生冲突
- 仅在不稳定或新诊断出心律不齐的患者中需要进行持续的心脏监护，而在标准术后处理中则不建议进行持续的心脏监护
- 辅助吸氧只能用于治疗目标体征或症状，有足够氧合的患者应停止吸氧
- 获取生命体征的频率应权衡该信息的有用性和患者的负担。如果患者血流动力学稳定，则应考虑在晚上8小时内放弃生命体征检查以促进睡眠
- 应避免身体约束，因其可能造成严重的身心伤害。约束不能防止跌倒，反而会因受约束者试图挣脱而引起躁动并造成严重的伤害和死亡[6, 7]。最好通过预防或及时治疗谵妄，避免在住院的老年人中使用约束手段，请参见第1.14章"谵妄"。身体约束的替代方法包括陪护或家人看护、改变患者环境（如照明和噪音）以及在必要时使用低剂量抗精神病药物

4 谵妄

谵妄是髋部骨折手术最常见的并发症，其特点是思维异常紊乱，意识水平不断变化，严重程度通常会发生波动。它是院内及出院后死亡率的独立预测因素[8]。及时识别和治疗谵妄对于早期和有效的康复及其他方面的恢复很重要。

有关谵妄的进一步讨论，请参见第1.14章"谵妄"。

5 营养不良

许多老年患者在髋部骨折时伴有营养不良。这会对他们的康复及1年死亡率产生负面影响[9]。毫不奇怪，老年人在术后也难以维持足够的营养。麻醉引起的肠淤滞会降低食欲。嗜睡、插管后咽喉不适、缺少假牙、食物选择不当、新发或恶化的吞咽困难可能会进一步阻碍进食。院内营养不良与死亡率增加和功能下降有关[10, 11]。

尚不清楚优化的院内营养能否缓解或抵消这些不良后果。然而，优化院内营养仍然是一个重要目标，至少在理论上具有改善肠蠕动、血容量和情绪的益处。

如果在饮食上不对盐、精制糖或饱和脂肪施加严格限制，老年人会摄入更多食物[12]。同样，当一整天都有少量高热量的食物时，口服消耗通常会增加。食物应该得到优化并根据患者的需求进行调整（如食物的分配、适当的姿势、手动喂养等）。

营养补充剂在老年人的医院处理中没有明确的作用。它们似乎并未降低髋部骨折患者的并发症或死亡率[13]。

吞咽困难在老年人中相对普遍，并且在围手术期会加剧。需要确保准备适当稠度的食物并提供喂养帮助（即有时需要进餐管理）。如果临床医生不确定患者经口进食的安全性，则吞咽评估可能会有所帮助。更多有关营养不良的讨论，请参见第1.11章"肌少症、营养不良、虚弱和跌倒"。

6 避免压疮

压疮是长期卧床不动的可预测、花费多且危险的并发症。

虚弱的老年患者最容易出现压疮[14, 15]。对于脆性骨折患者而言，出现压疮或加重的可能性很高，在卧床休息的几天内可能会发生组织损伤[16, 17]。预防压疮的原则与医院处理的其他最佳实践保持一致，包括最大限度地减少固定时间、优化营养并保持足够的卫生。护理人员在识别高危患者并提供大部分皮肤处理方面发挥着重要作用。

在骶尾部和足跟处机械减压对于预防压疮至关重要，而对于不能或不愿在术后进行下肢活动的患者而言，这一点变得尤为重要。最好通过每天的床椅转移及床上体位变换来实现减压。尽管尚未确定最佳频率，体位变换应至少每 4 小时进行 1 次[18]。首选袜子或软垫靴子用于足跟的减压。

皮肤应保持干燥并注意保护。敷料保护已有的骶尾部皮肤溃疡，以防止尿液和粪便污染。使用防护敷料避免摩擦和剪切力，并小心进行体位变换和转移患者。

护士管理的风险评估工具有助于识别出压疮的高风险患者。尽管尚未发现它们可以降低压疮的发生率，但它们产生的分数可帮助护士分配资源并制订有效的处理计划[19]。Braden 量表和 Norton 量表是使用最广泛的工具，并且由美国卫生保健研究与质量管理处推荐用于医院和护理院[20]。风险评估的最佳频率仍存在争议，但建议至少在入院时和 48~72 小时进行重复评估[21]。

7 疼痛管理

有效的疼痛控制有助于早期活动并降低谵妄的风险。频繁的疼痛评估和适当的给药剂量至关重要。

常规使用的对乙酰氨基酚为大多数老年人的术后疼痛控制提供了安全且耐受良好的基础。对于无肝功能不全的患者，在术后至少 2~3 周内，每天 3 次服用 650~1 000 mg 对乙酰氨基酚。确保患者没有服用任何其他含有对乙酰氨基酚的药物。

大多数患者在髋部骨折后的最初几天至几周内将需要服用低剂量的阿片类药物。非长期依赖阿片类药物的患者可能仅需要偶尔的低剂量阿片类药物治疗，大多数情况下是在活动时及夜间。老年患者通常会根据需要，采用每 3 小时 2.5 mg 速释羟考酮的方案。鼓励护理人员在进行物理治疗或转诊前 30 分钟给予阿片类药物。有关疼痛管理的更多讨论，请参见第 1.12 章 "疼痛管理"。

8 避免便秘

髋部骨折修复患者因手术应激和活动能力下降导致肠淤滞，因此便秘的风险很高。如果不特别注意肠功能，患者就有肠梗阻甚至是致命性阻塞的危险。

处理团队应积极治疗便秘，并确保出院前排便。术后处理的其他方面将促进正常肠道功能的恢复，如早期活动和经口营养（水合作用），以及限制束缚。聚乙二醇是一种强效渗透性泻药，通常具有良好的耐受性，并且可被滴定。可考虑在术后初期每天 1~2 次口服 17 g 聚乙二醇。通常情况下还需要直肠栓剂以促进手术后的首次排便。

9 多重用药——何时停止或重新开始用药

手术后的应激和术后早期的快速生理变化增加了患者对药物作用的易损性，即使在门诊环境中耐受性良好的药物也是如此。在术后早期，开出尽可能最少和最低剂量的常规药物是较为明智的。只有少数几种药物具有明确的戒断作用（如β受体阻滞剂、可乐定、长期阿片类药物和长期苯二氮䓬类药物），这些可能需要以当前剂量或较低剂量继续使用。否则，患者均应在开具处方或重新开始服药之前表现出对药物的生理需要。这种策略可能会减少多重用药和药物不良反应。有关多重用药及其管理的详细说明，请参见第1.13章。

9.1 降压药物

由于围手术期常出现低血压，因此通常在髋部骨折修复术之前应停止降压治疗。术后早期因水化不充分及肾脏灌注不足，应继续服用血管紧张素转化酶抑制剂（ACEI）、血管紧张素受体阻滞剂（ARB）和利尿剂。当血压确实需要使用降压药治疗时，药物应缓慢加量并采用较小治疗剂量。

β受体阻滞剂为例外，因其通常在围手术期有持续的心脏保护作用并降低反跳性心动过速的发生风险。同样，在围手术期可能需要继续使用一些用于控制心率的钙通道阻滞剂。

9.2 抗凝药

髋部骨折手术后，临床医生必须权衡术后出血和输血的风险以及抗血栓药和抗凝药的潜在益处。内科与外科需要针对此问题达成一致意见进行临床决策。在出血风险最高的术后早期，低分子肝素的预防性给药通常作为预防静脉血栓栓塞的单一有效药物。有效止血后，可以考虑恢复其他抗凝药的使用。特殊的抗凝需求，请参见第1.6章"围手术期抗凝治疗"。

9.3 利尿剂

长期使用利尿剂的大多数患者只有在恢复药物后才能正常排尿。当术后补液已充分并且能够经口摄入足够的液体时，大多数患者能够在术后3~4天恢复利尿剂的使用。

10 避免严重的医疗问题

10.1 肺炎

年龄较大、营养不良（定义为白蛋白<3.5）、日常生活活动（ADL）能力障碍、有充血性心力衰竭病史、患有慢性肺病（如慢性阻塞性肺疾病）的患者，术后发生肺炎的风险极高[22]。总体而言，美国医师学会[22]提出"肺扩张方式"，如激励肺活量测定法和深呼吸法在术后预防肺炎方面有强有力的证据基础，且被强烈推荐，尽管每种方法的幅度和相对有效性尚待阐明。尽量实现术后早期活动、适当控制疼痛和抬高床头是容易做到并具有额外益处的方法。

10.2 尿路感染

留置导尿管会为髋部骨折患者带来尿路感染（UTI）的风险，尤其对于术后留置超过2天的情况[23]。除了一些特殊情况，否则导尿管应在术后的第一天移除。导致拔除尿管障碍的最常见问题是尿潴留，但可以通过预防便秘、早期活动和避免使用抗胆碱能药物来减轻这种风险。如果临床上持续存在尿潴留，则可能需要继续导尿。

临床医生应避免对无症状患者进行UTI筛查，如果在尿液样本中发现无症状菌尿，则无须使用抗生素治疗。任何抗生素都可能引起不良反应、与其他药物的相互作用及艰难梭菌的感染。

10.3 心力衰竭

老年患者很难准确诊断术后心力衰竭。体格检查结果如肺部湿啰音、颈静脉压升高和外周性水肿在老年人中通常是非特异性的。通常需要进行利尿试验协助诊断和治疗[1]。对于新发现的心力衰竭，需要进行超声心动图检查及心内科会诊，以评估可能的可纠正原因，如瓣膜问题、心律不齐或局部缺血。

10.4 低钠血症

在外科手术中，低钠血症通常是由神经激素应激和抗利尿激素分泌引起的，从而导致血管内容积增加[24]。通常情况下为轻度低钠血症，无须特殊治疗即可缓解。血容量平衡但血钠下降的患者仍应咨询肾病科。必须在出院前稳定患者的血钠水平。

10.5 心肌梗死和肌钙蛋白升高

髋部骨折术后，临床诊断心肌梗死的情况很少见。然而，心肌标志物肌钙蛋白的升高相对普遍，并且与术后6个月的心源性死亡率及全因死亡率的增加相关[25]。因此，推荐常规肌钙蛋白监测作为一种预后评估的常规方法[26]。这种监测对临床预后的影响尚不清楚，需要进一步研究以量化这种方法的风险和益处。

11 出院计划和安全交接

成功的交接需要积极、协调的团队努力，尤其对于医疗情况复杂的患者。接受脆性骨折修复手术的患者特别容易受到交接不良的影响，这会导致重新住院、不良事件和患者不满意[27]。有效缩短住院时间的骨折方案具有标准化的出院计划，该计划始于入院，并通过自动的社会工作和物理治疗咨询来确定出院后目的地[2]。出院后目的地取决于患者的处理需求和特定医疗保健系统中可用的服务。

住院总结是与承接处理团队进行医疗沟通的重要组成部分，尤其是对于医疗情况复杂的患者。该文件应由在住院期间对患者的处理起积极作用的医生、医生助手或护士撰写，并且应以有效促进出院后处理的方式来撰写。总结应在出院前完成，且最好在提供给承接处理团队的同时进行电话联系。用清单标准化患者的交接可能会提高传达信息的质量[28]。

适当的住院总结应包括以下方面。
- 基线功能状态和慢性医疗问题
- 手术细节，如日期、手术医生、手术类型和并发症
- 术后并发症及治疗的细节
- 一些重要的检验结果（总结）
- 咨询医生的姓名、职务和联系方式
- 出院药物清单，包括剂量、次数、途径和适应证
  - 注意停用（或剂量减少）的药物及原因
  - 注意添加的药物及原因
  - 骨质疏松症的治疗计划
- 对承接处理团队的指示，如伤口处理、活动水平、饮食等
- 待进行的检验检查和随访预约日期（时间）
- 处理目标，包括复苏状态和维持生命的治疗诉求

有关急性期后处理的更多讨论，请参见第1.9章"急性期后处理"。

12 与患者和家属的预后讨论

对患者的预期指导是临床医生的重要责任之一，尤其是当医生预期患者的功能将发生变化时。约20%的髋部骨折患者会在1年内死亡，而25%的社区患者将需要家庭护理[29]。还有更多患者将无法恢复其功能，需要他人帮助进行移动和日常生活活动[30]。考虑到患者的先前功能水平、手术和围手术期并发症及康复进展，通常能够在术后病程的早期预估患者的临床预后。与患者和家属讨论这些发现十分重要，有助于制订长期处理目标，并为可能发生的不良

事件或新的残疾做好准备。术后住院期间是进行评估的理想时机，因为患者正在接受医疗处理并且通常接受预期的指导。关于预后和处理目标的进一步讨论可参考第1.5章"预后及处理目标"。

13 参考文献

1. Nicholas JA. Management of postoperative complications: cardiovascular disease and volume management. Clin Geriatr Med. 2014 May;30(2):293–301.
2. Friedman SM, Mendelson DA, Kates SL, et al. Geriatric co-management of proximal femur fractures: total quality management and protocol-driven care result in better outcomes for a frail patient population. J Am Geriatr Soc. 2008 Jul;56(7):1349–1356.
3. Carson JL, Terrin ML, Noveck H, et al. Liberal or restrictive transfusion in high-risk patients after hip surgery. N Engl J Med. 2011 Dec 29;365(26):2453–2462.
4. Villanueva C, Colomo A, Bosch A, et al. Transfusion strategies for acute upper gastrointestinal bleeding. N Engl J Med. 2013 Jan 3;368(1):11–21.
5. Li G, Rachmale S, Kojicic M, et al. Incidence and transfusion risk factors for transfusion-associated circulatory overload among medical intensive care unit patients. Transfusion. 2011 Feb;51(2):338–343.
6. Lofgren RP, MacPherson DS, Granieri R, et al. Mechanical restraints on the medical wards: are protective devices safe? Am J Public Health. 1989 Jun;79(6):735–738.
7. Miles SH, Irvine P. Deaths caused by physical restraints. Gerontologist. 1992 Dec;32(6):762–766.
8. Witlox J, Eurelings LS, de Jonghe JF, et al. Delirium in elderly patients and the risk of postdischarge mortality, institutionalization, and dementia: a meta-analysis. JAMA. 2010 Jul 28;304(4):443–451.
9. Koval KJ, Maurer SG, Su ET, et al. The effects of nutritional status on outcome after hip fracture. J Orthop Trauma. 1999 Mar-Apr;13(3):164–169.
10. Sullivan DH, Sun S, Walls RC. Protein-energy undernutrition among elderly hospitalized patients: a prospective study. JAMA. 1999 Jun 2;281(21):2013–2019.
11. Zisberg A, Shadmi E, Gur-Yaish N, et al. Hospital-associated functional decline: the role of hospitalization processes beyond individual risk factors. J Am Geriatr Soc. 2015 Jan;63(1):55–62.
12. Dorner B, Niedert KC, Welch PK. Position of the American Dietetic Association: liberalized diets for older adults in long-term care. J Am Diet Assoc. 2002 Sep;102(9):1316–1323.
13. Avenell A, Handoll HH. Nutritional supplementation for hip fracture aftercare in older people. Cochrane Database Syst Rev. 2006 (4):CD001880.
14. Allman RM, Goode PS, Patrick MM, et al. Pressure ulcer risk factors among hospitalized patients with activity limitation. JAMA. 1995 Mar 15;273(11):865–870.
15. Houwing R, Rozendaal M, Wouters-Wesseling W, et al. Pressure ulcer risk in hip fracture patients. Acta Orthop Scand. 2004 Aug;75(4):390–393.
16. Barton A, Barton M. The Management and Prevention of Pressure Sores. London: Faber and Faber; 1981.
17. Versluysen M. How elderly patients with femoral fracture develop pressure sores in hospital. Br Med J (Clin Res Ed). 1986 May 17;292(6531):1311–1313.
18. Krapfl LA, Gray M. Does regular repositioning prevent pressure ulcers? J Wound Ostomy Continence Nurs. 2008 Nov-Dec;35(6):571–577.
19. Pancorbo-Hidalgo PL, Garcia-Fernandez FP, Lopez-Medina IM, et al. Risk assessment scales for pressure ulcer prevention: a systematic review. J Adv Nurs. 2006 Apr;54(1):94–110.
20. Agency for Healthcare Research and Quality (Quality AfHRa). Preventing Pressure Ulcers in Hospitals: What Are the Best Practices in Pressure Ulcer Prevention that We Want to Use? Available at: http://www.ahrq.gov/ professionals/systems/long-term-care/ resources/pressure-ulcers/ pressureulcertoolkit. Accessed February 19, 2015.
21. Bergstrom N, Braden B, Boynton P, et al. Using a research-based assessment scale in clinical practice. Nurs Clin North Am. 1995 Sep;30(3):539–551.
22. Lawrence VA, Cornell JE, Smetana GW. Strategies to reduce postoperative pulmonary complications after noncardiothoracic surgery: systematic review for the American College of Physicians. Ann Intern Med. 2006 Apr 18;144(8):596–608.
23. Wald HL, Ma A, Bratzler DW, et al. Indwelling urinary catheter use in the postoperative period: analysis of the national surgical infection prevention project data. Arch Surg. 2008 Jun;143(6):551–557.
24. Lane N, Allen K. Hyponatraemia after orthopaedic surgery. BMJ. 1999 May 22;318(7195):1363–1364.
25. Ausset S, Minville V, Marquis C, et al. Postoperative myocardial damages after hip fracture repair are frequent and associated with a poor cardiac outcome: a three-hospital study. Age Ageing. 2009 Jul;38(4):473–476.
26. van Waes JA, Nathoe HM, de Graaff JC, et al. Myocardial injury after noncardiac surgery and its association with short-term mortality. Circulation. 2013 Jun 11;127(23):2264–2271.
27. Coleman EA, Boult C. Improving the quality of transitional care for persons with complex care needs. J Am Geriatr Soc. 2003 Apr;51(4):556–557.
28. Halasyamani L, Kripalani S, Coleman E, et al. Transition of care for hospitalized elderly patients—development of a discharge checklist for hospitalists. J Hosp Med. 2006 Nov;1(6):354–360.
29. Braithwaite RS, Col NF, Wong JB. Estimating hip fracture morbidity, mortality and costs. J Am Geriatr Soc. 2003 Mar;51(3):364–370.
30. Magaziner J, Hawkes W, Hebel JR, et al. Recovery from hip fracture in eight areas of function. J Gerontol A Biol Sci Med Sci. 2000 Sep;55(9):M498–M507.

1.8 术后外科处理

作者 Michael Blauth, Peter Brink
译者 邢华医　审校 刘 楠

1 引言

对于许多外科医生来说，术后阶段并不是他们关注的重点，至少不像对术中那样重视。只要伤口正常愈合，术后 X 线检查令人满意，他们通常很少关注影响术后恢复、功能康复和整体功能结局的其他重要问题。外科医生、护理人员和物理治疗师之间关于术后恢复常见问题的沟通往往很少。

这在一定程度上是由于缺乏针对患者个体功能结局的可行的工具。此外，手术医生和医疗服务机构可能并不了解如何为康复进程进行最佳的干预。

术后管理对优化结局的影响几乎与手术治疗一样重要。手术医生的建议对患者、家属、护士和物理治疗师有巨大的影响，并会对这些领域的医疗处理质量产生积极作用。本章我们将重点介绍早期活动和康复的重要性、伤口和皮肤管理，以及压疮的预防和治疗。

2 制动的影响

2.1 肌容积减少

肌容积和肌力的丧失在老年人中很常见，并与虚弱、功能衰退、活动减少和跌倒高度相关（图 1.8-1）[1]。这种与年龄相关的人体肌容积和肌力下降被称为肌少症（见第 1.11 章"肌少症、营养不良、虚弱和跌倒"），并可能因短期制动而加重[2]。

- Wall 等[3]从 8 名老年人中采集的初步数据表明，肢体制动 5 天会导致股四头肌横截面积减少 1.5%。如果按全身来推算，仅卧床 5 天肌肉组织就会减少约 1 kg
- 骨骼肌萎缩是由多种因素导致的，包括外源性负荷和神经激活的减少（即废用）[2]、炎症细胞因子和糖皮质激素、营养不良等。在肢体制动、卧床休息、脊髓损伤和不完全性或完全性周围神经损伤等临床情况下，负荷减少和神经激活减少经常同时发生，导致肌容积和肌力显著下降[2]
- 老年人在经过一段时间的废用后，即使进行了监督下的强化抗阻训练，其肌肉组织的恢复能力也明显下降[4-6]
- 短期废用导致明显的肌肉萎缩，而较长时间的废用可使肌肉组织的丢失速度更快。

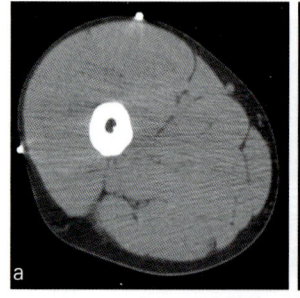
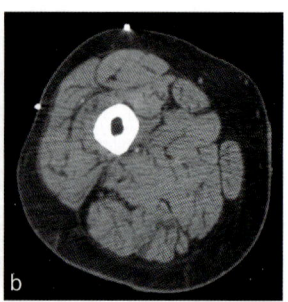

图 1.8-1　2 名年龄分别为 25 岁和 81 岁的男性上肢肌容积差异，二人身高和体重均相当

这表明早期肌肉萎缩与长期废用导致的肌容积丢失是由不同的机制所致[3]。

- 老年人在卧床休息期间会减少正常的日常活动。即使接受了有组织和监督的训练，一天中的大部分时间也完全没有活动[7]
- 有组织的长期抗阻训练能够有效增加老年人的肌容积[8,9]，这对其功能的恢复是至关重要的。目前大多数临床实践并未要求在制动期间进行这样的康复计划，并且老年人通常对无监督的抗阻运动训练依从性较低[10-12]

慢速氧化型肌纤维（1型）和快速糖酵解型肌纤维（2型）的组成比例随年龄增长而发生变化。由于2型肌纤维的自然丢失，老年人无法对突发的意外情况做出充分的反应，因而很容易跌倒。行走速度和协调性均下降，导致跌倒和骨折的风险增加。在制动期间，这一过程会继续进行，快肌纤维也会继续丢失。肌纤维的数量和体积均减少。

由于肌容积和肌力有直接相关性，肌容积的丧失本身是一个新的引起跌倒和骨折的独立危险因素。提高肌容积有助于改善患者在骨折治疗后制动期间的运动能力[13]。

有明确证据表明，制动早期即有明显的肌肉萎缩发生，这是由肌肉蛋白分解迅速增加而合成减少所致[3]。持续的分解代谢状态阻碍了这一情况的改善，因此，同时保证营养摄入（每天每公斤体重1.25~1.5 mg蛋白质）和积极的活动是恢复肌力和协调能力的关键。对老年人来说，二者都具有挑战性。

早期活动本身并不足以预防功能衰退。越来越多的证据表明，对体弱的老年患者进行力量训练是恢复肌肉功能和减轻术后3个月肌力不对称的有效方法[1]。

为了恢复到骨折前的功能和独立性，早期积极活动和充分的蛋白质摄入非常关键。

3　康复训练

对于脆性骨折的任何手术干预都应使患者能够立刻使用受伤的肢体。承担了手术风险的同时又在术后限制关节活动范围或积极的活动，往往会导致整体功能结局难以接受。

为什么我们会担心骨折部位（内固定）超负荷？生物力学研究表明，即使在没有软组织和有活性的肌肉组织支持保护的尸体骨骼中，内固定也仅会在承担明显高于生理水平的负荷时才被破坏。我们对部分负重（PWB）、完全负重（FWB）和非负重条件下的体内力学及上肢运动产生的力学仍未完全了解。

令人惊讶的是，患者卧床并抬高臀部时髋关节的受力要高于使用双拐进行FWB活动时[14]。根据这些生物力学研究结果和临床实际情况，应提倡在借助支撑物的条件下即刻进行耐受下负重（weight bearing as tolerated，WBAT）。

上述原则在选择非手术治疗时同样适用。

下面介绍一些一般建议。

- 患者通常喜欢活动和使用肢体。这可以使他们减少对辅助的依赖程度，并减少对活动受限的不满
- 患者可能会害怕疼痛。如果手术医生能够在术后早期协助患者活动关节、坐立于床前，以确保患者在疼痛时进行活动的安全性，将是非常有帮助的
- 步行练习应在手术医生的监督下进行，以便解释关于疼痛的表述和问题。不要仅依赖于其他医务工作者提供的报告，因为这种转述无法与亲自访视和观察患者相比
- 为患者提供个体化的提示和技巧，以保证在安全的前提下提高活动能力，可以为患者提供情绪支持，这是非常有帮助的
- 与患者交谈，握住他们的手，回答他们的担忧，这些措施也可以为他们带来帮助和鼓励

- 疼痛管理至关重要。时机、药物选择和剂量均会影响患者开始活动和配合训练的能力和意愿

应让患者在活动时感到舒适，并应提供不同的助行装置。拐杖或手杖通常较难使用，需要较好的上肢力量和协调性。带或不带滚轮的助行器可能在开始时更容易使用，甚至可以长期使用，但可能无法达到足够的独立性。

3.1 下肢

基于传统的医学观念、来源不确切的信息及对复位失败的恐惧，许多手术医生对于在骨盆和（或）下肢骨折复位及可靠固定术后是否允许完全负重仍犹豫不决。

一段时间内不负重或限制负重是为了限制重建骨和内固定材料的受力，以防止骨折和内固定物的松动、破坏和二次移位。当然，如果发生这样的情况，对患者和医生来说都是灾难。传统观念认为，在术后6周、8周甚至12周才能进行有限的部分负重。

这种基于时间的负重方案的起源之一是Muller等[5]制定的"骨折治疗AO原则"。该原则推荐髋部骨折术后3个月进行5~10公斤负重，但不幸的是没有任何循证文献的支持。值得注意的是，这些经典的方案仍在使用，而至少自20世纪末以来就有部分证据鼓励采用限制更少的负重方案。

内固定失败多与生物力学缺陷有关，包括复位和（或）内固定不佳等。

3.1.1 不建议部分负重

本章作者认为，对于老年下肢损伤患者，术后立即开始耐受下负重（WBAT）是唯一合理的选择。这一原则适用于所有的内固定术和关节置换术。生物力学结构坚实和对患者的密切观察是采用这一方案的前提。

如果认为内固定"不够稳定"，意味着可能需要数周到数月的卧床和（或）部分负重，直至骨折愈合。通常，骨折部位的骨吸收会使内固定的稳定性在术后最初几周内变得更差。

尽管缺乏较高等级的证据，作者还是提供了一些观点。

- 手术失败通常发生在术后第二个月至第三个月，没有证据表明允许负重的患者更容易手术失败
- 限制负重会给老年患者带来很大的生理负担。未完全负重行走的能量消耗会比正常行走增加4倍，导致快速产生疲劳[16]
- 大多数脆性骨折患者由于存在肌少症、本体感觉受损和上肢力弱而无法进行部分负重。许多患者既往已经存在上肢和下肢功能受损的问题，使他们无法安全有效地使用拐杖或助行器来保护患侧下肢。因此不负重或部分负重训练方案将无法进行，迫使患者延长卧床时间，由卧床导致的负面效应也随之延长，主要是肌容积的迅速减少。此外，不负重本身成为一项危险因素，增加了再次损伤的可能性
- 患者的积极性可能会因为对功能进步失败的恐惧和焦虑而下降
- 步态机制的改变可能导致过度负荷或腰痛
- 许多脆性骨折患者存在认知障碍，可能对负重训练指导无法理解或记忆
- 部分负重训练方案并无证据支持
- 即使给予了适当剂量的止痛药物，疼痛也会引导患者安全、适当地负重。认知功能严重受损的患者通常与认知功能正常的患者具有相同的自我保护机制
- 早期负重可促进骨折愈合和骨连接，而不会增加内固定失败的风险[17-19]

没有证据表明在骨盆和下肢骨折术后采用部分负重训练方案比完全负重训练方案有任何优势。由于立即开始可耐受的负重训练具有许多优点，应将其作为标准方案。这一方案可能有助于减少骨折带来的不良影响如独立性丧失，

降低肌少症的发生，缓解对跌倒的恐惧，并有望带来更好的结局。

3.1.2 建议

下列关于负重的建议有助于优化脆性骨折患者的结局。

- 内固定物应进行调整和延长，以使固定尽可能安全。例如，增加内固定、使用长钛板和相对稳定的结构、直接进行关节置换而不是术后需要部分负重的不稳定的内固定系统
- 术后应尽快开始可耐受的负重训练使患者进行活动。最开始采用的方法通常是床边坐、立、双腿等量负重
- 使用助行器辅助进行可耐受的负重训练。更个体化的助行器可以支撑双上肢和躯干上半部分，使患者感到安全，不再因为担心跌倒或疲劳而无法步行
- 创造安全环境，提高患者信心，降低跌倒风险
- 增强对身体的自我感知可以帮助患者识别可能发生过度负重的情况
- 对于大多数经过了复位和内固定的关节内骨折患者，并不需要限制负重。即使存在软骨损伤，解剖结构也已经得以恢复。轴向负荷有助于改善关节和软骨的循环，促进关节的愈合和力量恢复
- 手术医生应定期观察患者术后进行活动和步行时的情况，并特别注意康复过程中遇到的障碍。来自手术医生的一点意见、提示和鼓励对于获得最佳结局是极其重要的

3.1.3 证据

文献综述表明，可耐受的负重训练对于大多数已经完成手术固定的脆性骨折患者来说是安全的。

- Koval等[17]发现，从术后第一天开始，鼓励老年患者由部分负重开始进行可耐受的负重训练，术后第一周达到负重50%，术后3个月增加到87%，不会造成内固定的任何破坏
- 使用体重秤指导患者进行生物反馈训练能够改善站立功能，但对步行功能无明显作用[20]
- 目前尚不明确内固定-骨骼复合体所承受的轴向负荷的实际大小。我们知道，患者对精确训练指导的依从性相当低，内固定也很少会发生破坏。那么，为什么要采用限制负重的训练方案，而不采用可耐受的负重训练方案呢
- 一般来说，没有确切证据表明可耐受的负重训练方案会导致骨关节炎更早发作，在老年人群中也几乎不需要考虑这一问题。影响结局的不是开始负重的时间，而是关节复位是否充分。少数针对老年髋臼骨折患者早期负重的研究发现，经过负重训练后并未造成更多的骨折二次移位，其比例与未负重者相近[21]。需要注意的是，髋臼骨折患者进行转移和维持坐位时，大部分力矩施加于髋臼后方，而步行时轴向力矩将传递至髋臼顶部，即使患有严重骨质疏松症的患者，髋臼顶部也相对更为坚实。即使未接受手术治疗的髋臼骨折患者也能耐受负重（图1.8-2）
- 类似的原则也适用于胫骨平台骨折。经过充分复位和钛板固定后，早期负重并不会导致骨折愈合不良或骨不连。一些医生习惯使用锁定钢板和（或）术后外固定支具，但其优势尚未被证实[22-24]

3.2 制动

3.2.1 石膏管形和夹板固定

对于下肢（踝关节）骨折的非手术治疗，可以使用外固定技术（主要是熟石膏）来维持复位、缓解疼痛并为骨折愈合稳固提供时间。对于

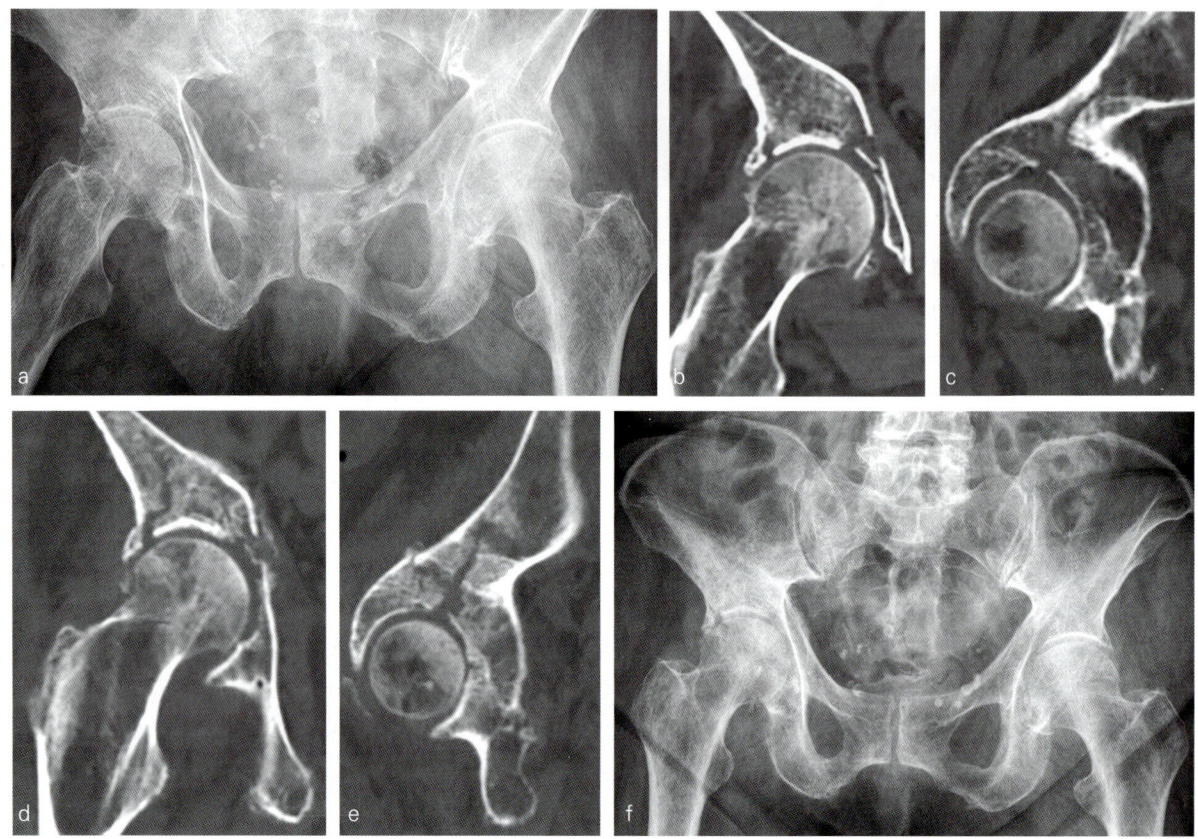

图 1.8-2
a~c. 91 岁女性右髋臼骨折。立即开始疼痛可耐受的扶助行器活动
d, e. 2 个月后骨折块轻微移位，但几乎无任何疼痛，有骨痂形成
f. 3 个月后无明显变化

内在稳定性骨折，如果在消肿后能够进行适当的外固定，则可以允许负重。对于不稳定骨折，应推迟开始负重的时间，直至观察到骨折愈合的表现。外固定的主要缺点，包括肌肉萎缩和关节僵硬，这也是提倡尽可能进行内固定的原因。

如今，使用石膏或夹板的外固定通常被用作加固骨质疏松性骨折内固定的辅助手段。除了已知的内固定与非手术治疗联合干预的缺点外，没有证据支持这种联合干预方法。考虑到老年患者使用外固定容易出现皮肤问题和影响活动，使用石膏外固定应该作为无法手术治疗时的替代策略而不是常规治疗方式。

如果由骨骼强度较差导致内固定效果不佳，可以使用外固定架（EF）作为临时辅助。需要注意的是，当钢板螺钉固定不佳时，外固定架的螺钉也将无法长期固定。

3.2.2　牵引制动

术前对下肢骨折进行牵引治疗已不再常用，并且对老年患者进行牵引治疗存在额外的风险。如果使用皮肤牵引，超过 1 公斤的牵引重量很容易损伤老年患者的皮肤。骨牵引的缺点包括损伤神经、牵引松动和有感染风险等。由于这些原因，建议早期进行手术治疗。如果软组织条件不允许早期手术，使用临时的外固定架可能比牵引更安全。

3.3　上肢

肱骨近端和肱骨干骨折患者通常需要吊带固定 3 周以上。尺骨鹰嘴骨折、肱骨远端骨折、肘关节骨折及脱位即使做了内固定手术也常常进行石膏固定。桡骨远端骨折也是如此。外科医生在较差的骨骼条件和潜在的伤口愈合问题之间存在矛盾和争论。

关于上肢骨折（多为肱骨近端或桡骨远端骨折）术后处理的争议比下肢少。同样，无论是开放性还是闭合性骨折，经过复位内固定手术后都不应常规进行外固定。例如，肱骨近端钢板固定术后不需要长时间限制功能锻炼。术中可以使用C臂机测试结构的稳定性。如果在术中可以安全地向各个方向活动肩关节，那么患者和（或）物理治疗师也应该能够耐受相同的动作，至少可以耐受被动活动。早期活动是减轻疼痛和帮助患者对受伤肢体恢复信心的最好方法，同样也适用于肘关节和桡骨远端骨折的患者。伤口愈合后，只有去除石膏才能进行手指和手腕的运动。只有桡骨远端骨折使用克氏针（K-wire）固定时（实际上这一治疗方式禁用于骨质疏松性骨折），才必须用石膏加固。

3.4 联合伤

对于存在上肢和下肢联合伤的患者，康复治疗尤为困难。如果腕部受伤，将患侧的拐杖调整为肘拐可能是一种解决方案。这类患者需进行个体化的康复治疗，以找到促进早期运动和保持负重的最佳方法。

4 皮肤和伤口管理

4.1 围手术期皮肤管理

与年轻人相比，老年人的皮肤非常脆弱，容易受伤。老年人发生脱套伤的风险增加，在手术台上牵引下肢进行髋关节复位时可能发生这种损伤（图1.8-3）。术后换药打开伤口敷料时应注意小心操作。对于皮肤脆弱的患者，应该使用绷带包扎而不用胶粘的伤口敷料。如果发生皮肤表面脱套伤，最好使用小的蝶形胶布固定皮肤而不是直接缝合。

4.2 伤口管理

预防感染是老年患者术后管理的基础之一。年龄增长、脱水、药物作用、营养不良、制动和合并疾病等因素均会使皮肤变得更加脆弱。

无论患者年龄大小，创伤伤口的愈合均无公认标准。为了预防伤口感染，重要的是注意彻底闭合伤口。控制明显的出血、关闭无效腔、在缝合前清除所有坏死的软组织是基本的外科原则，尤其对老年患者而言。

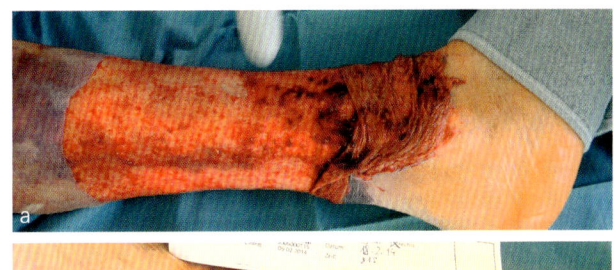
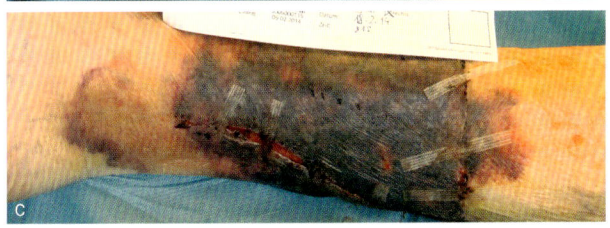
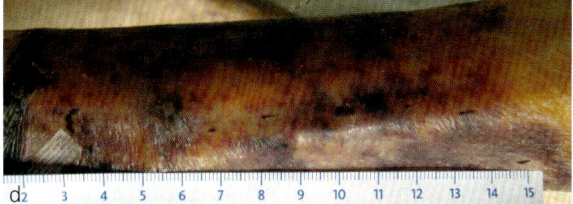

图1.8-3
a，b. 髋部假体周围骨折患者术中未注意到右小腿脱套伤
c，d. 随后经过数周，伤口顺利愈合

根据外科医生的习惯，缝合可以使用皮钉或缝线。目前尚不清楚二者的优劣。目前关于皮钉和缝线缝合的对比研究，特别是针对老年髋关节置换术后的研究，结果存在争议。一项荟萃分析研究显示，缝线组比皮钉组发生的感染更少[25]，而另一项综述则未发现明显差异[26]。

伤口缝合后，贴胶布保护伤口是降低伤口张力的一种方法。不过我们建议沿平行于伤口的方向使用与伤口长度相当的长条胶布，而不是间断贴上垂直于伤口的短胶布。多项研究表明，髋关节手术后使用垂直胶布的患者有10%~41%出现了皮肤水疱，这与术后肿胀和皮肤局部压力增加有关[27-29]。干燥的敷料可以吸收血液和渗出液体，有助于避免形成易于细菌生长的温湿环境。应格外注意避免形成水疱，因为水疱会引起疼痛并破坏皮肤屏障。一般情况下，缝合的伤口在手术48小时后就不再需要绷带包扎。如果存在尿失禁，则推荐进行绷带闭合包扎。保持伤口清洁和干燥是预防伤口愈合问题的最好方法。

有些情况下，伤口可能会持续数天渗出清亮液体。需要用干燥的无菌敷料来吸收这些液体。这一现象可能是由局部或全身性水肿、脂肪坏死筋膜剥脱、对缝合材料（如聚乳酸）的无菌性炎症反应等原因所致。在某些情况下，这种现象意味着与缝合材料相关的假性感染（即培养阴性而组织标本异物反应阳性）[30]。

4.2.1 伤口引流及血肿的处理

是否留置引流是多年来一直存在的普遍问题，也是老年骨折治疗中一个有争议的话题。自20世纪60年代早期以来，股骨近端骨折手术后通常提倡采用闭式引流术[31]。其原因具有一定的合理性，即为了预防伤口血肿形成和降低伤口感染的风险。

关于骨折术后伤口引流的相关研究较少[32-34]。Varley和Milner[32]发现，使用2个引流管真空负压吸引持续<48小时不会使伤口感染的发生率明显降低。最近的研究[33, 34]表明血肿形成与伤口感染之间没有明确的相关性，提示留置引流可能是不必要的。尚无充分的随机试验证据支持闭式引流在骨科术后中的常规应用[35]，因此未来开展更大规模的研究可能对此有所帮助。目前不推荐髋部骨折术后常规留置引流。

皮下血肿会使患者感到不适，同时由于周围组织的血液循环减少，还会危及伤口和邻近的正常皮肤（图1.8-4）。需要注意的是，无菌血肿的吸收会产生炎症表现，包括体温轻度升高。只有当炎症表现和实验室检查结果均提示可能发生感染时，才应考虑打开伤口。

对于髋关节手术，阔筋膜可以对内固定起保护作用，但在某些情况下也可能掩盖已经发生的感染。出现疼痛和体温升高提示需要对局部进行更密切的监测评估。在有血肿形成的情况下，只有当皮肤张力明显增高而可能导致皮肤坏死或出现渗液时，才建议进行血肿清除。疼痛可能是血肿压力过大的表现。尚无证据表明封闭的血肿会增加感染的发生率（见图1.8-4）[33]。

5 血栓栓塞性事件的预防

外科医生均了解预防性抗凝治疗对患者的获益，并认为抗凝治疗是一项良好的临床实践措施。在老年患者中，对抗凝不良反应（如出血）

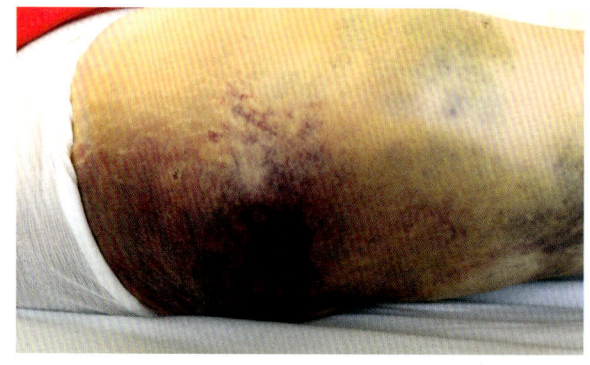

图1.8-4 有皮肤坏死风险的皮下血肿。应该考虑进行血肿清除

的担忧可能导致这类药物的使用不足[36, 37]。高龄被认为是血栓栓塞性事件最强和最普遍的危险因素之一[38]。合并疾病和活动减少也是导致血栓形成的因素[39]。制动和手术方式都会增加发生血栓栓塞并发症的风险。老年骨折患者从受伤到术后首次尝试活动之间可能需要卧床相当长一段时间，因此存在发生静脉血栓栓塞的中度风险（10%~40%）。髋部骨折手术或严重创伤时这一风险会升高到 40%~80%[40]。

5.1 静脉血栓栓塞的预防

除非存在绝对禁忌证，如显著的消化道、颅内、伤口或腹腔内出血，所有年龄的患者均应进行静脉血栓栓塞（VTE）的预防。建议采用间歇性气动加压装置或踝泵和（或）弹力袜进行机械预防[40]。抗凝治疗的全面论述见第 1.6 章"围手术期抗凝治疗"。

5.2 弹力袜

对于创伤手术后的老年患者，使用弹力袜可用于预防或治疗静脉血栓栓塞，但也有导致皮肤破裂和动脉受压的额外风险，因此在老年患者中必须谨慎使用。弹力袜有对抗静脉压升高的作用。静脉压力梯度的降低促进了液体从软组织向血液的再吸收。

一项 Cochrane 评价显示，弹力袜能够有效降低住院患者 DVT 风险，特别是与其他预防性措施联合使用时[41]。

关于弹力袜是否能够降低深静脉血栓后综合征（post thrombotic syndrome, PTS），尤其是严重的 PTS 的发生率，目前仍存在争议。唯一一项多中心随机安慰剂对照试验[42]显示没有明显获益，可能是由患者缺乏依从性所致。

注意不要使弹力袜上缘卷边，因为可能会因过度压迫而导致腓神经麻痹[43]。

5.3 预防静脉血栓栓塞的药物措施

为了预防下肢骨折、暂时卧床、手术和（或）分期逐渐恢复活动的脆性骨折患者发生静脉血栓栓塞并发症，可以考虑选择以下药物。

- 低分子肝素（LMWH），适用于中、高危患者。低分子肝素的优点是可以在出院后继续用药。常规推荐剂量见"老年骨科"手机应用程序[44]及第 1.6 章"围手术期抗凝治疗"。
- Xa 因子抑制剂（如依达肝素、磺达肝癸钠）皮下给药。磺达肝癸钠在预防血栓栓塞事件方面非常有效，但是可能增加出血（主要是手术部位出血）的风险[45]。
- 新型口服抗凝剂（new oral anticoagulants, NOAC）（如利伐沙班、达比加群、阿哌沙班）为片剂。这类药物在预防老年患者血栓栓塞性疾病中的确切作用尚不清楚

所有低分子肝素和磺达肝癸钠均已被证明在老年患者中的应用是安全有效的[37]。对于预防性用药，低分子肝素仍然是首选[46]。如果老年患者需要在髋部手术后延长抗凝治疗，使用维生素 K 拮抗剂（国际标准化比率控制在 2.0~3.0）是降低血栓栓塞性并发症风险的另一种方法，但必须警惕其导致大出血的风险。应避免过度抗凝以减少出血并发症。注意已经接受抗血小板治疗（如阿司匹林和氯吡格雷）的患者发生大出血的风险。由于没有证据表明抗血小板治疗优于抗凝治疗，除了有人工心脏瓣膜的情况以外，暂停抗血小板治疗将更为安全。

对于正在进行骨折复位和固定手术的患者，作者提出了一些建议。

- 对于没有立即进行手术的患者，在距离手术不超过 12 小时时给予低分子肝素。术后，低分子肝素可在固定后 6 小时或更长时间内开始使用

- 持续 10~15 天，如果是髋关节手术，最长可达 5 周

对于孤立的需要制动的下肢损伤，除非患者属于高危人群，否则没有证据表明抗凝治疗可以带来获益。

6 膀胱功能障碍的管理

许多脆性骨折患者在围手术期出现尿失禁，这是由既往存在的尿路功能障碍及谵妄、疼痛、体位异常、便秘、药物不良反应等暂时性因素所致。随着年龄的增长，膀胱容量、收缩力下降，逼尿肌不自主收缩增加。此外，几乎 90% 的髋部骨折患者都存在急性尿潴留，可能导致充溢性尿失禁[47]。制动、使用止痛药物和阿片类药物及静脉输液量增加都是导致尿潴留发生的因素[47]。

因此，围手术期可以留置导尿管。最好应在术后 48 小时内拔除导尿管，并在必要时进行规律的间歇导尿。术后与尿潴留相关的主要因素是患者的认知功能，而非骨折本身；需要格外关注存在认知障碍的患者，以避免膀胱过度扩张[48]。为了避免导尿管相关的尿路感染，推荐采用 Tenke 等[49]的改良方案。

1. 导尿应无菌操作。
2. 导尿管及尿袋应保持密闭。
3. 避免不必要的置管。
4. 导尿时间应尽可能短。
5. 推荐护士使用电子导管提醒系统。
6. 应向所有相关人员提供关于导尿和留置导尿管最佳操作方案的培训。
7. 推荐使用有亲水涂层的导管进行清洁间歇导尿。

关于导管和留置尿管的进一步讨论见第 1.7 章"术后内科处理"。

7 压疮的预防和治疗

压疮，又称褥疮，是老年住院患者的一个常见问题，其发生率很可能被低估[50]。压疮不仅在住院期间造成负担，而且许多 3 期和 4 期压疮会成为慢性伤口，降低患者生活质量[51]。压疮可以在几个小时内形成，但可能需要数年才能愈合。压疮的出现是多种病理因素共同作用的结果。制动、营养缺乏和慢性疾病造成的损害的累积效应，使老化的皮肤更容易受到损伤[51]。

预防压疮的推荐措施如下。
- 预防应从急诊就诊时开始
- 尽早使用压力缓解装置。选择动态支撑面如变压气垫、低压气浮床垫、间隔床垫、液化床垫，以及改良支撑面如使用特制的泡沫或羊皮，均已被证明能够比普通标准床垫更好地预防压疮[52]
- 多学科团队的参与，包括护士、护工、医生、营养师、作业治疗师和物理治疗师及社会工作者
- 早期活动是最重要的措施，而制动则是发生压疮最重要的危险因素[53]
- 4 种最常见的外部因素是轴向压力、剪切压力、摩擦力和过度潮湿[54]。除了治疗患者自身相关的内源性因素以外，关注这些外部因素也是非常重要的
- 经常在床上变换体位、早期活动、避免敷料或床单潮湿是所有医疗服务提供者都可以采取的简单措施
- 应鼓励患者在术后尽早坐起和步行。当必须卧床时，应每 2 小时变换一次体位。防止皮肤与支撑面发生滑动，床头高度应小于 30°[51]
- 必须每日定期检查高危区域的皮肤，如骶骨、尾骨、坐骨或大转子处

此外，应每日检查足跟。按照美国压疮咨询委员会（National Pressure Ulcer Advisory Panel，NPUAP）[55]制定的分期系统进行分期。

1期 压之不褪色的红斑：皮肤完整但有压之不褪色的红斑。

2期 累及部分皮层：部分皮层受累，真皮缺失，表现为较浅的开放性溃疡，红色、粉红色创面，无腐肉或焦痂。

也可能表现为完整的或开放（破裂）的充满血清或浆液的水疱。

3期 全层皮肤或组织缺失：皮下脂肪可见，但骨骼、肌腱或肌肉未暴露。

4期 全层组织丢失，暴露骨骼、肌腱或肌肉。

2期及更严重的压疮需要使用恰当的敷料，吸收渗出的同时保持湿润，促进肉芽组织的形成。敷料中可含有添加剂，如银离子、局部镇痛药物或活性炭以中和气味，可以根据情况选用。应根据压疮的分期选择治疗措施，部分情况可能需要手术清创（图1.8-5）。

对于3期或4期压疮的情况，清创是常用的处理技术。首先进行外科清创，随后为自溶清创。关于压疮清创最佳临床实践的证据很少[56]。局部使用表面抗菌霜似乎没有明显获益[51]。压疮的手术治疗（如切除突出或坏死的骨骼或皮瓣手术）很少用于虚弱的患者，也不适用于仍然处于制动状态的情况[51]。

8 参考文献

1. Suetta C, Magnusson SP, Beyer N, et al. Effect of strength training on muscle function in elderly hospitalized patients. Scand J Med Sci Sports. 2007 Oct;17(5):464–472.
2. Bodine SC. Disuse-induced muscle wasting. Int J Biochem Cell Biol. 2013 Oct;45(10):2200–2208.
3. Wall BT, Dirks ML, van Loon LJ. Skeletal muscle atrophy during short-term disuse: implications for age-related sarcopenia. Ageing Res Rev. 2013 Sep;12(4):898–906.
4. Hvid L, Aagaard P, Justesen L, et al. Effects of aging on muscle mechanical function and muscle fiber morphology during short-term immobilization and subsequent retraining. J Appl Physiol (1985). 2010 Dec;109(6):1628–1634.
5. Suetta C, Hvid LG, Justesen L, et al. Effects of aging on human skeletal muscle after immobilization and retraining. J Appl Physiol (1985). 2009 Oct;107(4):1172–1180.
6. Suetta C, Frandsen U, Mackey AL, et al. Ageing is associated with diminished muscle re-growth and myogenic precursor cell expansion early after immobility-induced atrophy in human skeletal muscle. J Physiol. 2013 Aug 01;591(15):3789–3804.
7. Kortebein P, Symons TB, Ferrando A, et al. Functional impact of 10 days of bed rest in healthy older adults. J Gerontol A Biol Sci Med Sci. 2008 Oct;63(10):1076–1081.
8. Evans WJ. Reversing sarcopenia: how weight training can build strength and vitality. Geriatrics. 1996 May;51(5):46–47, 51–43; quiz 54.
9. Fiatarone MA, Marks EC, Ryan ND, et al. High-intensity strength training in nonagenarians. Effects on skeletal muscle. JAMA. 1990 Jun 13;263(22):3029–3034.
10. Dunstan DW, Vulikh E, Owen N, et al. Community center-based resistance training for the maintenance of glycemic control in adults with type 2 diabetes. Diabetes Care. 2006 Dec;29(12):2586–2591.
11. Kohler A, Kressig RW, Schindler C, et al. Adhärenz-Raten bei Interventionsprogrammen zur Bewegungsförderung älterer Menschen: ein systematischer Literaturüberblick［Adherence rate in intervention programs for the promotion of physical activity in older adults: a systematic literature review］. Praxis (Bern 1994). 2012 Nov 28;101(24):1535–1547. German.
12. Miller MD, Foley A, Gunn SM, et al. Progression and adherence to an individually prescribed and supervised resistance training intervention in older adults recovering in hospital from lower limb fragility fracture. Patient Prefer Adherence. 2008 Feb 02;2:107–113.
13. Verdijk LB, Snijders T, Beelen M, et al. Characteristics of muscle fiber type are predictive of skeletal muscle mass and strength in elderly men. J Am Geriatr Soc. 2010 Nov;58(11):2069–2075.
14. Schwachmeyer V, Damm P, Bender A, et al. In vivo hip joint loading during post-operative physiotherapeutic exercises. PLoS One. 2013;8(10):e77807.

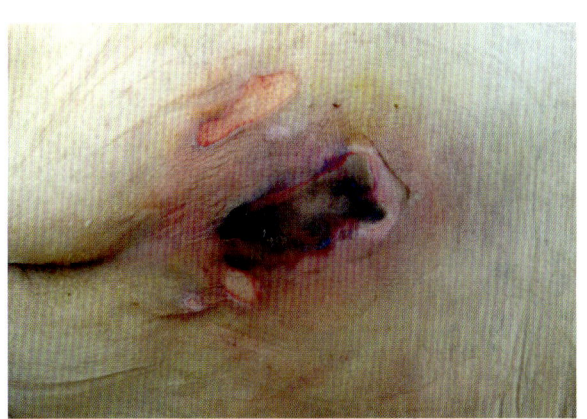

图1.8-5 1例髋部骨折伴有多种合并疾病的患者，此压疮大部分为2期，但中心区域为3期，使早期活动存在困难

15. Müller ME, Allgöwer M, Schneider R, et al. Manual der Osteosynthese-AO—Technik. 2nd ed. Berlin Heidelberg: Springer-Verlag; 1977. German.
16. Westerman RW, Hull P, Hendry RG, et al. The physiological cost of restricted weight bearing. Injury. 2008 Jul;39(7):725–727.
17. Koval KJ, Sala DA, Kummer FJ, et al. Postoperative weight-bearing after a fracture of the femoral neck or an intertrochanteric fracture. J Bone Joint Surg Am. 1998 Mar;80(3):352–356.
18. Kershaw CJ, Cunningham JL, Kenwright J. Tibial external fixation, weight bearing, and fracture movement. Clin Orthop Relat Res. 1993 Aug(293):28–36.
19. Joslin CC, Eastaugh-Waring SJ, Hardy JR, et al. Weight bearing after tibial fracture as a guide to healing. Clin Biomech (Bristol, Avon). 2008 Mar;23(3):329–333.
20. Gray FB, Gray C, McClanahan JW. Assessing the accuracy of partial weight-bearing instruction. Am J Orthop (Belle Mead NJ). 1998 Aug;27(8):558–560.
21. Kazemi N, Archdeacon MT. Immediate full weightbearing after percutaneous fixation of anterior column acetabulum fractures. J Orthop Trauma. 2012 Feb;26(2):73–79.
22. Segal D, Mallik AR, Wetzler MJ, et al. Early weight bearing of lateral tibial plateau fractures. Clin Orthop Relat Res. 1993 Sep(294):232–237.
23. Haak KT, Palm H, Holck K, et al. Immediate weight-bearing after osteosynthesis of proximal tibial fractures may be allowed. Dan Med J. 2012 Oct;59(10):A4515.
24. Solomon LB, Callary SA, Stevenson AW, et al. Weight-bearing-induced displacement and migration over time of fracture fragments following split depression fractures of the lateral tibial plateau: a case series with radiostereometric analysis. J Bone Joint Surg Br. 2011 Jun;93(6):817–823.
25. Smith TO, Sexton D, Mann C, et al. Sutures versus staples for skin closure in orthopaedic surgery: meta-analysis. BMJ. 2010 Mar 16;340:c1199.
26. Hemming K, Pinkney T, Futaba K, et al. A systematic review of systematic reviews and panoramic meta-analysis: staples versus sutures for surgical procedures. PLoS One. 2013;8(10):e75132.
27. Koval KJ, Egol KA, Polatsch DB, et al. Tape blisters following hip surgery. A prospective, randomized study of two types of tape. J Bone Joint Surg Am. 2003 Oct;85-a(10):1884–1887.
28. Polatsch DB, Baskies MA, Hommen JP, et al. Tape blisters that develop after hip fracture surgery: a retrospective series and a review of the literature. Am J Orthop (Belle Mead NJ). 2004 Sep;33(9):452–456.
29. Koval KJ, Egol KA, Hiebert R, et al. Tape blisters after hip surgery: can they be eliminated completely? Am J Orthop (Belle Mead NJ). 2007 May;36(5):261–265.
30. Pierannunzii L, Fossali A, De Lucia O, et al. Suture-related pseudoinfection after total hip arthroplasty. J Orthop Traumatol. 2015 Mar;16(1):59–65.
31. Willett KM, Simmons CD, Bentley G. The effect of suction drains after total hip replacement. J Bone Joint Surg Br. 1988 Aug;70(4):607–610.
32. Varley GW, Milner SA. Wound drains in proximal femoral fracture surgery: a randomized prospective trial of 177 patients. J R Coll Surg Edinb. 1995 Dec;40(6):416–418.
33. Tjeenk RM, Peeters MP, van den Ende E, et al. Wound drainage versus nondrainage for proximal femoral fractures. A prospective randomised study. Injury. 2005 Jan;36(1):100–104.
34. Akinyoola AL, Odunsi A, Yusu MB. Use of wound drains following open reduction and internal fixation of femoral shaft fractures. J Wound Care. 2012 Jun;21(6):279–280, 282–284.
35. Parker MJ, Livingstone V, Clifton R, et al. Closed suction surgical wound drainage after orthopaedic surgery. Cochrane Database Syst Rev. 2007 Jul 18(3):CD001825.
36. Brotman DJ, Jaffer AK. Prevention of venous thromboembolism in the geriatric patient. Cardiol Clin. 2008 May;26(2):221–234, vi.
37. Robert-Ebadi H, Le Gal G, Righini M. Use of anticoagulants in elderly patients: practical recommendations. Clin Interv Aging. 2009;4:165–177.
38. Sardar P, Chatterjee S, Chaudhari S, et al. New oral anticoagulants in elderly adults: evidence from a meta-analysis of randomized trials. J Am Geriatr Soc. 2014 May;62(5):857–864.
39. Stein PD, Hull RD, Kayali F, et al. Venous thromboembolism according to age: the impact of an aging population. Arch Intern Med. 2004 Nov 08;164(20):2260–2265.
40. Geerts WH, Bergqvist D, Pineo GF, et al. Prevention of venous thromboembolism: American College of Chest Physicians Evidence-Based Clinical Practice Guidelines (8th Edition). Chest. 2008 Jun;133(6 Suppl):381S–453S.
41. Amaragiri SV, Lees TA. Elastic compression stockings for prevention of deep vein thrombosis. Cochrane Database Syst Rev. 2000 (3):CD001484.
42. Kahn SR, Shapiro S, Wells PS, et al. Compression stockings to prevent postthrombotic syndrome: a randomised placebo-controlled trial. Lancet. 2014 Mar 08;383(9920):880–888.
43. Guzelkucuk U, Skempes D, Kumnerddee W. Common peroneal nerve palsy caused by compression stockings after surgery. Am J Phys Med Rehabil. 2014 Jul;93(7):609–611.
44. AOTrauma Orthogeriatrics App (Orthogers). Version 2.0. Dübendorf: AO or AO Technology AG; 2015 [Mobile application software].
45. Bounameaux H, Perneger T. Fondaparinux: a new synthetic pentasaccharide for thrombosis prevention. Lancet. 2002 May 18;359(9319):1710–1711.
46. Garcia DA, Baglin TP, Weitz JI, et al. Parenteral anticoagulants: Antithrombotic Therapy and Prevention of Thrombosis, 9th ed: American College of Chest Physicians Evidence-Based Clinical Practice Guidelines. Chest. 2012 Feb;141(2 Suppl):e24S–e43S.
47. Lamont CT, Sampson S, Matthias R, et al. The outcome of hospitalization for acute illness in the elderly. J Am Geriatr Soc. 1983 May;31(5):282–288.
48. Tobu S, Noguchi M, Hashikawa T, et al. Risk factors of postoperative urinary retention after hip surgery for femoral neck fracture in elderly women. Geriatr Gerontol Int. 2014 Jul;14(3):636–639.
49. Tenke P, Koves B, Johansen TE. An update on prevention and treatment of catheter-associated urinary tract infections. Curr Opin Infect Dis. 2014 Feb;27(1):102–107.
50. Lahmann N, Dassen T, Kottner J. Die Häufigkeit von Dekubitus in deutschen Krankenhäusern [Frequency of pressure ulcers in German hospitals]. Gesundheitswesen. 2012 Dec;74(12):793–

797. German.
51. Jaul E. Assessment and management of pressure ulcers in the elderly: current strategies. Drugs Aging. 2010 Apr 01;27(4):311–325.
52. Hofman A, Geelkerken RH, Wille J, et al. Pressure sores and pressuredecreasing mattresses: controlled clinical trial. Lancet. 1994 Mar 05;343(8897):568–571.
53. Lindgren M, Unosson M, Fredrikson M, et al. Immobility—a major risk factor for development of pressure ulcers among adult hospitalized patients: a prospective study. Scand J Caring Sci. 2004 Mar;18(1):57–64.
54. Grey JE, Harding KG, Enoch S. Pressure ulcers. BMJ. 2006 Feb 25;332(7539):472–475.
55. National Pressure Ulcer Advisory Panel. NPUAP Pressure Injury Stages. Available at: www.npuap.org/ resources/educational-and-clinicalresources/ npuap-pressure-injurystages/ between the 4 stages and the picture. Accessed March 2017.
56. Moore ZE, Cowman S. Wound cleansing for pressure ulcers. Cochrane Database Syst Rev. 2013 Mar 28(3):CD004983.

1.9 急性期后处理

作者 Bernardo Reyes, Nemer Dabage, Darby Sider
译者 刘京宇　审校 刘 楠

1 引言

对于大多数髋部骨折患者，急性期后康复的目标是恢复损伤前的功能，尽可能恢复功能的独立性。急性期后处理不仅包括躯体的康复，还包括针对患者的医学、社会、营养和心理等方面的多学科治疗，通常能为大多数患者带来显著的益处[1, 2]。关于特定的急性期后康复设施有效性的证据相对有限，但大多数成功的项目包含了比急性期病房和门诊环境更多的强化训练和多学科处理。虽然髋部骨折和其他脆性骨折的康复始于围手术期，但主要是在急性期后的医疗环境中进行，如专业护理机构（skilled nursing facilities, SNF）、住院康复机构（inpatient rehabilitation facilities, IRF）、家庭保健康复服务及门诊机构[3, 4]。

2 急性期后处理的设置

根据当地医疗系统的结构和资金状况，骨折后康复可以在治疗骨折的同一急症医疗机构、不同的急症医疗机构或家中进行。大多数研究表明，无论是何种医疗环境，康复后的结果都是相似的。

急性期后处理的实施环境常常取决于患者参与躯体康复活动的能力、保险覆盖范围和法律法规以及当地资源等因素。不考虑这些问题，一份以患者为导向的康复计划是促进功能恢复的最佳工具，强调高频率的康复训练，每周参加5次以上的物理治疗和作业治疗将获得更好的健康结局[2]。

2.1 以医疗机构为基础的康复

以医疗机构为基础的康复往往比较常见、有效，是典型的资源密集型。大多数医疗服务系统试图平衡成本和收益，因此评估患者的功能至关重要，以确定能否以较少的资源提供适当的临床处理。最常见的康复机构如下。

- 当老年病房住院患者能获得康复治疗时，如该机构的老年处理单元可以提供全部急性期诊疗及护理，似乎优于从骨科手术病房转到老年康复病房的两步走模式。这种病房模式可能更昂贵，但最小化了医疗机构之间转移的风险[5, 6]。以住院病房为核心的康复治疗在欧洲医疗体系中更为常见

- 住院患者的康复设施可以设在医院内，也可以作为独立的机构存在。接受这些治疗的患者通常可以耐受强化康复，即在接受综合护理服务的同时，每天进行超过3个小时的康复训练。如果不适合在较低强度的环境中获得所需治疗活动的强度、频率和持续时间，这些机构就是适当的。虽然年轻和更健康的患者可以从基于IRF的康复治疗中获得更好的效果，但许多

脆性骨折患者无法承受这种治疗强度
- 专业的护理机构或急性期后处理是指有专业人员管理、监督和评估日常用药、术后处理和康复的机构。这是北美医疗系统中最常见的脆性骨折患者康复机构，包括护士、物理治疗师和作业治疗师、社会服务工作者、营养学家和文体治疗师等多学科人员。医疗服务提供者并不是随时都在现场，也不能保证提供紧急的现场医疗评估

如上所述，老年科病房和在 IRF 住院的患者一般应能够参与并受益于每天至少 3 小时、每周 5 次的康复活动。在这种模式中，专门的康复医师每周至少看患者 3 次。

IRF 患者的住院时间通常比 SNF 患者短。此外，IRF 患者通常比采用 SNF 模式的患者接受更多的物理治疗和作业治疗。一些报告表明，更高的成本没有显著改变功能结局[2,7]。

当所有功能康复目标均已实现或不再需要治疗服务以达到康复目标时，患者可从 IRF 过渡到资源密集度较低的护理机构。如果没有进一步康复的目标，或者在较低的资源密集型护理水平下可以实现目标[8]，患者也应该考虑转院。

大多数良好运营的医疗保健系统为患者提供预先估算的康复服务强度，以便在需要时应用。接受 SNF 治疗的髋部骨折患者通常每周至少接受 5 次康复服务。如文献所示，SNF 的髋部骨折患者与在康复医院住院的髋部骨折患者获得相似的康复水平，且费用较低。

急性期康复医院与 SNF 的主要区别在于人员配备水平、医生进行评估的频率和康复服务的强度。在美国，大多数保险公司都批准脆性骨折患者在 SNF 接受康复治疗，因为其运营成本较低。

2.2 以家庭和门诊为基础的康复治疗

在髋部骨折后已经完成标准康复治疗的患者中，采用家庭为主的功能锻炼项目可以进一步改善活动能力。髋部骨折后仅采用家庭服务作为康复的唯一模式，应保留给在骨折后不久即具有非常好的功能状态的患者，或那些能够在这种情况下获得足够的康复服务的患者[9,10]。

3 急性期后处理的评估与评价

急性期后处理阶段的主要评估方法称为老年综合评估（comprehensive geriatric assessment，CGA）。CGA 是一个结构化的调查和评估过程，通常用于评估影响健康和功能的医疗、功能和社会心理问题。CGA 的组成部分根据具体的环境和临床医生的偏好而有所不同，但通常包括上述的主要领域，以及患者特定的处理目标和预先要求。CGA 的完成需要时间，其结果可以因急性疾病暂时改变。在急性期住院时，CGA 的结果会受到许多因素的影响，包括疼痛、药物和电解质异常。尽管如此，在这些机构中可以采用 CGA 评价预后改善结果[11]。

在急性期后恢复期间，许多复杂的急性医疗情况已得到解决，可以对患者因素进行更适当的评估，以规划最佳的康复方案。此外，在这种情况下，住院时间越长，就越能对长期用药进行调整和评估，促进功能恢复，改善社会影响因素。

这种 CGA 可以帮助识别医疗、功能、环境和社会因素对原发损伤的影响，能够识别可能影响患者在其家庭环境中尽快改善功能的问题。环境和其他非医疗问题对结果的负面影响不亚于任何特定的医疗条件，如卫生间缺少栏杆和扶手、床的高度不合适、环境杂乱、难以获得食品杂货及不适当的复杂用药等。此外，CGA 还可以识别社会问题，包括日常生活活动（ADL）或应对急性疾病的支持体系匮乏[12]。

3.1 多学科康复团队

一旦完成了对患者需求的全面评估，就应该为每个患者设计个体化的多学科团队医疗计划。团队成员通常包括物理治疗师和作业治疗师、医疗服务提供者、护士、营养学家和社会工作者。由于移动能力是良好预后的最佳整体预测指标，物理治疗师在康复过程中起着核心作用。作业治疗师在 ADL 训练、整体功能、减少跌倒风险方面提供协助。如果认知障碍影响沟通或吞咽，语言治疗师将有所帮助。专业治疗师直接参与的最佳程度尚有待专家确定。在当地资源允许的情况下，通常由具有老年医学和康复医学经验的医生管理存在并发症的患者的康复项目。

护理的重点通常是症状评估、疼痛控制、药物管理和预防压疮。参与脆性骨折患者处理的护士应熟悉常见的老年综合征（如谵妄、痴呆、跌倒和尿失禁）。

营养不良或营养不足者可以通过加强营养以改善症状[13]。适合由营养学家评估和推荐饮食方案。

在协助解决影响长期护理需求的社会或财政问题方面，社会工作者将发挥重要作用。此外，配偶、家属或照顾者在提供心理支持和激励患者方面起着重要的作用。内科医生和骨科医生负责监督医疗护理计划，监测临床进展，并努力避免并发症[14]。

4 急性期后处理之后的处置

大多数髋部骨折患者即使在急性期后康复之后仍有一定程度的残疾。许多研究表明，相当数量的患者在完成正式的康复计划后，仍然需要进一步的 ADL 辅助。这些需求及患者现有的支持系统，决定了急性期后入院后患者的处置[15]。即使对于在出院时不需要辅助移动设备的患者，也常常需要持续的帮助，比如穿袜子和鞋子。多达 25% 的髋部骨折患者需要在护理机构进行长期护理，或在急性期后康复之后转至临终关怀中心。至于余下的 75% 的患者，包括认知、平衡和步态在内的主要功能可能需要 1 年时间才能完全恢复，ADL 所需的辅助程度将决定他们需要的居家服务的程度[16]。

在欧洲一些地区，康复过程的第一阶段发生在急症医疗机构。实施以提供出院支持和改善日常生活活动独立性为重点的多学科老年家庭康复项目，可提高居住在该社区的老年人对改善平衡功能的信心，恢复独立性和身体活动能力[17, 18]。

在美国，大部分的康复治疗在急性期后机构中进行，因此设置了一系列家庭随访服务。这些服务包括家庭物理治疗、医疗监护和伤口处理在内的家庭护理，以及协助特定的一些日常生活活动。当有需要时，社会工作者可以协助处理社会问题，如交通、饮食援助及高级护理计划。

5 沟通、交接及处理质量

体弱的老年患者在他们的家、医院和康复机构之间经历了几个存在潜在危险的处理过渡。在转移过渡中，协调处理的连续性和有效的交接至关重要，以改善患者的预后。

交接应该是结构化和标准化的，包括所有必要的医疗及功能、社会信息，以制订下一个处理计划。准确了解患者的病情、合并疾病、视力、听力、语言、骨折前的功能状态和限制条件，决定了康复小组应采取的方案[19]。

了解重要的和有价值的信息，如损伤机制、手术干预的类型、对功能的限制和推荐的负重状态等，将有助于制订临床决策。在交接过程中，以结构化的书面和口头形式提供基本信息十分重要[20]。如果康复团队能够调阅急诊时的电子医疗记录，将极大地提高效率[21]。

家属参与交接和制订处理计划，以及面对面或口头"有温度地交流"交接会更成功。同时为家庭成员提供一份书面的处理计划可能效果更好，患者和家庭成员的满意度更高。

最近，卫生保健系统已经投资开发临床路径，以满足急性期和急性期后的需求，并考虑到影响恢复的常见障碍，如疼痛、谵妄和心肺状态。老年人对标准治疗的反应较难预测，处理团队需要根据每个患者的预后、处理目标和特定的障碍制订个性化的治疗计划[22]。

6 康复环境中常见的临床问题

考虑到髋部骨折的高发病率和死亡率，我们应该高度重视避免术后并发症，防止再次住院，预防跌倒和骨折，恢复骨折前的躯体和认知功能[23]。

手术修复后早期，对整体行走能力的最好预测指标是术后多久开始康复。术后数小时内是否负重是行走能力的积极预后指标。活动能力恢复的不良预后影响因素包括损伤前步行能力低下、认知障碍、术后谵妄、年龄、性别为男性及合并压疮[24,25]。

6.1 谵妄

急性意识混乱或谵妄可见于 30% 的老年住院患者。谵妄症状可能持续数周或数月，并可能极大影响患者参与康复的能力[26]。急性期后处理机构中，老年患者谵妄的患病率约为 23%。在急性期处理期间出现谵妄的患者中，有一半在 1 周后仍处于谵妄状态，只有 14% 的患者症状完全缓解。谵妄加重的患者的 ADL 更加困难。由于在某些情况下谵妄持续时间长达 6 个月，且患者恢复的方式各有差异，因此谵妄并不意味着患者需要住院治疗；最好进行个性化处理[26]。有关谵妄的诊断和治疗的详细信息，请参阅第 1.14 章。

6.2 术后疼痛

术后髋关节疼痛控制不佳会显著影响功能结局。存在无法控制的疼痛的急性期后患者不太可能参与物理治疗和步行训练。良好的疼痛控制同时可降低谵妄的风险[27]。疼痛程度受骨折类型和手术复位的影响[28]。包含固定剂量的对乙酰氨基酚与必要剂量阿片类药物的联合镇痛方案均获得良好效果[29]。参见第 1.12 章"疼痛管理"可了解更多关于疼痛管理的内容。

6.3 低血压

直立性低血压常反映神经-心血管反射的退行性损伤，可导致显著的一过性低血压。低血压是髋部骨折患者不良预后的一个重要预测因素，但患者和处理人员难以识别低血压，因为通常是在仰卧位进行患者生命体征检查。直立体位增加跌倒和再发骨折的风险，在特定人群中还可能导致谵妄。在急性期后，合并痴呆和近期跌倒病史的患者更容易出现直立性低血压[30]。

在术后不久，新发的贫血和使用阿片类药物往往会降低血压，大多数患者不再需要服用骨折前使用的降压药。急性期后应根据年龄和功能调整血压控制目标。目前的证据显示[30]，对于 80 岁以上的老年人，需控制收缩压低于 150 mmHg，并在用药前后进行站立位血压评估。如果有必要，可以降低家中降压药的初始剂量，慢慢地调整到站立位目标血压值。

6.4 便秘

便秘往往无法被患者和护理人员所识别，可能导致厌食、尿潴留、再次入院和不良预后。对于术后第一天出现便秘症状的患者，超过一半将在术后 30 天仍有便秘症状。许多常见的药物，如阿片类药物、钙补充剂和一些抗高血压药物，都会导致便秘[32,33]。急性期应开始肠道治疗，并在急性期后继续进行。对大多数患者来说，规律使用缓泻药应该是肠道治疗的一部分[34]。此外，一些简单的策略，如为所有患者提供粪便图表和加强宣传，通常会显著减少急性期后便秘的发生[35]。

6.5 营养不良

在美国,约 20% 的老年住院患者和近 40% 的护理院居住者存在营养不良[36]。营养不良与功能障碍、高发病率和死亡率有关。在脆性骨折患者中,恰当的营养摄入对恢复至关重要[37]。对于营养不良的痴呆症患者,少食多餐有时会更利于热量摄入[38]。

对于有营养不良风险的护理院居住者来说,营养强化食品并不能显著改善营养和功能状况,因为标准的护理院食品通常提供了足够的能量摄入。尽管如此,营养干预可能会减少谵妄持续的天数,降低压疮的风险[39,40]。

6.6 抑郁

抑郁对于急性期和急性期后的住院康复均有显著的负面影响,并与 1 年后更严重的不良预后相关[41]。

关于治疗的有效性,并没有证据证明精神科医生或心理学家等专家的参与可以明显改善患抑郁症的髋部骨折患者的预后[42]。

虽然口服抗抑郁药似乎可以有效治疗居住在社区的老年人的抑郁症,但其效果似乎仅限于晚期痴呆症的 SNF 患者。此外,使用这些药物的老年患者跌倒和骨折的风险增加[43]。值得注意的是,这种风险的增加似乎有剂量依赖性,这表明,抑郁症的药物治疗应该在最可能受益的患者中以最低有效剂量开始[44]。

7 参考文献

1. Kramer AM, Steiner JF, Schlenker RE, et al. Outcomes and costs after hip fracture and stroke. A comparison of rehabilitation settings. JAMA. 1997 Feb 5;277(5):396–404.
2. Hoenig H, Rubenstein LV, Sloane R, et al. What is the role of timing in the surgical and rehabilitative care of community-dwelling older persons with acute hip fracture? Arch Intern Med. 1997 Mar 10;157(5):513–520.
3. Handoll HH, Sherrington C, Mak JC. Interventions for improving mobility after hip fracture surgery in adults. Cochrane Database Syst Rev. 2011 Mar 16(3):CD001704.
4. Handoll HH, Cameron ID, Mak JC, et al. Multidisciplinary rehabilitation for older people with hip fractures. Cochrane Database Syst Rev. 2009 Oct 07(4):CD007125.
5. Adunsky A, Lusky A, Arad M, et al. A comparative study of rehabilitation outcomes of elderly hip fracture patients: the advantage of a comprehensive orthogeriatric approach. J Gerontol A Biol Sci Med Sci. 2003 Jun;58(6):542–547.
6. Huusko TM, Karppi P, Avikainen V, et al. Intensive geriatric rehabilitation of hip fracture patients: a randomized, controlled trial. Acta Orthop Scand. 2002 Aug;73(4):425–431.
7. Dobson A, DaVanzo JE, El-Gamil A, et al. Clinically Appropriate and Cost-Effective Placement (CACEP): Improving Health Care Quality and Efficiency. Final Report, 2012. Available at: http://ahhqi.org/images/ pdf/cacep-report.pdf. Accessed 2015.
8. Premera Blue Cross. Criteria for Acute Inpatient Rehabilitation Care: Guideline for Admission and Transition of Care. Available at: https://www.premera.com/ medicalpolicies/11.01.522.pdf. Accessed December 21, 2017.
9. Latham NK, Harris BA, Bean JF, et al. Effect of a home-based exercise program on functional recovery following rehabilitation after hip fracture: a randomized clinical trial. JAMA. 2014 Feb 19;311(7):700–708.
10. Yu-Yahiro JA, Resnick B, Orwig D, et al. Design and implementation of a home-based exercise program post-hip fracture: the Baltimore hip studies experience. PM R. 2009 Apr;1(4):308–318.
11. Sletvold O, Helbostad JL, Thingstad P, et al. Effect of in-hospital comprehensive geriatric assessment (CGA) in older people with hip fracture. The protocol of the Trondheim Hip Fracture trial. BMC Geriatr. 2011 Apr 21;11:18.
12. Caplan GA, Williams AJ, Daly B, et al. A randomized, controlled trial of comprehensive geriatric assessment and multidisciplinary intervention after discharge of elderly from the emergency department—the DEED II study. J Am Geriatr Soc. 2004 Sep;52(9):1417–1423.
13. Gunnarsson AK, Lonn K, Gunningberg L. Does nutritional intervention for patients with hip fractures reduce postoperative complications and improve rehabilitation? J Clin Nurs. 2009 May;18(9):1325–1333.
14. NHS Choices. Hip Fracture—Recovery. Recovering from a hip fracture. Available at: http://www.nhs.uk/ Conditions/hip-fracture/Pages/ recovery.aspx. Updated July 18, 2014. Accessed March 15, 2015.
15. Magaziner J, Hawkes W, Hebel JR, et al. Recovery from hip fracture in eight areas of function. J Gerontol A Biol Sci Med Sci. 2000 Sep;55(9):M498–M507.
16. Ceder L, Thorngren KG, Wallden B. Prognostic indicators and early home rehabilitation in elderly patients with hip fractures. Clin Orthop Relat Res. 1980 Oct(152):173–184.
17. Ziden L, Frandin K, Kreuter M. Home rehabilitation after hip fracture. A randomized controlled study on balance confidence, physical function and everyday activities. Clin Rehabil. 2008 Dec;22(12):1019–1033.

18. Ziden L, Kreuter M, Frandin K. Long-term effects of home rehabilitation after hip fracture—1-year follow-up of functioning, balance confidence, and health-related quality of life in elderly people. Disabil Rehabil. 2010;32(1):18–32.
19. Packel L, Sood M, Gormley M, et al. A pilot study exploring the role of physical therapists and transition in care of pediatric patients with cystic fibrosis to the adult setting. Cardiopulm Phys Ther J. 2013 Mar;24(1):24–30.
20. Marks R. Hip fracture epidemiological trends, outcomes, and risk factors, 1970–2009. Int J Gen Med. 2010 Apr 08;3:1–17.
21. Bukata SV, Digiovanni BF, Friedman SM, et al. A guide to improving the care of patients with fragility fractures. Geriatr Orthop Surg Rehabil. 2011 Jan;2(1):5–37.
22. Lau TW, Fang C, Leung F. The effectiveness of a geriatric hip fracture clinical pathway in reducing hospital and rehabilitation length of stay and improving short-term mortality rates. Geriatr Orthop Surg Rehabil. 2013 Mar;4(1):3–9.
23. Marks R. Physical activity and hip fracture disability: a review. J Aging Res. 2011 Apr 26;2011:741918.
24. Duke RG, Keating JL. An investigation of factors predictive of independence in transfers and ambulation after hip fracture. Arch Phys Med Rehabil. 2002 Feb;83(2):158–164.
25. Vergara I, Vrotsou K, Orive M, et al. Factors related to functional prognosis in elderly patients after accidental hip fractures: a prospective cohort study. BMC Geriatr. 2014 Nov 26;14:124.
26. Lee HB, Mears SC, Rosenberg PB, et al. Predisposing factors for postoperative delirium after hip fracture repair in individuals with and without dementia. J Am Geriatr Soc. 2011 Dec;59(12):2306–2313.
27. Morrison RS, Magaziner J, McLaughlin MA, et al. The impact of post-operative pain on outcomes following hip fracture. Pain. 2003 Jun;103(3):303–311.
28. Singelyn FJ, Deyaert M, Joris D, et al. Effects of intravenous patientcontrolled analgesia with morphine, continuous epidural analgesia, and continuous three-in-one block on postoperative pain and knee rehabilitation after unilateral total knee arthroplasty. Anesth Analg. 1998 Jul;87(1):88–92.
29. Aubrun F, Marmion F. The elderly patient and postoperative pain treatment. Best Pract Res Clin Anaesthesiol. 2007 Mar;21(1):109–127.
30. Messinger-Rapport BJ, Gammack JK, Thomas DR, et al. Clinical update on nursing home medicine: 2013. J Am Med Dir Assoc. 2013 Dec;14(12):860–876.
31. Trads M, Pedersen PU. Constipation and defecation pattern the first 30 days after hip fracture. Int J Nurs Pract. 2015 Oct;21(5):598–604.
32. Callard G, Schlinger B, Pasmanik M. Nonmammalian vertebrate models in studies of brain-steroid interactions. J Exp Zool Suppl. 1990;4:6–16.
33. Prince RL, Devine A, Dhaliwal SS, et al. Effects of calcium supplementation on clinical fracture and bone structure: results of a 5-year, double-blind, placebo-controlled trial in elderly women. Arch Intern Med. 2006 Apr 24;166(8):869–875.
34. Pappagallo M. Incidence, prevalence, and management of opioid bowel dysfunction. Am J Surg. 2001 Nov;182(5A Suppl):11S–18S.
35. Neighbour C, Weerasuriya N, McCulloch R. Evaluating the Effect of Orthogeriatric Intervention on Bowel Care and Analgesia Following Hip Fracture. Age Ageing. 2014 Jun 1;43(suppl 1):i2.
36. Guigoz Y, Lauque S, Vellas BJ. Identifying the elderly at risk for malnutrition. The Mini Nutritional Assessment. Clin Geriatr Med. 2002 Nov;18(4):737–757.
37. Bukata SV, Digiovanni BF, Friedman SM, et al. A guide to improving the care of patients with fragility fractures. Geriatr Orthop Surg Rehabil. 2011 Jan;2(1):5–37.
38. Alzheimer's Society. Eating and drinking. Available at: http://www. alzheimers.org.uk/site/scripts/ documents_info. php?documentID=149. Updated July 18, 2014. Accessed March 15, 2015.
39. Smoliner C, Norman K, Scheufele R, et al. Effects of food fortification on nutritional and functional status in frail elderly nursing home residents at risk of malnutrition. Nutrition. 2008 Nov–Dec;24(11–12):1139–1144.
40. Olofsson B, Stenvall M, Lundstrom M, et al. Malnutrition in hip fracture patients: an intervention study. J Clin Nurs. 2007 Nov;16(11):2027–2038.
41. Morghen S, Bellelli G, Manuele S, et al. Moderate to severe depressive symptoms and rehabilitation outcome in older adults with hip fracture. Int J Geriatr Psychiatry. 2011 Nov;26(11):1136–1143.
42. Burns A, Banerjee S, Morris J, et al. Treatment and prevention of depression after surgery for hip fracture in older people: randomized, controlled trials. J Am Geriatr Soc. 2007 Jan;55(1):75–80.
43. Iaboni A, Seitz DP, Fischer HD, et al. Initiation of Antidepressant Medication After Hip Fracture in Community-Dwelling Older Adults. Am J Geriatr Psychiatry. 2015 Oct;23(10):1007–1015.
44. Bakken MS, Engeland A, Engesaeter LB, et al. Increased risk of hip fracture among older people using antidepressant drugs: data from the Norwegian Prescription Database and the Norwegian Hip Fracture Registry. Age Ageing. 2013 Jul;42(4):514–520.

1.10 骨质疏松症

作者 Rashmi Khadilkar, Krupa Shah
译者 刘京宇　审校 刘 楠

1 引言

骨质疏松症是老年人最常见的骨病，是世界性的重大公共卫生问题。骨质疏松症的特征是低骨量、骨微结构退变、骨强度降低，导致骨折的风险增加。通常，骨质疏松症患者在骨折前没有任何症状，这为诊断和预防骨折带来挑战。

2 流行病学及经济学效应

世界卫生组织（WHO）将骨质疏松症定义为使用双能 X 线吸收仪（DEXA）测量得到的脊柱或髋部的骨密度（BMD）低于年轻女性的平均 BMD 2.5 个标准差（SD）（表 1.10-1）。BMD 低于均值 1~2.5 个 SD 为骨量减少。

T=-1.0 表示 BMD 比参考人群中年轻人的骨密度平均值低 1 个 SD。

脆性骨折是骨质疏松症的诊断，即使测量的骨密度没有明显下降。

在美国，据估计有 1 020 万 50 岁以上的成年人患有骨质疏松症，4 340 万人患有骨量减少。随着人口老龄化，这些数字在未来几十年还会上升，到 2020 年，预计有 1 400 万老年人患有骨质疏松症，4 700 万骨量减少患者[2]。

骨质疏松症或骨量减少增加脆性骨折的风险，脆性骨折的定义为从站立或较低的高度跌倒继发的骨折，发生在与骨密度降低相关的部位，包括髋部、脊柱和腕部。这种骨折在 50 岁以后发病率增加[3]。

骨密度与脆性骨折有很强的相关性。在 1993 年的一项研究中，股骨颈骨密度每减少 1 个 SD，髋部骨折的风险增加 2.5 倍，而对于 BMD 处于最低四分位数的女性，其髋部骨折风险是 BMD 处于最高四分位数的女性的 8.5 倍[4]。然而，骨量减少患者发生的脆性骨折多于骨质疏松症患者，因为骨量减少的发生率更高。

在美国，50 岁时，女性一生中罹患脆性骨折的风险约为 40%，男性为 13%；同时，瑞典为 46%，澳大利亚整体为 22%[3]。50 岁的美国白人女性的髋部骨折风险为 17%[5]，相应的风险在瑞典为 23%，在澳大利亚为 17%[3]。

这种风险随着年龄的增长而增加。50 岁以后每过 10 年，髋部骨折的风险就增加 1 倍，一名 90 岁的女性在她的余生中约有 30% 的可能罹患髋部骨折[6]。随着人口老龄化，全球髋部

表 1.10-1 世界卫生组织（WHO）基于双能 X 线骨密度测量标准对骨质疏松症的定义

诊断	诊断标准
正常	脊柱和髋部的 T 值 ≥ -1.0
骨量减少	-2.5 < T 值 < -1.0
骨质疏松症	T 值 ≤ -2.5
严重骨质疏松症	T 值 ≤ -2.5，合并 1 处或多处骨折

骨折患者预计将从1990年的170万增加到2050年的630万[7]，其中亚洲和拉丁美洲的增幅最大。目前，年龄和性别调整后的10年髋部骨折发病率在斯堪的纳维亚是最高的[8]。人口老龄化的更迭将使北美洲和欧洲发生髋部骨折的全球占比从2005年的50%下降到2050年的25%[3]。

髋部骨折仅占脆性骨折的14%，椎体和腕部骨折也有明显的后遗症。在50岁时，一个美国白人女性在她一生中有32%的风险遭受临床上的或影像学上的椎体骨折和15%的风险发生腕部骨折。瑞典女性的患病风险分别为15%和21%，澳大利亚女性的风险分别是10%和13%[3]。与髋部骨折一样，椎体骨折和腕部骨折的发生率随年龄增长而增加。

脆性骨折导致巨额的医疗卫生支出。在美国，每年由骨质疏松症导致的骨折超过200万例，约43万住院病例，约250万例门诊就诊，18万例患者进入护理院，每年花费180亿美元。尽管髋部骨折占脆性骨折的少数，但髋部骨折占骨折成本的72%；根据2005年美国政府的数据，2002年时，单次髋部骨折的费用为34 000~43 000美元[9]。到2025年，美国全年的骨折医疗处理费用预计将达到253亿美元。在世界范围内，到2050年，仅髋部骨折消耗的费用估计会增长至1 315亿美元[10]。

3 临床影响

骨质疏松症和脆性骨折的发病率和死亡率均十分显著。

- 在发病后1年，50%以上的髋部骨折患者继续有明显的功能受限，患病前具备独立功能的患者中，超过一半在骨折后不能行走一个街区、爬上五楼、盆浴、坐马桶或从无上肢辅助的坐位站起[11]
- 大约30%的髋部骨折患者需要长期的家庭护理[12]，只有40%的患者完全恢复了他们之前的功能[2]
- 椎体骨折可引起慢性疼痛，弯腰和伸手过头困难，脊柱后凸及随后的肺功能下降，以及腹部解剖结构的改变导致便秘、早期饱腹感和饮食减少
- 所有骨折都会增加患抑郁和认知障碍的风险
- 患有任何类型脆性骨折的患者发生其他类型骨折的可能性要升高50%~100%，而且骨折患者经常会产生对跌倒的恐惧，这本身就增加了骨折的风险
- 骨折也与死亡率增加有关
- 髋部骨折手术的总死亡率为4%

20%的髋部骨折患者在骨折事件发生后1年内死亡，髋部骨折可使术后3个月内全因死亡率增加5~8倍，而男性的这一风险更高。椎体骨折的死亡率与髋部骨折相似[5]。这种死亡风险既可能是脆性骨折的原因，也可能是其后果。功能衰退的患者很可能出现脆性骨折，这是他们衰退过程中的一部分。

4 围手术期的实际考虑

4.1 诊断试验

因为脆性骨折的存在即表明骨质疏松症，即使没有BMD明显减少，所以骨折患者在急性期住院时不一定需要评估DEXA。对于没有前期检查的患者，以骨折后6~12周的DEXA结果为基线来监测疾病的进展和治疗效果是合理的。住院患者，特别是男性的诊断措施应着重于确定可改变的危险因素和骨质疏松症的继发原因。实验室检查应包括血清钙（校正白蛋白）、碱性磷酸酶、全血细胞计数、肾功能、25-羟维生素D、促甲状腺激素、血清蛋白电泳（用于椎体骨折和疑似多发性骨髓瘤患者）和睾酮（男性患者）。在住院患者中，骨吸收指标的测量

没有作用。

4.2 骨质疏松症的治疗和再发骨折的预防

脆性骨折后，所有患者都应仔细接受药物治疗，咨询后改变危险因素和预防跌倒，以及补充钙和维生素 D。

在无禁忌证的情况下，脆性骨折后预期寿命大于 1 年的患者应考虑使用双膦酸盐治疗[13]。除了改善骨密度和降低骨转换标志物外，静脉和口服双膦酸盐均可降低随后发生骨折的风险和髋部骨折后的死亡率[14, 15]。然而，关于二级预防中开始双膦酸盐治疗的最佳时间尚无共识。一方面，大多数患有脆性骨折的患者在术后 2 年都没有得到足够的骨质疏松治疗，尽早开始用药可以减少在治疗交接期间可能出现的处方失误，强调治疗的重要性，并最大限度地提高治疗效果。另一方面，双膦酸盐的作用机制引起了人们对这些药物是否会延迟骨折愈合的关注。最近的荟萃分析表明[16, 17]，在骨折后 3 个月内给予双膦酸盐并不会在临床或影像学上影响骨折愈合。大多数骨质疏松症专家支持在骨折后 6~12 周开始服用双膦酸盐。从每周口服双膦酸盐开始的给药是合理的（如阿仑膦酸盐每周 70 mg）。静脉注射双膦酸盐（如唑来膦酸和伊班膦酸盐）具有依从性优势，且对合并胃肠道禁忌证无法口服给药的住院患者有好处。对于双膦酸盐治疗禁忌的患者，可以考虑向骨质疏松症专家咨询其他治疗方法，如特立帕肽和地舒单抗。

4.3 持续的管理

骨质疏松症术后的管理属于优质初级处理范畴，常规不需要专科转诊。对于存在口服禁忌证或口服药难以治疗的患者，可能需要进行专科会诊。

5 年龄相关性骨丢失的骨代谢和病理生理学基础

骨重塑是一个正常的自我平衡过程，在这个过程中，为了保持骨骼的健康，旧骨被吸收并被新骨取代。这个过程分为几个阶段。

- 激活——破骨细胞前体细胞到达形成骨的表面
- 吸收——破骨细胞前体转化为活性破骨细胞，形成酸性环境，从而溶解骨中的矿物质
- 逆转——破骨细胞发生凋亡，并被成骨细胞前体取代
- 骨形成——成骨细胞前体激活成骨细胞并沉积胶原
- 矿化——骨细胞嵌入胶原基质，有助于其矿化和硬化成新骨

骨重塑的发生受到不同的激素和细胞因子的调控，包括雌激素和雄激素、维生素 D、甲状旁腺激素（PTH）、骨保护蛋白、核因子-κB 受体激活剂（RANK）及其配体（RANK-L）。这些因素为骨质疏松症的药物治疗提供了靶点。骨重建过程示意图见图 1.10-1。

重塑有利于新骨的形成，到 20 多岁时，一个人的骨量达到峰值。非裔美国人的骨量最高，高加索裔的骨量较低，亚裔的骨量最低。达到骨量峰值后，立即开始进入骨质流失的趋势。女性在绝经后骨质流失加速，因为雌激素水平降低使破骨细胞的骨吸收增加，而成骨细胞介导的骨沉积没有相应增加。当生命进入第七个十年，老化导致的钙吸收减少，介导继发性甲状旁腺功能亢进，这也增加了骨吸收。最后，在高龄患者中，肾脏产生的维生素 D 减少，且对内源性维生素 D 的抵抗增加，导致骨吸收的进一步加剧。随着年龄增长，女性的骨量可能会从峰值水平下降 30%~40%。

骨质疏松症是一种骨吸收与骨形成的病理性失衡,以骨吸收为主。除了骨量减少外,骨质疏松症的特征是骨骼的微观结构被破坏,骨小梁更少、更脆弱,维持骨矿化的骨细胞生存能力降低。图1.10-2为正常骨和骨质疏松骨的显微结构。

6 骨质疏松症风险评估、诊断和评定

对于50岁或50岁以上的成年人,任何发生在主要骨骼部位的骨折,特别是髋部或脊柱的骨折,均应认为与骨质疏松有关,除非临床情况可明确骨折的其他病因,患者应据此进行评估。

此外,美国国家骨质疏松症基金会(National Osteoporosis Foundation, NOF)建议对所有绝经后女性和所有50岁以上的男性进行骨质疏松症和跌倒风险评估。低BMD值的常见危险因素如下。

- 年龄增加
- 绝经期早
- 高加索裔或亚裔

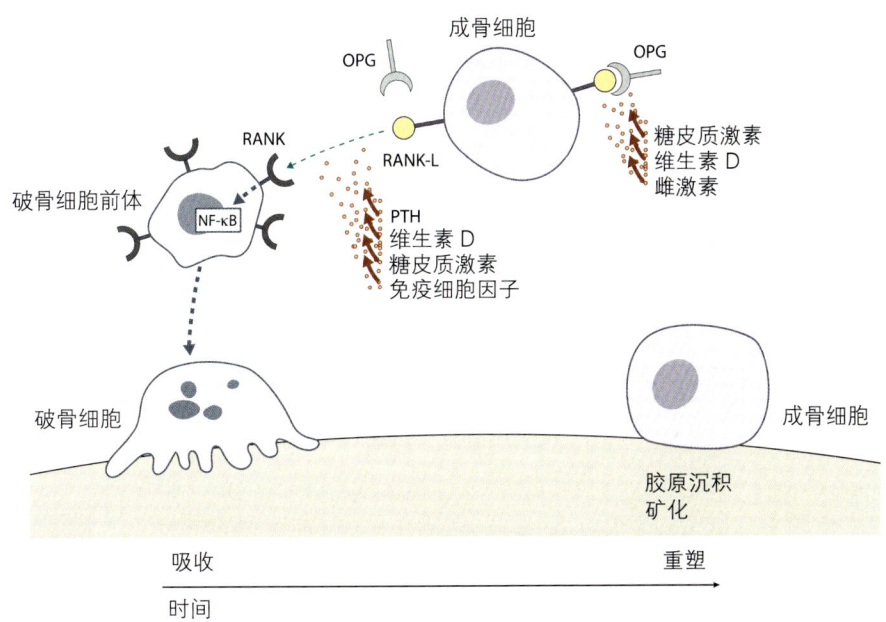

图1.10-1 骨骼重塑过程中关键角色示意图
缩写:OPG,骨保护蛋白;PTH,甲状旁腺激素

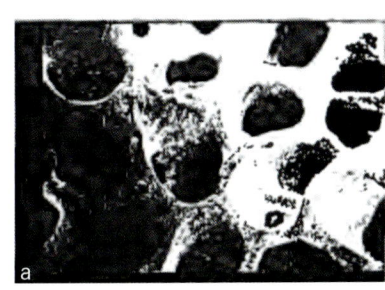 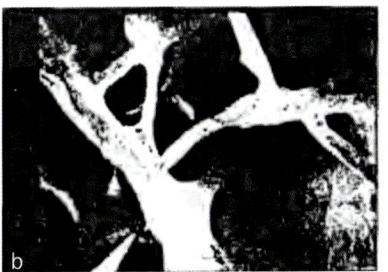

图1.10-2 正常骨(a)和骨质疏松骨(b)

- 有脆性骨折的个人或家族病史
- 钙和维生素 D 摄入不足
- 过度饮酒或吸烟
- 体力活动水平低
- 药物
  - 糖皮质激素
  - 抗惊厥药
  - 肝素
  - 甲状腺激素过量
  - 质子泵抑制剂

骨质疏松症或跌倒的高危患者应进行骨密度测定。跌倒对骨折风险的影响将在第 1.11 章 "肌少症、营养不良、虚弱和跌倒"中单独讨论。不仅限于有跌倒危险因素、跌倒和骨折史的患者，美国预防服务工作组建议对所有 65 岁以上的女性进行 DEXA 筛查；NOF 还建议对 70 岁以上的男性进行筛查。

测定全髋、股骨颈或脊柱的 BMD 值是测定骨密度最常用的方法。测得的患者 BMD（以每平方厘米扫描的矿物质克数为单位，g/cm^2）与 2 个数据库进行比较，一个数据库包含年龄、性别和种族匹配的人群，另一个数据库包含与性别匹配的年轻人群。患者 BMD 的 SD 值由这2 个数据库的 Z 值和 T 值比较计算得出。如表 1.10-1 所示，基于 DEXA 的骨质疏松症和骨量减少的诊断通过 T 值来定义。除躯干 DEXA 外，其他方法也可用于骨密度的测定，但存在一定的局限性。例如定量 CT，与 DEXA 比较应考虑测量增加的辐射量及费用。足跟超声和外周骨的骨密度，如测量前臂、足跟和手指的骨密度，更方便，但与躯干骨密度的测量相比，与骨折风险的相关性不强。

即使没有进行 DEXA 检查，椎体骨折也可以直接诊断骨质疏松症。这些骨折通常没有任何症状，可能数月或数年未被诊断，但它们的发生是骨质疏松症药物治疗的一个适应证。因此，一些机构建议每年测量老年患者的身高。此外，

在以下情况下应考虑进行椎体的影像学检查。

- 70 岁以上女性和 80 岁以上男性，DEXA 测定骨量减少
- 65~69 岁的女性和 70~79 岁的男性，T 值 <-1.5
- 绝经后女性和 50 岁以上的男性，成年期发生低创伤性骨折，身高下降 4 cm 或以上，或长期使用糖皮质激素治疗[18]

大多数绝经后女性骨质疏松症没有明确的继发原因。然而，50% 的男性和绝经前女性可能有潜在的可治疗的情况，如以下因素可导致继发性骨质疏松症。

- 药物治疗，如糖皮质激素、抗惊厥药、锂剂、质子泵抑制剂等
- 风湿性疾病，如类风湿关节炎、系统性红斑狼疮、强直性脊柱炎
- 内分泌疾病，如库欣综合征、甲状腺功能亢进、甲状旁腺功能亢进、性腺功能减退、2 型糖尿病等
- 其他疾病，如囊性纤维化、慢性阻塞性肺疾病、人类免疫缺陷病毒感染、肾功能不全和肝病
- 营养因素，如过量饮酒、厌食、乳糜泻和维生素 D 缺乏

虽然目前还没有正式指南提出进一步评估，但对于怀疑有继发性骨质疏松症病因的患者，可能需要进行仔细的临床评估并进行实验室检查。

7 男性骨质疏松症

虽然骨质疏松症女性比男性更常见，但仍有许多男性受其影响，在美国，有 150 万超过 65 岁的男性患者，另有 350 万人处于风险中[19]。每 8 名美国男性中就有 1 名患有骨质疏松性骨折。男性因骨折而死亡的可能性是女性的 2 倍，但诊断骨质疏松症的可能性不到女性的一半，

骨折后按骨质疏松症进行治疗的概率不到女性的1/5[20]。尽管以T值作为标准在男性中的有效性尚不明确，DEXA仍是首选的诊断方法。大约一半患有骨质疏松症的男性有继发性原因或协同影响因素，最常见的是酗酒，因此大多数被诊断为骨质疏松症的男性应该进行进一步的评估。男性骨质疏松症的治疗遵循与女性相似的原则。

8 骨质疏松症的非药物治疗

骨质疏松症的治疗有多种方式，包括教育、跌倒预防策略、锻炼、补充钙和维生素D及药物治疗。遗憾的是，尽管骨质疏松症、骨量减少和脆性骨折的患病率增加，但有证据表明，许多高危患者未能针对骨密度降低接受教育和治疗。每次到诊室就诊或住院治疗时的时间限制患者接受足够的教育。在一项纳入了大约2 800名脆性骨折女性患者的研究中，仅仅4.6%的患者在骨质疏松性骨折后立即开始药物治疗，只有8.4%的患者接受了骨密度测试，只有42.4%的患者在骨折后2年内接受治疗[21]。幸运的是，对于患有骨质疏松症、骨量减少的患者或高危患者，确实已经制定了治疗指南。请参阅第2.8章"骨折联络服务与提高骨质疏松症治疗率"。

所有绝经后的女性，50岁以上的男性，以及其他存在加速骨质流失风险的患者也应如此。建议去除高危因素，如戒烟、适量饮酒。患者也应该接受预防跌倒的教育，包括足够的照明、使用扶手、合脚的鞋和摘下有坠落风险的危险物（如挂毯）。家庭安全评估在减少跌倒风险方面是无价的（关于跌倒和手术后的相关处理，更多信息请参阅第1.11章"肌少症、营养不良、虚弱和跌倒"，以及第1.8章"术后外科处理"）。照顾者应尽量减少使用可能导致头晕、低血压或疲劳的药物，同时应该评估是否有视力障碍。物理治疗师和作业治疗师在解决平衡和步态异

常、认知障碍等问题上可以发挥关键作用，对患者进行常规的负重指导和强化肌力训练。髋部保护器近几十年来被广泛使用，其提供髋部周围的填充物，目的是尽量减少跌倒带来的影响。2006年的一项荟萃分析显示，这种保护装置在社区患者中的效果有限，在医疗机构中的作用也不能确定。此外，佩戴感不舒适和皮肤刺激也导致许多患者的依从性差[22]。

存在加速骨质流失风险的患者应了解摄入充足钙和维生素D的重要性。除了许多其他的生理功能外，钙是骨充分矿化所必需的。老年人血清钙减少，肠道钙吸收减少，尿钙排泄增加。维生素D通过增加肠道对钙的吸收、肾脏对钙的再吸收及骨钙的再吸收来增加血清钙。在老年人中，皮肤产生的无活性维生素D减少，在肾脏转化的活性维生素D也同时减少，从而导致继发性甲状旁腺功能亢进和随后的低钙血症和骨吸收。

研究已经表明，与安慰剂相比，每日2次碳酸钙600 mg，依从性≥80%即可降低患者的临床骨折发生率；但是尽管只有很少的不良反应，患者的依从性仍低至43%[23]。虽然单独补充维生素D也可以改善BMD[24]，但尚未被证明可有效降低骨折率。然而，与安慰剂相比，每日联合应用钙和维生素D_3似乎既能减少骨质流失，又能降低老年女性髋部和其他非椎体骨折的风险[25, 26]。

基于这些发现，建议有骨质疏松风险的患者每天摄入1 200 mg钙，以及800~1 000国际单位（IU）的维生素D。对于不能从饮食中获得足够钙的患者，可以建议服用钙补充剂。可用的钙制剂包括碳酸钙和柠檬酸钙。前者较便宜，必须随餐服用，而后者较贵，但可随时服用。2种制剂都会引起便秘和腹部不适。为达到最佳吸收，单剂量的钙补充剂应不超过500 mg的元素钙，且服用左甲状腺素、氟喹诺酮类药物、苯妥英钠、血管紧张素转化酶抑制剂和双膦酸

盐后的数小时内不应给予钙剂，这可能会干扰其吸收。维生素 D 以麦角钙化醇（D_2）的形式提供，通常每周口服 50 000 IU，持续 8 周，然后每 2~4 周服用 50 000 IU。另一种选择是，患者可以每天口服 1 次胆钙化醇（D_3），剂量为 1 000~2 000 IU。补充维生素 D 的目的是使血清 25-羟基维生素 D 水平达到或超过 29.6 ng/mL（74 nmol/L）。

9 骨质疏松症的药物治疗

对于哪些患者应该因 BMD 降低接受药物治疗，存在不同的争议。根据 NOF，绝经后的女性和 50 岁以上的男性如果合并以下情况应接受治疗。

- 无论 DEXA 检查结果如何，有髋部或椎体骨折的临床或影像学表现者
- 全髋、股骨颈或腰椎处的 T 值 ≤ -2.5
- T 值为 -2.5~-1.0，合并 10 年内髋部骨折的概率达 3% 以上，或根据 WHO 的骨折风险评估（FRAX）工具评估，10 年内发生重大脆性骨折的概率不低于 20%[27]

有必要进行寿命预期，保障骨质疏松症治疗积累的药理学效应，其获益大于风险。加拿大批准的指南建议，预期寿命至少 1 年者，考虑药物治疗[13]。

在北美洲、欧洲、亚洲和澳洲开展队列分析后开发的 FRAX 将以下因素纳入考虑：年龄、性别、种族、身高和体重、骨折史、某些合并疾病、药物使用和药物滥用、股骨颈 BMD，可以计算 10 年发生髋部或重大脆性骨折的风险。FRAX 不使用脊柱的 BMD，因为当脊柱发生骨关节炎时，这个数值会被错误地升高。该工具仅适用于绝经后的女性和 50 岁以上的男性。对于已经接受抑制骨吸收治疗的患者也缺乏有效性，因此不能用于确定是否需要继续治疗。

一些专家建议对于任何患者，特别是女性，在服用或预期服用糖皮质激素 3 个月以上，剂量超过相当于每天 7.5 mg 泼尼松龙时，都应进行抑制骨吸收治疗，因为这些药物对骨质量有很强的负面影响。此外，一些临床医生开始为骨量处于边缘，且骨吸收标志物升高的患者提供治疗，但这些标志物的效用尚未明确。美国食品和药品管理局（FDA）已批准多类药物用于治疗骨质疏松症，总结见表 1.10-2。

表 1.10-2 获批准的治疗骨质疏松症的药物治疗类别

分类	举例
双膦酸盐类	• 阿仑膦酸盐 • 利塞膦酸盐 • 伊班膦酸盐 • 唑来膦酸
蛋白合成剂	特立帕肽（重组人甲状旁腺激素）
单克隆抗体	地舒单抗（人抗 RANK-L 单克隆抗体）
激素联合治疗	雌激素，选择性雌激素受体调节剂（SERM）
其他	降钙素

9.1 双膦酸盐类

双膦酸盐是治疗骨质疏松症和骨量减少的主要药物。它们是有效的骨吸收抑制剂，与骨矿物基质中的羟基磷灰石钙结合，抑制破骨细胞的活性，从而减少骨重塑。双膦酸盐实际上会结合到骨基质中，因此它们的作用会持续数年。表 1.10-3 总结了各种双膦酸盐的显著特征。

口服双膦酸盐伴有胃肠道吸收不良和上消化道不良反应，包括吞咽困难、食管反流和食管炎症。这些药物必须空腹服用，并伴服一整杯水，此外，患者必须等待 30~60 分钟后才能躺下或食用其他饮料、药物和食物。所以不出意料，这些药物的依从性很差，可能限制其疗效。静脉注射双膦酸盐的耐受性较好，但唑来膦酸可能出现输液反应，表现为发热、头痛、关节痛和肌痛。适当补水和预服用对乙酰氨基酚可

表 1.10-3 双膦酸盐特征

药物名称	剂量	作用效果	适应证
阿仑膦酸盐	每周口服 70 mg	降低髋部和椎体骨折风险	预防和治疗： • 绝经后骨质疏松症 • 男性骨质疏松症 • 激素性骨质疏松症
利塞膦酸盐	每周口服 35 mg	降低髋部和椎体骨折风险	预防和治疗： • 绝经后骨质疏松症 • 男性骨质疏松症 • 激素性骨质疏松症
利塞膦酸盐	每月口服 150 mg	同上	同上
伊班膦酸盐	每月口服 150 mg	降低椎体骨折的风险	预防和治疗绝经后骨质疏松症
伊班膦酸盐	每 3 个月静脉注射 3 mg	提高 BMD，但是无法降低骨折风险	治疗绝经后骨质疏松症
唑来膦酸	每年静脉注射 5 mg	降低髋部和椎体骨折风险	预防（每 2 年给药 1 次）和治疗： • 绝经后骨质疏松症 • 男性骨质疏松症 • 激素性骨质疏松症 预防男性和最近发生髋部脆性骨折的女性出现新的临床骨折

以降低发生输液反应的风险，而且这种反应在随后的输液中发生的可能性更小。双膦酸盐禁用于严重肾功能损害患者（经典定义为肌酐清除率 < 30 mL/min），这可能是许多身体虚弱老年人的用药限制因素。

有文献报道双膦酸盐相关的下颌骨坏死（ONJ），认为是由长期抑制骨重塑和骨的微损伤累积所致。这种罕见情况的危险因素包括双膦酸盐的类型和累积剂量；大多数病例发生在多发性骨髓瘤和其他涉及溶骨性病变的恶性肿瘤患者中，这些患者接受了比用于治疗骨质疏松症更高和更频繁的药物剂量。牙科创伤和感染似乎也使患者易患 ONJ，因此，如果可能，建议患者在开始使用双膦酸盐之前接受日常牙科护理和任何必要的牙科手术或口腔感染治疗。ONJ 的治疗包括疼痛管理、感染控制、坏死组织清创术和停止双膦酸盐治疗。对于服用双膦酸盐的骨质疏松症患者，ONJ 是一种罕见的并发症，除非有特殊说明，对其发生的关注不应排除这些药物的使用情况。在恶性肿瘤患者中，经常服用双膦酸盐的患者 ONJ 的发生率明显较高[28]。

双膦酸盐也与非典型股骨骨折有关，其定义为股骨干中段的低创伤性骨折，前驱症状表现为不明确的大腿不适感和无力（见第 3.18 章"非典型骨折"）。同样，骨重塑的过度抑制可能导致骨内部累积微裂纹，最终合并为临床可见的损伤。研究表明，虽然服用双膦酸盐的确会增加非典型骨折的相对风险，但绝对风险仍然很小[29-31]。虽然如此，对于发现有这种类型骨折的患者，应该停止双膦酸盐治疗。

ONJ 和非典型股骨骨折的风险虽然都很小，

但似乎随着双膦酸盐使用时间的延长而增加。这一观察结果，加上双膦酸盐的半衰期较长，为确定最佳的双膦酸盐治疗周期带来了不确定性。在2006年的一项研究中，已服用了5年阿仑膦酸盐的女性，在随后被随机分配到该药的试验组，再用药5年后与服用5年安慰剂的女性相比，她们的骨密度更高，椎体骨折的风险更低。非椎体骨折的发生率无组间差异[32]。其他研究也显示，在5年的治疗后，骨密度和预防骨折的效果不一致。各机构因此建议采用风险分级的双膦酸盐持续治疗方法：低骨折风险患者可以考虑用药3~5年后进入"药物假期"；而更高风险的患者应该持续治疗更长的时间，配合较短的假期，并或许在药物假期时使用其他的抗骨质疏松药物。无论哪种情况，患者在停止治疗后1~3年内应重新评估，如果骨密度降低或发生骨折，应恢复双膦酸盐治疗。目前，很少有关于骨转换标志物在优化治疗时间方面的具体应用数据。

9.2　特立帕肽和阿巴帕肽

甲状旁腺激素连续给药对骨骼有提高净吸收率的效果，间断给药对骨骼有促进合成代谢的作用。特立帕肽是一种重组人甲状旁腺激素，每天20μg皮下注射，是一种批准用于治疗骨质疏松症的药物，促进骨形成而不是限制骨吸收。特立帕肽的作用机制包括：诱导包括胰岛素样生长因子1、转化生长因子B、RANK-L及抑制硬化蛋白在内的细胞因子，从而激活成骨细胞。特立帕肽的合成代谢作用在用药1个月内开始，在6~9个月达到高峰。可增加椎体、股骨和全身的BMD，降低椎体和非椎体骨折的风险[33]。它被批准用于绝经后骨质疏松症和高骨折风险的男性患者，以及不能耐受双膦酸盐的患者。特立帕肽的耐受性一般较好，有潜在的不良反应，包括直立性低血压、暂时性高钙血症、恶心和腿部抽筋。在动物模型中，特立帕肽被证实会增加骨肉瘤的风险。因此，虽然还没有关于人类接受低于动物实验的有效剂量后导致恶性肿瘤的报告，但这种制剂在患有Paget病、有骨骼放疗史和无法解释的血清碱性磷酸酶升高患者中被列为禁忌。特立帕肽被批准治疗2年，一项研究表明，在此之后，患者应该过渡到双膦酸盐治疗，以保持获得的BMD增长[34]。阿巴帕肽是一种新型的注射用类似肽，它使用注射笔每日皮下注射预先设定的药量。早期研究的数据结果提示了接近的效果[35]。

9.3　地舒单抗

地舒单抗是一种针对RANK-L的全人源单克隆抗体。该细胞因子介导破骨细胞的形成、功能和存活（见图1.10-1）；阻断RANK和RANK-L之间的相互作用，可抑制破骨细胞介导的骨吸收。已经证明，地舒单抗可以增加脊柱的BMD，降低椎体骨折、临床髋部骨折和非椎体骨折的风险[36]。每6个月进行60 mg皮下注射，批准用于治疗女性绝经后骨质疏松症和高骨折风险的男性，以及用于因乳腺癌或前列腺癌接受激素治疗引起骨量减少的女性或男性患者。最常见的不良反应包括低钙血症、皮疹、蜂窝织炎和胀气。与双膦酸盐一样，地舒单抗与ONJ、非典型股骨骨折罕见相关。地舒单抗长期疗效和安全性尚不清楚。

9.4　激素联合治疗

内源性雌激素通过刺激骨保护蛋白细胞因子来限制骨吸收（见图1.10-1）。骨保护蛋白是RANK-L的天然拮抗剂，它能阻断RANK与RANK-L的相互作用，降低破骨细胞活性，从而减少骨吸收。由于内源性雌激素水平在绝经期急剧下降，破骨细胞激活增加，导致绝经后女性骨质流失加速。已被证明使用外源性雌激素，无论是否配合黄体酮，均可以轻微地降低髋部和椎体骨折的风险。然而，雌激素会增加中风、血栓栓塞性疾病、冠心病和乳腺癌的风险；这些风险超过了其对骨骼的好处。因此，FDA 建议有中度至重度血管舒缩障碍的女性限制使用外源性雌激素治疗骨质疏松症，且仅限短期使用。

从历史上看，选择性雌激素受体调节剂（SERM）为绝经后女性骨质疏松症的治疗提供了另一种选择，但可能已经失宠。这些药物在骨组织中起雌激素激动剂的作用，具有减少骨吸收的效果，在乳腺和子宫组织中起雌激素拮抗剂的作用，可降低浸润性乳腺癌的风险。它们并没有降低冠心病的风险，反而增加了血栓栓塞性疾病和血管舒缩障碍的风险。最常用的 SERM 雷洛昔芬，已被证明可以降低椎体骨折的风险，但不能降低髋部骨折的风险。一些机构开始将雷洛昔芬从他们的指南中移除，因为大多数患者的风险与收益比不理想[37]。拉索昔芬是第三代 SERM，目前正在被研究用于治疗骨质疏松症。研究表明，该药物能降低椎体和非椎体骨折的风险，但不能降低髋部骨折的风险；它还能降低乳腺癌、中风和心血管疾病的风险。然而，与服用高剂量的拉索昔芬或安慰剂相比，服用低剂量的拉索昔芬患者的总体死亡率略有上升，这一发现正在进一步研究中。

其他与激素相关的治疗包括雌激素 -SERM 联合用药。雌激素 - 巴多昔芬的联合用药可以增加脊柱和髋部 BMD，降低椎体骨折和髋部骨折的风险，对乳腺癌和子宫内膜癌风险无影响。与其他含有雌激素的药物一样，这些组合药物应尽可能短时间使用，并应在考虑其他无雌激素方案后使用。

9.5 降钙素

内源性降钙素由甲状腺分泌，在正常钙稳态中发挥作用，通过直接作用于破骨细胞抑制骨吸收，防止高钙血症的发生。鼻内使用鲑鱼降钙素的处方为每天鼻孔喷入 200 IU 药物剂量，已证明可以减少椎体骨折的发生率，其对椎体压缩性骨折也有一定的镇痛作用，不会改变髋部骨折或其他非椎体骨折的风险。除鼻炎外，鼻内降钙素几乎没有直接的不良反应，但有研究表明，使用这种制剂会增加不明恶性肿瘤的风险。降钙素是一种治疗骨质疏松症的三线药物，其他药物疗效更好。

9.6 其他疗法

雷奈酸锶在一些欧洲国家用于治疗骨质疏松症。它已被证明可以降低绝经后女性的椎体和非椎体骨折的风险，并且在高危人群中，还可以降低髋部骨折的风险。其机制尚不清楚，但理论上认为它与骨骼的晶体结构结合，增强基质矿化。锶与恶心、腹泻、皮疹和头痛等不良反应有关；也有关于药物与嗜酸性粒细胞增多症和系统性症状综合征相关的报道，其可能有致命的风险。

我们对骨质疏松症的病理生理学和骨代谢途径的进一步认识，为骨质疏松症治疗提供了新的靶点。目前正在研究的 2 种靶向药物包括 romosozumab 和 odanacatib。romosozumab 是一种针对骨硬化蛋白的单克隆抗体，骨硬化蛋白是一种骨细胞衍生蛋白，可下调成骨细胞的成骨作用。最近的一项 II 期研究表明，romosozumab 通过促进骨形成和减少骨吸收来改善 BMD[38]。odanacatib 抑制组织蛋白酶 K，这是一种破骨细胞来源的蛋白酶，参与胶原降解。早期试验表明，odanacatib 可增加脊柱和髋部 BMD[39]。romosozumab 和 odanacatib 降低骨折风险的试验正在进行中[40]。其他一些新药目前正在进行临床前试验。

10 再筛查、治疗监测和随访

虽然我们建议 65 岁以上的女性进行骨质疏松症的筛查，但很少有数据提示再次筛查的指征。为了帮助临床医生确定最佳的检查间隔，最近的一项研究以最初筛查结果 BMD 正常或骨量减少的老年女性为研究对象，计算她们向骨质疏松症转变的比率。研究人员发现，对于BMD 正常或轻度骨量减少的女性、中度骨量减少的女性、严重骨量减少的女性，其再筛查间隔分别为 15 年、5 年及 1 年时，不到 10% 的患者会出现骨质疏松症[41]。

对于正在接受骨质疏松症治疗的患者，应定期重新评估进行治疗的必要性，以优化治疗效益和风险之间的平衡。一些检查可以在门诊随访中完成。应改变可控的骨质流失危险因素，如吸烟、饮酒、钙和维生素 D 摄入量，以及与跌倒风险有关的因素。患者应该持续接受有关骨质流失的含义及严重后果、跌倒预防策略、饮食和锻炼等方面的教育。医生应询问患者发生的不良反应和坚持规定治疗方案存在的困难。患者应该每年测量一次身高，作为隐匿性椎体骨折的初步筛查，并据此开展影像学检查随访。

许多临床医生在开始治疗后的 2 年重复检测 BMD，对于持续存在骨质流失危险因素（如长期糖皮质激素治疗）的患者则更早复查。如果可能的话，后续的 DEXA 操作应该在最初进行检查的 DEXA 扫描仪上进行，因为扫描仪之间的差异会影响测试结果。虽然 BMD 的增加是期待的结果，特别是在接受促进成骨代谢治疗的患者中，然而 BMD 维持稳定也可能表明在面对持续的骨质流失时，治疗获得了预期效果。BMD 降低应引起对钙和(或)维生素 D 摄入不足、治疗依从性差或失败、其他骨质流失继发性原因等的关注，并应进行适当的调查。一些临床医生会追踪分析骨吸收指标：与基线相比，6 个月时尿 N 端肽和血清 C 端肽的明显减少表明治疗的有效性和依从性良好。然而，这些化验指标不应该是决定是否继续、改变或停止治疗的唯一因素。

11 参考文献

1. Wright NC, Looker AC, Saag KG, et al. The recent prevalence of osteoporosis and low bone mass in the United States based on bone mineral density at the femoral neck or lumbar spine. J Bone Miner Res. 2014 Nov;29(11):2520–2526.
2. Office of the Surgeon General. Reports of the Surgeon General. Bone Health and Osteoporosis: A Report of the Surgeon General. Rockville, MD: Office of the Surgeon General (US); 2004. Available at: www.surgeongeneral.gov/ library/reports/index. Accessed February 12, 2015.
3. Johnell O, Kanis J. Epidemiology of osteoporotic fractures. Osteoporos Int. 2005 Mar;16 Suppl 2:S3–S7.
4. Cummings SR, Black DM, Nevitt MC, et al. Bone density at various sites for prediction of hip fractures. The Study of Osteoporotic Fractures Research Group. Lancet. 1993 Jan 9;341(8837):72–75.
5. Friedman SM, Mendelson DA. Epidemiology of fragility fractures. Clin Geriatr Med. 2014 May;30(2):175–181.
6. Gallagher JC, Melton LJ, Riggs BL, et al. Epidemiology of fractures of the proximal femur in Rochester, Minnesota. Clin Orthop Relat Res. 1980 Jul–Aug(150):163–171.
7. Cooper C, Campion G, Melton LJ 3rd. Hip fractures in the elderly: a worldwide projection. Osteoporos Int. 1992 Nov;2(6):285–289.
8. Kanis JA, Johnell O, De Laet C, et al. International variations in hip fracture probabilities: implications for risk assessment. J Bone Miner Res. 2002 Jul;17(7):1237–1244.
9. Burge R, Dawson-Hughes B, Solomon DH, et al. Incidence and economic burden of osteoporosis-related fractures in the United States, 2005–2025. J Bone Miner Res. 2007 Mar;22(3):465–475.
10. Johnell O. The socioeconomic burden of fractures: today and in the 21st century. Am J Med. 1997 Aug 18;103(2a):20S–25S; discussion 25S–26S.
11. Magaziner J, Hawkes W, Hebel JR, et al. Recovery from hip fracture in eight areas of function. J Gerontol A Biol Sci Med Sci. 2000 Sep;55(9):M498–M507.
12. Magaziner J, Simonsick EM, Kashner TM, et al. Predictors of functional recovery one year following hospital discharge for hip fracture: a prospective study. J Gerontol. 1990 May;45(3):M101–M107.
13. Papaioannou A, Santesso N, Morin SN, et al. Recommendations for preventing fracture in long-term care. CMAJ. 2015 Oct 20;187(15):1135–1144.
14. Lyles KW, Colon-Emeric CS, Magaziner JS, et al. Zoledronic acid and clinical fractures and mortality after hip fracture. N Engl J Med. 2007 Nov 1;357(18):1799–1809.
15. Beaupre LA, Morrish DW, Hanley DA, et al. Oral bisphosphonates are associated with reduced mortality after hip fracture. Osteoporos Int. 2011 Mar;22(3):983–991.
16. Xue D, Li F, Chen G, et al. Do bisphosphonates affect bone healing? A meta-analysis of randomized controlled trials. J Orthop Surg Res. 2014;9:45.
17. Li YT, Cai HF, Zhang ZL. Timing of the initiation of

bisphosphonates after surgery for fracture healing: a systematic review and meta-analysis of randomized controlled trials. Osteoporos Int. 2015 Feb;26(2):431–441.
18. Cosman F, de Beur SJ, LeBoff MS, et al. Clinician's Guide to Prevention and Treatment of Osteoporosis. Osteoporos Int. 2014 Oct;25(10):2359–2381.
19. Siddiqui NA, Shetty KR, Duthie EH Jr. Osteoporosis in older men: discovering when and how to treat it. Geriatrics. 1999 Sep;54(9):20–22, 27–28, 30.
20. Kiebzak GM, Beinart GA, Perser K, et al. Undertreatment of osteoporosis in men with hip fracture. Arch Intern Med. 2002 Oct 28;162(19):2217–2222.
21. Feldstein A, Elmer PJ, Orwoll E, et al. Bone mineral density measurement and treatment for osteoporosis in older individuals with fractures: a gap in evidence-based practice guideline implementation. Arch Intern Med. 2003 Oct 13;163(18):2165–2172.
22. Parker MJ, Gillespie WJ, Gillespie LD. Effectiveness of hip protectors for preventing hip fractures in elderly people: systematic review. BMJ. 2006 Mar 11;332(7541):571–574.
23. Prince RL, Devine A, Dhaliwal SS, et al. Effects of calcium supplementation on clinical fracture and bone structure: results of a 5-year, double-blind, placebo-controlled trial in elderly women. Arch Intern Med. 2006 Apr 24;166(8):869–875.
24. Lips P, Graafmans WC, Ooms ME, et al. Vitamin D supplementation and fracture incidence in elderly persons. A randomized, placebo-controlled clinical trial. Ann Intern Med. 1996 Feb 15;124(4):400–406.
25. Dawson-Hughes B, Harris SS, Krall EA, et al. Effect of calcium and vitamin D supplementation on bone density in men and women 65 years of age or older. N Engl J Med. 1997 Sep 4;337(10):670–676.
26. Chapuy MC, Arlot ME, Duboeuf F, et al. Vitamin D_3 and calcium to prevent hip fractures in the elderly women. N Engl J Med. 1992 Dec 3;327(23):1637–1642.
27. Kanis JA. Fracture Risk Assessment Tool (FRAX). Centre for Metabolic Bone Diseases. University of Sheffield, UK. Available at: www.shef.ac.uk/ FRAX. Accessed 2016.
28. Bamias A, Kastritis E, Bamia C, et al. Osteonecrosis of the jaw in cancer after treatment with bisphosphonates: incidence and risk factors. J Clin Oncol. 2005 Dec 1;23(34):8580–8587.
29. Black DM, Kelly MP, Genant HK, et al. Bisphosphonates and fractures of the subtrochanteric or diaphyseal femur. N Engl J Med. 2010 May 13;362(19):1761–1771.
30. Schilcher J, Michaelsson K, Aspenberg P. Bisphosphonate use and atypical fractures of the femoral shaft. N Engl J Med. 2011 May 5;364(18):1728–1737.
31. Schilcher J, Koeppen V, Aspenberg P, et al. Risk of atypical femoral fracture during and after bisphosphonate use. Acta Orthop. 2015 Feb;86(1):100–107.
32. Black DM, Schwartz AV, Ensrud KE, et al. Effects of continuing or stopping alendronate after 5 years of treatment: the Fracture Intervention Trial Long-term Extension (FLEX):a randomized trial. JAMA. 2006 Dec 27;296(24):2927–2938.
33. Neer RM, Arnaud CD, Zanchetta JR, et al. Effect of parathyroid hormone (1–34) on fractures and bone mineral density in postmenopausal women with osteoporosis. N Engl J Med. 2001 May 10;344(19):1434–1441.
34. Black DM, Bilezikian JP, Ensrud KE, et al. One year of alendronate after one year of parathyroid hormone (1–84) for osteoporosis. N Engl J Med. 2005 Aug 11;353(6):555–565.
35. Miller PD, Hattersley G, Riis BJ, et al. Effect of abaloparatide vs placebo on new vertebral fractures in postmenopausal women with osteoporosis: a randomized clinical trial. JAMA. 2016 Aug 16;316(7):722–733.
36. Cummings SR, San Martin J, McClung MR, et al. Denosumab for prevention of fractures in postmenopausal women with osteoporosis. N Engl J Med. 2009 Aug 20;361(8):756–765.
37. Qaseem A, Forciea MA, McLean RM, et al. Treatment of low bone density or osteoporosis to prevent fractures in men and women: a clinical practice guideline update from the American College of Physicians. Ann Intern Med. 2017 Jun 6;166(11):818–839.
38. McClung MR, Grauer A, Boonen S, et al. Romosozumab in postmenopausal women with low bone mineral density. N Engl J Med. 2014 Jan 30;370(5):412–420.
39. Bone HG, McClung MR, Roux C, et al. Odanacatib, a cathepsin-K inhibitor for osteoporosis: a two-year study in postmenopausal women with low bone density. J Bone Miner Res. 2010 May;25(5):937–947.
40. Bone HG, Dempster DW, Eisman JA, et al. Odanacatib for the treatment of postmenopausal osteoporosis: development history and design and participant characteristics of LOFT, the Long-Term Odanacatib Fracture Trial. Osteoporos Int. 2015 Feb;26(2):699–712.
41. Gourlay ML, Fine JP, Preisser JS, et al. Bone-density testing interval and transition to osteoporosis in older women. N Engl J Med. 2012 Jan 19;366(3):225–233.

1.11 肌少症、营养不良、虚弱和跌倒

作者　Claudia M Gonzalez Suarez
译者　祁文静　　审校　刘　楠

1 引言

老年人经常发生跌倒，每年超过30%的65岁以上和50%的85岁以上社区居民会发生跌倒。其中半数为复发性。10%~40%的跌倒会造成损伤，其中20%需要就医，10%会造成严重损伤包括髋部或其他部位骨折、头部损伤或严重软组织损伤。50%老年人在至少一次跌倒后无法自主站起，可能导致脱水、压疮和横纹肌溶解症。跌倒与躯体活动受限、日常生活活动能力降低和需要长期机构护理风险增加有关。除了躯体损伤，跌倒还会造成社会心理影响，包括焦虑、抑郁和社交孤立[1]。

跌倒并非由单一原因造成，大多数跌倒由患者和环境危险因素造成。与衰老相关的自身生理和认知变化会降低功能储备，使老年人容易跌倒。肌少症、虚弱和营养不良是3个相互关联的情况，有助于具有跌倒和脆性骨折风险患者的识别和干预[1]。肌少症是指与年龄相关的肌肉质量和功能的丧失。虚弱是指老年人或合并疾病患者对生理性应激的内源易感性[2]。营养不良很常见，而且许多老年人是可治愈的[3]。本章将介绍以上疾病，以及评估跌倒风险和介绍预防跌倒的策略。

2 跌倒

2.1 危险因素及评估

随着年龄增长，正常成人的步态会变成一种犹豫状、步基宽、步幅小的步态，通常伴随弯腰姿势、手臂摆动减弱和整体转身[4]。步态异常不仅提示跌倒风险，还可能预示或反映潜在的严重疾病[5]。步幅缩短和步速减慢的模式在反复跌倒的人群中尤其明显，这种模式有时被称为"跌倒后综合征"，因其与害怕再跌倒有关[6]。

由于老年人跌倒通常是由多种情况和环境因素所致，因此跌倒被归类为老年人相关综合征，而不是疾病。安全转移和行走的能力需要感觉系统（如视觉、前庭觉、本体感觉）、中枢和周围神经系统、心肺系统、肌肉骨骼系统和其他系统之间的协调。日常活动中发生的跌倒通常由1个或多个系统损伤引起，如虚弱时发生的跌倒[7]。

引起跌倒的常见危险因素包括跌倒史、年龄>75岁、认知和视觉障碍、关节炎、抑郁症及使用4种或4种以上药物（多重用药），特别是抗高血压药和抗精神病药。跌倒风险随危险因素的个数增加而增加，没有危险因素时跌倒风险为8%，有4个或更多危险因素时为78%[8]。

更全面的危险因素列于表 1.11-1。

对所有患者应询问有无跌倒史、跌倒的具体情况及任何相关损伤。头晕、头昏、体重减轻、神经疾病症状、步态不稳和用药变化等相关问题对于既往和将来跌倒的充分评估是必要的。大多数发生跌倒的患者应进行视力检查、体位性血压变化和神经系统体格检查[10]。

在评估跌倒和骨折风险时，骨质疏松症是一项重要的考量因素。这一人群更易发生跌倒相关严重损伤；诊断工具包括WHO骨折风险评估（FRAX），以及DEXA进行骨密度测量或跟骨定量超声等影像学检查，这些都是评估骨质疏松和骨折风险的有效方法。如果已诊断为骨质疏松症，应采取包括药物治疗和非药物治疗的管理措施。第1.10章对骨质疏松症做了进一步介绍。

表 1.11-1 老年人跌倒的危险因素[9]

类别	因素
病史	• 跌倒史 • 视力损害 • 平衡功能障碍或步态异常 • 认知障碍 • 年龄
药物	• 药物种类，即使用超过4种药物 • 药物分类 　− 镇静催眠药 　− 抗精神病药 　− 非甾体抗炎药 　− 抗抑郁药 　− 苯二氮卓类
功能状态	• ADL和IADL障碍
体格检查	• 步态和平衡障碍 • 直立性低血压 • 视力下降
家居设施	• 缺少浴室扶手 • 光线昏暗 • 地面易滑或不平整 • 辅具使用不当

缩写：ADL，日常生活活动；IADL，工具性日常生活活动

2.2 平衡和步态评定

室内可行的简易评定方法有助于评估步态和预测跌倒。起立行走计时测试（Timed Up and Go，TUG）是最受推荐的活动能力筛查测试，要求患者自座椅站起，步行3米，转身回到座椅，坐下[11]。活动过程中任何异常都提示平衡或步态受损，跌倒风险增加，需要进一步评估，并提示可能需要治疗。虽然目前已建议12秒和13.5秒为临界点，但明确表明跌倒风险增加的TUG完成时间尚未确定[12,13]。

以功能表现为导向的移动评估（performance-oriented mobility assessment，POMA）包括评估日常活动中转移、平衡和步态动作，需要5~10分钟完成[14]。POMA不适用于功能水平高的患者或单一功能受限的患者。它涉及转移和平衡动作的观察，例如从座椅站起，进行并足单腿站立和双足前后位站立（每次5~10秒），转圈，坐下。除3米步行试验的步态评价之外，还评估步态起始、足跟足尖顺序、步长、高度、对称性、路径偏差、行走姿态、转身稳定性、手臂摆动，以及颈部、躯干、髋关节和膝关节屈曲。以上得到的结果不仅可评估跌倒风险，还可确定是否存在需要干预的平衡和步态障碍，以及评估是否存在神经、肌肉骨骼或其他相关系统功能障碍。

2.3 预防策略

试验表明，跌倒预防策略可防止约30%的跌倒。其中，一些医疗措施已表明可降低跌倒发生率；然而，实施可能存在问题，因为临床医生往往对离散疾病的管理比对多因素所致疾病的管理更有经验[15,16]。

预防跌倒的重要领域通常包括躯体功能训练、医学评估和治疗、药物调整、环境改造和教育[10]。对于大多数患者的关键策略包括以下方面。

- 回顾并纠正患者跌倒相关危险因素。可改变的危险因素包括矫正视力、减少环境危害和障碍及正确使用助行器的教育
- 所有患者都应进行药物史回顾，以明确引起跌倒的任何药物，包括可能导致直立性低血压的心血管药物，以及可能改变平衡、意识或认知的神经精神药物
- 对所有患者进行维生素 D 检测，对维生素 D 缺乏患者进行替代治疗
- 对于有 1 次跌倒、没有其他平衡或步态障碍的患者，应参加涉及平衡和肌肉力量增强的训练项目。这些项目可包括物理治疗、太极拳或其他项目
- 有 2 次或 2 次以上跌倒和（或）平衡或步态异常的患者，应进行详细评估和针对性物理治疗

正规的预防跌倒计划可分为 3 大类。
- 包含 1 项干预的单一项目，即监督下训练
- 包含 2 项或多项干预的多重项目，即训练和环境改造
- 包含针对患者特定危险因素的 2 项或多项个体化干预措施的多重项目

近期一项荟萃分析发现，单一干预对养老院人群的跌倒相关结果无益，因其通常身体虚弱，而跌倒往往由多因素所致[17]。针对无明显功能障碍老年人的单一干预可能会更成功。

干预措施可有效增加肌肉力量和功能能力，特别是力量训练和平衡训练。当发现患者虚弱时，避免过度的住院、检查和用药等相关医源性损伤很重要[18-20]。

维生素 D 水平随年龄增长而下降，维生素 D 降低与肌少症、跌倒、髋部骨折、残疾和死亡相关。当维生素 D 水平较低时，提供日常所需维生素 D 的替代治疗可逆转某些功能退化[21]。一项荟萃分析发现补充维生素 D 对肌肉力量、步态和平衡有积极影响，每天补充 800~1 000 国际单位（international unit，IU）维生素 D 可改善肌肉力量和平衡[22]。维生素 D 可减少维生素缺乏患者的跌倒次数，长期照护的老年患者联用钙和维生素 D 可减少骨折发生。

除维生素 D 以外，尚未证实其他药物可用于改善肌肉力量、平衡和跌倒，包括血管紧张素转化酶抑制剂、睾酮和胰岛素样生长因子（insulin-like growth factor，IGF），目前这些药物都未显示出安全有效预防跌倒的效果。

3 肌少症

肌少症是指肌肉质量、功能和效率的丧失。衰老常伴随肌肉萎缩和脂肪增加，这是由体内代谢变化和躯体活动减少所致。体重减轻是肌少症的一个不敏感指标，因为脂肪沉积增加可掩盖同时发生的肌肉减少[3]。

在显微镜下，肌少症的特征是 II 型运动神经元减少及脊髓 α 运动神经元丢失。随着年龄增长，肌肉收缩蛋白和线粒体蛋白合成速率降低，导致肌肉质量和力量下降。随着肌肉质量减少，蛋白质分解产生氨基酸用于重要器官合成蛋白质和免疫过程的动员能力也会降低。缺乏躯体活动会加速肌肉丢失，并会产生一种跌倒循环，即恐惧跌倒、活动减少、肌肉丢失和跌倒增加[3, 23, 24]。

3.1 评定

符合以下标准中的 2 条可诊断肌少症：肌肉质量减少、肌肉力量降低和躯体活动能力下降[25]。虽然肌肉质量减少和肌肉力量降低可在研究环境中利用各种成像技术和动态肌力测试进行评估，但大多数实践测试侧重于躯体活动能力。最常用的室内测试包括步行速度和简易躯体能力测试（short physical performance battery，SPPB）。步行速度减慢是目前最简便的肌少症筛查试验，步行 4~6 米过程中以临界点 0.8 m/s 作为异常的阈值[25]。SPPB 评定更耗费时间，

包括反复自座椅站立、平衡测试和步行速度测量[26]。肌少症的定量评定通常仅用于研究,即握力(握力测试)或伸膝肌力(等速肌力测试)。

3.2 病理生理

不活动是导致肌少症的主要原因之一。运动时肌肉收缩使肌肉生长因子包括胰岛素样生长因子和机械生长因子(mechano growth factor,MGF)释放,激活卫星细胞、蛋白质合成和肌肉再生等过程,而以上生理活动均随年龄增长而减退。营养缺乏或营养不足在肌少症的发展中也具有重要作用,因为据推测,为了保持肌肉质量,老年人每天每公斤体重至少需要 1.2 g 蛋白质。

激素介质(如睾酮)也会下降并导致肌肉质量下降及较低程度的肌力下降。这种现象在女性中更为明显。肌少症还与促炎性细胞因子升高有关,后者对肌肉质量和功能产生负面影响。

肌少症的主要原因见表 1.11–2。

表 1.11–2 肌少症的主要原因

类别	原因
环境	营养不良 躯体活动减少
血管	毛细血管血流减少 周围血管疾病
内分泌	胰岛素抵抗 合成代谢性激素减少(如睾酮、脱氢表雄酮、IGF-1、生长激素)
免疫	促炎性细胞因子增加(如 IL-6、TNF-α)
基因	线粒体异常
神经源性	运动终板退行性变 周围神经病变

缩写:IGF,胰岛素样生长因子;IL,白细胞介素

3.3 治疗

目前对于肌少症还没有标准的或明确安全的药物治疗。现有标准侧重于运动和营养。运动可促进肌肉合成代谢,而且通过细致训练这一效果会更加明显[1]。据报道即使高龄患者进行抗阻练习也会增加肌肉质量和力量[24]。

已证实睾酮和其他合成代谢性类固醇(如诺龙)可增加肌肉质量,更高剂量可增加肌力,但会显著增加心血管疾病风险[27]。

依诺波沙是一种有效的组织选择性雄激素受体口服制剂,目前仍在进行肌少症和骨质疏松症的治疗研究[28]。已证明其可以改善降低的体重和躯体功能及力量指标。

其他治疗如肌肉生长抑制素抗体已经研发,因尚未证明其能够使肌肉显著增长,目前仍在研究中[29]。

4 虚弱

虚弱是指老年人或高度合并疾病成年人对生理性应激的普遍易感性。它与多个相互关联的生理系统衰退有关,且超过了随年龄增长而储备逐渐减少的预期。这一过程导致体内稳态的耗竭,并容易在轻微应激下出现不相称的并发症[2]。

尽管虚弱不是一种疾病,但虚弱的表现可以归类、测量并作为脆性骨折患者发生手术并发症、围手术期发病率和死亡率及功能预后不良风险的最强烈、最有用的识别因素之一[30-33]。

通常出现以下 3 种以上症状可临床诊断虚弱:意外的体重减轻、疲倦感、无力、步行速度减慢和躯体活动水平降低。一项来自心血管健康研究的正式标准见表 1.11–3[34]。

简易标准(表 1.11–4)也已被证实适用于跌倒和骨质疏松性骨折,且很容易与临床医疗或护理实践相结合。虚弱对跌倒、死亡和手术不良结局的预测能力逐渐升高[30, 31, 36]。

表 1.11-3 虚弱的表现——Fried 标准（来自心血管健康研究[34]）

特征	评定
体重减轻	自诉前一年体重减少超过 4.5 kg 记录显示前一年体重减少 >5%
疲倦	每周 3~4 天或大多数时间
能量消耗降低	不同性别的最低五分位数 男性 < 383 kcal/wk 女性 < 270 kcal/wk
步行速度减慢	经过性别和身高校正后，行走 4.57 米所需时间的最低五分位数
握力明显减弱	按性别和体重指数分层，握力的最低五分位数

表 1.11-4 简易虚弱筛查工具（改编自 Ensrud 等[35]）

标准	得分*
每年体重减轻 5%	1
上肢不支撑时，不能完成 5 次座椅站立	1
感觉没有精力	1

* 得分：
2~3= 虚弱
1= 虚弱前
0= 健康

虚弱的重要临床特点包括[2]以下方面。
- 老年人患病率高，据估计 65 岁以上人群中有 10%~25% 的人和 85 岁以上人群中有 30%~45% 的人伴发虚弱[37]
- 与肌少症、运动不耐受、频繁跌倒、静止不动和大小便失禁高度相关
- 对标准医疗和康复治疗的反应差
- 功能下降和死亡的风险增加

虽然虚弱常不可逆，但运动、补充蛋白质和维生素 D 及减少多重用药可能会减慢进展或延缓并发症[38, 39]。如前所述，它非常有助于识别预期寿命短、预后差、对传统治疗反应差的患者。

4.1 病理生理

衰老可解释为受到复杂的维护和修复网络调节的分子和细胞损伤的终身累积。多个器官系统在虚弱的发展过程中密切相关，包括中枢神经系统、内分泌系统、免疫系统和骨骼肌，由内因和外因（如营养状况）介导。虚弱是以上器官损伤的结果，也是造成这种损伤的原因之一。2009 年 Fried 等[34]使用 12 项指标评估老年女性的累积功能障碍，发现独立于年龄和合并疾病因素，异常器官系统的数量与虚弱存在非线性关系。3 个以上系统异常是虚弱的有力预测因素之一，这提示存在一种关键的总体水平，一旦超过该水平，虚弱就会变得明显。

5 营养不良

营养摄入不足和吸收不良常见于髋部骨折患者，与谵妄、易感染、预后差和死亡相关[40~42]。味觉、嗅觉、精神状态、抑郁、躯体功能丧失、吞咽困难、药物不良反应、慢性病和经济相对贫困都是导致营养不良的原因[43]。

对社区特别是长期护理机构人群监测体重减轻情况是最常用于迅速识别可能面临营养不良风险人群的措施。目前有几种有效的筛查工具，包括简易营养食欲问卷、老年人营养风险指数、简易营养评估（mini-nutritional assessment，MNA）或 MNA 6 项简表，可区分营养不良与营养风险和正常营养状态。营养和吞咽评估应成为脆性骨折诊疗的一部分。

5.1 营养策略

尚无高质量证据支持某种营养补充方案会改善髋部骨折患者的结局[44]。目前采用尽可能提供高蛋白且营养丰富的口服营养补充剂（ONS）[45, 46]及充足的钙和维生素 D。口服营养补充剂似乎对医院和急性期后医疗机构中髋部骨折患者预防压疮有一定价值[47]。然而，这

些研究规模较小，需要进一步调查研究。针对贫血的常规铁剂治疗也显示无益[48]，而且可能伴发不良反应如消化不良、便秘。

术后口咽吞咽困难是常见的；许多患者可能既往存在吞咽功能障碍其至轻度功能下降，由于营养和呼吸原因突然发生吞咽障碍。不推荐有创方式（即鼻饲）进行营养补充，因其有使老年人发生谵妄和感染性并发症（即吸入性肺炎）的风险。肠外营养同样有风险且费用高。

营养支持和补充是急性期后医疗机构老年人改善功能措施的重要部分。通常在长期护理人群中应避免饮食疗法（如低脂肪或限制热量的饮食）[15]。2009年一篇综述中，Milne和同事[16]发现62项试验中超过10 000名老年人有营养不良风险，证明口服营养补充剂（ONS）使体重显著增加2.2%；但该研究未发现治疗组的死亡率下降或功能改善。另一项对社区女性的研究[49]发现补充蛋白质和运动联合治疗使肌肉质量、肌力和步行速度改善。

美国老年医学会提倡临床医生避免将食欲刺激性处方或高热量口服营养补充剂用于治疗老年人厌食症或恶病质，并鼓励医疗行业优化社会支持，提供喂养帮助，明确患者的目标和期望，尤其是痴呆患者[50, 51]。口服营养补充剂（ONS）可能使某些亚组获得有限的获益，如特定营养素缺乏的亚组、近期住院患者和骨折恢复期患者。

6 参考文献

1. Kinney JM. Nutritional frailty, sarcopenia and falls in the elderly. Curr Opin Clin Nutr Metab Care. 2004 Jan;7(1):15–20.
2. Fried LP, Waltson JD, Ferrucci L. Frailty. In: Halter, JB, ed. Hazzard's Geriatric Medicine and Gerontology. 6th ed. New York: McGraw–Hill; 2009:631–645.
3. Hebuterne X, Bermon S, Schneider SM. Ageing and muscle: the effects of malnutrition, re–nutrition, and physical exercise. Curr Opin Clin Nutr Metab Care. 2001 Jul;4(4):295–300.
4. Sudarsky L. Geriatrics: gait disorders in the elderly. N Engl J Med. 1990 May 17;322(20):1441–1446.
5. Toots A, Rosendahl E, Lundin–Olsson L, et al. Usual gait speed independently predicts mortality in very old people: a population–based study. J Am Med Dir Assoc. 2013 Jul;14(7):529.e1–529.e6.
6. Martin FC, Hart D, Spector T, et al. Fear of falling limiting activity in young–old women is associated with reduced functional mobility rather than psychological factors. Age Ageing. 2005 May;34(3):281–287.
7. Nowak A, Hubbard RE. Falls and frailty: lessons from complex systems. J R Soc Med. 2009 Mar;102(3):98–102.
8. Dionyssiotis Y. Analyzing the problem of falls among older people. Int J Gen Med. 2012;5:805–813.
9. Fuller GF. Falls in the elderly. Am Fam Physician. 2000 Apr 01;61(7):2159–2168, 2173–2154.
10. Panel on Prevention of Falls in Older Persons. Summary of the Updated American Geriatrics Society/British Geriatrics Society clinical practice guideline for prevention of falls in older persons. J Am Geriatr Soc. 2011 Jan;59(1):148–157.
11. Podsiadlo D, Richardson S. The timed "Up & Go": a test of basic functional mobility for frail elderly persons. J Am Geriatr Soc. 1991 Feb;39(2):142–148.
12. Close JC, Lord SR. Fall assessment in older people. BMJ. 2011 Sep 14;343:d5153.
13. Barry E, Galvin R, Keogh C, et al. Is the Timed Up and Go test a useful predictor of risk of falls in community dwelling older adults: a systematic review and meta–analysis. BMC Geriatr. 2014 Feb 01;14:14.
14. Tinetti ME. Performance–oriented assessment of mobility problems in elderly patients. J Am Geriatr Soc. 1986 Feb;34(2):119–126.
15. Messinger–Rapport BJ, Gammack JK, Little MO, et al. Clinical update on nursing home medicine: 2014. J Am Med Dir Assoc. 2014;15(11):786–801.
16. Milne AC, Potter J, Vivanti A, et al. Protein and energy supplementation in elderly people at risk from malnutrition. Cochrane Database Syst Rev. 2009 Apr 15(2):CD003288.
17. Vlaeyen E, Coussement J, Leysens G, et al. Characteristics and effectiveness of fall prevention programs in nursing homes: a systematic review and meta–analysis of randomized controlled trials. J Am Geriatr Soc. 2015 Feb;63(2):211–221.
18. Fiatarone MA, O'Neill EF, Ryan ND, et al. Exercise training and nutritional supplementation for physical frailty in very elderly people. N Engl J Med. 1994 Jun 23;330(25):1769–1775.
19. Laosa O, Alonso C, Castro M, et al. Pharmaceutical interventions for frailty and sarcopenia. Curr Pharm Des. 2014;20(18):3068–3082.
20. Vina J, Borras C, Sanchis–Gomar F, et al. Pharmacological properties of physical exercise in the elderly. Curr Pharm Des. 2014;20(18):3019–3029.
21. Rondanelli M, Faliva M, Monteferrario F, et al. Novel insights on nutrient management of sarcopenia in elderly. Biomed Res Int. 2015;2015:524948.
22. Muir SW, Montero–Odasso M. Effect of vitamin D supplementation on muscle strength, gait and balance in older adults: a systematic review andmeta–analysis. J Am Geriatr

Soc. 2011 Dec;59(12):2291–2300.
23. Janssen I. The epidemiology of sarcopenia. Clin Geriatr Med. 2011 Aug;27(3):355–363.
24. Fiatarone MA, O'Neill EF, Ryan ND, et al. Exercise training and nutritional supplementation for physical frailty in very elderly people. N Engl J Med. 1994 Jun 23;330(25):1769–1775.
25. Cruz-Jentoft AJ, Baeyens JP, Bauer JM, et al. Sarcopenia: European consensus on definition and diagnosis: Report of the European Working Group on Sarcopenia in Older People. Age Ageing. 2010 Jul;39(4):412–423.
26. Perera S, Mody SH, Woodman RC, et al. Meaningful change and responsiveness in common physical performance measures in older adults. J Am Geriatr Soc. 2006 May;54(5):743–749.
27. Morley JE. Sarcopenia in the elderly. Fam Pract. 2012 Apr;29(Suppl 1):i44–i48.
28. Girgis CM, Mokbel N, Digirolamo DJ. Therapies for musculoskeletal disease: can we treat two birds with one stone? Curr Osteoporos Rep. 2014 Jun;12(2):142–153.
29. Morley JE, von Haehling S, Anker SD. Are we closer to having drugs to treat muscle wasting disease? J Cachexia Sarcopenia Muscle. 2014 Jun;5(2):83–87.
30. Krishnan M, Beck S, Havelock W, et al. Predicting outcome after hip fracture: using a frailty index to integrate comprehensive geriatric assessment results. Age Ageing. 2014 Jan;43(1):122–126.
31. Kistler EA, Nicholas JA, Kates SL, et al. Frailty and Short-Term Outcomes in Patients With Hip Fracture. Geriatr Orthop Surg Rehabil. 2015 Sep;6(3):209–214.
32. Rolland Y, Abellan van Kan G, Benetos A, et al. Frailty, osteoporosis and hip fracture: causes, consequences and therapeutic perspectives. J Nutr Health Aging. 2008 May;12(5):335–346.
33. Kua J, Ramason R, Rajamoney G, et al. Which frailty measure is a good predictor of early post-operative complications in elderly hip fracture patients? Arch Orthop Trauma Surg. 2016 May;136(5):639–647.
34. Fried LP, Tangen CM, Walston J, et al. Frailty in older adults: evidence for a phenotype. J Gerontol A Biol Sci Med Sci. 2001 Mar;56(3):M146–M156.
35. Ensrud KE, Ewing SK, Taylor BC, et al. Comparison of 2 frailty indexes for prediction of falls, disability, fractures, and death in older women. Arch Intern Med. 2008 Feb 25;168(4):382–389.
36. Makary MA, Segev DL, Pronovost PJ, et al. Frailty as a predictor of surgical outcomes in older patients. J Am Coll Surg. 2010 Jun;210(6):901–908.
37. Ferrucci L, Guralnik JM, Studenski S, et al. Designing randomized, controlled trials aimed at preventing or delaying functional decline and disability in frail, older persons: a consensus report. J Am Geriatr Soc. 2004 Apr;52(4):625–634.
38. Regional Health Council. Frailty in elderly people. Florence (Italy): Regione Toscana, Consiglio Sanitario Regionale; 2013. Available at: www.guideline.gov/ summaries/summary/47484. Accessed December 2017.
39. Turner G, Clegg A. Best practice guidelines for the management of frailty: a British Geriatrics Society, Age UK and Royal College of General Practitioners report. Age Ageing. 2014 Nov;43(6):744–747.
40. Koren-Hakim T, Weiss A, Hershkovitz A, et al. The relationship between nutritional status of hip fracture operated elderly patients and their functioning, comorbidity and outcome. Clin Nutr. 2012 Dec;31(6):917–921.
41. Bell JJ, Bauer JD, Capra S, et al. Multidisciplinary, multi-modal nutritional care in acute hip fracture inpatients—results of a pragmatic intervention. Clin Nutr. 2014 Dec;33(6):1101–1107.
42. Juliebo V, Bjoro K, Krogseth M, et al. Risk factors for preoperative and postoperative delirium in elderly patients with hip fracture. J Am Geriatr Soc. 2009 Aug;57(8):1354–1361.
43. Bell CL, Tamura BK, Masaki KH, et al. Prevalence and measures of nutritional compromise among nursing home patients: weight loss, low body mass index, malnutrition, and feeding dependency, a systematic review of the literature. J Am Med Dir Assoc. 2013 Feb;14(2):94–100.
44. Avenell A, Smith TO, Curtain JP, et al. Nutritional supplementation for hip fracture aftercare in older people. Cochrane Database Syst Rev. 2016 Nov 30(11):CD001880.
45. Roberts KC, Brox WT, Jevsevar DS, et al. Management of hip fractures in the elderly. J Am Acad Orthop Surg. 2015 Feb;23(2):131–137.
46. Eneroth M, Olsson UB, Thorngren KG. Nutritional supplementation decreases hip fracture-related complications. Clin Orthop Relat Res. 2006 Oct;451:212–217.
47. Houwing RH, Rozendaal M, Wouters-Wesseling W, et al. A randomised, double-blind assessment of the effect of nutritional supplementation on the prevention of pressure ulcers in hip-fracture patients. Clin Nutr. 2003 Aug;22(4):401–405.
48. Parker MJ. Iron supplementation for anemia after hip fracture surgery: a randomized trial of 300 patients. J Bone Joint Surg Am. 2010 Feb;92(2):265–269.
49. Kim HK, Suzuki T, Saito K, et al. Effects of exercise and amino acid supplementation on body composition and physical function in communitydwelling elderly Japanese sarcopenic women: a randomized controlled trial. J Am Geriatr Soc. 2012 Jan;60(1):16–23.
50. Hanson LC, Ersek M, Gilliam R, et al. Oral feeding options for people with dementia: a systematic review. J Am Geriatr Soc. 2011 Mar;59(3):463–472.
51. American Geriatrics Society. Ten Things Clinicians and Patients Should Question. Available at: www.choosingwisely.org/wp-content/ uploads/2015/02/AGS-Choosing-Wisely-List.pdfAccessed January 22, 2017.

1.12 疼痛管理

作者 Timothy Holahan, Daniel A Mendelson
译者 祁文静　审校 刘 楠

1 引言

无法控制的疼痛是导致内科和外科治疗结局不佳的常见原因。目前认为老年人髋部骨折急性期、慢性期和围手术期疼痛的治疗是不足的[1-3]。由于老年人的生理和认知处于明显弱势，其疼痛管理尤其复杂。鉴于实现安全有效地控制疼痛所需的诸多因素，妥善处理围手术期疼痛需要全面周到的方法[3-5]。

1.1 既往疼痛的患病率

据估计，社区老年人的慢性疼痛患病率在20%~46%，而长期护理机构或养老院老年人慢性疼痛患病率在28%~73%[6]。随着年龄增长，慢性疼痛患病率趋于增高，多达75%的75岁以上老年人出现疼痛[6,9]。女性的患病率似乎更高[6]。

1.2 识别

存在认知障碍的老年人是疼痛控制不佳的高风险群体，这由识别不足及治疗不足所致[6]。当谵妄和病情不稳定使临床评估变得复杂时，疼痛的识别在围手术期和术后阶段极具挑战性。

老年人尤其是痴呆患者的疼痛识别不足和治疗不足的原因包括评估困难，对不良反应和药物剂量过大的恐惧，以及大多数医生不能确定复杂人群及合并疾病患者对阿片类药物的反应。对髋部骨折患者术后不给予长期止痛药即说明了这一问题[10]。

1.3 疼痛控制不佳的负面影响

无论潜在原因如何，未控制的疼痛对老年人的生理和临床结局有负面影响，尤其是住院患者。疼痛是造成心动过速和心肌耗氧量增加的原因之一[3]。髋部骨折患者疼痛控制不佳导致术后谵妄发生率增加、住院时间延长以及治疗依从性差[3]。疼痛控制不佳使术后行走和康复时间推迟。有研究表明防治谵妄和早期恢复行走可减少住院时间和术后并发症（包括肺炎）[11]。虽然关于疼痛控制方案对髋部骨折结局影响的证据不足[12]，但疼痛控制改善可能会降低髋部骨折患者术后并发症发生率[10]。

1.4 老年人疼痛病理生理学

已证实与年轻人相比，老年人疼痛的神经生理学机制发生了实质性变化。随着年龄增长，伤害感受性疼痛传导通路神经化学和电生理学特性会改变[4]。目前已知随年龄增长，多种神经递质包括血清素、γ-氨基丁酸及阿片受体丢失，下行疼痛抑制通路功能下降。老年人的变化还包括疼痛阈值轻微增加或对轻微疼痛的敏感性降低，尤其是热刺激[13]。

在治疗方面，虚弱的老年人通常对药物吸收、分布和代谢能力下降，药物中毒的风险升高[14]。也有证据表明，患痴呆的老年人对疼痛的生理反应迟钝[15]。

表 1.12-1[16] 总结了老年人常见的许多生理学和药代动力学变化。这些因素是老年人独特的疼痛评估、管理和治疗预期反应等问题的基础[15]。

1.5 疼痛的类型

虽然疼痛的性质和强度是主观感受的，却也存在有临床意义的分类。疼痛常分为急性和慢性，并可进一步分为多种病理生理学亚型[17]。

- 急性疼痛的特征是突然发生，与某种损伤有关，仅持续相对较短的时间
- 慢性疼痛持续时间超过 3~6 个月，其特征是没有特定刺激也持续存在疼痛。社会经济水平低、缺乏活动、慢性病和缺乏社会支持是老年人慢性疼痛发生相关的部分因素[17]

疼痛有 3 种病理生理亚型：伤害感受性、神经病理性和混合性[4]。

表 1.12-1　老年人药理学变化。改编自美国老年医学会老年人持续疼痛药物治疗组[16]

	老年人的变化	临床效应
胃肠吸收	胃肠消化时间缩短	缓释止痛药的作用时间更持久
	肠道对阿片类药物相关的蠕动障碍更敏感	不良反应（如便秘）的风险增加
	胃液 pH 值改变（通常由其他药物引起）	药物吸收变化
药物分布	去脂体重减少，脂质分布增加	会导致药物半衰期延长、药物不良反应的风险增加
药物代谢	肝脏内药物氧化减少	药物半衰期延长、药物不良反应的风险增加
药物排泄	肾小球滤过率随年龄增长而降低	药物排泄速率降低 有毒代谢物积累的风险增加

- 伤害感受性疼痛是由于伤害性刺激使感受器激活，可进一步分为躯体性疼痛和内脏性疼痛。躯体性疼痛往往起源于皮肤、肌肉或骨骼，常易于定位。与急性髋部骨折相关的疼痛通常是一种伤害感受性躯体疼痛。内脏性疼痛是一种源自心、肺或胃肠道等内脏器官的牵涉痛。内脏痛通常相对难以定位，被描述为酸痛、钝痛或不明确

- 神经病理性疼痛由神经纤维和（或）神经元的刺激或炎症引起，常被描述为烧灼痛、刺痛或麻木，常易于定位，但可能为放射性，即沿神经走行放射。这也可见于髋部骨折术后，由神经纤维在骨折或手术过程中受损或术后水肿和炎症所致。神经病理性疼痛对传统止痛药包括消炎止痛药或阿片类药物的反应不明确或不充分。非传统止痛药如抗惊厥药和抗抑郁药可能对神经病理性疼痛更有效

- 第三种亚型为混合性疼痛，兼有伤害感受性疼痛和神经病理性疼痛的特点；通常需兼用多种不同的治疗方法。混合性疼痛如椎体骨折伴神经压迫导致躯体性疼痛和神经病理性疼痛[4, 16, 18]

2　疼痛评估

虽然对任何患者群体进行疼痛评估都存在困难，但对脆性骨折患者尤具挑战性，因其认知障碍和沟通困难的概率很高。最常用且有效的疼痛评估方法包括患者自我报告、视觉模拟评分和针对无法有效沟通患者的行为学疼痛评估工具。

疼痛是影响手术和功能结局的主要障碍之一。除最轻微的骨创伤外，所有创伤常伴随疼痛。准确的评估需要采取全面有序的方法并基于医务人员的观察、体格检查和使用有效的疼痛评

估工具。围手术期疼痛控制改善是预防谵妄、保留功能和避免并发症的基础[3, 10, 11]。

2.1 自我报告

自我报告是老年人疼痛评估的主要方法。应首先尝试自我报告；如果患者不能做出适当反应，应寻求其他疼痛指标。自主神经症状如出汗、高血压和心动过速有时可能提示疼痛。以下量表常用于疼痛评估。

- 数值评定量表（numerical rating scale，NRS）是一种通过口头获得的数字疼痛评分，范围为0~10（0代表没有疼痛，10代表可想象的最严重的疼痛）；要求患者用0~10范围内某一个数字代表其疼痛感觉。NRS是有自我报告能力老年人最常用亦最有效的疼痛评分量表[19]。
- 视觉模拟量表（visual analog scale，VAS）是疼痛评估相关工具，让患者在两端分别为无疼痛（0）和极度疼痛（10）的一条直线上标出疼痛级别。有研究表明其在老年人中效果较差、错误率较高[20]。
- 语言描述量表（verbal descriptor scale，VDS）已在老年人中得到验证，由言语指标（如轻度、中度、重度）组成，用于量化患者的疼痛程度。VDS受到老年人的青睐，且已证明适用于中重度痴呆患者[19]。
- 自我报告的其他方法包括脸谱疼痛量表，常用于儿童但也可用于老年人[21]。需要患者找出最能反映其正在经历的疼痛的面部表情。这种方法适用于不能言语的老年人

以上所有工具都有局限性，包括无法描述疼痛位置、不能明确疼痛与活动的动态关系以及无法准确监测对慢性疼痛治疗的反应。

2.2 认知障碍患者

对有语言障碍或严重认知障碍的患者进行疼痛评估会给医护人员造成困难。为了获得准确的评估，临床医生和工作人员应观察非言语反应。美国老年医学会（American Geriatrics Society，AGS）推荐对6个行为领域进行评估，包括面部表情、言语（发声）、肢体动作、人际互动、活动模式和心理状态的变化[16]。

许多行为学疼痛评估工具已被证实可用于严重认知障碍的老年人[20]。其中包括重度痴呆疼痛评估量表[8]（表1.12-2），由5个项目组成，有助于疼痛非言语性表现的解读。

其他有效的量表包括Abbey疼痛量表和沟通受限老年人疼痛评估清单[20, 21]。以上量表可用于评估监测急性疼痛及治疗效果。

表1.12-2 重度痴呆患者疼痛评估（引自重度痴呆疼痛评估量表）

	0	1	2
呼吸（不包括发声）	正常	偶尔呼吸困难	明显呼吸困难 长时间过度通气
异常发声	无	偶尔呻吟或叹息	大声呻吟或叹息 哭泣
面部表情	微笑 无表情	悲伤 害怕 皱眉	痛苦表情
肢体语言	放松	紧张 忧郁 烦躁	僵硬 握拳 蜷腿 拉或推开
安抚	无须安抚	通过声音或抚摸转移注意力或消除疑虑	无法安抚、转移注意力或消除疑虑

可能的评分判定标准：1~3，轻度疼痛；4~6，中度疼痛；>6，重度疼痛

3 治疗

如前所述，老年人的生理变化会影响止痛药的疗效和耐受性，使非标准化疼痛管理策略的效果降低。采用标准化且可预见性的方法能够显著减少不良反应，同时使疼痛控制改善[4, 6, 15, 16]。这在术后患者中尤为明显，因为失血、脱水和精神状态改变会导致相应的药物治疗和非药物治疗出现不确定性。

3.1 一般原则

第一项原则是美国老年医学会建议的"小量起始，缓慢加量"。意指在老年人开始使用一种药物时先采用最小剂量，然后缓慢加量，直至达到预期效果。鉴于老年人代谢能力降低，该原则可适用于任何药物，也同样适用于标准化治疗方案的制定。

第二项原则是充分采用非药物治疗手段。第三项原则是注意药物的常见不良反应（及非常见的不良反应），做到早期识别及调整，防止进一步损害[14, 15]。

3.2 非药物治疗

非药物治疗如早期手术、早期活动、体位摆放和冰敷具有很好的获益风险比，应作为术前和术后疼痛控制策略的固定部分。

- 早期活动和物理治疗可能有助于充分控制疼痛，并降低总体死亡率、缩短住院时间和减轻活动受限[22]。术后行走推迟会导致术后谵妄和肺炎及持续疼痛[11]
- 物理治疗前后冰敷可减轻炎症和疼痛。注意避免冰敷过度导致皮肤损伤
- 其他治疗如推拿、针灸（穴位按压）、经皮神经电刺激（transcutaneous electrical nerve stimulation, TENS）等也有助于部分髋部骨折患者术后疼痛的控制。有限的数据显示，髋部骨折术后进行经皮神经电刺激可加速活动范围恢复并减轻疼痛[23]。已证明穴位按压也可减轻髋部骨折患者的术前疼痛[24]。这些干预措施是安全的，可作为疼痛药物治疗的补充手段，可减少药物剂量及不良反应
- 高绩效的骨折中心通常不采用牵引治疗，因为这类患者存在皮肤损伤和谵妄的风险[25]

美国骨科医师学会[5]推荐非药物干预治疗老年人髋部骨折围手术期和术后疼痛，支持采用多学科和多模式途径以有效治疗部分老年患者的疼痛。

3.3 药物治疗

药物包括阿片类药物和对乙酰氨基酚，是几乎所有髋部骨折患者术前和术后疼痛控制所必需的。

- 目前对于没有肝病或其他禁忌患者的治疗方案是立即使用常规剂量的对乙酰氨基酚和常规剂量或按需使用阿片类药物（如吗啡、羟考酮、氢吗啡酮）
- 非甾体抗炎药（如布洛芬、萘普生钠、酮咯酸）由于心血管、肾和认知功能影响，围手术期应避免使用
- 联合用药（如对乙酰氨基酚和阿片类药物）通常难以达到单药的适宜剂量
- 具体的剂量和监测建议可通过AO创伤老年骨科疼痛的手机应用程序[25]以及美国外科医师学会国家外科质量改进计划或美国老年医学会老年外科患者术前评估最佳实践指南[26]查询获取

3.3.1 阿片类药物

阿片类药物通常是围手术期老年患者最佳的疼痛缓解方案所必需的，并且可安全使用。内科和外科临床医生应熟悉各种阿片类药物的

剂量、不良反应和毒性等常见相关问题。

阿片类药物制剂、剂量和给药途径

阿片类口服药物的作用持续时间更长，但开始起效的时间也更久（多至1小时）。老年人肠外用药时临床医生注意避免过度镇静、恶心或谵妄。不同阿片类药物的效力有所不同，需谨慎选择（表1.12-3）。老年人群应用短效阿片类药物的半衰期会延长，所以通常不采用缓释剂型。对于肾功能正常的年轻患者，缓释制剂可能有助于满足更大量的阿片类药物需求，并减少频繁补充用药的需要。芬太尼透皮贴剂由于起效（达峰）时间（12~24小时）和偏移时间（12~24小时）较长，而且难以计算补救剂量，一般不适于急性期给药。肠外给予芬太尼可能有用，但由于其持续时间短、药效强，常限于监测条件下使用，如手术室、麻醉后监护病房和重症监护病房。

阿片类药物长期治疗

长期接受阿片类药物的患者可能需要适当增加阿片类药物剂量以控制围手术期疼痛。医院外常规剂量的急剧减少可能导致阿片类药物戒断症状。对于长期使用阿片类药物导致明显耐受的患者的一种选择是继续采用长期的家庭治疗方案，并将总剂量的10%~30%作为短效剂量，根据疼痛波动情况每2~3小时按需应用1次。患者在围手术期可能需要增加基础长期方案的25%~50%。我们推荐基于疼痛评估和不良反应监测进行剂量的滴定。长期接受阿片类药物患者进行疼痛管理时可请内科或疼痛科专家会诊[27]。

阿片类药物不良反应

阿片类药物有多种不良反应，需要尽可能地识别、治疗和预防（表1.12-4）[7, 28]。

阿片类药物最常见的严重不良反应之一是便秘，主要通过直接影响肠道运动所致，其他原因包括经口摄入量和水合作用减少及不活动。由于便秘已成为老年人群的常见问题之一，应为所有患者制订便秘治疗方案。常规服用肠道兴奋剂（如番泻叶）和渗透性缓泻药（如聚乙二醇或乳果糖）以及早期活动和物理治疗可缓解便秘。排便后如有必要可减药。若患者出现严重的阿片类药物相关便秘且对多种治疗耐受，可试用μ-阿片受体拮抗剂如甲基纳曲酮，但只能在老年科专家或胃肠领域专家会诊后使用。

表1.12-3 老年人初次使用阿片类药物治疗急性疼痛的常规起始剂量

	常规起始剂量*
吗啡速释型（低效）	每3~4小时按需口服 2.5~5 mg 每3~4小时按需静脉注射 2~4 mg
羟考酮速释型（中效）	每3~4小时按需口服 2.5~5 mg 无静脉制剂
氢吗啡酮（高效）	每3~4小时按需口服 1~2 mg 每2~3小时按需静脉注射 0.25~0.5 mg

*请注意，推荐的老年人（>65岁）初始剂量约为青中年成人初次使用阿片类药物剂量的一半。静脉注射制剂比相同剂量口服制剂的效力更强

表1.12-4 阿片类药物不良反应及治疗策略

阿片类药物不良反应	治疗
轻中度便秘	早期活动 按时服用番泻叶和聚乙二醇或乳果糖
重度便秘（肠道无运动>4天）	比沙可啶栓剂 灌肠 甲基纳曲酮（作为最后的治疗选择，且需老年科专家会诊）
恶心和呕吐	治疗便秘 止吐药 减少阿片类药物剂量 更换阿片类药物
谵妄	确保充分控制疼痛 考虑更换阿片类药物

恶心和呕吐可能是阿片类药物的不良反应，虽然在低剂量使用时并不常见，且通常在治疗最初数天后消失。改善便秘、减少剂量、更换阿片类药物或止吐剂治疗通常有效[29]。

阿片类药物最严重的不良反应可能是呼吸抑制。通常见于大剂量和（或）快速剂量滴定。有呼吸系统疾病史或同时服用镇静药物的老年人风险亦会增加。在严重的呼吸抑制发生之前几乎都会先出现镇静状态，所以仔细的监测可助于识别有风险的患者。

纳洛酮是一种阿片受体拮抗剂，用于逆转呼吸抑制。然而，它可能诱发疼痛危象，并加重术后谵妄。只有在出现明显呼吸抑制(呼吸<6次/分)或缺氧加剧时才可使用纳洛酮。适当减少剂量通常足以预防危及生命的呼吸抑制，这将不需要使用阿片受体拮抗剂。纳洛酮也有严重的不良反应，尤其好发于老年人[30]。

对阿片类药物诱发谵妄或认知障碍的担忧可能与疼痛控制不佳引起的谵妄相混淆。一般而言，即使无法表达需求，几乎所有髋部骨折患者都需要阿片类药物以充分控制疼痛。疼痛控制不佳可能诱发谵妄，适当的疼痛治疗可能会减少髋部骨折患者的谵妄发生率[10]。上述原因的辨别常需要进行小剂量阿片试验。与吗啡相比，合成阿片类药物（如羟考酮、氢吗啡酮）导致的谵妄较少[31, 32]。

3.3.2　术前疼痛控制

术前快速有效缓解疼痛通常需要静脉输注适量阿片类药物（如每1~2小时按需注射硫酸吗啡2~4 mg）。

使用指南和流程有助于实现安全的初始剂量，并可使更多临床医生熟悉药物的有效性和毒性。关于指南和流程制定的更多信息见第2.7章"治疗方案和成组医嘱制定"。

急性期股神经阻滞是改善疼痛控制和减少阿片类药物使用的另一个极佳选择，这已在急诊科得到了最好的研究[33, 34]。神经阻滞最适于术前应用，因为术后神经阻滞会限制活动。已证明神经阻滞可降低谵妄的风险，机制可能是改善疼痛控制和减少阿片类药物使用[12]。周围神经阻滞包括使用局部麻醉药进行髂筋膜阻滞和股神经阻滞。非麻醉专业医师可实施髂筋膜阻滞，股神经阻滞通常需要麻醉医师会诊并使用超声引导技术。术前股神经阻滞也可在术后发挥部分疼痛控制作用。以上技术可作为系统止痛药的补充，并具有短期内减少使用阿片类药物的益处。详见第1.3章"老年骨科麻醉原则"。

3.3.3　术后疼痛控制

骨折固定术后通常不需静脉注射阿片类药物，持续使用的风险（如过度镇静）及作用持续时间短可能会超过其益处。常规剂量对乙酰氨基酚和小剂量口服阿片类药物通常是安全有效的，非药物方法包括肢体摆放、冰敷和活动（表1.12-5）。

对乙酰氨基酚（650~1 000 mg，3次/日）是首选的口服药物，因其不良反应发生率低。

表 1.12-5　止痛药剂量指南

临床情况	剂量及策略
术前给药：虚弱的老年人慢性肾脏病	对乙酰氨基酚： 常规口服 650~1 000 mg，3 次/日 硫酸吗啡： 每 2 小时按需静脉注射 2~4 mg 或 氢吗啡酮： 每 2 小时按需静脉注射 0.25~0.5 mg
术后给药：虚弱的老年人慢性肾脏病	对乙酰氨基酚： 常规口服 650~1 000 mg，3 次/日 羟考酮： 每 3 小时按需口服 2.5~5 mg 或 氢吗啡酮： 每 3 小时按需口服 1~2 mg
其他情况	体格强壮的患者可能需要更大的剂量达到疼痛充分控制 无法自诉疼痛的患者可能需要使用一定剂量的阿片类药物

对乙酰氨基酚和阿片类药物联用会增加无意的过量服用对乙酰氨基酚的危险，而且难以滴定阿片类药物剂量。老年人使用对乙酰氨基酚尚未见胃肠或肾脏不良反应。中度至重度疼痛治疗除了常规的对乙酰氨基酚外，还应有小剂量的中效阿片类药物（即每3小时按需使用羟考酮2.5~5 mg）。若该剂量不足，通常可加量25%~50%，同时监测其他不良反应。

认知障碍患者常难以配合疼痛评估，且无法要求使用止痛药。当怀疑疼痛控制不佳时，应常规使用止痛药物，同时防止过度镇静。在情境性疼痛（如换药或物理治疗）发作前可给予止痛药物，可能提高治疗依从性并减轻疼痛。

3.3.4 有争议的药物

- 非甾体抗炎药（nonsteroidal antiinflammatory drugs, NSAID）禁用于已知的慢性肾病、脑血管疾病、出血障碍性疾病、充血性心力衰竭或心脏病患者，且胃肠道出血、心肌缺血、心力衰竭和谵妄等不良反应的风险显著增加。非甾体抗炎药也列于美国老年医学会老年人禁用药物 Beers 标准[35]
- 环氧化酶-2（cyclooxygenase 2, COX-2）抑制剂如塞来昔布对胃肠道影响较小，但同样具有肾毒性，通常在术后阶段应避免使用。由于引发相关的心血管事件，部分 COX-2 抑制剂已退出市场
- 质子泵抑制剂（proton pump inhibitors, PPI）与非甾体抗炎药同时使用可发挥胃肠道保护作用，但本身亦有风险（如难辨梭菌感染、骨质疏松、肺炎），且不能减轻非甾体抗炎药或 COX-2 抑制剂的肾毒性和心血管毒性
- 曲马多是一种阿片受体激动剂和 5-羟色胺去甲肾上腺素再摄取抑制剂的复合制剂，其明显的不良反应包括谵妄、恶心、头痛、出汗和震颤。多至 1/3 的患者因不良反应而无法耐受药物[27]。有研究提示它是新发髋部骨折的危险因素之一[36]
- 哌替啶已很少使用，原因是引起严重的谵妄（老年人尤甚）及许多其他毒性作用[10]
- 肌松剂（如环苯扎林、苯二氮卓类药物）在老年人中有不良反应
- 加巴喷丁、普瑞巴林和度洛西汀在围手术期都有发生谵妄和药物相互作用的严重风险。一般不应作为髋部骨折疼痛的标准起始治疗方案

3.3.5 患者自控镇痛

患者自控镇痛（patient-controlled analgesia, PCA）不适用于存在认知功能障碍的患者，而且具有限制活动的缺点。通常不适用于大多数老年脆性骨折患者。老年患者使用 PCA 时应请老年科和（或）疼痛学专家会诊，因为可能需要严密监测不良反应及减少剂量。

4 参考文献

1. Markey, G, Rabbani, W, and Kelly, P. Association of dementia with delayed ED analgesia in patients over 70 with acute musculoskeletal injury. Emerg Med J. 2013;30(10):875.
2. McDermott JH, Nichols DR, Lovell ME. A case-control study examining inconsistencies in pain management following fractured neck of femur: an inferior analgesia for the cognitively impaired. Emerg Med J. 2014 Oct;31(e1):e2–e8.
3. Morrison RS, Magaziner J, McLaughlin MA, et al. The impact of post-operative pain on outcomes following hip fracture. Pain. 2003 Jun;103(3):303–311.
4. Bruckenthal P. Pain in the Older Adult. In: Fillit HM, Rockwood K, Woodhouse K, eds. Brocklehurst's textbook of geriatric medicine and gerontology. 7th ed. Philadelphia: Saunders/Elsevier Health Sciences; 2010:965–972.
5. American Academy of Orthopaedic Surgeons (AAOS). Management of Hip Fractures in the Elderly: Evidence Based Clinical Practice Guideline. Adopted by the American Academy of Orthopaedic Surgeons Board of Directors, September 5, 2014. Available at: http://www.aaos.org/research/ guidelines/ HipFxGuideline_rev.pdf. Accessed 2014.
6. Abdulla A, Adams N, Bone M, et al. uidance on the management of pain in older people. Age Ageing. 2013 Mar;42 Suppl 1:i1–57.
7. Achterberg WP, Pieper MJ, van Dalen-Kok AH, et al. Pain management in patients with dementia. Clin Interv Aging. 2013;8:1471–1482.

8. Warden V, Hurley AC, Volicer L. Development and psychometric evaluation of the Pain Assessment in Advanced Dementia (PAINAD) scale. J Am Med Dir Assoc. 2003 Jan–Feb;4(1):9–15.
9. Brattberg G, Thorslund M, Wikman A. The prevalence of pain in a general population. The results of a postal survey in a county of Sweden. Pain. 1989 May;37(2):215–222.
10. Morrison RS, Magaziner J, Gilbert M, et al. Relationship between pain and opioid analgesics on the development of delirium following hip fracture. J Gerontol A Biol Sci Med Sci. 2003 Jan;58(1):76–81.
11. Kamel HK, Iqbal MA, Mogallapu R, et al. Time to ambulation after hip fracture surgery: relation to hospitalization outcomes. J Gerontol A Biol Sci Med Sci. 2003 Nov;58(11):1042–1045.
12. Abou-Setta AM, Beaupre LA, Rashiq S, et al. Comparative effectiveness of pain management interventions for hip fracture: a systematic review. Ann Intern Med. 2011 Aug 16;155(4):234–245.
13. Gibson SJ, Farrell M. A review of age differences in the neurophysiology of nociception and the perceptual experience of pain. Clin J Pain. 2004 Jul–Aug;20(4):227–239.
14. McLachlan AJ, Bath S, Naganathan V, et al. Clinical pharmacology of analgesic medicines in older people: impact of frailty and cognitive impairment. Br J Clin Pharmacol. 2011 Mar;71(3):351–364.
15. Kunz M, Mylius V, Schepelmann K, et al. Effects of age and mild cognitive impairment on the pain response system. Gerontology. 2009;55(6):674–682.
16. American Geriatrics Society Panel on Pharmacological Management of Persistent Pain in Older Persons. Pharmacological management of persistent pain in older persons. J Am Geriatr Soc. 2009 Aug;57(8):1331–1346.
17. Periyakoil VS. Persistent Pain. In: Durso SC, Sullivan GM, eds. Geriatrics Review Syllabus: A Core Curriculum in Geriatric Medicine. 8th edition. New York American Geriatrics Society 2013:128–139.
18. Tosounidis TH, Sheikh H, Stone MH, et al. Pain relief management following proximal femoral fractures: Options, issues and controversies. Injury. 2015 Nov;46 Suppl 5:S52–58.
19. Lukas A, Niederecker T, Gunther I, et al. Self- and proxy report for the assessment of pain in patients with and without cognitive impairment: experiences gained in a geriatric hospital. Z Gerontol Geriatr. 2013 Apr;46(3):214–221.
20. Hadjistavropoulos T, Herr K, Prkachin KM, et al. Pain assessment in elderly adults with dementia. Lancet Neurol. 2014 Dec;13(12):1216–1227.
21. Corbett A, Husebo B, Malcangio M, et al. Assessment and treatment of pain in people with dementia. Nat Rev Neurol. 2012 Apr 10;8(5):264–274.
22. Siu AL, Penrod JD, Boockvar KS, et al. Early ambulation after hip fracture: effects on function and mortality. Arch Intern Med. 2006 Apr 10;166(7):766–771.
23. Gorodetskyi IG, Gorodnichenko AI, Tursin PS, et al. Non-invasive interactive neurostimulation in the post-operative recovery of patients with a trochanteric fracture of the femur. A randomised, controlled trial. J Bone Joint Surg Br. 2007 Nov;89(11):1488–1494.
24. Barker R, Kober A, Hoerauf K, et al. Out-of-hospital auricular acupressure in elder patients with hip fracture: a randomized double-blinded trial. Acad Emerg Med. 2006 Jan;13(1):19–23.
25. American Academy of Orthopaedic Surgeons (AAOS). Management of Hip Fractures in the Elderly: Summary. Available at: http://www.aaos.org/ Research/guidelines/HipFxSummaryofRecommendations. pdf. Accessed September 2014.
26. ACS NSQIP/AGS. Best Practice Guidelines: Optimal Preoperative Assessment of the Geriatric Surgical Patient. Available at: www.facs.org/~/ media/files/quality%20programs/nsqip/ acsnsqipagsgeriatric2012guidelines. ashx. Accessed 2012.
27. Schofield PA. The assessment and management of peri-operative pain in older adults. Anaesthesia. 2014 Jan;69(Suppl 1):54–60.
28. O'Neil CK, Hanlon JT, Marcum ZA. Adverse effects of analgesics commonly used by older adults with osteoarthritis: focus on non-opioid and opioid analgesics. Am J Geriatr Pharmacother. 2012 Dec;10(6):331–342.
29. Webster LR. Opioid-Induced Constipation. Pain Med. 2015 Oct;16(Suppl 1):S16–21.
30. Clarke SF, Dargan PI, Jones AL. Naloxone in opioid poisoning: walking the tightrope. Emerg Med J. 2005 Sep;22(9):612–616.
31. Maddocks I, Somogyi A, Abbott F, et al. Attenuation of morphine-induced delirium in palliative care by substitution with infusion of oxycodone. J Pain Symptom Manage. 1996 Sep;12(3):182–189.
32. Hallingbye T, Martin J, Viscomi C. Acute postoperative pain management in the older patient. Aging Health. 2011;7(6):813–828.
33. Foss NB, Kristensen MT, Kristensen BB, et al. Effect of postoperative epidural analgesia on rehabilitation and pain after hip fracture surgery: a randomized, double-blind, placebocontrolled trial. Anesthesiology. 2005 Jun;102(6):1197–1204.
34. Foss NB, Kristensen BB, Bundgaard M, et al. Fascia iliaca compartment blockade for acute pain control in hip fracture patients: a randomized, placebo-controlled trial. Anesthesiology. 2007 Apr;106(4):773–778.
35. American Geriatrics Society. 2015 Updated Beers Criteria for Potentially Inappropriate Medication Use in Older Adults. J Am Geriatr Soc. 2015 Nov;63(11):2227–2246.
36. Hirst A, Knight C, Hirst M, et al. Tramadol and the risk of fracture in an elderly female population: a cost utility assessment with comparison to transdermal buprenorphine. Eur J Health Econ. 2016 Mar;17(2):217–227.

1.13 多重用药

作者 Bernardo Reyes, Justinder Malhotra
译者 张 娜　审校 刘 楠

1 引言

由于许多原因，服药清单长成为脆性骨折患者的典型特征。多种合并疾病的存在、单一疾病药物治疗的进展、诊断方法的增多及治疗阈值的变化，导致老年人开药的数量显著增加。大多数老年人服用超过5种处方药[1]，40%的养老院居住者每天服用9种或更多药物[2]。在虚弱的老年患者中，这些药物的获益常被药物相互作用及其毒性引发的风险所抵消。常见药物（如抗凝药、抗血栓形成药、降糖药和地高辛）的不良反应导致大量患者急诊住院[3]，苯二氮䓬类、抗组胺类和阿片类药物常与谵妄有关[4]。

与多重用药相关的常见术后并发症包括以下方面。

- 因失血、阿片类药物和家用降压药联合使用导致的低血压
- 与利尿剂和血管紧张素转化酶抑制剂相关的急性肾衰竭
- 术后镇痛药和家庭药物（如抗抑郁药、肌松剂和精神类药物）相互作用引起的镇静和谵妄
- 阿片类药物和抗胆碱能药物引起的尿潴留和便秘

对老年骨科骨折患者来说，解决多重用药问题是决定患者最佳预后的基础。在每次医疗处理转换期间，由恰当的老年骨科医学团队成员进行标准化药物调整，是减少患者住院期间和出院时不必要甚至有害的药物的主要方法。

2 针对老年人的独特处方问题

有许多问题导致目前针对某种疾病的处方指南对老年人产生不利因素。

- 缺乏有效的临床试验：
  绝大多数药物干预的临床试验没有在老年人或有多种合并疾病的人群中得到验证，导致风险和获益不确定，即使许多标准药物也是如此
- 毒性阈值的剂量降低：
  与年龄和疾病相关的药物吸收、分布、代谢和排泄的变化可导致老年人药物毒性阈值降低
- 预期寿命有限：
  老年人可能没有足够的时间从很多标准慢性病药物治疗中获益，当然，潜在的获益更加不太可能

对老年骨科患者而言，常见的药物不良反应如谵妄、便秘、厌食、低血压等常导致围手术期和术后病情复杂化，对患者康复及预后有很大影响。这些因素导致医生普遍不愿按照指南常规处方用药，而是支持老年人在选择药物和剂量时遵循"小量起始，缓慢加量"的格言。

3 定义和挑战

多重用药可以通过多种方式定义。

- 5种或更多药物[5]。这是最常见的定义，但有些研究使用的界值低至2种，高达11种
- 使用1种或多种药物、草药或具有潜在相互作用的补充剂
- 老年人不恰当地使用任何特定药物。每种药物都应有明确的适应证，并以最低有效剂量开始用药。预期寿命短、药物不良反应及患者处理目标都会影响特定药物对特定患者的适用性

随着药物数量的增加，与药物相关的不良事件的发生风险也更高，服用8种或8种以上药物的患者中有近20%可能会经历不良事件[6]。

所有老年骨科患者获得准确的入院药物清单是必不可少的，但不是医院管理药物的唯一步骤。无论标准如何，因缺乏对患者用药方案的适当和周到的审查，导致多重用药发生[7-9]。围手术期许多家庭用药可能需要停止或减少剂量。

正确识别多重用药是一个挑战，因为大多数患者服用的药物都符合特定疾病的临床指南。尽管有适应证，但个别患者可能有不良反应甚至毒性反应，导致某种药物或药物剂量的风险过高。药物的累积会产生一些症状，这些症状有时会被错误地归因于其他病因或新的医学问题。老年骨科患者可能容易受到先前耐受良好的药物的影响。对于任何重要的症状或体征，临床医生应不断评估患者当前的药物治疗方案，排除药物原因所致。

4 安全减少用药的策略

尽管需要在围手术期停止或减少一些长期药物的剂量，但具体方法并没有得到很好的研究[10]。另外，仅有的少数研究因其观察性和短期性而受到限制。

在此提供以下3个步骤用来评估和修订脆性骨折患者用药方案（表1.13-1）。

1. 停止可能延迟手术修复或在围手术期产生明显不良反应的药物。应核对每种处方药，以确保其在手术时的必要性，并以最恰当的剂量进行处方。而且，临床医生应该证实没有其他的治疗方法可以显著减少不良反应。

2. 停止可能影响术后恢复及患者康复的药物，特别是导致过度镇静、低血压或谵妄的药物。

3. 停止没有明确临床指征、可能产生显著不良反应或导致并发症的药物。

在以上每个步骤中，临床医生都需要考虑停药的风险，特别是那些已知停药综合征的药物，如苯二氮卓类、阿片类、一些抗抑郁药、可乐定和β受体阻滞剂。其中某些药物的快速停药（心血管类和神经类药物最有可能）会导致不良事件[11]。

药物管理需要由具有围手术期和老年医学经验的团队成员进行协调。表1.13-2总结了一些常见问题。

旨在调整药物方案的处理干预研究中，STOPP/START标准是最好的[12]。该标准使用结构化、详尽的方法来评估患者和疾病因素，而这些因素使患者处方更为恰当。应用这些标准的获益已经在住院6个月后得到证实。

此外，STOPP/START标准对剂量选择提出了建议，特别是对肾功能减退的老年人[12]。根

表1.13-1 阶梯式减少围手术期多重用药

策略	举例
停止或减少导致直接伤害或手术延迟的药物剂量	术前的抗凝药 低血压患者的降压药
停止或减少可能影响术后恢复的药物剂量	摄入量不足患者的糖尿病药物治疗 抗胆碱能药物（如苯海拉明、膀胱解痉药） 镇静剂
停止无明确适应证的药物	近期无胃肠道出血患者的质子泵抑制剂

表 1.13-2　老年骨科患者围手术期常见处方问题

药物类别/举例	常见并发症	策略/特殊问题
降压药	失血、麻醉和阿片类药物引起的过度低血压	停止或减少药物剂量，直至患者出现高血压 β 受体阻滞剂和可乐定可能发生停药反应，可能需要减少剂量，继续用药 有些降压药也用于控制心律失常，可能需要继续用药
糖尿病药物	摄入量减少引起低血糖	保留口服制剂；减少长效胰岛素，直至患者出现显著高血糖
抗凝药	出血过多	继续使用，直至止血完成（见 1.6 章"围手术期抗凝治疗"）
慢性阿片类	镇静 便秘	减少剂量可能导致阿片类药物停药反应 围手术期经常需要增加剂量镇痛 需要限制其他镇静药物，并积极治疗便秘
抗胆碱能药物	谵妄 便秘	避免使用强抗胆碱能药物（如苯海拉明，用于治疗尿失禁的解痉药）
利尿剂	低血压 容量不足	继续使用，直到血流动力学稳定 在恢复之前，需要限制尿量

据 STOPP/START 标准，处方不当问题更严重的患者髋部骨折后的死亡率似乎更高[11]。该标准常因过于烦琐无法在繁忙的临床工作中使用，但确实应支持精简处方的基本原理。

5　药物整合

药物整合是一个验证和调整治疗用药的过程，无论是机构之间（如患者住院或出院）还是人员之间（如从专家到初级保健医生）。

住院患者入院医嘱有误与药物整合不良相关[13]。药物整合的过程常常受到临床医生的时间、医疗记录的有无以及患者和家庭成员文化水平的限制。基于既往研究，几乎一半的患者在出院用药清单中有意外差异[11]。

药物整合过程中出错风险最高的患者包括患有多种疾病、使用多种药物以及认知障碍的老年人。

以下是成功的关键。

- 整合过程标准化。这有助于明确团队成员的责任，如果没有足够的时间、培训或信息供医师完成此项任务，那他们在更新药物列表时可能会出错
- 尊重接诊和转诊机构的医疗记录系统能力，以确保准确的药物清单得以在机构之间接收和处理

对于不同的医疗机构，尽管大多数都使用电子病历，但这些系统可能不兼容，通常仍需要通过纸质表格进行沟通。应努力改进出院文件的格式，以便有一个清晰易读的药物清单，其中包括正确的剂量、频率和持续时间，特别是对于抗生素和抗凝药等有时限的药物。此外，必须特别注意识别不在当前电子清单上的有效药物，并确认患者的实际使用频率，特别是对于"按需"使用的药物。在手术入院期间开始服用的任何药物都应突出显示，如果需要，应予以监测。"按需"服用的药物仅在有明确预期需求时才应使用，重点是治疗疼痛、恶心、便秘和消化不良的药物。

需要考虑的其他沟通内容包括以下方面。

- 对于预防血栓栓塞的患者，出院文件中应规定明确的停药日期
- 调整每种药物的剂量也很重要，尤其是患者没有服用规定的确切剂量，或者在

术后期间剂量减少

- 在患者康复阶段及出院后返回社区时，最后一份药物清单应与所有照顾患者的人共享。这通常包括康复机构或病房，初级保健医生和专科医生，以及任何相关的养老院或家庭护理机构。共享医疗记录有可能在所有相关的机构显示相同的药物清单
- 在整个医疗过程中，患者及其家属必须接受关于药物的咨询和教育。他们应该参与药物清单的维护，并有权就药物剂量或频率的任何变化及不良反应向提供者进行反馈[14]

6 药剂师评价

在医疗团队中增加一名药剂师有助于减少多重用药，改善老年人的自觉健康状况。一些研究发现，由药剂师复查药物的患者住院率较低，住院时间较短。

即使在使用带有决策支持警报系统的处方系统时，药剂师进行药物复查也有可能带来额外的获益[15]。当药剂师使用电子标记来识别潜在的不当药物时，他们能够快速筛选不当的处方并及时提供干预措施[16]。

单一处理干预措施如何影响长期结果，其证据是相互矛盾的[17~19]。急性期后，临床药剂师参与评估患者的多重用药，药物总量有所减少。这些干预措施的成本效益和长期效益仍有待确定[19, 20]。

7 参考文献

1. Tinetti ME, Bogardus ST Jr, Agostini JV. Potential pitfalls of disease-specific guidelines for patients with multiple conditions. N Engl J Med. 2004 Dec 30;351(27):2870–2874.
2. Dwyer LL, Han B, Woodwell DA, et al. Polypharmacy in nursing home residents in the United States: results of the 2004 National Nursing Home Survey. Am J Geriatr Pharmacother. 2010 Feb;8(1):63–72.
3. Budnitz DS, Lovegrove MC, Shehab N, et al. Emergency hospitalizations for adverse drug events in older Americans. N Engl J Med. 2011 Nov 24;365(21):2002–2012.
4. Clegg A, Young JB. Which medications to avoid in people at risk of delirium: a systematic review. Age Ageing. 2011 Jan;40(1):23–29.
5. Wallace J, Paauw DS. Appropriate prescribing and important drug interactions in older adults. Med Clin North Am. 2015 Mar;99(2):295–310.
6. Onder G, Petrovic M, Tangiisuran B, et al. Development and validation of a score to assess risk of adverse drug reactions among in-hospital patients 65 years or older: the GerontoNet ADR risk score. Arch Intern Med. 2010 Jul 12;170(13):1142–1148.
7. Lee RD. Polypharmacy: a case report and new protocol for management. J Am Board Fam Pract. 1998 Mar–Apr;11(2):140–144.
8. Viktil KK, Blix HS, Moger TA, et al. Polypharmacy as commonly defined is an indicator of limited value in the assessment of drug-related problems. Br J Clin Pharmacol. 2007 Feb;63(2):187–195.
9. Gleason KM, McDaniel MR, Feinglass J, et al. Results of the Medications at Transitions and Clinical Handoffs (MATCH) study: an analysis of medication reconciliation errors and risk factors at hospital admission. J Gen Intern Med. 2010 May;25(5):441–447.
10. Schuling J, Gebben H, Veehof LJ, et al. Deprescribing medication in very elderly patients with multimorbidity: the view of Dutch GPs. A qualitative study. BMC Fam Pract. 2012 Jul 09;13:56.
11. Gosch M, Wortz M, Nicholas JA, et al. Inappropriate prescribing as a predictor for long-term mortality after hip fracture. Gerontology. 2014;60(2):114–122.
12. Gallagher PF, O'Connor MN, O'Mahony D. Prevention of potentially inappropriate prescribing for elderly patients: a randomized controlled trial using STOPP/START criteria. Clin Pharmacol Ther. 2011 Jun;89(6):845–854.
13. Wong JD, Bajcar JM, Wong GG, et al. Medication reconciliation at hospital discharge: evaluating discrepancies. Ann Pharmacother. 2008 Oct;42(10):1373–1379.
14. Commonwealth of Massachusetts, Board of Registration in Medicine. Quality and Patient Safety Division. Advisory Medication Reconciliation, January 2015. Available at: http://c.ymcdn.com/sites/www.mashp.org/resource/resmgr/medicationreconciliation-ja.pdf. Accessed March 5, 2015.
15. Zaal RJ, Jansen MM, Duisenberg-van Essenberg M, et al. Identification of drug-related problems by a clinical pharmacist in addition to computerized alerts. Int J Clin Pharm. 2013 Oct;35(5):753–762.
16. O'Sullivan D, O'Mahony D, O'Connor MN, et al. The impact of a structured pharmacist intervention on the appropriateness of prescribing in older hospitalized patients. Drugs Aging. 2014 Jun;31(6):471–481.
17. Crotty M, Rowett D, Spurling L, et al. Does the addition of a pharmacist transition coordinator improve evidence-based medication management and health outcomes in older adults moving from the hospital to a long-term care facility? Results of a randomized, controlled trial. Am J Geriatr Pharmacother. 2004 Dec;2(4):257–264.
18. Chisholm-Burns MA, Kim Lee J, Spivey CA, et al. US pharmacists' effect as team members on patient care: systematic review and meta-analyses. Med Care. 2010 Oct;48(10):923–933.
19. Hughes CM, Lapane KL. Pharmacy interventions on prescribing in nursing homes: from evidence to practice. Ther Adv Drug Saf. 2011 Jun;2(3):103–112.
20. Mueller SK, Sponsler KC, Kripalani S, et al. Hospital-based medication reconciliation practices: a systematic review. Arch Intern Med. 2012 Jul 23;172(14):1057–1069.

1.14 谵妄

作者 Markus Gosch, Katrin Singler
译者 张 娜 审校 刘 楠

1 引言

影响住院老年人的 2 个最重要的认知问题是谵妄和痴呆，影响记忆、意识、知觉、推理和判断等方面。

尽管这 2 种认知障碍具有相互重叠的病因、临床表现和治疗方法，但我们应将它们理解为需要采用独特方法进行评估和治疗的特殊疾病。病史、病程和疾病的发展使临床医生可以区分谵妄和痴呆。谵妄是一种急性病，会迅速发展、加重或减轻，并有自我缓解的倾向。痴呆是一种进行性且不可逆的认知丧失。本章重点总结谵妄对患者预后的影响，并确定最佳的预防、诊断和治疗策略。

2 老年人患病率

老年人中谵妄和痴呆的患病率很高，尤其是在住院期间。

- 在身处医疗保健机构的老年人中，谵妄很常见。长期居住在护理机构的老年人中有 10%~34%，在急诊科的老年人中有 30%，在住院老年人中有 10%~42% [1-3] 会发生谵妄
- 17%~61% 的重大外科手术并发谵妄，25%~83% 的患者在临终时出现 [1,4]。文献中报道的这一巨大数字范围可能是由以往准确诊断谵妄方面的困难及使用其他描述性术语造成的，如急性脑衰竭、急性精神错乱状态、急性器质性脑综合征、脑供血不足、脑病、术后精神病或中毒性精神病
- 与谵妄一样，痴呆也与年龄密切相关。从 65 岁开始，患痴呆的风险每 5 年增加 1 倍。到 85 岁及以上的年龄时，将有 25%~50% 的人表现出阿尔茨海默病（最常见的痴呆类型）的体征。痴呆是发生谵妄的极强危险因素
- 目前全球有 2 400 万人患有痴呆，这种患病率可能每 20 年翻一番，到 2020 年达到 4 200 万人，到 2040 年达到 8 100 万人
- 在痴呆患者中，有 60% 的患者生活在发展中国家，到 2040 年，这一数字预计将上升到 71% [5]
- 痴呆的患病率上升主要是由预期寿命的延长和现代社会中老年人比例的增加所致

3 定义

3.1 谵妄

谵妄是一种以注意力不集中为特征的急性和波动性认知障碍。

在《精神障碍诊断和统计手册》（DSM-V）[6] 中，谵妄由以下标准定义。

A 注意力障碍（即注意力指向、集中、维持和转移的能力降低）和意识障碍（即对环境的定向力降低）

B 这种障碍会在短时间内（通常是几小时到几天）发展，出现基线注意力和意识的变化，并且在一天中其严重程度趋于波动

C 第二个认知领域的其他障碍（如记忆缺陷、定向障碍、语言、视觉空间能力或知觉）

标准 A 和 C 中所描述的障碍无法通过另一种已存在、已建立或正在发展的神经认知障碍来更好地解释。从病史、体格检查或实验室检查结果中可以看出，这种障碍是另一种环境或医疗状况、物质中毒或戒断（即由滥用药物或药物治疗引起）的直接生理后果。

谵妄在临床上可分为活动过度（即以躁动为标志），活动减退（即以嗜睡和镇静为标志）或混合状态[7]。

3.2 痴呆

与谵妄不同，痴呆代表认知功能的进行性和不可逆转的丧失。当前的 DSM 标准包括记忆障碍，但也强调其他认知领域（如言语或语言能力）的下降。痴呆也称为严重神经认知障碍，定义如下[6]。

- 1 个或多个认知领域（即注意力、意识、记忆力、语言、视觉空间能力和知觉）显著下降，以及神经认知能力下降（即在正式测试或等效临床评估中，正常水平的 2 个或多个标准差以下）
- 认知缺陷足以干扰独立性
- 认知缺陷并非仅在谵妄的情况下发生
- 认知缺陷并非主要归因于另一种精神障碍（如重度抑郁症和精神分裂症）

根据 DSM-V 标准，患有严重神经认知障碍的患者会表现出认知缺陷，从而影响独立性。患有轻度神经认知障碍的人则可能会保持独立的能力。

对于急性住院的脆性骨折患者，典型的痴呆评估工具使用有限，因为这些评估仅在患者处于基线认知功能时才有效。如在迷你精神状态检查、蒙特利尔认知评估或画钟试验等测试中，痴呆患者所表现出的异常也可在谵妄患者中见到。从患者病史中获得的信息，如逐渐无法实现家庭健康管理或财务管理，可能更能帮助识别先前未被诊断为痴呆的患者[8]。

4 谵妄

脆性骨折患者住院期间的谵妄对患者预后有巨大影响，并且是许多并发症的独立危险因素，包括以下方面。

- 住院时间增加
- 功能障碍增加
- 尿失禁、跌倒和压疮等并发症
- 护理院的入院率增加[1, 9]
- 死亡率增加（大约是原来的 5 倍）[9]
- 超过 50% 的患者出现明显认知障碍，并且认知障碍持续时间可能超过 1 年[9]

只有 1/3 的住院老年人能够从谵妄中完全康复[1]。谵妄可能是整体虚弱的标志，是临床不稳定的指标，并且是长期功能不佳的原因。谵妄一直是医疗急症，需要迅速诊断并开始治疗。

4.1 发病机制

谵妄通常是由多种原因造成的。几种相互作用的生物学因素导致大脑神经网络被破坏，从而导致急性认知功能障碍。目前的证据表明，神经炎症过程、神经递质平衡的变化、生理应激、代谢紊乱、电解质紊乱和遗传因素都参与谵妄的发生发展[9]。

这一过程牵涉许多神经递质，但是胆碱能递质的缺乏和（或）多巴胺能递质的过量是特别重要的。干扰突触传递并引起谵妄的药物会影响到这些系统。细胞因子，如白介素 1（IL-

1)、白介素 2（IL-2）、白介素 6（IL-6）、肿瘤坏死因子 α（TNF-α）和干扰素，会影响血脑屏障的通透性并扰乱神经传递的过程。另外，全身性炎症过程，包括创伤、缺氧和手术，会导致细胞因子水平的升高，引起小胶质细胞的活化并增加发生谵妄的风险[9]。

4.2 危险因素

典型的谵妄通常是在较脆弱的患者中由急性应激源引起的。识别高危患者和常见诱因是老年骨科患者理想处理过程的基本工作流程。用于谵妄诊断和处理的标准化诊疗应整合到老年骨科共管模式中。

痴呆患者发生谵妄的风险极高。该人群应尽快被识别，并接受所有可用的非药物性预防措施来预防谵妄的发生。

患者常见的谵妄危险因素包括以下方面。

- 既往痴呆
- 既往谵妄病史
- 高龄
- 严重合并疾病和多重用药
- 视力和（或）听力障碍
- 严重骨折，如髋部骨折

由于危险因素的高发和谵妄的高发[4]，所有老年患者应被视为高危患者进行处理。表 1.14-1 提供了一种建议的风险评估工具。

4.3 常见病因

许多常见的治疗方法和轻微并发症是谵妄发生发展的诱因。这些对于识别和处理非常重要，包括以下方面。

- 疼痛控制不佳
- 药物作用，如毒性、停药反应和麻醉
- 感染
- 代谢紊乱，如低血糖、低钠血症、缺氧、发热
- 全身器官衰竭，如心力衰竭、肾功能衰竭

- 尿路梗阻和便秘
- 身体上的限制和束缚，如监护线路、静脉输液管和导尿管
- 对环境的感知受损，如缺失眼镜和助听器
- 苯二氮卓类药物或酒精的戒断反应

4.4 诊断

谵妄可能是老年患者发生严重失代偿的首个迹象。由于针对谵妄的药物治疗可能对身体有害，因此尽快发现并扭转潜在病因非常重要。

4.4.1 临床表现

由于谵妄在临床表现上的差异，高达 70% 的谵妄无法被临床医生识别[9]。

活动过度的谵妄患者通常容易被识别，因为这些患者表现出精神活动增强、躁动、有攻击性、情绪不稳定，在某些情况下还出现幻觉和妄想。

表 1.14-1　Vochethloo 等[10]提出的谵妄预测风险模型。得分为 5 及以上的患者为高危患者

诱发谵妄的危险因素	分值
既往住院出现过谵妄	5
痴呆	5
画钟试验（11 点 10 分）：	
• 小错误	1
• 大错误，难以辨认或不能完成	2
年龄：	
• 70~85 岁	1
• >85 岁	1
听力受损，即患者不能听到话语	1
视力受损，即视力低于 40%	1
日常生活能力障碍：	
• 做家务或准备饭菜需要帮助	0.5
• 身体护理需要帮助	0.5
使用海洛因、美沙酮或吗啡	2
每天喝 4 杯或 4 杯以上酒	2
总分	

另一方面，活动减退的谵妄患者可能难以被识别。这种形式的特征是精神活动减少，并有嗜睡和昏睡、冷漠和意识混乱。

与患者交谈可能会引起患者记忆困难、迷惑或回答不切题、混乱或不连贯。临床医生应察觉到患者那些遵循社会规范但内容贫乏的肤浅对话。重要的是，临床医生需要对患者的思想流转敏感，并且不要将回答不切题或混乱归因于年龄、痴呆或疲劳。

对于所有新出现谵妄症状的患者，必须进行集中的临床检查、针对性的实验室检查及间或的颅内成像检查。如果没有发现容易逆转的病因，且非药物治疗的方法不足，则可能需要药物对症状进行控制，以防止出现伤害或允许进行评估和治疗。指导治疗的资料有限。谵妄仍然是凭经验进行治疗的，目前在文献中没有证据支持改变当前的做法。

4.4.2 谵妄评定方法

标准化工具有助于准确诊断谵妄，并可以简单快速地执行。谵妄评定方法（Confusion Assessment Method，CAM）是基于DSM-Ⅲ-R标准[11]，被广泛使用的谵妄筛查工具。诊断谵妄需要根据CAM，是否符合项目1和2及3a或3b。

1. 急性起病且病情波动（必须）
   - 是否有证据表明患者的心理状态发生了急性变化
   - 白天异常行为是否有波动
2. 注意力无法集中（必须）
   - 患者是否难以集中注意力，容易分散注意力或难以跟随讲话的内容
3a. 思维混乱
   - 患者的思维是否杂乱无章或不连贯，如杂乱无章的谈话、思路不清晰或不合逻辑的交流或无法预测的主题转换
3b. 意识水平改变
   - 除清晰外的任何表现，如警觉、嗜睡、昏睡、昏迷

4.4.3 谵妄观察筛查量表

谵妄观察筛查量表（DOSS）（表1.14-2）是经过验证的监测工具，可以由护理人员全天进行[12]。除了识别谵妄之外，DOSS还可用于描述谵妄随时间变化的过程。在临床实践中，它可以像疼痛评分一样使用。DOSS包括13个项目，最终得分是每天计算3个得分并除以3。如果最终得分为3及以上，则可能存在谵妄。

4.5 谵妄的预防

所有医疗人员最大限度地利用非药物治疗来预防或尽量减少谵妄的发生是很重要的，因为与预防措施相比，治疗策略的有效性较低、危害更大。

应基于以下4个原则进行预防。
- 避免诱因和加重因素
- 查明和处理可能的病因

表1.14-2　谵妄观察筛查量表[12]。得分为5及以上的患者被视为高危患者

DOSS标准	从未	有时
在谈话或活动中打瞌睡	0	1
受到环境刺激的干扰	0	1
保持对对话或行动的关注	1	0
未完成问题或答案	0	1
给出与问题不符的答案	0	1
对指令反应缓慢	0	1
认为他们在别的地方	0	1
知道此时为一天中的什么时候	1	0
记得最近发生的事件	1	0
是否挑剔、无序、焦躁不安	0	1
拉扯静脉输液管、胃管、导尿管等	0	1
容易或突然情绪激动	0	1
看到或听到不存在的东西	0	1

缩写：DOSS，谵妄观察筛查量表

- 在支持性环境中尽早开始活动和康复，以避免进一步的身体和认知能力下降
- 预防和控制潜在的伤害行为

早期手术和积极的老年管理至关重要。在临床实践中可以采取以下预防措施。

- 早期补充体液和电解质
- 适当的止痛治疗
- 审查药物：
  - 避免使用抗胆碱能药物（如苯海拉明）和镇静药物，尤其避免新加入苯二氮䓬类药物
  - 避免急性药物或药物戒断，如继续长期的阿片类药物或苯二氮䓬类药物治疗，戒酒管理
- 早期活动
- 避免身体约束和（或）束缚
- 常规评估尿潴留和便秘
- 失眠患者的环境改善和非药物助眠
- 认知障碍患者的定向能力训练和认知刺激
- 使用经过验证的评分工具（如 DOSS 或 CAM）监测高危患者

对于大多数脆性骨折患者，不建议使用氟哌啶醇、非典型抗精神病药或卡巴拉汀进行药物预防。只有一项研究表明，术前使用低剂量氟哌啶醇或非典型抗精神病药可减少谵妄的病程和严重程度。

在仔细考虑风险和获益后，可以考虑对某些个别高危患者进行特殊的药物预防[13]。

4.6 谵妄的治疗

没有大型安慰剂对照的随机试验建议使用抗精神病药来治疗活动过度的谵妄。如果非药物治疗无法确保躁动的患者和医疗人员的安全，美国老年医学会[14]和美国国立卫生与医疗保健卓越指南[15]均指出，可考虑短期内使用低剂量的任何一种抗精神病药物（表 1.14-3）。

没有足够的对照试验支持在大多数谵妄病例中使用苯二氮䓬类药物，但谵妄明显与戒酒或苯二氮䓬类药物戒断有关。许多老年人对苯二氮䓬类药物有不良反应，包括意识混乱加重，通常应避免使用此类药物。

开始治疗后，应尽快复查以尽早终止谵妄的药物治疗。可以通过重复临床检查和使用前面提到的经过验证的工具（如 DOSS）来评价症状的好转。对于复杂或高风险的病例，可能需要与老年科或精神科团队进行讨论以确定治疗方案。

表 1.14-3 谵妄的药物治疗[16]

药物	剂量	注释
氟哌啶醇	视需要每 6 小时口服或肌肉注射 0.25~0.5 mg	• 超过每天 3 mg 时不良反应增加 • 帕金森病患者避免使用 • 毒性：QT 间期延长，镇静，锥体外系不良反应
利培酮	视需要每 12 小时 0.25~1 mg	• 毒性：QT 间期延长，镇静，锥体外系不良反应
喹硫平	视需要每 8 小时 12.5~25 mg	• 帕金森病患者可以使用 • 毒性：QT 间期延长，镇静，锥体外系不良反应
奥氮平	视需要每 12 小时 2.5~5 mg	• 毒性：QT 间期延长，镇静，锥体外系不良反应

5 参考文献

1. Inouye SK. Delirium in older persons. N Engl J Med. 2006 Mar 16;354(11):1157–1165.
2. de Lange E, Verhaak PF, van der Meer K. Prevalence, presentation and prognosis of delirium in older people in the population, at home and in long term care: a review. Int J Geriatr Psychiatry. 2013 Feb;28(2):127–134.
3. Siddiqi N, House AO, Holmes JD. Occurrence and outcome of delirium in medical in-patients: a systematic literature review. Age Ageing. 2006 Jul;35(4):350–364.
4. Marcantonio ER. Postoperative delirium: a 76-year-old woman with delirium following surgery. JAMA. 2012 Jul 4;308(1):73–81.
5. Ferri CP, Prince M, Brayne C, et al. Global prevalence of dementia: a Delphi consensus study. Lancet. 2005 Dec

17;366(9503):2112-2117.
6. American Psychiatric Association, ed. Diagnostic and statistical manual of mental disorders. 5th ed. Arlington: American Psychiatric Association; 2013.
7. Fong TG, Tulebaev SR, Inouye SK. Delirium in elderly adults: diagnosis, prevention and treatment. Nat Rev Neurol. 2009 Apr;5(4):210-220.
8. Cromwell DA, Eagar K, Poulos RG. The performance of instrumental activities of daily living scale in screening for cognitive impairment in elderly community residents. J Clin Epidemiol. 2003 Feb;56(2):131-137.
9. Inouye SK, Westendorp RG, Saczynski JS. Delirium in elderly people. Lancet. 2014 Mar 8;383(9920):911-922.
10. Vochteloo AJ, Moerman S, van der Burg BL, et al. Delirium risk screening and haloperidol prophylaxis program in hip fracture patients is a helpful tool in identifying high-risk patients, but does not reduce the incidence of delirium. BMC Geriatr. 2011 Aug 11;11:39.
11. Wei LA, Fearing MA, Sternberg EJ, et al. The Confusion Assessment Method: a systematic review of current usage. J Am Geriatr Soc. 2008 May;56(5):823-830.
12. Schuurmans MJ, Shortridge-Baggett LM, Duursma SA. The Delirium Observation Screening Scale: a screening instrument for delirium. Res Theory Nurs Pract. 2003 Spring;17(1):31-50.
13. Gosch M, Nicholas JA. Pharmacologic prevention of postoperative delirium. Z Gerontol Geriatr. 2014 Feb;47(2):105-109.
14. American Geriatrics Society Expert Panel on Postoperative Delirium in Older Adults. Postoperative delirium in older adults: best practice statement from the American Geriatrics Society. J Am Coll Surg. 2015 Feb;220(2):136-148.e1.
15. Young J, Murthy L, Westby M, et al. Diagnosis, prevention, and management of delirium: summary of NICE guidance. BMJ. 2010 Jul 28;341:c3704.
16. Fruhwald T, Weissenberger-Leduc M, Jagsch C, et al. Delir: eine interdisziplinäre Herausforderung [Delirium: an interdisciplinary challenge]. Z Gerontol Geriatr. 2014 Jul;47(5):425-438; quiz 439-440. German.

第 2 篇
改善处理系统

第 2 篇
改善处理系统

2.1	老年骨折处理模式	117
2.2	克服处理模式实施中的障碍	129
2.3	临床实践指南	134
2.4	老年骨科共管模式要素	138
2.5	脆性骨折患者的适宜设备	146
2.6	老年骨科团队原则、角色和职责	151
2.7	治疗方案和成组医嘱制订	157
2.8	骨折联络服务与提高骨质疏松症治疗率	165
2.9	利用注册登记数据改善处理	173
2.10	精益商业原则	182

2.1 老年骨折处理模式

作者 Andrea Giusti, Giulio Pioli
译者 刘璐　审校 刘楠

1 引言

随着人们对髋部和其他脆性骨折后果的认识日益增多,世界范围内骨质疏松性骨折总数的预期增长,以及外科技术的改进,已经出现了老年骨折急性期和急性期后的替代处理模式[1-5]。

这些服务旨在实现以下目标。
- 改善功能和临床结局
- 最大限度地减少住院并发症
- 简化医院处理
- 促使提前出院
- 降低直接或间接医疗成本

以下是老年骨折处理模式区别于传统处理模式的主要特征。
- 由医疗专业人员组成的多学科跨专业团队,分担责任
- 老年骨折服务单元[4,5]

不可能简单地通过证据来定义脆性骨折患者的最佳处理模式。与传统模式相比,随机对照试验(RCT)结果显示多学科合作的结果更好[4-8]。

一些综述和 2 项荟萃分析支持这些结论,即以老年医学和骨科共同管理为基础的最新模式显示出更好的短期和长期结果的趋势[4-9]。特别是 2 项荟萃分析的结果表明,大多数模式能够缩短住院时间(LOS)、术前时间,并且在一些(但不是全部)研究中能够降低死亡率[6,7]。

另一方面,这些荟萃分析强调了现有研究的局限性和设计良好的 RCT 的必要性,这些 RCT 需具有标准化的终点、完整的报告和功能预后[6,7]。

本章简要介绍近 20 年来建立的处理模式,短期和长期结果的潜在益处,这些模式的优点和局限性,强调了不确定性领域,并探讨了老年骨折处理的未来。

2 老年骨折处理模式实施中的变量

2.1 应针对哪些患者?

从理论上讲,所有表现为髋部或其他致残性脆性骨折(如踝关节)的老年人都应纳入老年骨折服务单元。随机对照试验和前后对照观察研究主要纳入 65 岁或 70 岁以上的髋部骨折患者[4,5]。有些研究也纳入了 70 岁以上有合并疾病和 80 岁以上的患者。事实上,纳入老年骨折处理模式的患者数量也应基于可用资源,因为特定的设置可能会显著影响患者的数量。

现有文献中没有确定的标准,而且由于随机对照试验数量少,缺乏成本-效果分析。此外,鉴于几乎所有的骨折患者都有很大程度的虚弱,髋部骨折患者的基线特征在确定最有可能出现不良结果的受试者方面的益处有限。因此,我

们认为，通过对现有资源的优化，老年骨折服务单元应该努力将所有髋部或其他致残性骨折的老年人都包括在内。

2.2 责任和领导——谁负责？

多学科方法现在是治疗老年髋部或其他骨质疏松性骨折的金标准。老年骨折的多学科合作模式中包括骨科医生、老年科医生或内科医生、围手术期的麻醉师，以及其他医疗保健提供者，如物理治疗师、临床护士、营养师和社会工作者，在急性期和急性期后[4]，团队成员之间共享信息和沟通的常用方式是直接沟通、定期会议和书面建议，即使在某些情况下，熟练的处理人员也可以起到协调处理路径和促进专业人员之间沟通的作用[4, 10]。

各种处理模式之间的主要区别在于哪个专业学科在整个处理过程中对患者的管理负有主要责任（图2.1-1）[4, 5]。

- 在传统模式（图2.1-1a）和常规老年科会诊模式（图2.1-1b）中，监督和协调的主要责任在于骨科手术人员
- 共管处理模式的特点是由老年科医生和骨科医生共同管理骨折患者，从入院到出院都有共同的责任和领导（图2.1-1c）
- 最后，老年科医生主导形成了第三种模式，通常称为老年科主导模式（图2.1-1d，e）

2.3 手术时间

近期数据和荟萃分析支持早期手术在治疗老年髋部骨折中的益处[4, 5, 11]。事实上，早期手术时间并没有明确的定义，因为在各种研究中，它被定义为"24小时内""48小时内"甚至"一旦医疗条件稳定"[4, 5, 11]。尽管"早期手术"的含义是有争议的，但指南建议病情稳定的患者应该接受外科手术，而在不稳定的情况下，应尽快对其进行优化，以避免不利的延迟[5, 11]。

早期识别髋部骨折并进行急诊手术对老年骨折模式的组织和实施影响重大。在理想的模式中，患者可以直接从急诊室转移到手术室，

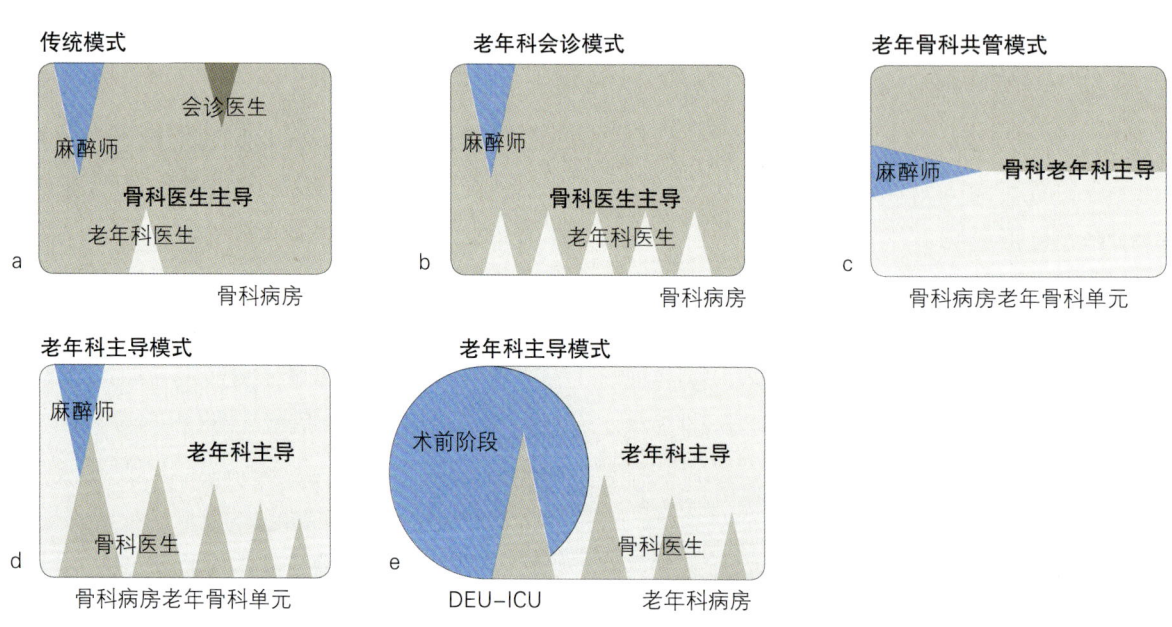

图2.1-1 治疗髋部骨折的老年骨折处理模式。这些模式由不同的医疗专业人员组成的团队进行区分，他们在整个处理过程中负责管理患者。处理的地点在每个图的底部都有描述
DEU-ICU，急诊重症监护病房

只有在手术修复后才能入住病房。这种方法的可行性已经在巴黎的 Pitié-Salpêtrière 医院进行的一项研究中得到了验证。在那里，脆性骨折患者遵循快速程序，在他们到达急诊室后的 1~2 天内被迅速修复并在术后进入一个专门的老年病房（图 2.1-1e）[12]，尽管至少在一定程度上仍然是理论上的，但这种方法很有可能在不久的将来显著影响老年骨折处理模式的发展。

综上所述，早期手术在老年髋部骨折的治疗中似乎具有潜在的优势，对患者没有明显的风险，是治疗脆性骨折患者最合乎伦理和人道的方法。因此，所有的老年骨折模式都应该明确地支持这一目标，通过医生和医院管理人员的密切合作来解决潜在的问题和确定解决方案。

2.4 住院时间，早期和晚期康复

在许多国家中，老年骨折处理模式也受到减少急性期住院和促进早期出院的需要，以及社区康复设施可用性的影响。即便政策要求减少住院时间，但是住院时间的长短在很大程度上依然取决于当地医疗保健系统的特点，通常与当地的组织因素有关[4]。

一般来说，住院时间与向社区康复服务的转移率成反比（图 2.1-2）。

- 以较短住院时间为特征的模式需要出院后康复服务的支持，有能力为早期出院的患者提供处理和社区康复。在美国，全国髋部骨折患者的平均住院时间在过去 20 年里急剧下降至 6.3 天[13, 14]，如果患者临床稳定，辅助下能够从床上转移到轮椅，术后 3 天即可出院。在这种情况下，70% 以上的髋部骨折患者应被转移到住院康复机构或专业护理机构（SNF）继续康复。在其他住院时间低于 1 周的国家也观察到类似的情况[12, 15, 16]。
- 相反的情况通常见于英国，患者在住院期间完成功能恢复[17-20]。尽管近几年来有所下降，英国的平均住院时间仍保持在 20 天以上，只有不到 30% 的髋部骨折患者出院进入康复机构[18, 19]。
- 在这 2 种情况之间，大多数欧洲国家（和一些其他国家）的平均住院时间为 10~15 天[21-31]。在欧洲模式中，康复通常分为 2 个阶段，即住院期间的早期康复和出院后的晚期康复

康复计划和出院计划应是由不同的老年骨折团队成员参与的综合评估的结果。为了优化资源的使用，老年骨折团队还应确定哪些患者最有可能从康复中获益。

2.5 病例数量

在不同专业的外科手术中，病例数量与改善的结果之间存在正相关[4]，特别是较高的外科和医院手术数量与较低的死亡率、较少的并发症和较短的住院时间相关[4]。有人建议在管理脆性骨折患者方面，每年至少 100 例的手术才能培养足够的专家，并提供有效的老年骨折处理[4, 32]。至于最少多少病例数，没有文献报道。

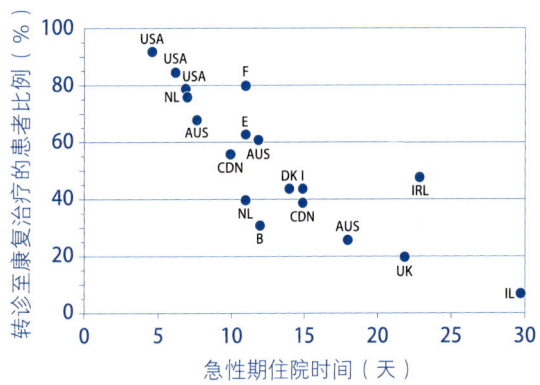

图 2.1-2 不同的已发表研究所调查的平均住院时间与转入社区康复率的反比关系

缩写：AUS，澳大利亚[16, 27, 28]；B，比利时[23]；CND，加拿大[25, 26]；DK，丹麦[31]；E，西班牙[21]；F，法国[12]；I，意大利[29, 30]；IL，以色列[20]；IRL，爱尔兰[22]；NL，荷兰[15, 24]；UK，英国[18, 19]；USA，美国[13, 14]

对于髋部骨折，当前文献[4, 32-34]提供了关于成功实施脆性骨折项目所需的最佳病例数的相互矛盾的结果。一些额外的考虑包括以下方面。

- 即使无法确定实施脆性骨折患者管理服务所需的确切最低病例数，较少病例数的医院仍有可能出现次优结果
- 急性期处理病房容量和康复单元容量可能都是相关的
- 较多病例数医院老年骨折服务的集中化可能对发达国家的资源分配、卫生保健组织和成本产生重大影响

3　老年骨折处理模式

3.1　总论

在过去的 30 年中，已经开发并实施了用于脆性骨折患者管理的创新处理模式，第一个 RCT 将传统模式与 Gilchrist 等[35]于 1988 年发表的老年骨折住院服务进行了比较。

高水平的证据证明任何特定模式的优越性仍然是有限的。理想情况下，这些创新性处理模式中的几个特征将由"头对头"的随机对照试验进行比较和澄清。举例来说，这种方法将有助于为脆性骨折患者建立一个急诊"快速通道"。虽然急诊人员或多专业团队对急诊科内患者的评估和优化可以减少手术时间，理论上可以改善住院结局，但这还没有得到证实。如果没有明确的效益证据，就很难证明工作人员重组的成本及工作量和工作流程的变化是合理的。

3.2　传统模式

在传统模式中关键要素包括以下方面。

- 患者在普通骨科病房接受治疗
- 骨科对住院患者的处理负有主要责任，非手术问题和并发症则由会诊医疗服务按需处理（图 2.1-1a）[4, 5, 8]
- 只有骨科医生提出要求时，其他医生才参与
- 早期康复通常在骨科病房中进行
- 患者直接出院回家，到专业护理机构或到康复机构，而不强调处理的连续性和细致地交接

虽然有几条证据表明，这种方法适合于患有简单外伤性骨折的年轻人，但不足以满足脆性骨折患者的复杂需求[1-5]，结果是，由此产生了骨科医生和老年科医生之间合作的几个处理模式[4, 5]。最初引进的模式是传统模式的简单变体，其特点是由不同专业人员组成的特定会诊团队提供常规支持，由骨科手术人员全权负责处理。

许多年来，这些模式逐渐被多学科合作的方法所取代，多学科合作被证明可以更有效地满足患者的复杂需求。这些经验被命名为不同的名称，如老年骨科单元（OGU）、老年骨科共管中心或老年髋部骨折临床路径，在大多数情况下，这些模式在设置和组织方面有着独特的方式。这些模式的共同目标是定义一个多学科团队，致力于脆性骨折患者的外科和内科处理，促进对并发症的快速管理、早期外科修复、运动和康复、协调出院项目和处理的连续性[4]。

尽管已经介绍了各种经验，下面总结非传统服务模式（图 2.1-1b~e）。

3.3　骨科病房老年科会诊

最简单的模式：骨科病房老年科会诊[4, 5, 8]。关键要素包括以下几点。

- 患者由骨科病房管理
- 整个处理工作由骨科手术人员负责
- 老年科医生在术前或术后都参与其中
- 多学科小组定期查房，以制订和监测病房内所有脆性骨折患者的治疗项目，尽管许多相关的临床服务可能参与其中，但这些服务通常不是协调或综合的，也不会明显影响整体处理项目
- 根据外科医生或老年科医生的个人选择，

预防和管理常见并发症

大量研究探讨了这种模式及其密切相关变量，包括 RCT。对这些试验结果的解释，受到设计和结果的巨大异质性、小样本和缺乏长期随访的限制[4~7]。

与常规处理相比，术后会诊团队的参与无法显著改善患者预后[4]，据报道，老年科会诊团队在入院和每天访视的模式中取得了稍好的结果[4]，可减少住院时间和并发症。

与传统模式相比，骨科病房老年科会诊的实施似乎给传统模式增加了一些益处，但是，只有会诊团队早期参与治疗过程才能体现，这些益处可能与早期发现常见问题和并发症有关[8]。然而，如果没有积极的、协调的跨学科合作，则会增加误诊和漏诊的风险，医疗质量下降，影响患者早期出院[4, 8]。

3.4 老年骨科共管模式

这可能是针对老年人骨折处理实施的最复杂的模式。罗切斯特大学（纽约）开发的老年骨折中心是这种老年骨科共管模式的参考模型[14, 32]，已经被北美及欧洲许多其他医院采用[3, 15, 17, 22, 24, 31, 36-42]，这种模式在过去的 10~15 年中不断发展，并随着时间的推移而逐渐改进。

其关键要素包括以下方面。

- 患者由骨科病房或老年骨科单元管理
- 患者从入院到出院都是共同管理，共同承担责任或主导[4, 8]
- 一个跨学科的团队，包括几个擅长脆性骨折患者处理方面的专业人员，方向一致，紧密协作
- 实施标准化的以患者为中心、方案为导向的治疗路径
- 老年科医生和外科医生每天查看患者，出具医嘱，并经常交流，与跨学科团队的其他成员分享他们的意见和选择，这种方法减少了误诊、不恰当变化和医源性错误的风险，并有利于临床工作的协调。即使是传统的手术上的问题，比如手术适应证的评估、手术时机和术前项目等手术问题都可以共享和讨论，以优化患者的管理

这一创新模式对短期和长期功能和临床结局的有益影响已在一些精心设计的前后观察研究和随机对照试验、综述和荟萃分析中得到说明[4~7, 43]。表 2.1-1 和表 2.1-2 描述了过去 15 年中发表的大多数相关研究。试验在设计、随访时间和考虑的结果方面是不同的。

在大多数研究中，脆性骨折患者的共管模式的实施表明在临床上显著减少了短期和长期不良事件。与传统模式相比，共管模式已被证明能改善许多短期的预后，包括住院时间、手术时间、院内并发症和院内死亡率。具体来说，5 项研究中有 3 项显示院内并发症的发生率显著降低[14, 37, 41]，4 个精心设计的临床试验报告了院内死亡率的显著降低[3, 15, 40, 41]。

长期试验很少见（表2.1-2），且结果不一致，有时甚至出现偏差。在这些研究中，与传统模式相比，该模式可以提高长期生存率，并可能改善功能预后。例如，在 3 项研究中（即 1 项 RCT 和 2 项前后对比试验），共管模式组患者的 1 年生存率比对照组高 10% 左右[3, 22, 41]。Vidan 等[41]还报告，在对混杂变量进行调整后，发生 3 个月内死亡或主要并发症的概率降低了 45%，功能恢复明显增加。

综上所述，共管模式是传统脆性骨折患者住院患者管理方法的一种有价值和更有效的替代方法，但幸运的是，目前还没有发表过将该模式与骨科病房老年科会诊模式进行比较的"头对头"RCT。模式的完全实现需要大量的努力，持续的行政支持，强有力的医生领导，并致力于持续的质量改进。考虑到实施共管模式所需的相关资源，有必要进行更多的研究，以更好地了解其对长期功能结局的影响，评估其成本效益，以及该服务是否可复制并适用于任何医院组织和框架[4]。

表 2.1-1 共管模式在老年髋部骨折院内管理中的有益效果研究

		Khan 等[36]	Khasraghi 等[37]	Friedman 等[14]	Gonzalez-Montalvo 等[38]	Folbert 等[24]	Biber 等[39]	Zeltzer 等[40]	Bhattach-aryya 等[17]	Flikweert 等[15]
研究设计		前后对照的前瞻性研究	前后对照的前瞻性研究	回顾性研究	随机研究	前后对照的前瞻性研究	前后对照的回顾性研究	多中心回顾性研究	前后对照的前瞻性研究	前后对照的前瞻性研究
国家		英国	美国	美国	西班牙	荷兰	德国	澳大利亚	英国	荷兰
病例数	干预组	208	273	193	101	140	114	4 575	249	256
	对照组	537	237	121	123	90	169	5 026	274	145
平均年龄（岁）	干预组	82	80	85*	85	81	82	84	83	78
	对照组	81	80	82	87	82	82	84	83	80
住院死亡率（%）	干预组	11.1	NA	1.6	5.9	5.0	4.4	6.5*	8.4	2.0*
	对照组	10.4	NA	2.5	6.5	8.9	5.9	8.1	12.4	5.5
住院时间[平均天数（SD 或 IQR）]	干预组	27（23）	6（NR）*	5（3）*	12（4）*	11（7~18）	14（7）*	30（23）*	20	7（6~10）*
	对照组	26（26）	8（NR）	8（6）	18（8）	12（6~20）	17（10）	29（30）	25（NR）	11（7~16）
术前时间[平均天数（SD 或 IQR）]	干预组	NA	1.1（NR）*	1.0（0.7）*	5（3~6）*	NR	2.1（1.8）*	1.8（2.7）	NR	NR
	对照组	NA	1.9（NR）	1.6（2.7）	6（5~9）	NR	3.1（4.6）	1.7（13.2）	NR	NR
住院并发症（%）	干预组	NA	36*	31*	NA	NR	NA	NA	NA	51
	对照组	NA	51	46	NA	NR	NA	NA	NA	49

缩写：IQR，四分位范围；NA，未评估；NR，评估但未报告的数据；SD，标准差
* 干预组与对照组差异显著

表 2.1-2 评估共管模式对治疗髋部骨折的短期和长期益处的研究

		Vidan 等[41]	Barone 等[3]	Cogan† 等[22]	Gregersen 等[31]	Watne 等[42]
研究设计		随机对照研究	前后对照的回顾性研究	前后对照的回顾性研究	前后对照的回顾性研究	随机对照研究
国家		西班牙	意大利	爱尔兰	丹麦	挪威
病例数	干预组	155	272	98	233	163
	对照组	164	252	103	262	166
平均年龄（岁）	干预组	81	84	82*	83	84
	对照组	83	84	75	82	85
住院死亡率（%）	干预组	0.6*	4.8*	8.2	7.7	3.7
	对照组	5.5	9.9	20.4	6.1	1.8
3个月或4个月死亡率（%）	干预组	NR	NR	NR	16.3	17.2
	对照组	NR	NR	NR	14.9	14.5
12个月死亡率（%）	干预组	18.9	25.0*	33.7	NA	28.2
	对照组	25.6	35.3	44.6	NA	25.9
3个月或4个月再入院率（%）	干预组	NA	NA	NA	12.9	17.4
	对照组	NA	NA	NA	12.2	17.4
住院时间[平均天数（SD或IQR）]	干预组	16（5）	21（11）	30（NR）	13（NR）*	11（8~15）*
	对照组	18（8）	21（13）	23（NR）	15（NR）	8（5~11）
术前时间[平均天数（SD或IQR）]	干预组	3.2（1.8）	NA	1.9（0.9）	0.9（0.8）*	1.1（0.7~1.8）
	对照组	3.3（2.2）	NA	1.9（1.9）	0.7（1.0）	1.0（0.7~1.6）
住院并发症（%）	干预组	45*	NA	NA	NA	44
	对照组	62	NA	NA	NA	46
3个月功能恢复（%）	干预组	57*	NA	NA	NA	NA
	对照组	44*	NA	NA	NA	NA

缩写：IQR，四分位范围；NA，未评估；NR，评估但未报告的数据；SD，标准差
* 干预组与对照组差异显著
† 作者没有报告组间比较的统计学意义

3.5 老年科主导的骨折治疗，骨科会诊

该模式的关键要素包括以下几点。

- 老年科病房由老年科医生主导[4, 5, 43]。一般由急诊科直接收治，在老年科病房进行评估和手术准备，转入手术室，再返回老年科病房
- 老年科医生是从住院到出院的所有患者的主治医生，起着中心作用。他（她）在入院和住院期间评估患者，协调手术、操作、诊断、治疗和转移（出院）项目的时间安排
- 老年科医生、骨科医生和麻醉师在围手术期共同管理患者。在术后阶段，骨科医生是会诊医生，追踪患者直到伤口愈合
- 一个跨学科的团队，包括不同的医疗专业人员，被整合到服务中，参与患者的处理
- 执行标准化的医嘱和程序

根据这些术前和围手术期的临床（康复）路径，产生了不同的经验[4]。

1999年，在特拉维夫的谢巴医院（Sheba Hospital）实施了第一例由老年科主导的骨折服务，由一名高水平骨科医生专门治疗髋部骨折[20, 44, 45]。其特点是患者在急性期和急性期后均在同一个机构内治疗，总住院时间较长。在最近的一些模式中，老年科主导的骨折服务仅限于急性期，随后早期转移到社区SNF进行进一步的康复，重点是减少手术时间和住院时间[12, 46-48]。

实际上，急性期后的组织结构上的相关差异似乎归因于项目所在国家的医疗体系的组织结构、可用资源及项目的主要目标，在Sheba模式中，所有的治疗都发生在相同的地点，以相同的处理强度进行[20, 44, 45]。老年科通过连续的健康管理来预防常见老年综合征和减少处理分散导致的不利影响。另一方面，这种模式设计似乎对大多数欧盟国家或美国的医疗系统来说也是不可接受的（在成本和资源方面），过去10年的趋势是将急性期和中间期处理分开，以适当利用现有资源和降低成本。

表2.1-3描述了为评估老年科主导的骨折服务体系而设计的相关研究[12, 45-49]。与已发表的其他模式提供的健康数据不同，关于此模式有效性的研究数据不多。与传统的以骨科为中心的模式相比[12, 45-49]，Adunsky等[44]最初建立的模式显示可改善长期功能预后，另一项研究表明可减少术前时间和住院时间。

然而，迄今为止没有一篇报道显示其对短期和长期死亡率有明显的有益影响。有趣的是，Miura等[46]证明，急性期采取老年科主导模式，然后提前出院时，直接和间接成本显著降低。

总之，在发表的几篇论文的基础上，由老年科主导骨科会诊的模式似乎是可行的、适用的，当整体处理在同一环境下进行、处理强度相同时，在功能结局方面是有效的。鉴于许多卫生系统中急性期和急性期后处理相互分离，急性期老年科主导模式的益处仍然需要倡导。

4 早期支持下出院和后期处理

4.1 总论

使用专业的急性期后处理模式这一概念最早由美国提出，如老年骨科康复单元和早期家庭护理，最近也在英国和其他欧洲国家采用[4, 18]。髋部骨折老年人的康复，与传统的住院康复不同，主要目的是通过专业的康复服务来改善功能预后[2, 4, 5, 50]。他们还可以在保持可接受的处理质量与短期及长期结果的同时，减少急性期住院时间及促进快速出院。老年骨科康复单元和家庭康复是实现这些目标的更一致的方法[2, 4, 50-54]。

由于这些创新的康复项目只关注整体处理的一部分，因此应将其视为可能的后期过渡，可与上述任何一种模式结合使用，而不是作为

表 2.1-3　评估由老年科主导骨科会诊模式在老年髋部骨折治疗中益处的研究

		Stenvall 等[49]	Miura 等[46]	Adunsky 等[45]	Della Rocca 等[47]	Boddaert 等[12]	Gupta[48]
研究设计		随机对照研究	前后对照的前瞻性研究†	回顾性队列研究	前后对照的回顾性研究	前瞻性队列研究	前后对照的前瞻性研究†
国家		瑞典	美国	以色列	美国	法国	英国
病例数	干预组	102	91	847	115	203	259
	对照组	97	72	2 267	31	131	235
平均年龄（岁）	干预组	82	80	82*	82	86	81
	对照组	82	81	81	82	85	82
住院死亡率（%）	干预组	5.9	NA	1.9	4.3	3.0	NA
	对照组	7.2	NA	3.0	9.7	7.6	NA
长期死亡率（%）	干预组	15.7	NA	14.8	31.3	14.3	NA
	对照组	18.6	NA	17.3	45.2	23.7	NA
住院时间[平均天数（SD 或 IQR）]	干预组	30（18）*	5（1）*	32（20）*	7（NR）*	11（8~16）*	15（NR）*
	对照组	40（41）	6（2）	25（31）	10（NR）	13（10~20）	19（NR）
术前时间[平均天数（SD 或 IQR）]	干预组	1.0（0.7）	NA	3.0（2.9）*	1.2（NR）	0.9（0.5~1.4）	NA
	对照组	1.0（0.6）	NA	2.9（6.5）	1.5（NR）	1.0（0.6~1.7）	NA
出院至入住前居住地（%）	干预组	84	NA	NA	NA	NR	NA
	对照组	76	NA	NA	NA	NR	NA
住院并发症(%)	干预组	NA	NA	NA	NA	NR	NA
	对照组	NA	NA	NA	NA	NR	NA
功能状态（ADL）恢复 12 个月（%）	干预组	58*	NA	NA	NA	NA	NA
	对照组	36	NA	NA	NA	NA	NA

缩写：ADL，日常生活活动；IQR，四分位范围；NA，未评估；NR，评估但未报告的数据；SD，标准差
* 干预组与对照组差异显著
† 对照组：回顾性图表对照

一种独立和全面的处理模式[4]。如果没有特定的老年骨科急性期模式的参与，上述这些模式可能不会产生预期的结果。

4.2 老年骨科康复单元

老年骨科康复单元（GORU）是传统老年康复单元的一种，完全致力于老年骨折患者的处理和康复。一般来说，向GORU的过渡可能是在经过了之前描述的那些模式之后。一旦骨科医生、老年科医生或多学科团队判断患者适合转移到康复病房之后，他（她）才能迅速转移到GORU[4]。

此种擅长老年康复的跨学科团队与传统的康复不同，骨科专家不是常规出现，只在有需要的时候提出指导意见。团队会议每周1次或更频繁，评估患者的康复进展及问题。每个康复单元的训练内容、频率、持续时间、强度和康复项目都不同。

自实施以来，这些单元产生了比传统康复单元更为短期和长期的结果[49, 53-57]，一些研究结果也提示此模式可以显著降低患者在康复中心的住院时间，功能预后更好，与传统康复病房相比，住院风险更低，生存率更高。最后，值得强调的是，这种康复方法在中重度痴呆患者中也被证明是成功的[56]。

4.3 家庭康复

自1986年以来，欧洲、澳洲和北美洲相继开展了髋部骨折后早期出院和家庭康复（HBR）的研究[4]，实施这种替代传统住院患者康复的方法需要足够的社区资源，以及患者所在地区具备家庭康复和社区护理服务[4]。

可能适合提前出院回家的患者通常是住在有亲属的家里或其他类型社会支持的患者，他们在医学上适合出院到门诊，即临床稳定，没有相关急性疾病[2, 4]。入院时应评估患者及其亲属是否合适，了解服务情况，并同意此出院项目。在某些情况下，接受过培训的老年科护士、物理治疗师，或者在出院前，作业治疗师会去患者的家中评估是否合适，并确定任何必要的设备。然后，在手术后不久，患者会被直接转移到家中进行康复治疗。通常由一个跨学科的团队组成，包括一名老年科医生和一名老年科护士，并与全科医生合作照顾老年人。

一些RCT和前瞻性观察研究已经评估了HBR的潜在益处[2, 4, 50, 52, 57-61]。已发表的研究表明，老年人髋部骨折后的HBR服务是可行的、安全的和有效的，在功能恢复和降低LOS方面较传统康复产生了可比的结果。这些结果在骨折前认知能力下降或残疾的患者中也得到了证实[2, 50]。

5 参考文献

1. Pioli G, Barone A, Giusti A, et al. Predictors of mortality after hip fracture: results from 1-year follow-up. Aging Clin Exp Res. 2006 Oct;18(5):381-387.
2. Giusti A, Barone A, Oliveri M, et al. An analysis of the feasibility of home rehabilitation among elderly people with proximal femoral fractures. Arch Phys Med Rehabil. 2006 Jun;87(6):826-831.
3. Barone A, Giusti A, Pizzonia M, et al. A comprehensive geriatric intervention reduces short- and long-term mortality in older people with hip fracture. J Am Geriatr Soc. 2006 Apr;54(4):711-712.
4. Giusti A, Barone A, Razzano M, et al. Optimal setting and care organization in the management of older adults with hip fracture. Eur J Phys Rehabil Med. 2011 Jun;47(2):281-296.
5. Pioli G, Giusti A, Barone A. Orthogeriatric care for the elderly with hip fractures: where are we? Aging Clin Exp Res. 2008 Apr;20(2):113-122.
6. Grigoryan KV, Javedan H, Rudolph JL. Orthogeriatric care models and outcomes in hip fracture patients: a systematic review and meta-analysis. J Orthop Trauma. 2014 Mar;28(3):e49-e55.
7. Buecking B, Timmesfeld N, Riem S, et al. Early orthogeriatric treatment of trauma in the elderly: a systematic review and metaanalysis. Dtsch Arztebl Int. 2013 Apr;110(15):255-262.
8. Mendelson DA, Friedman SM. Principles of comanagement and the geriatric fracture center. Clin Geriatr Med. 2014 May;30(2):183-189.
9. Prestmo A, Hagen G, Sletvold O, et al. Comprehensive geriatric care for patients with hip fractures: a prospective, randomised, controlled trial. Lancet. 2015 Apr 25;385(9978):1623-1633.

10. Doshi HK, Ramason R, Azellarasi J, et al. Orthogeriatric model for hip fracture patients in Singapore: our early experience and initial outcomes. Arch Orthop Trauma Surg. 2014 Mar;134(3):351–357.
11. Moja L, Piatti A, Pecoraro V, et al. Timing matters in hip fracture surgery: patients operated within 48 hours have better outcomes. A meta-analysis and meta-regression of over 190,000 patients. PLoS One. 2012;7(10):e46175.
12. Boddaert J, Cohen-Bittan J, Khiami F, et al. Postoperative admission to a dedicated geriatric unit decreases mortality in elderly patients with hip fracture. PLoS One. 2014;9(1):e83795.
13. Gehlbach SH, Avrunin JS, Puleo E. Trends in hospital care for hip fractures. Osteoporos Int. 2007 May;18(5):585–591.
14. Friedman SM, Mendelson DA, Bingham KW, et al. Impact of a comanaged Geriatric Fracture Center on short-term hip fracture outcomes. Arch Intern Med. 2009 Oct 12;169(18):1712–1717.
15. Flikweert ER, Izaks GJ, Knobben BA, et al. The development of a comprehensive multidisciplinary care pathway for patients with a hip fracture: design and results of a clinical trial. BMC Musculoskelet Disord. 2014 May 30;15:188.
16. Chia PH, Gualano L, Seevanayagam S, et al. Outcomes following fractured neck of femur in an Australian metropolitan teaching hospital. Bone Joint Res. 2013;2(8):162–168.
17. Bhattacharyya R, Agrawal Y, Elphick H, et al. A unique orthogeriatric model: a step forward in improving the quality of care for hip fracture patients. Int J Surg. 2013;11(10):1083–1086.
18. Jarman B, Aylin P, Bottle A. Discharge destination and length of stay: differences between US and English hospitals for people aged 65 and over. BMJ. 2004 Mar 13;328(7440):605.
19. The National Hip Fracture Database. National Report 2012. Available at: www.nhfd.co.uk/20/hipfractureR.nsf/vwcontent/2012ReportDownload/$File/NHFD+National+Report+2012.pdf?openelement. Accessed October 1, 2014.
20. Adunsky A, Arad M, Levi R, et al. Five-year experience with the 'Sheba' model of comprehensive orthogeriatric care for elderly hip fracture patients. Disabil Rehabil. 2005 Sep 30–Oct 15;27(18–19):1123–1127.
21. Alvarez-Nebreda M, Vidan M, Serra J. Hip fracture management and outcomes in Spain. Eur Geriatr Med. 2010;1(2):108–111.
22. Cogan L, Martin AJ, Kelly LA, et al. An audit of hip fracture services in the Mater Hospital Dublin 2001 compared with 2006. Ir J Med Sci. 2010 Mar;179(1):51–55.
23. Deschodt M, Braes T, Broos P, et al. Effect of an inpatient geriatric consultation team on functional outcome, mortality, institutionalization, and readmission rate in older adults with hip fracture: a controlled trial. J Am Geriatr Soc. 2011 Jul;59(7):1299–1308.
24. Folbert EC, Smit RS, van der Velde D, et al. Geriatric fracture center: a multidisciplinary treatment approach for older patients with a hip fracture improved quality of clinical care and short-term treatment outcomes. Geriatr Orthop Surg Rehabil. 2012 Jun;3(2):59–67.
25. Auais M, Morin S, Nadeau L, et al. Changes in frailty-related characteristics of the hip fracture population and their implications for healthcare services: evidence from Quebec, Canada. Osteoporos Int. 2013 Oct;24(10):2713–2724.
26. Beaupre LA, Cinats JG, Senthilselvan A, et al. Reduced morbidity for elderly patients with a hip fracture after implementation of a perioperative evience-based clinical pathway. Qual Saf Health Care. 2006 Oct;15(5):375–379.
27. Chong C, Christou J, Fitzpatrick K, et al. Description of an orthopedic-geriatric model of care in Australia with 3 years data. Geriatr Gerontol Int. 2008 Jun;8(2):86–92.
28. Sivakumar BS, McDermott LM, Bell JJ, et al. Dedicated hip fracture service: implementing a novel model of care. ANZ J Surg. 2013 Jul;83(7–8):559–563.
29. Pioli G, Frondini C, Lauretani F, et al. Time to surgery and rehabilitation resources affect outcomes in orthogeriatric units. Arch Gerontol Geriatr. 2012 Sep–Oct;55(2):316–322.
30. Pioli G, Lauretani F, Davoli ML, et al. Older people with hip fracture and IADL disability require earlier surgery. J Gerontol A Biol Sci Med Sci. 2012 Nov;67(11):1272–1277.
31. Gregersen M, Morch MM, Hougaard K, et al. Geriatric intervention in elderly patients with hip fracture in an orthopedic ward. J Inj Violence Res. 2012 Jul;4(2):45–51.
32. Kates SL, Mendelson DA, Friedman SM. Co-managed care for fragility hip fractures (Rochester model). Osteoporos Int. 2010 Dec;21(Suppl 4):S621–S625.
33. Sund R. Modeling the volumeeffectiveness relationship in the case of hip fracture treatment in Finland. BMC Health Serv Res. 2010 Aug 13;10:238.
34. Forte ML, Virnig BA, Swiontkowski MF, et al. Ninety-day mortality after intertrochanteric hip fracture: does provider volume matter? J Bone Joint Surg Am. 2010 Apr;92(4):799–806.
35. Gilchrist WJ, Newman RJ, Hamblen DL, et al. Prospective randomised study of an orthopaedic geriatric inpatient service. BMJ. 1988 Oct 29;297(6656):1116–1118.
36. Khan R, Fernandez C, Kashifl F, et al. Combined orthogeriatric care in the management of hip fractures: a prospective study. Ann R Coll Surg Engl. 2002 Mar;84(2):122–124.
37. Khasraghi FA, Christmas C, Lee EJ, et al. Effectiveness of a multidisciplinary team approach to hip fracture management. J Surg Orthop Adv. 2005 Spring;14(1):27–31.
38. Gonzalez-Montalvo JI, Alarcon T, Mauleon JL, et al. The orthogeriatric unit for acute patients: a new model of care that improves efficiency in the management of patients with hip fracture. Hip Int. 2010 Apr–Jun;20(2):229–235.
39. Biber R, Singler K, Curschmann-Horter M, et al. Implementation of a co-managed Geratric Fracture Center reduces hospital stay and time-to-operation in elderly femoral neck fracture patients. Arch Orthop Trauma Surg. 2013 Nov;133(11):1527–1531.
40. Zeltzer J, Mitchell RJ, Toson B, et al. Orthogeriatric services associated with lower 30-day mortality for older patients who undergo surgery for hip fracture. Med J Aust. 2014 Oct 06;201(7):409–411.
41. Vidan M, Serra JA, Moreno C, et al. Efficacy of a comprehensive geriatric intervention in older patients hospitalized for hip fracture: a randomized, controlled trial. J Am Geriatr Soc. 2005 Sep;53(9):1476–1482.

42. Watne LO, Torbergsen AC, Conroy S, et al. The effect of a pre- and postoperative orthogeriatric service on cognitive function in patients with hip fracture: randomized controlled trial (Oslo Orthogeriatric Trial). BMC Med. 2014 Apr 15;12:63.
43. Kammerlander C, Roth T, Friedman SM, et al. Ortho-geriatric service—a literature review comparing different models. Osteoporos Int. 2010 Dec;21(Suppl 4):S637–S646.
44. Adunsky A, Lusky A, Arad M, et al. A comparative study of rehabilitation outcomes of elderly hip fracture patients: the advantage of a comprehensive orthogeriatric approach. J Gerontol A Biol Sci Med Sci. 2003 Jun;58(6):542–547.
45. Adunsky A, Lerner-Geva L, Blumstein T, et al. Improved survival of hip fracture patients treated within a comprehensive geriatric hip fracture unit, compared with standard of care treatment. J Am Med Dir Assoc. 2011 Jul;12(6):439–444.
46. Miura LN, DiPiero AR, Homer LD. Effects of a geriatrician-led hip fracture program: improvements in clinical and economic outcomes. J Am Geriatr Soc. 2009 Jan;57(1):159–167.
47. Della Rocca GJ, Moylan KC, Crist BD, et al. Comanagement of geriatric patients with hip fractures: a retrospective, controlled, cohort study. Geriatr Orthop Surg Rehabil. 2013 Mar;4(1):10–15.
48. Gupta A. The effectiveness of geriatrician-led comprehensive hip fracture collaborative care in a new acute hip unit based in a general hospital setting in the UK. J R Coll Physicians Edinb. 2014;44(1):20–26.
49. Stenvall M, Olofsson B, Nyberg L, et al. Improved performance in activities of daily living and mobility after a multidisciplinary postoperative rehabilitation in older people with femoral neck fracture: a randomized controlled trial with 1-year follow-up. J Rehabil Med. 2007 Apr;39(3):232–238.
50. Giusti A, Barone A, Pioli G. Rehabilitation after hip fracture in patients with dementia. J Am Geriatr Soc. 2007 Aug;55(8):1309–1310.
51. Parker MJ, Pryor GA, Myles J. 11-year results in 2,846 patients of the Peterborough Hip Fracture Project: reduced morbidity, mortality and hospital stay. Acta Orthop Scand. 2000 Feb;71(1):34–38.
52. Hollingworth W, Todd C, Parker M, et al. Cost analysis of early discharge after hip fracture. BMJ. 1993 Oct 09;307(6909):903–906.
53. Reid J, Kennie DC. Geriatric rehabilitative care after fractures of the proximal femur: one year follow up of a randomised clinical trial. BMJ. 1989 Jul 01;299(6690):25–26.
54. Kennie DC, Reid J, Richardson IR, et al. Effectiveness of geriatric rehabilitative care after fractures of the proximal femur in elderly women: a randomised clinical trial. BMJ. 1988 Oct 29;297(6656):1083–1086.
55. Huusko TM, Karppi P, Avikainen V, et al. Intensive geriatric rehabilitation of hip fracture patients: a randomized, controlled trial. Acta Orthop Scand. 2002 Aug;73(4):425–431.
56. Huusko TM, Karppi P, Avikainen V, et al. Randomised, clinically controlled trial of intensive geriatric rehabilitation in patients with hip fracture: subgroup analysis of patients with dementia. BMJ. 2000 Nov 04;321(7269):1107–1111.
57. Chudyk AM, Jutai JW, Petrella RJ, et al. Systematic review of hip fracture rehabilitation practices in the elderly. Arch Phys Med Rehabil. 2009 Feb;90(2):246–262.
58. Crotty M, Whitehead CH, Gray S, et al. Early discharge and home rehabilitation after hip fracture achieves functional improvements: a randomized controlled trial. Clin Rehabil. 2002 Jun;16(4):406–413.
59. Crotty M, Whitehead C, Miller M, et al. Patient and caregiver outcomes 12 months after home-based therapy for hip fracture: a randomized controlled trial. Arch Phys Med Rehabil. 2003 Aug;84(8):1237–1239.
60. Kuisma R. A randomized, controlled comparison of home versus institutional rehabilitation of patients with hip fracture. Clin Rehabil. 2002 Aug;16(5):553–561.
61. Tinetti ME, Baker DI, Gottschalk M, et al. Home-based multicomponent rehabilitation program for older persons after hip fracture: a randomized trial. Arch Phys Med Rehabil. 1999 Aug;80(8):916–922.

2.2 克服处理模式实施中的障碍

作者　Stephen L Kates
译者　刘璐　审校　刘楠

1　引言

在过去的几年里,大量的文献发表了关于脆性骨折患者启动和使用强化处理模式的益处,文献[1, 2]描述了许多处理模式,第 2.1 章中介绍了 4 种模式,这些模式的好处包括提高患者处理质量、缩短住院时间(LOS)、减少住院期间和之后的不良事件、改善医疗服务提供者之间的合作关系以及降低处理成本[3-7]。

尽管报告了这些益处,但大多数医院还没有采用共同管理的处理模式。没有实施这样一个项目有许多可能的原因。本章涵盖了实施有组织的老年骨折项目的一些障碍。

2　如果一个有组织的项目更好,为什么不是每个人都想要?

在一些中心,医生和医疗机构团队成员可能认为他们通常的处理模式是可接受的,并且表现良好。虽然普遍强调降低平均住院时间,但很少有医院将标准化的老年骨折处理项目与降低住院时间和提高医疗质量直接联系起来。此外,还有一些医生认为,完全不需要有人来告诉他们如何更好地处理脆性骨折患者。一些人认为该模式太难实施[8],其他中心则缺乏医生的领导,导致未能实施这种处理模式[8],在一些中心,实施一项项目存在重大的制度障碍[8]。此外,还有许多其他问题,这些问题妨碍了有组织、标准化和共同管理的老年骨折项目(表 2.2-1)的实施。在一些情况下,患者缺乏有组织的处理并因此经历更多的不良事件和更大的损失。

3　制度障碍

从制度的角度来看,确实存在许多潜在的障碍。

3.1　其他优先事项

其中一个更常见的障碍包括医院或医疗机构领导团队的能力,因为分配给团队成员的任务范围很广。在这种情况下,机构领导往往有更紧迫的事情[8]。这些问题包括监管和付款变更,地方、州及国家规定,空间问题,医生招聘问题,潜在处罚或医院外部面临的惩罚措施。

3.2　其他临床服务项目

此外,还有许多其他的项目和程序在争夺医院领导的注意,其中许多被认为是更具商业吸引力的。脆性骨折通常不会引起医院管理部门的高度重视。医生领导者的职责是让医院领导层提高对脆性骨折患者重要性的认识,使其进入需要完成的项目队列。

表 2.2-1　实施有组织、标准化和共同管理的老年骨折项目的障碍，以及克服这些障碍的对策[8]

障碍	对策	实施所需人员
项目领导	• 选择性承诺： 　– 外科医生 　– 内科主任	• 可以由以下人员选择： 　– 部门 　– 负责人 　– 同行 　– 医院 　– 管理部门
医院管理	• 参与，教育和劝说，重点关注以下方面的预期改进： 　– 患者满意度 　– 降低成本 　– 医院声望	• 部门负责人
外科医生	• 指导其解释问题 • 再学习 • 强调医生的好处，包括改善患者的预后和易于处理	• 外科专家
管理	• 教育 • 与其他中心合作 • 记录成果	• 项目负责人
技术实施	• 阅读已发表文献 • 参观成功的中心 • 参加课程和网络研究 • 如果需要请会诊	• 项目负责人 • 医院管理部门
床位容量	• 收集住院时间数据 • 研究缩短住院时间的方法，认识到住院时间降低 50% 会使单位的病床容量翻倍	• 项目负责人和医院管理人员
手术室容量	• 寻找老年骨折病例的特定手术时间 • 强调早期手术的必要性以提高治疗效果和缩短住院时间	• 外科主任
麻醉引入	• 选择一位麻醉专家教育引导同事们采取协作和合议的方式来处理老年骨折患者	• 项目负责人 • 医院管理部门
心血管问题	• 这是个传统问题，缺少教育。应加强医护人员的教育和信任建设 • 发表的文献清楚地记录了何时需要超声心动图以及何时咨询心脏病学专家	• 内科、麻醉科和外科专家
需要病例管理者	• 病例管理者可以是护士、医生助理或护理人员 • 对于一个忙碌的团队而言，这个管理者很重要 • 需要一个有经验的、负责任的人 • 随着时间的推移，医院管理部门将需要接受成本，以换取成本的节省	• 在项目负责人指导下进行管理

3.3 人满为患的急诊科

其他常见的执行障碍包括过于拥挤的急诊科，这些急诊科往往会阻碍脆性骨折患者得到有效的治疗。更紧迫的问题，如急性高能量或穿透性创伤患者，对急诊科工作人员具有更高的优先权[9]。另外，患者使用急诊科处理常见的，通常是非紧急的医疗问题堵塞了急诊室，妨碍了脆性骨折患者的及时发现和得到适当的关注[9]。

3.4 人满为患的楼层

一旦进入急诊室，医院的床位容量就成了一个大问题。通常，医院都是满负荷的，无法及时接收脆性骨折患者。在这种情况下，患者可能会在急诊室长期住院，在某些情况下，其住院时间以天计。

3.5 手术室容量不足

手术室的容量也是脆性骨折患者的一个重要问题[8]，如果手术室已满，将首先治疗更为紧迫的急性病例，使脆性骨折患者排在队列的最后。在此，需要适当的内科和外科领导，以帮助管理团队了解早期手术对这个患者群体的重要性。手术室不富余的医院通常会拒绝制订有组织的骨折项目，因为他们担心项目成功。

3.6 最低病例量

另一个制度性问题与所见到的患者数量有关，已经有一些关于成功实施脆性骨折项目所需患者数量的公开估计，范围从49例到159例不等[10]。公开发表的研究表明，一个有组织的项目要有价值，平均每年就诊的患者数应该是100名或更多[5]。

3.7 成本和效益

另一个医疗机构关注的是运行这样一个项目的成本，特别是如果在未来几年才能实现节约的情况下。根据是否使用咨询公司来实施该项目或是否雇佣新员工，支持成本可能会从最低到远远超过150 000美元。如果一个项目要求雇佣员工，成本显然是比利用现有的员工要高。同样，如果现有的空间和其他资源可以利用，实施和持续运行一个有组织的标准化脆性骨折项目的成本将大大降低。

最后，医疗机构管理领导层期望这样一个项目既具有成本效益，又具有可衡量的结果。成本效益和结果都是可衡量的，但这需要工作和对这些指标的持续关注，管理成本和结果的一个好方法是创建一个月度记分卡供医院管理人员审查。

4 执行者障碍

已发表的文献已经确定了实施标准化脆性骨折项目的若干执行者障碍[8]，这些障碍包括缺乏外科或内科专家、缺乏病例管理者、麻醉科问题以及难以及时评估心脏功能[8]。

4.1 外科和内科领导

该项目的外科和内科领导是标准化骨折项目成功的一个基本要素[5]，领导者应共同努力，并相互建立合作关系。通过寻找合适的有责任心的麻醉医师来维持手术的实施和持续进行也是很重要的。医生领导之间的定期和持续沟通对于主动发现新问题和确保医疗护理团队成员的代表性和支持至关重要。沟通方式可以包括定期团队会议、对流程和结果的例行审查以及褒奖最佳工作。此外，随着长期医疗护理团队成员的变化，有关骨科处理的基础教育工作一直是需要的。领导应该有部门的支持，并代表医疗护理团队。这是一个长期工作，在选择领导者时必须仔细考虑。

个别内科和外科医生可能不同意该项目，事实上可能强烈希望继续他们的传统处理方法（即常规处理）。这需要教育和劝说与良好沟通的结合。项目领导者应认识到，约70%的内科和外科医生必须同意参与该项目，并遵守相关政策以使其成功启动。一旦运行，结果数据通常会说服顽固的人，并向他们显示新项目更好。对于破坏或顽固的人，如果所有其他方法都无效，则可能需要更换。

5 监管障碍

在大多数地区，实施脆性骨折项目存在某种形式的监管障碍，这些障碍可能相对简单或更复杂。

5.1 医院董事会批准

通常需要医院董事会的批准，如果没有以适当的方式向董事会提交项目，则可能成为一个障碍。该项目应由外科专家向董事会提交，强调项目的质量、安全和经济效益，并包括一个简短的商业项目概述。该演示应在大多数情况下，持续7~10分钟，如果表现良好，可能会成功。

5.2 区域和（或）省级障碍

在某些系统中，改变处理模式需要地区和（或）省级管理部门的批准，应强调对项目质量和安全方面的关注以及潜在的成本节约。陈述中应包含区域系统数据，以向区域政府展示项目的经济方面。为了取得成功，还可能需要包括来自其他区域中心的共识或项目，在地区范围内扩大这一项目。加拿大安大略省已经成功地以这种方式实施了一个改进的处理模式。

5.3 国家层面的障碍

国家层面批准的障碍要大得多，很少有国家成功地改变了髋部骨折的处理模式，英国是建立共识、政府游说及外科医生、内科医生和思想领袖杰出领导的典范，成功地在全国卫生服务中实施了最佳实践资费（BPT）。该计划显示，30天内死亡率降低，医院的依从性也很高。这项计划需要来自全国各地的坚定的拥护者团队来实现这一成功，这一成功现在成为英国其他项目的典范。美国也有类似的努力，用有组织的骨折项目来奖励医疗系统[11, 12]。

6 文化障碍

文化障碍很多，很难改变，与监管障碍一样，文化障碍有多种形式。

6.1 传统和态度

当地的文化障碍包括医疗护理团队对处理的传统和态度，即"我们一直都是这样做的，而且很管用"。同样，医疗护理团队可能不了解以有组织的方式提供处理实际上更好。有效的对策是团队教育。教育可以包括阅读文献，参加客座教授的讲座和项目，对成功项目的实地考察以及参加面对面的教育活动，如区域AO老年医学课程。这里必须证明，一旦实施了该模式，实际上更容易获得更好的医疗护理质量。

6.2 与患者相关的文化障碍

重要的是对患者和家属进行新模式的教育，并强调其安全性和质量效益。来自专职处理团队的一致信息在这里是至关重要的。因为处理是在当地进行的，当地的教育努力应该扩展到当地社区，对初级保健医师、养老院工作人员和老年群体进行关于新处理模式的教育，以实现对项目目标的认同和理解。

7 参考文献

1. Giusti A, Barone A, Razzano M, et al. Optimal setting and care organization in the management of older adults with hip fracture. Eur J Phys Rehabil Med. 2011 Jun;47(2):281–296.
2. Grigoryan KV, Javedan H, Rudolph JL. Orthogeriatric care models and outcomes in hip fracture patients: a systematic review and meta-analysis. J Orthop Trauma. 2014 Mar;28(3):e49–e55.

3. Friedman SM, Mendelson DA, Bingham KW, et al. Impact of a comanaged Geriatric Fracture Center n short-term hip fracture outcomes. Arch Intern Med. 2009 Oct 12;169(18):1712–1717.

4. Friedman SM, Mendelson DA, Kates SL, et al. Geriatric co-management of proximal femur fractures: total quality management and protocol-driven care result in better outcomes for a frail patient population. J Am Geriatr Soc. 2008 Jul;56(7):1349–1356.

5. Kates SL, Mendelson DA, Friedman SM. Co-managed care for fragility hip fractures (Rochester model). Osteoporos Int. 2010 Dec;21(Suppl 4):S621–S625.

6. Della Rocca GJ, Moylan KC, Crist BD, et al. Comanagement of geriatric patients with hip fractures: a retrospective, controlled, cohort study. Geriatr Orthop Surg Rehabil. 2013 Mar;4(1):10–15.

7. Kates SL, Mendelson DA, Friedman SM. The value of an organized fracture program for the elderly: early results. J Orthop Trauma. 2011 Apr;25(4):233–237.

8. Kates SL, O'Malley N, Friedman SM, et al. Barriers to implementation of an organized geriatric fracture program. Geriatr Orthop Surg Rehabil. 2012 Mar;3(1):8–16.

9. Rashid A, Brooks TR, Bessman E, et al. Factors associated with emergency department length of stay for patients with hip fracture. Geriatr Orthop Surg Rehabil. 2013 Sep;4(3):78–83.

10. Clement RC, Ahn J, Mehta S, et al. Economic viability of geriatric hip fracture centers. Orthopedics. 2013 Dec;36(12):e1509–e1514.

11. Neuburger J, Currie C, Wakeman R, et al. The impact of a national clinician-led audit initiative on care and mortality after hip fracture in England: an external evaluation using time trends in non-audit data. Med Care. 2015 Aug;53(8):686–691.

12. Johansen A, Boulton C, Hertz K, et al. The National Hip Fracture Database (NHFD)—using a national clinical audit to raise standards of nursing care. Int J Orthop Trauma Nurs. 2017 Aug;26:3–6.

2.3 临床实践指南

作者 Stephen L Kates, Michael Blauth
译者 刘璐　审校 刘楠

1 引言

临床实践指南（CPG）旨在为临床医疗护理提供指导。临床实践指南通常以证据为基础，由专业医生组成的工作组制定。大多数 CPG 由政府或医学会提供支持，并得到其他利益相关者的认可。CPG 有助于制定医疗护理标准，用于指导内科和外科医生对其患者的医疗护理实践。通常情况下，老年骨科共管模式的 CPG 将涵盖从入院到完全愈合（包括预防再发骨折）的时间段。

临床实践指南不是专门规定医疗护理的，而是作为医疗护理的框架。个别医生在为特定患者提供诊疗时，应考虑这些建议的推荐等级和强度。临床实践指南，如果做得好，可以突出最佳循证实践，也可以指出需要进一步研究的知识差距，也可以作为内科和外科处理的具体方面的证据参考。

2 国家临床实践指南共识

许多国家的指南都是针对髋部骨折的治疗，但针对骨质疏松性骨折的指南却不多。在这些国家的 CPG 中，有几个将在本章中讨论，包括美国骨科医师学会（AAOS）的 CPG，国家健康和医疗护理卓越研究所（NICE）指南，以及澳大利亚和新西兰髋部骨折注册中心（ANZHFR）指南[1-3]，这 3 套 CPG 是最优秀的，经常作为其他国家和地区今后工作的模板。

所有这些指南都是基于证据的，它们包含了大量的共同点，提出的建议都是相似的。涵盖了以下几个方面：先进的影像诊断、手术时机、术后负重状态、内科共管、股骨颈和转子骨折的治疗及骨折后骨质疏松症的治疗。详见表 2.3-1。该表所涉及的主题和类似的建议存在相当大的共性[1-3]。不同地区的指南都是对髋部骨折患者最有用的最佳循证实践的普遍共识。此国际共识以现有文献为基础，涵盖了髋部骨折患者处理的最重要方面。目前还没有针对骨质疏松性骨折或脆性骨折的指南，所有现有指南都针对髋部骨折。然而，有 2 本关于脆性骨折的专著可供参考，即 BOA/BGS 蓝皮书[4,5]和 Mears 等[6]的《改善脆性骨折的处理指南》。由于髋部骨折的普遍性和高昂的社会成本，再加上经常出现的次优结果，国家指南显然把重点放在了髋部骨折上。

3 地方调整及执行

一旦国家层面的政府或协会颁布了 CPG，地方层面或医院对这些指南的逐步调整或实施就变得很重要，在某些情况下，医院将采用国家 CPG 作为其指导方针，并将其作为处理标准。

在这一过程中，与所有利益相关者达成共识，发布和交流地方指南是实施老年骨折方案的最重要步骤。通常，国家层面的指南并不详细。

表 2.3-1　髋部骨折处理临床实践指南共识

建议	AAOS	NICE	ANZHFR
无移位骨折的 MRI 表现	√	√	√
疼痛管理	√	√	√
早期评估		√	√
早期手术	√	√	√
早期负重		√	√
多学科处理模式	√	√	√
术前优化		√	√
麻醉选择	√	√	√
手术团队组成		√	√
移位性股骨颈骨折	√	√	√
物理疗法	√	√	√
避免谵妄		√	√
跌倒评估		√	
早期出院		√	√
护理院参与		√	
非移位性股骨颈骨折	√	√	
转子骨折的假体治疗	√	√	√
术后抗凝	√	没有明确的建议	没有明确的建议
输血阈值		√	
营养治疗	√	√	√
骨质疏松症评估	√	√	
骨质疏松症治疗	√	√	

缩写：AAOS，美国骨科医师学会；ANZHFR，澳大利亚和新西兰髋部骨折注册中心；MRI，磁共振成像；NICE，国家健康和医疗护理卓越研究所

当地的指南可以是明确的，包括在特定情况下药物的选择和剂量。

在大型医疗机构，通常是大学的院系，团队的核心成员包括骨科创伤外科医生、老年科医生、麻醉师、护士，还可以由当地的专家（如心脏病学专家、微生物学家及抗凝和血栓预防专家）作为补充。这些专家就地方指南的具体主题、重要性和效力提供意见，并帮助避免在实施过程中出现分歧。小型医疗机构的治疗团队可以简单地采纳地方指南的建议。

共识指南是一个强有力的工具，可以在拥有许多不同"参与者"的医院中实施最佳实践标准。由于 CPG 通常是基于现有的最佳证据，因此采用 CPG 有望使大多数患者受益[1-3]。

已证明，下列步骤是地方成功采用 CPG 的关键因素。

1. 创造认知：第一步是让临床医生及护理人员有意识地去了解指南的发布和相关的证据，但不能假定所有临床医生都知道指南或其内容，这可能需要医院层面反复努力，使临床医生意识到它们的出版和内容。与医疗护理人员的交流是实施的一个基本要素。医院和医生领导层应强烈考虑反复交流和反复审查新指南，以告知临床医生其内容。

2. 会议：与团队成员组织良好的会议有利于传达信息，建立信任，增进相互理解。会议应形成书面的和商定的地方指南，以解决脆性骨折患者治疗的所有步骤。

3. 内部交流系统：应该随时能够获取指南，如通过医院或部门内网。应学习地方指南，并将其重要信息和建议纳入医嘱、治疗计划、手术策略和方法（表 2.3-2）。

4. 监督：必须监督对指南的遵守情况，特别是在实施后。切实可行的办法是在查房时或在发病率和死亡率会议上讨论病例。特别是，当在脆性骨折患者的处理中发生不良事件，应找出差错，并确定这些差错是否与国家指南相悖。在大多数

情况下,应该集中教育团队成员遵守指南,除非有强烈的临床理由不这样做。在这种情况下,应鼓励医生仔细记录不遵守地方指南的原因。

5.结果检测:指南的执行与结果的一致性是确定医生是否实际使用指南的合理方法。提供依从性的"点图"的方法有用,并识别和通知特定的异常值。这将有助于医生了解他们实际遵守指南的情况。因为医生是典型的竞争对手,表现欠佳的医生会有很强的动力去改善他们的表现。这些表现欠佳的人应该接受部门领导的教育和问询,让他们知道如何改进结果。在没有国家层面的髋部骨折管理中心的国家,收集少量关键数据来监控脆性骨折患者的结果是一种适当的质量控制方法。如果定期进行,可以确定与结果相关问题的趋势和模式。

4 全国性倡议

一些拥有 CPG 的国家正在制定符合指南和指南偏差影响的过程措施,这些所谓的过程措施通常来自索赔数据或国家髋部骨折登记数据。改变医生行为的一个强有力的方法是根据遵循指南和参与基准测试注册的程度来修改报销。

4.1 最佳实践资费

英国针对骨质疏松性髋部骨折制定了最佳实践资费,以鼓励最佳实践的 2 个关键临床特征:迅速手术和老年科的适当参与[7,8]。最佳实践的主要临床特征是由一组临床医生和服务经理(由国家创伤医疗护理临床主任主持)选择。以下最佳实践侧重于 60 岁及以上的脆性骨折患者。

- 到达急诊室后 36 小时内手术的时间,或住院患者诊断至麻醉开始的时间
- 入院时有老年科医生和骨科医生会诊
- 老年科、骨科手术和麻醉商定的标准评估方案的应用
- 在入院 72 小时内有老年科医生进行术前评估
- 术后有老年科医生指导的多学科康复团队
- 骨折预防评估(跌倒和骨骼健康)

4.2 认证

在德国,所谓的脆性骨折中心可以通过德国创伤协会学院的认证[9],这些要求旨在促进一种老年骨折的跨学科方法,并改善在国家髋部骨折注册中心中记录的医疗护理质量和结果。为了获得认证,需要审核一系列符合国家和国际准则的项目。这一过程在供应商之间形成了积极的竞争。如果能满足专门负责老年骨科共管诊断相关组(DRG)的要求,报销可能会大大增加。

4.3 政府使用的指标

在荷兰,由专业人员制定的循证指南是政府使用指标的基础[10],这组参数必须由每家医院每年重新记录,包括疼痛评分、24 小时内手

表 2.3-2 与 CPG 匹配的医嘱示例

CPG 建议	标准医嘱
骨质疏松症评估	• 入院医嘱 • 维生素 D 水平 • 完整的甲状旁腺激素水平 • 促甲状腺激素水平 • 钙离子水平
输血	• 不要给患者输血,除非血红蛋白水平 <8 g
抗凝	• 每天皮下注射依诺肝素 40 mg
营养	• 高热量、低体积的软性食物
避免谵妄	• 确保患者保留并使用眼镜和助听器 • 不要约束患者 • 避免使用苯海拉明、哌替啶和 H_2 受体阻滞剂
骨质疏松症治疗	• 维生素 D_3,每天 2 000 IU

缩略词:CPG,临床实践指南

术时间、60天内再手术率、压疮、营养状况及谵妄。参数会随着时间变化。

医疗检查机构可能会对表现欠佳的医院进行检查，提出纠正措施清单，甚至可能在需要时提起法律诉讼。

英国的国家髋部骨折数据库是由专业人士设计的。它是一个基于网络的髋部骨折治疗和预防的审核行为。与英国的最佳实践资费类似，如果患者在36小时内手术，由创伤和老年科专业人员处理，如果外科医生、老年科医生和麻醉师的标准处理方案达成一致，如果老年科医生在术前和围手术期进行评估，如果老年科医生带头进行多学科再验证，如果解决了再发骨折和跌倒预防问题，科室将获得奖金[8]。

5　定期重新评估和修订准则

因为CPG是基于一个特定主题的最佳证据，随着新的或更好的证据的出现，最佳实践可能会随着时间的推移而改变。最好每3~5年重新检查一次CPG，以确保它们仍然与主题中的最佳可用证据相一致[3]。重新评估和修订CPG的任务应由国家指导方针小组召集的内科和外科医生组成的专家组承担[1]。在某些情况下，这个小组将是政府性质的，而在其他情况下，这个小组将是内科或外科专业协会性质的。由于准备CPG需要付出巨大的努力和严格的方法，外科医生应密切研究CPG建议，并尝试应用在临床实践中。

6　参考文献

1. American Academy of Orthopaedic Surgeons (AAOS). Management of hip fractures in the elderly. Available at: www.aaos.org/Research/guidelines/HipFxSummary of Recommendations. pdf. Published 2014. Accessed 2017.
2. Australian and New Zealand Hip Fracture Registry (ANZHFR). Australian and New Zealand Guideline for Hip Fracture Care: Improving Outcomes in Hip Fracture Management of Adults. Available at: www.anzhfr.org/ guidelines-and-standards. Published 2014. Accessed 2017.
3. National Institue for Health and Care Excellence (NICE). Hip fracture: the management of hip fracture in adults. Clinical guideline［CG124］. Available at: https://www.nice.org.uk/guidance/ cg124. Published 2014. Accessed 2017.
4. British Orthopaedic Association and British Geriatrics Society. The care of patients with fragility fracture. Available at: www.nhfd.co.uk. Published 2007. Accessed 2018.
5. Marsh D, Curry C, Brown P, et al. The Care of Patients with Fragility Fracture: British Orthopaedic Society Available at: www.bgs.org.uk. Published 2007. Accessed 2017.
6. Mears SC, Kates SL. A guide to improving the care of patients with fragility fractures, edition 2. Geriatr Orthop Surg Rehabil. 2015 Jun;6(2):58–120.
7. Khan SK, Shirley MD, Glennie C, et al. Achieving best practice tariff may not reflect improved survival after hip fracture treatment. Clin Interv Aging. 2014;9:2097–2102.
8. Khan SK, Weusten A, Bonczek S, et al. The Best Practice Tariff helps improve management of neck of femur fractures: a completed audit loop. Br J Hosp Med (Lond). 2013 Nov;74(11):644–647.
9. Krause U, Jung K. Geriatric Fracture Centre (German Trauma Society): guidelines and certification to improve geriatric trauma care. Innovative Surg Sci. 2016;1(2):79–85.
10. Zielinski SM, Meeuwis MA, Heetveld MJ, et al. Adherence to a femoral neck fracture treatment guideline. Int Orthop. 2013 Jul;37(7):1327–1334.

2.4 老年骨科共管模式要素

作者 Carl Neuerburg, Christian Kammerlander
译者 叶晶 审核 刘楠

1 引言

鉴于曾经出现的围手术期不良结局[1-3]，为减少脆性骨折患者的围手术期和术后并发症，我们采用了独特的跨学科团队治疗方法。20世纪50年代后期，英国开始出现老年骨科处理模式，现在被广泛接受[4]。老年医学专家擅长处理并存疾病，确保老年多病患者的最佳医疗管理，并能帮助改善老年脆性骨折患者的预后[3]。这些跨学科的方法已被描述为不同的术语，包括老年骨科处理、综合老年处理或共管[5,6]。实施成功的老年骨科共管模式因医院而异，但必须考虑一些关键因素。

根据 Lisk 和 Yeong[7] 改编的共管模式的关键要素包括以下方面。

- 迅速进入骨科处理
- 快速全面的内科、外科和麻醉科评估
- 最短手术延迟
- 精良的手术（单次手术）
- 早期活动和康复
- 早期支持下出院和继续进行社区康复
- 二级预防，骨骼保护和跌倒评估

为确保这些要素，必须采取某些原则。

- 跨学科团队合作和共同管理权：患者应以协调的方式进行治疗，而不应在骨科、老年科和麻醉团队之间发生冲突
- 跨学科交流，包括团队会议
- 目标设定：根据方案和指导方针，必须根据每个患者的动态状态和功能潜力，设定和修改特定于患者的短期和中期治疗目标。诊断和治疗干预必须与这些目标保持一致。达成共识的目标设定是一种技术，让所有的临床医生和家庭成员目标一致，以方便跨专业和跨学科的沟通

这些要素需要大量额外资源，因此必须进一步讨论各个要素的重要性。

2 共管模式的关键要素

2.1 快速全面的内科、外科和麻醉科评估

高达1/4的髋部骨折患者先前存在心血管疾病，一些患者在骨折前已经有亚临床感染[8,9]。术后过程中，由于疼痛不活动和咳嗽能力下降，肺部感染发生率增加[7]。

为了不延误手术，应立即确定和处理以下可纠正的合并疾病[10]（见第1.4章"术前风险评估及准备"）。

- 贫血
- 抗凝
- 容量不足
- 电解质紊乱
- 血糖控制欠佳
- 不可控制的心力衰竭
- 可纠正的心律失常或缺血
- 急性肺部感染
- 慢性肺疾病恶化

关于快速综合评价能力的数据仍然薄弱。建议在急诊科开始对老年创伤患者进行跨学科的优先处理，并尽快通知术后医疗护理单元分配职责。

2.2 最短手术延迟

越来越多的人强调减少手术延迟对老年髋部骨折患者的益处[11]，已经证明手术时间延长是谵妄的危险因素，而谵妄被发现与功能预后差和并发症发生率增加有关[12, 13]。

然而，仍有作者质疑早期手术的必要性。Lizaur Utrilla 等[14]最近指出，延迟手术4天与较高的并发症发生率或死亡率无关。作者建议更多地关注术前优化和充分的内科治疗，而不单纯考虑手术时机[14]。

大多数研究一致表明早期手术对降低患者死亡率有很大的影响（图2.4-1）。

2.3 单次手术

需要采用与低骨量、出血问题和软组织储备减少有关的适当手术技术（见第1.2章"老年骨科外科处理原则"）。必须避免翻修手术，因为翻修手术通常会导致严重的恶化。

2.4 早期活动

脆性骨折患者的制动可能与各种医疗并发症有关，如压疮、静脉血栓栓塞、伤口和全身感染、肌肉质量和肌力的丧失，或在术后恢复过程中恶化的骨钙流失。术后死亡率与活动早晚有关。这一点在患有股骨假体周围骨折的患者中得到了证实（图2.4-2）[16]。

Trondheim 髋部骨折试验[17]也说明了在早期阶段针对性活动以防止长期功能下降的重要性。一项随机对照试验对老年创伤患者进行了调查，比较了综合老年处理（CGC）和传统骨科处理。在该研究中，接受CGC治疗的患者步态速度明显提高，步态不对称程度降低，步态控制能力增强，步态模式更加有效。此外，CGC 的参与者在4个月和12个月时更易行走，并报告了更好的活动能力。

总之，早期活动仍然是治疗老年骨折患者的一个基本要素（见第1.8章"术后外科处理"）。

2.5 早期多学科康复

对于老年骨折患者而言，术后立即开始康复治疗，以防止患者失去自理能力和独立性尤为重要。特别是对于有严重的合并疾病、虚弱和多重用药的患者，多学科的康复过程是患者获得最佳结局和成功的外科手术的重要因素[18]。为了确定最合适的康复方案，应该评估个人的基线健康状况。骨折前活动能力、认知、抑郁、跌倒风险、营养状况、尿失禁和视觉功能的评估对制订最佳康复计划具有重要意义[19]。众所周知，跨学科康复项目在提高生活质量、降低再入院率、预防抑郁和跌倒方面效果最佳，这突出了早期多学科康复的重要性[20]。

2.6 早期支持下出院和继续进行社区康复

计划内患者的康复应该尽早开始，最好是在入院当天。与康复机构和在老年人处理方面具有专业知识的专家（包括急性老年医学部门）合作，是确保患者早日安全出院的有效方法[21]。在医院内康复具有处理连续性的优点。当出院回家时，也应确保尽可能多的家庭处理。

2.7 二级预防、骨骼保护与跌倒评估相结合

在一项双盲、安慰剂对照试验中，与安慰剂相比，唑来膦酸治疗可在3年内将椎体骨折的风险降低70%。这些发现强化了再发骨折预防的必要性[22]。然而，在德国有资格接受骨质疏松症治疗的女性中，只有23%接受了适当的治疗[23]。骨折联络服务（FLS）的实施为老年骨折患者提供骨质疏松症的标准化识别和治疗，已被证明是预防再发骨折的有效方法（见第2.8章"骨折联络服务与提高骨质疏松症治疗率"）。

时间窗和研究	早期手术 (n)	晚期手术 (n)	RR (95%CI)
短期			
Davie 等	105	95	0.66（0.28~1.56）
Hariss 等	40	40	1.00（0.21~4.71）
Parker 等 *	290	178	0.68（0.28~1.65）
Smektala 等	139	22	0.79（0.19~3.33）
Moran 等 *	982	1 372	0.98（0.75~1.28）
Rae 等 *	137	85	0.62（0.24~1.59）
总和	1 693	1 792	0.90（0.71~1.13）
中期			
Davie 等 *	45	185	0.80（0.43~1.50）
Mullen 等 †	8	52	2.17（1.42~3.31）
Dorotka 等	158	24	0.42（0.21~0.84）
Orosz 等	398	780	0.70（0.50~0.97）
总和	609	1 041	0.87（0.44~1.72）
长期			
Zuckerman 等 ‡	267	100	0.58（0.35~0.99）
Beringer 等	133	70	0.54（0.39~0.75）
Elliott 等	169	1 611	0.35（0.21~0.59）
Doruk 等 §	38	27	0.36（0.14~0.92）
Siegmeth 等 *	3 454	174	0.50（0.34~0.74）
Smekta 等	609	1 629	0.90（0.71~1.15）
总和	4 670	3 673	0.55（0.40~0.75）

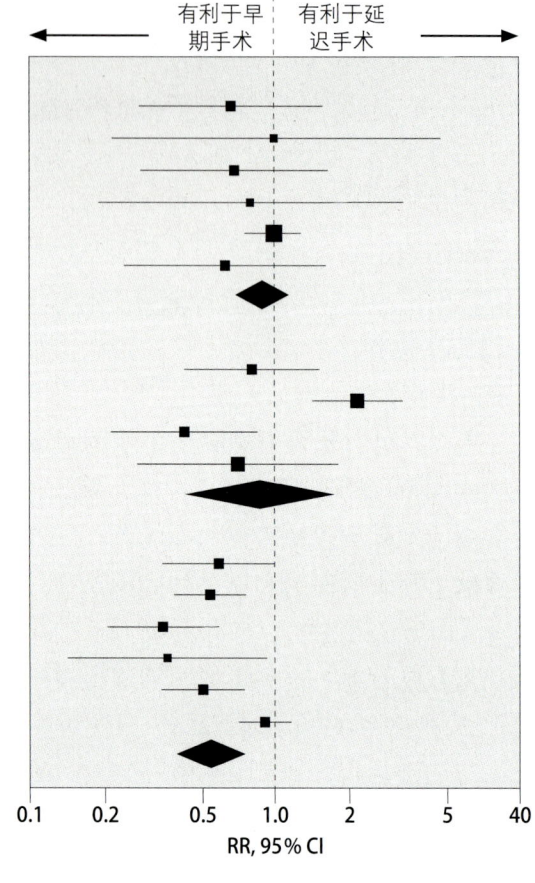

图 2.4-1 根据死亡时间进行分层分析，改编自 Simunovic 等[15]。髋部骨折早期手术与延迟手术对院内或30天（短期）、3~6个月（中期）或1年（长期）评估的全因死亡率影响的未调整相对风险的 Forrest 图（基于逆方差法的随机效应模型）。除另有说明外，研究使用了24小时延迟作为切点值

缩写：CI，置信区间；n，由作者分析纳入研究组的患者人数；RR，相对风险

* 研究使用了48小时延迟作为切点值

† 数据基于患有内科疾病合并髋部骨折的患者

‡ 研究使用了72小时延迟作为切点值

§ 研究使用了5天延迟作为切点值

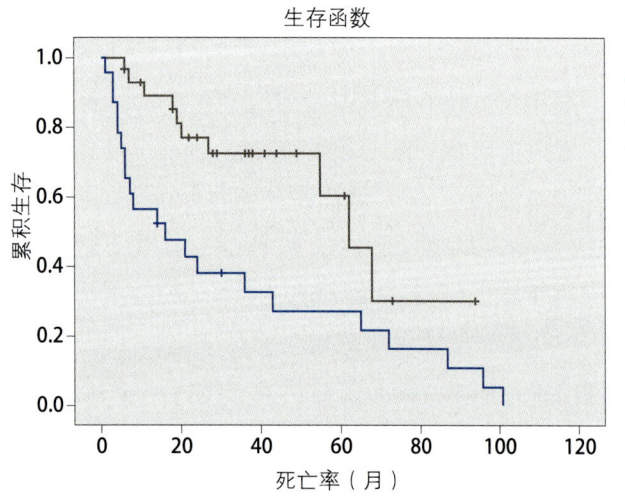

图 2.4-2 根据 Langenhan 等[16] 的 Kaplan-Meier 生存分析，采用切开复位内固定（ORIF）或模块化人工髓内钉治疗的患者的死亡率。ORIF 组患者接受长时间的部分负重或非负重治疗

在一项试验中，与标准入路医院相比，FLS 对任意骨折减少 30%，对主要骨折减少 40%，而只有 20 名患者需要在 3 年内进行治疗，以防止出现新骨折[24]。综合老年处理对患者活动能力及随后跌倒预防的影响对于预防再发骨折也很重要。

3　医疗费用

乍看之下，综合老年骨科处理模式需要大量的额外资源。与标准处理模式相比，综合流行病学和经济方面的成本效用分析，在综合老年骨科处理模式下治疗的髋部骨折患者获益更大。髋部骨折患者研究表明，与标准处理相比，综合处理模式更具成本效益，因为它增加了质量调整寿命年（QALY），同时使用更少的资源[25]。

另一项前瞻性随机对照试验比较了老年病房综合医疗护理与普通骨科处理的有效性，并支持上述结果（表 2.4-1）。本研究中使用的医疗专业人员配置比例见表 2.4-2。

4　标准临床路径、方案和医嘱

标准治疗方法的实施是脆性骨折患者治疗的关键部分，以确保在骨质疏松性骨折修复、抗凝治疗、合并疾病治疗以及早期活动等领域常规使用最佳实践（见第 2.3 章"临床实践指南"）。NICE 指南提出了一种治疗老年患者髋部骨折的标准化路径（图 2.4-3）。

Ogilvie-Harris 等[27]在一项对髋部骨折的老年患者进行的前瞻性研究中，观察到采用标准化医疗和处理方案的患者的预后显著改善。有关标准化治疗的概念和问题，见第 2.7 章"治疗方案和成组医嘱制定"。

5　数据收集

有多种参数可用于评估老年骨折手术的有效性。包括术前时间、住院时间和 1 年死亡率在内的特定参数是监测上述系统有效性的简单

表 2.4-1　与传统骨科处理相比，综合老年处理模式中每位患者的总成本。改编自 Presto 等[26]

	综合老年处理	骨科处理（n=198）	差异	
	平均值（SD）	平均值（SD）	估计值（95% CI）	P 值
住院指数*	11 868（4 185）	9 537（4 393）	2 331（1 483~3 178）	<0.000 1
出院后住院费用*	7 745（15 006）	11 022（20 119）	−3 277（−6 784~230）	0.07
康复住院*	8 105（9 076）	9 633（11 125）	−1 529（−3 535~477）	0.14
护理院*	14 878（30 153）	18 798（32 959）	−3 923（−10 164~2 318）	0.22
其他初级健康服务机构*	11 741（15 128）	10 496（14 498）	1 246（−1 683~4 173）	0.40
总成本*	54 332（38 048）	59 486（44 301）	−5 154（−13 311~3 007）	0.22

缩写：CI，置信区间；SD，标准差
*2010 年欧元

表 2.4-2　综合老年处理组和骨科处理组医务人员和管理人员的配置情况。改编自 Presto 等[26]

	综合老年处理	骨科处理
部门	• 老年科 • 内科	• 骨科 • 骨科和风湿科
设施*	• 老年科病房： 　– 在 15 张床的病房内，为髋部骨折患者保留 5 张床的一个房间	• 骨科创伤病房： 　– 手术前 19 张床的病房内设置 1、2 或 4 张床的房间，或重新布置后在 24 张床的病房内设置单间 　– 与骨科创伤患者混住
团队成员，每床人数[†]： • 老年科医生 • 注册护士、执业护士 • 物理治疗师 • 作业治疗师 • 骨科医生	0.13 1.67 0.13 0.13 没有骨科医生	这里没有老年科医生 1.48 0.09（重新布置后 0.07） 无 0.11（重新布置后 0.08）
治疗	• 结构化、系统的跨学科综合老年评估和处理，重点是： 　– 躯体健康（合并疾病管理、药物治疗回顾、疼痛、营养、消除、水化、骨质疏松和预防跌倒） 　– 心理健康（抑郁、谵妄） 　– 功能（活动性、PADL 和 IADL） 　– 社会状况 • 提前出院计划 • 早期活动和康复	遵循骨科的处理常规

缩略词：IADL，工具性日常生活活动；PADL，个人日常生活活动
* 在 397 名患者中有 219 名被招募后，骨科治疗被转移到新的医院大楼
† 没有协作的独立团队

可比指标（表 2.4-3）。对于髋部骨折患者，较长的术前等待时间会增加由不固定而导致的医疗并发症的风险[3]，因此，患者应尽快接受手术。同样，住院时间也是一个重要的参数，因为它可能与并发症的发生有关，并且与费用有直接的关系[28]。

理想情况下，最佳骨折处理的目标是恢复患者的功能并尽可能降低死亡率。为了测量这些参数，适当的老年评估分数是有用的。功能预后和日常生活活动（ADL）能力可以用 Barthel 指数来评估，Barthel 指数用来衡量基本 ADL 的表现，通过衡量是否有大便失禁或尿失禁，梳洗、如厕、进食、转移（如从椅子到床）、步行、穿衣、爬楼梯和洗澡方面需要的帮助。每个问题都有 2 到 4 个顺序回答，并有固定的计数。最高 100 分意味着患者的基本日常生活能力是独立的，这个分数是一个可靠的结果参数[29, 30]。

另一个常用的评估 ADL 的指标是 Katz 评分。用来分析患者在洗澡、穿衣、如厕、转移、进食和坐姿时的 6 个功能的表现，使用是或否问题来评估他们的表现。6 分表示功能完全，4 分表示中度缺失，2 分或更少表示患者日常生活能力的丧失。功能独立性测量使用类似的项目来评估运动和认知能力，经常用于描述患者出

院时的日常生活活动能力。另一个评估活动性的简单工具是帕克活动评分。另一个广泛应用的评分工具是起立行走计时测试,被认为是评估患者运动能力的有效和可靠的工具[31]。老年功能评估在第1.4章"术前风险评估及准备"和第1.11章详细介绍"肌少症、营养不良、虚弱和跌倒"中有更详细的论述。

此外,还必须评估围手术期和术后的并发症。脆性骨折患者的常见并发症有心脏、脑、血栓栓塞和肺部并发症,如肾功能衰竭、尿路感染、谵妄、压疮、胃肠道并发症,药物不良反应和再发骨折。主要的外科问题是局部感染和其他外科并发症,如手术失败[28]。

进一步评估质量的参数包括再入院率、生活质量分析、疼痛(见第1.12章"疼痛管理")和患者满意度。

鉴于骨质疏松性骨折在欧洲的经济负担很高,估计年成本为317亿欧元(2017年约336亿美元)[32],成本效益仍然是评估项目有效性的另一个工具。

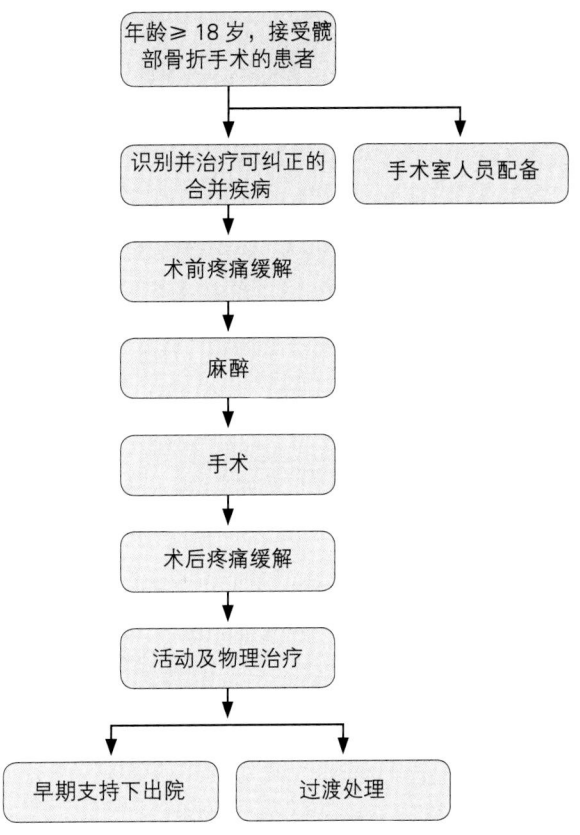

图 2.4-3 NICE 指南提出的脆性骨折患者髋部骨折治疗的路径

表 2.4-3 相关结果参数,评估工具及其随访监测系统有效性的概述[28]

结果参数	评估工具	入院*	出院†	30天	90天	1年
死亡率	死亡率(%)				×	×
住院时间	午夜普查法		×			
术前时间	入院到手术室时间(h)		×			
并发症: • 内科 • 外科	并发症列表的并发率(%)	× ×	× ×			×
再入院: • 内科 • 外科	并发症列表的再入院率(%)		× ×	× ×		
活动性	• 帕克活动得分 • 起立行走计时测试	×			× ×	× ×
生活质量	EQ-5D 型	×			×	×
疼痛	言语评定量表‡	×‡			×	×
满意度	没有可使用的工具					

(续表)

结果参数	评估工具	入院*	出院†	30天	90天	1年
ADL	Barthel 量表	×	×		×	×
跌倒	没有可使用的工具					
药物使用： • 不恰当 • 骨质疏松	• 药物不良反应和并发症 • 药物清单	×	× ×	×	×	×
居住地	生活居住清单	×			×	×
成本	预计国家成本的百分比			×		

缩略词：ADL，日常生活活动；EQ-5D，欧洲 QoL-5 问卷（评价生活质量的问卷）；h，小时

* 骨折前状态评估

† 从急性期病房出院

‡ 术后 2 天

6 参考文献

1. Friedman SM, Mendelson DA, Bingham KW, et al. Impact of a comanaged Geriatric Fracture Center on short-term hip fracture outcomes. Arch Intern Med. 2009 Oct 12;169(18):1712–1717.
2. Kammerlander C, Gosch M, Kammerlander-Knauer U, et al. Long-term functional outcome in geriatric hip fracture patients. Arch Orthop Trauma Surg. 2011 Oct;131(10):1435–1444.
3. Kammerlander C, Roth T, Friedman SM, et al. Ortho-geriatric service—a literature review comparing different models. Osteoporos Int. 2010 Dec;21(Suppl 4):S637–S646.
4. Hempsall VJ, Robertson DR, Campbell MJ, et al. Orthopaedic geriatric care—is it effective? A prospective population-based comparison of outcome in fractured neck of femur. J R Coll Physicians Lond. 1990 Jan;24(1):47–50.
5. Kammerlander C, Gosch M, Blauth M, et al. The Tyrolean Geriatric Fracture Center: an orthogeriatric comanagement model. Z Gerontol Geriatr. 2011 Dec;44(6):363–367.
6. Prestmo A, Saltvedt I, Helbostad JL, et al. Who benefits from orthogeriatric treatment? Results from the Trondheim hip-fracture trial. BMC Geriatr. 2016 Feb 19;16:49.
7. Lisk R, Yeong K. Reducing mortality from hip fractures: a systematic quality improvement programme. BMJ Qual Improv Rep. 2014;3(1).
8. Cameron ID, Chen JS, March LM, et al. Hip fracture causes excess mortality owing to cardiovascular and infectious disease in institutionalized older people: a prospective 5-year study. J Bone Miner Res. 2010 Apr;25(4):866–872.
9. Roche JJ, Wenn RT, Sahota O, et al. Effect of comorbidities and postoperative complications on mortality after hip fracture in elderly people: prospective observational cohort study. BMJ. 2005 Dec 10;331(7529):1374.
10. National Clinical Guideline Centre. The Management of Hip Fracture in Adults. Available at: www.ncbi.nlm.nih.gov/books/NBK83014. Accessed 2018.
11. Khan SK, Jameson SS, Avery PJ, et al. Does the timing of presentation of neck of femur fractures affect the outcome of surgical intervention. Eur J Emerg Med. 2013 Jun;20(3):178–181.
12. Juliebo V, Bjoro K, Krogseth M, et al. Risk factors for preoperative and postoperative delirium in elderly patients with hip fracture. J Am Geriatr Soc. 2009 Aug;57(8):1354–1361.
13. Lee KH, Ha YC, Lee YK, et al. Frequency, risk factors, and prognosis of prolonged delirium in elderly patients after hip fracture surgery. Clin Orthop Relat Res. 2011 Sep;469(9):2612–2620.
14. Lizaur-Utrilla A, Martinez-Mendez D, Collados-Maestre I, et al. Early surgery within 2 days for hip fracture is not reliable as healthcare quality indicator. Injury. 2016 Jul;47(7):1530–1535.
15. Simunovic N, Devereaux PJ, Sprague S, et al. Effect of early surgery after hip fracture on mortality and complications: systematic review and meta-analysis. CMAJ. 2010 Oct 19;182(15):1609–1616.
16. Langenhan R, Trobisch P, Ricart P, et al. Aggressive surgical treatment of periprosthetic femur fractures can reduce mortality: comparison of open reduction and internal fixation versus a modular prosthesis nail. J Orthop Trauma. 2012 Feb;26(2):80–85.
17. Thingstad P, Taraldsen K, Saltvedt I, et al. The long-term effect of comprehensive geriatric care on gait after hip fracture: the Trondheim Hip Fracture Trial—a randomised controlled trial. Osteoporos Int. 2016 Mar;27(3):933–942.
18. Pils K, Muller W, Likar R, et al. Rehabilitation nach Hüftfraktur ［Rehabilitation after hip fracture］. Wien Med Wochenschr. 2013 Oct;163(19–20):462–467. German.

19. Givens JL, Sanft TB, Marcantonio ER. Functional recovery after hip fracture: the combined effects of depressive symptoms, cognitive impairment, and delirium. J Am Geriatr Soc. 2008 Jun;56(6):1075–1079.
20. Huusko TM, Karppi P, Avikainen V, et al. Intensive geriatric rehabilitation of hip fracture patients: a randomized, controlled trial. Acta Orthop Scand. 2002 Aug;73(4):425–431.
21. Friedman SM, Mendelson DA, Kates SL, et al. Geriatric co-management of proximal femur fractures: total quality management and protocol-driven care result in better outcomes for a frail patient population. J Am Geriatr Soc. 2008 Jul;56(7):1349–1356.
22. Black DM, Delmas PD, Eastell R, et al. Once-yearly zoledronic acid for treatment of postmenopausal osteoporosis. N Engl J Med. 2007 May 03;356(18):1809–1822.
23. Kanis JA, McCloskey E, Branco J, et al. Goal-directed treatment of osteoporosis in Europe. Osteoporos Int. 2014 Nov;25(11):2533–2543.
24. Nakayama A, Major G, Holliday E, et al. Evidence of effectiveness of a fracture liaison service to reduce the re-fracture rate. Osteoporos Int. 2016 Mar;27(3):873–879.
25. Ginsberg G, Adunsky A, Rasooly I. A cost-utility analysis of a comprehensive orthogeriatric care for hip fracture patients, compared with standard of care treatment. Hip Int. 2013 Nov-Dec;23(6):570–575.
26. Prestmo A, Hagen G, Sletvold O, et al. Comprehensive geriatric care for patients with hip fractures: a prospective, randomised, controlled trial. Lancet. 2015 Apr 25;385(9978):1623–1633.
27. Ogilvie-Harris DJ, Botsford DJ, Hawker RW. Elderly patients with hip fractures: improved outcome with the use of care maps with high-quality medical and nursing protocols. J Orthop Trauma. 1993;7(5):428–437.
28. Liem IS, Kammerlander C, Suhm N, et al. Identifying a standard set of outcome parameters for the evaluation of orthogeriatric co-management for hip fractures. Injury. 2013 Nov;44(11):1403–1412.
29. Bryant DM, Sanders DW, Coles CP, et al. Selection of outcome measures for patients with hip fracture. J Orthop Trauma. 2009 Jul;23(6):434–441.
30. Kammerlander C, Riedmuller P, Gosch M, et al. Functional outcome and mortality in geriatric distal femoral fractures. Injury. 2012 Jul;43(7):1096–1101.
31. Hutchings L, Fox R, Chesser T. Proximal femoral fractures in the elderly: how are we measuring outcome? Injury. 2011 Nov;42(11):1205–1213.
32. Kanis JA, Johnell O. Requirements for DXA for the management of osteoporosis in Europe. Osteoporos Int. 2005 Mar;16(3):229–238.

2.5 脆性骨折患者的适宜设备

作者 Edgar Mayr
译者 叶晶 审校 刘楠

1 引言

随着未来人口结构的变化，预计将有越来越多的老年骨折患者。例如，到2050年，80~100岁的股骨近端骨折患者总数将增加1倍以上[1]，值得注意的是，这些损伤的1年死亡率高达30%。此外，这些患者中的许多由于失去独立性而受到威胁，约50%的人在第一年内需要护理或一般支持[2]。

老年骨折处理中心很好地解决了与治疗脆性骨折患者相关的一些问题。

- "查房模式"或"纯工作模式"是指患者在一个标准的创伤病房接受治疗，并由一名老年科医生定期安排额外的病房查房，以解决特定的老年问题
- 另一方面，"病房模式"或"共管模式"是指在一个专门的病房中进行脆性骨折患者治疗，因此专业化也涉及它的建设。病房查房由一名创伤外科医生和一名老年科医生进行，为共管模式[3]

2 调整的理由

老年患者的认知状态和身体状况经常发生变化。作为住院患者，他们的健康和福祉面临风险，因此需要特别注意以下方面。

- 老年人的愈合过程很复杂[4,5]。因此，老年骨折病房的患者应受到保护，以免受到伤害。必须考虑患者步态不稳的问题[6]
- 设施的设计应避免谵妄的发生，在这方面，加强患者活动和早期活动的护理干预是有帮助的[7]。有必要提供适当的病房、治疗室和浴室设施。这些设施必须无障碍，并提供足够的空间和安全，即扶手，以帮助患者达到个人卫生要求
- 病房里的治疗室有助于避免患者转运，转运既费时、人力成本高，又能因为改变熟悉的环境诱发谵妄

3 一般措施

与儿童一样，老年人有着独特的需求和要求，需要专门的设施来满足。创建一个全新的老年骨折专科病房在许多情况下是不可行的，但也不是强制性的，许多现有的结构因素可以在经济合理的成本和努力下进行调整以满足这些特殊要求。

典型的例子有以下方面。
- 病区
- 墙壁和颜色
- 公共休息室
- 病房和病床
- 公共区域
- 洗手间和浴室设施
- 治疗室

在一个专门的老年创伤病房，这些措施是非常有价值的，并且可能是必不可少的。

3.1 住院病区

合适的病区是必不可少的（图 2.5-1，图 2.5-2）。

- 通常医院的走廊足够宽，但常用于存放装有包扎材料、食物、轮椅、病房巡视材料等的手推车。这成了许多阻碍患者活动的障碍。应该避免这样的走廊混乱
- 老年骨折病房的走廊不仅要考虑患者的运送，还要考虑步态训练和锻炼。出于这些原因，大厅需要没有障碍、台阶、门槛或绊倒的危险。此外，应该有坚实的扶手和长凳可以让患者坐下来，从紧张的练习中恢复。间歇恢复休息的座椅可以增强活动能力
- 良好的照明也很重要，以防止绊倒和协助降低视力要求。墙壁上的对比色（如图片所示）有助于患者确定方向和活动，如限定一个活动区域。地板上可见的标识也是有帮助的
- 为了减少绊倒，地板应适应老化的眼睛，减少门槛
- 移动遥测装置几乎可以毫无困难地改装到任何病房

3.2 墙壁和颜色

合适的墙壁设备和颜色很重要（图 2.5-3）。

- 病房的配色方案也可以设计成满足老年人的需求。光滑柔和的色调既能让人平静又能提升心情。即使在视力受损的情况下，墙壁、地板和门之间足够的对比度也能保证良好的朝向。不同颜色的门和墙可以用来说明移动的距离
- 为了使患者达到最佳活动状态，走廊应该配备足够数量的把手或扶手。折叠式座椅有利于休息，当处于铰接位置时，它们不会产生阻碍。二者都能提高老年人的活动能力

3.3 病房

- 大的时钟和日历有助于保持方向。充足的照明和夜灯是必要的。大的窗户保证

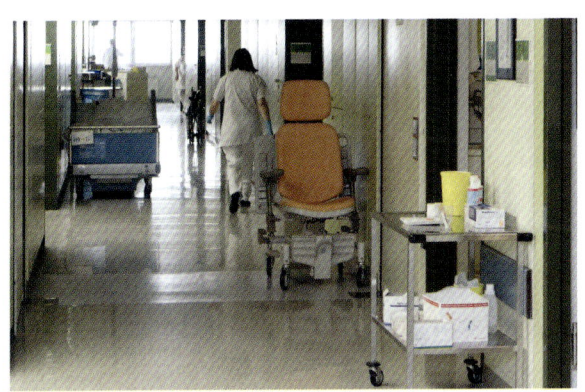

图 2.5-1　普通病房的走廊黑暗、单调且充满障碍

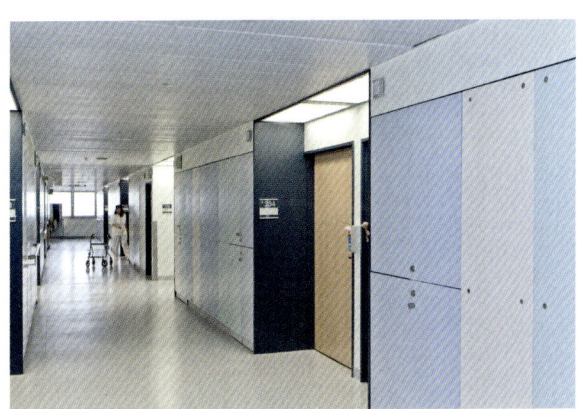

图 2.5-2　老年创伤病房的走廊光线充足，颜色对比鲜明，无障碍物，确保患者的良好活动

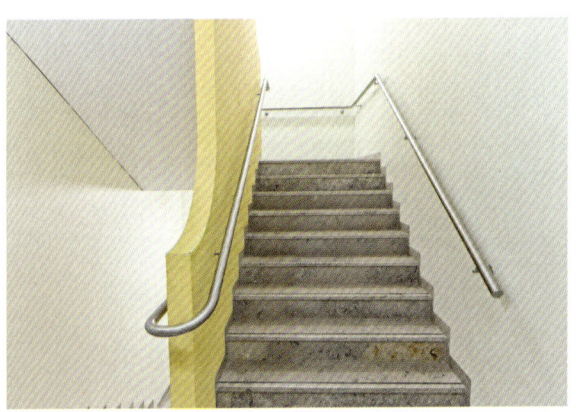

图 2.5-3　两边都有扶手的楼梯，以确保患者安全移动

充足的日光,提升情绪并保持昼夜节律
- 应该允许患者个性化装饰他(她)的房间,如张贴他(她)的家人和亲属的照片。这有助于保持家庭认同感,并将积极的记忆和联想与房间联系起来
- 应避免在整个入住期间更换房间。一方面病房需要足够宽敞和实用,另一方面尽可能设计得不像医院(图 2.5-4)。应该在熟悉的环境中给患者提供一个舒适的氛围
- 一般来说,我们认为 2 张床的房间是合理的尺寸,因为它提供了所需的空间和一个交谈的伙伴,但仍然不会产生嘈杂或干扰的环境
- 某些患者,如难以移动或神志不清的患者,将从单人病房中受益。在这些少数情况下,需要额外的空间来提供所需的护理,包括辅助设备(如用于活动)(图 2.5-5)
- 作为避免跌倒的一种辅助手段,特别是对于神志不清的患者,高度可调的矮床被证明是非常有价值的(图 2.5-6)。较低的身高水平降低了跌倒的风险,而不必将患者限制在床上。证据表明,这种床应该适用于大约 30% 的患者[8]
- 其他设备应包括一个适当高度的床边储物柜和一张移动床,因为患者可能需要转移到另一张床或轮椅上,以便在医院内转运

3.4 公共区域

共同活动的空间是另一个重要因素(图 2.5-7)。

- 可以简单地设计适合老年创伤病房患者的公共房间。当适当情况下使用时,这个空间不仅可以用作聚会场所,也可以作为一个延伸的治疗概念
- 简单的措施有助于解决老年患者的许多问题。例如,每天从病房到公共空间的重复转移为患者提供了活动空间
- 和其他患者一起吃饭,坐在餐桌旁而不是在床上吃饭,可能会增加患者的食欲,缓解营养不良

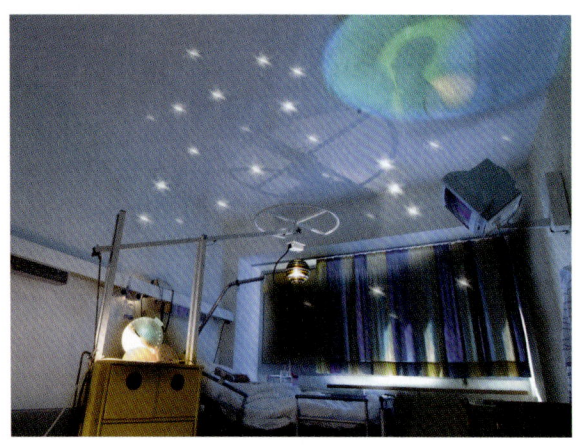

图 2.5-4 带有提供视觉、听觉和嗅觉刺激的移动镜球单元的病房

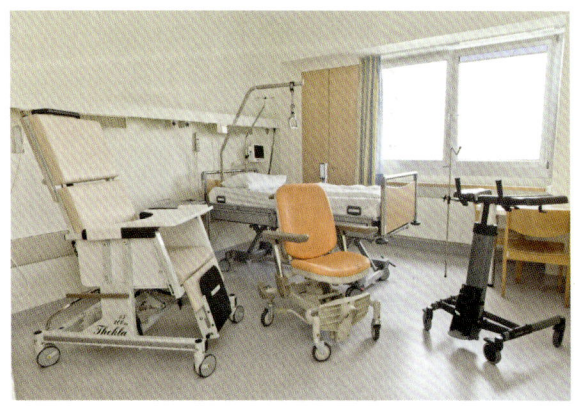

图 2.5-5 为行动困难患者提供所需辅助材料和辅助设备的病房。几乎整个房间都被占用了

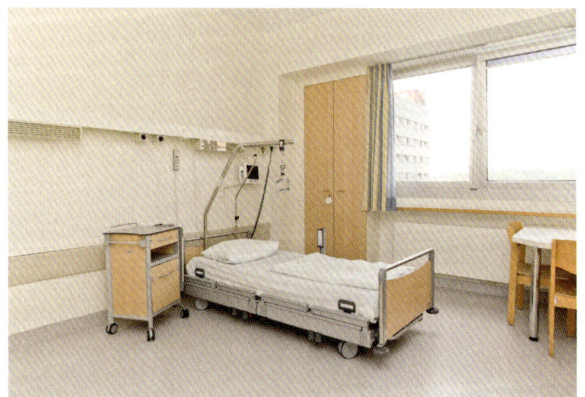

图 2.5-6 带有可调节高度的矮床的病房

- 预先确定的一天的周密安排可以作为预防谵妄发展的措施
- 共享的室内游戏和活动不仅提供娱乐,而且有助于认知激活
- 总的来说,患者正处于一个正常的日间结构中,他们的独立性得到了加强[3]
- 这种公共房间的陈设包括合适的桌子和各种不同的座位,从沙发到专用的活动椅,足够大的电视机,可能配有耳机,带有可识别物体的整体环境,如防止患者离开病房的公共汽车站标志、旧钢琴、旧海报、玩具。在志愿者的帮助下,可以提供一个与室内游戏、歌唱或陶器制作交替进行的项目
- 普通病房还有一个额外的优势,即谵妄患者可以更容易地得到护理,而且工作人员更少,因为他们是在一个团队中,而不是在自己的房间里

3.5 洗手间和浴室

浴室应配备适当的设备(图2.5-8,图2.5-9)。
- 无障碍通行对于老年人来说至关重要
- 淋浴时的座位也很重要
- 淋浴时也需要把手,把手应该安装在两侧,因为患者的一侧可能会因受伤而受损
- 应为患者提供足够的空间,加上一名额外的护士和配备辅助设备的作业治疗师,以根据个人习惯实现自主的个人卫生护理

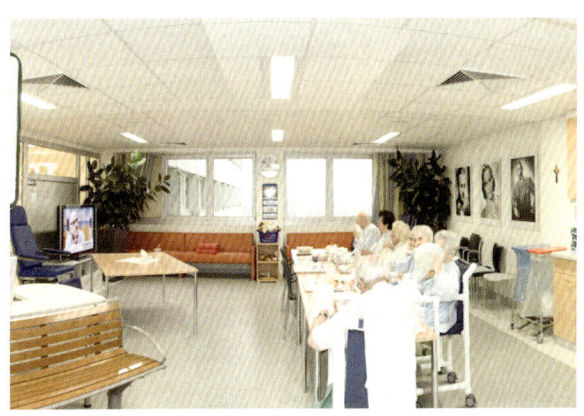

图2.5-7 患者共进午餐的公共休息室。旧电影海报的开放和友好的设计提供了很大的认可价值。日历和时钟提供时间

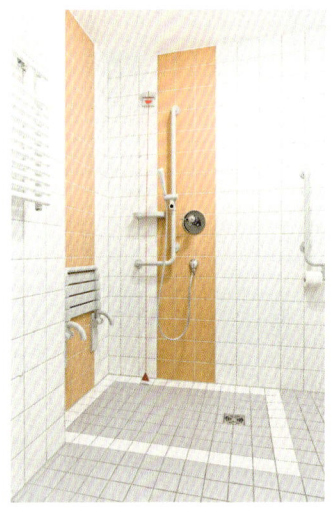

图2.5-8 无障碍淋浴的患者浴室和带折叠式座椅的把手

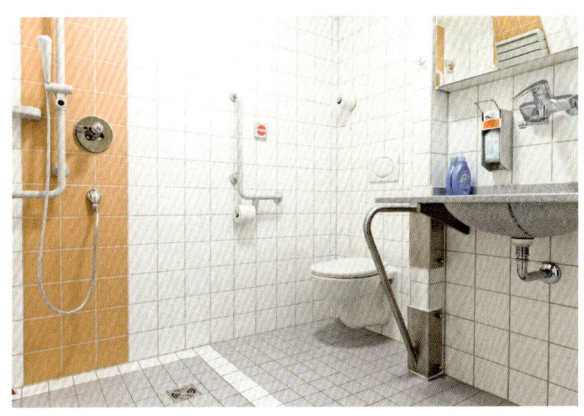

图2.5-9 无障碍物的患者浴室,配有足够的把手和足够的空间,供患者、护士和作业治疗师使用,并配有辅助材料

3.6 治疗室

宽敞的治疗室是一个基本要素。

- 所有必要的设备都可用（图 2.5-10）
- 提供了足够的开放空间来进行集体治疗（图 2.5-11）

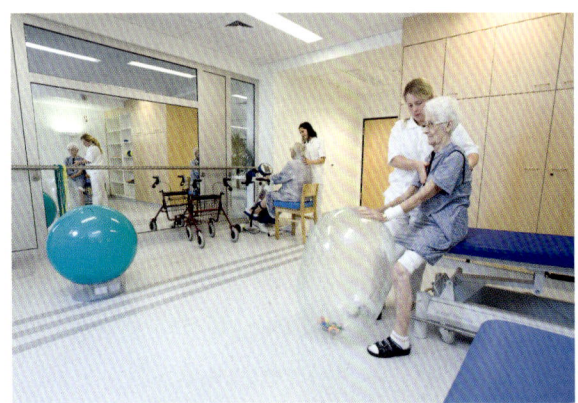

图 2.5-10 病房治疗室，配备必要的辅助材料和训练设备

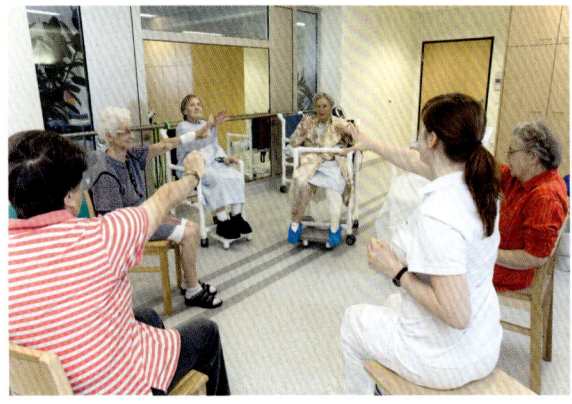

图 2.5-11 病房治疗室，有足够的空间进行小组讨论

4 预防谵妄

预防谵妄是一种多模式运动。许多非药物概念是重要的[9]。在这种情况下，病房中的环境因素起着重要作用，不应低估。它们可以促进但也可以消除谵妄，如下所示。

- 一个友好的、色彩丰富但令人放松的墙壁设计可以起到预防作用
- 大的窗户和良好的照明促进了昼夜节律的维持
- 这同样适用于患者的活动、进餐、游戏或音乐，以及白天在公共休息室看电视[6]。这个房间应该像患者房间一样，通过创造具有识别价值的点，如旧电影海报或旧钢琴，设计应考虑患者的年龄（图 2.5-7）
- 如果可能的话，在整个住院期间，病房应该是个性化的（如用家庭照片进行装饰）。必须避免在病房入住期间调换房间
- 通过病房的治疗室，减少所需的转运次数和位置的变化来减少环境的频繁变化，从而减少谵妄的可能

详细讨论参见第 1.14 章"谵妄"。

5 参考文献

1. Lohmann R, Haid K, Stockle U, et al. Epidemiologie und Perspektiven der Alterstraumatologie ［Epidemiology and perspectives in traumatology of the elderly］. Unfallchirurg. 2007 Jun;110(6):553–560; quiz 561–552. German.
2. Muller-Mai CM, Schulze Raestrup US, Kostuj T, et al. Einjahresverläufe nch proximalen Femurfracturen. Poststationäre Analyse von Letalität und Pflegestufen durch Kassendaten. ［One-year outcomes for proximal femoral fractures: Posthospital analysis of mortality and care levels based on health insurance data］. Unfallchirurg. 2015 Sep;118(9):780–794. German.
3. Werther SFJ, Mayr E. Interdisziplinäres Management im Zentrum für geriatrische Traumatologie. ［Interdisciplinary management at the center for geriatric traumatology］. Orthopäd Unfallchirur. 2014;9(05):387–406. German.
4. Bellelli G, Mazzola P, Morandi A, et al. Duration of postoperative delirium is an independent predictor of 6-month mortality in older adults after hip fracture. J Am Geriatr Soc. 2014 Jul;62(7):1335–1340.
5. Marcantonio ER, Flacker JM, Michaels M, et al. Delirium is independently associated with poor functional recovery after hip fracture. J Am Geriatr Soc. 2000 Jun;48(6):618–624.
6. Gillespie LD, Robertson MC, Gillespie WJ, et al. Interventions for preventing falls in older people living in the community. Cochrane Database Syst Rev. 2012 Sep 12(9):CD007146.
7. Holroyd-Leduc JM, Khandwala F, Sink KM. How can delirium best be prevented and managed in older patients in hospital? Can med Assoc J. 2010 Mar 23;182(5):465–470.
8. Tzeng HM, Yin CY, Anderson A, et al. Nursing staff's awareness of keeping beds in the lowest position to prevent falls and fall injuries in an adult acute surgical inpatient care setting. Medsurg Nurs. 2012 Sep-Oct;21(5):271–274.
9. Tabet N, Howard R. Nonpharmacological interventions in the prevention of delirium. Age Ageing. 2009 Jul;38(4):374–379.

2.6 老年骨科团队原则、角色和职责

作者　Markus Gosch, Michael Blauth
译者　叶　晶　审校　刘　楠

1 引言

脆性骨折患者在医学上很复杂，通常存在不止一个医学问题。虽然这些问题中有一些是显而易见的，但其他问题可能仍未被认识，并导致并发症和不良后果。由于这种典型的复杂性，必须系统化管理，常规详细询问患者的既往病史和临床特点，并设定个性化目标。这种方法需要一个由专业医务人员组成的协调的团队，每个人擅长特定的方面（图2.6-1）。

系统的方法有助于管理这些信息，并发现潜在的认知、功能、医疗和社会问题，这些问题可能会影响预后。为使团队有效地工作，清楚地定义老年骨科团队和每个成员的角色是至关重要的。本章是基于成熟的老年骨科团队的学术和临床经验，并运用老年骨科共管原则编写的（参见第2.1章"老年骨折处理模式"和第2.4章"老年骨科共管模式要素"）[1]。

2 合并疾病结构体

合并疾病结构体（图2.6-2）是有用的工具，可以更好地了解大多数脆性骨折患者需要解决

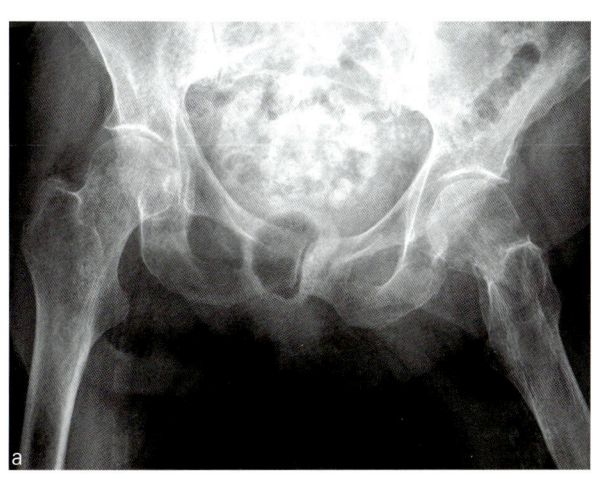
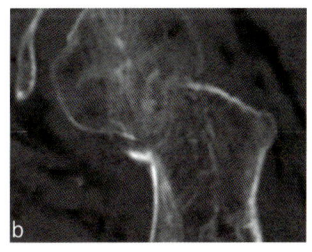
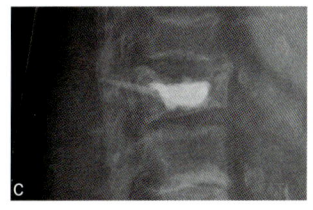
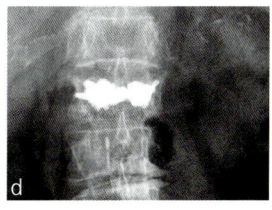

图2.6-1　一名88岁的女性在去洗手间的路上跌倒，随后被送往急诊室。她左髋关节的X线片显示股骨颈骨折（a，b）。她的体重是46公斤。9个月前，在第一腰椎骨折（c，d）后进行后凸成形术。她有许多合并疾病，包括骨质疏松症、心力衰竭、高血压、抑郁、轻度认知障碍和尿失禁，每天服用10种不同的药物。此外，她很难吞咽药物，有时还存在进食困难。在那之前，她一直是一个人独立生活，并由邻居们帮助。她必须爬上楼梯才能进入二楼的公寓。她的儿子在另一个城市工作，不能来医院

的复杂性问题[2]。这种方法应该有助于阐明老年骨科团队的必要组成部分和目标。

通常，所指疾病（即脆性骨折）会导致入院。为了确定治疗目标的优先顺序，有必要确定和定义额外的重要目标条件。

- 合并疾病是与所指疾病及其结果密切相关的疾病。在治疗所指疾病时，必须将合并疾病纳入治疗项目，以获得最佳结果
- 多重疾病是指患者其他疾病。这些可能在功能预后中起一般作用，但可能不可逆，或者需要在住院期间具体解决
- 有趣的是，按时间顺序排列，年龄的影响没有那么显著。患者的生物学年龄和预期寿命与结果更相关
- 脆性骨折主要是低能量创伤的结果，如从站立高度跌倒。在老年患者中，内在因素是跌倒的主要原因。除了合并疾病，必须考虑健康相关的个体属性。健康相关属性是现存的或发展中的功能性残疾和老年综合征（如虚弱、步态不稳、认知障碍、尿失禁）。它们都增加了整体发病率负担
- 最后，患者病情的复杂性也来源于与健康无关的个人属性（如个性、社会支持和经济支持）

通过在图 2.6-1 中描述的相当简单的例子中使用此系统框架，团队更有可能识别相关的医疗和社会问题，并更好地解决可能影响骨折修复和达到最高功能水平的情况（图 2.6-3）。当将合并疾病结构体应用于这个具体的例子时，可以表明以下情况。

- 入院的所指疾病是髋部骨折
- 一个常见的合并疾病是骨质疏松症。骨折和骨质疏松症之间有着密切的关系。治疗脆性骨折患者时，应该开始抗骨质疏松治疗。否则，会错过一个机会。就再发骨折预防而言，这可能是最重要的，病例管理将面临失败的风险
- 其他潜在的重要合并疾病是心力衰竭、高血压和抑郁症。它们对短期恢复的影响还不完全清楚，可能会受到每种疾病的严重程度和其他个别因素的影响。团队必须评估哪些医学状况可能会对患者的预后产生影响，并需要纳入团队的治疗项目
- 性别方面也需要考虑。通常，男性患者的预后比女性患者差。社会环境是不可比的
- 年龄增长和死亡率之间的相关性主要是由于随着年龄增长，疾病和功能性残疾的患病率增加。对于功能完善和健康的成年人，年龄和死亡率之间的相关性不是很强[3]

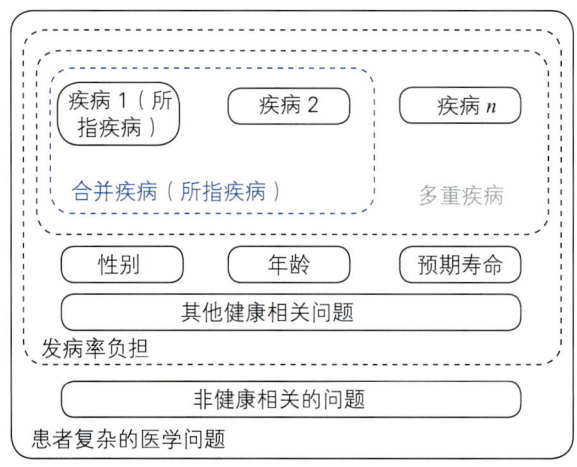

图 2.6-2　根据 Valderas 等[2]提出的合并疾病结构体

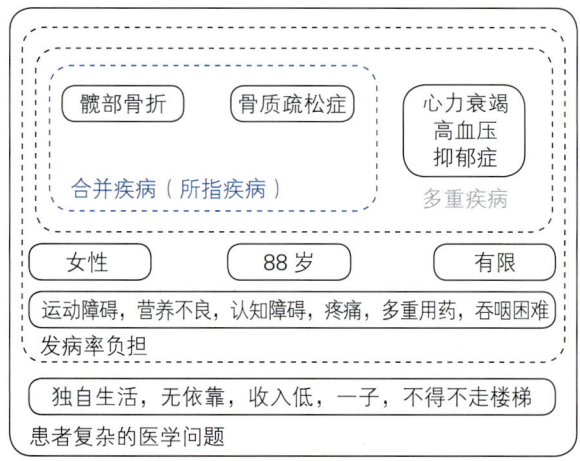

图 2.6-3　适用于图 2.6-1 的合并疾病结构体

- 在目标设定方面，应估计患者的预期寿命。功能良好和强壮的老年人可能仍然有非常长的预期寿命。在本例中，预期寿命有限，但不足以不做骨折修复并尝试康复（参见第1.5章"预后及处理目标"）
- 可能存在不同的功能障碍，如运动障碍、营养不良、认知障碍、疼痛、多重用药和吞咽困难。这些与健康相关的个人属性对结果的影响比所指疾病更大，团队应该具体系统地解决这些问题
- 最后，发病率负担不仅反映了诊断，也反映了患者的功能残疾
- 基于整体化方案，老年骨科团队还必须评估与健康无关的个人属性，包括社会环境。社交网络不仅对出院计划极其重要，而且对减少再入院和再发骨折预防也非常重要

3 目标设定

使用合并疾病结构体收集所有信息后，开始设定目标。该过程应基于以下原则。

- 确保设定的目标是具体的、清晰的、可实现的
- 目标应该是可衡量的，即如果无法衡量，就无法管理
- 目标需要对患者、家庭和团队有吸引力和可接受性
- 应该通过设定短期和长期目标来考虑时间表。通常，长期目标是几周内的预期结果，即"独立生活"或"不用助行器行走"。为了实现长期目标，有必要针对每个问题满足不同的短期目标，如在第一周之后用滚轮助行器行走，或者在手术后2天或3天内去除导尿管。目标可能会因医疗并发症或患者不愿或无法继续治疗或进展速度比预期慢（快）而改变

目标设定应该被整合到定期的团队会议中。

4 团队成员和角色

对脆性骨折患者来说，团队合作是获得成功的关键。常见关于领导力的问题。共管模式基于所有核心团队成员（如外科医生、麻醉师和老年科医生）的共同领导，通过合作做出决策[4]。领导不受等级结构的制约，而是受医疗资格的制约。基于所涉及学科的知识和专长，领导力的变化取决于临床情况。除了领导，每个团队成员在团队中都有特定的角色。

所有团队成员在治疗的不同阶段甚至在不同的场所中发挥各自的作用。根据当地的资源和实践，他们可能有下述建议的不同的角色和责任。但是他们都必须根据指导原则就治疗的基本原则达成一致，他们都必须对患者的共管模式负责。这显然需要围绕具体的患者问题以及系统问题进行定期沟通和会议。

4.1 创伤骨科医生

创伤骨科医生在管理脆性骨折患者时有特定的角色和任务。

- 通常是评估患者的核心团队的第一个成员
- 获得患者病史，包括损伤机制。在某些情况下，外科医生根据年龄、合并疾病和骨折细节决定老年患者是否需要住院
- 如果计划进行手术，通过联系老年科医生和麻醉师开始跨学科的过程
- 启动关于损伤的诊断检查，进行诊断，并对骨折进行分类
- 开具标准化术前医嘱和知情同意书
- 与老年科医生和麻醉师合作，参与目标设定过程
- 计划并实施手术，通常确定最佳手术方案以促进术后即刻的完全负重
- 与老年科医生和麻醉师合作，在术前和术后进行抗凝治疗。特别是在接受慢性

抗凝治疗的患者中，这些团队成员应该权衡每个患者的风险和获益
- 启动和监督疼痛管理，从评估开始，包括局部麻醉、肠内和肠外药物治疗及非药物措施
- 围手术期抗生素治疗计划
- 观察伤口愈合和控制伤口感染[5]

4.2 老年科医生或内科负责人

老年科医生或内科负责人参加跨学科的查房和团队会议，评估治疗进展，并与其他团队成员一起调整治疗和目标。

- 应该尽快介入，最好是在急诊科
- 进行体格检查，特别关注心肺和神经状况。收集病史，尤其是合并疾病和药物治疗。基本评估工具，如骨折前功能评分（如帕克活动评分）或认知评估（如意识模糊评估法或迷你认知测试）应作为临床检查的一部分。标准医嘱应该已经启动，但医疗团队负责任何非标准检查或会诊
- 如果需要手术，最重要的任务是排除可能导致手术延迟的情况（如无法控制的心力衰竭）。在这些罕见的情况下，核心团队必须为优化设定明确的目标和时间线
- 优化患者的手术方案，侧重于术前液体支持、血流动力学稳定性和急性疼痛管理
- 确定患者特定的处理目标，以及在心搏骤停或需要心肺复苏时的替代方案和高级指令
- 负责术后医疗，特别是并发症，并监督并发症（如谵妄、肺炎、心力衰竭和肾功能不全）的预防和治疗
- 主要负责药物管理和避免多重用药。通常脆性骨折患者处于不稳定状态，情况复杂。在这种动态的情况下，许多慢性药物可能是有风险的，并且需要高水平的专业知识。应避免潜在的不适当药物治疗。一些药物问题，如抗凝剂、抗生素或止痛药，应该由跨学科团队讨论
- 主要负责启动预防再发骨折。必须完成骨质疏松症和跌倒评估。老年科医生应该评估代谢性骨病，确保足够的钙摄入量和维生素 D 补充，并考虑针对每个患者的特定的抗骨质疏松药物治疗。老年科医生必须寻找跌倒的危险因素，并制订出具体的治疗项目，以降低随后跌倒和骨折的风险

4.3 麻醉师

麻醉师是一个重要的团队成员，密切参与患者的疼痛管理。

- 应尽快参与进来
- 通常在急诊科给患者进行急性疼痛的处理，如局部麻醉神经阻滞
- 与医疗和手术团队一起评估患者是否适合手术。为每位患者制订优化策略
- 辅助确定手术时间
- 制订围手术期麻醉方案和术后复苏方案[如麻醉后护理单元（PACU）或重症监护病房（ICU）]
- 负责患者术后的即时处理，如 PACU 或 ICU
- 得益于外科医生和老年科医生之间的合作

4.4 骨科护士

骨科护士花费大量的时间和精力来照顾脆性骨折患者和与其家人沟通。

- 骨科护士花费最多时间陪伴患者。因此，护理人员在专业团队和治疗过程中发挥着重要作用
- 提供基本护理，如疼痛评估、药物管理、生命体征追踪、伤口护理，以及与医疗和手术团队交流患者状况
- 专注于预防跌倒、压疮、营养不良、谵妄和感染
- 评估并鼓励营养摄入和任何可能损害最

佳口腔营养的因素（如吞咽困难、恶心、稠度和味道）
- 确保感官辅助设备（如眼镜和助听器）都在工作
- 实施特定工具来评估疼痛、谵妄、体液和营养管理
- 管理尿失禁和导尿管。应使用超声波检查排除尿潴留。如果发生尿失禁，必须记录在案并纳入治疗过程
- 鼓励患者参与日常生活活动（ADL）
- 一名专业的骨科护士应参与再发骨折的预防。他们选择合适的助行器，并就骨质疏松症和跌倒危险因素向患者和其家属提供咨询[6]
- 与社会工作者一起参与出院管理

4.5　物理治疗师

物理治疗师参与脆性骨折患者康复和身体功能的评估。

- 实施和调整物理治疗计划
- 准备将患者转移到下一个环境（如康复机构、护理院或家庭）
- 获取有关居家设施和家庭资源的详细信息，以帮助提高 ADL
- 有助于促进康复，对常见的老年疾病如步态不稳、直立性低血压、呼吸困难和谵妄进行调整
- 识别阻碍患者活动的因素（如活动带来的疼痛和房间杂乱），对于活动和特定训练以及检查进一步的功能问题非常重要
- 训练患者和家属正确使用助行器
- 训练患者如何安全使用楼梯
- 向团队提供关于功能限制、疼痛或其他恢复障碍的反馈

4.6　作业治疗师

作业治疗师关注的是患者在日常生活活动中恢复独立。

- 满足康复、残疾和参与的需求
- 练习像吃饭、洗澡或如厕这样的活动。日常生活活动对独立非常重要
- 协助团队确定安全的出院计划
- 教授日常生活用品、助行器和特殊设备的使用
- 也应该参与谵妄的治疗。作业治疗师负责评估患者的认知，因为它关系到家庭安全和独立能力。他们有不同的选择来帮助患者，帮助患者早日从谵妄中恢复。环境刺激可能有助于降低谵妄的风险

4.7　言语治疗师

言语治疗师在脆性骨折患者的医疗护理中起着重要而独特的作用。

- 为有饮食和吞咽困难的老年人提供治疗、支持和护理。肺炎是手术后常见的并发症，误吸是常见原因。老年人术后吞咽障碍很常见。对于老年患者，麻醉期间或之后的镇静会增加误吸的风险
- 有助于确认误吸的风险，并能够成功治疗。治疗过程中应结合吞咽评估

4.8　医学社会工作者

医学社会工作者的参与最好从入院时开始[4]。

- 与家属、护理院和康复中心保持联系
- 评估患者的家庭环境和社会支持
- 在目标设定和出院计划方面极其重要

4.9　营养师或营养学家

许多老年人营养不良。因此，营养师或营养学家的参与非常重要。营养不良在老年人中很常见，原因有很多。补充蛋白质可以改善这些患者的预后，并能够预防肌少症。第1.11章"肌少症、营养不良、虚弱和跌倒"中有关于营养不良的更多讨论。

- 评估患者是否存在营养不良
- 制订饮食计划，最大限度地增加蛋白质、

糖类、水和微量元素的摄入
- 如果食物摄入不足，营养师可以制订一个特殊的饮食计划
- 有助于控制吞咽障碍

4.10 护理协调员或病例管理者

护理协调员或病例管理者有助于管理最佳治疗过程，组织团队会议，并与全科医生、护理院和康复中心保持联系。这个角色通常由非临床护士或致力于整体团队效率的社会工作者担任。

4.11 药剂师

在老年脆性骨折患者中，多重用药是一个普遍的问题[7]。药物相互作用和药物不良反应与药物数量密切相关。
- 药剂师或者药学助理可以验证家庭用药清单的准确性，为虚弱的老年人确定适当的药物剂量，并就特定的药物治疗问题（如抗凝剂教学）协助对患者进行教育
- 可以参与查房或团队会议
- 就处方和管理向老年科医生、创伤外科医生和护理人员提供建议，重点是避免药物不良反应
- 可以保证出院用药清单的准确性

4.12 精神科医生

谵妄是最常见的并发症。通常，一个训练有素的老年骨科团队能够处理谵妄的患者。然而，在严重的谵妄情况下，可能需要精神科医生介入。

其他常见症状包括抑郁和害怕跌倒。老年脆性骨折患者经常害怕无法活动。住院治疗是这些患者心理压力的来源。

抗抑郁药的适应证应该由精神科医生来评估。特别是在再发骨折预防方面，抗抑郁药对跌倒风险和骨质量有负面影响。因此，应该考虑治疗的风险和获益。

4.13 急诊医师和急诊团队

急诊医师和急诊团队的角色取决于当地情况和医院结构。基于他们的专业知识，他们可以承担创伤外科医生、麻醉师和老年科医生的一些职责。

治疗从事故现场开始，特别是疼痛治疗和谵妄预防。急诊团队收集所有可用信息，包括药物、医疗报告和患者的高级指令。该团队通常专注于启动标准方案和医嘱，重点是确定诊断、恢复血容量和控制急性疼痛。

4.14 心血管科医生或其他专家

大多数脆性骨折患者无须进一步的专科会诊就可以处理，会诊确实存在不适当的手术延迟或康复开始延迟的风险[8]。偶尔，患者会因新的医疗并发症或复杂的慢性疾病而需要会诊。团队成员应该将专业建议和其他目标结合起来，以限制多重用药治疗，并使治疗适应预期寿命和处理目标。

5 参考文献

1. Gosch M, Hoffmann-Weltin Y, Roth T, et al. Orthogeriatric co-management improves the outcome of long-term care residents with fragility fractures. Arch Orthop Trauma Surg. 2016 Oct;136(10):1403–1409.
2. Valderas JM, Starfield B, Sibbald B, et al. Defining comorbidity: implications for understanding health and health services. Ann Fam Med. 2009 Jul–Aug;7(4):357–363.
3. Keeler E, Guralnik JM, Tian H, et al. The impact of functional status on life expectancy in older persons. J Gerontol A Biol Sci Med Sci. 2010 Jul;65(7):727–733.
4. Friedman SM, Mendelson DA, Kates SL, et al. Geriatric co-management of proximal femur fractures: total quality management and protocol-driven care result in better outcomes for a frail patient population. J Am Geriatr Soc. 2008 Jul;56(7):1349–1356.
5. Mears SC, Kates SL. A guide to improving the care of patients with fragility fractures, edition 2. Geriatr Orthop Surg Rehabil. 2015 Jun;6(2):58–120.
6. Bunta AD, Edwards BJ, Macaulay WB Jr, et al. Own the bone, a system-based intervention, improves osteoporosis care after fragility fractures. J Bone Joint Surg Am. 2016 Dec 21;98(24):e109.
7. Harstedt M, Rogmark C, Sutton R, et al. Polypharmacy and adverse outcomes after hip fracture surgery. J Orthop Surg Res. 2016 Nov 24;11(1):151.
8. Kates SL, Mendelson DA, Friedman SM. Co-managed care for fragility hip fractures (Rochester model). Osteoporos Int. 2010 Dec;21(Suppl 4):S621–S625.

2.7 治疗方案和成组医嘱制订

作者 Stephen L Kates, Joseph A Nicholas
译者 王文婷 审校 刘 楠

1 引言

高绩效的老年骨折治疗中心报告，建立治疗方案和成组医嘱是改善治疗效果的主要工具之一。这些标准化处理的尝试通常集中在处理团队的许多不同成员上，包括提供者、护理人员、辅助服务人员和负责安排安全及时手术的行政人员。

标准化处理是为脆性骨折患者提供最佳处理的重要部分。成组医嘱、治疗方案和处理计划是有助于组织安全有效处理的工具，可以避免由不适当的变化而导致的错误。这些工具是在安全性和减少危害方面获得显著收益的框架项目的核心。

本章将讨论提高医疗护理标准化的基本原理，以及在开发、采用和维护这些工具时需要考虑的问题。

2 为什么需要标准化方案和医嘱？

最初的概念是为特定诊断创建标准化工作流程。标准化工作的概念在工业中是普遍存在的，可以追溯到20世纪早期的汽车工业[1]。如下述和表2.7-1所示，标准成组医嘱有许多好处。

- 可能有助于减少不必要的变化[2-6]。这避免了医生在写医嘱和制订治疗项目时所谓的"不当创造力"
- 确保患者处理遵循预先确定的路径，该路径已被证明是有效的，并且有望成为基于证据的最佳实践[7]
- 当所有的患者都使用标准的方案和医嘱进行管理时，结果可以得到更好的评估和比较。当一个医嘱或路径被改变时，评估改变的效果就容易多了
- 标准协议和成组医嘱的一个潜在好处是，医疗护理团队的所有成员都接受它们为标准，并认识到潜在的有害偏差。当与标准有差异时，团队成员会问为什么，避免伤害或不利事件。通过减少医生首选药物的使用和其他变化，使用标准化成组医嘱有机会显著节约成本。这产生了可衡量的成本节约，并提供了避免用药错误的机会

3 标准医疗护理路径的开发

开发标准路径的基本步骤包括以下几点。

- 达成临床和管理共识，即需要路径和成组医嘱来改善患者处理。应向医疗护理团队成员仔细解释标准化路径的好处。实施电子健康记录的一个好处是，拥有标准的成组医嘱变得更加简单。一旦为特定诊断创建了一个成组医嘱，它就成为医生更容易遵循的路径
- 获得所有受治疗方案和成组医嘱影响的

骨质疏松性骨折的内外科处理

表 2.7-1 在标准化的程序中处理的区域

区域	益处	举例	团队成员
急诊科成组医嘱	• 快速入院 • 避免不必要的检查和 X 线检查	• 急诊科成组医嘱	• 外科医生 • 内科医生 • 护士 • 药剂师 • 急诊科医生
入院医嘱	• 完善患者信息 • 适当的检查 • 避免不恰当的药物	• 髋部骨折入院医嘱	• 外科医生 • 老年科医生 • 护士 • 药剂师 • 社会工作者 • 物理治疗师 • 中级医护人员
术后医嘱	• 简化的术后处理 • 适当的药物医嘱 • 避免不必要的测试 • 早期出院 • 避免谵妄	• 髋部骨折术后成组医嘱	• 外科医生 • 老年科医生 • 护士 • 药剂师 • 社会工作者 • 物理治疗师 • 中级医护人员
会诊单	• 术前患者的标准化评估 • 风险分级 • 避免不必要的会诊	• 老年骨折术前会诊单	• 老年科医生 • 外科医生 • 麻醉师
手术选择	• 建立基于影像学模式的决策树，为正确的髋部骨折固定提供依据 • 目标是稳定的固定，允许立即负重	• 髋部骨折挂图挂在手术区	• 外科专家
骨代谢检查	• 原发性或继发性骨质疏松症的标准化评估	• 成组医嘱，包括维生素 D 水平、PTH 水平、TSH 水平、钙	• 外科医生和内科医生 • 中级医护人员
转科	• 简化接收其他病房转移的标准方法	• 转科协议和海报	• 外科医生 • 内科医生 • 中级医护人员 • 医院管理层
直接进入	• 简化接收其他机构直接进入骨科楼层的标准方法	• 直接进入协议	• 外科医生 • 内科医生 • 中级医护人员 • 医院管理层
护理	• 遵循标准化成组医嘱的每个步骤的项目 • 每个人都目标一致	• 护理图	• 外科医生 • 内科医生 • 护理领导者
出院过程	• 早期出院	• 入院后手术前进行的标准化社会工作评估	• 社会工作者 • 外科和内科专家
同意书	• 预先打印的特定手术同意书	• 用清晰完整的表格加快同意书签署流程 • 避免责任问题	• 外科专家
结果报告	• 收集髋部骨折患者的标准结果指标	• 监控程序性能	• 外科和内科专家 • 医院管理层
合并疾病评分	• 用预测结果的标准评分对患者进行评分	• 有助于对患者进行风险分级 • 了解结果，了解患者合并疾病的严重程度	• 外科和内科专家 • 医院质量部门和信息技术人员

缩写：PTH，甲状旁腺激素；TSH，促甲状腺激素

团队成员的认可。最好通过团队会议来实现,并请求参与诊断患者处理的各个学科代表的协助
- 使用旧的医嘱或来自成功项目的成组医嘱是一个很好的起点。每条医嘱都应该详细检查,并与整个团队讨论加以改进。随着时间的推移,需要重新审视和更新这些成组医嘱,以改善结果并使其适应可获得的新医学证据
- 为了给出一个直接、简洁和安全的路径,可以让团队成员在一些特定的方面(如特定的药物和剂量)做出删减

4 为脆性骨折患者创建或修订标准化成组医嘱

成组医嘱应做到以下几点。
- 有助于医生在处理患者时遵循临床实践指南,因为这些指南对脆性骨折患者越来越普遍。2个例子是在围手术期使用预防性抗凝治疗,以及作为入院医嘱的一部分进行的小型骨代谢检查。如果医嘱中默认,医生只需签字即可
- 默认最佳可用证据,并作为单个患者处理计划的模板;如果有临床指征,也应该提供变化的机会
- 以患者为中心,这意味着成组医嘱可以适应个别患者的需要。例如,大多数髋部骨折患者通常不应该在手术后使用膝关节支具。然而,在某些情况下,可能有必要使用膝关节支具,因此成组医嘱中会设置关于膝关节支具的选项
- 表明某一特定药物或治疗是已知有害的,不应用于对其有特殊危害的患者群体。这可能包括对老年人使用药物,如哌替啶、苯海拉明或 H_2 受体阻滞剂[8]。众所周知,这些在老年脆性骨折患者中都是有问题的,基本上在所有情况下都应该避免
- 鼓励已知有帮助的特定治疗或方案,如在住院期间保留眼镜和助听器[6, 9]。这有助于避免谵妄的并发症,但这些辅助设备通常在住院时从老年患者身上取走
- 当对某一特定领域有疑问且缺乏共识时,达成切实可行的一致意见
- 如果某一特定领域存在相当大的不确定性,则应基于全面的文献搜索或咨询该领域的专家。在骨质疏松性骨折治疗领域仍有许多未解决的问题
- 不要太长或太麻烦而无法有效使用。对于大多数患者来说,复杂或详尽的成组医嘱可能不会带来标准化和高效的处理。最终团队成员应尝试使用电子版或纸质版材料,这有助于识别可能损害安全性和效率的内容或格式问题
- 由团队定期复查,尤其是在质量管理数据审核中发现问题时
- 提供机会帮助医生遵守医院、地方和政府的处理规定。此类监管要求应纳入成组医嘱中。例如,在呼吸或心搏骤停的情况下,可能需要记录患者对复苏的偏好。标准的成组医嘱可以强制医生记录复苏状态

一旦团队创建并同意了成组医嘱,就应该由医院成组医嘱委员会进行审查和批准,以确保其完全符合医院的所有政策和程序以及国家要求。此时,成组医嘱将被交给电子医疗记录组来创建一个可用的电子文档。对于仍然使用纸质医疗记录的中心,在这个阶段它将被发送到打印机进行打印。

创建新的成组医嘱后,必须确保护理图与成组医嘱逐步匹配。通常,内科和外科项目负责人与护理患者的护理负责人会面,以确定护理图与医嘱匹配。

5 接收从其他机构转来的患者的标准化程序

一个有组织的老年骨科项目将会吸引来自较小或经验较少的医院的复杂患者转诊。事实上，应该认为这是对患者和转运中心的一种服务。对于接收老年骨折治疗的患者来说，重要的是要有一个标准的、有组织的方法来接收这类转诊，包括以下步骤。

- 如果转运中心可以通过一个电话来转运患者，解释转运的需要和其他特别重要的医疗和社会信息，这是有帮助的
- X线和其他数据的电子传输可能有助于接收中心对患者的评估
- 当患者被转运时，使用转运信封来放置所有相关的医疗信息是有帮助的。在转运信封的正面，应该有一个核对表，帮助转运团队提供所有必要的信息，以方便在接收中心的处理
- 编写一份书面协议非常有帮助。团队的所有成员都需要知道接收协议。如果可能的话，应该接收患者，简化和促进患者的治疗。最好在白天转接患者，此时团队在入院后及时评估患者。转运中心和接收中心都建议使用转运协议和转运信封。示例见图 2.7-1 和图 2.7-2。

6 记录和防止手术取消的标准化会诊单

病历中的标准化会诊单有助于会诊医生准确记录患者的病史和体检结果。表格的设计应符合医生记录其发现和评估的工作流程。使用标准化的会诊单作为模板，文件得到了改进，并且处理团队成员可以方便地进行搜索。这避免了丢失有时难以收集但重要的信息，特别是在痴呆患者中。

标准化会诊形式，简化和加快治疗进度。可用于急诊科和日常查房。如果可能的话，应将它们整合到患者的电子病历中，以便所有团队成员随时使用。

对于老年骨折患者而言，早期手术已被证明是有益的[10, 11]。外科医生经常担心患者的手术会因为他们认为不合适的原因而被取消。手术的取消通常是由外科医生和内科医生在术前记录中沟通不畅或记录不充分所致。当麻醉师检查医疗记录时，他们寻找的是对患者清晰而全面的医疗评估。简短地说明"允许手术"是没有意义的，对麻醉师也没有帮助。有益的是对过去的病史、用药、过敏史、家族史、社会史、术前功能状态和术前手术反应的综合病史和体格检查。此外，患者需要医学优化，液体复苏，并真正准备手术。术前医学评估时应明确记录此情况。

标准化会诊单可以促进其他领域包括对处理目标的关注，如复苏状态，手术期间与复苏相关的患者决策、医疗保健代理人指定，以及在结果不佳时的高级指令。这些会诊单还可以显示针对可预测问题的标准化处理建议，如静脉血栓栓塞预防、谵妄预防、处置需求和建议向其他执行者说明高风险项目仍然适用于合并疾病多或高度虚弱的患者。标准化会诊单不应推荐使用麻醉剂类型，也不应指定麻醉师的术中处理方法，除非有需要共享的关键信息，如严重的主动脉狭窄。

标准化会诊单的另一个好处是，医院和团队会提供有关患者术前状态的适当的文件。完善的文件记录能很好地反映患者的状态。需要注意避免过多的导入或高度详细的文件。重要的临床沟通信息应整合在一致且易于查找的部分，即开头或结尾。

高地医院老年骨折中心

转运协议
用于地区医院

- 地区医院确定患者将受益于高地医院的老年骨折处理
- 医疗评估,以确定直接入院时患者稳定性
- 需要额外评估和管理疼痛以确保舒适和稳定
- 患者确定适宜直接入院到高地医院老年骨折中心
- 地区医院代表致电转运中心,提供:
  - 人口统计(个人资料)
  - 诊断
  - 保险信息
- 转运中心与高地医院骨科主治医生确认床位后,通知高地医院骨科主治医生可能入院
- 高地医院骨科主治医生接收患者,通知住院医师、PCP 或老年科主治医生会诊
- 高地医院住院处:
  - 根据需要获得预认证
  - 分配合适的床位
  - 通知患者病房和入院管理者
  - 通知地区医院转运患者
- 地区医院安排救护车运送所有需要的文件
- 救护车直接把患者转到患者病房
- 骨科与老年科:评估与管理

HIGHLAND HOSPITAL
STRONG HEALTH
UNIVERSITY OF ROCHESTER
MEDICAL CENTER

请转运:
- 高地附属患者
- 患者/家属请求

考虑转运如下老年骨折:
- 长骨
- 髋部
- 膝关节
- 踝关节
- 骨盆
- 假体周围骨折

例外:
- 医学上不稳定
- 适合门诊处理
- 不能收入外科
- 重大创伤(转至斯特朗纪念医院)

随时待命的骨科医生

随时待命的老年科医生

高地医院收治主任

所需文件(使用高地医院转运信封)
- 实验室结果
- 影像学检查
- 心电图
- 所有病历记录
- 最新的 H&P
- 药物记录
- 高级指令(MOLST,拒绝心肺复苏,授权人等)
- 护理转运表格

图 2.7-1 转运协议示例

转运设备数据包

运送到高地医院

单位/房间（如果分配的话）：☐

患者姓名：_____

转运供应商：_____

转运机构名称：_____

转运机构电话：_____

联系人姓名：_____
关系：配偶、子女、监护人、医疗保健代理人、朋友、其他被通知人
☐ 通知
☐ 留消息
☐ 无法联系

请包括或附上以下内容：
☐ 正面或封面：联系方式和保险信息
☐ 最近的医疗记录和（或）病史&体格检查
☐ 辅助性指令（MOLST、拒绝心肺复苏、授权人、生前遗嘱）
☐ 上次医疗和护理过程记录（最近3天）
☐ 最近的康复记录（PT、OT、SLP）
☐ 近期会诊记录
☐ X线报告（或胶片，如果有的话）
☐ 最新实验室结果&心电图
☐ 转院护理总结
☐ 最新药物管理记录（MAR）
☐ 适当的患者物品（待发送）
☐ 免疫/筛查记录
☐ 问题列表

数据包组装人 _____

图 2.7-2　转运信封示例。信封前面的核对表可以让转运团队能够收集所有需要的数据以方便转运。这有助于避免浪费时间和错误

7 制定评估和风险分级的标准方案

将患者的风险分为低风险、中风险、高风险或极高风险[3]通常是有益的。这种风险评估有助于麻醉师和团队成员了解患者真正的手术风险。它还有助于会诊医生适当地记录患者是否适合手术及其风险水平[2, 6]。一些围手术期的风险评估工具（如修订版心脏风险指数）有助于将风险评估固定在记录中，但是所有的团队成员都应该认识到，在虚弱的老年人中，风险评估的准确性较低（参见第 1.4 章"术前风险评估及准备"和对这些问题的进一步讨论）。

通常在围手术期，麻醉师会给患者指定一个美国麻醉医师学会（ASA）评分。ASA 评分已被证明与患者预后有准确的相关性[12]。最近开发了一个迷你虚弱指数，它也有助于预测围手术期可能发生的短期不良事件[13]。风险分级支持骨科医生在没有明显更高标准处理的情况下，确定骨折的手术或非手术治疗，特别是在上肢骨折后。

8 出院过程的标准化

在骨科患者中，老年骨折（尤其是髋部骨折）患者，30 天和 90 天内再入院的风险最高[14]。尽管再入院有多种原因，而且没有明显的方法来避免所有这些原因[15]，但在出院时，应向接收机构（如护理院）提供适当的出院文件，包括适当处理患者所需的所有信息。

规范出院流程是改善出院时汇总患者信息以减少错误和并发症的一种方法。移交给接收方一个完善且记录良好的文件将有助于减少医疗差错和再入院。重要的是要认识到，许多患者将被送到一个对患者的医学情况没有任何了解的机构；出院记录包含患者骨折前病史、药物治疗、功能状态和处理目标的清晰摘要，对于最大限度地减少因处理失误而再次入院至关重要。

将适当的文件放在一个大信封里，前面有一个清单，这个出院包很有用（图 2.7-2）。该包应包括以下内容。

- 最近的药物清单
- 最近的病史、体格检查和出院小结
- 必要的医嘱
- 医院医疗护理人员的姓名和联系信息
- 建议下次随访的日期
- 任何细节，如实验室检查或伤口护理

出院时仔细记录和创建适当的出院包，减少了错误，提高了患者交接的质量。众所周知，大多数错误发生在交接时[16]。

9 按顺序定期重新评估和修订标准协议

老年骨折项目通常应收集数据，并随时间推移查看结果[6]。绘制随时间变化的结果图将直观地显示某些测量参数的变化。如果结果或指标出现负进展，或发生严重不良事件，应查找并纠正其原因。这可能需要重新评估治疗方案或成组医嘱。有时，成组医嘱的变化反映了最佳实践的变化。其他时候，将需要更改成组医嘱以满足医院或监管要求。随着时间的推移，可以肯定的是，所有的成组医嘱都需要重新检查和适当修改，以使患者和系统受益。当需要进行这些更改时，在做出决策时，将团队成员包括在决策表中是非常重要的。这样，每个学科的代表可以向他们的同事报告他们最近的变化，并帮助他们理解做出改变的必要性。通过这种方式，医疗护理可以随着时间的推移而改善。

在实施之后，更普遍的情况是需要对成组医嘱进行改进，随着时间的推移，所需的更改将变得不那么频繁。尽管如此，随着科学和医学证据的进步，将需要做出改变来造福患者。

10 参考文献

1. Womack JP, Jones DT, Roos D. The Machine That Changed the World. New York: Simon&Schuster; 1990.
2. Kates SL, Mendelson DA, Friedman SM. Co-managed care for fragility hip fractures (Rochester model). Osteoporos Int. 2010 Dec;21(Suppl 4):S621–S625.
3. Friedman SM, Mendelson DA, Kates SL, et al. Geriatric co-management of proximal femur fractures: total quality management and protocol-driven care result in better outcomes for a frail patient population. J Am Geriatr Soc. 2008 Jul;56(7):1349–1356.
4. Friedman SM, Mendelson DA, Bingham KW, et al. Impact of a comanaged Geriatric Fracture Center on short-term hip fracture outcomes. Arch Intern Med. 2009 Oct 12;169(18):1712–1717.
5. Kates SL. Lean business model and implementation of a geriatric fracture center. Clin Geriatr Med. 2014 May;30(2):191–205.
6. Mears SC, Kates SL. A guide to improving the care of patients with fragility fractures, edition 2. Geriatr Orthop Surg Rehabil. 2015 Jun;6(2):58–120.
7. Neuman MD, Archan S, Karlawish JH, et al. The relationship between short-term mortality and quality of care for hip fracture: a meta-analysis of clinical pathways for hip fracture. J Am Geriatr Soc. 2009 Nov;57(11):2046–2054.
8. Fick DM, Semla TP. 2012 American Geriatrics Society Beers Criteria: new year, new criteria, new perspective. J Am Geriatr Soc. 2012 Apr;60(4):614–615.
9. Inouye SK. Delirium after hip fracture: to be or not to be? J Am Geriatr Soc. 2001 May;49(5):678–679.
10. Bottle A, Aylin P. Mortality associated with delay in operation after hip fracture: observational study. BMJ. 2006 Apr 22;332(7547):947–951.
11. Moran CG, Wenn RT, Sikand M, et al. Early mortality after hip fracture: is delay before surgery important? J Bone Joint Surg Am. 2005 Mar;87(3):483–489.
12. Michel JP, Klopfenstein C, Hoffmeyer P, et al. Hip fracture surgery: is the pre-operative American Society of Anesthesiologists (ASA) score a predictor of functional outcome? Aging Clin Exp Res. 2002 Oct;14(5):389–394.
13. Kistler EA, Nicholas JA, Kates SL, et al. Frailty and short-term outcomes in patients with hip fracture. Geriatr Orthop Surg Rehabil. 2015 Sep;6(3):209–214.
14. Goodman DC, Fisher ES, Chang C-H, et al. After Hospitalization: a Dartmouth Atlas Report on Post-Acute Care for Medicare Beneficiaries. Hanover, NH: The Dartmouth Institute for Health Policy and Clinical Practice. 2011;28.
15. Kates SL, Behrend C, Mendelson DA, et al. Hospital readmission after hip fracture. Arch Orthop Trauma Surg. 2015 Mar;135(3):329–337.
16. Starmer AJ, Spector ND, Srivastava R, et al. Changes in medical errors after implementation of a handoff program. N Engl J Med. 2014 Nov 06;371(19):1803–1812.

2.8 骨折联络服务与提高骨质疏松症治疗率

作者 Paul J Mitchell
译者 王文婷 审校 刘 楠

1 什么是骨折联络服务？

骨折联络服务（FLS）是针对世界各地脆性骨折患者普遍存在的持续骨折后处理差距而开发的[1]。大多数50岁及以上的脆性骨折患者没有接受临床指南中提倡的骨质疏松症评估和治疗[2-7]。此外，旨在识别和减轻跌倒风险因素的干预措施通常不是骨折后处理的标准组成部分。已有多个国际和国家层面的活动强调了再发骨折预防处理差距以及FLS在缩小这一差距方面可以发挥的作用。

- 国际骨质疏松症基金会（IOF）捕获骨折运动[1, 7, 8]
- 加拿大骨质疏松骨折联络服务：让第一次骨折成为最后一次[9]
- 新西兰骨质疏松症处理2020[10]
- 英国跌倒与骨折联盟[11]
- 美国国家骨骼健康联盟[12-14]

优先考虑再发骨折预防的理由源于流行病学观察，即大约一半的髋部骨折患者在髋部骨折前有其他部位骨折的情况[15-18]。在绝经后女性中，估计有1/6会在任何相关骨骼部位遭受脆性骨折（通常不包括头骨、手指和足趾骨折）[5]。总之，这些数据表明，在50岁以上女性未来所有的髋部骨折病例中，有一半来自之前1/6的有脆性骨折史的人。世界上30%的髋部骨折患者是男性。关于既往骨折史患病率的信息并不全面。然而，几项研究表明，30%~59%的男性髋部骨折患者曾出现过其他部位的骨折[15, 16, 18]。IOF[8, 19]、内分泌学会[20]和其他组织[6, 9, 21, 22]也支持将再发骨折预防作为男性的要求。

已证明一系列药物干预措施可降低脆性骨折患者未来的骨折风险[23]。鉴于这些治疗方法已经有20年的历史，为什么它们不常规针对那些有进一步骨折高风险的人呢？几个国家的调查人员考虑过这个问题[2, 3]。一项评估英国骨科医生和全科医生临床实践的研究提供了一个观点，为什么慢性病管理会出现这种明显的崩溃[24]。当面临以下3种临床情况时，向骨科医生和全科医生询问他们的常规临床实践。

- 一名55岁的女性，低能量腕关节Colles骨折
- 一名60岁女性椎体楔形骨折
- 一名70岁女性低能量股骨颈骨折

2个小组（即81%的骨科医生和96%的全科医生）原则上同意应该对脆性骨折患者进行骨质疏松症调查。然而，如图2.8-1所示，在大多数情况下，骨科医生和全科医生都不会自己承担直接责任。这项研究反映了系统综述的发现，该综述考虑了临床实践中预防再发骨折的障碍。骨科医生和初级护理提供者倾向于相互依赖来实施再发骨折预防，导致大多数脆性骨折患者再发骨折预防措施被忽略。发展骨折联络服务是为了克服再发骨折预防工作临床所有权不明确的问题，并消除处理中的差距。

骨折联络服务是一个旨在确保所有超过特定年龄的脆性骨折患者接受再发骨折预防治疗的项目。该项目包括骨质疏松症评估和治疗，并在适当的情况下进行干预以降低跌倒的风险。FLS 的一个重要组成部分是致力于识别、调查和启动骨折患者再发骨折预防处理的人员。虽然这位 FLS 协调员通常是一名执业护士或注册护士，但一些 FLS 项目已经聘请了接受过培训的医生或相关的医疗护理专业人员来履行这一职责。FLS 将遵守与当地所有相关医院专家、初级护理提供者和卫生系统管理人员达成的处理协议。

FLS 的范围可能会有所不同，这取决于特定医院或卫生系统中骨折患者的情况。FLS 可以管理所有的脆性骨折患者，只管理住院患者，或者只是在门诊就诊的患者。FLS 的运营结构将受到当地骨科服务配置的影响，特别是针对脆性骨折患者的老年骨科共管服务（也称为老年骨折中心或老年骨折服务）的存在与否[25, 26]。

图 2.8-2 描述了新西兰所采用的方法[10]，说明了 FLS 在髋部骨折处理和预防系统方法中的地位。这种方法是基于英国[27]、澳大利亚[28]、加拿大[9]和美国[14]以及国际上 IOF[1]的经验。FLS 可配置为所有脆性骨折患者提供再发骨折预防处理。在已建立骨科－老年科共管服务（通常管理髋部骨折患者的骨质疏松症和跌倒风险）的机构中，FLS 可服务于非髋部脆性骨折患者，后者通常占脆性骨折病例负荷的 80%~85%[25, 26]。

本章的下一个主题将讨论在 FLS 的规划过程、实施过程中的注意事项以及从成熟的、高效能的 FLS 中获得的结果。

2 规划

所有成功的 FLS 项目都需要一个人在其机构或卫生系统内支持 FLS 项目的实施。此人通常被正式或非正式地指定为其工作场所的"骨

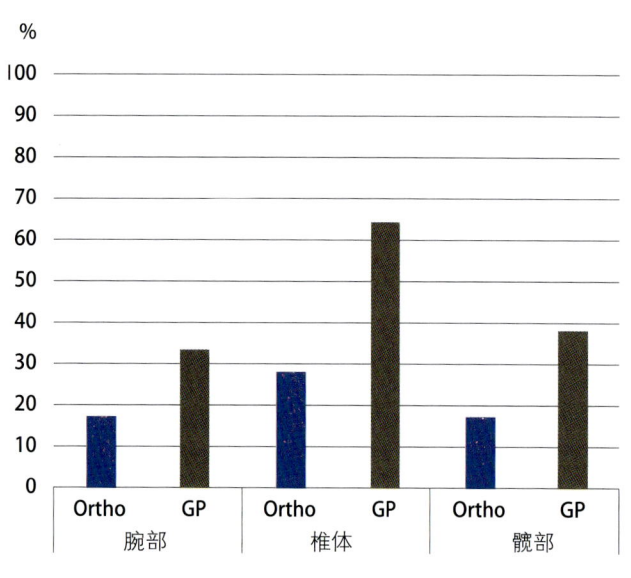

图 2.8-1 骨科医生和全科医生定期评估骨折患者和（或）开始骨质疏松症治疗，或将骨折患者转到当地骨质疏松症诊所的比例[24]
缩写：GP，全科医生；Ortho，骨科医生

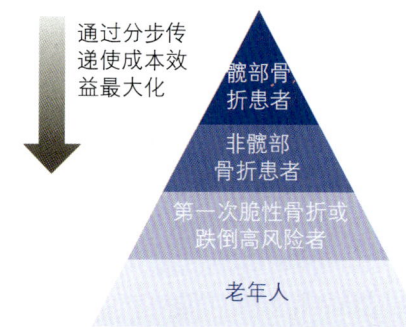

图 2.8-2 新西兰髋部骨折处理和预防系统方法下的骨折联络服务（在新西兰骨质疏松许可下转载）[10]
缩写：ANZ，澳大利亚和新西兰；GP，全科医生

质疏松症首席临床医生"。在医院里，FLS 首席医生可能是内分泌科医生、风湿科医生、老年科医生或骨科医生。在初级护理领域已经建立了一些 FLS 项目，FLS 首席医生是一名全科医生（即家庭医生），擅长治疗骨质疏松症或肌肉骨骼疾病[29]。本章的主题 5 提供了一些有用的资源，以支持首席医生开始 FLS 开发工作。

图 2.8-3 说明了首席医生应该考虑的 FLS 项目的关键步骤。

2.1 利益相关者

脆性骨折患者的处理涉及广泛的卫生专业人员和行政人员群体。首席医生的首要任务是确定哪些人应该成为多学科利益相关者团体的成员，该团体将指导和促进 FLS 的发展。这个群体可能包括以下人员。

- FLS 首席医生
- 擅长髋部或脆性骨折手术的骨科医生
- 从事骨科工作的老年科医生、老年骨科医生、住院医生或工作在老年骨科共管模式下的内科医生
- 放射科和（或）核医学科专家
- 相关的专科护士、物理治疗师和其他相关的医疗保健专业人员
- 负责开发和（或）安装 FLS 数据库的信息技术专业人员
- 医院和初级护理药房或药品管理代表
- 医院管理和（或）业务规划小组代表
- 当地初级护理服务委托组代表
- 地方初级护理实践代表
- 地方公共卫生权威代表

2.2 需求评估

在缺乏系统方法的情况下，许多已发表的预防再发骨折的报告表明，大多数脆性骨折患者没有接受基于指南的处理[7]。为了说明存在发展新 FLS 的需要，可能有必要进行审查，以量化当地的处理差距。用 1~3 个月的时间对下列主要绩效指标进行分析，将为骨折后处理的基线提供充分的概述。

- 有多少年龄在 50 岁及以上的女性和男性因从站立高度或更低高度跌倒导致骨折而被送往医院或卫生系统，他们是作为住院患者还是门诊患者接受治疗的
- 其中，接受骨质疏松评估的百分比是多少？这个问题需要 2 个组来回答，即通过中轴骨双能 X 线吸收仪（DEXA）扫描进行骨密度（BMD）测量的组和没有进行 DEXA 扫描的组
- 接受跌倒风险因素评估的百分比是多少？该评估是由 FLS 的一名具有适当技能的临床医生提供的，还是由当地的跌倒服务机构或与 FLS 无关的同等机构提供的
- 在这些人中，接受与骨质疏松症有关的生活方式建议（包括饮食和活动）的患者

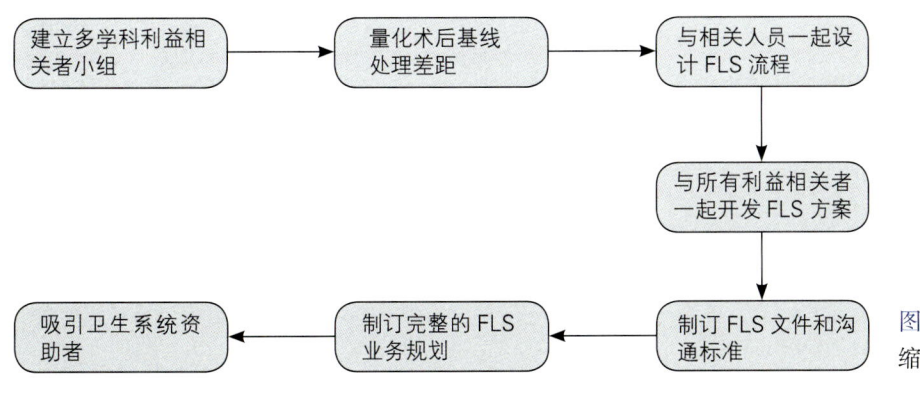

图 2.8-3 规划的关键步骤
缩写：FLS，骨折联络服务

的百分比是多少？接受针对骨质疏松症药物治疗的患者百分比是多少？接受治疗建议和（或）干预措施，以减轻已确定的跌倒危险因素的患者的百分比是多少

再发骨折预防处理的识别、调查和启动流程需要由利益相关者小组设计。建立一个小组来定义流程草案、文件和沟通机制可能会更有效率，这些流程、文件和沟通机制可以由整个利益相关者小组成员进行审查和修改。主要考虑因素包括以下方面。

- 定义 FLS 的初始范围，如住院和（或）门诊患者、50 岁及以上或 65 岁及以上的患者
- 确定现有的信息技术系统如何帮助识别骨折患者，并促进调查的安排和与当地初级护理提供者的沟通
- 考虑 FLS 对当地骨密度测量服务能力的影响

2.3 业务规划

为新 FLS 制订正式的业务规划是服务发展的关键一步。可获得骨折联络服务业务规划在加拿大[9]、新西兰[30]和美国[14]（参见本章主题 5）的模板。由于与 FLS 实施相关的成本在国家之间和国家内部会有所不同，以下清单说明了通常适用的成本来源。

- 骨折联络服务协调员工资
- 骨折联络服务首席临床医生每周提供一次会议
- 行政支持
- 骨密度扫描
- 药物治疗
- 骨折联络服务数据库和信息技术成本
- 患者文件
- 报告和问卷的打印
- 邮费
- 办公费用

与 FLS 业务规划出资方相关的潜在节约来源将取决于特定国家的医疗保健报销制度。在统一预算的卫生和社会保健系统中，减少急性期骨折处理和住院治疗的直接费用，减少出院后与骨折相关的初级护理提供者就诊，以及避免进入集中资助的疗养院，都将有助于抵消实施 FLS 的费用。在不同的环境中（如美国），对于在骨折后处理方面获得较高质量评级的组织（如医疗保险优势计划的五星质量评级系统），对医疗保健提供者的报销可能更高。业务规划必须清楚地阐明为什么实施 FLS 符合出资者的利益。通过邀请代表加入多学科利益相关者小组，尽早与医院、卫生系统管理部门和（或）业务规划小组的代表接触，应确保准备工作和综合业务项目以最有可能成功的方式呈现。

2013 年，IOF 公布了一个最佳实践框架（BPF），为金融机构提供全球认可的处理标准[8]。考虑到世界各地医疗保健系统结构的差异，IOF 咨询了来自许多国家的主要专家，他们在当地建立了 FLS，并进行了测试，以确保这些标准在国际上适用并且符合目的。BPF 为 FLS 设定了一个国际基准，界定了提供服务的基本和理想要素。对于处于 FLS 开发早期阶段的人来说，BPF 清楚地表明了一个高性能的 FLS 实际上会带来什么。为了加快各中心之间最佳实践的共享，IOF 开发了一个最佳实践识别流程，该流程可以使 FLS 在"最佳实践地图"[7]上占重要地位。该地图为从事 FLS 开发的人员提供了一个向其他成功建立服务的同事学习经验的机会。

3 实施

一旦确定了建立 FLS 的资金，招聘了工作人员，并向当地医疗机构推出了该服务，就需要对 FLS 的效能进行持续评估。这一过程的关键步骤如图 2.8-4 所示。

计划、执行、检查和处理方法已成功应用

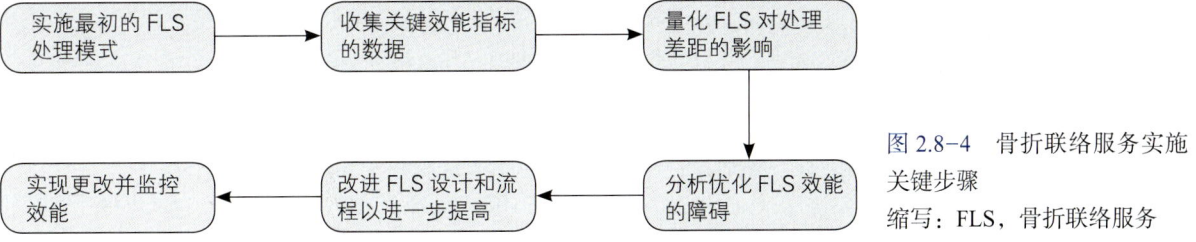

图 2.8-4 骨折联络服务实施关键步骤
缩写：FLS，骨折联络服务

于 FLS 性能的持续改进[31]。密切监测将有利于服务提供的各个方面。

- 患者身份识别——了解所有脆性骨折患者在医院或卫生系统中接受 FLS 治疗的比例是至关重要的。这些数据可以从医院的信息系统中获得，用于住院患者。然而，必须建立健全机制以确保对仅在门诊处理的患者的基本信息也有所了解
- 与患者沟通——应对生活方式建议和治疗建议相关信息的有效性进行持续评估
- 与初级护理的沟通——在初级护理提供者负责慢性病管理的系统中，应仔细检查 FLS 启动时与初级护理沟通各个方面的有效性
- 与医院专家的互动——FLS 处理必须以患者为中心，记住患者可能会发现与多个医疗保健专业人员进行互动令人困惑。FLS 必须与骨科医生和护理人员无缝协作，对于住院患者，必须与老年科同事协作

4 骨折联络服务的结果和影响

越来越多的 FLS 项目发表了描述其服务发展和处理结果过程的文章，而再发骨折率和健康经济方面的影响的文章相对较少。

4.1 处理结果流程

迄今为止，FLS 没有标准化的结果报告。为了确定 FLS 的组织如何影响处理结果流程，Ganda 等[32]进行了系统的回顾和荟萃分析。这项研究为 FLS 建立了一个与服务提供强度相关的分类系统，其前提是 FLS 能够识别、调查和启动（identify, investigate, initiate，3i 模式）对脆性骨折患者的干预。

- A 型模式进行识别、调查和启动（即 3i 模式）
- B 型模式进行识别和调查，但是将启动阶段留给初级护理提供者（即 2i 模式）
- C 型模式仅进行识别，由此提醒初级护理提供者骨折已经发生，并应进行进一步评估（即 1i 模式）
- D 型模式仅向患者提供骨质疏松教育，不提醒初级护理提供者或建议进行检查（即 0i 模式）

图 2.8-5 显示了与骨密度检查结果和骨质疏松症治疗过程相关的荟萃分析结果。显然，A 型（3i）和 B 型（2i）模式优于强度较低的 C 型（1i）和 D 型（0i）模式。

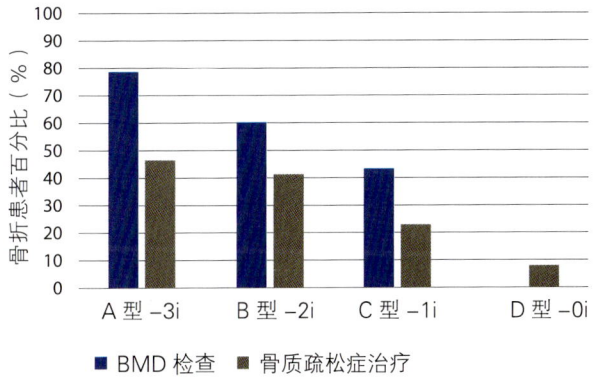

图 2.8-5 骨折联络服务模式强度及处理结果流程[32]
缩写：BMD，骨密度

4.2 对再发骨折的影响

评估 FLS 对再发骨折率的影响的研究是一项具有挑战性的工作。国家临床指南建议或强制要求脆性骨折患者进行骨质疏松症评估，并在适当的情况下开始治疗，这可以消除被 FLS 拒绝给予处理的对照组的适当性。已经采取了 2 种方法来建立同期对照组，以便能够评估 FLS 对骨折率的影响。

荷兰研究人员评估了他们自己医院的 FLS 治疗的患者随后非椎体骨折的经历和死亡率，并与另一家没有 FLS 的医院治疗的患者的经历进行了比较[33]。根据年龄、性别和基线骨折位置分析和调整随后非椎体骨折的风险和死亡率。在 2 年的随访中，在 FLS 医院接受治疗的患者与在没有 FLS 的医院接受治疗的患者相比，非椎体骨折发生率降低了 56%，死亡率降低了 35%。

在澳大利亚，新南威尔士州的 2 组研究人员比较了由他们自己的 FLS 治疗的患者和选择不由他们治疗的患者的骨折经历[34, 35]。在 4 年多的时间里，位于悉尼的 FLS 观察到 FLS 组（4.1%）和对照组（19.7%）之间的非椎体骨折率有 80% 的差异（$P< 0.01$）。在 2 年多的时间里，位于纽卡斯尔的 FLS 观察到 FLS 组（5.1%）和对照组（16.4%）在骨折发生率上有与悉尼 FLS 相似的差异[35]。

在德国，Niedhart 等[36]在综合医疗网络"莱茵河北部骨质疏松症"中描述了强化的多模式治疗显著降低了骨折相关的住院率。回顾性横断面分析采用了 2007~2010 年区域公共卫生保险公司的常规数据。如果患者 50~89 岁，有骨质疏松症的诊断，并至少有 3 个处方的骨质疏松症特定药物。数据分别进行综合和常规医疗分析。在 22 040 名确诊的患者中，有 3 173 名参与了综合医疗组（Ⅳ组）。Ⅳ组的髋部骨折住院率显著降低，即每 1 000 名患者年 5.93 例，总体每 1 000 名患者年 22.96 例（-74%，$P<0.05$）。另外，所有其他骨质疏松相关骨折的住院率也降低了 73%，由每 1 000 名患者年 172.88 例下降到年 46.92 例（$P< 0.05$）。

4.3 成本效益评估

几个国家发表了一些关于 FLS 的正式成本效益分析。

4.3.1 澳大利亚

已开发一个 Markov 模型[37]，该模型包含了本章 4.2 中[34]提到的直接从悉尼 FLS 研究中获得的骨折概率和资源利用数据。发现包括以下方面内容。

- 每名患者的质量调整后寿命平均提高了 0.089 个质量调整寿命年（QALY）
- FLS 的高成本部分被随后骨折的减少所抵消，这导致在 10 年的模拟期，每名患者的总体折扣费用增加了 1 486 澳元
- 每个 QALY 获得的增量成本（即增量成本效益比）为 17 291 澳元，远低于澳大利亚接受的支付 1 个 QALY 获得的 50 000 澳元的最高限额

4.3.2 加拿大

已开发了一个为期 1 年的决策分析模型来评估多伦多圣迈克尔医院的 FLS[38]。调查结果包括以下内容。

- 一家医院雇佣一名 FLS 协调员，每年管理 500 名脆性骨折患者，那么在第一年就可以将随后发生的髋部骨折发生率减少 9%
- 医院净成本节约为 48 950 加元（按 2004 年价值计算）
- 即使协调员每年只管理 350 名患者，雇佣一名 FLS 协调员也是一项节约成本的措施

4.3.3 德国

综合医疗组骨质疏松症相关的药物费用增加了 1 倍，而综合医疗组的总药物费用较低（分别为 1 438 欧元和 1 702 欧元）。

4.3.4 英国

利用西格拉斯哥FLS收集的详细审核数据，建立了Markov模型[39]。该模型比较了1 000名脆性骨折患者的成本和结果，其中740名需要治疗，根据综合国家审核项目的数据，FLS在英国以常规处理方式进行治疗。与接受常规治疗的患者（n=193）相比，接受FLS治疗的患者（n=686）明显增多。研究结果包括以下内容。

- FLS的评估和骨质疏松症治疗费用分别为83 598英镑和206 544英镑
- FLS预防了18处骨折（包括11处髋部骨折），总共节省了21 000英镑
- 在英国广泛采用FLS的建设成本估计为970万英镑

4.3.5 美国

开发了Markov模型来评估一个为髋部骨折患者提供骨折后骨质疏松症治疗的FLS[40]。该模型考虑了10 000名经历过髋部骨折的男性和女性的剩余寿命（平均8.6年）的骨折发生率和相关费用。对这一人群进行的通用FLS治疗与常规处理进行了比较。FLS的实施预计将产生以下结果。

- 骨折减少153处，即髋部骨折109处、腕部骨折5处、椎体骨折21处和其他骨折17处
- 患者将多获得37.4个QALY
- 与常规处理相比，医疗保健系统将节省66 879美元

5 有用的资源

在FLS开发之初，以下在线资源可能对FLS和多学科团队有用。

- IOF 攻克骨折运动网
  www.capture-the-frac-ture.org[7]
- 加拿大骨质疏松骨折联络服务"让第一次骨折成为最后一次"
  www.osteoporosis.ca/fracture-liaison-service[9]
- NBHA 骨折预防中心网站
  www.Fracture PreventionCENTRAL.org[14]

6 参考文献

1. Åkesson K, Mitchell PJ. Capture the fracture: a global campaign to break the fragility fracture cycle. Nyon: International Osteoporosis Foundation; 2012. Available at: http://share.iofbonehealth.org/WOD/2012/report/ WOD12-Report.pdf. Accessed 2017.
2. Elliot-Gibson V, Bogoch ER, Jamal SA, et al. Practice patterns in the diagnosis and treatment of osteoporosis after a fragility fracture: a systematic review. Osteoporos Int. 2004 Oct;15(10):767–778.
3. Giangregorio L, Papaioannou A, Cranney A, et al. Fragility fractures and the osteoporosis care gap: an international phenomenon. Semin Arthritis Rheum. 2006 Apr;35(5):293–305.
4. Cooper C, Mitchell P, Kanis JA. Breaking the fragility fracture cycle. Osteoporos Int. 2011 Jul;22(7):2049–2050.
5. Marsh D, Akesson K, Beaton DE, et al. Coordinator-based systems for secondary prevention in fragility fracture patients. Osteoporos Int. 2011 Jul;22(7):2051–2065.
6. Eisman JA, Bogoch ER, Dell R, et al. Making the first fracture the last fracture: ASBMR task force report on secondary fracture prevention. J Bone Miner Res. 2012 Oct;27(10):2039–2046.
7. International Osteoporosis Foundation. Capture the fracture: break the worldwide fragility fracture cycle 2014. Available at: www.capturethefracture. org. Accessed: 2017.
8. Akesson K, Marsh D, Mitchell PJ, et al. Capture the Fracture: a Best Practice Framework and global campaign to break the fragility fracture cycle. Osteoporos Int. 2013 Aug;24(8):2135–2152.
9. Osteoporosis Canada. Make the FIRST break the LAST with Fracture Liaison Services. Available at: www. osteoporosis.ca/wp-content/uploads/ FLS-TOOLKIT.pdf. Accessed 2017.
10. Osteoporosis New Zealand. Bone Care 2020: a systematic approach to hip fracture care and prevention for New Zealand. Available at: https:// osteoporosis.org.nz/wp-content/uploads/2013/10/Bone-Care-2020.pdf. Pubished 2012. Accessed 2017.
11. National Osteoporosis Society. The Falls and Fractures Alliance 2014. Available at: nos.org.uk/about-nos/ public-affairs/falls-and-fracturesalliance. Accessed 2017.
12. National Bone Health Alliance. Secondary Fracture Prevention Initiative. Available at: www.nbha.org/ projects/secondary-fractureprevention-initiative. Published 2012, Accessed 2017.
13. Lee DB, Lowden MR, Patmintra V, et al. National Bone Health Alliance: an innovative public-private partnership improving America's bone health. Curr Osteoporos Rep. 2013 Dec;11(4):348–353.

14. National Bone Health Alliance. Fracture Prevention CENTRAL. Available at: www.nbha.org/fpc. Published 2014. Accessed 2017.
15. Gallagher JC, Melton LJ, Riggs BL, et al. Epidemiology of fractures of the proximal femur in Rochester, Minnesota. Clin Orthop Relat Res. 1980 Jul-Aug(150):163–171.
16. Port L, Center J, Briffa NK, et al. Osteoporotic fracture: missed opportunity for intervention. Osteoporos Int. 2003 Sep;14(9):780–784.
17. McLellan A, Reid D, Forbes K, et al. Effectiveness of Strategies for the Secondary Prevention of Osteoporotic Fractures in Scotland (CEPS 99/03). Scotland: NHS Quality Improvement; 2004.
18. Edwards BJ, Bunta AD, Simonelli C, et al. Prior fractures are common in patients with subsequent hip fractures. Clin Orthop Relat Res. 2007 Aug;461:226–230.
19. Ebeling P. Osteoporosis in men: Why change needs to happen. Nyon: International Osteoporosis Foundation, 2014. Available at: share.iofbonehealth. orgWOD/2014/thematic-report/ WOD14-Report.pdf. Accessed 2017.
20. Watts NB, Adler RA, Bilezikian JP, et al. Osteoporosis in men: an Endocrine Society clinical practice guideline. J Clin Endocrinol Metab. 2012 Jun;97(6):1802–1822.
21. Papaioannou A, Morin S, Cheung AM, et al. 2010 clinical practice guidelines for the diagnosis and management of osteoporosis in Canada: summary. CMAJ. 2010 Nov 23;182(17):1864–1873.
22. National Osteoporosis Foundation. Clinician's guide to prevention and treatment of osteoporosis. Washington: 2013. Available at: emri.tums.ac.ir/upfiles/158936855.pdf. Accessed 2017.
23. Kanis JA, McCloskey EV, Johansson H, et al. European guidance for the diagnosis and management ofosteoporosis in postmenopausal women. Osteoporos Int. 2013 Jan;24(1):23–57.
24. Chami G, Jeys L, Freudmann M, et al. Are osteoporotic fractures being adequately investigated? A questionnaire of GP & orthopaedic surgeons. BMC Fam Pract. 2006 Feb 07;7:7.
25. Mendelson DA, Friedman SM. Principles of comanagement and the geriatric fracture center. Clin Geriatr Med. 2014 May;30(2):183–189.
26. New South Wales Agency for Clinical Innovation. The orthogeriatric model of care: summary of evidence. North Ryde: NSW Agency for Clinical Innovation, 2010. Available at: www. aci.health.nsw.gov.au/__data/assets/ pdf_file/0013/153400/aci_orthogeriatrics_clinical_practice_guide. pdf. Accessed 2017.
27. Department of Health. Falls and fractures: effective interventions in health and social care. Available at: http:// www.laterlifetraining.co.uk/ wp-content/uploads/2011/12/ FF_ Effective-Interventions-in-health-andsocial-care.pdf. Published 2009.Accessed 2017.
28. Agency for Clinical Innovation. Musculoskeletal Network: NSW Model of Care for Osteoporotic Refracture Prevention. Chatswood: Agency for Clinical Innovation; 2011.
29. Brankin E, Mitchell C, Munro R. Closing the osteoporosis management gap in primary care: a secondary prevention of fracture programme. Curr Med Res Opin. 2005 Apr;21(4):475–482.
30. Osteoporosis New Zealand. Fracture Liaison Service Resource Pack. Available at: https://osteoporosis.org. nz/news/fracture-liaison-serviceresource-pack-published-today. Published 2014. Accessed 2017.
31. Harrington JT, Barash HL, Day S, et al. Redesigning the care of fragility fracture patients to improve osteoporosis management: a health care improvement project. Arthritis Rheum. 2005 Apr 15;53(2):198–204.
32. Ganda K, Puech M, Chen JS, et al. Models of care for the secondary prevention of osteoporotic fractures: a systematic review and meta-analysis. Osteoporos Int. 2013 Feb;24(2):393–406.
33. Huntjens KM, van Geel TA, van den Bergh JP, et al. Fracture liaison service: impact on subsequent nonvertebral fracture incidence and mortality. J Bone Joint Surg Am. 2014 Feb 19;96(4):e29.
34. Lih A, Nandapalan H, Kim M, et al. Targeted intervention reduces refracture rates in patients with incident non-vertebral osteoporotic fractures: a 4-year prospective controlled study. Osteoporos Int. 2011 Mar;22(3):849–858.
35. Van der Kallen J, Giles M, Cooper K, et al. A fracture prevention service reduces further fractures two years after incident minimal trauma fracture. Int J Rheum Dis. 2014 Feb;17(2):195–203.
36. Niedhart C, Preising A, Eichhorn C. Signifikante Reduktion von Krankenhauseinweisungen aufgrund osteoporoseassoziierter Frakturen durch intensivierte multimodale Therapie-Ergebnisse der Integrierten Versorgung Osteoporose Nordrhein［Significant reduction of osteoporosis fracture-related hospitalisation rate due to intensified, mulitmodal treatment—results from the integrated healthcare network osteoporosis North Rhine］. Zeitschrift für Orthopädie und Unfallchirurgie. 2013;151(01):20–24. German.
37. Cooper MS, Palmer AJ, Seibel MJ. Cost-effectiveness of the Concord Minimal Trauma Fracture Liaison service, a prospective, controlled fracture prevention study. Osteoporos Int. 2012 Jan;23(1):97–107.
38. Sander B, Elliot-Gibson V, Beaton DE, et al. A coordinator program in post-fracture osteoporosis management improves outcomes and saves costs. J Bone Joint Surg Am. 2008 Jun;90(6):1197–1205.
39. McLellan AR, Wolowacz SE, Zimovetz EA, et al. Fracture liaison services for the evaluation and management of patients with osteoporotic fracture: a costeffectiveness evaluation based on data collected over 8 years of service provision. Osteoporos Int. 2011 Jul;22(7):2083–2098.
40. Solomon DH, Patrick AR, Schousboe J, et al. The potential economic benefits of improved postfracture care: a cost-effectiveness analysis of a fracture liaison service in the US health-care system. J Bone Miner Res. 2014 Jul;29(7):1667–1674.

2.9 利用注册登记数据改善处理

作者 Colin Currie
译者 王文婷　审校 刘　楠

1　引言

本章讨论注册登记数据对改善脆性骨折患者处理的重要性和实用性。重点关注髋部骨折，因为髋部骨折是最常见的严重骨折，是目前骨质疏松性骨折大流行的示踪条件，而且处理的证据基础良好，髋部骨折登记处现已建立。本章旨在帮助读者理解参与注册登记的重要性，以及在医院、国家和国际各级使用注册登记数据以推动医疗质量、效果和成本效益的改善。

2　骨质疏松性骨折处理注册登记概况及其当前和未来影响

髋部骨折是最常见的严重骨质疏松性骨折，在解剖学中的定义很清楚。它的表现是急性的，通常导致住院。髋部骨折处理费用高，处理质量和患者结局差异很大。因此，髋部骨折处理是一项理想的临床审核课题，自20世纪80年代中期以来，已在地方、国家和国际各级实施。随着时间的推移，审核常常有助于提高处理的质量[1]。

相比之下，非髋部骨质疏松性骨折的定义不太明确，其表现形式也不尽相同，并且可能与椎体骨折一样，没有临床表现。治疗此类骨折的证据基础通常不如治疗髋部骨折的证据有力。由于这些原因，对非髋部骨质疏松性骨折的大规模审核是具有挑战性的，并且在最近的文献搜索中没有发现这样的文章。在本章中，重点是髋部骨折注册登记和髋部骨折处理；术语"audit""register"和"registry"被认为是可以互换的。

髋部骨折越来越被认为是快速增长的骨质疏松性骨折处理带来的挑战的示踪条件。由于参与审核，越来越多的骨科创伤单元能够提供高质量的髋部骨折处理，他们现在使用的技能、专业知识和系统能够满足患有各种非髋部骨质疏松性骨折的虚弱老年人的处理和康复需求。这种"光环效应"是髋部骨折处理标准提高的有益且受欢迎的结果。

大规模髋部骨折审核始于1989年瑞典理克肖夫特注册登记研究[2]。在理克肖夫特的专业知识和技术的慷慨支持下，苏格兰髋部骨折审核[3]和跨国欧洲髋部骨折标准化审核（SAHFE）[4]在20世纪90年代相继问世。第三项国家审核，英国国家髋部骨折数据库（NHFD）[1]，借鉴了瑞典和苏格兰的经验，从2004年开始由英国骨科学会（BOA）和英国老年医学会（BGS）合作开发。NHFD合并了来自英国国民健康服务（NHS）心脏审核的持续报告反馈技术。事实证明，这是上述2项国家审核年度报告的一大进步。NHFD于2007年与《脆性骨折患者的处理》（即蓝皮书）一起推出，蓝皮书也是BOA/BGS的一项合作，由NHFD监测蓝皮书中提出的髋部骨折处理的6项共识衍生临床标准的执行情况[5]。以下列表显示了NHFD监测的6项标准。

1. 髋部骨折患者应在就诊后4小时内入住急性骨科病房。

2. 对于医疗上合适的髋部骨折患者，应在入院后48小时内，在正常工作时间内进行手术。

3. 对于髋部骨折患者，应该进行评估和处理，以最大限度地降低发生压疮的风险。

4. 从入院时起，出现脆性骨折的患者应在骨科病房接受常规的老年骨折医疗支持。

5. 应对出现脆性骨折的患者进行评估，以确定是否需要抗骨吸收治疗来预防未来的骨质疏松性骨折。

6. 跌倒后出现脆性骨折应进行多学科评估和干预，以防止再跌倒。

从那时起，挪威[6]、丹麦[7]、爱尔兰[8]、澳大利亚和新西兰[9]相继建立了国家髋部骨折审核系统，这些审核基本上都是由理克肖夫特衍生的，并采用了与NHFD相似的数据集和临床标准。在德国，广泛的全国脆性骨折注册登记处[10]包含与NHFD标准1~6相一致的髋部骨折审核数据的关键要素[11]。

这种大规模髋部骨折审核以及类似的地方措施的兴起，可以被视为对人口老龄化和随之而来的医疗服务和医疗保健系统压力的理性回应。同时，值得称赞的外科和工业界对曾经被认为是负担的损伤的兴趣，已经促进了更可靠的固定方法的发展，并且也促进了协作处理的兴起，老年科医生和其他医生开始参与到虚弱的老年人的非手术方面的处理[12,13]。重要的是，最近信息技术和互联网通信的重大发展使数据收集、传输和分析变得更快、更廉价，从而使国际合作变得更容易、更具成本效益。具有高质量数据的大规模审核和具有大规模前瞻性观察系列和病例组合调整输出的基于审核的研究，如在麻醉处理中的研究[14]，现在是可能的。

另一个有效的髋部骨折审核增加的主要因素是指南的增加。这些指南都采取了不同的形式。1995年以后早期的一个例子是《统一立场：协调老年髋部骨折患者的处理》[15]。更正式的基于证据的苏格兰校际指导网络指南[16]《老年人髋部骨折的预防和处理》于2002年发布，并在2009年进行了更新。最近的是英国国家健康和医疗护理卓越研究所发布的《髋部骨折处理（CG124）》[17]。在美国，《改善脆性骨折患者处理指南》[18]涵盖了髋部和非髋部骨折。美国骨科医师学会最近通过的另一项美国指南《老年人髋部骨折处理》仅关注髋部骨折处理[19]。

显然，所收集数据的性质极大地影响髋部骨折审核的有效性。一般来说，数据必须在范围、数量和质量上足以影响行为和改善处理。在大多数审核中，数据不需要也不会具有研究质量，但它将服务于量化和改善临床处理的主要目的。收集、记录和上传审核数据的工作是一项重要的职责。经验表明，依靠临时授权给志愿或应征的护理人员或受雇从事其他工作的初级医务人员是有风险的。招聘、培训和支持有能力和敬业的审核人员至关重要。

支持性的方法会带来好处，而先进的技术（如提供数据项的下拉定义）可以做出很大的贡献。汇集了许多医院的审核人员的区域数据质量研讨会，在NHFD的案例中被证明是受欢迎和有效的。在参与单位单独工作或结对工作可能是孤立的，对于这种工作人员来说，同伴的支持、交换意见和困难、一起学习和共进午餐有助于促进和保持热情，并帮助想要做好工作的人做得更好。这些工作人员与临床医生、管理人员和中央审核人员一起参加下列主题中所述的大型区域会议，有助于认识到他们对更广泛努力的重要贡献。

在护理专业人员参与数据收集的情况下，要遵循专业标准，因为故意输入关于患者的虚假和误导信息可能导致纪律处分。意识到这一点本身可能会阻止这种做法。在NHFD的工作中有几个例子，可疑的 30 天低死亡率引起了人们对可能遗漏预后不良患者的怀疑，并通过使用非审核的常规 NHS 数据（即记录髋部骨折住院人数的医院事件统计数据）进行了检查。当前 NHFD 关于数据质量保证的建议是：服务主管临床医生每月随机检查记录样本和上传的数据。在有联合首席临床医生（如外科医生和老年科医生）的地方，数据质量和性能标准更高。

在某些司法管辖区，强制要求患者个人同意纳入审核，因此会出现数据完整性问题。当临床审核被认为是良好处理的一个组成部分时，问题就少了。收集具体审核数据的成本大约在每例 80 英镑，和处理的价格相比可以忽略不计（"如果你认为信息是昂贵的，那是对医疗服务无知"），当医院定期收集的数据可能足够时，这可作为一个反对独立审核的理由，虽然一种广泛的反对意见认为后者的数据不适合审核目的。Martyn Parker[20] 在一篇客座社论中对这些问题和其他问题进行了有益的阐述。从更广泛的角度来看，基于经验，单一付款人医疗系统为髋部骨折审核提供了一个比那些不太发达或发达但商业上分散的医疗系统更有利的环境。如果未来几十年的人口和社会需求决定了髋部骨折审核的发展，那么在这些不同环境中遇到的困难最终必须得到解决。

因此，髋部骨折审核现在是一项成熟的基于网络的技术，是一种有效的改变因素，也是一个用于改善质量[1]、研究协作[14] 和开发患者自评量表（PROM）[21] 的平台。鉴于目前对全球骨质疏松性骨折发病率增长的预测，髋部骨折作为示踪条件下，和审核驱动光环效应的改善，髋部骨折审核在发达国家和不发达的医疗经济体系中的潜在国际影响力是相当大的。在未来几十年里，脆性骨折处理的标准可能大幅提高，基于审核的研究合作可能在一系列国家和国际环境中推动循证处理的发展。

3 利用审核和反馈来改善患者处理和结果

髋部骨折审核的目的是以改善患者处理和结果的方式改变行为。个别审核在范围、方法和影响方面差异很大。获取髋部骨折审核的详细信息也有很大差异，很明显，许多地方审核项目没有在文献中出现。审核范围可能从短暂的或更持久的、基本上未报告的单个医院努力到现有的国家审核（目前数量很少），尽管日本、荷兰和西班牙出现了其他国家倡议。这种审核每年可以记录成千上万的病例，在处理方面提供了可衡量的改进，并且现在正在对髋部骨折文献做出实质性的贡献。

对于任何髋部骨折审核来说，最重要的是它对处理团队的影响，这是从心灵和思想的角度来解决的。因此，值得考虑可能实现这一目标的审核特征。报告方法很重要。多中心审核的年度报告似乎对有意义的个别项目改进影响相对较小。处于最高百分位数的单位可能会享受暂时的满足感，而排名垫底的单位可能会用模糊的意图或希望来缓和悔恨情绪，希望情况会在下一份报告中及时得到改善。

相反，定期反馈（最好是连续的）赋予临床团队生产工程师所谓的统计过程控制的好处。在定期会议上，临床团队可以查看他们的数据，并询问如前一个月发生了什么导致了更长的术前等待时间：更多的病例、手术室时间不足、手术室时间管理不善、麻醉医生不热情还是不必要的术前检查？这样，本地团队可以使用数据来解决本地问题并找到本地解决方案。事实上，他们被信息赋予了权利，这产生了一种不同于年度排行榜的心态。

成功的审核可能不仅通过定期反馈获得支持，而且通过提供良好实践的实例、定期更新的"关键论文"文献库提供实用的在线支持、资金业务案例模型，甚至各种审核和临床角色的工作描述。一份基于网络的以相关会议和来自团队及审核领导层的新闻为特色的定期新闻简报，将补充上述措施，以创建一个真正了解自身及其目的的髋部骨折审核社区。

会议很重要。在大型国家审核中，区域会议将人们聚集在一起。与100名或更多的临床医生、审核人员、管理人员举行这样的会议，以及一系列的演讲、午餐和休息，可以提高和保持热情。会议可能也有竞争优势，连续的本地演讲往往反映了这一点，增加了会议的乐趣和效果。当然，还有其他与上述截然不同的方法，例如审核是一种自上而下的官僚做法，由部门控制，缺乏中心临床领导，主观判断而非支持性，仅通过年度报告进行沟通。然而，他们不太可能在髋部骨折处理方面创造"关键数量的热情和专业的髋部骨折处理知识"，而是通过整体质量的改善和生存率的改善来达到明显和持续的效果[1]。

一个早期有趣的例子，1992年在英国东安格利亚进行了一次区域审核，1997年又重复了一次[22]。1992年的研究结果显示，8家参与医院的病例组合没有差异，意味着结果的差异可能归因于处理的差异。90天死亡率有显著差异。结果显示，只有大约一半的幸存者恢复了骨折前的身体功能，身体功能的显著下降（31%）与术后并发症有关。在1997年的审核中确定的关键改进措施是逐步减少术后并发症和改善90天预后的过程。

1997年的研究显示，肺炎、伤口和髋关节感染、压疮和致命的肺栓塞减少。2种相关干预措施广泛应用，使血栓栓塞预防率从45%上升到81%，早期活动从56%上升到70%。然而，90天的功能结局和死亡率没有变化。1997年的人口样本年龄偏大，但医院之间也没有显著差异。1992年，一家医院的死亡率低得惊人，但到了1997年，这家医院"失去了它的……卓越地位，也许部分是因为其他一些医院的改善，但主要是因为未能维持和改善其整体处理服务……因此，我们建议医院继续对髋部骨折患者的处理进行审核"[22]。

国家髋部骨折审核的数量仍然很少，如果存在，它们与各自卫生部门的关系将因环境而异。一些审核可能是在独立资金的支持下开展的，随后被认为是创新和有效的，因此值得从国家来源获得资金，如英国NHFD。其他国家可能不得不就联邦制度的复杂性以及预先确定的国家程序和审核发展条件进行谈判，如澳大利亚。在较小的国家，如苏格兰、爱尔兰和新西兰，更紧密的网络可能会让事情变得更容易。但是网络一旦建立，有效的全国性临床主导的审核可能会发现自己有能力影响政策。在这方面，英国NHFD是幸运的，各种NHFD积极分子在白宫村工作，在那里髋部骨折处理和脆性骨折的情况普遍显著上升[23]。髋部骨折审核工作的政治因素应得到公开认可，如果要实现影响政策的目标，这一点至关重要。

4 医院级审核的使用——良好实践对处理质量和结果的影响

审核、标准及定期或持续的反馈共同为临床团队提供了可操作的数据，以消除良好实践的障碍。当解决紧急问题需要管理支持和（或）额外的资源时，与没有审核数据的情况相比，与管理层的讨论可能是更理性的、客观的和富有成效的。也许审核数据最有效的用途是提示和监控临床处理和（或）服务结构的变化。

NHFD发布的年度报告[24]面向广泛的读者群，包括卫生部官员、国家医疗服务系统区域和地方管理层、国家新闻媒体和参与医院。这些报告包括一个名为"使用审核改善处理：良好实践示例"的部分，从中摘录了以下内容。

- 诺森伯里亚医疗保健NHS基金会信托基金——万斯贝克综合医院和北泰恩赛德

综合医院：

髋部骨折处理的质量改进项目始于 2009 年 10 月。一个多学科指导小组致力于改善从入院到出院的处理。疼痛控制有所改善，79% 的患者入院时接受了神经阻滞。90% 的患者在 36 小时内接受手术。在身体健康的患者中，25% 在手术当天下地活动，100% 在第二天下地活动。在新任命的营养助理的帮助下，81% 的人得到了额外的营养支持。为患者和处理人员提供了关于髋部骨折最新信息的手册。患者和家庭对处理的反馈很高，月平均得分始终在 9.3 分以上（满分 10 分）

- 索尔兹伯里 NHS 基金会信托基金——索尔兹伯里地区医院：

2010 年，由于没有骨科医生、没有协作方法和术前长时间的延迟，索尔兹伯里在英国国家医疗服务体系的 100 个英国信托机构中的最佳实践资费（BPT）成就排名第 98 位（见本章主题 5）。一项变革项目引入了骨科医生和护理人员、额外的手术室容量，并且由骨科医生、首席麻醉师和骨科顾问共同承担积极领导的作用。到 2012 年，80% 的患者在 4 小时内接受了骨科处理，95% 的患者进行了术前老年骨科评估，92% 的患者在 48 小时内进行了手术，84% 的患者在 36 小时内进行了手术。压疮发生率从 5.4% 下降到 1.2%。死亡率从 10.1% 降至 8.4%，急性住院时间从 27.6 天降至 19.8 天。最佳实践资费实现率从 1.5% 上升到 84.4%，BPT 收入为 187 790 英镑，效率节省 391 000 英镑（按 1 955 张床位每天 200 英镑计算）。重要的是，患者、亲属和临床工作人员的反馈是积极的

- 圣彼得医院 NHS 基金会信托基金——切特西圣彼得医院：

2010 年，信托投资了一项为期 4 天的髋部骨折路径的效率、质量、改进和生产力项目。对 NHFD 数据的分析显示，最长的延迟发生在周末期间或之后。为了解决这个问题，周六全天的手术室名单被分成了 2 个半天的名单。结果，60% 的患者在 24 小时内接受了手术，80% 的患者在 36 小时内接受了手术。通过引入优先髋部骨折寻呼机，缩短了进入创伤病房的时间。周末物理治疗和髋部骨折运动课程提高了术后 24 小时内的活动率。住院时间从 25 天减少到 22 天，大大提高了效率。重要的是，25 天内出院到原居住地的比例从 2 年前的 44% 提高到了 60%

对这些项目进行了较为详细的描述，因为它们说明了广泛的临床和服务改进，这些改进是由本地驱动的，由基线数据提供信息，由持续反馈进行监测，并超越了简单地遵守 NHFD 审核中体现的 6 项临床标准。以患者为中心的措施促进改善疼痛控制、周末康复和营养，这本身是好方法，而且有助于通过更快的恢复提高整体效率，有时可以节省大量资金。以传单和调查的形式，患者和处理人员的参与是不寻常的，但令人钦佩。许多团队可能会犹豫，但更多团队应该进行尝试。由于急性期住院时间对患者来说不如尽快回家重要，圣彼得医院在让更多患者尽早直接回家方面的做法是以患者为中心的，而且可能也是符合成本效益的，因为不必要的急性期后住院处理会导致康复费用迅速上升。

重要的是，刚才提到的 3 份地方报告表明，总体而言，质量和成本并不冲突。"照顾好髋部骨折患者比照顾不好他们更便宜"[5]是一个简单的信息，对临床医生、管理者、卫生部门和政治家来说是有意义的，它本身也可能是更广泛地实施有效的髋部骨折审核的最佳简明论据。

5 鼓励医院改善处理，如最佳实践资费

1988年，美国社区医院的一项回顾性研究[25]评估了1983年引入的预期付款系统（PPS）对从家庭入院的髋部骨折患者处理的影响。确定了约330个符合条件的案例，其中149个在实施项目组合服务之前，189个在实施之后。实施后，平均住院天数从21.9天降至12.6天。其他主要调查结果令人重视。出院前的最大步行距离从27米降至11米。出院到疗养院的患者比例从38%上升到60%，1年后留在疗养院的比例从9%上升到33%（所有引用值均为$P<0.0001$）。然而PPS的目标可能是控制急性期成本，其对后续患者处理质量和成本效益的总体影响似乎是不利的。康复和重返家庭受到严重影响，1/3的患者在1年后仍在疗养院接受处理，其人力和经济成本确实令人担忧，这也说明了单纯关注急性期处理所带来的问题。

2009年以色列的一份报告[27]对2个患者样本（即1999—2006年的10 620名患者和来自7家医院的参与创伤登记的患者）进行了回顾性分析，以评估2004年的一项变化的影响，该变化大大降低了入院后48小时内接受手术的患者的DRG费用。该数据显示，48小时内接受手术的患者数量增加了35%，所有手术患者的住院死亡率降低了30%。

意大利拉齐奥2013年的一份报告[27]回顾性分析了该地区各种地方、教学、宗教和私立医院收治的12 433例髋部骨折患者的数据。2009年DRG支付方式的改变导致只有在48小时内进行手术的患者才能获得全额报销，并且随着术前等待时间的延长，报销比例会进一步降低。这一变化前后几年的对比显示，48小时内接受手术的患者比例从11.7%上升到22%。所有类型的医院都有所改善，其中私立医院的改善最大。

这2项研究都有局限性，前者持续时间长，许多非DRG因素可能有助于降低死亡率，后者对严重的术前基线延迟影响相对较小。

英国NHFD自2007年推出以来，已记录了超过50万例病例，现在已记录了95%以上符合条件的髋部骨折。2010年，英国卫生部推出了髋部骨折处理，使其成为BPT的合理主题。该标准反映了NHFD的标准，早期手术目标从48小时缩短到36小时。激励措施是在基础费用的基础上增加支付445英镑（"差额"）。BPT基本费用保持不变，但相对于基本费用的差额在2011—2012年间从最初的445英镑增加到890英镑，此后甚至更高。与此同时，基础费用削减了类似的数额，以"胡萝卜加大棒"的方式激励参与者提高费用。如预期的那样，出现了BPT的增加[15]。

6 髋部骨折审核的进展、挑战和机遇

2000年，全球发生了160万例髋部骨折。由于婴儿潮一代在一些人口中的大规模老龄化，这一数字将会急剧上升，而在巴西、中国和印度等其他国家，这一数字将会急剧上升。在这些国家中，第一批老年男性将会在未来几十年的人口统计中占据主导地位[28]。自2000年以来，髋部骨折审核的进展和髋部骨折处理的改善应该给人以谨慎乐观的理由，尤其是在接下来的几十年里，类似的进展和改善仍将继续。

骨科医生和老年骨科医生合作开展的协作处理的兴起，极大地改善了髋部骨折患者的处理和结果，这些患者往往是急性医疗保健部门最脆弱和最易受伤害的人群。他们的多种合并疾病（包括认知障碍）的治疗已经改变，他们的结果也有了很大的改善[13]。最近一项基于NHFD的研究[29]显示，每位患者增加的直立行走时间与更高的及时手术率相关，但与更低的30天死亡率独立相关。然而，很少有医疗保健

系统提供这种老年骨科处理。在英国，老年科医生和骨科医生分别构成了最大的内科和外科专业，并且在创伤处理中无须付费服务，使得协作处理变得简单且具有成本效益。在其他老年科医生很少或不存在的情况下，可以提供老年医学专业知识的其他人员（如住院医生、医生助理和护理专家），可能会得到确认和培训。这些临床医生可能会从专注于关键主题的模块化培训中受益匪浅，如国际老年骨折学会核心认证计划[30]。

其他更近期的进展包括成功的大规模前瞻性观察审核研究，如 White 等[14]的研究，该研究观察了 11 085 名患者的 5 天和 30 天病例组合调整死亡率，并强调了与术中低血压相关的死亡率显著增加。这项研究现在超越了以前绝大多数髋部骨折麻醉报告的局限性和（或）选择性，如排除了通常约占髋部骨折人群的 1/3 的精神障碍患者。

此外，已经解决了对髋部骨折审核的一个严重批评，即由于他们自我报告的事实而产生的道德风险，并且确立了其作为质量改进措施的价值[1]。这项研究使用了国家非审核数据，并在 2003—2011 年（即在 2007 年 NHFD 启动之前和之后的 4 年），对收治的 471 590 名患者进行了 30 天、90 天和 1 年的早期手术和死亡率趋势研究。第二个 4 年期间，30 天死亡率从 10.9% 下降到 8.5%，而第一个 4 年期间则从 11.5% 小幅下降到 10.9%。2007—2011 年 90 天死亡率的绝对下降幅度大于 30 天死亡率的下降幅度，与 1 年死亡率的下降幅度相似。这表明，更好的急性髋部骨折处理通过将处理不良的附带损害降至最低来降低死亡率，并且这种降低可维持至 1 年。这与髋部骨折后 17%~32% 的潜在死亡可避免的证据是一致的[31]。

不幸的是，在发达的医疗保健经济体中，急性期处理占主导地位。这反映在髋部骨折处理中，其重点在于最初几周的处理，并且未能认真参与急性期后处理和康复。髋部骨折处理最昂贵和最不理想的结果莫过于可避免的永久性住院治疗，这可能是个人的悲剧，而且往往是不合理的成本，然而这种成本是可以满足的[25]。

急性期后处理差异很大，通常反映的是服务结构和供给，而不是单个患者的需求和潜力。成本和责任的复杂性，健康和社会保健之间的分歧以及商业利益给研究人员带来了巨大的挑战。此外，与外科手术和麻醉剂等急性期处理技术的进步相反，出于类似的原因，这类研究的发现不容易推广。

理想的情况是，社区服务的发展能够提供社会服务、护理和康复服务，并且能够自信地、很好地处理在早期住院康复后直接从急性期处理中出院的患者，这将实现"照顾好髋部骨折患者比照顾不好他们更便宜"的口号[5]，但这种服务目前是个例外。可悲的是，既糟糕又昂贵的处理被认为是常态。没有简单的万灵药，但成本飙升和患者不满的结合（更有可能是随着婴儿潮一代的年龄增长）可能会引起关注，并引发地方或国家的举措，如备受讨论的英国医疗和社会保健服务的合并，这在经济和人文方面都有意义。应对这些挑战需要政治对策，最好是建立一个共同的议程，让政府和专业人士致力于更好、更廉价的处理，以及更高的患者和处理者满意度。

在欠发达的医疗保健经济体中，甚至存在更大的挑战。面临最大挑战的国家也是最没有能力应对这些挑战的国家。但同样，进展将取决于有广泛基础的中长期临床和政治对策，最有可能的是在学术环境中建立先导倡议，并向外推广符合国情的改进措施。

这种进步是脆性骨折联络网（FFN）的中心目标，这是一个国际性的非营利组织，汇集了国际上包括骨科医生、老年科医生、护士和其他临床学科在内的广泛的积极分子以及相关专业科学家。它寻求促进在全球范围内传播预防和管理脆性骨折的最佳多学科实践,促进旨在更好治疗的研究,并为所有国家的脆性骨折处理制定政治优先事项。随着髋部骨折的状况成为更广泛的脆性骨折流行的示踪条件,2013—2015 年 FFN 制定了战略共识文件《髋部骨折审核的未来》[32]。

FFN 髋部骨折审核数据库实施小组通过在 Skype 上召开的国际专家组会议,使用共识方法开发了一个简明实用的最小公共数据集(MCD),该数据集记录了髋部骨折处理中病例组合、处理和结果的关键要素[11]。这项工作是基于已经在既定的国家审核中使用的更广泛且主要基于理克肖夫特的数据集,因此为了比较的目的与它们兼容,但是对于启动审核的目的来说,它已足够方便用户,并且在资源有限的情况下具有成本效益。随后,使用 MCD 的小规模试验阶段在 5 个欧洲中心城市(西班牙巴塞罗那、斯洛文尼亚采列、德国吕贝克、马耳他姆西达、德国斯图加特)合作进行国际基于网络的髋部骨折审核的可行性,从中吸取了宝贵的经验教训[11]。试点阶段还允许基于 MCD 的病例组合、处理和已建立审核的早期结果数据的国际比较,最近是在瑞典、英国、爱尔兰、澳大利亚和新西兰进行。

总之,髋部骨折审核已经是一项成熟的技术,它已经在国家层面确立了改善处理和结果的有效性。现在,鉴于髋部骨折作为全球范围内即将出现的脆性骨折大流行的示踪条件,实施有效的髋部骨折审核有可能在应对该大流行所带来的临床和组织挑战方面发挥重要作用。

最近的一份出版物[33]表示支持在扩大有效髋部骨折审核的实施方面取得国际进展的概念,数据集的可比性为相互学习的合作提供了实践基础,也为合作研究带来了机会,形式为前瞻性观察研究甚至随机对照试验。未来几十年的挑战是巨大的,但现在至少有一些理由让人保持谨慎乐观的态度,实现这种乐观的战略框架正在形成。

7 参考文献

1. Neuburger J, Currie C, Wakeman R, et al. The impact of a national clinician-led audit initiative on care and mortality after hip fracture in England: an external evaluation using time trends in non-audit data. Med Care. 2015 Aug;53(8):686–691.
2. Rikshöft. Swedish National Registry of hip fracture patient care. Available at: rikshoft.se/about-rikshoft. Published 2013. Accessed 2017.
3. Currie CT, Hutchison JD. Audit, guidelines and standards: clinical governance for hip fracture care in Scotland. Disabil Rehabil. 2005 Sep 30–Oct 15;27(18–19):1099–1105.
4. Parker M, Currie C, Mountain J, et al. Standardised audit of hip fracture in Europe (SAHFE). Hip International. 1998;8:11–18.
5. British Orthopaedic Association and British Geriatrics Society. The care of patients with fragility fracture. Available at: www.nhfd.co.uk. Published 2007. Accessed 2018.
6. Gjertsen JE, Engesaeter LB, Furnes O, et al. The Norwegian Hip Fracture Register: experiences after the first 2 years and 15,576 reported operations. Acta Orthop. 2008 Oct;79(5):583–593.
7. DrHoftebrud. Dansk Tværfagligt Register for Hoftenære Lårbensbrud. National årsrapport 2016. Available at: https://www.sundhed.dk/content/cms/62/4662_hofte-fraktur_årsrapport-2016.pdf. Published 2016.Accessed 2017. Danish.
8. National Office of Clinical Audit (NOCA). Irish Hip Fracture Database National Report 2015. Available at: https://www.noca.ie/irish-hipfracture-database. Published 2016. Accessed 2017.
9. Australian and New Zealand Hip Fracture Registry (ANZHFR). Annual Report 2016. Available at: www.anzhfr.org/reports. Published 2016. Accessed 2017.
10. AUC Geschäftsstelle Register und Forschungskoordination. AltersTraumaRegister DGU. Available at: www.alterstraumazentrum-dgu.de/de/qualitaet_sicherheit/ alterstraumaregister_dgur.html. Published 2016. Accessed 2017. German.
11. Hip Fracture Audit Database (HFAD). Minimum Core Dataset for hip fracture audit. Available at: http://web1. crownaudit.org/ffn/info.nsf. Accessed 2017.
12. Wakeman R, Sheard PD, Jenner GH. Ortho-geriatric liaison—the missing link? J Bone Joint Surg Br. 2004 Jul;86(5):636–638.
13. Johansen A. The future of orthogeriatrics. Age Ageing. 2010 Nov;39(6):664–665.
14. White SM, Moppett IK, Griffiths R, et al. Secondary analysis of outcomes after 11,085 hip fracture operations from the prospective UK Anaesthesia Sprint Audit of Practice (ASAP-2). Anaesthesia. 2016 May;71(5):506–514.
15. United Kingdom National Audit Commission. United They Stand: Coordinating Care for Elderly Patients With Hip Fractures. London: HMSO; 1995.
16. Scottish Intercollegiate Guidelines Network (SIGN). Prevention and Management of hip fracture in older people. A national clinical guideline (Guideline 56). Edinburgh: SIGN Executive;

2002. Available at: www. sif-fisioterapia.it/wp-content/uploads/2014/12/Hip-Fracture-Management-Prevention-Scotland-2002.pdf. Accessed 2017.
17. National Institute for Health and Care Excellence (NICE). Hip fracture: management. Clinical guideline ［CG124］. Available at: www.nice.org. uk/guidance/cg124. Published 2011. Accessed 2017.
18. Bukata SV, Digiovanni BF, Friedman SM, et al. A guide to improving the care of patients with fragility fractures. Geriatr Orthop Surg Rehabil. 2011 Jan;2(1):5–37.
19. American Academy of Orthopaedic Surgeons (AAOS). Management of hip fractures in the elderly. Available at: http://www.aaos.org/Research/guidelines/HipFxSummaryofRecommendations. pdf. Published 2014. Accessed 2017.
20. Parker MJ. Databases for hip fracture audit. Acta Orthop. 2008 Oct;79(5):577–579.
21. Griffin XL, Parsons N, Achten J, et al. Recovery of health-related quality of life in a United Kingdom hip fracture population. The Warwick Hip Trauma Evaluation—a prospective cohort study. Bone Joint J. 2015 Mar;97-B(3):372–382.
22. Freeman C, Todd C, Camilleri-Ferrante C, et al. Quality improvement for patients with hip fracture: experience from a multi-site audit. Qual Saf Health Care. 2002 Sep;11(3):239–245.
23. Oliver D. Development of services for older patients with falls and fractures in England: successes, failures, lessons and controversies. Arch Gerontol Geriatr. 2009 Dec;49 Suppl 2:S7–S12.
24. Royal College of Physicians. The National Hip Fracture Database. Part of the Falls and Fragility Fracture Audit Programme. Available at: www.nhfd.co.uk/docs/reports. Accessed November 29, 2017.
25. Fitzgerald JF, Moore PS, Dittus RS. The care of elderly patients with hip fracture. Changes since implementation of the prospective payment system. N Engl J Med. 1988 Nov 24;319(21):1392–1397.
26. Peleg K, Savitsky B, Yitzhak B, et al. Different reimbursement influences surviving of hip fracture in elderly patients. Injury. 2011 Feb;42(2):128–132.
27. Colais P, Pinnarelli L, Fusco D, et al. The impact of a pay-for-performance system on timing to hip fracture surgery: experience from the Lazio Region (Italy). BMC Health Serv Res. 2013 Oct 7;13:393.
28. Cooper C, Campion G, Melton LJ 3rd. Hip fractures in the elderly: a world-wide projection. Osteoporos Int. 1992 Nov;2(6):285–289.
29. Neuburger J, Currie C, Wakeman R, et al. Increased orthogeriatrician involvement in hip fracture care and its impact on mortality in England. Age Ageing. 2017 Mar 01;46(2):187–192.
30. Mears SC, Suk M, Cobbe F, et al. International Geriatric Fracture Society CORE Certification: turning knowledge into action. Geriatr Orthop Surg Rehabil. 2014 Sep;5(3):91–92.
31. Kanis JA, Oden A, Johnell O, et al. The components of excess mortality after hip fracture. Bone. 2003 May;32(5):468–473.
32. Currie C, Mitchell P. The Future of Hip Fracture Audit. A Draft Consensus Statement. Available at: http://fragilityfracturenetwork.org/files/ future_of_hip_fracture_audit_-_a_ consensus_statement.pdf. Published 2015. Accessed 2017.
33. Saez-Lopez P, Branas F, Sanchez-Hernandez N, et al. Hip fracture registries: utility, description, and comparison. Osteoporos Int. 2017 Apr;28(4):1157–1166.

2.10 精益商业原则

作者 Stephen L Kates, Andrew J Pugely
译者 王文婷　审校 刘　楠

1 引言

有多种临床和保健系统处理模式与老年骨折处理相关。Guisti 等[1]在他们里程碑式的论文中描述了 5 种不同的组织模式（关于这些模式的总结和讨论见第 2.1 章"老年骨折处理模式"）。然而，从商业模式的角度来看，只有 3 种模式可以讨论，它们包括"手工生产"、使用"大规模生产"原则的半组织处理以及使用"精益商业原则"的高度组织处理。这 3 种商业模式源自汽车行业，可以应用于医疗保健领域。

通过使用精益商业方法，可以显著改善绩效。质量改进和成本节约的双重目标是可以实现的，并且可以提供更具成本效益的处理[2]。精益商业方法是医疗机构、患者和医疗团队的胜利。本章旨在讨论业务建模的使用及其在处理改进中的作用。

2 汽车工业的模式

2.1 手工生产

1911 年以前，所有汽车和其他商品及服务的制造都采用手工生产原则。手工艺生产依赖于个体工匠的技能。供应品的采购方式杂乱无章，而且多变。制造过程是一次完成 1 个，没有标准适用于每辆车。没有标准的质量管理程序，每个产品都是不同的。因此，即使对于熟练的工匠来说，结果也是可变的。

2.2 批量生产

批量生产始于 1911 年，当时亨利·福特引进了可互换零件。1914 年，福特推出了移动装配线，并通过规定标准工作和使用回收的有缺陷的钢制零件来降低成本，定期集中精力减少在制造过程中造成的浪费。福特标准化了构成木制运输板条箱的木板的尺寸，包括钻孔的位置。清空后，板条箱在工厂被拆卸，成为 T 形车的地板。他实际上每年都降低汽车的价格，将节省下的成本让利于客户。

然而，大约 25% 的汽车在装配线的末端无法正常启动和运行，需要他雇佣的"工匠"进行返工来纠正缺陷。批量生产质量控制工作往往无法确定错误的真正根源，因此错误被一遍又一遍地重复。尽管有缺陷，批量生产还是取得了巨大的成功，批量生产原则极大提高了所有使用该模式工厂的产量。

2.3 精益生产

精益生产始于战后的日本，由丰田章男家族、他们的工程师大野泰一和在麦克阿瑟占领军服役的爱德华兹·戴明博士创立。1950 年，日本没有生产汽车，但是丰田章男家族和大野在戴明的帮助下，开发了新的制造原理，现在被称为精益生产[3]。

在精益生产中，用于制造的空间更少，转换时间不断减少，零件和汽车的质量显著提高，生产成本因此下降。引入了及时交付零件和防差错等概念。

供应链由一个库存控制系统（kanban）管理，包括信号卡，以表明需要在零件使用时补充零件，这与零件及时交付到装配线相结合。通过对汽车模型的复杂程度进行排序和组件，使装配线达到"生产水平"（heijunka）。在生产线的末端，所有的汽车都启动并运行了，然后可以立即被运送到货船上，运送到预定的目的地。利用计划、执行、检查和处理（PDCA）的戴明循环，不断提高质量以及使用频繁的"改进"（kaizen）来解决在制造过程中遇到的问题。到20世纪90年代末，丰田成为世界头号汽车制造商。

3 我们现在处于何种模式？医疗保健的价值是什么？

基于上述商业模式，老年骨科处理通常采用手工生产方式，并具有质量管理体系、供应链和一些中心管理的大量病例等大规模生产特点。典型的处理会产生各种各样的结果，包括许多容易避免的不良事件，如用药错误、手术和会诊的顺序不佳，导致长时间的延迟、必要的供应品的消耗、可避免的感染、不必要的检查（如头部CT扫描和超声心动图）等等。

如果读者仍然不相信，问自己以下问题：如果我的骨折需要紧急手术，我会选择我的外科医生和处理团队吗？大多数读者会回答"是的，当然"。因为传统的骨折处理是高度可变和无组织的，你肯定想要明智地选择你的医生和处理人员。当然，这是非常低效的，在紧急情况下几乎不可能。随着世界各地卫生系统面临的成本压力越来越大，越来越需要以更低的成本提高医疗质量。幸运的是，在处理成本和处理质量之间通常存在着相反的关系，即高价值的处理通常成本更低。卫生系统和患者要求提供更好的有价值的处理[4]。价值方程为[5]：

$$\frac{结果}{成本} = 价值$$

在大多数情况下，我们知道成本。通常，只有通过"过程测量"（如住院时间、死亡率和感染率）来定义的结果是已知的，而不是真正重要的患者报告的结果。患者报告的结果对于显示所提供的处理是否确实改善了患者的健康状况是很重要的。很难有一个真正的价值衡量标准，但随着时间的推移，这个问题肯定会得到纠正。

4 精益商业方法的实施

脆性骨折处理的每一阶段都可以分解为一系列步骤或过程。这些过程串在一起，将包括患者在处理期间通过卫生系统的流程。利用精益商业方法，可以反复研究和改进这些流程，以改善系统中的患者流程，减少错误，提高患者满意度。这称为价值流图[6]。要开始这一流程，必须具备以下条件。

- 医院管理部门的支持至关重要
- 需要来自外科专家和内科专家[2]的坚实领导
- 对处理团队进行引导和授权，使所做的任何更改都能"坚持"下去
- 医疗护理人员之间必须有一定的交流，以了解有更好的方法来处理他们的患者
- 围绕精益实践的良好沟通也很重要，其重点是改善患者处理和提供者满意度，而不是取消工作

一些项目将聘请顾问团队来帮助他们创建价值流图；其他人则聘请一名协助者来帮助监督流程。在所有情况下，员工都必须积极参与精益流程，以确保取得成功。当开始在部门中

实施精益流程时，选择诸如髋部骨折这样的独立诊断非常重要，这样医疗护理团队成员就可以清楚地集中精力。

5 浪费的实例和减少浪费的方法

精益商业方法的主要焦点是消除过程中的浪费[7]。在医疗保健领域，估计有30%~47%的服务是"浪费"的[8]。浪费对处理过程没有任何价值，而且通常是有害的。一个例子是处理协调的失败。增加医疗保健价值的过程包括必要的测试、花费在医生或护士身上的时间，以及必要的手术。

浪费有很多种类，以下列出的是典型的7种浪费[2, 3]，并有相关的例子。

1.运送——运送患者到放射科的次数太多，而一次就足够了。

2.库存——过多或过少的库存。

3.动作——工作人员四处寻找需要的物品。

4.等待——等待手术，等待看医生等。等待会使病情恶化，并扰乱处理流程。

5.过度处理和过度治疗——安排过多的检查和（或）不必要的超声心动图。

6.过度测试——当结果一开始就可以接受时，重复执行相同的测试。

7.缺陷——可避免的导致返工、再入院和再次手术的错误。这是最糟糕的浪费。

另外一项浪费是不征求员工的意见，因此浪费了他们的好想法。

随着精益流程的实施，消除浪费是该方法的重点[6]。通过使用标准化的成组医嘱，通过只开普通药物（按老年剂量）和通过标准化每次住院所需的时间和实验室检查类型，可以消除一些浪费。这有助于消除不必要的药物费用，重复的实验室检查，并为静脉切开术提供更可预测的人员配置。

在手术中，根据患者的年龄和功能状态，使用醒目的显示处理级别标识来确定适合特定骨折类型的植入物，可以实现良好的处理和节省大量成本。它避免了使用昂贵的植入物治疗功能状态最差的患者。这被称为"需求匹配"，使植入物与患者的具体需求相匹配，是真正以患者为中心的处理[9]。

6 改进——以及它是如何起作用的

6.1 精益六西格玛

一旦决定开始改进过程并采用精益方法，目标必须设定为允许领导者选择正确的方法来使用它。对于一个单一的重点问题，如手术室更换时间，精益六西格玛方法可能是最好的。精益六西格玛注重细节，采用特定的方法来改进过程，并大大减少过程的变化。

6.2 精益业务流程模型

对于骨折患者的整体处理过程，最好使用精益业务流程模型。这种方法检查患者从急诊科入院到出院的系统流程。这个过程从"现场"开始，也就是完成工作的地方。团队领导和过程协调人按照患者的流程思考系统，提出问题，做笔记，并对所接受的处理的复杂性进行理解。改进的想法产生了，但还没有被分享或付诸行动。

6.3 改进

下一步是计划"改进"（kaizen）。kaizen是一个日语单词，意思是拆散（kai），创造新的（zen）。要想成功，必须事先仔细计划改进。改进是一个短时间的突发活动，通常持续1~5天。在此期间，所有参与活动的员工将被免除日常工作职责，并被要求参加整个活动。

- 改进的具体目标由医院管理部门设定
- 协调人可以是员工或邀请来促进改进的专家

- 从常规医疗护理团队中精心挑选员工，包括医生、护士、办事员、护理助理，如果合适的话，甚至还有管家
- 被选择的员工应该对改进感兴趣，积极参与，而不是唱反调或捣乱的人
- 投诉者可以接受包括他们正在寻求改进的处理系统
- 流程改进的目标是使其收入持平或节约成本

活动开始时，改进领导者要做一个简短的展示，通常为 30~45 分钟，解释问题和背景，并让团队承担起他们的责任。如果团队不熟悉改进的过程，会对这个过程有一个介绍性的解释。改进是侧重于行动而不是分析，并专注于识别所有的相关过程和问题。

在介绍了问题和背景之后，下一步是为正在研究的处理过程创建流程图或价值流图。一个有用的方法是，第一步把一张大白纸贴在墙上，从一边到另一边。接下来将使用更小的统一颜色的便笺来规划流程步骤。每个单独的步骤都按出现的顺序映射。如果有不止一条路径，就会有平行的路径。所有的步骤从头到尾都是独立的，并分配与该步骤相关的问题（图 2.10-1）。

下一步是确定影响每个流程步骤的问题。每个单独的问题都用不同颜色的便笺写在流程步骤上。通常情况下，每一步的问题比过程中的步骤要多得多。

当价值流图完成后，团队成员就可以休息了。重要的是，即使在吃饭的时候，队员们也要在一起。因此，赞助机构，通常是医院，应该为改进提供好的食物。接下来，团队通过流程划分收集所有问题。这些都是由现在被分成 2~3 组的团队进行简单研究的。使用图 2.10-2 所示的网格，根据问题的影响和难度将问题分为 4 组。

当所有的问题都被分配到 4 个方格中的 1 个后，方格 3 和方格 4 的问题被丢弃。方格 1 的问题（即高影响/低难度）在小组中平均分配。团队被要求对分配给他们的问题提出创新的解决方案。方格 2 中的问题（即高影响/高难度）被放置在"停车场"，以供以后评估。这些问题的难度通常太高，可能需要自己改进，或者需要一段时间才能解决。

当改进准备结束时，小组将列出问题、他们在处理过程中的步骤和建议的解决方案，并创建一个摘要演示。当每个小组都想出解决问题的方法时，他们被要求在工作场所试用这些

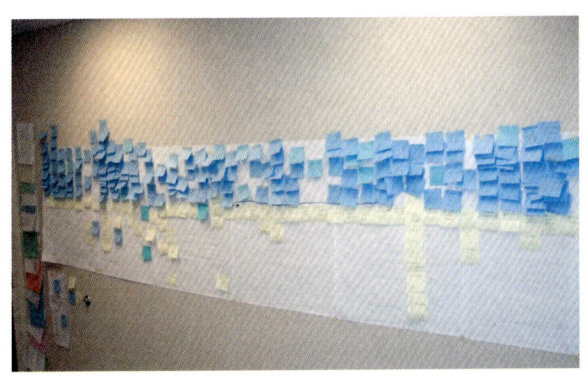

图 2.10-1　一个改进会议中用于解决问题和改进流程的流程图

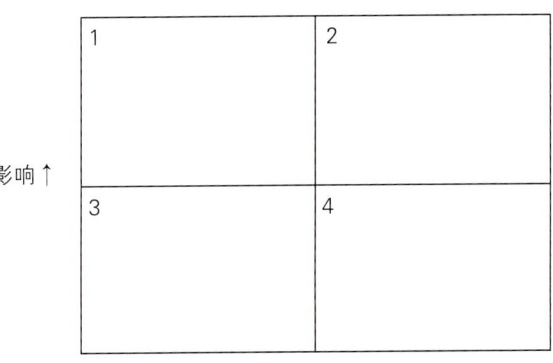

图 2.10-2　难度 - 机会分析网格根据问题的影响和难度（即高影响/低难度、高影响/高难度、低影响/低难度、低影响/高难度）将问题分成 4 组

方法。有时可以立即尝试这种方法，有时则需要在整个组织的一个小的子组中进行项目的试验阶段。试点研究可能需要从执行该流程的特定地区的员工中询问提议的方案是否可行。在任何情况下都没有做过详细的分析，改进是偏向于行动的。

改进的最后一个小时花在向机构领导做总结视听演示上。在这个演示过程中，不允许提问。列出解决方案，并且团队希望机构领导将支持尝试这些方案来解决问题。这是改进的一个重要方面。它需要机构领导的真正支持。如果没有支持，流程改进就不会成功。过了一段时间，当新的问题出现，或者一些方案不能解决最初的问题时，同样的主题可能需要另一个方案。分配给方格2的问题（即高影响/高难度）可能经常需要它们自己的改进。

6.4 实施

下一步是在临床环境中实施过程的改进。这是一个持续的过程。针对问题设计了一个电子表格，分配负责人员，并分配红色（停止、需要注意）、绿色（进展顺利）和蓝色（已完成）来指示进展（图2.10-3）。

经常会指定时间线。每周召开简短的团队会议，只回顾红色代码的流程。会议将继续进行，直到流程改进工作完成为止。显然，这需要医院领导的支持才能成功。

最初，员工可能会对变化持谨慎态度。对于处于领导角色的员工来说尤其如此，他们觉得自己"拥有"已经在使用的流程。这就是为什么对于改进团队的成员来说，拥有过程改进的所有权并将新概念输出给他们的同事是至关重要的。当一个团队取得了过程改进的所有权时，这将极大地减少旧方法的后退。当流程以自上而下的方式实现时（即传统的医疗中心），员工的反抗和倒退是很常见的。在过程变更期间，团队应该得到领导的表扬和支持。

6.5 结果

过程改进结果的评估是关键的。精益业务方法是数据驱动的，因此收集之前和之后的结果是必不可少的。定期回顾进展是很重要的，就像要求员工和患者反馈一样，这通常需要收集数据。财务数据需要医院财务部门参与，他们应该提前知道请求的具体数据点，并将这些数据与历史数据进行比较，以供参考。医院已经收集了许多其他过程测量数据，如住院时间、并发症发生率和手术室测量数据。有些指标，比如手术时间，可能需要额外的工作来收集，应该指派一名员工定期报告这些指标，以监控进展。对于门诊，需要额外的工作来收集数据，员工可能需要承担这一责任。

6.6 项目监控

记分卡或仪表板应与程序数据一起组装，并每月进行监控。结果应该提供给团队成员，以帮助他们理解性能改进。考虑创建供员工查看的图形化仪表板。可视化仪表板是精益业务控制的一个重要例子（图2.10-3）。定期审查结果、进展和后退是必要的。通过使用精益商业方法，可以在项目结果中实现相当大的改进。提高质量和节约成本的双重目标是可以实现的，并将提供更具成本效益的处理[6]。精益商业方法是医疗机构、患者和医疗团队的胜利。

可交付成果	益处	所有者	团队	完成时间	到期日	状态	备注
注册和结账							
要求提供证件照并扫描	患者一旦进入系统，不再需要询问ID（节省时间，提高客户满意度）			2周	03-03	完成	
前厅更新并重新安置供应商标识	减少患者步行，改善沟通和客户满意度				05-01	G	获取有关部门名称添加到前窗口的信息
禁止没有预约的销售代表进入	更少的干扰				03-12	完成	新发布的标识。未预约，销售代表不能进入临床区域
在患者入住时呼叫转运患者	目前的流程是在预约结束时要求转运患者（如果需要）。这会导致患者长时间等待，并要求员工多次（4~5次）打电话来检查运输状况（提高客户满意度和员工效率）				02-15	完成	向供应商发送政策并张贴在临床区域
告知患者在各个阶段的等待时间	通过设定期望来提高患者的满意度。试着给出一个时间范围				02-19	完成	发送邮件
新患者的登记表直接送达CCO	直达，节省标签费用（需要估计每年节省的美元）。这也将确保标签上的信息是正确的				03-19	G	
传达和分发未成年人政策。在预约时间内，与医生联络并出示指示牌	减少收入损失，节省患者时间，提高客户满意度				02-15	完成	
普通患者的标准化表格，包括专科/一个成人和一个儿童表格	减少使用相同信息填写多个表单的需求。节省时间，提高客户满意度			2周	04-01	G	草案已于2月15日完成。需要在每一页留有空间粘贴标签。修改表格
订购2台新的大容量传真机	节省时间，提高传真质量，降低供应成本			1周		R	订购中

图 2.10-3　改进仪表板示例

缩略词：CCO，克林顿过境办公室

可交付成果	益处	所有者	团队	完成时间	到期日	状态	备注
X线检查和就诊							
模块中的X线检查后要求	提高与X线团队的沟通/在影像学方面的效率。加快患者就诊速度（客户满意度），这将消除由缺乏沟通导致的5%~10%的重复X线检查				03-15	完成	
大多数X线检查不再需要更换罩衣	消除了占用房间存放患者贵重物品的问题，减少了客户满意度问题，减少了周期时间和房间利用率问题。患者穿着罩衣不舒服，注意力不集中。节省了购买和清洗衣服的费用				03-05	完成	
穿罩衣的患者必须穿拖鞋或鞋子	卫生的改善			2天	02-26	完成	每个房间都贴着告示，拖鞋就放在衣服旁边
内部							
预约医生会提醒患者穿宽松的衣服	有助于消除更换衣服的需要				02-17	完成	预约已通知并正在通知患者
当2名或2名以上的患者在排队结账时，工作人员会走近排队的人，询问谁需要跟进预约。如不需要跟进，请出示就诊表，交回黄色副本，如需要，告诉患者他们将收取账单或自付费用	当患者可以离开时，减少患者的排队和等待时间，增加客户满意度				02-16	完成	
执行5S——选择试点地区并设定标准	这将确保所有表单都存储在相同的位置，并以相同的名称调用				03-15	G	一旦试点完成，整个建筑将执行5S。项目4月中旬进行审核

图 2.10-3（续）

可交付成果	益处	所有者	团队	完成时间	到期日	状态	备注
执行5S——选择试点地区并设定标准（博士湾区）	这将确保所有表单都存储在相同的位置，并以相同的名称调用				03-15	G	
额外杂志需求	提高客户满意度			03-08	03-08	完成	续订额外的杂志
团队聚集——技术和供应商，在一天的开始和整个白天	改善患者流程、技术和供应商满意度				待定	G	
未来潜在的改进							
我们在改进期间记录了许多建议。我们需要将它们添加到这个文档中							
账单的问题	保险输入不正确						
允许支付X线检查的费用							
					KEY	G	行动已达目标
						完成	行动结束，全面实施
						R	进度落后，或者有问题

图 2.10-3（续）

7　参考文献

1. Giusti A, Barone A, Razzano M, et al. Optimal setting and care organization in the management of older adults with hip fracture. Eur J Phys Rehabil Med. 2011 Jun;47(2):281–296.
2. Kates SL. Lean business model and implementation of a geriatric fracture center. Clin Geriatr Med. 2014 May;30(2):191–205.
3. Ohno T. Toyota Production System: Beyond Large-Scale Production. Cambridge: Productivity Press; 1988.
4. Morden NE, Colla CH, Sequist TD, et al. Choosing wisely—the politics and economics of labeling low-value services. N Engl J Med. 2014 Feb 13;370(7):589–592.
5. Porter ME. What is value in health care? N Engl J Med. 2010 Dec 23;363(26):2477–2481.
6. Wormack JP, Jones DT. Lean Thinking: Banish Waste and Create Wealth in Your Corporation. 2nd ed. New York: Free Press; 2003.
7. Womack JP, Jones DT, Roos D. The Machine That Changed the World. New York: Simon & Schuster; 1990.
8. Berwick DM, Hackbarth AD. Eliminating waste in US health care. JAMA. 2012 Apr 11;307(14):1513–1516.
9. Swart E, Makhni EC, Macaulay W, et al. Cost-effectiveness analysis of fixation options for intertrochanteric hip fractures. J Bone Joint Surg Am. 2014 Oct 01;96(19):1612–1620.

第 3 篇
骨折处理

第 3 篇
骨折处理

3.1	肱骨近端	193
3.2	肱骨干	244
3.3	肱骨远端	270
3.4	肘关节	283
3.5	尺骨鹰嘴	296
3.6	前臂远端	315
3.7	骨盆环	338
3.8	髋臼	371
3.9	股骨颈	388
3.10	股骨转子间和转子下	405
3.11	股骨干	420
3.12	股骨远端	436
3.13	髋关节假体周围骨折	458
3.14	膝关节假体周围骨折	476
3.15	胫骨近端	499
3.16	胫骨干	522
3.17	踝关节	535
3.18	非典型骨折	561
3.19	胸部创伤	573
3.20	多发创伤	580

3.1 肱骨近端

作者 Franz Kralinger, Michael Blauth
译者 李润庭　审校 宋纯理

1 引言

肱骨近端骨折（proximal humeral fracture，PHF）的治疗存在争议的原因有很多。

- 即使对于出现移位、不稳定的骨折，手术与非手术治疗孰优孰劣仍有争议
- 在前瞻性研究中，手术治疗后"机械"并发症的发生率为30%~35%，手术翻修率为20%~30%[1-3]。然而，多达74%的PHF实际上接受了手术治疗[4]
- 从髓内钉到关节置换术，各种可能的手术方案选择标准各不相同，但大都基于骨和骨折的特征，而未考虑患者的功能状态
- 缺乏关于不同骨折和治疗方式的随机对照研究
- 结局指标不明确。在使用手臂、肩关节和手部功能障碍（Constant and Disabilities of the Arm, Shoulder, and Hand，DASH）评分时，天花板效应使得手术固定较非手术治疗的优势难以体现[5]。如果所使用的评分或患者自评量表（patient-reported outcome measure，PROM）能更精确，则可能更容易发现不同治疗方法之间的差异。天花板效应描述的是当评分达到最高时，患者健康状况变化将无法在分数上得到体现。因此，天花板效应可能会导致数据失真，如在干预措施实际有效时显示为无效
- 关节活动度（range of motion，ROM）、肌力、骨折复位和骨愈合等传统的疗效评估方法可能不适用于肱骨近端，因为客观参数通常与主观评估不符[6]

由于没有针对PHF的明确首选评价方法，因此治疗建议很大程度上取决于外科医生的经验、技能和偏好。只有通过开展更大规模、更高水平的临床研究以及设计专门针对老年人的PROM，才能改善这种情况。本章从实际方法总结了当前情况，以指导针对特定患者和特定治疗的正确决策。这似乎是获得良好结果、选择最合适的治疗方法、避免并发症的最重要因素。

1.1 流行病学

肱骨近端骨折：

- 是60岁以上成年人中第三常见的骨折
- 从站立高度跌倒的骨质疏松症女性患者中有70%~80%受其影响[1]
- 在过去的几十年里增加了15%[7,8]。种族之间存在巨大差异，日本等[9]国家骨折率明显低于欧洲和美洲

有趣的是，从20世纪70年代初到20世纪90年代中期，芬兰年长女性的低创伤性PHF发生率明显上升并稳定在较高水平。其原因在很大程度上尚未明确，但是不能排除队列效应（cohort effect），即这些健康老年人群生活能力更好、致伤跌倒风险更低[10]。另一方面，在奥地利，由于预期寿命的延长，PHF的绝对数量仍在增加，这种平衡效果无法得到证实[11]。

1.2 病因学

- 肱骨近端骨折多发生在低能量跌倒之后[12]
- 合并疾病会增加发生 PHF 的风险。神经肌肉响应减弱、反应时间延长、认知障碍、平衡能力受损、中毒及更年期提前等因素均与 PHF 相关[13]
- 患有 PHF 的中年人的生理年龄要比其实际年龄大，且其与酒精、烟草和药物使用相关的医学合并疾病发生率通常较高（案例1：图 3.1-1）[14]

案例 1

酗酒且患有严重骨质疏松症的年轻女子，多发骨折（包括双侧肱骨近端骨折，其中一侧经特殊治疗）

患者

48 岁女性，没有明显的痴呆或精神错乱的表现；配合。与丈夫同居且希望保持自理能力。多年来不断发生桡骨远端、腰椎和胫骨近端等主要部位骨折。

合并疾病

- 酒精依赖
- 尼古丁滥用
- 慢性阻塞性肺疾病
- 骨质疏松症
- 癫痫大发作
- 其他多种合并疾病

治疗和结果

2005 年，这名女性患者发生了左肱骨头下骨折（图 3.1-1a~c）。采取非手术治疗，导致畸形愈合。患者骨质疏松明显，但未对此采取任何措施。

2008 年，患者发生了右肱骨近端骨折（图 3.1-1d~f）。首先对骨折进行的非手术治疗使患者疼痛而虚弱。由于骨折愈合无望，决定进行手术。

骨折对齐后（图 3.1-1g），使用大块中央同种异体骨移植使解剖状态恢复至基本正常（图 3.1-1h）。随后用钢板初步固定（图 3.1-1i）。

术中（图 3.1-1j, k），3 个月后（图 3.1-1l），以及 1 年后（图 3.1-1m）X 线随访显示临床过程平稳。关节活动度为外展／屈曲 120°，外旋 60°。

治疗方案

- 肱骨头非解剖固定于外翻位和明显缩短使肩袖肌肉的力臂缩短，进而导致功能预后受损
- 髓内钉：肱骨头骨块过短，无法稳定锚定第五锚点
- 半关节置换术：当可以稳定重建时，该方案有过度治疗之嫌。肩关节中期功能值得怀疑
- 反向全肩关节置换术不需要完整的肩袖和对中良好的肩关节

关键点

- 即使在患有严重骨质疏松症的患者中，大块中央同种异体骨移植也能成功填充中央空隙，以防止早期内翻失败和肱骨头骨块塌陷、螺钉穿透[15]
- 在回顾性病例系列中，此操作导致不依从或高风险患者人群发生骨愈合[16]
- 对于不依从的患者，治疗其潜在的骨质疏松症可能有困难

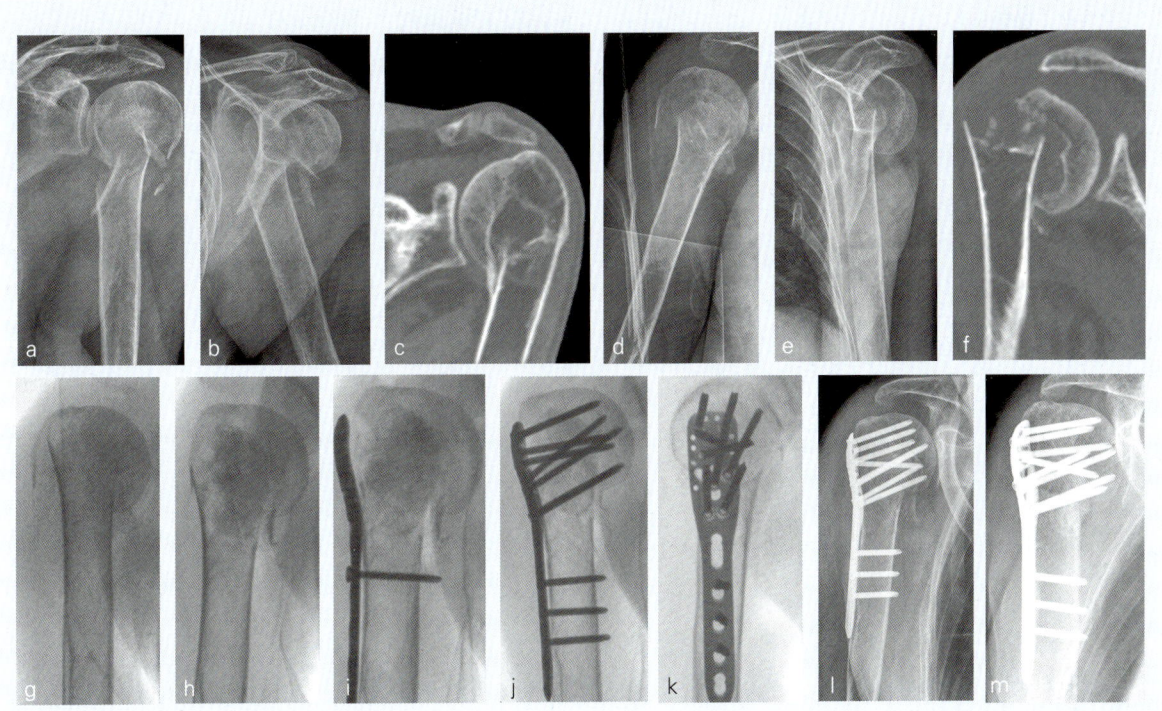

图 3.1-1 一名 48 岁女性，多发骨折
a~c. X 线片显示左肱骨头下骨折
d~f. X 线片显示右肱骨近端骨折
g~i. X 线显示骨折对齐（g），通过大块中央同种异体骨移植（h）和初步钢板固定（i）达到基本正常的解剖状态
j~m. 术中结果（j，k），3 个月后（l）和 1 年后（m）进行随访。注意最后一张图片投影不同（从 PHILOS 钢板上可以看出）

2 诊断和分类

为了提供可行的治疗建议，术前检查不能止步于骨折分析。不过，临床信息如何测量、信息如何指导决策，似乎还存在着较高的不确定性。

在最近的一项研究中，有 238 位外科医生对 40 组来自 PHF 患者的 X 线片进行了评估。随机选择医生以接收有关患者和损伤机制的信息。患者信息，特别是年龄较大患者，与较高的非手术治疗建议的可能性相关，而不是单独的 X 线检查结果。临床信息并不能让参与医生给出的建议与实际治疗选择的一致性更好，也不能让不同参与医生给出一致建议[17]。

2.1 临床评估

历史和身体检查包括以下方面。

- 损伤机制
- 血管和神经状况，尤其是远端循环和腋神经功能
- 软组织损伤，包括皮肤
- 肌肉状况，特别是肩袖肌肉（诊断 1：图 3.1-2~图 3.1-4）
- 损伤前功能水平
- 职业
- 优势手
- 恶性病史

- 脆性骨折史
- 痊愈潜力
- 并发伤
- 老年相关综合检查，包括合并疾病、功能状态和精神状态

精神状态如何影响结果的证据很少。在大多数研究中，患有严重精神障碍的患者被排除在外，或该因素未予考虑。高龄、痴呆程度较高、术后发生谵妄的风险增加，通常会导致医生给予非手术治疗（案例2：图 3.1-5）。

其他患者因素，如独立生活能力、住房状况、是否需要使用助行器，也可能影响着手术和非手术治疗后的结局，因此应仔细评估。感染、骨不连、骨坏死、固定失败和对康复依赖等并发症都可能与合并疾病有关[13]。酗酒尤其会增加患者依从性差和骨折不愈合的风险，吸烟也会增加不愈合的风险[18]。

诊断 1

用标准化的二维 CT 重建评估肩袖肌肉的状态

患者

一名85岁的女性，患有慢性肩袖功能缺损，冈上肌、冈下肌完全萎缩（图 3.1-2）。

一名78岁的女性，其后侧和上侧肩袖功能不全（图 3.1-3）。

一名87岁的男性，肩袖肌肉无肌萎缩或脂肪变性（图 3.1-4）。

讨论

图 3.1-3 所示的患者似乎没有进行骨折重建的指征。即使CT血管造影显示代偿至受伤前状态，重建后失代偿而需要进行翻修手术的风险仍然很高。作者建议在这些情况下进行反向肩关节置换术。

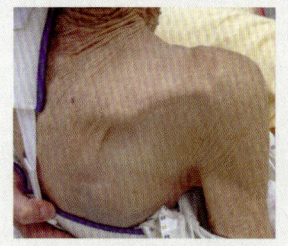
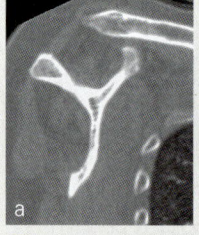
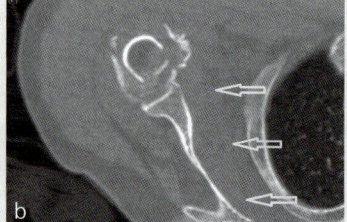
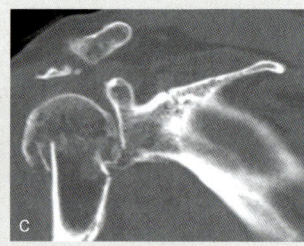

图 3.1-2 一名患有慢性肩袖功能缺损，冈上肌、冈下肌完全萎缩的85岁女性的临床照片。可轻易通过视诊做出诊断

图 3.1-3 一名后方和上方肩袖功能缺损的78岁女性的旁矢状面二维重建图。由于萎缩和脂肪变性，冈上肌和冈下肌表现不均匀（a，c）。肩胛下肌（SSC）在足侧角度下仍外观良好（b）

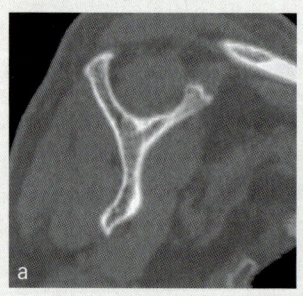
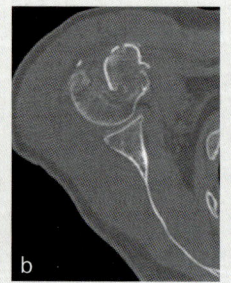
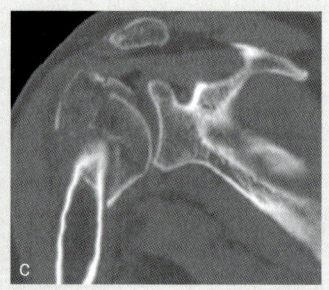

图 3.1-4 相比之下，一名87岁男子的旁矢状面二维重建图显示无肌萎缩或肩袖肌肉脂肪变性。可见冈上肌的肌腹（a，c）。由于肩胛下肌肌腱的牵拉，肱骨头骨块内旋，相应的肌肉没有萎缩（b）。全肩袖在旁矢状面可见于喙突和肩胛冈基底交界处，没有明显萎缩或脂肪浸润[19]

精神状态和合并疾病的评估

患者

一名90岁的行动迟缓者，即不健康的女性患者，住在疗养院，需要助行器来协助步行。

合并疾病

- 痴呆
- 冠心病
- 高血压
- 多次跌倒
- 2年前的股骨转子间骨折，用带头颈增强的头髓钉或所谓的股骨近端防旋髓内钉进行增强治疗
- 骨质疏松症

治疗和结果

该女性患者肱骨近端两部分骨折伴移位（图3.1-5a，b）和无移位上下骨盆前环骨折（图3.1-5c）。治疗方法包括肩带，止痛药和疼痛适应性的运动。住院16天，坐在轮椅上转院至疗养院（图3.1-5d）。

6周后的X线片显示迅速且持续的内翻畸形愈合（图3.1-5e~g）。只有一点疼痛，可以用手摸到头。患者不再行走，但对自己的状况感到满意，并拒绝进一步随访。2年后情况如旧。

讨论

- 从老年医学的角度来看，应采取一切措施使患者下床：调整止痛药的使用，不断激励，并帮助她再次行走。由于卧床休息会导致肌肉质量下降，必须避免患者终日盯着天花板并在床上进餐。营养方面也应考虑

- 为了回答在神经阻滞下进行手术治疗是否可以改善患者的预后，需要仔细评估患者的骨折前状态（即"她真正能做什么？"）、精神状态、合作能力和动机。这可能需要几天时间。最后，必须评估她的手术风险

- 在这种情况下，尽管手术风险低，但仍建议进行非手术治疗，因为该患者认知能力差且没有很高的功能要求。尽管患有严重的骨质疏松症，这一案例中的患者还是很快实现了骨愈合。手术固定很可能不会在康复过程中造成任何改变

- 从手术的角度来看，如果选择了螺钉固定，则预期失败的风险低

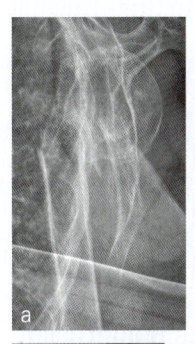 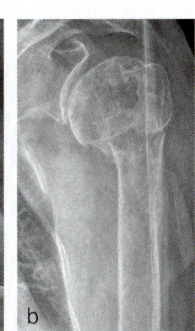 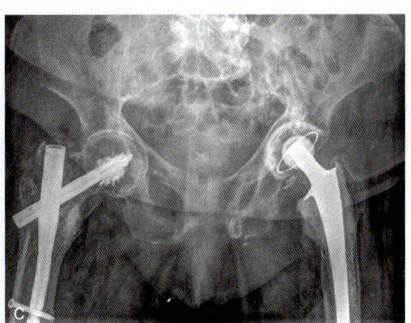 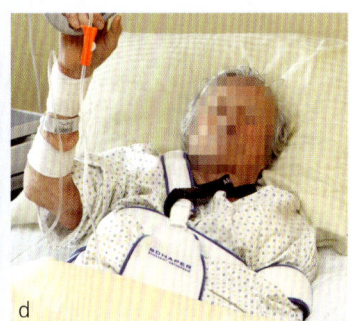

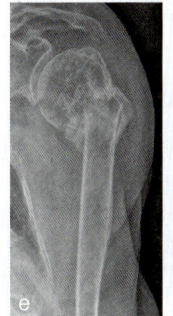 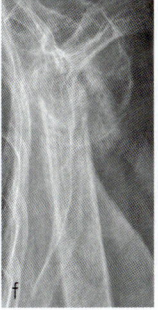 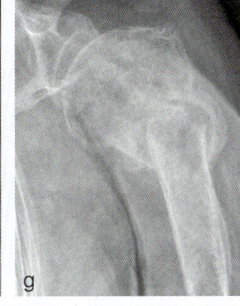

图 3.1-5　一名90岁女性，肱骨近端两部分骨折
a，b. X线片显示肱骨近端两部分骨折伴移位
c. X线片显示无移位上下骨盆前环骨折
d. 治疗方法包括肩带、止痛药、疼痛适应性的运动
e~g. 6周后的术后X线片显示迅速且持续的内翻畸形愈合

为了描述患者的功能状态，可以用 go-go，slow-go，no-go 来区分（表 3.1-1，请参阅本章中的主题 3.1）。帕克运动评分（Parker Mobility Score）和 WHO 体能状态评分（表 3.1-2，参见本章的主题 3.3）也可能会有帮助。

2.2 影像学

2.2.1 普通 X 线检查

如果骨折可以通过 X 线清晰地看到，则外科医生可以做出清晰明确的陈述。如果定义了对 PHF 进行分类和治疗的标准，则必须以可以可靠地评估这些标准的方式显示肱骨近端。

创伤系列包括真 AP（真前后位）、轴位和出口位视图。前二者对于检查骨折块的位移和骨折的不稳定最重要。拍摄照片前应治疗急性疼痛。

在已发表的 X 线检查系列研究中分析肱骨近端的投影表明，同一病例中患者手臂的位置经常变化。关于"标准位置"的建议也相差很大。根据 Hengg 等[20]的几何研究，尤其是不同程度的内旋（IR）会严重扭曲 AP 视图上肱骨头干角的测量：IR 的 30°、45° 和 60° 投影导致肱骨颈干角为 144°、150° 和 159°。因此，标准化拍摄，特别是对肱骨近端的可比拍摄对于做出决策和整理结果至关重要（诊断 2：图 3.1-6）。

真 AP 视图（诊断 3：图 3.1-7，图 3.1-8）显示：

- 内翻和外翻畸形和位移量
- 胸大肌引起的骨块的内侧移位
- 大结节（GT）的后上移位

三部分 GT 骨折中的肱骨头骨块的旋转移位归因于肩胛下肌（SSC）的牵拉。这种病理需要在闭合手法中消除。将手臂放在吊带中或以放松的姿势握住时，无法获得这种视图。

轴位视图（诊断 4：图 3.1-9，图 3.1-10）：

- 对评估肱骨头相对于关节盂的前移或后移至关重要
- 确定前倾和后倾
- 显示 GT 的位移和骨块（诊断 5：图 3.1-11）与小结节造成的头部重叠
- 显示伴有 PHF 的肱骨头后脱位，如果没有适当的腋窝侧面观察，这种情况常常会漏掉。作为替代，可以在图像增强器下进行动态研究

Velpeau 位是轴位的替代位，可以将手臂放在吊带中获得。

侧位视图（=肩胛骨侧位视图，=Y 位视图，=出口位视图）（诊断 6：图 3.1-12，图 3.1-13）在外伤情况下很容易拍摄，但由于质量差和结构重叠，通常难以解读。这无疑是创伤系列的第三重要投影位。如果仅完成 2 个视图，则它们应该是真 AP 和轴位视图。

侧位视图显示：

- 由于冈下肌（ISP）和冈上肌（SSP）肌肉的牵拉，结节后位移更大
- 肱骨头骨块与关节盂的关系

可比的投影至关重要

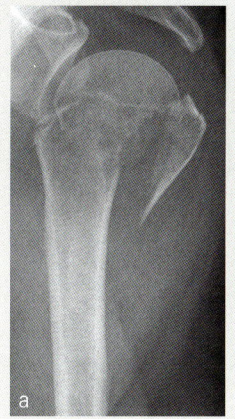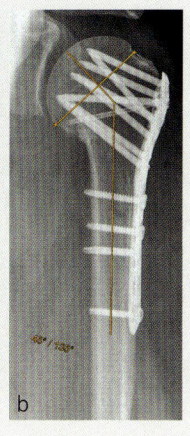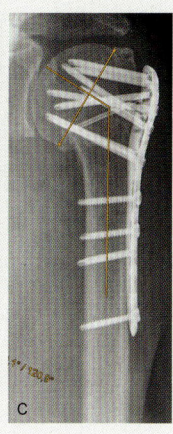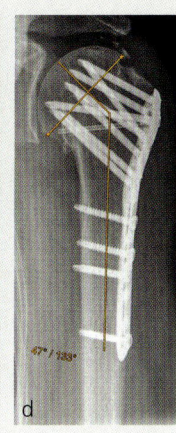

图 3.1-6　一名 58 岁女性的三部分骨折伴移位的 X 线片（a）。在手术后获得的真 AP 视图中，肱骨头干角（HSA）等于 135°，相当于解剖复位（b）。8 周的随访显示内翻畸形为 120.9°，但是因手臂旋转及 X 线投影角度不同引起的。通过在 2 个视图中比较标准锁定钢板的投影，可以很容易地看出这一点（c）。1 年后再次随访与最初情况一致，HSA 为 133°，不伴有临床意义的复位丢失（d）。这个例子清楚地表明了可比的标准化投影的重要性

真 AP 视图

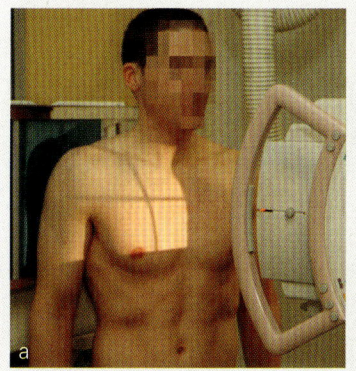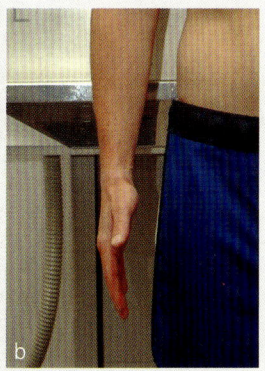

图 3.1-7　应将患者患病的肩膀靠在 X 线板上，并使躯干对着射线束倾斜约 40°。受累侧肩胛骨平行于 X 线片匣（a）。患者的手臂处于中立旋转状态，即拇指前屈；此位置是可重复的，并且符合真 AP 视图的几何关系（b）。中心光束的方向为尾侧旋转 20°~25°

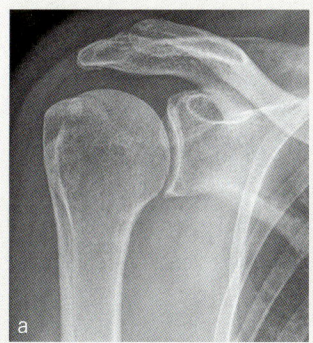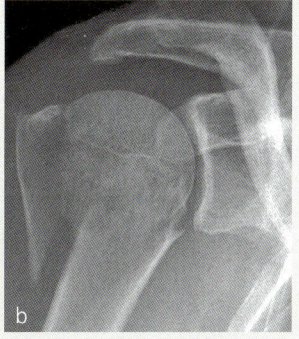

图 3.1-8　关节盂的正切投影，肱骨头的自由投影。大结节（GT）边缘化，可见肩峰下空间。示例为非病非伤的 32 岁男性（a）、肱骨近端三部分骨折的 42 岁女性（b），均为真 AP 视图

轴位视图

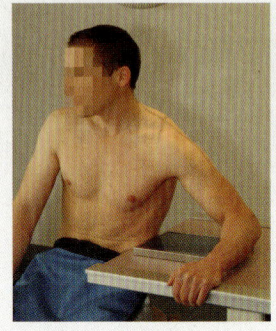

图 3.1-9　外展 30°~40°，前臂与桌子平行。在服用某些止痛药后，大多数急性病例都可以达到这一姿态

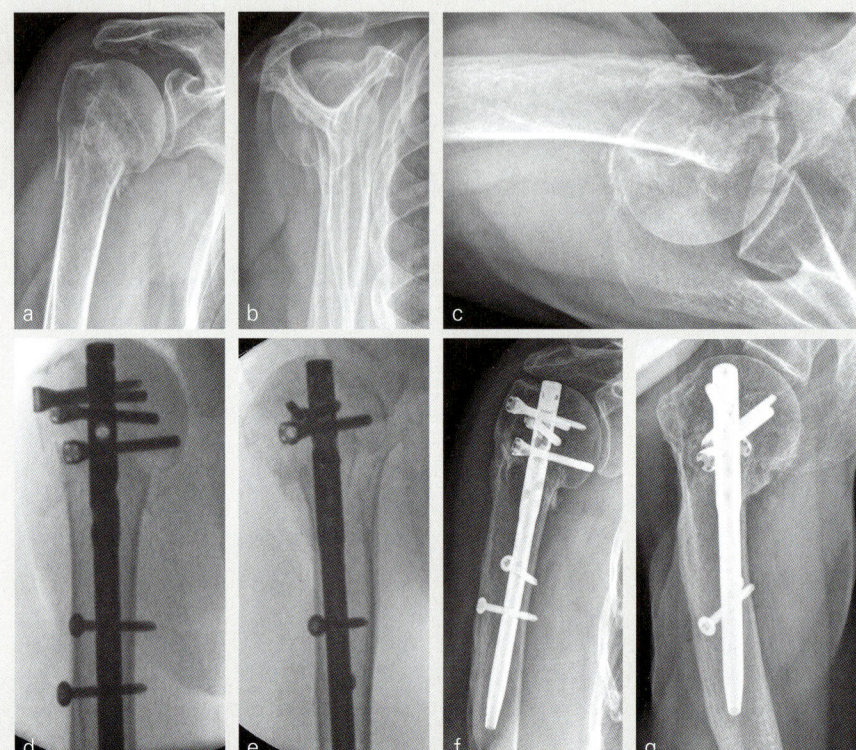

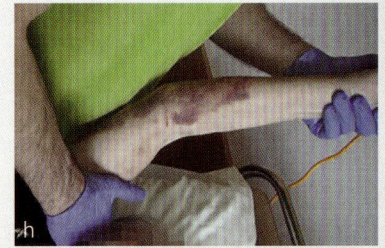 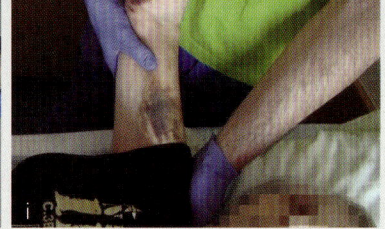 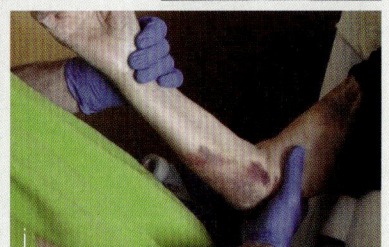

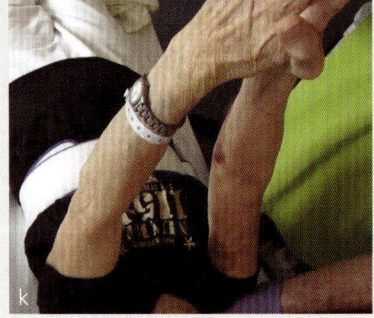

图 3.1-10　一名 72 岁的女性，有两部分骨折
a~c.　"go-go"（即健康）的 72 岁女性患者的两部分骨折伴移位的真 AP、出口位和轴位片。轴位最清晰地显示出了位移和不稳定
d，e.　用髓内钉固定骨折
f，g.　6 个月后结果。请注意，投影与术后不同
h~k.　术后 8 天进行功能康复

诊断 5

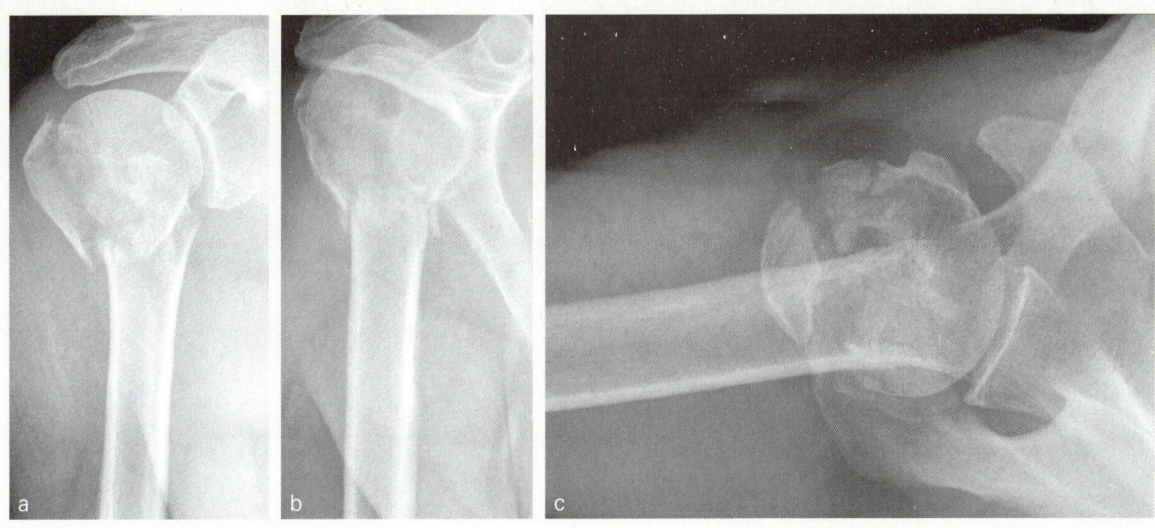

图 3.1-11　AP 和出口位（a，b）提供有关大结节（GT）、肱骨干和肱骨头骨块的充分信息。轴位（c）显示所有其余信息以便将 HL-G-S 骨折分类。注意 GT 的粉碎和背侧移位

诊断 6

侧位视图

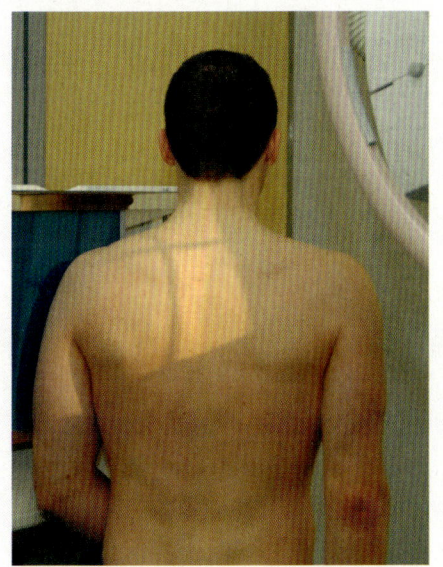

图 3.1-12　对于侧位，将肩前部置于 X 线板上，健侧肩向前倾斜 40°。光束置于沿着肩胛骨方向的后方

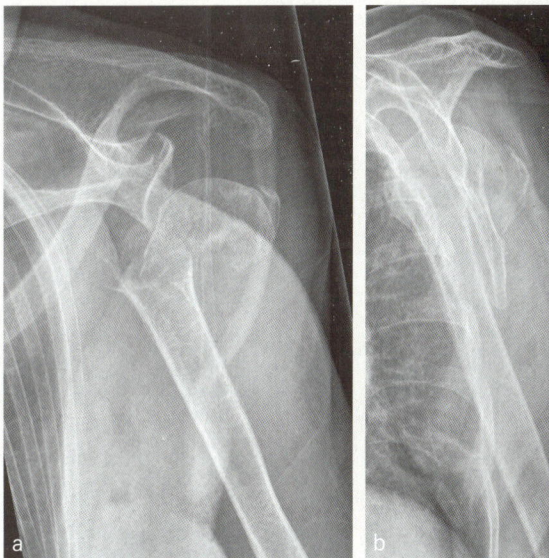

图 3.1-13　一名 80 岁患者的 AP（a）视图显示出骨折，包括大结节、肱骨干和肱骨头骨块。侧位视图（b）没有更多信息。小结节（LT）在 AP 和侧位视图上都显示不良。轴位视图可以提供这一关键信息。如果无法拍轴位视图，则必须行 CT 以显示 LT 的受损情况

2.2.2 计算机断层扫描（CT）

在大多数医院中，CT扫描是PHF常规检查的一部分。显然，如果可以选择手术治疗，则三维重建CT扫描可以为骨折脱位、肱骨头劈裂骨折和粉碎性骨折提供重要信息。通过三维重建CT扫描，不同的专家在骨折分类和治疗选择上达成的共识最高[21]。

CT扫描：

- 有助于精确确定骨折线和骨折块，这些骨折特征对手术规划十分必要
- 帮助医生了解骨折粉碎、嵌入、肱骨头受累及其大小和剩余厚度，以及是否有关节盂表面损伤（案例3：图3.1-14）
- 允许沿肱骨轴进行手动二维重建，以显示骨块的确切角度和位移及干骺端断裂长度
- 显影软组织，特别是肩袖肌肉。如果术前功能受限且是有手术指征的肩袖关节

案例3　详细的计算机断层扫描分析的重要性

患者

一名80岁的女性患有低能量肱骨近端骨折和左上肢桡骨远端骨折。

合并疾病

- 除骨质疏松症外，没有其他合并疾病
  ——已经治疗

治疗和结果

AP片和侧位片显示了肱骨外科颈的两部分骨折（HGL-S），内侧肱骨距似乎已粉碎了（图3.1-14a，b）。2处骨折最初都未经手术治疗。10天后，从侧面观察到肱骨头骨块逐渐倾斜并出现明显移位（图3.1-14c，d）。另外，患者由于疼痛而无法参加康复训练。外科医生和患者决定使用钢板固定。二维CT扫描显示肱骨头骨块狭窄（图3.1-14e，f）。锁定螺钉只能锚入几个螺距。

术中X线检查显示肱骨头骨块处于残余内翻位，并且由于"错误的嵌入"而缺乏内侧支撑（图3.1-14g，h）。

由于内侧支撑不足、残余内翻及肱骨头骨块较小且骨质疏松，最终导致机械内翻障碍。4周后（图3.1-14i）和6个月后（图3.1-14j，k）骨折畸形愈合，内翻畸形严重；由于螺钉未穿透，因此未对患者进行翻修。

讨论

在如图3.1-14所示的情况下，只有通过将肱骨头骨块旋至轻微外翻位置，才能使内侧骨相连接。这样做减少了肱骨近端的长度，因此必须将钢板放置在非解剖位置，即在外侧皮质和钢板之间留有间隙。

外翻位嵌入、对螺钉进行额外的骨水泥加固可能会有所帮助，但如有顾虑，同种异体结构肯定可以为老年骨科提供所需的机械稳定性，以实现功能康复。

在外科颈两部分骨折中，我们将不考虑关节置换术。

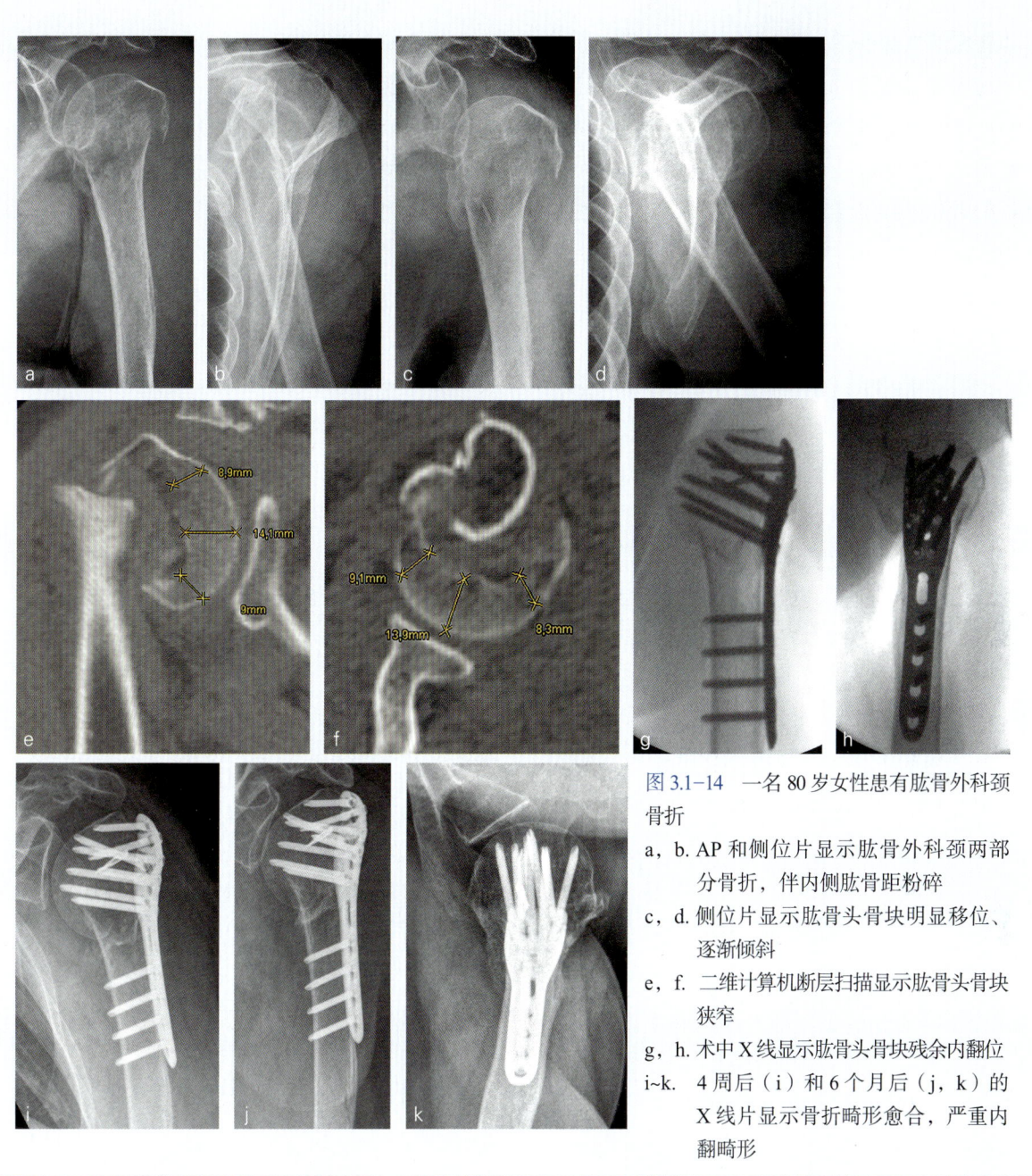

图 3.1-14 一名 80 岁女性患有肱骨外科颈骨折

a，b. AP 和侧位片显示肱骨外科颈两部分骨折，伴内侧肱骨距粉碎
c，d. 侧位片显示肱骨头骨块明显移位、逐渐倾斜
e，f. 二维计算机断层扫描显示肱骨头骨块狭窄
g，h. 术中 X 线显示肱骨头骨块残余内翻位
i~k. 4 周后（i）和 6 个月后（j，k）的 X 线片显示骨折畸形愈合，严重内翻畸形

病变，则应采用假体而非骨折固定术

2.2.3 磁共振成像

磁共振成像（MRI）对 PHF 的初始评估几乎没有帮助[22]。

2.2.4 局部骨质量

- 已有研究尝试使用连接至标准锁定钢板的扭矩测量工具（DensiProbe）进行实验性局部骨质量（LBQ）测量，结果前景较好。机械峰值扭矩与解剖标本中的局部骨密度（BMD）和螺钉失效负荷相关[23]
- 使用现代的图片存档和通信系统，可以在以 Hounsfield 为单位的标准化感兴趣区域中测量局部骨密度（LBD）[24]并转换为 BMD 值。前述测量给出了 LBQ 的

估计值

局部骨质疏松对治疗结果的影响尚不清楚。在一项多中心试验中，不稳定PHF钢板固定后发生机械并发症的患者的BMD与康复良好的患者相同[1]。

解剖标本的实验表明，不能通过空心螺钉将聚甲基丙烯酸甲酯（PMMA）骨水泥注入正常密度的松质骨中的植入物周围来加固[25,26]。如果打算加固植入物，则需要确定LBD。

LBD和循环失效之间存在线性的生物力学相关性[27,28]。常识表明，骨质疏松症在临床上与手术治疗后的嵌入、固定和复位丢失引起的粉碎率和缺陷增加有关。

最新的临床试验结果表明，LBQ是导致钢板固定失败的一个重要因素[1,28]。

对于典型的PHF患者，必须考虑到LBQ[1]。

2.3 软组织损伤

如预期的那样，对于GT或LT骨折，肩袖几乎失去功能[13]。相反，我们可以假设只有肩袖完整才会出现四部分PHF。若没有肩袖功能，由于缺乏拉力，移位性撕脱性骨折很少出现。既往存在肩袖关节炎，更容易发生两部分骨折。

由于疼痛和肿胀，通常无法在急性病程中进行完整的肩袖检查，但是应在整个临床过程中对肩袖的功能进行常规监测，以确保功能正常[22]。由于大多数PHF患者年龄较大，患者很可能有既往肩袖损伤，且PHF几乎必然伴随新发肩袖撕裂[29]。作为间接测量，可以使用CT确定肩袖肌肉的状态（诊断1：图3.1-2～图3.1-4）。

2.4 不稳定和移位

不稳定和移位经常被用作选择治疗策略的标准。成像通常仅显示不稳定骨折的瞬时情况。骨折块是否移位可能取决于进行X线或CT扫描时手臂的位置。

如有疑虑，应重复进行X线检查，以帮助排除误判或继发移位。

稳定的迹象包括以下方面[21,30]。

- 几乎没有粉碎
- 骨折断为3块以内
- 没有明显的结节移位
- 皮质相连
- 肱骨干嵌入肱骨头内
- 无脱臼史

如果是稳定性骨折，则在进行体格检查时，受影响的手臂可以轻柔地运动，几乎无疼痛或疼痛很轻。不过，只应在摄片后进行。

不稳定的迹象包括以下方面。

- 与正常解剖位置成角大于45°或移位大于0.5~1 cm，最好在轴位观察[31]
- X线检查和沿肱骨轴二维重建CT扫描时骨折块角度不一致
- 异常疼痛且无法通过适当的止痛药在数日内缓解

2.5 分类

Codman的四部分模型奠定了现代PHF认知的基础。以下所有分类均基于肱骨干、大结节、小结节和肱骨头骨块这4个部分。在过去的几十年中，最常用的分类是Neer分型和AO/OTA分型。2种分型系统的特点都是观察者之间的一致性差[32,33]，但可以通过三维CT扫描等[34]先进的成像技术、教育和经验[35]加以改善。

2.5.1 Neer 分型

Neer关注的是移位的模式，而不是骨折线的位置。在其回顾性研究中，Neer试图确定哪些骨折适合切开复位。与Hertel相似，他还希望预测缺血性骨坏死（AVN）的风险，这也影响决策制订（请参阅本章主题2.5.2）。Neer分型系统仍是当今最常用的系统，因为它易于应用且具有预后预测价值。无论采用何种治疗方法，四部分骨折通常比两部分和三部分骨折的预后差。

Neer随机地选择1 cm的移位和45°的成角

来划分移位和非移位。低于此阈值的骨折均称为一部分骨折，无论骨折块有多少。

此标准逐渐演变，使得如果移位的方向引起功能受限，则移位 5 mm 或更多也可被视为进行固定的指征。例如，大结节向上移位可能引起外展受限。

2.5.2 Hertel 分型

Hertel[36]基于乐高积木的二进制系统从根本上改变了方法。他侧重骨折平面而不是骨折块。为了对骨折进行分型，需要确定肱骨头与 GT、GT 与肱骨干之间，肱骨头与 LT、LT 与肱骨干之间以及 GT 与 LT 之间可能的骨折平面。

这使得两部分骨折分 6 种，三部分骨折分 5 种，四部分骨折有 1 种。与 Neer 不同的是，Hertel 将任何皮质不连续均视为骨折，而不考虑位移或成角的程度。还必须特别注意其他 7 个参数，如后内侧干骺端头部延长的长度、内侧铰链结构的完整性及肱骨干相对于肱骨头的位移、大小结节的位移、肱骨头成角位移程度、盂肱脱位、肱骨头压缩骨折、肱骨头裂开的部位以及骨骼的机械质量。

2.5.3 改良的 Hertel 分型

Sukthankar 等[37]通过用全面的命名法代替数字来修改了 Hertel 的系统。用字母 H（head，肱骨头），G（greater tuberosity，大结节）和 L（lesser tuberosity，小结节）和 S（shaft，轴）标识骨折块，骨折平面用连字符（-）表示。骨折平面代表部位之间的皮质破坏，而不考虑位移或成角的程度。因此，H-G-L-S 表示经典的四部分骨折。可以在"H"前加"d"表示骨折合并盂肱关节脱位，还可在"H"后插入"[c+肱骨头骨折块内侧骨皮质长度（mm）]" "（a+肱骨头颈角）"分别来量化肱骨头骨折块内侧骨皮质的长度和头颈角。与原始的 Hertel、AO / OTA 和 Neer 系统相比，这一命名方式更简洁直观，因此也更可靠。

预测肱骨头坏死在老年患者的决策中并不重要。骨折模式的解释主要用于区分稳定骨折和不稳定骨折，并预测获得稳定固定的可能性。

2.6 总结

临床评估：
- 除骨折模式分析外，还必须考虑患者的功能和认知状况，以确定最佳疗法
- 与骨折无关的老年因素在为每个患者选择适当的个性化治疗方案中起着重要作用

影像：
- 对 PHF 进行成像的主要目的是确定不稳定和骨折块位移
- 标准化的投影对于确定术后的成角、位移等变化至关重要
- 轴位片能显示肱骨干和肱骨头之间的不稳定和位移，应该包含在标准创伤系列 X 线片中
- CT 扫描应该用于精确的骨折分析和局部骨密度的测量。二维和三维重建对于精确分类和手术计划至关重要

分类：
- Codman 的四部分模型和 Neer 的分类法（1970 年）仍然是理解 PHF 的基础[31]
- 建议使用 Hertel 系统和 HGLS 分类法，以更详细地描述骨折情况
- 还应该描述其他因素，如肱骨干位移的程度和肱骨头骨块的成角 / 旋转

3 决策

由于几乎没有高水平的证据，因此对于哪些患者将从非手术治疗、钢板固定、螺钉固定或关节置换术中获益尚存在很多不确定性[38, 39]。总体而言，对于移位和不稳定的骨折，证据之间相互矛盾，一些研究支持手术干预，另一些则显示手术没有太多益处。这就需要仔细考虑患者的具体益处以及手术和非手术治疗的风险[22]。

老年患者的功能转归往往较差[30]。这归因于诸如脆弱、认知障碍、肩袖损伤、骨质疏松和较差的康复力等因素[40]。

在 PHF 中进行手术的指征通常是相对的。因此，合并疾病在决定是否进行手术中起着重要的作用。如果像肾脏疾病恶化这样的合并疾病很可能发生，那么即使骨折类型支持也最好不要手术。

总体评论和想法：
- 对于移位骨折，粉碎严重程度对功能预后的影响超过治疗方法选择。三部分和四部分骨折之间的预后有明显差异，但两部分和三部分骨折之间没有明显差异[5]。在许多研究中，无论选择哪种治疗方法，四部分骨折的预后都比三部分和两部分骨折预后差[41]。
- 功能结局很难评估，因为许多因素都有帮助。幸运的是，老年患者的功能期望值低于年轻患者，因此，对于年轻患者而言较不令人满意的结果，对于老年患者而言是完全可以接受的。即使结果评分较低，老年患者对结果和生活质量也持接受态度[30]
- 由于支持常规手术治疗的证据有限且并发症发生率很高，因此决策应考虑个人因素，如生活状况、合并疾病和患者对手术的态度。随着外科医生对适当患者选择和特定手术操作限制的了解不断增加，结果变得更加可预测。但是，这意味着要解决不同的情况，需要不同的手术方法
- 如果我们考虑手术固定，权宜之计是考虑患者手术后会有什么样的变化。必须有一定的实际功能改善才算有益。同样的道理，老年患者可通过拐杖使受伤的肢体的功能状态受益（案例 4：图 3.1–15）

案例 4

老年患者手术固定的潜在益处

患者

一名 90 岁的女性从站立高度跌倒后，左股骨转子间骨折，接受股骨近端防旋髓内钉（PFNA）固定治疗。她独自生活，大部分时间自食其力，住在附近的女儿偶尔提供帮助。没有痴呆迹象，合作，喜欢运动，很健康。已开始抗骨质疏松治疗，患者开始使用拐杖。

合并疾病
- 高血压
- 慢性肾功能不全
- 心力衰竭
- 骨质疏松症（T 分数：脊柱 = –3.6，髋部 = –3.6）

治疗和结果

5 个月后，该患者在家中因低能量外伤发生两部分外科颈骨折（HGL-S）、内侧粉碎和内翻移位（图 3.1–15a~e）。在与团队仔细而广泛地协商后，患者决定进行手术治疗。PHILOS 增强钢板实现了稳定的固定（图 3.1–15f, g）。钢板选择非解剖位置以保持内侧支撑，这是通过将肱骨干稍缩短、压入肱骨头及肱骨头骨块稍微外翻实现的。每个空心螺钉使用 0.5 cc 的 PMMA 骨水泥进行围植入物固定。这一措施增加了固定效果。手术后 5 天，疼痛使患者不能运动，受累手臂使用受限（图 3.1–15h）；这使得她不可能尽早回家，必须依赖护理。12 天后患者转入内科康复病区。

术后 6 周无法与以前的 X 线片进行比较，因为它们投影不同。主动屈曲和外展为 140°，主动旋转为 90°，外展为 80°。她用拐杖支撑右侧，很轻松回到了家（图 3.1–15i~1）。

其他治疗选择
- 非手术治疗：由于疼痛，患者至少在一

段时间内无法使用拐杖，因此需要依靠护理。骨折可能移位更多，并可能导致功能受限
- 近端髓内钉将是一个很好的选择，因为外翻的减少和缩短将是有益的
- 对于这种类型的骨折，不能使用半关节置换术和反向关节置换术（过度治疗）

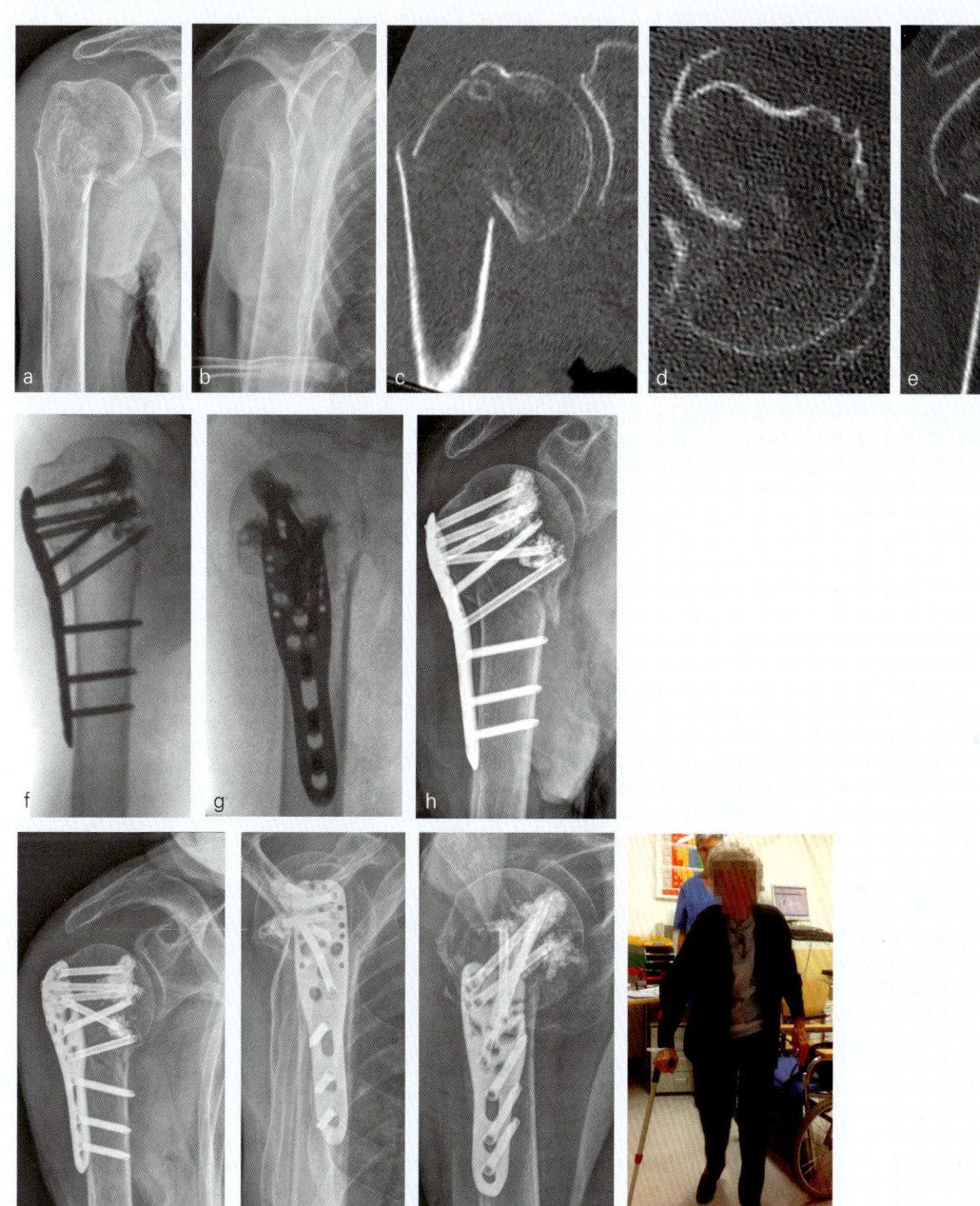

图 3.1-15　一名低能量创伤后的 90 岁女性
a~e. X 线片显示两部分外科颈骨折，内侧粉碎和内翻移位。请注意，在 CT 扫描重建中，骨头的质量较差，重建肱骨头骨块密度较低、颜色浅（a~d）
f, g. PHILOS 增强实现了稳定的固定。通过非解剖位置实现了内侧支撑
h.　术后 5 天进行 X 线检查
i~l.　术后 6 周的 X 线片和患者的临床照片，患者无疼痛

- 除了患者和亲属之外，在跨学科团队成员间全面讨论也有益处。如果患者在手术后似乎有动力使用快速康复过程并且没有禁忌证，则老年患者也可以用年轻患者的治疗方法（案例5：图 3.1-16）
- 借助诸如使用腓骨移植或同种异体骨移植的增强技术，无论是年轻患者还是老年患者，都能获得更好、更可靠的效果（案例6：图 3.1-17）[16, 42]
- 与其他领域一样，结局也可能与外科医生的经验水平、手术时间和软组织处理相关。这些潜在的重要因素几乎没有在研究中进行过报道或调查。标准化 CT 扫描测量的精确位移量也是如此

案例 5

手术固定快速康复

患者

一名 71 岁的女性过着积极的社交生活。她有积极性、合作精神和上进心（即健康）。该患者患有外翻的四部分骨折 [H(c0)-G-L-S]（图 3.1-16a~c）。肱骨头内侧长度为 0 mm，表明发生无血管坏死的风险较高（图 3.1-16d~f）。

合并疾病

- 动脉高血压
- 静脉曲张
- 多发性关节炎
- 骨质疏松症

治疗和结果

患者选择了手术。由于骨质疏松，通过 PHILOS 增强完成了解剖复位和稳定的内固定（图 3.1-16g~i）。患者立即主动康复，无须吊带，也没有术后疼痛，因此在 3 周后获得理想的主动关节活动度（ROM）（图 3.1-16j）。

1 年后，骨折愈合良好，没有继发移位（图 3.1-16k, l）。患者获得了完整的 ROM，没有疼痛（图 3.1-16m~o）。

其他治疗选择

- 根据当前作者的治疗流程图，健康患者的移位的四部分骨折应进行手术治疗
- 非手术治疗可能导致持续性的肱骨头侧和（或）后部大结节（GT）移位，并导致外展和旋转功能受损
- GT 畸形愈合后的截骨术通常无法在适当的位置愈合。对于内翻畸形愈合，也不再可能使用解剖修复假体
- 根据当前作者的观点，在四部分骨折中，顺行髓内钉不是首选方案
- 无法选择关节置换术，因为无法实现稳定的解剖重建

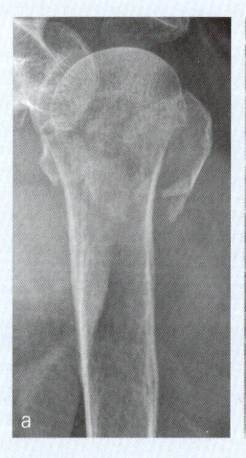
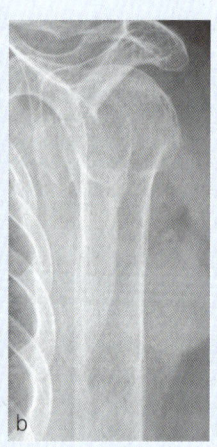
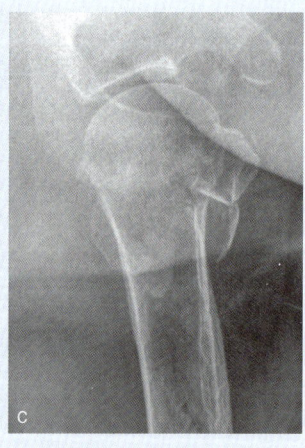

图 3.1-16　一名 71 岁的女性，患有四部分骨折

a~c. X 线片显示外翻嵌入的四部分骨折

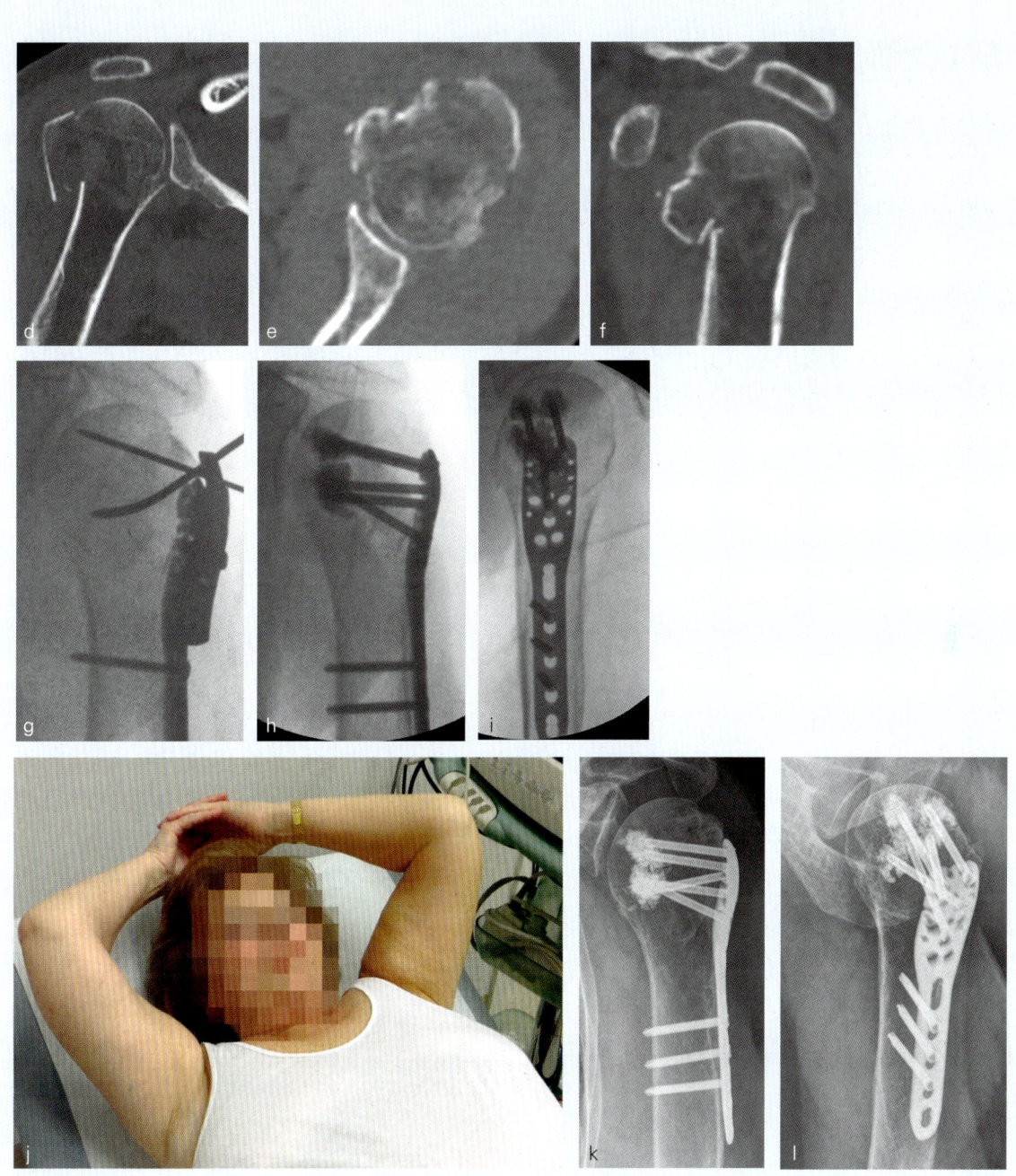

图 3.1-16（续）

d~f. 肱骨头内侧延伸 0 mm 表示发生血管坏死的风险高

g~i. 由于骨质疏松，通过 PHILOS 增强钢板可以实现解剖复位和稳定的内固定。注意骨锉（g）抬高肱骨头骨块

j. 临床照片显示，由于无须吊带并且没有相关的术后疼痛，术后立刻开始主动康复，3 周后主动关节活动度（ROM）极好

k~l. 1 年后，骨折愈合良好，没有继发移位

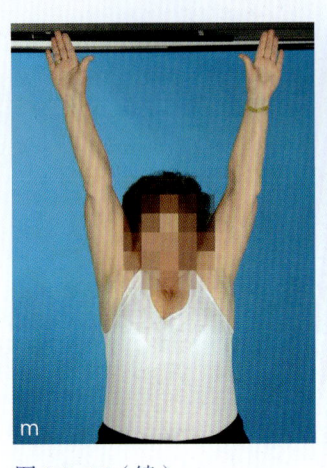
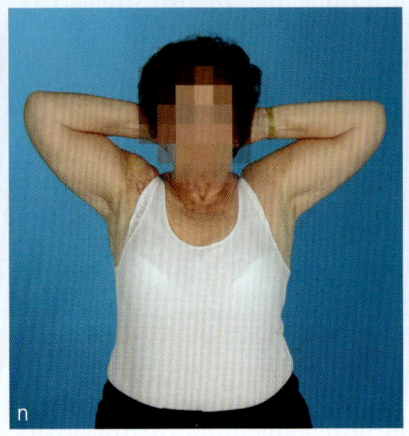
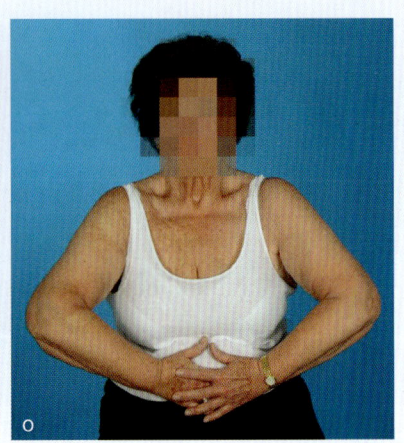

图 3.1-16（续）

m~o. 患者获得了完整的 ROM，没有疼痛

案例 6

大块中央同种异体移植物可减轻复位并防止骨折块继发移位

患者

一名 65 岁的女性患者遭受了低能量创伤，导致了四部分骨折（H-G-L-S）。该患者患有慢性酒精成瘾。尽管她没有认知障碍，但她的依从性尚不确定。

合并疾病

- 骨质疏松症，近端骨干宽大而松质骨稀疏

治疗和结果

肱骨头内翻，大结节被严重粉碎并且极短，没有横向延伸可以直接用钢板固定。对侧肱骨近端的计算机断层扫描显示，该患者还患有骨质疏松症，其近端骨干较宽，松质骨稀疏（图 3.1-17a~c）。肱骨头骨块被肱骨干损坏，患者抱怨疼痛（图 3.1-17d）。这导致作者决定采用同种异体移植物进行重建。同种异体移植物类似于香槟软木塞（图 3.1-17e），将自身锁定在肱骨干中，肱骨头和结节位于移植物上（图 3.1-17f，g）。超短的大结节被固定在移植物上而没有使用硬件（图 3.1-17h）。术中 C 臂随访（图 3.1-17i，j）显示大块同种异体移植物支撑了重建（图 3.1-17i）。1 周后进行 X 线检查（图 3.1-17k~m）。

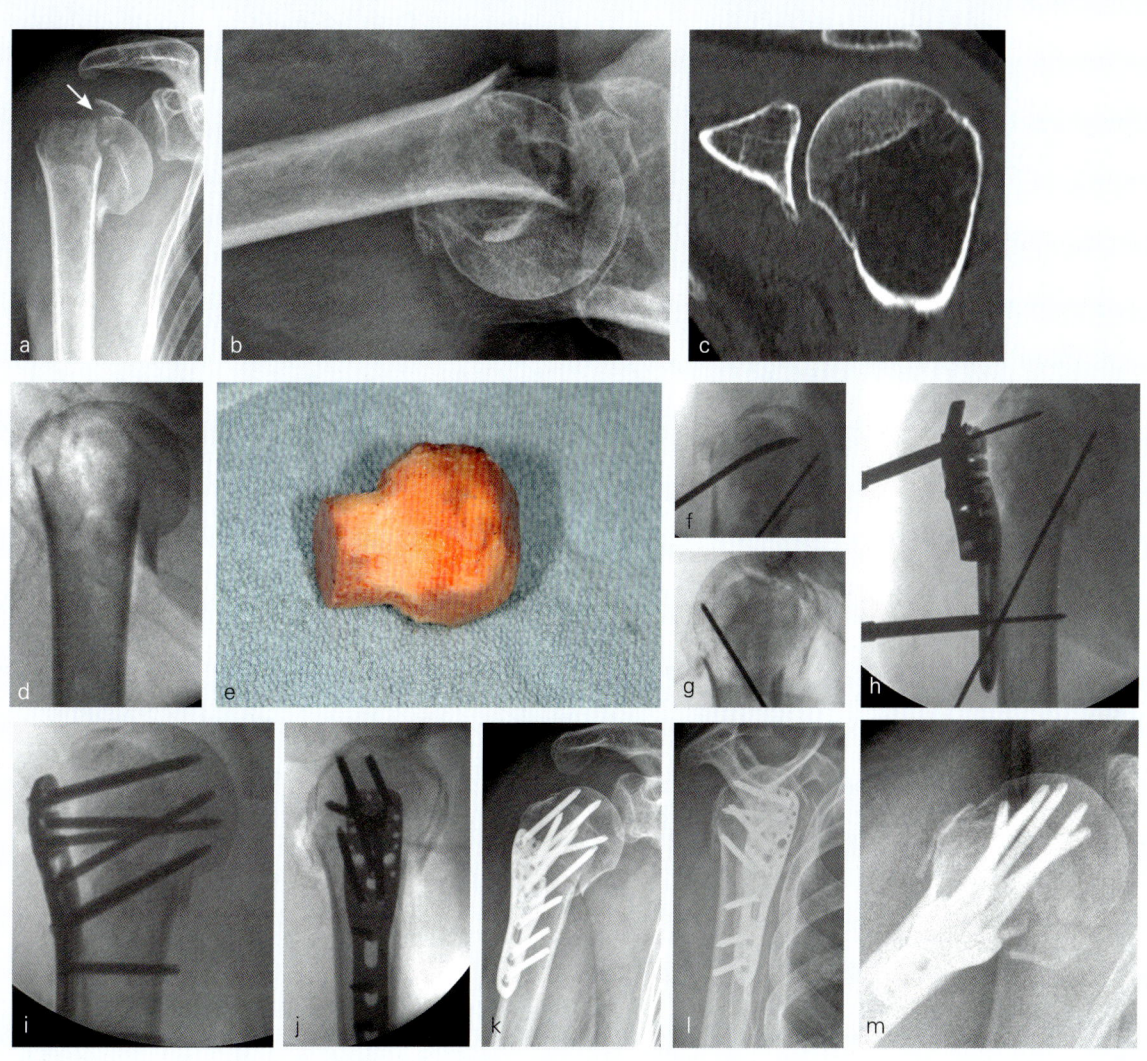

图 3.1-17　一名 65 岁的女性患者遭受了低能量创伤，导致了四部分骨折

a~c. X 线片（a，b）显示肱骨头内翻，大结节被严重粉碎并且极短，没有横向延伸可以直接用钢板固定。对侧肱骨近端的计算机断层扫描显示，该患者还患有骨质疏松症，其近端骨干较宽，松质骨稀疏（c）

d~h. 肱骨头骨块被肱骨干损坏，患者抱怨疼痛（d）。这导致作者决定采用同种异体移植物进行重建。同种异体移植物类似于软木塞（e），将自身锁定在肱骨干中，肱骨头和结节位于移植物上（f, g）。超短的大结节被固定在移植物上而没有使用硬件（h）

i, j. 术中 C 臂随访显示大块同种异体移植物支撑了重建（i）

k~m. 1 周后进行 X 线检查

3.1 手术还是非手术？

即使在老年患者中，或多或少手术适应证包括以下方面。

- 肱骨头劈裂骨折
- 骨折脱位
- 节段性骨折
- 开放性骨折
- 骨折并发血管损伤

大多数作者还同意，根据 Neer 标准，无论移位骨折块数量多少，通常都不应进行手术治疗。此外，由于缺乏持续成功的手术技术和常见并发症，导致非手术治疗优于手术治疗[6, 43]。

临床经验表明，即使只是在创伤后的最初几周，患者通常仍会从手术固定中受益。四肢无痛对患者，尤其是对老年患者的影响可能非常积极。正如本章"引言"中提到的那样，使用传统的评分系统可能很难衡量这种成功。

由于必须采取一切措施避免并发症，因此需要谨慎的决策和安全的操作，即风险可控并要尽外科医生所能进行操作。最糟糕的结果通常是由手术操作不当和软组织处理不当导致骨折固定不稳所致。

经常观察到 PHF 后功能状态恶化。患者立刻变得需要帮助，并且在许多情况下（至少是暂时的）需要全职护理。如果只能通过个别证据证明可以通过手术固定来预防这种情况，那么对于某些患者来说，手术固定将是一个不错的选择。患者的生活状况也会影响治疗决策。

表 3.1-1 讨论了不同的方面和参数。

3.1.1 结果

在 1 年随机对照试验（RCT）的随访中，Fjalestad 等[44]发现老年患者移位性 PHF 的手术治疗与非手术治疗在功能结局方面无明显差异。手术干预后，仅影像学评分更高。

只有一个 RCT 可以比较非手术治疗的三部分 PHF 与锁定钢板的效果。Olerud 等[2]调查了 60 位平均年龄 74 岁的患者。研究结果表明，锁定钢板对功能结局和与健康相关生活质量（HRQoL）产生了积极影响，但有 30% 的患者需要额外手术。

在另一项 RCT 中，比较了骨折置换术和非手术治疗。55 例平均年龄 77 岁（58~92 岁），患有移位的四部分骨折的患者被随机分配到这 2 种治疗方案中，并进行了 2 年的监测。患者之间的 Constant 评分、ROM、DASH 评分和疼痛（VAS 或类似量表）无显著差异。生活质量评估（EQ-5D）显示出明显倾向于手术治疗的结果[45]。

对三部分和四部分骨折的荟萃分析显示，与接受固定或关节置换术治疗的患者相比，未经手术治疗的患者疼痛更多，ROM 较差[46]。

Van den Broek 等[47]比较了顺行髓内钉（$n=27$）和非手术治疗（$n=16$）。髓内钉组的 Constant 得分为 67.1，非手术组为 81.4。

Krettek 等[6]在 AO 临床调查和文件（AOCID）小组的支持下，对 2 项分别针对非手术和手术治疗患者的 PHF 研究进行了比较。他们发现手术组并发症更多（34%：28.8%），翻修手术更多（19%：7.2%），恒定评分降低 10%。

PHF 影响老年患者功能的程度尚未进行彻底研究。Einsiedel 等[4]一项针对 104 位患者的前瞻性研究表明，患者步行能力显著下降，导致 24% 的桡骨远端骨折（DRF）患者和 28% 的 PHF 患者又出现 2 次或更多次跌倒。

表 3.1-1　非手术与手术治疗。可能影响肱骨近端骨折决策的因素。可能出现任一方向的项目均位于"灰色区域"

	非手术治疗	灰色区域	手术治疗
痛苦			• 由于骨折相关的疼痛，患者无法得到门诊处理 • 骨擦音是不稳定的标志
GT 位移	• 无位移 • 随访期间无位移	• 大结节骨块短伴侧向粉碎和嵌入：难以手术解决 • "功能性两部分骨折"（大结节骨块上有多条骨折线，但尚未位移），肱骨头骨块有良好内侧支撑	• 大结节后上位移 > 0.5 cm；大结节与后关节表面重叠，失去外旋，早期关节盂嵌入 • 大结节置入肱骨头下间隙 • 大结节骨块大，固定成功率高
肱骨干位移	• 无位移且稳定 • 嵌入		• 位移 > 50% • 内侧铰链结构不稳定
头干角	• < 45° 内翻 / 外翻 • < 45° 前倾 / 后倾	• 由于内侧粉碎，稳定的手术固定值得怀疑。同种异体移植物替代方案	• > 45° 内翻 / 外翻 • > 45° 前倾 / 后倾
肱骨距		• 由于内侧粉碎，稳定的手术固定值得怀疑 • 嵌入后如果内侧不稳定，则需要植骨	• 肱骨距可以完全减少
使用助行器	• 必须使用助行器	• 如果患者在第一周内无法活动，则可以考虑采用强化固定	
手术技巧和可行性	• 怀疑外科医生能否做到 • 最坏的情况是手术失败		• 基于骨块大小、大结节骨块尺寸、较长的皮质延伸以及其他骨折特征（即术中建立内在稳定性的可行性），外科医生能够完成手术
伴随的伤害或残疾	• 对于肩袖关节病变，可能首选非手术治疗 • 如果出现问题，则应行反向关节置换术	• 功能良好的代偿性肩袖关节病变可能是一个好的使用髓内钉固定的指征	• 多重伤害
骨质量差	• 可能会影响手术治疗的方案，但不会影响是否需要手术治疗的问题		
年龄，合并疾病，功能状态	• "no-go" 或体弱的患者。他们大多超过 85 岁，患有 3 种或更多种合并疾病和老年综合征，并且日常活动不断受到限制	• "slow-go" 或中等或弱势患者，在 1 项或多项 IADL 中需要帮助，但 ADL 能自理，患有 1~2 种合并疾病但没有老年综合征	• "go-go" 或健康的患者，在 ADL 和 IADL 方面在功能上独立，并且没有严重的合并疾病或老年综合征
依从性，精神状态，药物 / 毒品滥用	• 痴呆 • 在多重精神活性药物使用的患者中，手术只有风险，几乎没有任何益处	• 对未来生活等的期待或要求较高且合作	• 正常或轻度受损 • 上进心强
手术风险	• 高	• 中等	• 低
康复潜力	• 仅坐着，需要经常护理		• 高
功能期望	• 低		• 高
财务方面	手术和非手术治疗之间无显著差异 [44]		

缩写：ADL，日常生活活动；GT，大结节；IADL，工具性日常生活活动

3.2 固定还是置换？

就预测结果而言，是否可能进行稳定固定，比估计的 AVN 范围更为重要。因此，如果能进行稳定固定，则无须担心将来的骨坏死。

是否可能进行稳定固定主要在四部分骨折中存疑。在极端情况下，即获得稳定固定的可能性很小的情况下，外科医生应做好关节置换准备。如果发现不可能进行稳定的固定并且外科医生难以轻松完成关节置换术，建议在经验丰富的团队的帮助下，用克氏针进行初步固定骨折并尽早行二期关节置换术。

3.3 处理流程

在作者自己的实际经验中，所有伴随明显粉碎和（或）脱位的骨折中大约 30% 得到了手术治疗。所有 PHF 中，绝大多数都很少或没有移位，因此无须手术即可成功治疗。还应考虑到，许多研究较旧且是回顾性的，并且主要集中在诸如 ROM 或 X 线等客观参数上。如今患者更加老龄化，他们的态度和需求可能会改变。

虚弱的患者体力储备有限，甚至短期功能下降也可能难以弥补。因此，一些患者可能会从手术固定中受益，以便更早恢复功能。

显然，单一治疗方法不能适应所有的病理和患者情况。大多数手术方法可以应用于多种骨折类型，但是它们各有优缺点。避免并发症是主要目标之一，因此外科医生应能够在满足其实际需求的手术方式（包括关节置换术）之间进行选择。

在日常实践中需要回答以下问题。
- 骨折块移位是否足以进行手术
- 患者是否是手术的理想人选，即精神健康且对未来生活等有期待或要求较高
- 手术风险是否在正常范围内
- 手术并发症不太可能发生吗

治疗类型将根据表 3.1-2 中列出的标准决定。

3.4 摘要

决策制订：
- 尽管有所改善，但证据尚不足以提供强有力的治疗建议。外科医生的技能和偏好起着重要作用。当前大多数治疗建议均基于专家意见和低效力研究
- 与非手术治疗相比，用锁定钢板和顺行髓内钉进行治疗未能显示出更好的结果，且并发症发生率约为 30%
- 选择适合特定治疗的患者似乎至关重要。成功结果的标准尚未完全确定
- 在 60 岁以上的患者中，尽管手术固定后的 X 线检查结果较好，但非手术和手术方案（包括关节置换术）仍产生相似的功能结果。因此，手术适应证必须单独合理地说明
- 明显的手术指征是骨折脱位、肱骨头劈裂骨折、开放性骨折、病理性骨折和节段性骨折
- 对于不适合手术的患者或具有重要的危险因素表明手术后恶化的患者，仅应非常谨慎地并按照整个老年骨科团队的建议行手术程序

表 3.1-2　世界卫生组织的体力活动状态

分级	活动说明
0	完全活跃，能够不受限制地进行所有患病前的活动
1	身体剧烈活动受限，但能走动并能够进行轻度或久坐的工作，如轻体力家务工作、办公室工作
2	能活动，能够完全照料自己，但无法进行任何工作活动。清醒时间的 50% 以上可以离开床或椅子
3	只能进行有限的自我护理，超过 50% 的清醒时间只能在床上或椅子上
4	完全失能。无法进行任何自我护理。必须在床上或椅子上
5	死亡

- 非手术治疗指的是简单且无移位的PHF。如果某些患者更复杂，并且患者不适合手术，则可以使用相同的方法
- 仅在所有其他选择都可能失败的情况下，才应选择关节置换术

4 治疗选择

除了非手术治疗之外，外科医生还可以选择几种手术治疗，但是尚没有基于证据的建议来具体指导选择。

一般评论和想法：
- 软组织处理对于结果取得成功至关重要，但尚未进行详细研究。它是很多研究中通常不考虑的因素。即使骨折类型、入路和植入物相同，结果可能也不一样
- 开放固定必须达到稳定的结构，以便立即进行术后物理治疗。如果无法实现，则应使用假体替代。有时，有必要在手术过程中切换策略
- 仅靠角稳定植入物不能解决问题。还必须通过解剖复位的方式使皮质接触或空隙填充，以防止随后因螺钉穿透或切断而造成骨块二次移位
- 应该再次强调，无论采用何种固定方法，非手术治疗都比效果很差的手术更为可取[13]。外科医生必须非常了解所选的术式

- 目前已经开始讨论解剖型半髋关节置换术和反向关节置换术。对于创伤骨科医生，没有明确的指南来治疗老年患者的这些致残性骨折

4.1 非手术治疗

绝大多数PHF成功进行了非手术治疗。肩袖、骨膜残余物和包膜组织（所谓的韧带附着效应）通常提供足够的内在稳定性，以抵抗骨折块的进一步移位。结节移位最小化与受控的肱骨干嵌入相结合，降低了骨不连的风险。

4.1.1 疼痛治疗

受伤后的最初镇痛包括口服药物、局部用药和固定吊带的组合。在受伤后的前几天提供足够的镇痛对于功能恢复至关重要。

应该考虑局部神经阻滞，如肌间沟阻滞（即Winnie阻滞）、锁骨上血管周围（锁骨下血管周围）阻滞或肩胛上神经阻滞。

锻炼绝对不应是痛苦的，否则可能会导致复杂性局部疼痛综合征。

4.1.2 骨折复位

复位PHF的尝试几乎不会对错位或功能结局的发生率产生影响。鉴于操作可能有导致软组织和神经丛受伤的潜在风险，外科医生应严格考虑骨折复位的适应证（案例7：图3.1-18）[48]。此外，可能在几周后出现典型内翻畸形（案例8：图3.1-19），且无法预测结果[49]。

案例7

非手术治疗自发重新对位

患者

一名87岁PHF女性患者进行非手术治疗。

治疗和结果

在PHF发生前的5年中患者经历了一次移位的右侧桡骨远端关节内骨折（图3.1-18a），非手术治疗后愈合且错位程度可接受（图3.1-18b，c）。最初，两部分的PHF移位很小（图3.1-18d，e）。

患者用吊带治疗。1周后，可以在真AP片中看到明显的移位（图3.1-18f）。2周和4周后，骨折仍明显移位（图3.1-18g，h）。6周后，情况有所改善（图3.1-18i），10周后骨折进展至良好位置（图3.1-18j~k）。

骨质疏松性骨折的内外科处理

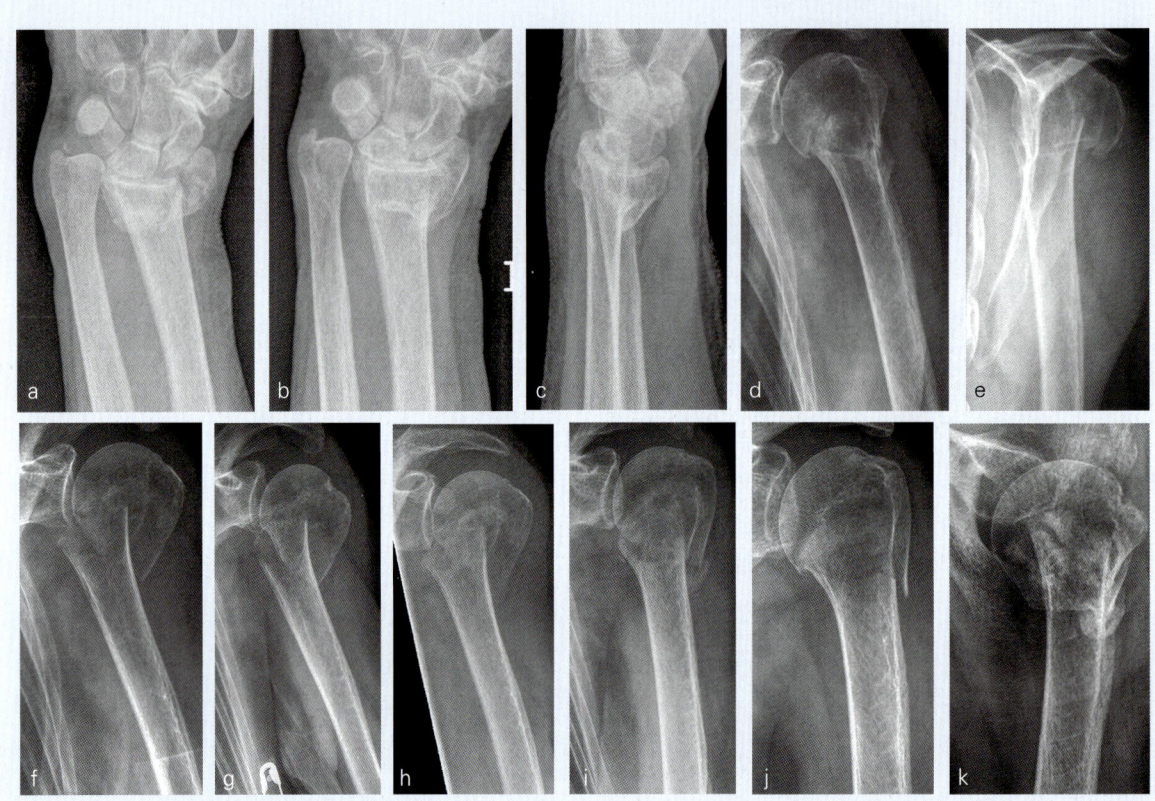

图 3.1-18　一名 81 岁的女性，有两部分骨折

a~e. X 线片显示右侧桡骨远端关节内骨折伴移位（a），经非手术治疗后愈合且移位程度可以接受（b，c）。肱骨近端两部分骨折最初有移位（d，e）

f~k. 1 周时真 AP 片（f）显示出明显的移位。2 周和 4 周时 X 线片显示骨折仍有明显移位（g，h），但情况在 6 周后有所改善（i），骨折在 10 周后逐渐恢复到良好位置（j，k）

案例 8

非手术治疗的典型过程

患者

一名状况良好的 81 岁女性遭受了两部分骨折。

合并疾病

- 无相关合并疾病，但有明显的严重骨质疏松影像学征象

治疗和结果

两部分骨折（图 3.1-19a，b）显示出明显的骨质疏松影像学征象［25- 羟基维生素 D_3：11.2 ng/mL（28 nmol/L）；PTH：56 μg/L；T 值：腰椎 = -2.0，股骨近端 = -2.2］。每 3 个月给患者 3 mg 伊班膦酸钠静脉输注，1 000 mg 钙，400 IU 维生素 D。除此之外，患者状况良好，无相关合并疾病。

选择非手术治疗。将患者的手臂放在吊带上，进行充分的疼痛治疗（图 3.1-19c，d），并尽快活动手臂。4 周后，对位良好，患者几乎没有疼痛（图 3.1-19e）。9 周后，骨折对位良好，功能得到改善（图 3.1-19f，g）。受伤后 5 个月，冈上肌的持续牵拉引起了典型的内翻畸形（图 3.1-19h，i）。

功能非常好，患者对结果满意（图 3.1-19j~m）。

在 5 年的随访中，患者右股骨骨折，并用股骨近端防旋增强髓内钉治疗（图 3.1-19n~o）。对侧髋部 T 值为 -3.4，腰椎 T 值为 -2.3。对她的右肩进行的 CT 扫描显示，肱骨近端稳定骨不连，没有任何不适，并且功能接近正常（图 3.1-19p，q）。

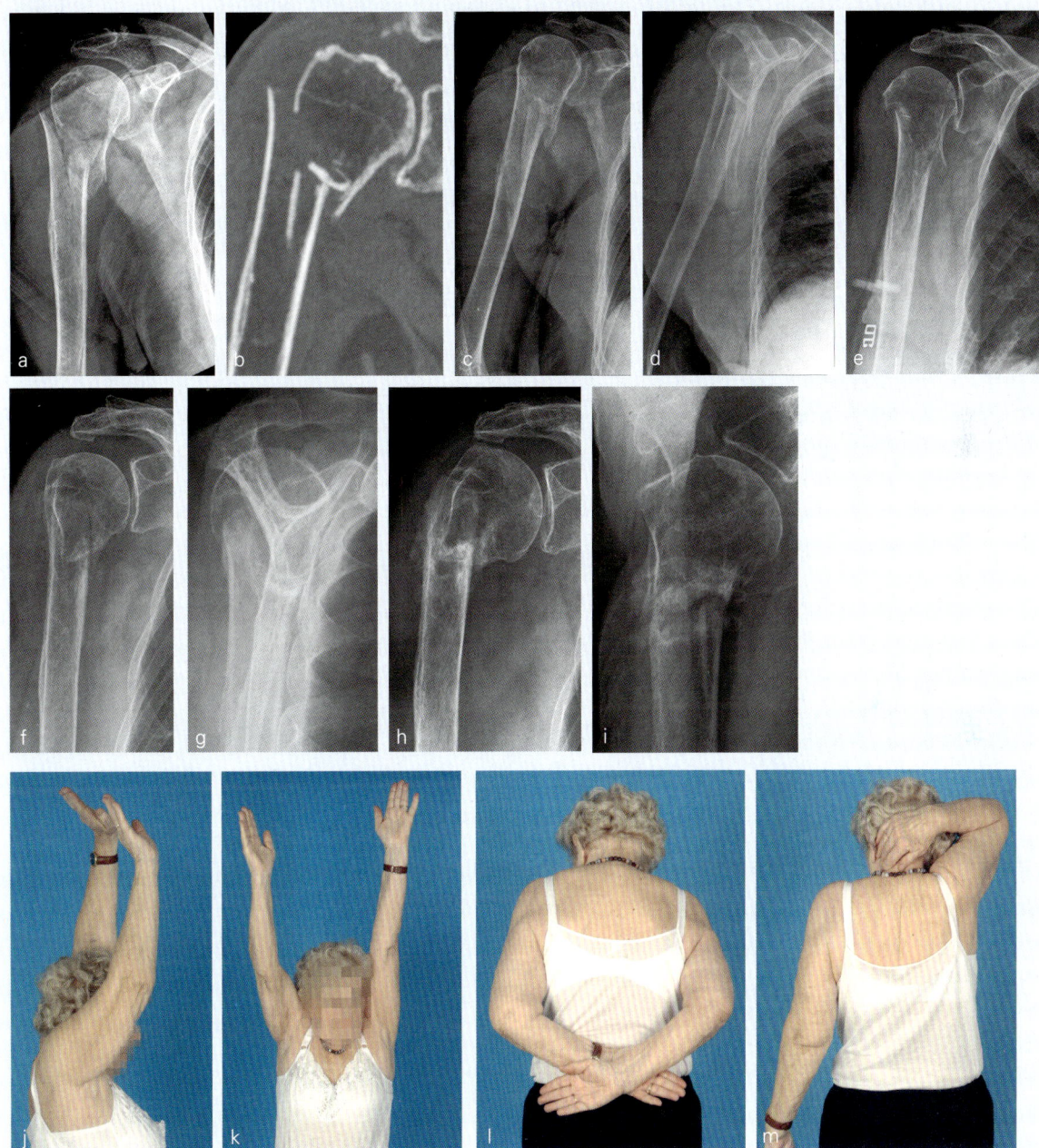

图 3.1-19　一名 81 岁的女性，有两部分骨折
a，b. X 线片显示两部分骨折，并伴有明显的骨质疏松的影像学征象
c~e. 非手术治疗后进行 X 线检查，手臂在吊带上（c，d），显示对位良好（e）
f，g. 9 周后骨折对位良好
h，i. 受伤后 5 个月进行 X 线检查，显示典型的内翻畸形
j~m. 临床照片显示功能非常好

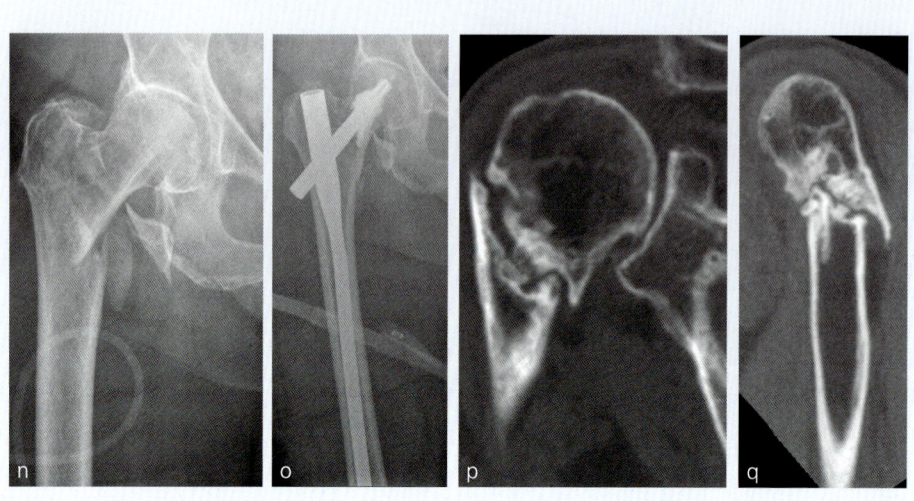

图 3.1-19（续）

n~q. 5 年随访 X 线片显示患者右股骨近端固定有股骨近端防旋增强髓内钉（n，o）。右肩 CT 显示肱骨近端骨折骨不连（p，q）

4.1.3 制动

通常治疗策略是尽可能进行功能康复，让患者在能耐受疼痛的情况下尽可能锻炼受伤的肩部（表 3.1-1）。尚未证明使用 Gilchrist 型吊带长时间固定是有效的。作者鼓励患者在进行日常活动时尽可能多地使用上肢。通过临床和 X 线随访，可以识别出比最初预期的更加不稳定的骨折。如有必要，治疗策略可能最终会改变（案例 9：图 3.1-20）。

前臂到肩部的硬质夹板或 Desault 绷带可能会引起医源性问题，如皮肤擦伤、肿胀或僵硬。

非手术治疗的延迟愈合和（或）不愈合的预测风险为 7%。吸烟者骨不连风险是不吸烟者的 5.5 倍。

4.1.4 结果

影像学上，非手术治疗通常会导致一些畸形。在两部分骨折中，这通常会导致近端骨块内翻、大结节处于肩峰下位置。与年轻患者和手术治疗后的患者相反，这在老年患者中不会干扰实现肩部一般甚至良好的功能[49]。

回顾性研究显示，80% 的老年患者可以实现接近正常的功能，力量和 ROM 受限很少，特别是在骨折移位很小的情况下[50, 51]。大多数患者应该能够进行日常生活活动（ADL）（案例 10：图 3.1-21）。有强有力的证据表明，非手术治疗 PHF 安全有效，主要用于 AO/OTA A 型和 B 型骨折[5]。

4.2 锁定钢板

在 20 世纪 90 年代初期引入锁定钢板后，它迅速成为固定 PHF 的最常用技术，尽管报道的并发症发生率很高，如今仍然如此。但是，许多患者取得了很好的效果。如今，人们更好地理解了可以预测失效的因素，并且可以更轻松地避免这些因素。

无论采用哪种方法，软组织管理似乎至少与生物力学问题同样重要。由于在研究中很难控制变量，因此尚无有关软组织处理对结果有影响的数据。

随着治疗方式的改变而发生的继发移位

患者

一名83岁的女性,患有严重骨质疏松症,在家中跌倒后遭受两部分骨折。她是"go-go"(即健康)的患者,没有相关的合并疾病,仅服用1种药物治疗缓慢性心律失常。

治疗和结果

创伤系列X线片(包括轴位片)没有发现相关移位。患者明确表示她不想进行手术治疗,因此开始了门诊非手术治疗(图3.1-20a~c)。

1周的随访显示完全脱位,尽管使用了口服止痛药,但患者仍有明显的疼痛(图3.1-20d~f)。因此,建议进行手术固定。

1天后,用9.5 mm/160 mm的髓内钉进行手术固定,静态锁定,3枚头部螺钉,1枚拧入螺钉(图3.1-20g,h)。

3个月后,位置没有改变,骨愈合,功能极好(图3.1-20i~k)。2年后,她因提起晾衣篮后膝关节脱位再次在急诊科就诊。

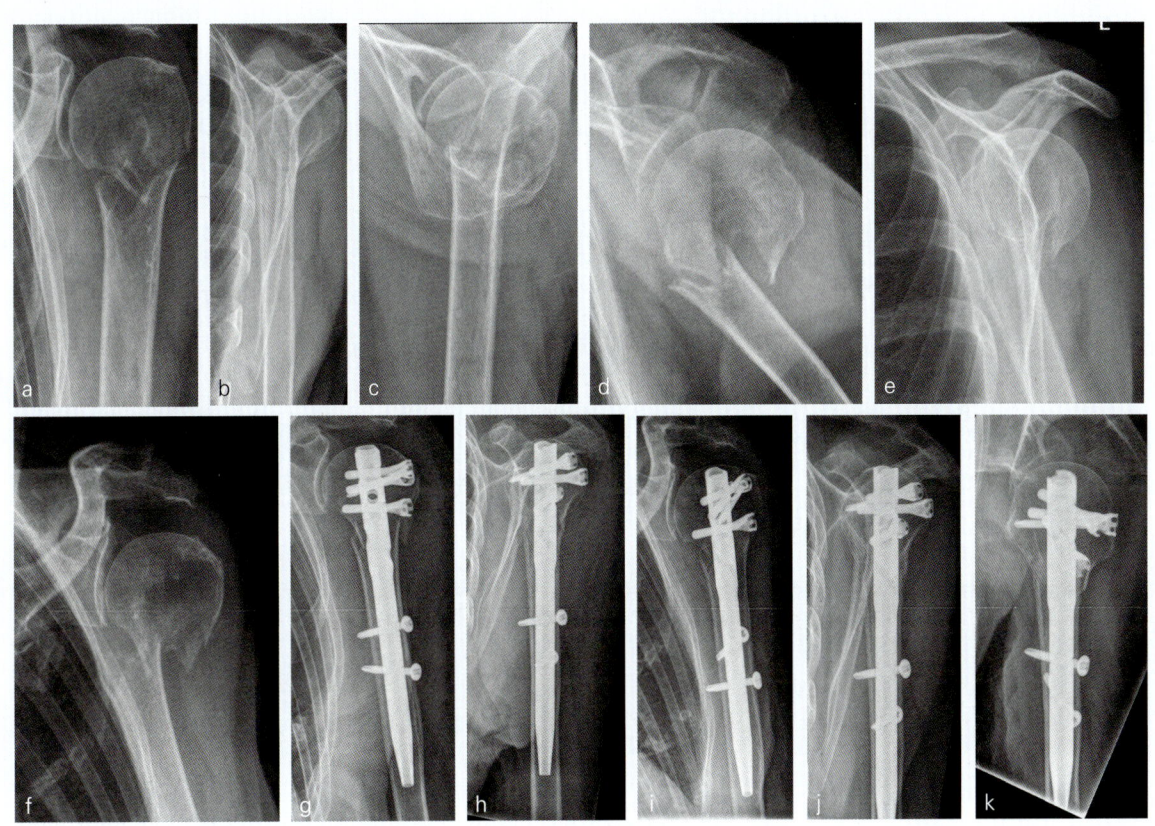

图3.1-20 一名跌倒在家中的83岁女性
a~c. 创伤系列X线片(包括轴位片)显示两部分骨折无相关移位
d~f. 1周后随访,显示完全脱位
g,h. X线片显示骨折手术治疗使用9.5 mm / 160 mm髓内(IM)钉、3枚髓内钉近端锁定螺钉和标准远端交锁螺钉治疗
i~k. 3个月后的X线片显示位置无变化,骨愈合并具有极好的功能

案例10

尽管一名非常老的患者发生了严重的对位不良,但仍具有足够的功能结果

患者

一名96岁的女性患者,在家中摔倒后出现肱骨近端三部分骨折(HL-G-S)。

治疗和结果

选择非手术治疗是因为患者的年龄。大结节(GT)向后上方牵拉(图3.1-21a~e)。

6个月后,肱骨头骨块内翻和前倾移位加剧(图3.1-21f~h)。大结节某些前部仍附着在肱骨头骨块上,因此可以发挥某些冈上肌功能。大结节的后上方发生移位。疼痛可耐受,患者可以将手臂弯曲150°,伸手触到嘴巴和头后面。她也可以触到臀部。

讨论

非手术治疗的患者经常在6~8周内进展为内翻畸形。大型队列显示两部分外科颈骨折几乎没有功能受损。相反,大结节的创伤后畸形愈合很难治疗。在该年龄组中,首选反向关节置换术,但是外旋量取决于大结节位移,后者在反向极性的"铰链门"机制中限制了关节活动度。

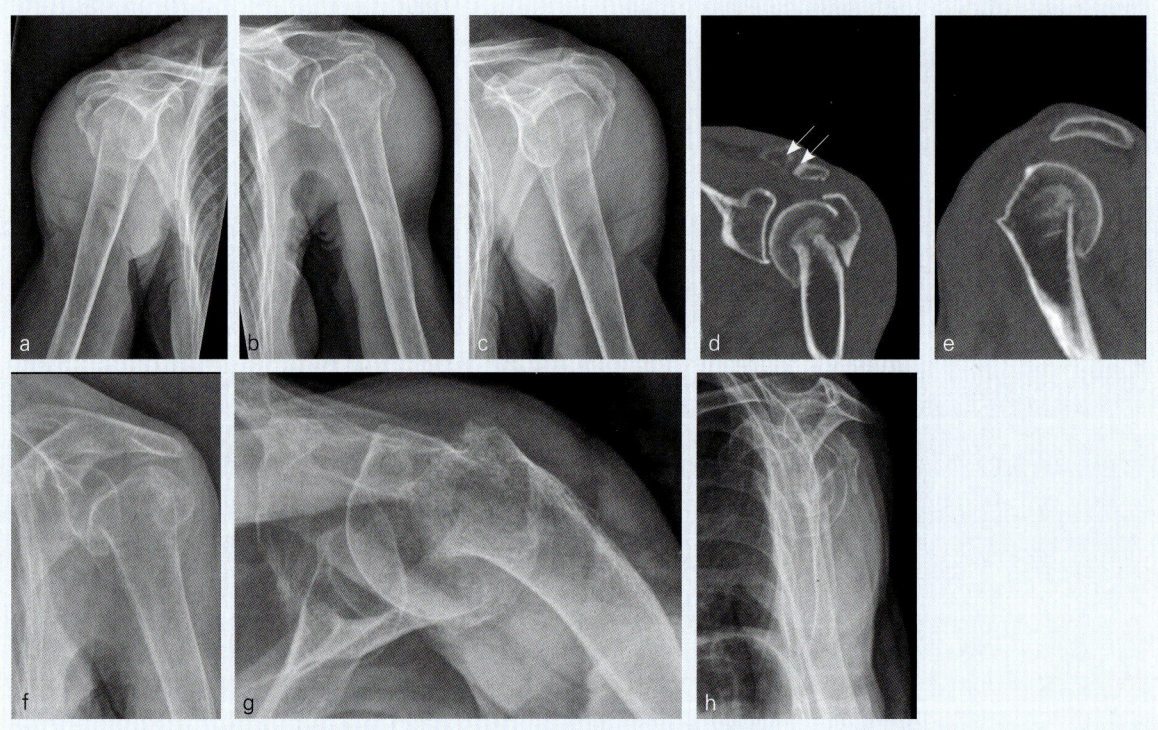

图3.1-21 一名跌倒后的96岁女性
a~e. X线片显示大结节(GT)后上牵拉 – 注意完整的冈上肌(SSP)(箭头)
f~h. 6个月后,肱骨头骨块内翻和前倾移位加剧。大结节某些前部仍附着在肱骨头骨块上,因此可以发挥某些冈上肌功能。大结节后上方移位

主题 4.2 的重点是过去几年中吸取的教训。有关该技术的系统描述，请参阅 Acklin 等[52] 和 Plecko 等[53] 的文章。

4.2.1 方法

三角肌劈裂法用于微创钢板内固定术（minimally invasive plate osteosynthesis, MIPO）。

- 使用这种微创方法不应导致畸形复位，特别是肱骨头骨块的内翻和外翻
- 外科医生应熟悉 MIPO 技术，如间接复位和操纵杆的使用，因为不能直接看到骨折区域
- 它提供了通向整个大结节的完全通道，尤其是当部分大结节骨块向后移位时。也提供了通向钢板区域的通道
- 另一方面，由于通向肱骨头的通道受限，危险增加。腋神经可能受累。扩大通道的方式有限
- 在与三角肌胸大肌间隙入路的比较研究中，由于 ROM 较差，三角肌劈裂法导致 Constant 分数较低。根据一项回顾性研究，包括电生理检查在内，2 种方法之间没有差异[54, 55]

三角肌胸大肌入路（方法 1：图 3.1-22）。

- 尽管这种方法的皮肤切口比三角肌劈裂法的切口要长，但该过程应尽可能做到微创。这可以通过保留骨膜桥，使用缝合线操纵骨折块，使用钢板间接复位进行来实现。对于获得出色的暴露效果，无须解剖更深的结构
- 操纵结节只能通过用缝线穿过肩袖肌腱来进行。切勿直接拉动它们，以免造成进一步碎裂和医源性骨膜分离
- 受累手臂应在外展位放在 Mayo 侧支架上。通过内旋和外展，三角肌可以缩回并且使大结节暴露
- 圆形牵开器插入三角肌下方
- 冈上肌腱的纵向裂口不会造成重大损坏，并且可以轻松闭合。大结节复位的质量可以通过分裂冈上肌进行临床评估，并且易于扩展
- 不应解剖 SSC 和 SSP 肌肉之间的所谓无腱旋转间隔。整个复合体与较小的前部骨折块一起起着护罩的作用，可以在手术结束时将其拉到肱骨头上
- 该方法也用于翻修手术

4.2.2 肱二头肌腱

缝线或环扎穿过肱二头肌沟并在肌腱上方时产生腱固定作用（图 3.1-23，图 3.1-24，案例 11：图 3.1-25）。因此，每当需要这种方法时，建议外科医生将肱二头肌腱切开，通过将远端残端缝合到胸大肌的插入处来进行腱固定，并切除肌腱的近端部分。

4.2.3 典型并发症

螺钉穿透通常是由肱骨头骨块在锁定螺钉上的塌陷引起的。发生的原因是骨折部位有些粉碎，并且是老年人中肱骨近端的典型大中央空洞。塌陷可能与肱骨头骨块的内翻移位有关，通常发生在手术后的前几周。请勿将其与 AVN 混淆。通常情况下，螺钉尖会刺破肱骨头骨块并损坏关节盂筋膜。立即更换螺钉可能会防止关节严重受损（案例 11：图 3.1-25a~j）。

螺钉切断与失去复位并发。在肩袖的拉动下，肱骨头"移动"到内翻位置。切断和穿透通常同时发生，如果延迟采取行动，可能会导致关节盂遭到不可逆转的破坏。翻修具有挑战性，并且通常以反向关节置换术作为最后手段告终。

Boileau 等[56] 将"锁定钢板（固定）后的厄运三联征"描述为以下几项组合。

- 肱骨头坏死
- 大结节后移和后上袖囊功能不全导致的复位丢失
- 螺钉穿透会导致关节盂磨损和破坏

方法 1

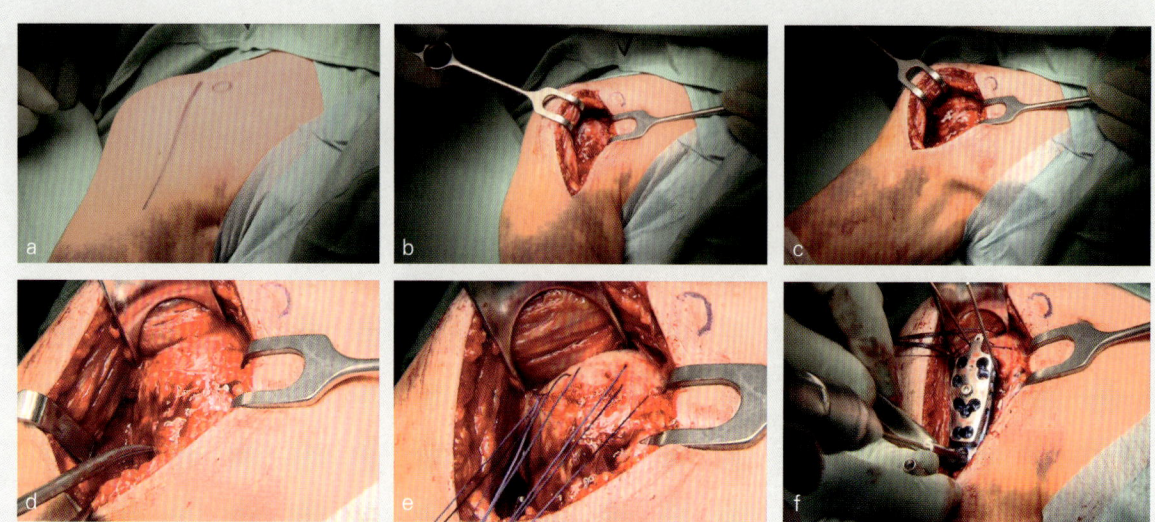

图 3.1-22　三角肌胸大肌入路

a. 皮肤切口沿肱骨延伸，从可触知的喙突尖端开始
b，c. 头静脉向侧面回缩，打开胸锁筋膜后暴露下方间隙，确认了相连肌腱的外侧肌腱边界和胸锁韧带（未在图片中显示）。通过在 Mayo 侧支架上简单外展手臂，可以减轻三角肌的张力，并且可以很好地横向扩展暴露范围（c）
d. 请勿解剖或剥离软组织结构，包括已经受伤的结构
e. 将穿过袖带的缝线从前到后放置。前面的缝线允许操纵肱骨头以放置下一个缝线直到到达后袖带。结节绝不能用锋利的工具操纵
f. 作者的首选方法是先将钢板固定在肱骨干上，然后在不影响钢板位置的情况下，临时用针钉操纵和固定骨折。2 枚针钉用于引导最终的钢板位置，一枚位于大结节的骨性边缘下方，而另一枚位于肱二头肌沟的后面

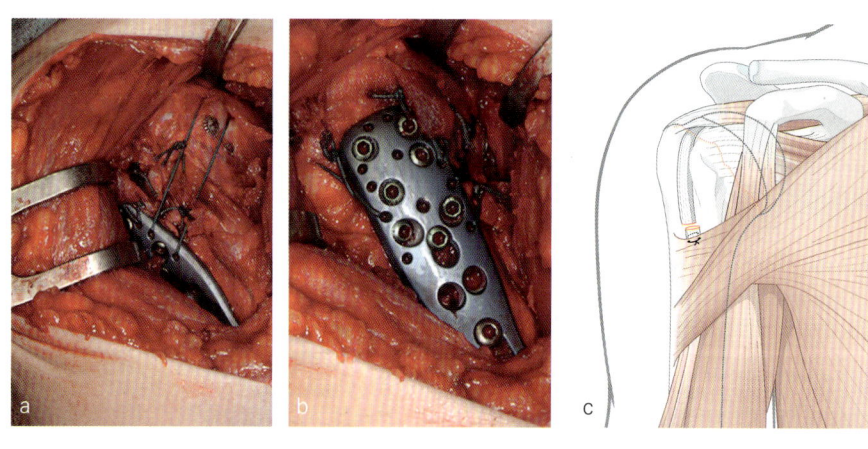

图 3.1-23

a，b. 当缝线穿过肱二头肌沟时，就不可能使肱二头肌在沟槽中进行生理滑动。间隔组织与肱二头肌腱之间粘连不再滑动，会产生疼痛并失去外旋。因此，在这些情况下，建议行肱二头肌长头（LHB）肌腱的腱固定术。作者的首选技术是将肌腱缝合到胸大肌腱的上边缘。然后将肱二头肌腱近端切开，并通过结节之间的骨折平面收集关节内部分
c. 注意结节间骨折平面，位于沟后 8~10 mm，因为沟在该区域提供了最佳的骨质量。冈上肌（SSP）肌腱通常已经在骨折平面的末端被最低程度地劈开。如果需要，如在肱骨头劈裂骨折的情况下，当难以切除 LHB 的关节内部分时，可沿着纤维方向延长分开 SSP，整个肩袖后部可以像帘子一样推向后部，从而很好地暴露肱骨头

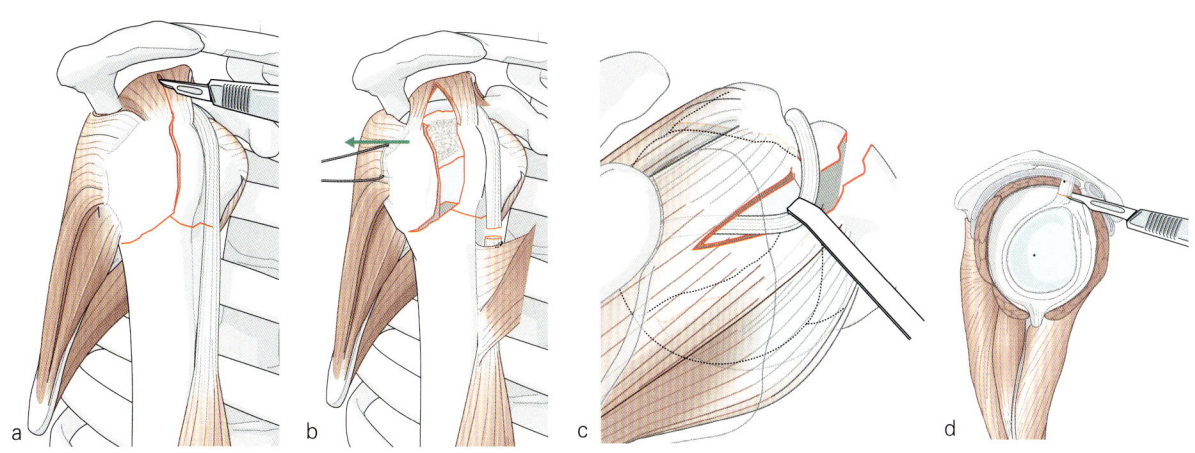

图 3.1-24　首先将肱二头肌腱的长头缝合到胸大肌腱的上缘，然后在上方切开。可以收获关节内部分，而不会损害结节之间现有裂缝的间隔。如果需要，可将冈上肌腱沿纤维分开以扩大所需的暴露。同样，这种延长关节内暴露的方法也可用于肱骨头碎裂重建中

案例 11

由肱骨头骨块的变异和塌陷而导致的典型"机械"并发症

患者

一名住在养老院的 83 岁患者从站立高度跌倒。

合并疾病

- 高血压
- 主动脉瓣置换
- 二尖瓣关闭不全
- 房颤
- 左束支传导阻滞
- 搭桥手术后的冠心病
- 多椎体骨折
- 26 年前乳腺癌术后乳房切除术

治疗和结果

该患者患有三部分骨折（HG-L-S），并已充分对位以进行非手术治疗（图 3.1-25a，b）。计算机断层扫描确认了诊断和分类（图 3.1-25c~e）。

11 天后的 X 线显示严重移位，患者疼痛极重（图 3.1-25f，g）。老年评估将患者评定为"slow-go"（即不健康）并采用了疼痛治疗。活动和疼痛控制恶化，另住院治疗 8 天后决定手术。术中 X 线显示良好的对位和钢板固定。内侧支撑重建存疑（图 3.1-25h~j）。

在 5 周内，肱骨头骨块塌陷，发生螺钉穿透。用较短的螺钉进行翻修手术。关节镜检查表明关节盂表面受到磨损（图 3.1-25k，l）。

在 1 年之内，肱骨头塌陷（图 3.1-25m，n）。该患者无疼痛，因此拒绝翻修手术。但是功能很差。

在同一年内，她经历了股骨转子间骨折，并用股骨近端防旋髓内钉治疗（图 3.1-25o~q）。4 年后，她经历了植入物周围肱骨干骨折，并用一块锁定加压钢板治疗（图 3.1-25r，s）。

讨论

回顾过去，失败的一个重要原因是缺乏内侧支撑，这是已经知道的教训。牢固固定嵌入的顺行髓内钉可能已经为愈合提供了足够的稳定性。进一步治疗的特点是总体效果不佳，但疼痛仍然可以忍受。同样在该年龄组中，需要预防再发骨折。

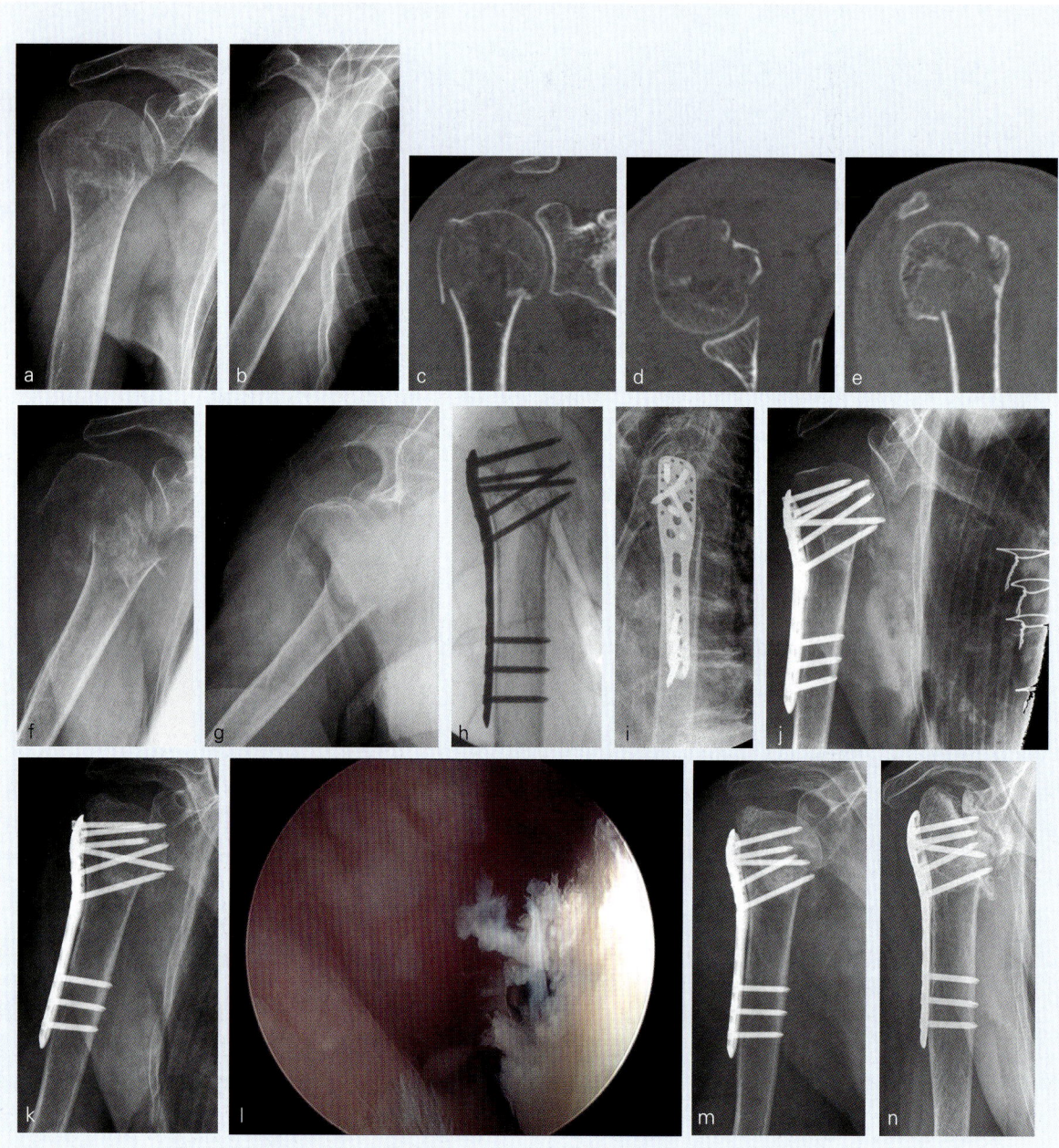

图 3.1-25　一名 83 岁的患者从站立高度跌倒
a, b. X 线片显示三部分骨折，对位足以进行非手术治疗
c~e. 骨折计算机断层扫描
f, g. 11 天后 X 线片显示严重移位
h~j. 术后 X 线片显示良好的对位和钢板固定
k, l. 5 周内肱骨头骨块塌陷，螺钉穿透。用较短的螺钉进行翻修手术。关节镜检查表明关节盂表面受到磨损（l）
m, n. 在 1 年之内，肱骨头塌陷

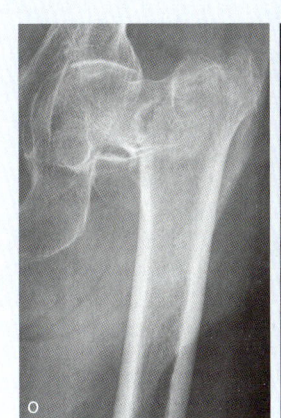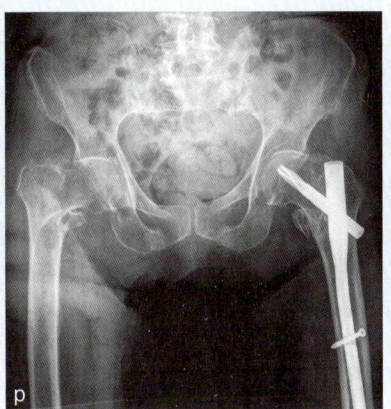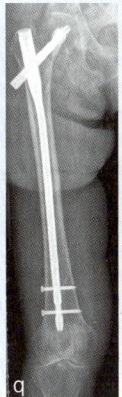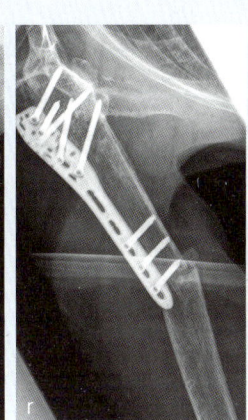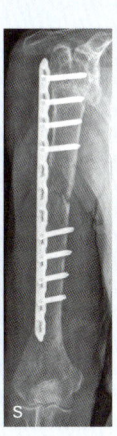

图 3.1-25（续）
o~q. 股骨转子间骨折经股骨近端防旋髓内钉治疗
r，s. 植入物周围肱骨干骨折经锁定加压钢板治疗

Boileau 等[56]也指出，锁定钢板固定后的失败无法逆转。由于关节盂磨损和大结节位移，无法进行半关节置换术。出于相同的原因，不能进行解剖型全肩关节置换术，特别是由于后上肩袖功能不全。不幸的是，由于僵硬和缺乏外旋肌，反向肩关节置换术（RSA）将产生较差的功能结果。

有几种避免这些并发症的方法。

- 在术前 CT 扫描中仔细评估肱骨头的厚度。如果低于 8~10 mm，则风险会增加，应考虑采取其他措施，如增强固定，特别是在骨质疏松性骨中（案例 3：图 3.1-14）
- 仔细"叩击"钻孔和测量螺钉长度，而不刺穿关节面。软骨下骨穿孔大大增加了患病风险。应该使用钝探针用于长度测量
- 复位后填充空隙并支撑肱骨头是防止骨块移位的其他选择。事实证明，即使在不利的条件下，使用同种异体骨或腓骨支撑移植物的技术[57, 58]也更为成功[16, 42]。理想情况下，可以从当地的骨库中获得股骨头的大块骨（案例 12：图 3.1-26）。这特别适用于肱骨头骨块较浅的情况（在骨质疏松症病例中尤为明显），粉碎区和（或）大结节短或多骨块的病例，这些病例不能用螺钉，只能用缝线固定
- 目前正在评估的另一种方法是增强螺钉在复位的软骨下松质骨中的锚定。通过空心螺钉和穿孔螺钉注入少量的 PMMA 水泥会在生物力学上明显增加切断前循环数。这仅适用于骨质疏松性骨
- 内侧铰链（肱骨距）重建可通过精细复位或在粉碎情况下进行缩短以达到机械稳定性。可以使用间接技术，如采用骨锉以减少骨折引起的肱骨头骨块。当钢板就位时，可以使用预销穿过钢板来确保复位。应通过图像增强仔细检查内侧骨距的修复质量
- 在内侧粉碎和高度骨质疏松的骨质情况下，则可控制地将肱骨头骨块压入肱骨干上，反之亦然。嵌入可能会影响整体刚度，必须正确完成，即不得导致内翻畸形
- 接受缩短后 PHILOS 钢板的非解剖位置。当肱骨干接近钢板时，所获得的内侧支撑会丢失（案例 13：图 3.1-27）。如果肱骨头受到嵌入，则无法在解剖位置上

应用该钢板（案例13：图 3.1-27）。通常，肱骨干被第一枚螺钉横向移动并从内侧支架拉出，这是应该避免的

- 在任何情况下均不得接受肱骨头骨块处于残余内翻位置。轻微的外翻过矫可能是有益的，也因此是首选
- 大结节至少可以在其具有足够骨质量的情况下充当顶石以完善主体，并提供内在稳定性。然后，当负荷通过骨骼传递时，植入物必须保持该位置
- 为了支撑内侧角并防止内翻畸形，肱骨距螺钉经证实是有效的[59]
- 在大结节发生横向粉碎和（或）在肌腱附近断裂出很短的大结节骨块的情况下，插入标准钢板位置不再解决大结节上部的固定。通过 SSP 肌腱-骨界面将大结节进一步缝线固定在钢板的预制孔上可能会特别有帮助。在中央空隙较大的情况下，在大结节和肱骨头下方提供足够的骨质以恢复机械稳定性并促进愈合至关重要。在这种情况下，大块同种异体骨移植效果很好
- 该人群中，不应用孤立螺钉固定小结节。螺钉经常松动，并可能导致在翻修手术中引起问题

案例 12

大块中央异体骨块，防止继发性骨减少

患者

一名 89 岁的女性在养老院跌倒后，发生了两部分肱骨近端骨折（PHF），并伴有干骺端骨折（图 3.1-26a，b）。她的 WHO 功能状态分级为 4，帕克活动评分为 3，使用拐杖。CAM 0，Lachs 得分 10，局部骨密度 70.9 mg/cm³。多年前她曾经历过 L1 骨折（图 3.1-26c）。

合并疾病

- 帕金森综合征
- 癫痫

治疗和结果

使用来自当地骨库的大块同种异体骨块对骨折进行手术重建（图 3.1-26d~f）。3 个月后，骨折愈合良好（图 3.1-26g~i）。

6 个月后进行的计算机断层扫描显示，移植物融合，无复位丢失，功能尚可（图 3.1-26j~l）。

讨论

在这种情况下，必须讨论非手术治疗。如果选择手术，则除了固定外还需要采取其他措施，否则可能会导致固定失败。

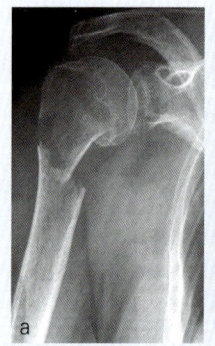
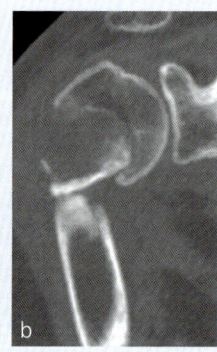
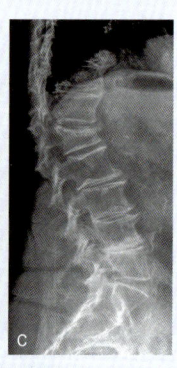
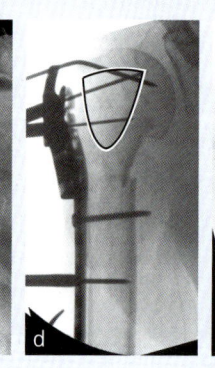
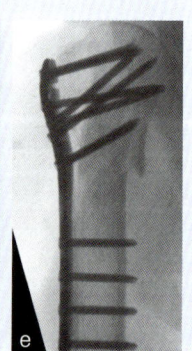
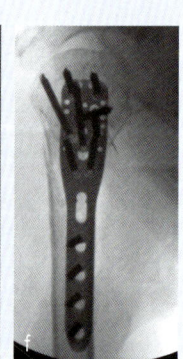

图 3.1-26 一名跌倒后的 89 岁女性
a，b. X 线片显示肱骨近端两部分骨折，并伴有干骺端骨折
c. 在肱骨近端骨折之前 2 年拍摄的 L1 骨折的 X 线片
d~f. 使用来自当地骨库的同种异体骨块进行手术重建

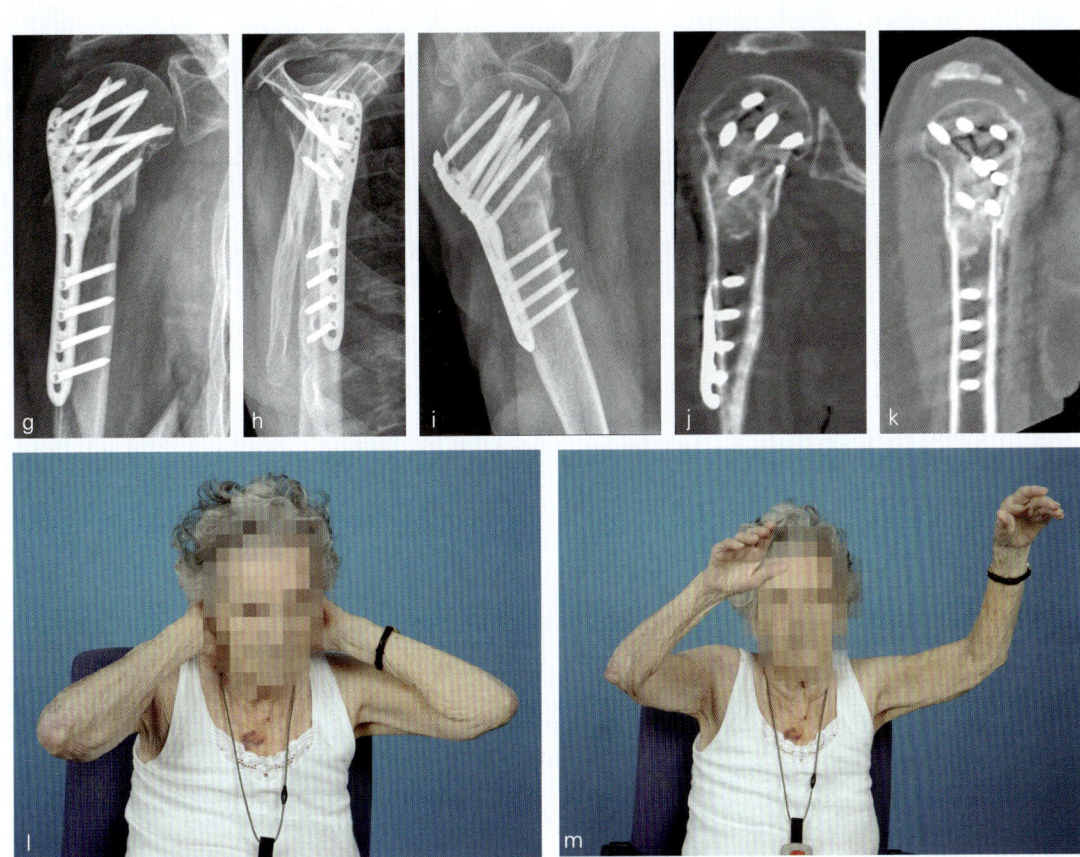

图 3.1-26（续）
g~i. 3 个月后的 X 线片显示骨折愈合良好
j，k. 6 个月时的计算机断层扫描显示，移植物融合，无复位丢失
l，m. 随访时的关节活动度检查

肱骨距重建的重要性

患者

一名 79 岁的女性患者在家中跌倒。该患者发生了移位的肱骨近端三部分骨折，肱骨头断裂（图 3.1-27a~d）。

合并疾病

- 高血压
- 高脂血症
- 骨质疏松症

治疗和结果

复位骨折并用克氏针初步固定（图 3.1-27e~g），并重建了肱骨距（图 3.1-27h~l）。将肱骨干移动到钢板上会导致肱骨干不受控制地嵌入肱骨头中，从而复位丢失（图 3.1-27h，i）。4 周后（图 3.1-27m，n）和 1 年后（图 3.1-27o~q）的位置没有变化。Constant 评分左/右为 78/77。两侧的关节活动度和力量几乎相等。

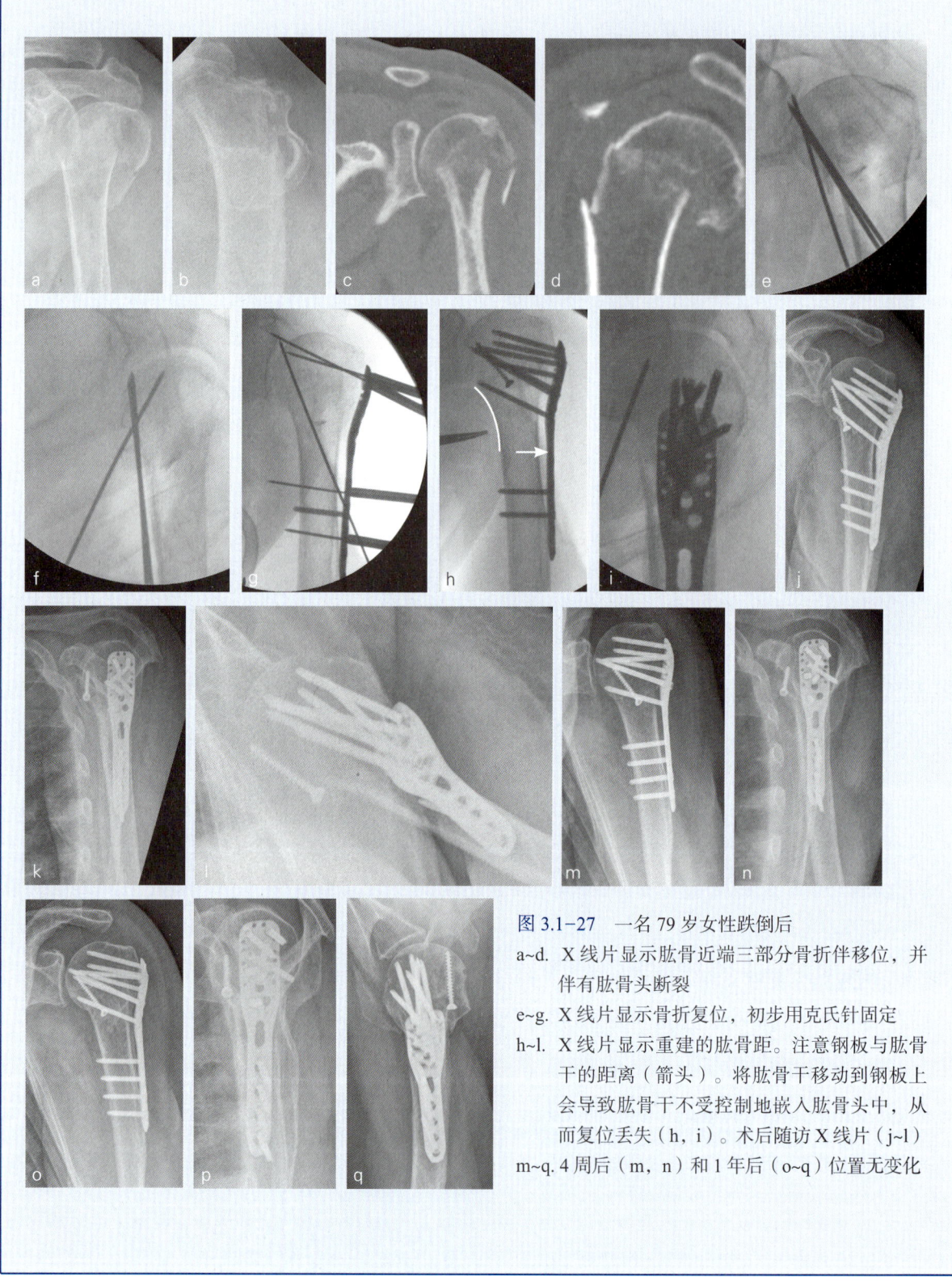

图 3.1-27 一名 79 岁女性跌倒后
a~d. X 线片显示肱骨近端三部分骨折伴移位,并伴有肱骨头断裂
e~g. X 线片显示骨折复位,初步用克氏针固定
h~l. X 线片显示重建的肱骨距。注意钢板与肱骨干的距离(箭头)。将肱骨干移动到钢板上会导致肱骨干不受控制地嵌入肱骨头中,从而复位丢失(h, i)。术后随访 X 线片(j~l)
m~q. 4 周后(m, n)和 1 年后(o~q)位置无变化

4.2.4 术后疗法

术后物理治疗和自我指导的锻炼在取得良好疗效方面起着至关重要的作用。固定应始终足够稳定，允许立即进行积极治疗。

患者不应感受到明显的疼痛，即包括神经阻滞在内的个性化镇痛治疗至关重要。从第一天开始允许被动活动，一旦疼痛减轻即可主动活动。不强制使用吊带，但是至少在前几天，许多患者用吊带感到更舒适。

我们鼓励患者拉伸肘部，并尽快使用患侧的手进行 ADL。

4.2.5 结果

比较不同研究的结果很困难，因为位移和成角的程度很少量化，并且不稳定的定义不明确且难以在术前进行评估。

并发症几乎不是单一因素引起的。Krappinger 等[28]的报告指出，年龄、局部骨密度、解剖复位及内侧皮质支撑的恢复是失效的重要预测因素。当存在以下至少 3 种危险因素时，机械失效的可能性显著增加：高龄、局部骨密度低、不完全解剖复位、无内侧皮质支撑。

对 150 例不稳定的 PHF 患者进行了彻底的前瞻性分析，未能找到包括手术特征、吸烟、饮酒、骨折类型、合并疾病和手术延迟在内的任何可疑的因素的显著影响[1]。最常发生的机械并发症是复位丢失、继发性螺钉松动伴穿孔。

Spross 等[60]报告的 294 例患者，平均年龄 72.9 岁，并发症发生率为 28.2%，需要进行翻修手术者为 24.5%。由于继发移位，螺钉切断是最常见的原因。吸烟超过 20 年的患者的并发症要多得多。

其他研究报告了相似的发生率[3, 61]。显然，有合并疾病患者的功能预后较差[1, 62]。

4.3 顺行髓内钉

顺行肱骨髓内钉在钉和螺钉设计方面都经历了巨大改变。随着最新髓内钉的改进，这类固定已成为钢板固定的替代方法。

出于多种原因，直钉设计似乎优于曲线钉[63]。通过模块化概念，植入物的配置可以适应骨折的形态。

较之年轻患者，通过劈开 SSP 肌腱的方式插入髓内钉在老年患者中被广泛接受。在移位的两部分 PHF 中最常使用髓内钉。

4.3.1 优点

- 这是一种微创手术
- 从生物力学上讲，髓内钉比钢板更靠近肱骨距，并且可以更有效地支撑这一重要结构（案例 14：图 3.1-28）。可以通过上升肱骨距螺钉和所谓的旋入螺钉来进一步增强，以解决肱骨头的后内侧区域[64]
- 有些钉子提供了模块化系统，具有稳定的近端和远端锁定选项
- 肱骨近端和肱骨干的同侧节段性骨折可以通过使用长钉来稳定

4.3.2 缺点

- 这些苛刻的手术技术需要训练，以避免错误和并发症
- 肩峰下瘢痕可能会导致疼痛和 ROM 受限
- 尽管改进了锁定选项，但仍会出现复位丢失和内翻畸形（案例 15：图 3.1-29）

有关该技术的系统描述，请参见 Hessmann 等[65]的文章。

案例14

直型髓内钉治疗不稳定的两部分骨折

患者

一名91岁的女患者在深夜倒在疗养院里。她患有大血肿，但其神经血管状况仍然良好。

合并疾病

- 大肠杆菌尿路感染
- 5年前心肌梗死后房颤
- 慢性阻塞性肺疾病

治疗和结果

该患者肱骨近端两部分骨折伴移位，干骺端粉碎（图3.1-28a）。全麻下使用8 mm髓内（IM）钉进行闭合复位内固定（图3.1-28b~e）。术后AP和侧位X线片显示对位良好（图3.1-28f，g）。

6个月后，患者发生了2次轻微中风。骨折在解剖位置愈合。她使用了轮椅，没有疼痛，并且两侧关节活动度相同（图3.1-28h，i）。

讨论

这一病例显示了髓内钉的作用。使用髓内钉，外科医生应努力获得内侧支撑。在这种情况下，决定不开放骨折并在稳定性方面冒险。

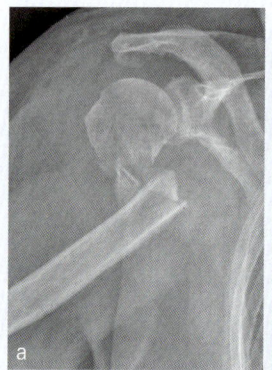
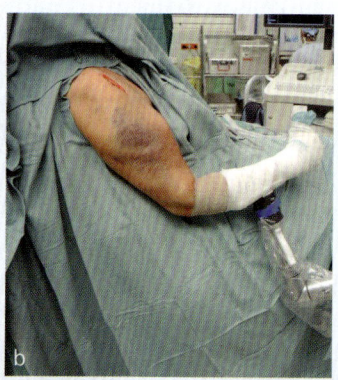
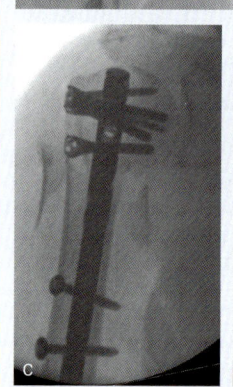
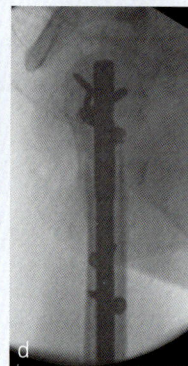
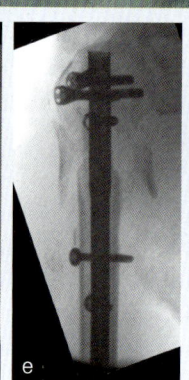
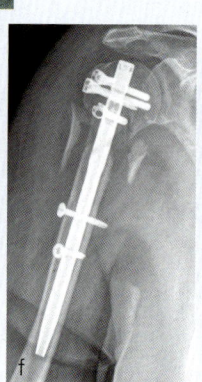
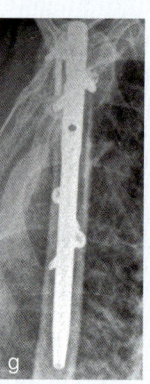
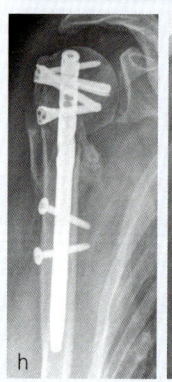
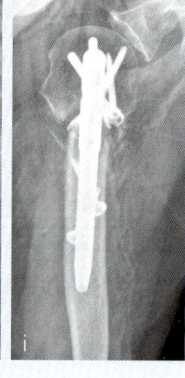

图 3.1-28　一名跌倒后的91岁女性
a. 肱骨近端两部分骨折伴移位，干骺端粉碎
b. 全麻并用手臂支架固定手臂
c~e. 闭合复位并用8 mm髓内钉固定
f, g. 术后结果良好，在AP和侧位片中对位良好
h, i. X线片显示骨折在解剖位置愈合

肱骨近端两部分骨折髓内钉固定术后典型病程

患者

一名 81 岁,"go-go"(即健康)的男性患者在跌倒后 4 天发生了移位的肱骨近端两部分骨折(图 3.1-29a,b)。2 年前,他发生 L1 的 A 型骨折,没有治疗骨质疏松症(图 3.1-29c)。

合并疾病

- 心肌梗死
- 2 型糖尿病
- 慢性肾功能不全

治疗和结果

使用肱骨距螺钉,以解剖复位骨折并固定(图 3.1-29d,e)。

手术后 1 周(图 3.1-29f)、3 周(图 3.1-29g)、6 周(图 3.1-29h)和 8 个月(图 3.1-29i~k,图 3.1-29j 内旋位),有限的内翻复位和骨愈合。患者有残余疼痛。屈曲/外展为 100°。

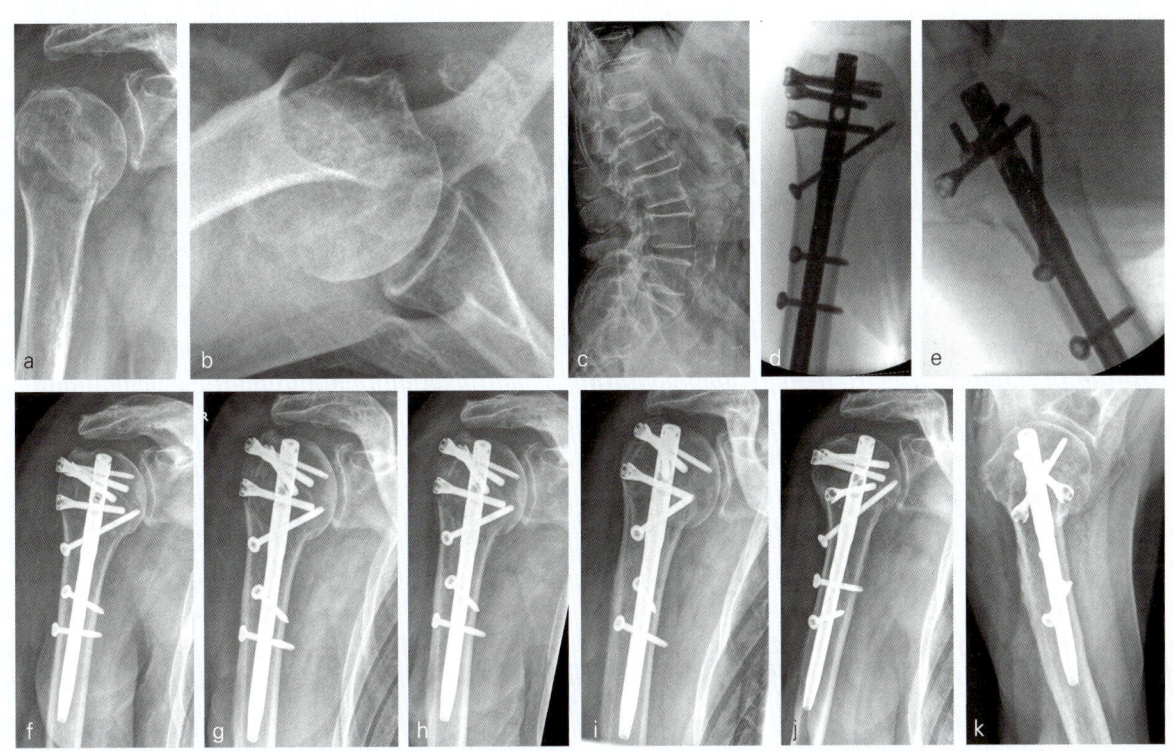

图 3.1-29 一名跌倒后的 81 岁男性
a~c. X 线片显示肱骨近端两部分骨折伴移位。注意轴位片中的位移量
d,e. 使用肱骨距螺钉,以解剖复位骨折并固定
f~k. 手术后 1 周(f)、3 周(g)、6 周(h)和 8 个月(i~k,j 内旋位)进行 X 线检查,显示内翻复位和骨愈合丢失有限

4.3.3 典型并发症

医源性肩袖损伤:

- 这是许多外科医生不愿在年轻患者中使用顺行髓内钉固定技术的主要原因。由于肩袖已经显示出一些退化的迹象,因此在老年患者中这种关注的重要性降低
- 将直型髓内钉插入 SSP 的肌肉部分和肱骨头的上半部分,从而有可能避免在肌腱压迹中出现脆弱的腱性部分
- Euler 等[16] 分析了 200 例平均年龄为

45.1 岁（SD 19.6；18~97）且无肱骨骨折患者的双侧肱骨近端 CT 扫描。他们定义了髓内钉的插入点和感兴趣区域（ROI），即不会侵蚀 SSP 肌腱的最大插入孔。这表明 38.5% 的肱骨头由于形态学而必须归类为危险类型，预测这些患者中髓内钉插入点偏移会侵犯 SSP 肌腱，从而可能损坏肌腱并降低固定的稳定性。作者建议有针对性地研究术前 X 线片，并在危重症病例中另选一种治疗方案（案例 16：图 3.1-30）

肩峰下撞击综合征：
- 直钉设计有助于避免这种并发症。仪器应可以精确测定钉子的近端末端
- 沉头近端螺钉头减少了肩峰下机械撞击的风险

髓内钉切换：
- 具有 2 种尺寸，髓内钉的直径可以与髓腔的直径相适应
- 角稳定锁定系统可以实现角稳定，如果需要的话，也可以实现远端锁定

初始复位不理想：
- 先前存在的肩部骨关节炎、肩部僵硬及无法倾斜手臂可能是达到最佳入路的严重障碍
- 操纵骨折块可能很困难。仅应使用微创技术，如克氏针和缝线（如操纵杆、滞留缝线）
- 除了正确的入路点外，肱骨头中骨腔的方向也非常重要。它必须在水平和垂直方向上均与肱骨干平行，并且不能更改。外科医生需要在第一次就将其正确放置，否则肱骨头可能会裂开（案例 17：图 3.1-31）

复位丢失：
- 中央入路点在肱骨头中提供了额外的"第五锚定点"。手术前，外科医生应仔细检查入口通道周围的骨质量是否足够。错误选择的入口通道无法更改。如果固定不稳定，则外科医生必须能够切换至钢板或人工关节置换术
- 肱骨头中的锁定螺钉应对准骨质较密的区域，即肱骨头的后内侧部分，即使是在老年患者中
- 如果解剖学上可行，则应使用肱骨距螺钉

案例 16

正确入路的重要性

患者

一名 88 岁的女性从站立高度跌倒。她一个人住，基线检查时具有良好的认知功能。该患者患有三部分大结节（GT）骨折（HL-G-S），但大结节无移位（图 3.1-30a~c）。

治疗和结果

对侧是沿肱骨干的二维重建。叠加了直径 8.5 mm 的直钉（图 3.1-30d~f）。请注意，估计的插入点在肱骨头侧面的位置，涉及部分冈上肌压迹。在使用顺行直钉时，这种情况非常危险，因为所谓的"第五锚定点"不再提供优势了。作者的经验表明，可以通过稍微减少外翻来弥补这一点，否则必须选择其他手术方式，如角稳定钢板。重建显示了插入点问题和连续的复位丢失，如图 3.1-30d~f 所示。由于插入是侧向的，因此未建立"第五锚定点"（图 3.1-30g~i）。逐渐加重的脱位证实了植入物不足（图 3.1-30j，k）。此时无法预测骨折愈

合过程（图 3.1-30l，m）。在这一病例中，患者可以接受有限的关节活动度（屈曲 90°，外旋 10°，内旋至 L1），因为她可以将手伸到头部并且可以忍受疼痛。

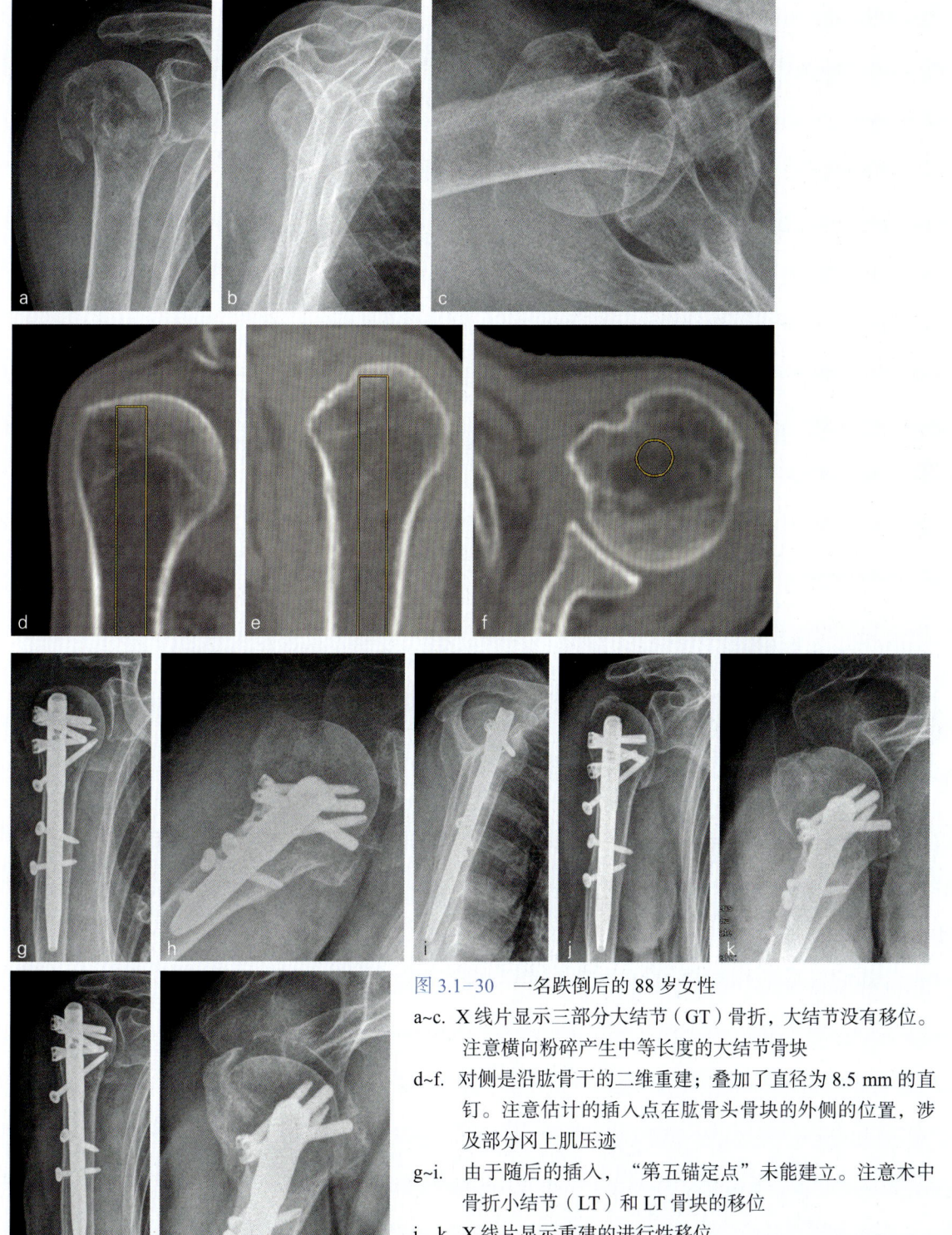

图 3.1-30 一名跌倒后的 88 岁女性
a~c. X 线片显示三部分大结节（GT）骨折，大结节没有移位。注意横向粉碎产生中等长度的大结节骨块
d~f. 对侧是沿肱骨干的二维重建；叠加了直径为 8.5 mm 的直钉。注意估计的插入点在肱骨头骨块的外侧的位置，涉及部分冈上肌压迹
g~i. 由于随后的插入，"第五锚定点"未能建立。注意术中骨折小结节（LT）和 LT 骨块的移位
j，k. X 线片显示重建的进行性移位
l，m. X 线片显示植入物不足

案例 17

插入点错误导致术式更改

患者

一名 72 岁的男性患者表现为低能量肱骨近端骨折。患者患有不稳定的、移位的两部分外科颈骨折（HGL-S）。

合并疾病

- 2 型糖尿病
- 高血压
- 慢性阻塞性肺疾病
- 骨质疏松症
- 甲状旁腺功能亢进

治疗和结果

患者在知情同意后计划使用顺行钉（图 3.1-31a, b）。计算机断层扫描未提供有关所选治疗的其他信息（图 3.1-31c~e）。

导丝可能放置得太靠前或靠外侧（图 3.1-31f~h）。若确实是这种情况，则手术时没有正确检查导丝的方向。然后将空心扩孔钻打入而未使其与骨腔对齐，导致在插入直钉时造成严重的错位（图 3.1-31g）。在操纵髓内钉来获得更好的复位效果的过程中，肱骨头碎裂，大结节从肱骨头脱离。然后选择半肩关节置换术（SHA）。

术后结节解剖固定（图 3.1-31i, j）。在接下来的几周中，结节被吸收，肱骨头开始头侧移动（图 3.1-31k, l）。患者几乎没有疼痛，但总体效果较差，外展和屈曲角度小于 40°，外旋和内旋角度 0°。

结论

如果在术中发现严重并发症，即使在相对简单的情况下，也可能需要假体备用。手术时间延长，加上医源性创伤和合并疾病增加，增加了发生并发症的风险，如感染、结节畸形或吸收。

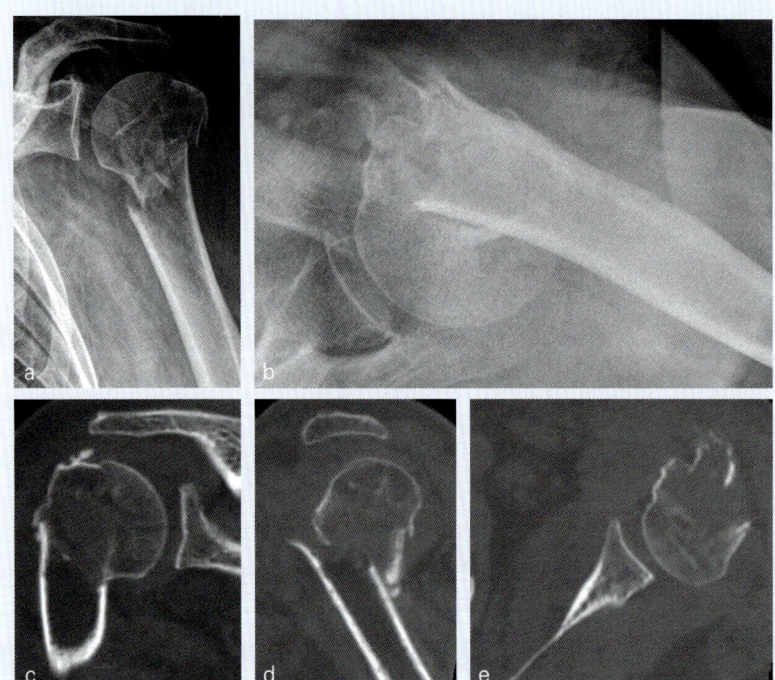

图 3.1-31　一名 72 岁男性，肱骨近端骨折

a, b. X 线片显示不稳定的、移位的两部分外科颈骨折
c~e. 骨折计算机断层扫描

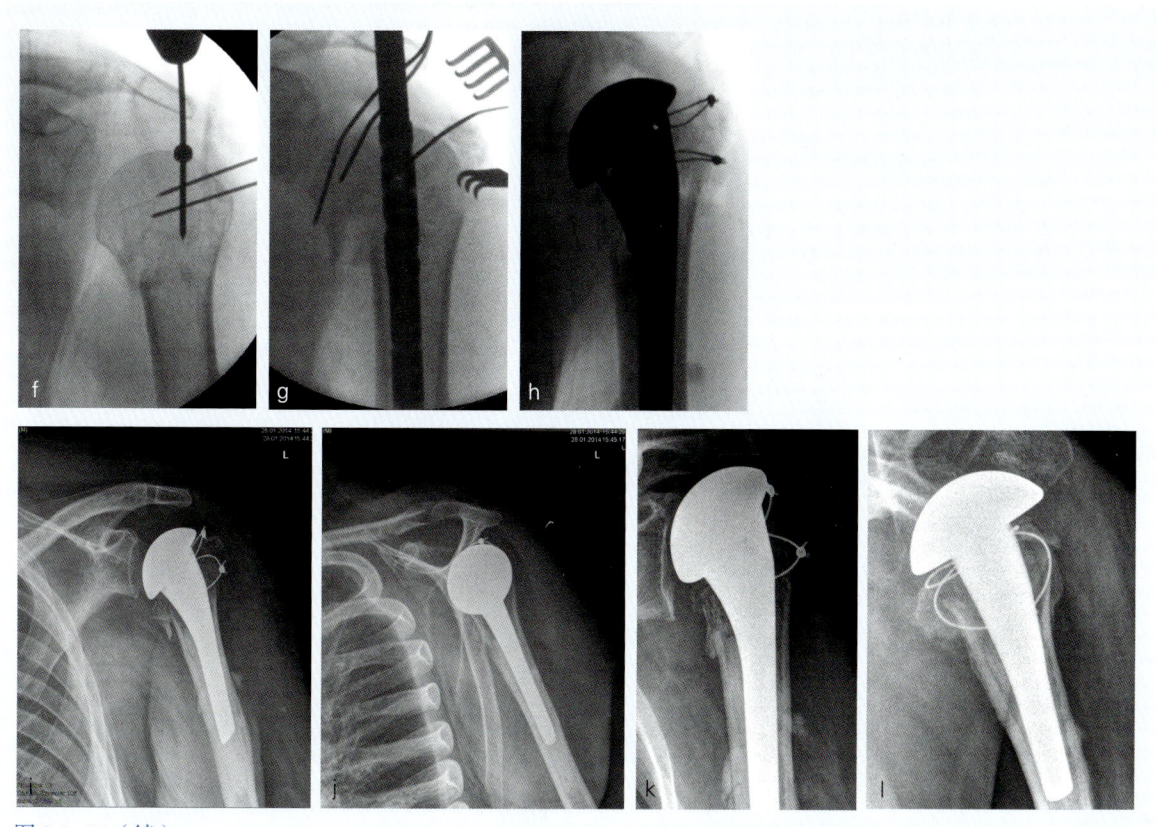

图 3.1-31（续）

f~h. 可能将导丝放置在太靠前或太远的位置，空心扩孔钻打入而未使其与骨腔对齐，导致在插入直钉时造成严重的错位（g）

i~l. 术后结节解剖固定（i，j），导致结节吸收，随后几周内肱骨头头侧移位（k，l）

4.3.4 术后疗法

顺行钉的术后物理治疗与钢板类似。

4.3.5 结果

关于最新一代螺钉设计的手术报道很少，尤其是在老年人群中。

Lopiz 等[63]观察到 26 例患者中有 9 例有肩袖症状，需要用多锁定螺钉再手术的患者占 11.5%。

Hatzidakis 等[66]报告称，平均 38 例 65 岁的患者的骨折采用了角稳定锁定顺行钉进行治疗。所有骨折均基本愈合。平均随访 Constant 得分（和标准差）为 71 ± 12 分（范围：37~88 分），平均年龄校正 Constant 得分为 97%（范围：58%~119%）。除一个例外，所有骨折的颈干角均 ≥ 125°。

尽管改进了锁定方案和解剖上的初始复位，但通常可以观察到轻微的内翻复位丢失，不伴植入物切断。临床意义尚未得到充分研究。尽管这可能被解释为置入失败，但穿透或切断的发生频率似乎少于钢板固定。骨折愈合可以改善这种情况，但是预计会出现一些畸形。

4.4 半肩关节置换术

由于无法预测半肩关节置换术（SHA）的结果，外科医生倾向于在骨折固定和反向关节置换术之间进行选择（案例 18：图 3.1-32）。如果无法进行重建，则结节较差，通常不足以期待 SHA 后解剖愈合和功能恢复。

案例18 半肩关节置换术的典型过程

患者

一名77岁的男性患者从梯子上摔下后，发生了四部分骨折（H-G-L-S），骨折块严重移位（图3.1-32a，b）。

合并疾病

- 5年前诊断出前列腺癌
- 没有其他相关的合并疾病

治疗和结果

该骨折被认为不适合进行稳定的解剖重建，并采用环形柔性线进行解剖性头干角治疗（图3.1-32c，d）。结节处于良好位置，盂肱关节位于2个平面的中心。当时诊断出下神经丛病变。4个月后，肱骨近端向上移，表明肩袖2个以上的肌腱功能不全（图3.1-32e，f）。还存在异位骨形成，表明严重的软组织创伤。跌倒后18个月，患者仍感到疼痛；肩关节的关节活动度是前屈30°，外旋0°，当内旋时，手可以触及臀外侧区域（图3.1-32g~i）。三角肌的所有部分均正常。最严重的创伤后近3年，对骨水泥长柄反向肩关节假体进行了翻修，因为该患者于2010年因结肠癌进行了手术（图3.1-32j，k）。该患者无痛苦，功能限于前屈80°，外旋0°，可以触及臀部。

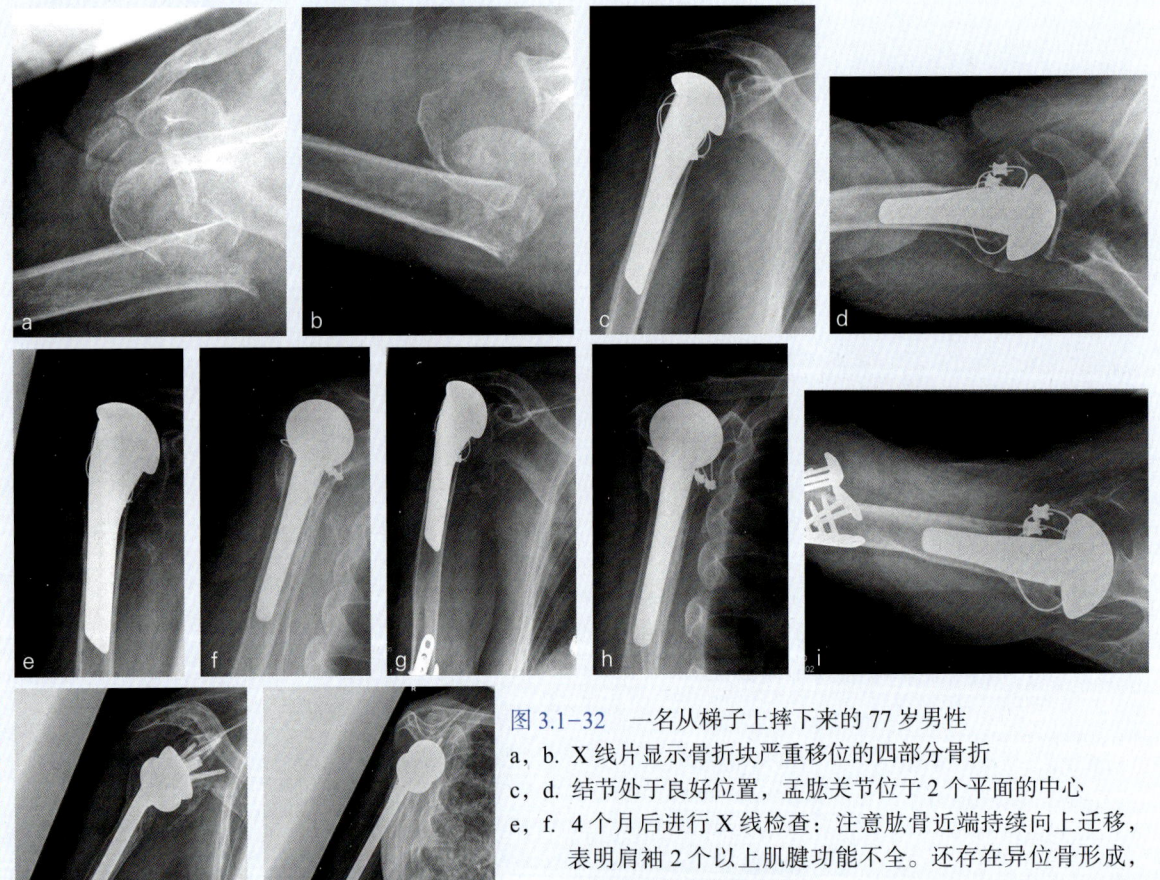

图3.1-32 一名从梯子上摔下来的77岁男性
a，b. X线片显示骨折块严重移位的四部分骨折
c，d. 结节处于良好位置，盂肱关节位于2个平面的中心
e，f. 4个月后进行X线检查：注意肱骨近端持续向上迁移，表明肩袖2个以上肌腱功能不全。还存在异位骨形成，表明严重的软组织创伤
g~i. 跌倒后18个月进行X线检查
j，k. 最严重创伤后近3年，对骨水泥长柄反向肩关节假体进行了翻修

4.4.1 适应证

- 年龄较大的患者，不可重建的三部分和四部分 PHF，肱骨头断裂损伤和骨折脱位可能提示 SHA
- 只要可以实现稳定的解剖重建和固定，疑似 AVN 并不一定需要关节置换
- 稳定的解剖结构及术后立即进行物理治疗是取得良好疗效的决定性因素。如果术中无法在保留肱骨头的情况下固定骨折，则可以选择 SHA

应准备好关节置换工具包（案例17：图3.1-31）。根据瑞典的登记研究资料，骨折关节置换术后的最佳结果来自第六天的手术。因此，仅在拥有最佳基础设施的情况下，才应对可能需要进行关节置换术的骨折进行手术。

4.4.2 入路

解剖性骨折关节置换术中使用最广泛的方法是三角肌胸大肌入路，可以做到微创。当离断靠近锁骨处的三角肌并一直向下直至肱骨插入处时，该肌肉可在外展中向后缩回，使肱骨近端的各个部位完全暴露。

如前所述，强烈建议对肱二头肌长头（LHB）肌腱进行腱固定术，以防止将不足的 LHB 损伤在 SSC-SSP 间隙，从而避免随后的疼痛和 ROM 损伤。理论而言，不应分离 SSC 和 SSP 肌肉之间的间隔。可以将 LHB 缝合到胸大肌腱上部并直接在其上方切断。如果在去除肱骨头骨块后进行关节置换术，则在关节内切除肌腱的近端部分。

4.4.3 典型并发症

结节固定不足、定位不良和吸收。

- 解剖位置的愈合对于半关节置换术的结果至关重要。对结节进行"环抱"固定可提供出色的固定强度，在使用柔性线时更是如此
- 对于大多数系统，主干的细长干骺部需要在结节下方进行松质骨移植，以形成固定在解剖位置所需的骨性槽。没有这种支撑，结节将被环抱的环扎钢丝牵拉到干骺部，导致位置过低。通常，插入肱骨头的整个松质部分
- 结节的吸收或 SHA 的连续头侧移位常常导致功能不佳，可与肩袖缺损相比。在最坏的情况下，可能会导致上肢上臂脱臼并伴有痛苦的上肢残疾

高度不正确和植入物向后倒转是其他重要因素。最准确的参考是内侧肱骨头延伸的长度，这一长度可以精确测量。通过将肱骨干移位以准备和置入肱骨干植入物，可以使肱骨头解剖复位，并且，在许多情况下，这可以完美地模仿给定患者的解剖结构后扭转。后扭转过度会给大结节固定带来过大的压力，因为必须将其重新固定到更前面，这有可能导致更多骨愈合方面的问题。

4.4.4 术后疗法

早期的被动 ROM 对于避免僵硬至关重要。尚未证明制动可以加快结节的愈合，但是会增加僵硬的问题。

4.4.5 结果

单个患者的结局很难预测。疼痛的治疗效果通常很好，但是功能效果各异，从非常好到不令人满意都可能。结节的解剖愈合意味着好的结果，优于 RSA（案例19：图 3.1-33）。不幸的是，与后者相反，SHA 的结果很难预测。大约 60% 的患者有望获得影像学愈合，这在很大程度上取决于患者选择[67]。

Cuff 等[67]随访了47例患者，平均年龄74.4岁，其中三部分和四部分的骨折随访至少持续2年。半关节置换术组中的3名患者（13%）因结节未能愈合并由此导致肩部假性麻痹而倾向于 RSA 翻修。与 SHA 治疗老年粉碎性 PHF 相比，RSA 具有更好的临床效果和相似的并发症发生率。

Ferrel 等[68]进行了系统综述，以比较 SHA 和 RSA。他们在美国肩肘外科医师肩关节评分

案例 19

无法预测的结节愈合

患者

一名 87 岁的男性因低能量创伤而遭受了三部分大结节肱骨头断裂骨折（HL-G-S）（图 3.1-33a，b）。

合并疾病

- 脑卒中后，病情全面恢复且依从性良好
- 2 型糖尿病

治疗和结果

冈上肌腱插入点完好，肌腹无脂肪变性或萎缩（图 3.1-33c）。重建（图 3.1-33d）提示小结节仍然附着在肱骨头骨块上，由于肩胛下肌（SSC）肌腱的牵拉，肱骨头骨块内旋。SSC 的腹肌没有萎缩和脂肪浸润。

术后系列影像显示结节良好，盂肱关节居中（图 3.1-33e，f）。

在 4 年的随访中，结节愈合成功（图 3.1-33g，h）。关节居中，患者无疼痛且有几乎完整的关节活动度。Constant 评分为 74 分（健康的四肢为 81 分）。

讨论

尽管患者的结果超乎预期的好，但结节的解剖愈合却无法预测。如今，对一名 87 岁的男性，糖尿病和无法重建的肱骨头断裂性骨折患者，将进行反向肩关节置换术，这样无论结节的愈合如何，均能获得足够好的结果。

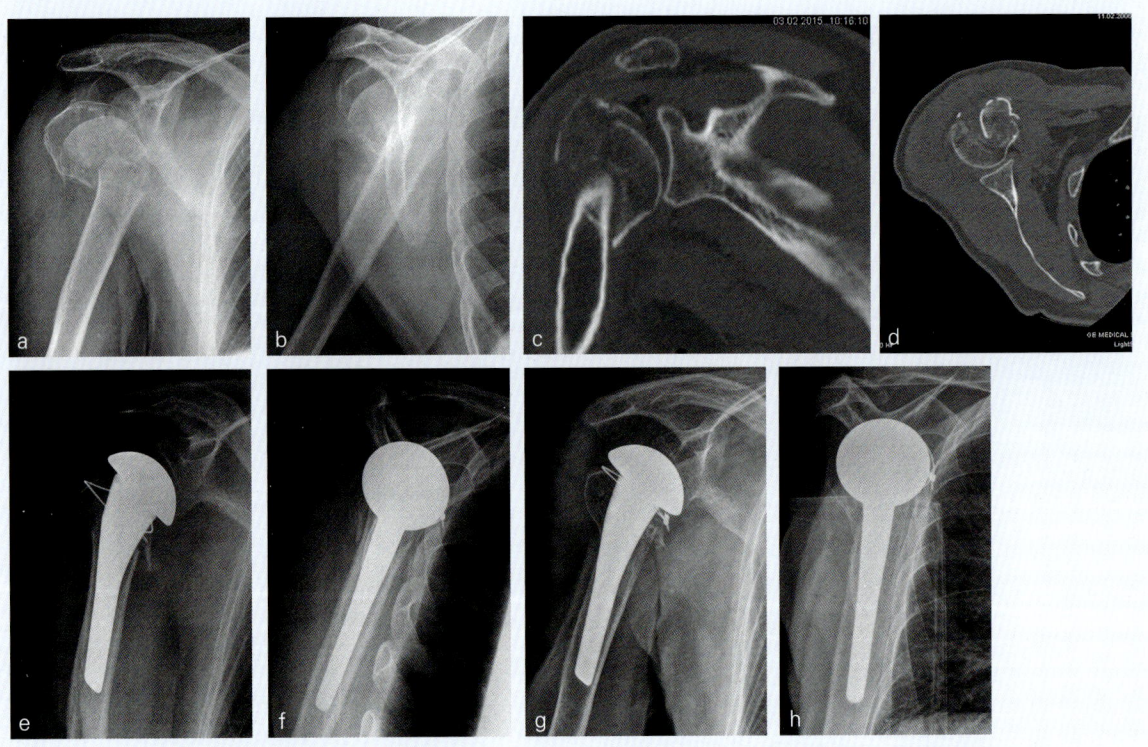

图 3.1-33 一名低能量创伤的 87 岁男性

a，b. X 线显示三部分大结节肱骨头断裂骨折

c，d. 冈上肌腱插入点完好，肌腹无脂肪变性或萎缩（c）。重建（d）提示小结节仍然附着在肱骨头骨块上，由于肩胛下肌（SSC）肌腱的牵拉，肱骨头骨块内旋

e，f. 术后系列影像显示结节良好，盂肱关节居中

g，h. 为期 4 年的 X 线检查显示，结节愈合，关节居中

（RSA 64.7，Hemi 63.0）和 Constant 评分（RSA 54.6，Hemi 58.0）中均未发现显著差异。与半关节置换术相比，在短期和中期随访中，RSA 临床并发症发生率增加（9.6%）、翻修率降低（0.93%）。他们得出结论："RSA 为复杂的急性 PHF 患者提供了可接受的手术选择。"

4.5 反向肩关节置换术

由于 SHA 结果的不可预测性，在老年患者中更经常使用 RSA。特别是对 75 岁以上、无法进行稳定的解剖结构重建的患者，人们似乎对最初治疗选择 RSA 达成共识。效果很好，且不受结节愈合状态的影响。因此，康复训练不太重要，甚至是不必要的。

请注意，三角肌功能正常是必不可少的，在骨折情况下，有时可能很难进行测试。RSA 的功能评分比 SHA 更好，特别是在向前屈曲方面；而外旋测试 RSA 结果劣于 SHA。与 SHA 相比，接受 RSA 手术的患者的并发症发生率似乎较高，但其翻修率较低。

4.5.1 适应证
- 由于骨质量差，不适合进行稳定的解剖结构重建的复杂的三部分和四部分骨折
- 结节"短"且粉碎的骨折。这类骨折用 SHA 治疗风险高
- 对肱骨头断裂的骨折选择 SHA 或 RSA 遵循上述相同的标准
- 已有计算机断层血管造影（案例 20：图 3.1-34）

4.5.2 禁忌证
- 大量关节盂骨丢失或缺乏关节盂骨储备可能是禁忌证。对于急性骨折，尚未讨论复杂的骨重建和肱骨侧假体固定的翻修
- 腋神经功能不足或麻痹。完整的三角肌对于功能性 RSA 至关重要，因此腋神经检查对急性骨折患者至关重要。在这种情况下，禁止进行 RSA，因为不稳定的风险增加和预期的低功能结果并不比干预的风险更大

4.5.3 入路

在原发性肩袖撕裂性关节病变的相关文献中，描述了使用三角肌胸大肌或上外侧入路进行关节置换术的方法。上外侧入路有着较低的不稳定风险和较低的肩峰和肩胛骨骨折发生率。在急性骨折的情况下，不稳定的作用似乎较为次要，而骨性关节盂的完美暴露似乎对于降低肱骨侧假体错位和持续松动或肩胛切压的风险至关重要。因此，三角肌胸大肌入路仍然是急性骨折治疗中的主要方法，因为它保留了所有选择的余地，包括必要时进行复杂的翻修。

4.5.4 植入物选择

当前，市场上有二十多种不同的系统。可以使用中介性或横向化 RSA 系统。由于所有系统都宣称其设计优异，因此很难选择。

4.5.5 结节固定

有关修复结节的不同观念引发了持续的辩论。文献描述了从将结节全切除到完全修复以维持整个袖带（包括 SSP）的各种方法。为了获得更多的外旋，一些外科医生主张切断 SSC 肌腱或切除小结节，并对大结节进行孤立的修复。作者选择连同骨性附着物一起切除 SSP 和上部 ISP，并用环扎钢丝将小结节和剩余的大结节固定在假体上。

有关该技术的详细说明，请参见 Reuther 等[69]。

4.5.6 典型并发症
- 肩胛切压是最常见的并发症，可导致聚乙烯磨损和随之而来的松动
- 据报道，由于植入物-骨界面上的应力水平高，导致肩峰或肩胛冈功能不全骨折
- 通常认为，RSA 感染的风险比 SHA 高。但是，最近的系统评价无法证明这一点
- 神经病变和不稳定是其他典型的并发症

4.5.7 结果

最近的 3 项系统评价和荟萃分析[68~71]比较了 RSA 和 SHA 在急性骨折治疗中的作用。有关

案例20

患者

一名78岁的女性从站立高度跌倒,发生了两部分外科颈骨折(HGL-S)(图 3.1-34a~c)。跌倒前一年,患者因转子间骨折进行了股骨近端防旋髓内钉治疗。患者没有相关的合并疾病,且没有认知障碍。

治疗和结果

该患者患有两部分外科颈骨折(HGL-S)(图 3.1-34a~c)。她在肩部门诊就诊(见图 3.1-2~3.1-4)。患者78岁,已有CT血管造影,未进行CT重建(图 3.1-34d~f)。

用反向肩关节置换术治疗骨折,并以重叠方式(平铺技术)用环缝线缝合结节。游离了插入大结节顶部的冈上肌和上部分冈下肌(图 3.1-34g, h)。

在2年的随访中,患者的关节活动度是屈曲140°,外展0°时外旋为-10°,而在内旋时她可以触及腰椎下部,因此其本人感到满意。她继续生活自理,甚至可以从事园艺活动(图 3.1-34i, j)。

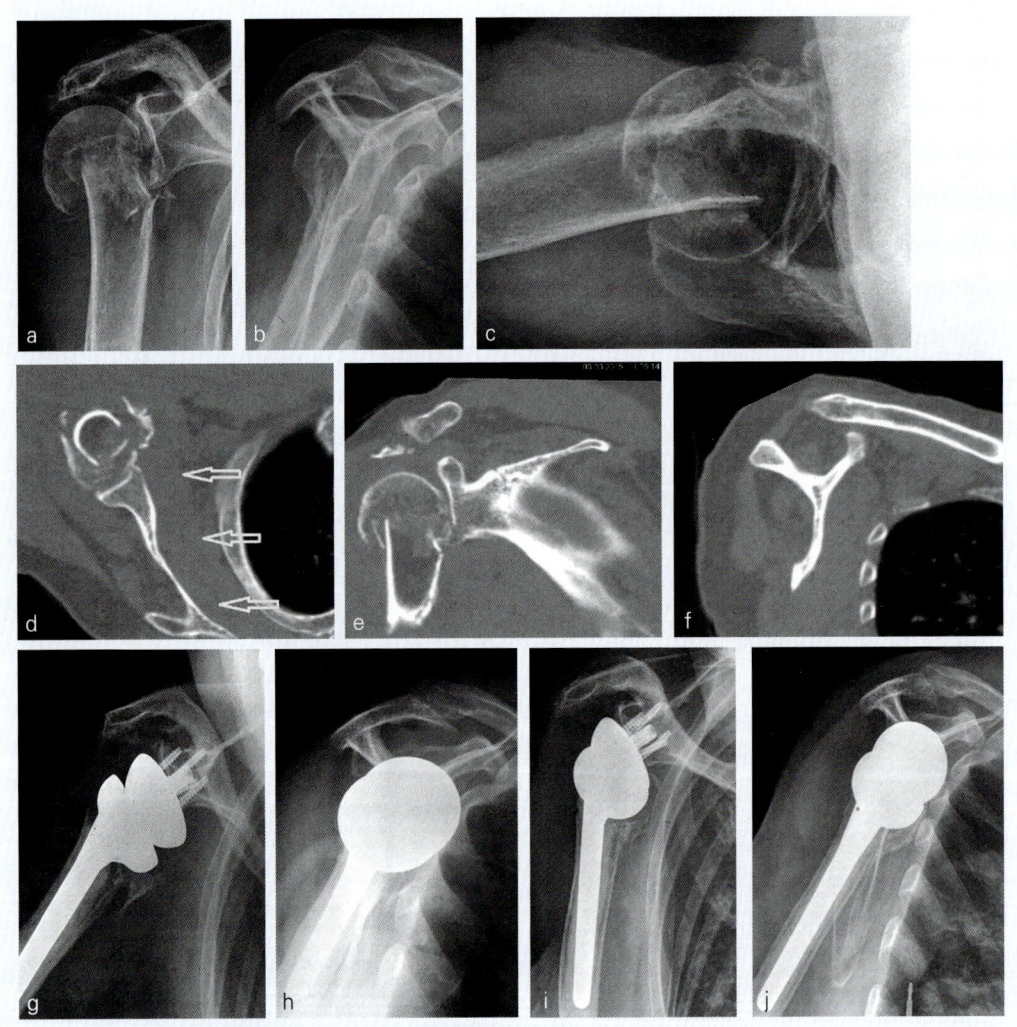

图 3.1-34 一名78岁的女性从站立高度跌倒后
a~c. X线片显示两部分外科颈骨折
d~f. 先前的CT血管造影
g, h. 以重叠方式(平铺技术)用环缝线缝合结节。游离了插入大结节顶部的冈上肌和上部分冈下肌
i, j. 2年随访X线片

并发症发生率、功能结局、翻修率和成本因素的结果相互矛盾。

根据Namdari等[71]，2种方式都有无痛恢复功能的潜力。他们认为，应单独考虑RSA较高的并发症发生率和费用。Mata-Fink等[70]观察到RSA的前屈和功能转归更好，而在他们的研究中，并发症发生率没有实质性差异。Ferrel等[68]指出前屈较好，外旋较低，但根据美国肩肘外科医师肩关节评分（RSA 64.7，Hemi 63.0）或Constant评分（RSA 54.6，Hemi 58.0）显示，没有统计学差异。RSA的并发症发生率较高，但与此相反，与SHA相比，翻修率较低。

4.6 小结

复杂的老年性PHF的重建仍然具有挑战性，据报道并发症发生率很高。在经过挑选的患者中进行稳定的解剖重建可以取得良好的效果。同种异体移植或植入物骨水泥加固等支持性技术可改善结局。解剖学SHA的结果各异，取决于结节的状态。在最近的研究中，采用新型设计的肱骨杆部并充分固定了结节后，其结果与RSA相当，且在外旋表现上始终更好。RSA越来越多地用于原发骨折治疗。许多外科医生主张在治疗复杂的三部分和四部分骨折时，在70岁及以上的患者中只应用这种类型的关节置换术。结果数据相互矛盾，前瞻性随机研究的需求显而易见。

5 参考文献

1. Kralinger F, Blauth M, Goldhahn J, et al. The Influence of Local Bone Density on the Outcome of One Hundred and Fifty Proximal Humeral Fractures Treated with a Locking Plate. J Bone Joint Surg Am. 2014 Jun 18;96(12):1026–1032.

2. Olerud P, Ahrengart L, Ponzer S, et al. Internal fixation versus nonoperative treatment of displaced 3-part proximal humeral fractures in elderly patients: a randomized controlled trial. J Shoulder Elbow Surg. 2011 Jul;20(5):747–755.

3. Sudkamp N, Bayer J, Hepp P, et al. Open reduction and internal fixation of proximal humeral fractures with use of the locking proximal humerus plate. Results of a prospective, multicenter, observational study. J Bone Joint Surg Am. 2009 Jun;91(6):1320–1328.

4. Einsiedel T, Becker C, Stengel D, et al. Frakturen der oberen Extremität beim geriatrischen Patienten—Harmlose Monoverletzung oder Ende der Selbstständigkeit? Eine prospektive Studie zum Outcome nach distaler Radius- und proximaler Humerusfraktur bei über 65-jährigen［Do injuries of the upper extremity in geriatric patients end up in helplessness? A prospective study for the outcome of distal radius and proximal humerus fractures in individuals over 65］. Z Gerontol Geriatr. 2006 Dec;39(6):451–461. German.

5. Hanson B, Neidenbach P, de Boer P, et al. Functional outcomes after nonoperative management of fractures of the proximal humerus. J Shoulder Elbow Surg. 2009 Jul–Aug;18(4):612–621.

6. Krettek C, Wiebking U. Proximale Humerusfraktur. Ist die winkelstabile Plattenosteosynthese der konservativen Behandlung überlegen?［Proximal humerus fracture: is fixed-angle plate osteosynthesis superior to conservative treatment?］. Unfallchirurg. 2011 Dec;114(12):1059–1067. German.

7. Palvanen M, Kannus P, Niemi S, et al. Update in the epidemiology of proximal humeral fractures. Clin Orthop Relat Res. 2006 Jan;442:87–92.

8. Roux A, Decroocq L, El Batti S, et al. Epidemiology of proximal humerus fractures managed in a trauma center. Orthop Traumatol Surg Res. 2012 Oct;98(6):715–719.

9. Hagino H, Yamamoto K, Ohshiro H, et al. Changing incidence of hip, distal radius, and proximal humerus fractures in Tottori Prefecture, Japan. Bone. 1999 Mar;24(3):265–270.

10. Kannus P, Palvanen M, Niemi S, et al. Rate of proximal humeral fractures in older Finnish women between 1970 and 2007. Bone. 2009 Apr;44(4):656–659.

11. Dimai HP, Svedbom A, Fahrleitner-Pammer A, et al. Epidemiology of proximal humeral fractures in Austria between 1989 and 2008. Osteoporos Int. 2013 Sep;24(9):2413–2421.

12. Lind T, Kroner K, Jensen J. The epidemiology of fractures of the proximal humerus. Arch Orthop Trauma Surg. 1989;108(5):285–287.

13. Robinson CM. Proximal humerus fractures. In: Bucholz RW, CourtBrown CM, Heckman JD, et al, eds. Fractures in Adults. Philadelphia: Lippincott Williams & Wilkins; 2010:1039–1105.

14. Nguyen TV, Center JR, Sambrook PN, et al. Risk factors for proximal humerus, forearm, and wrist fractures in elderly men and women: the Dubbo Osteoporosis Epidemiology Study. Am J Epidemiol. 2001 Mar 15;153(6):587–595.

15. Euler SA, Kralinger FS, Hengg C, et al. Allograft augmentation in proximal humerus fractures. Oper Orthop Traumatol. 2016 Jun;28(3):153–163.

16. Euler SA, Hengg C, Wambacher M, et al. Allogenic bone grafting for augmentation in two-part proximal humeral fracture fixation in a high-risk patient population. Arch Orthop Trauma Surg. 2015 Jan;135(1):79–87.

17. Hageman MG, Jayakumar P, King JD, et al. The factors influencing the decision making of operative treatment for proximal humeral fractures. J Shoulder Elbow Surg. 2015

Jan;24(1):e21–e26.
18. Volgas DA, Stannard JP, Alonso JE. Nonunions of the humerus. Clin Orthop Relat Res. 2004 Feb(419):46–50.
19. Goutallier D, Postel JM, Bernageau J, et al. Fatty infiltration of disrupted rotator cuff muscles. Rev Rhum Engl Ed. 1995 Jun;62(6):415–422.
20. Hengg C, Mayrhofer P, Euler S, et al. The relevance of neutral arm positioning for true ap-view X-ray to provide true projection of the humeral head shaft angle. Arch Orthop Trauma Surg. 2016 Feb;136(2):213–221.
21. Foroohar A, Tosti R, Richmond JM, et al. Classification and treatment of proximal humerus fractures: inter-observer reliability and agreement across imaging modalities and experience. J Orthop Surg Res. 2011;6:38.
22. Twiss T. Nonoperative Treatment of Proximal Humerus Fractures. In: Crosby LN, R., eds. Proximal Humerus Fractures: Evaluation and Management. Cham: Springer; 2015:23–41.
23. Scola A, Gebhard F, Weckbach S, et al. Mechanical quantification of local bone quality in the humeral head: a feasibility study. Open Orthop J. 2013;7:172–176.
24. Krappinger D, Roth T, Gschwentner M, et al. Preoperative assessment of the cancellous bone mineral density of the proximal humerus using CT data. Skeletal Radiol. 2012 Mar;41(3):299–304.
25. Roderer G, Scola A, Schmolz W, et al. Biomechanical in vitro assessment of screw augmentation in locked plating of proximal humerus fractures. Injury. 2013 Oct;44(10):1327–1332.
26. Unger S, Erhart S, Kralinger F, et al. The effect of in situ augmentation on implant anchorage in proximal humeral head fractures. Injury. 2012 Oct;43(10):1759–1763.
27. Gradl G, Knobe M, Stoffel M, et al. Biomechanical evaluation of locking plate fixation of proximal humeral fractures augmented with calcium phosphate cement. J Orthop Trauma.2013Jul;27(7):399–404.
28. Krappinger D, Bizzotto N, Riedmann S, et al. Predicting failure after surgical fixation of proximal humerus fractures. Injury. 2011 Nov;42(11):1283–1288.
29. Gallo RA, Sciulli R, Daffner RH, et al. Defining the relationship between rotator cuff injury and proximal humerus fractures. Clin Orthop Relat Res. 2007 May;458:70–77.
30. Court-Brown CM, Cattermole H, McQueen MM. Impacted valgus fractures (B1.1) of the proximal humerus. The results of non-operative treatment. J Bone Joint Surg Br. 2002 May;84(4):504–508.
31. Neer CS 2nd. Displaced proximal humeral fractures. I. Classification and evaluation. J Bone Joint Surg Am. 1970 Sep;52(6):1077–1089.
32. Majed A, Macleod I, Bull AM, et al. Proximal humeral fracture classification systems revisited. J Shoulder Elbow Surg. 2011 Oct;20(7):1125–1132.
33. Sjoden GO, Movin T, Guntner P, et al. Poor reproducibility of classification of proximal humeral fractures. Additional CT of minor value. Acta Orthop Scand. 1997 Jun;68(3):239–242.
34. Brunner A, Honigmann P, Treumann T, et al. The impact of stereo-visualisation of three-dimensional CT datasets on the inter- and intraobserver reliability of the AO/OTA and Neer classifications in the assessment of fractures of the proximal humerus. J Bone Joint Surg Br. 2009 Jun;91(6):766–771.
35. Sidor ML, Zuckerman JD, Lyon T, et al. The Neer classification system for proximal humeral fractures. An assessment of interobserver reliability and intraobserver reproducibility. J Bone Joint Surg Am. 1993 Dec;75(12):1745–1750.
36. Hertel R. Fractures of the proximal humerus in osteoporotic bone. Osteoporos Int. 2005 Mar;16(Suppl 2):S65–S72.
37. Sukthankar AV, Leonello DT, Hertel RW, et al. A comprehensive classification of proximal humeral fractures: HGLS system. J Shoulder Elbow Surg. 2013 Jul;22(7):e1–e6.
38. Bhandari M, Matthys G, McKee MD. Four part fractures of the proximal humerus. J Orthop Trauma. 2004 Feb;18(2):126–127.
39. Handoll HH, Gibson JN, Madhok R. Interventions for treating proximal humeral fractures in adults. Cochrane Database Syst Rev. 2003 (4):CD000434.
40. Olsson C, Nordqvist A, Petersson CJ. Increased fragility in patients with fracture of the proximal humerus: a case control study. Bone. 2004 Jun;34(6):1072–1077.
41. Torrens C, Corrales M, Vila G, et al. Functional and quality-of-life results of displaced and nondisplaced proximal humeral fractures treated conservatively. J Orthop Trauma. 2011 Oct;25(10):581–587.
42. Hinds RM, Garner MR, Tran WH, et al. Geriatric proximal humeral fracture patients show similar clinical outcomes to non-geriatric patients after osteosynthesis with endosteal fibular strut allograft augmentation. J Shoulder Elbow Surg. 2015 Jun;24(6):889–896.
43. Schmidt A. Proximal humeral fractures and shoulder dislocations. In: Stannard JP, Schmidt AH, Kregor PJ, eds. Surgical treatment of orthopaedic trauma. New York: Thieme; 2007.
44. Fjalestad T, Hole MO, Hovden IA, et al. Surgical treatment with an angular stable plate for complex displaced proximal humeral fractures in elderly patients: a randomized controlled trial. J Orthop Trauma. 2012 Feb;26(2):98–106.
45. Olerud P, Ahrengart L, Ponzer S, et al. Hemiarthroplasty versus nonoperative treatment of displaced 4-part proximal humeral fractures in elderly patients: a randomized controlled trial. J Shoulder Elbow Surg. 2011 Oct;20(7):1025–1033.
46. Misra A, Kapur R, Maffulli N. Complex proximal humeral fractures in adults—a systematic review of management. Injury. 2001 Jun;32(5):363–372.
47. van den Broek CM, van den Besselaar M, Coenen JM, et al. Displaced proximal humeral fractures: intramedullary nailing versus conservative treatment. Arch Orthop Trauma Surg. 2007 Aug;127(6):459–463.
48. Lill H, Bewer A, Korner J, et al. Konservative Therapie dislozierter proximaler Humerusfrakturen [Conservative treatment of dislocated proximal humeral fractures]. Zentralbl Chir. 2001 Mar;126(3):205–210. German.
49. Court-Brown CM, McQueen MM. The impacted varus (A2.2) proximal humeral fracture: prediction of outcome and results of nonoperative treatment in 99 patients. Acta Orthop Scand. 2004

50. Gaebler C, McQueen MM, Court-Brown CM. Minimally displaced proximal humeral fractures: epidemiology and outcome in 507 cases. Acta Orthop Scand. 2003 Oct;74(5):580–585.
51. Koval KJ, Gallagher MA, Marsicano JG, et al. Functional outcome after minimally displaced fractures of the proximal part of the humerus. J Bone Joint Surg Am. 1997 Feb;79(2):203–207.
52. Acklin YP, Sommer C. Plate fixation of proximal humerus fractures using the minimally invasive anterolateral delta split approach. Oper Orthop Traumatol. 2012 Feb;24(1):61–73.
53. Plecko M, Kraus A. Internal fixation of proximal humerus fractures using the locking proximal humerus plate. Oper Orthop Traumatol. 2005 Feb;17(1):25–50.
54. Hepp P, Theopold J, Voigt C, et al. The surgical approach for locking plate osteosynthesis of displaced proximal humeral fractures influences the functional outcome. J Shoulder Elbow Surg. 2008 Jan–Feb;17(1):21–28.
55. Wu CH, Ma CH, Yeh JJ, et al. Locked plating for proximal humeral fractures: differences between the deltopectoral and deltoid-splitting approaches. J Trauma. 2011 Nov;71(5):1364–1370.
56. Boileau P, d'Ollone T, Hatzidakis AM, et al. Intramedullary Locking Nail Fixation of Proximal Humerus Fractures: Rationale and Technique. In: Crosby LA, Neviaser RJ, eds. Proximal Humerus Fractures: Evaluation and Management. Cham: Springer International Publishing; 2015:73–98.
57. Hettrich CM, Neviaser A, Beamer BS, et al. Locked plating of the proximal humerus using an endosteal implant. J Orthop Trauma. 2012 Apr;26(4):212–215.
58. Osterhoff G, Baumgartner D, Favre P, et al. Medial support by fibula bone graft in angular stable plate fixation of proximal humeral fractures: an in vitro study with synthetic bone. J Shoulder Elbow Surg. 2011 Jul;20(5):740–746.
59. Osterhoff G, Ossendorf C, Wanner GA, et al. The calcar screw in angular stable plate fixation of proximal humeral fractures—a case study. J Orthop Surg Res. 2011;6:50.
60. Spross C, Platz A, Rufibach K, et al. The PHILOS plate for proximal humeral fractures—risk factors for complications at one year. J Trauma Acute Care Surg. 2012 Mar;72(3):783–792.
61. Clavert P, Adam P, Bevort A, et al. Pitfalls and complications with locking plate for proximal humerus fracture. J Shoulder Elbow Surg. 2010 Jun;19(4):489–494.
62. Bahrs C, Kuhle L, Blumenstock G, et al. Which parameters affect medium- to long-term results after angular stable plate fixation for proximal humeral fractures? J Shoulder Elbow Surg. 2015 May;24(5):727–732.
63. Lopiz Y, Garcia-Coiradas J, Garcia-Fernandez C, et al. Proximal humerus nailing: a randomized clinical trial between curvilinear and straight nails. J Shoulder Elbow Surg. 2014 Mar;23(3):369–376.
64. Rothstock S, Plecko M, Kloub M, et al. Biomechanical evaluation of two intramedullary nailing techniques with different locking options in a three-part fracture proximal humerus model. Clin Biomech (Bristol, Avon). 2012 Aug;27(7):686–691.
65. Hessmann MH, Nijs S, Mittlmeier T, et al. Internal fixation of fractures of the proximal humerus with the MultiLoc nail. Oper Orthop Traumatol. 2012 Sep;24(4–5):418–431.
66. Hatzidakis AM, Shevlin MJ, Fenton DL, et al. Angular-stable locked intramedullary nailing of two-part surgical neck fractures of the proximal part of the humerus. A multicenter retrospective observational study. J Bone Joint Surg Am. 2011 Dec 7;93(23):2172–2179.
67. Cuff DJ, Pupello DR. Comparison of hemiarthroplasty and reverse shoulder arthroplasty for the treatment of proximal humeral fractures in elderly patients. J Bone Joint Surg Am. 2013 Nov 20;95(22):2050–2055.
68. Ferrel JR, Trinh TQ, Fischer RA. Reverse total shoulder arthroplasty versus hemiarthroplasty for proximal humeral fractures: a systematic review. J Orthop Trauma. 2015 Jan;29(1):60–68.
69. Reuther F, Kohut G, Nijs S. [Newly developed modular reverse fracture endoprosthesis in non-reconstructable humeral head fracture in old people]. Oper Orthop Traumatol. 2014 Aug;26(4):369–382; quiz 382–384.
70. Mata-Fink A, Meinke M, Jones C, et al. Reverse shoulder arthroplasty for treatment of proximal humeral fractures in older adults: a systematic review. J Shoulder Elbow Surg. 2013 Dec;22(12):1737–1748.
71. Namdari S, Horneff JG, Baldwin K. Comparison of hemiarthroplasty and reverse arthroplasty for treatment of proximal humeral fractures: a systematic review. J Bone Joint Surg Am. 2013 Sep 18;95(18):1701–1708.

3.2 肱骨干

作者 Clemens Hengg, Vajara Phiphobmongkol
译者 李润庭　审校 宋纯理

1 引言

肱骨干骨折在老年患者中很常见，对上肢功能、独立性、步态、平衡和运动具有重要临床意义。

从历史上看，非手术治疗很普遍。但是，手术固定可以更快地恢复患者的独立性，并可以更安全地运动。与肱骨近端骨折一样，治疗建议部分程度上取决于外科医生的经验、技能和偏好。

2 流行病学和病因学

肱骨干骨折占所有骨折的1%~3%[1]。不像肱骨近端骨折那样频繁。在2011年的一系列肱骨骨折中，肱骨近端骨折占79%，肱骨干骨折占13%，肱骨远端骨折占8%[2]。肱骨干骨折具有双峰年龄分布，20~30岁出现次高峰，70~80岁出现主峰。在年轻人中，大多数骨折发生在男性中，主要是由于高能量创伤。在老年人中，简单跌倒是最常见的损伤机制，绝大多数是女性[2]。

3 诊断和分类

患者出现手臂疼痛、肿胀和血肿。根据骨折位移的量，手臂可能会出现轴线错位和旋转。手臂长度可能会缩短，运动时出现骨擦音。仔细进行四肢神经血管检查至关重要。

通常，相邻关节的AP和侧位X线片足以进行诊断和分类。

肱骨干和肱骨近端或远端的复杂或合并骨折应使用计算机断层扫描（CT）进行评估。

建议采用AO/OTA骨折和脱位分类法，可以将其应用于老年患者。

4 决策

4.1 非手术治疗

历史上，非手术治疗广泛用于这类损伤[3]。作者更喜欢在简单长螺旋形骨折中保守治疗。但是，短斜行或横行骨折也适合非手术治疗[4,5]。

必须重视非手术治疗后骨不连和肩关节功能受损的风险（案例1：图3.2-1）。

如果考虑进行非手术治疗，则骨块必须对位且接近，且不能有疑似嵌入的肌肉组织。

如果骨愈合无望和（或）非手术治疗引起的疼痛和功能受限等让患者难以承受，则可能有必要改变治疗决策（案例2：图3.2-2）[6,7]。

患者

一名82岁的男性跌倒后右肱骨骨折（图3.2-1a，b）。

合并疾病

- 酒精依赖
- 肾功能衰竭
- 发育迟缓

治疗和结果

决策：考虑到骨折类型，患者的总体状况（如酒精依赖、发育迟缓）及依从性差，选择了非手术治疗。X线片显示了悬吊石膏后的初始位置（图3.2-1c，d）。

治疗过程：3周后，三角肌的牵引使骨折明显移位，骨折成角45°。由于不能按医嘱制动，因此无法通过支具来维持骨折的复位（图3.2-1e，f）。该患者几乎没有疼痛，也没有软组织问题。5周后情况未变，因此对治疗选择进行了修改（图3.2-1g，h）。

手术治疗：通过前方入路，将肱二头肌推向中央并行肱肌上段中心劈开，探查并减少骨不连。用复位钳临时固定复位，同时打入顺行髓内钉（图3.2-1i，j）。使用前外侧入路置入髓内钉，使用前入路进入肱骨干，以减少骨不连（图3.2-1k）。

术后：骨折解剖固定，无软组织并发症，几乎没有疼痛（图3.2-1l，m）。6个月的随访中，骨折已愈合且功能尚可（图3.2-1n~r）。

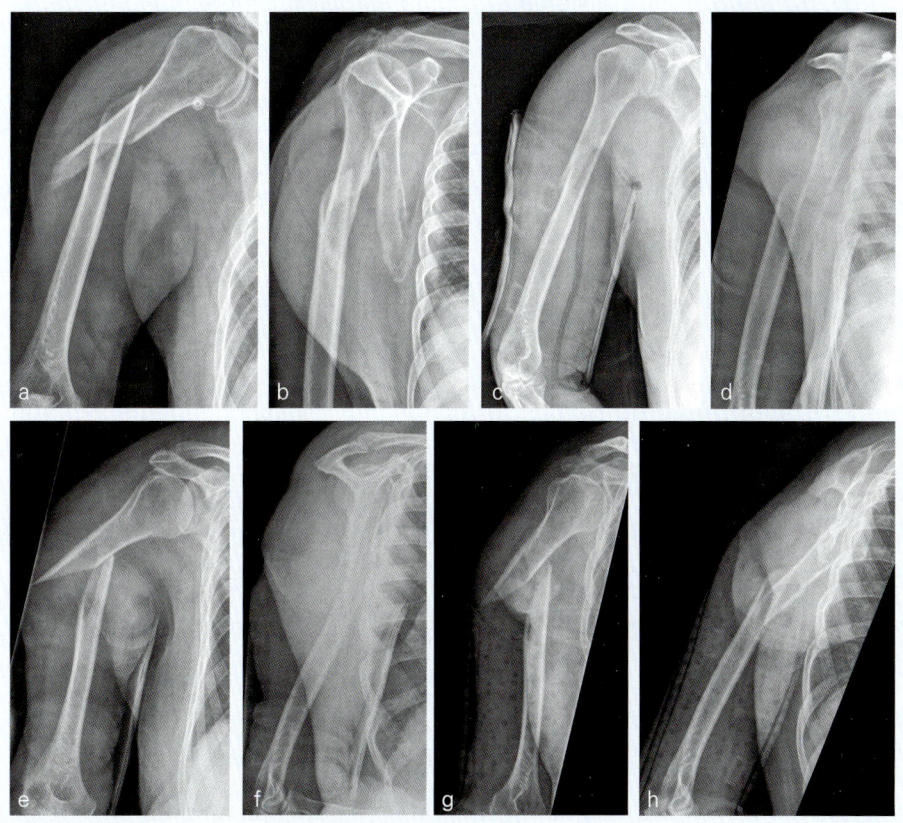

图3.2-1 一名82岁的男性，右肱骨骨折
a，b.右肱骨近端骨干闭合螺旋形骨折（AO/OTA 12A1），无粉碎
c，d.AP（c）和侧位（d）片分别显示了几乎完全恢复解剖位置和可接受的位移
e，f. X线片显示由于未能制动而导致明显的骨折移位
g，h. 术后5周X线片显示骨折仍明显移位

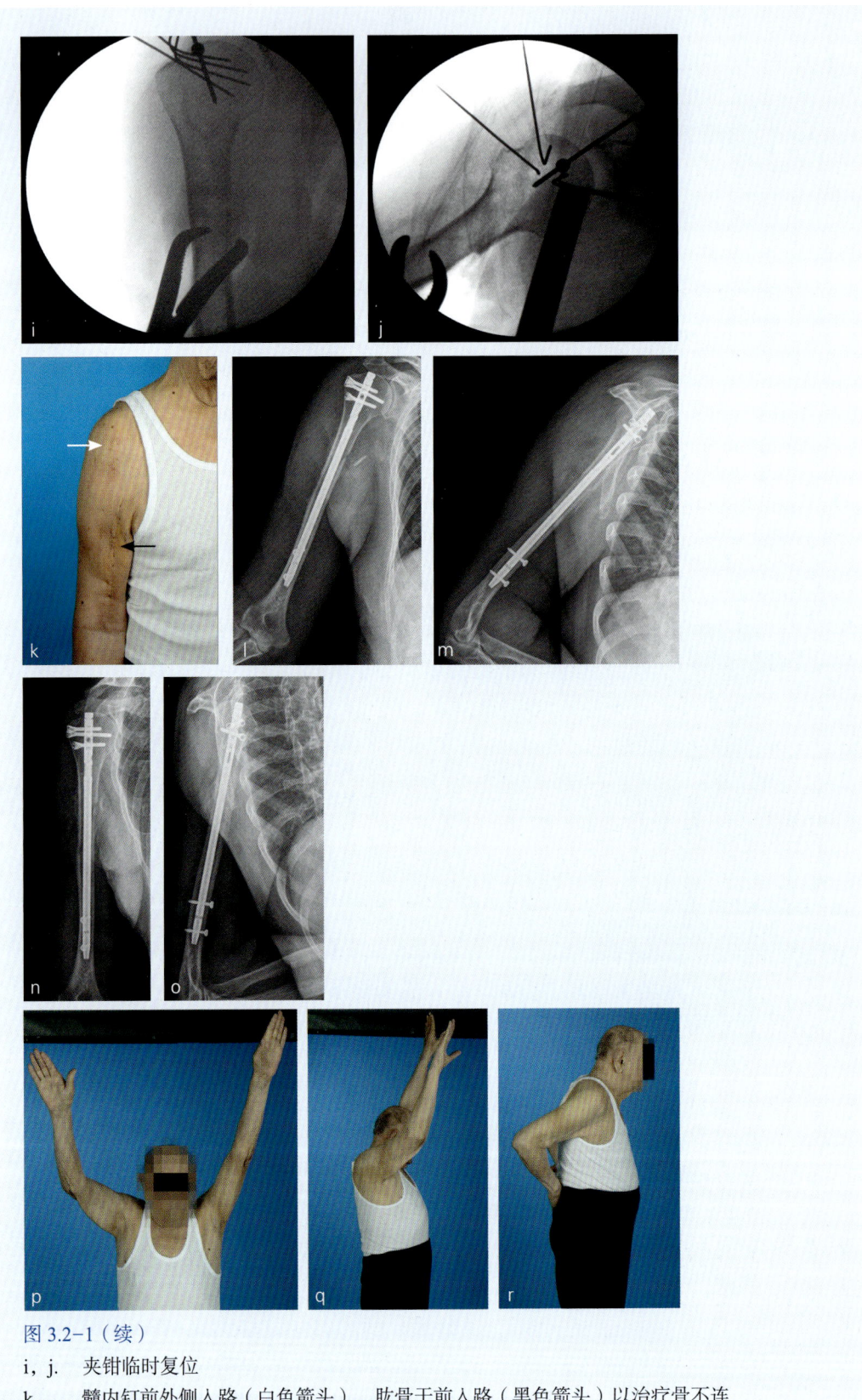

图 3.2-1（续）

i, j. 夹钳临时复位

k. 髓内钉前外侧入路（白色箭头），肱骨干前入路（黑色箭头）以治疗骨不连

l, m. 术后 X 线片

n~r. 术后 6 个月的 X 线片（n, o）和临床照片（p~r）显示骨折愈合，功能良好

患者

一名 92 岁的女性，低能量创伤后左肱骨干骨折。

合并疾病

- 痴呆
- 高血压
- 糖尿病
- 骨质疏松症

治疗和结果

病史：该患者最初在另一家医院接受过糖钳夹板和手臂吊带的治疗（图 3.2-2a，b）。有明显的移位和成角。3 个月随访（图 3.2-2c）对位不良，且皮肤因骨刺隆起。患者仍感疼痛，没有骨愈合迹象。尽管如此，该治疗计划仍持续了 4 个月。

现状：决定改为手术治疗。软组织刺激也是引起疼痛的原因（图 3.2-2d~f）。

诊断和分类：最初的诊断是左肱骨近端骨干闭合性骨折（AO / OTA 12A1）。当前的诊断是骨不连。

手术指征：左肱骨近端骨干疼痛性骨不连。由于骨刺引起皮肤并发症。

治疗计划

- 固定：切开复位内固定（ORIF），狭窄锁定加压钢板和髂骨移植
- 定位：仰卧在可透 X 线手术台上
- C 臂：位于另一侧
- 备术和铺巾：从肩到手，可以任意方向移动
- 手术方式：前外侧，直接复位

手术方式：在骨折部位去除软组织，并清理断端（图 3.2-2g）。可以看到近端的尖刺（图 3.2-2h），骨折部位远端皮质的 V 形与近端的形状相对应（图 3.2-2g 中的尖刺后面）。切口向远端延伸，以识别和保护桡神经。将近端骨块的尖刺通过远端骨块的 V 形开口推入髓腔，以在打钢板之前形成稳定的骨结构（图 3.2-2i）。这提供了在骨质疏松性骨中固定的稳定性；即使使用许多锁定螺钉，也可能无法承受弯曲和旋转变形力。通过三角肌劈裂的近端切口，将 PHILOS 肌肉下插入肱骨外侧。在图像增强下，通过肱骨近端的真 AP X 线片确认钢板位置正确，然后用克氏针临时固定（图 3.2-2j，k）。将骨折近端的锋利骨刺钉推入远端的髓腔，以建立基本稳定性，将螺钉固定在靠近骨折部位的加压孔中，以增加稳定性（图 3.2-2l，m）。完全固定钢板后，髂骨移植物压入内侧的骨折间隙（图 3.2-2n~p）。术后立即进行的 X 线片显示良好的对线和稳定的植骨结构（图 3.2-2q，r）。

术后疗法：术后第二天开始对肩部和肘部进行柔和的、主动的辅助锻炼，以改善肩部和肘部的活动度。骨愈合前不允许进行推拉动作（图 3.2-2s，t）。患者可以向前屈肩（图 3.2-2u，v），但由于患者痴呆、术前长时间不活动，ROM 受限，这二者都限制了康复能力。她可以进行一定程度的无痛苦的肘部屈曲和伸展。鉴于严重的骨质疏松症，有可能发生螺钉失效的风险，因此肱骨的旋转运动要轻柔些。患者不感到疼痛，并且具有进行日常活动的良好能力（图 3.2-2s~v）。

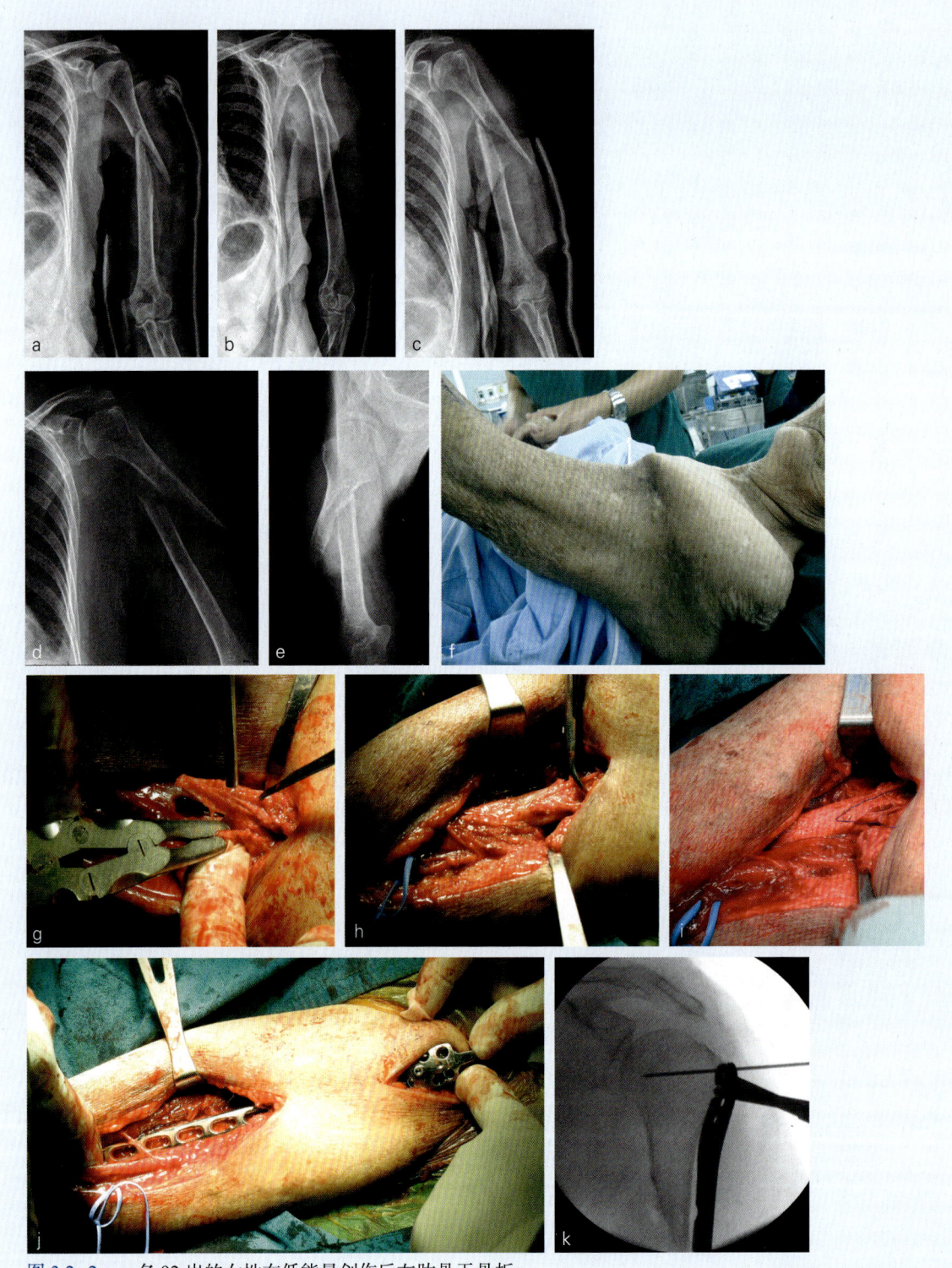

图 3.2-2 一名 92 岁的女性在低能量创伤后左肱骨干骨折

a~c. 最初的 AP（a）和侧位（b）X 线片显示明显的位移和成角。为期 3 个月的随访（c）显示对位不满意，没有骨愈合迹象

d~f. 4 个月后不愈合

g，h. 去除骨折端的软组织（g）。注意近端的尖刺（h）和骨折部位远端的 V 形皮质

i. 临床照片显示桡神经（蓝色胶带）

j，k. 临床照片（j）显示了三角肌劈开术的近端切口及肱骨近端 X 线片（k）

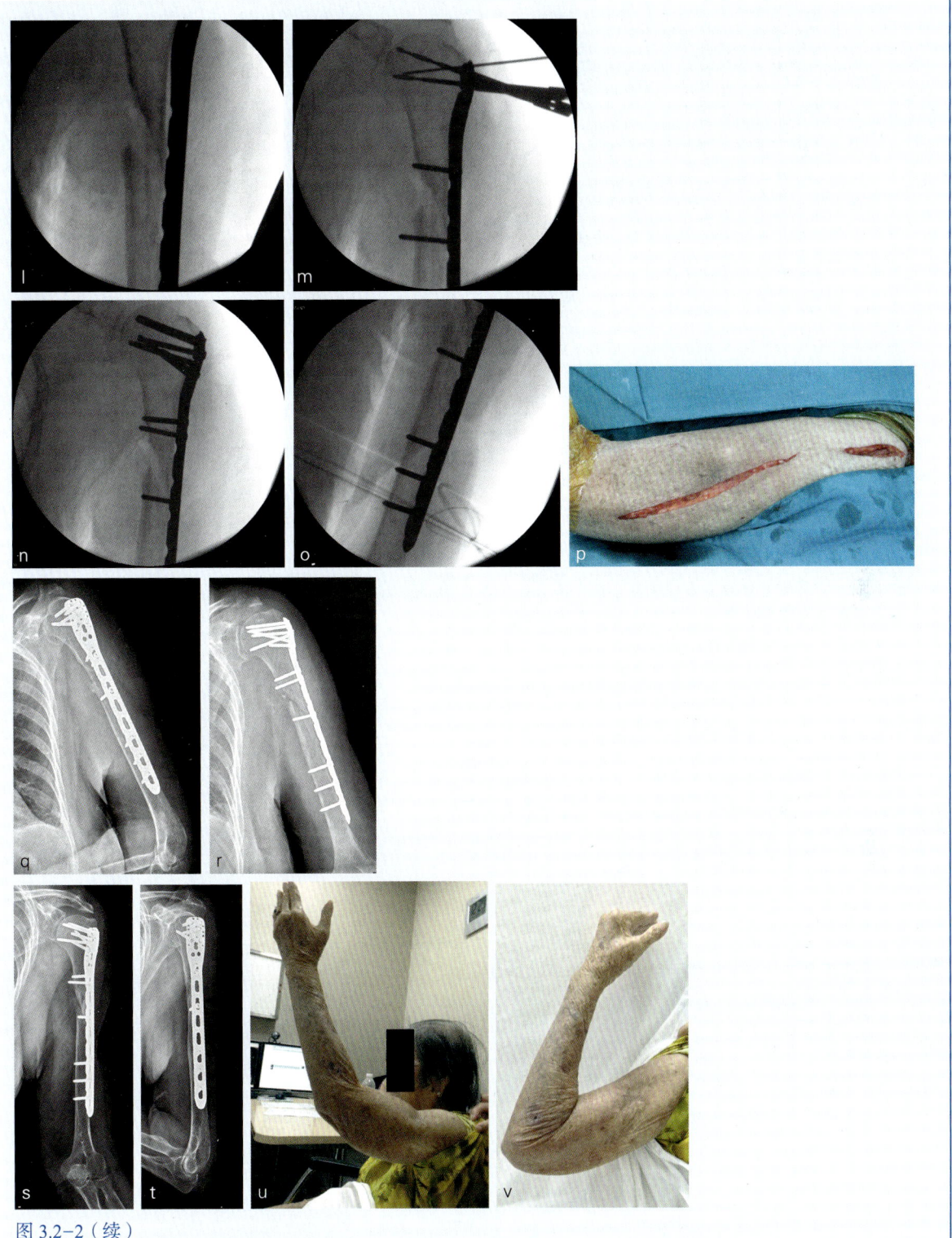

图 3.2-2（续）

l，m. X线片显示近端骨块被推入远端骨块（l）和靠近骨折部位的加压孔中的螺钉（m）

n~p. X线片显示髂骨移植物压入骨折间隙内侧（n~o），临床照片显示前外侧和三角肌劈裂入路的皮肤切口（p）

q，r. 术后立即进行X线检查，显示对线良好

s~v. 术后16个月X线片和临床照片显示骨愈合（s，t），肩部充分向前弯曲、肘部伸展（u，v）

（由 Suthorn Bavonratanavech 博士提供）

4.2 手术治疗

在以下情况下，应考虑对肱骨干进行手术治疗。

- 非手术无法维持骨折复位。这取决于骨折的类型，移位程度，粉碎程度（短斜行或横行骨折），以及患者因素（如肥胖症、依从性和负重限制的能力）
- 伴发下肢骨折，运动困难
- 双侧肱骨骨折：至少固定一侧以保证患者的生活独立
- 伴同侧肱骨近端或远端骨折，尤其是延伸入关节的骨折
- 伴同侧肘关节或前臂骨折
- 开放性骨折
- 多发创伤
- 病理性骨折
- 与神经血管损伤相关的骨折

此外，手术固定可以通过更早、更安全的运动来帮助保持患者的独立性。与桡神经麻痹相关的肱骨干骨折的治疗存在争议[8-11]。桡神经损伤是肱骨干骨折的常见并发症，在闭合性损伤中发生率高达18%[4,12]；预计90%的患者受伤后4个月会自行恢复。

如果在损伤后6周没有客观的桡神经恢复的临床体征（如肱桡肌、桡侧腕长/短伸肌功能恢复），则应进行肌电图检查和神经传导检查。如临床检查和神经生理学检查显示12周未恢复，建议对桡神经进行手术探查[4]。

如有疑问，对桡神经完整性进行超声检查可为治疗决策提供依据[13]。

4.3 钢板对比髓内钉

钢板和髓内钉复位效果相似。顺行髓内钉可能因肩袖受累导致肩痛或关节活动度受限。我们尚无针对老年患者顺行髓内钉术后肩部问题的研究[14]。

Liu等[15]在其荟萃分析中发现，髓内（IM）钉固定与钢板固定相比，骨不愈合、术后感染和桡神经麻痹的发生率相当。他们发现的唯一细微差别是髓内钉治疗的患者的延迟愈合率更高。

Kumar等[16]在对30例患者的前瞻性研究中得出了类似的结论：发现钢板具有愈合时间更短、关节功能更好和再手术更少的优势，而髓内钉则是一种微创方法，因此感染更少，神经损伤更少，置入失败的概率更低。

逆行钉变得不受欢迎，主要原因是插入钉时具有无法预测的医源性肱骨远端骨折的风险。

由于文献并未明确支持哪种手术更优，因此还必须考虑外科医生的经验和偏好。

4.4 微创钢板内固定术对比切开复位内固定

选择微创钢板内固定术（MIPO）或切开复位内固定（ORIF）取决于骨折类型：在A型骨折（简单骨折）的情况下，首选ORIF来闭合骨折，产生充分的接触并复位骨折部位应变[17]。

另一方面，在肱骨中段发生C型（多段）骨折的情况下，在前表面采用MIPO的桥接钢板是一个不错的选择，因为骨折部位的应变较低，并且该方法可以保持血液供应骨折块[18,19]。

B型骨折的治疗有争议：取决于许多细节，如尺寸、楔形类型、位移和复位质量。如果间接复位留下明显的间隙并导致所谓的高应变状态，则ORIF骨折复位并适当进行软组织处理，才能保持滋养性软组织附着在骨折块上。

5 治疗

5.1 非手术治疗

应进行骨折复位以确保长度，对线和旋转。必须制动（Desault石膏，悬挂式石膏，U形石

膏夹板）。骨折复位情况应记录下来并通过摄片进行监测。

在石膏固定 2~3 周后，改用功能性支具 6~8 周，直至骨折愈合。

案例 3：图 3.2-3 [20, 21] 显示非手术治疗肱骨中段骨折。

患者

一名 68 岁女性，跌倒后右臂疼痛和肿胀。

合并疾病

- 高血压
- 糖尿病
- 脑血管意外（CVA）病史
- 骨量减少

治疗和结果

诊断：诊断为右肱骨干闭合性骨折（AO/OTA 12A3）。几乎没有位移，无分离（图 3.2-3a）。

治疗计划：非手术治疗，需使用接合夹板和手臂吊带。在 U 形板上进行封闭操作和固定后，右肱骨的 AP、侧位 X 线片显示对位良好（图 3.2-3b，c），2 个投影中对线均可。戴夹板 2 周随访时的 X 线显示对线良好（图 3.2-3d）。2 个月随访时，骨折部位有骨痂形成的迹象（图 3.2-3e，f）。该患者的疼痛极轻，肘部屈曲/伸展良好（图 3.2-3g，h），肩部前屈（图 3.2-3i）。3 个月随访时，有足够的骨痂组织形成。患者无疼痛，移除夹板（图 3.2-3j，k）。

讨论

这种情况下可以进行非手术治疗，因为有许多有利因素，包括以下方面。

- 初始 X 线片可见轻度位移，位置尚可
- 对线可，角度可接受
- 骨折部位无分离

这些 X 线检查结果反映了骨折周围骨膜可能仍连续的状况。

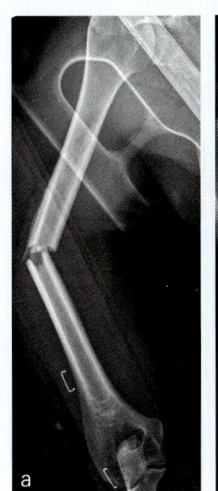 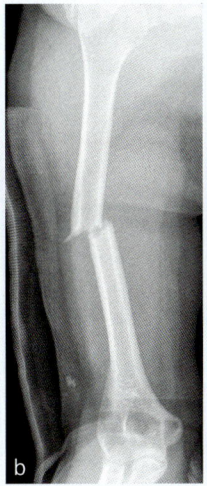 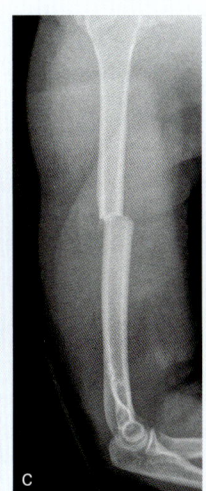 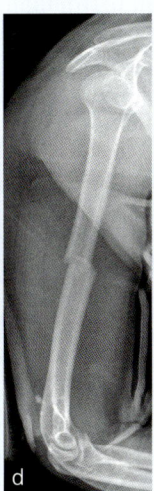 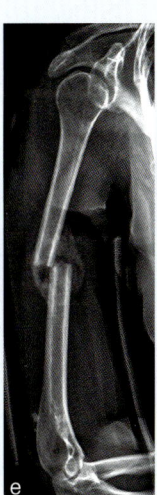 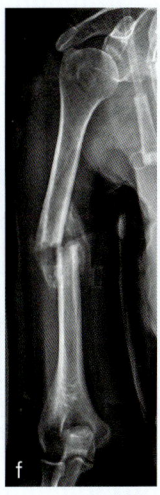

图 3.2-3 一名 68 岁女性右肱骨干骨折
a. 右肱骨的初次 X 线片显示骨干中段横行骨折，几乎不移位
b~d. 右肱骨的 AP 和侧位 X 线片显示对位好（b，c）且对线尚可。为期 2 周的随访 X 线显示对线保持良好（d）
e~i. 2 个月的随访 X 线片和临床照片显示了骨折部位的骨痂形成（e，f），肘部屈伸良好（g，h）和肩部前屈（i）

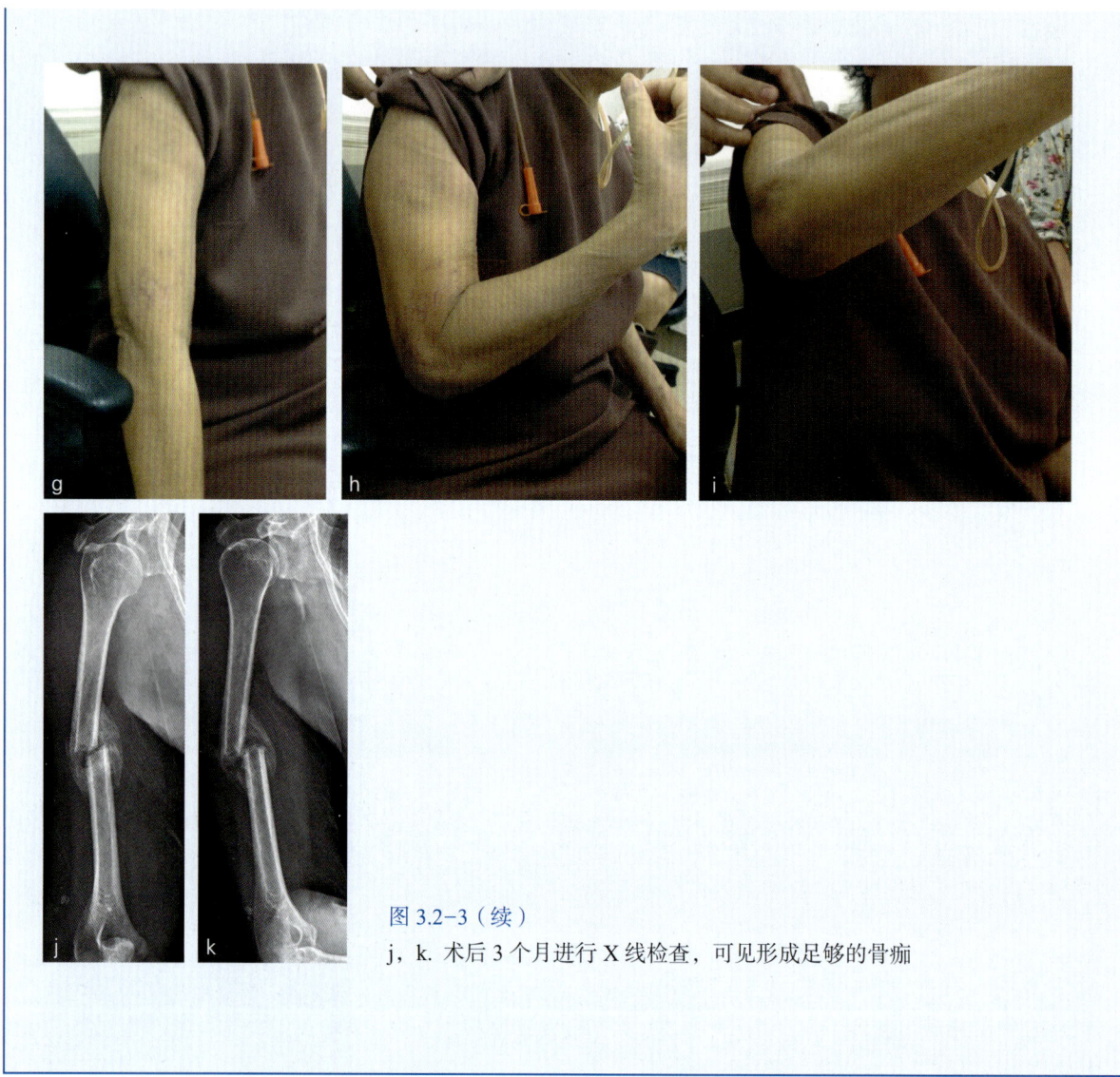

图 3.2-3（续）

j，k. 术后 3 个月进行 X 线检查，可见形成足够的骨痂

5.2 近端骨干骨折切开复位和钢板固定

治疗近端长螺旋形骨折的一种选择是通过标准的前外侧入路切开复位并用 PHILOS 钢板固定。额外的扎线有助于实现复位，保持对线并提供稳定性（案例 4：图 3.2-4）[22,23]。

患者

一名患有严重骨质疏松症的 80 岁女性因轻微跌倒而右臂疼痛畸形。

合并疾病

- 痴呆
- 骨质疏松症
- 高血压
- 冠心病
- 慢性肾脏病
- 胸腰椎病变合并后凸畸形，多发胸椎压缩性骨折（图 3.2-4a~d）
- 严重的骨质疏松症，多处椎体塌陷。该患者从未接受过抗骨质疏松治疗

治疗和结果

诊断和分类：右肱骨近端骨干闭合性骨折（AO/OTA 12A1），螺旋形骨折，无粉碎。长螺旋形骨折是老年患者低能量创伤后的常见状况（图 3.2-4e，f）。

手术适应证：

- 移位的骨折伴剧烈疼痛
- 非手术治疗后近端骨干对线不良
- 为了获得可接受的生活质量而要求生活功能自理

治疗计划：

- 固定：PHILOS 切开复位和内固定
- 定位：仰卧在可透 X 线的手术台上，C 臂位于对侧
- 备术和铺巾：从肩到手，可以任意方向移动
- 手术入路：三角肌胸大肌入路至前外侧入路

术中技术：直接复位和接线简单有效，可复位骨折并保持对线。由于骨折部位，选择了 PHILOS。钢板定位至关重要，应通过图像增强检查。在真 AP 片中，近端和远端临时克氏针固定可确保正确定位（图 3.2-4g~i）。在这个骨质疏松性骨中，在近端使用了尽可能多的锁定螺钉（LHS）和 4 枚远端螺钉（图 3.2-4j，k）。术后 AP 和侧位 X 线检查显示良好的对线，植入物定位和适当的固定（图 3.2-4l，m）。将环扎钢丝留在原位有助于保持骨质疏松性骨折的稳定性。没有使用拉力螺钉固定，因为在骨质疏松性骨中使用拉力螺钉可能无法提供足够的稳定性并导致医源性骨折。

术后疗法：右肩和肘关节的早期康复计划已经开始。为了防止常见的并发症和整体功能状态的丧失，通常需要早期的患者活动和康复。术后 2 个月的 X 线片（图 3.2-4n，o）显示结构稳定，置入位置没有变化，而 4 个月的 X 线片（图 3.2-4p，q）显示出良好的骨愈合。患者可以无痛苦地恢复日常活动。

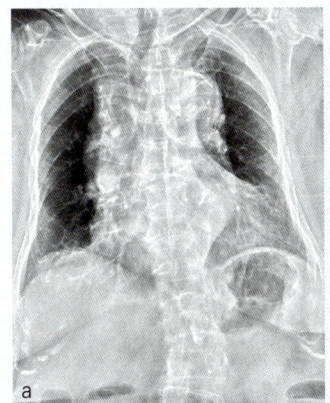 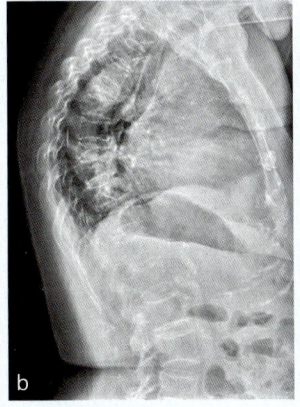 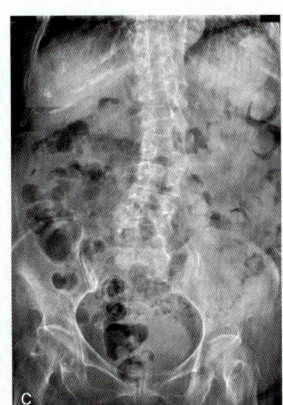 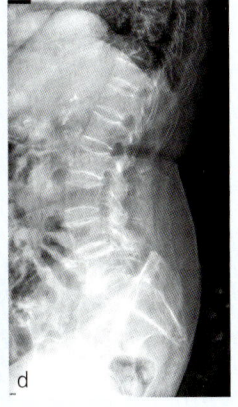

图 3.2-4 一名 80 岁的女性患有多发胸椎压缩性骨折
a~d. X 线片显示严重的骨质疏松症，椎体塌陷程度高

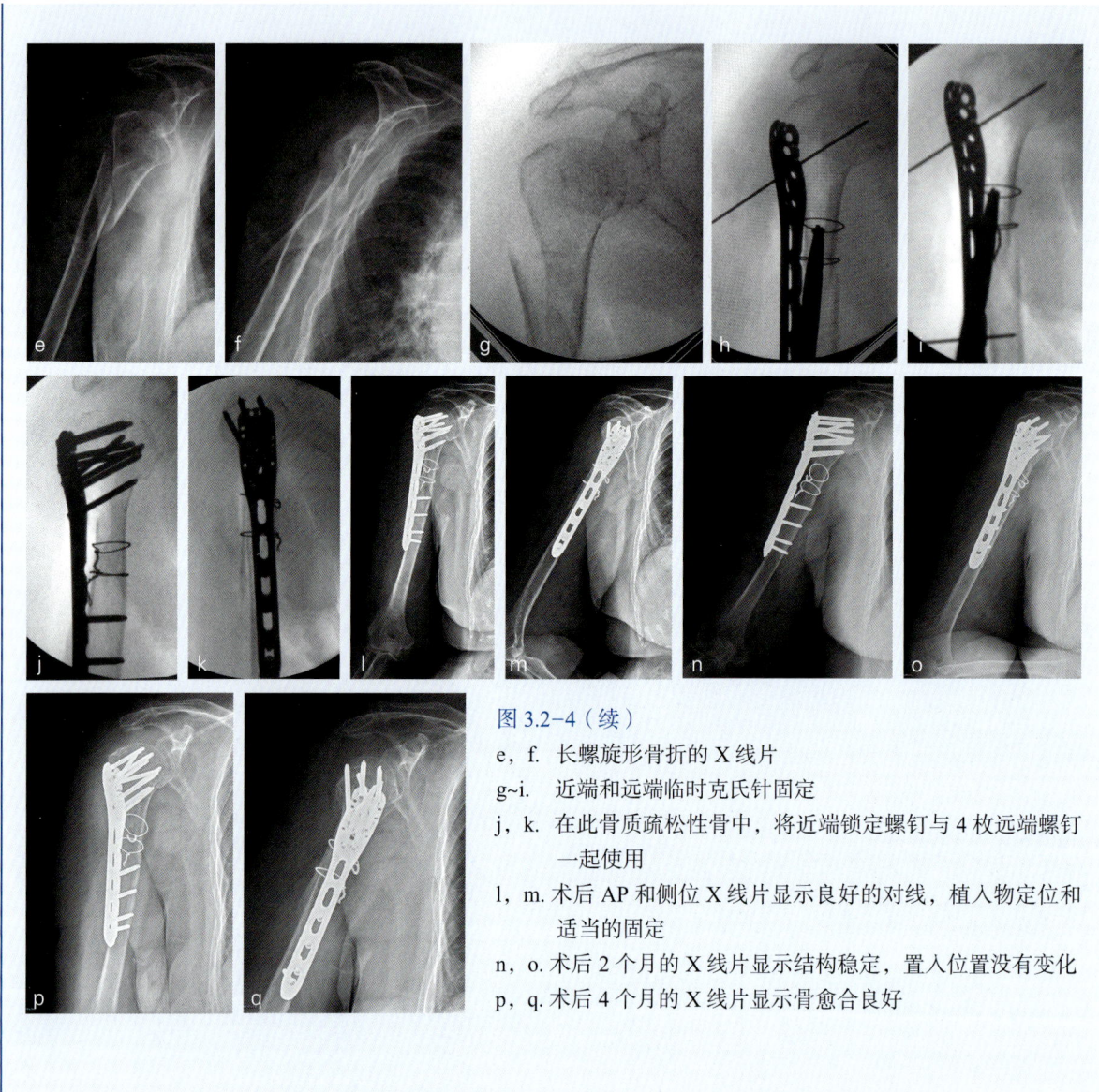

图 3.2-4（续）

e，f. 长螺旋形骨折的 X 线片

g~i. 近端和远端临时克氏针固定

j，k. 在此骨质疏松性骨中，将近端锁定螺钉与 4 枚远端螺钉一起使用

l，m. 术后 AP 和侧位 X 线片显示良好的对线，植入物定位和适当的固定

n，o. 术后 2 个月的 X 线片显示结构稳定，置入位置没有变化

p，q. 术后 4 个月的 X 线片显示骨愈合良好

5.3 远端骨干骨折切开复位和钢板固定

肱骨远端骨折可以通过后路入路和后路钢板很好地固定（案例 5：图 3.2-5）[24, 25]。

患者

一名70岁的女性，5周前在家中轻微跌倒，导致先前偏瘫的手臂出现了左肱骨骨折。她患有左臂持续的疼痛和畸形，并且没有新的神经系统损害。X线片显示畸形，间隙大且无愈合迹象。

合并疾病

- 冠心病
- 3年前冠状动脉搭桥术
- 心律失常
- 房颤
- 老年脑血管意外伴左偏瘫
- 肥胖
- 痴呆
- 双能X线骨密度扫描中骨量减少

治疗和结果

诊断和分类：左肱骨远端骨干螺旋形骨折（AO/OTA 12A1）。非手术治疗5周后拍摄的左侧肱骨AP和侧位X线片显示畸形，间隙大且无愈合迹象（图3.2-5a，b）。

手术指征：肱骨干骨折移位，且非手术治疗失败。

治疗计划：

- 切开复位内固定
- 定位：俯卧在可透X线的手术台上，肘部弯曲并放在桌子的侧面
- C臂：位于同一侧
- 准备和悬垂：从肩到手，可以任意方向移动
- 手术入路：后入路，肱三头肌外侧
- 植入物：锁定加压钢板（LCP）肱骨远端关节外钢板

术中技术：俯卧时，由于重力帮助平衡了旋转力，因此弯曲肘部以利于暴露和复位骨折。所有结构的皮肤标记对于识别适当的手术方向很重要（图3.2-5c），清楚地标记肱骨、骨折部位、鹰嘴和桡神经的走向。图3.2-5d显示了通过肱三头肌外侧入路的解剖平面。桡神经在近端和远端沿标记被识别。

在整个手术过程中，桡神经得到了识别和保护（图3.2-5e~g）。该钢板很长，需要在近端固定在穿过肱骨中轴后侧的桡神经区域。抬高神经并使其脱离肱骨干，然后将钢板插入靠近神经下方的皮质。

术后疗法：肘部和肩部的早期关节活动度（ROM）很小。在骨愈合之前，不允许进行任何推拉活动。骨折对线良好，患者可以在10°~120°范围内进行无痛的主动ROM肘部锻炼（图3.2-5h~m）。

讨论

在手术方法和植入物方面都有选择。

- 可以采用前入路和直型LCP，但由于远端节段短，可能无法进行足够的远端固定。此外，切勿将钢板的远端和螺钉放置在冠状窝中，以免肘部弯曲受阻
- 也可以选择在前外侧表面具有LCP轮廓的前外侧钢板，但是必须在3个维度上对钢板进行良好的轮廓处理，还必须识别并保护桡神经
- 采用设计合理的解剖钢板固定在肱骨远端和较近端的外侧柱上的后路钢板可提供良好的稳定性，但必须识别、保护和抬起桡神经。在本病例中，放置钢板足够谨慎，患者没有桡神经并发症

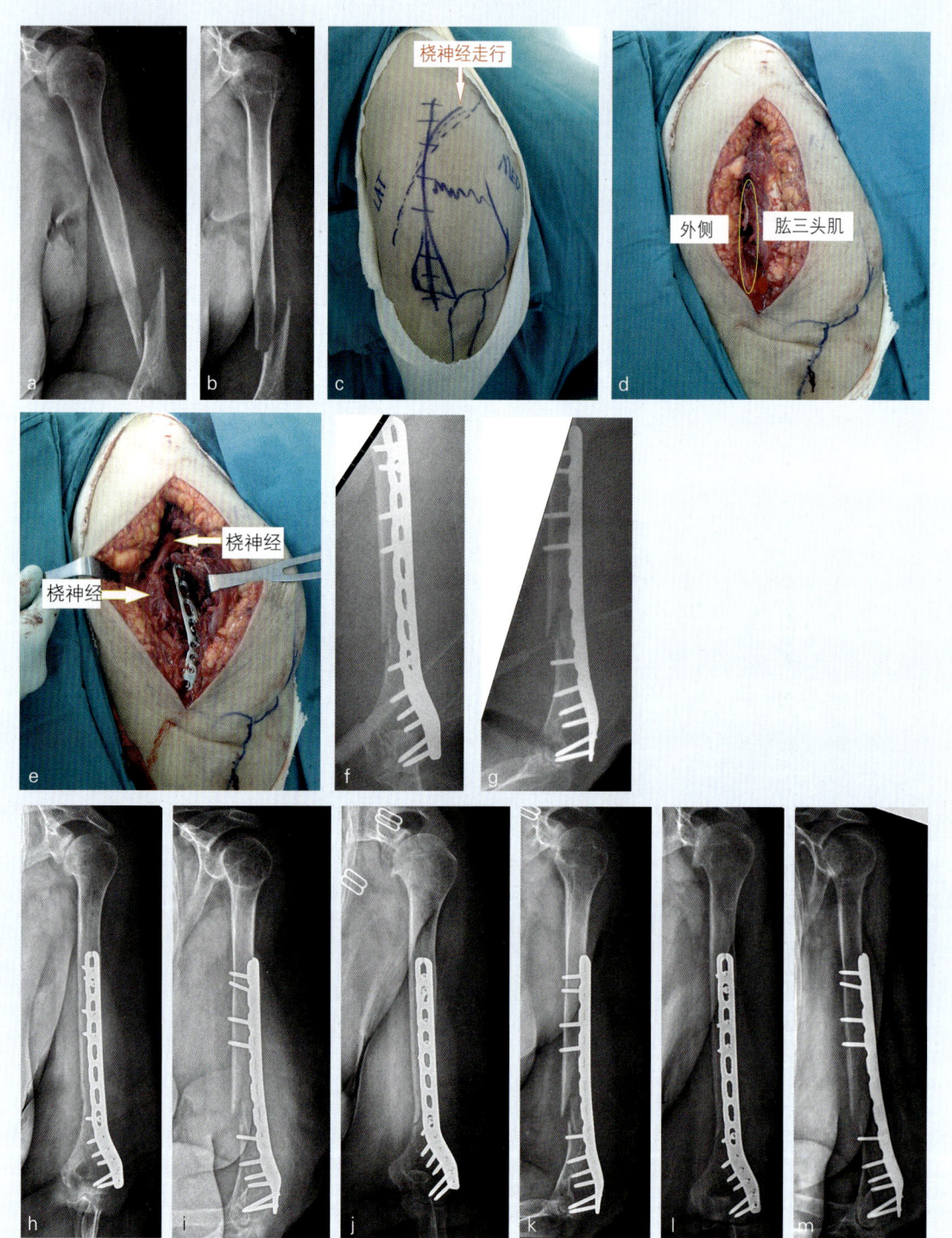

图 3.2-5 一名 70 岁女性，左肱骨远端骨干骨折
a，b. 非手术治疗后第五周，左侧肱骨的 AP 和侧位 X 线片显示畸形，间隙大且无愈合迹象
c，d. 皮肤标记以识别所有结构并确认适当的手术方向（c）。肱三头肌外侧入路的解剖平面（d）
e~g. 在手术中识别和保护桡神经（e）。术后立即进行 X 线检查（f，g）
h~m. 术后 2 周（h，i）、5 周（j，k）和 10 周（l，m）随访的 X 线片

5.4 前路微创钢板内固定术

案例 6：图 3.2-6 [19, 26] 显示了采用微创钢板的前路钢板内固定技术治疗肱骨干骨折（直锁加压钢板）。

患者

一名 69 岁的男性绊倒后右臂疼痛肿胀。

合并疾病

- 高血压
- 骨质疏松症

治疗和结果

诊断和分类：右肱骨中段长螺旋完整楔形骨折（AO/OTA 12B2）（图 3.2-6a, b）。在用石膏夹板进行初步治疗后，骨折对线无法接受，患者同意进行手术修复。

手术指征：疼痛，移位的骨折和非手术治疗失败。

治疗计划：

- 微创钢板内固定术（MIPO），前路钢板
- 定位：仰卧在可透 X 线的手术台上
- C 臂：位于对侧
- 准备和悬垂：从肩到手，可以任意方向移动
- 手术入路：
  - 近端切口：肱骨近端的前切口
  - 远端切口：肱骨干远端的前入路
- 植入物：12 孔窄锁定加压钢板（LCP）（4.5/5 mm）

术中技术：在近端和远端切口后，在前部建一条骨膜上隧道，将 12 孔窄 LCP 从远端插入近端，使钢板穿过肱骨的前表面。使用图像增强器引导将钢板定位。由于该骨折具有侧向成角，因此通过在侧面向皮肤外侧施加直接压力来进行矫正，以校正对线（图 3.2-6c）。一块薄薄的布块可以用来支撑肱骨，以校正矢状面的对线。然后进行临时克氏针固定（图 3.2-6d, e）。

复位并确保钢板定位后，首先在每个主要骨块上进行近端和远端骨块的皮质骨螺钉固定。这样可以稳定骨折并引导钢板更靠近前皮质。然后，将锁定螺钉固定在骨块的每一侧，以相对稳定的方式稳定整个骨干。3 次 AP X 线片证实了良好的对线和螺钉固定（图 3.2-6f~h）。进一步的成像显示桥接钢板具有相对稳定性（图 3.2-6j, k，图 3.2-6l, m）。骨块两侧的 4 枚螺钉应足以在相对稳定模式下稳定骨折，适用于这种 C 型骨干骨折。

讨论

在这种情况下，有很多技术和置入选项。

- 长螺旋楔形骨折可以用方头螺钉或金属丝通过开放直接复位来解决，以保持对线和中和钢板固定。但是，在开放式技术中，始终存在软组织损伤风险。保留螺旋楔形骨块的血液供应对于防止延迟愈合或不愈合至关重要
- 闭合复位和桥接钢板对技术要求很高，尤其是对于 MIPO 而言。这些程序需要进行专门的操作训练，以进行闭合复位、钢板放置和固定以及预防桡神经损伤。一旦 MIPO 与桥接钢板的相对稳定性达到良好的一致，便可以尽早开始术后康复，并有望获得良好的骨愈合
- 闭合髓内钉也是一个不错的选择，但是，这在技术上也很苛刻，并且存在桡神经损伤和骨块进一步移位的风险

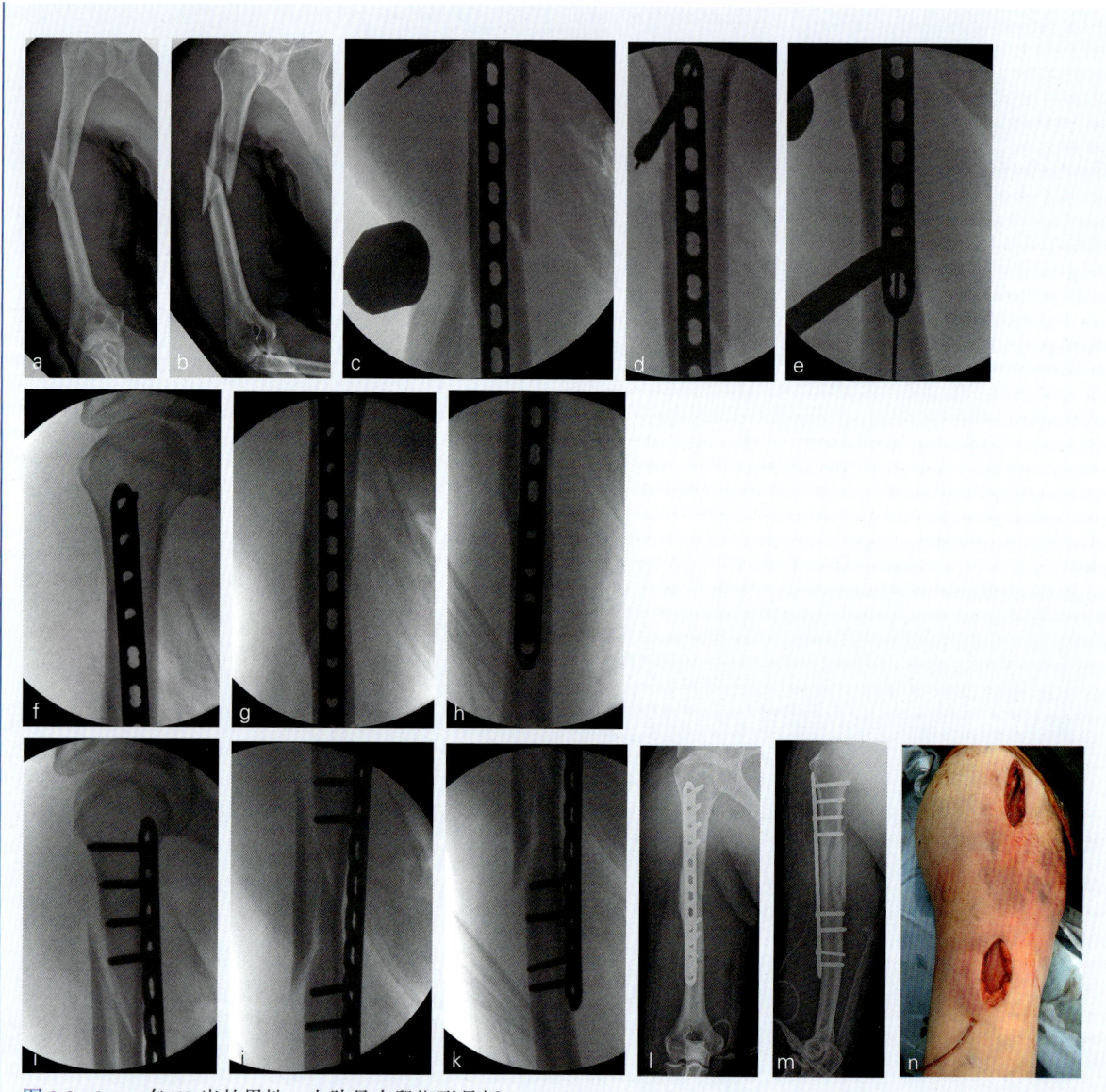

图 3.2-6　一名 69 岁的男性，右肱骨中段楔形骨折
a，b. 初始 X 线片显示右肱骨中段长螺旋楔形骨折
c~e. 在侧面向皮肤外部施加直接压力以校正对线（c），然后临时克氏针固定（d, e）
f~h. AP X 线确认良好的对线和螺钉固定
i~k. 桥接钢板相对稳定
l~n. 前路桥接钢板技术的 AP 和侧位 X 线片（l, m）。图中显示了微创钢板内固定术的皮肤切口（n）

5.5　前外侧微创钢板内固定术

微创钢板内固定术对于骨质疏松性骨折是安全且适合的（案例 7：图 3.2-7）[27, 28]。

患者

一名 57 岁的骨质疏松症男性坐在出租车后座时遭受了低能量创伤。他抓住车顶的把手时，突然刹车后受伤。他被直接送往医院评估严重的疼痛和畸形。

合并疾病

- 糖尿病
- 骨量减少

治疗和结果

诊断和分类：涉及左侧肱骨干近端 1/3 至中段的多段骨折（AO / OTA 12C3）（图 3.2-7a）。在用急诊室的夹板进行初步治疗后，进行了 X 线检查。骨折对线不佳。

手术指征：复位固定后对线不佳的骨折。

治疗计划：根据 AO / OTA 骨折和脱位分类类型的配置。

C 型骨干骨折，微创钢板内固定术（MIPO）是治疗的选择。传统的钢板会损坏中间骨块的血液供应，并可能导致延迟或不愈合。

- 定位：仰卧在可透 X 线的手术台上
- C 臂：位于对侧
- 准备和悬垂：从肩到手，可以任意方向移动
- 手术入路：近端切口，三角肌劈开入路
- 远端切口：肱骨干远端入路
- 植入物：PHILOS（长）

PHILOS 适合用各种锁定螺钉固定近端。这种钢板设计合理，侧面看很薄，可以适当地固定在这种近端很短的高位骨折中（图 3.2-7b）。也可以使用 MIPO 将窄锁定加压钢板适形并固定在前表面，但它是相对较厚的植入物。这可能会干扰近端的前部结构，如肱二头肌长头肌腱或三角肌的插入。此外，与 PHILOS 相比，它为近端骨块提供的螺钉选择更少。另一种选择是在髓内钉附近固定多枚螺钉。这在技术上是苛刻的，并且没有容错度。

三角肌劈开切口是为了防止腋神经三角肌分支的损伤，该分支距该切口的远端仅 1~2 cm（图 3.2-7c1）。图 3.2-7c2 显示三角肌纤维的纵向分裂，以识别肱骨近端的外侧部分。三角肌下方至此点的远端是一个线性结构。必须注意不要拉长或切断神经。使用骨膜升降器（骨膜起子）将三角肌下的空隙和肱骨近端外侧表面分开，以形成用于钢板插入的隧道（图 3.2-7c3）。

远端切口的长度为 5~6 cm（图 3.2-7d）。在打开前筋膜以识别肱二头肌后，在肱二头肌下方（2 个牵开器之间）识别了肌皮神经。肱二头肌和神经后退并在内侧受到保护，以暴露肱肌的前表面。

当在中间向前劈开肱肌时，由于桡神经有牵引伤的危险，因此必须小心不要使用任何骨牵开器（如霍曼牵开器）直接在肱骨外侧皮质和肌肉之间牵开（图 3.2-7e）。

在这种情况下，仅在皮肤和皮下组织上使用一个简单的软组织牵开器，而在肱肌上更深的位置仅足以轻轻暴露前皮质，以进行钢板定位和螺钉固定。在此步骤中，使用骨膜分离器（或隧道器，如果可用）创建肌下隧道，以连接到先前从近端手术伤口处创建的隧道（图 3.2-7f）。

为了在插入过程中保护腋神经分支，将钢板向前指向，使其沿着先前建立的肌下平面，骨膜上隧道通过。这样可以防止滑入错误的管道中并在骨干的远端侧面处损伤桡神经（图 3.2-7g）。

通过牵引和旋转控制间接进行复位，然后使用临时克氏针固定或单皮质钻头以稳定近端和远端钢板（图 3.2-7h）。对于使用 PHILOS 的 MIPO，在腋神经区域上方的螺钉固定受到

限制，从而空出了一些螺钉孔（图3.2-7i）。在进行锁定螺钉固定之前，首先使用定位螺钉（皮质骨螺钉）进行远端固定（图3.2-7j，图3.2-7k）。

术后立即进行X线检查，表明按术前计划那样正确对线并放置钢板（图3.2-7l）。这是一种具有相对稳定性的桥接钢板，适用于多段骨折。

术后疗法：在第一天使用手臂吊带支撑和休息肌肉和软组织。允许患者开始进行容许的早期积极的轻度活动（图3.2-7m，图3.2-7n，o）。

讨论

在这种情况下，可以通过IM钉或MIPO进行固定。带有或不带有螺旋形轮廓的微创钢板可进行长PHILOS固定。如果钢板的轮廓不是螺旋形的，则远端切口应在侧面，并且必须识别桡神经。

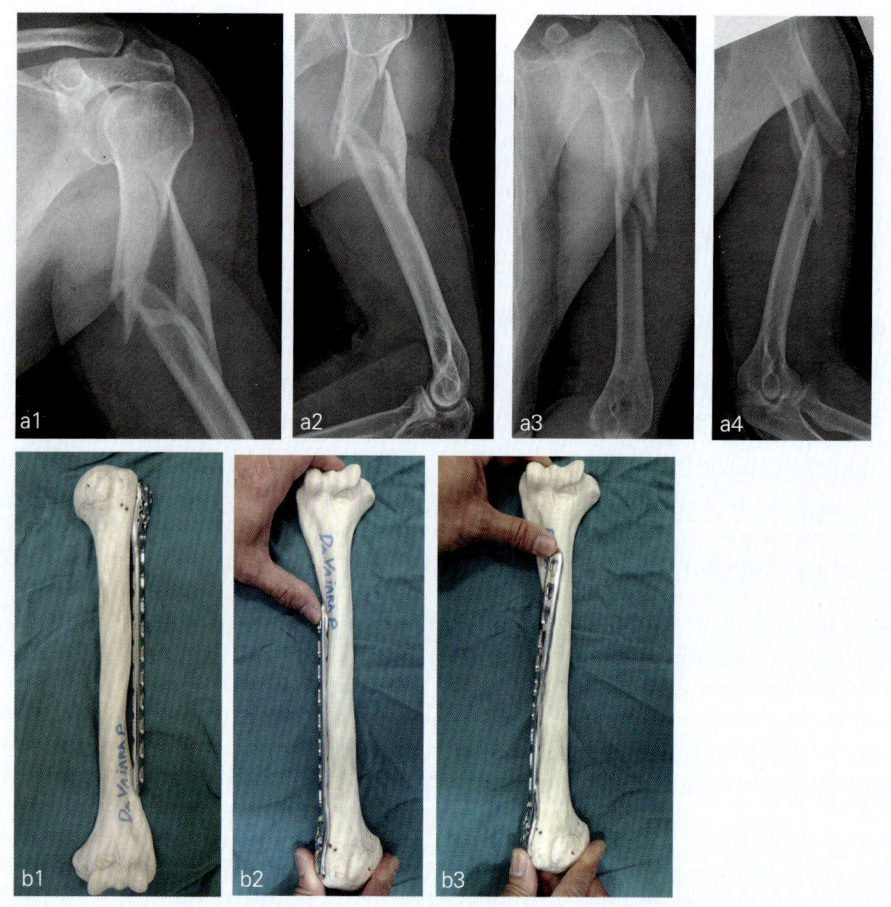

图3.2-7　一名57岁的男性在低能量创伤后出现多发骨折
a. X线片显示左肱骨干近端1/3至中段的多段骨折
b. 准备一个长的PHILOS（b1），并对其轮廓进行了绘制，将其近端固定在正常外表面，远端固定在前表面，以避免在骨干的侧表面操纵和回缩桡神经（b2，b3）。塑料骨被用作模板，使其轮廓像螺旋钢板

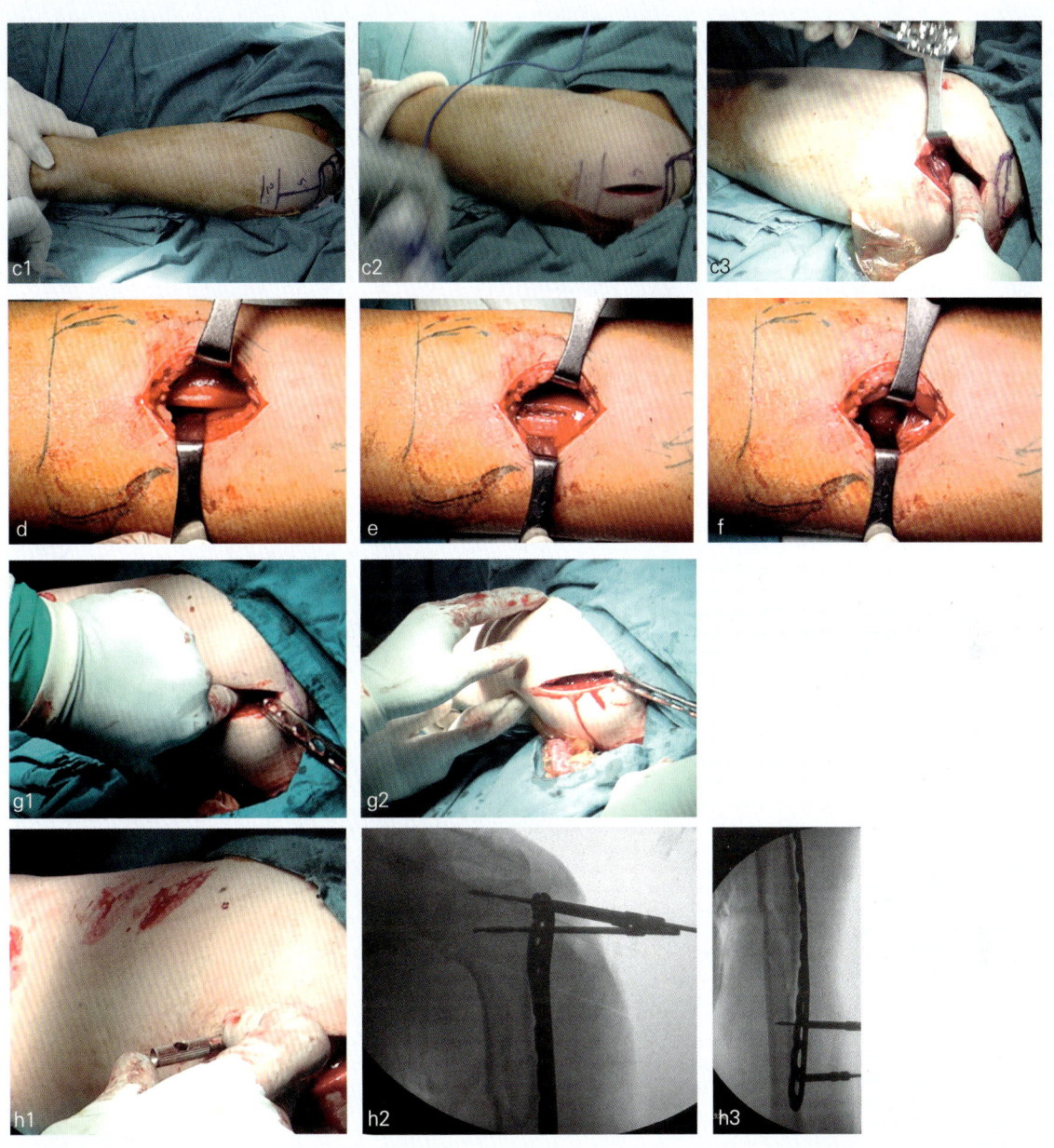

图 3.2-7（续）
c. 从肩峰长度的前 1/3 开始，标出肩峰和纵向三角肌劈开切口，并延伸不超过 5 cm
d. 左臂前表面的远端切口
e. 在骨折的中间部位分裂前臂肌，肘关节和肩全范围运动（ROM）
f. 使用骨膜分离器（或隧道器，如果有的话）来创建肌下隧道，以连接到先前从近端切口创建的隧道
g. 将钢板向前指向，使其沿着先前形成的肌下平面，骨膜上隧道通过
h. 使用图像增强直视插入钢板并正确定位

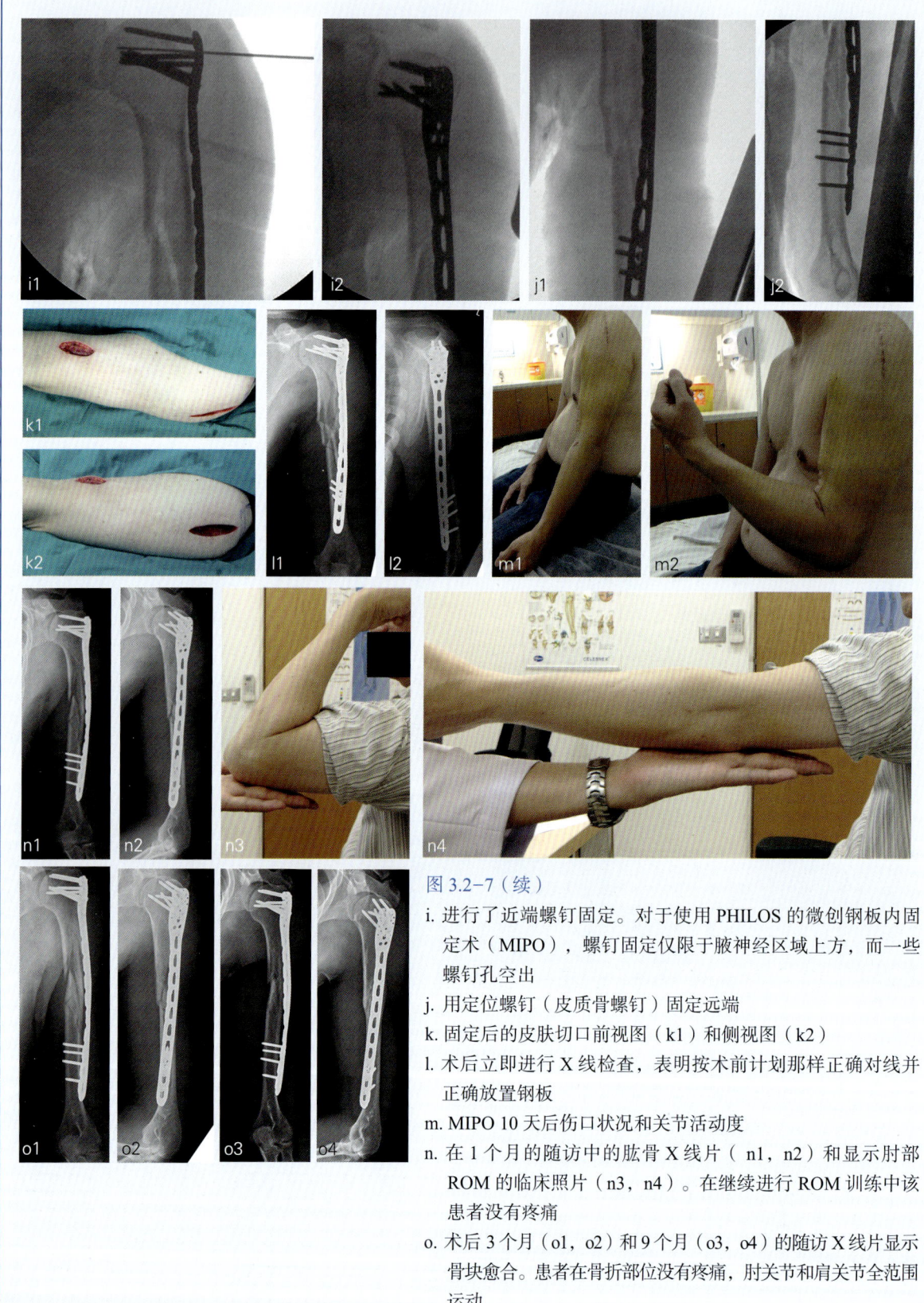

图 3.2-7（续）

i. 进行了近端螺钉固定。对于使用 PHILOS 的微创钢板内固定术（MIPO），螺钉固定仅限于腋神经区域上方，而一些螺钉孔空出
j. 用定位螺钉（皮质骨螺钉）固定远端
k. 固定后的皮肤切口前视图（k1）和侧视图（k2）
l. 术后立即进行 X 线检查，表明按术前计划那样正确对线并正确放置钢板
m. MIPO 10 天后伤口状况和关节活动度
n. 在 1 个月的随访中的肱骨 X 线片（n1, n2）和显示肘部 ROM 的临床照片（n3, n4）。在继续进行 ROM 训练中该患者没有疼痛
o. 术后 3 个月（o1, o2）和 9 个月（o3, o4）的随访 X 线片显示骨块愈合。患者在骨折部位没有疼痛，肘关节和肩关节全范围运动

5.6 长钉顺行髓内钉——案例8：图 3.2-8

患者

一名83岁的女性在家中跌倒，右肱骨骨折（图 3.2-8a~c）。1年前，她患有左股骨转子周围骨折，并用股骨近端髓内钉治疗。

合并疾病

- 阿尔茨海默病
- 慢性肾功能不全
- 抑郁
- 房颤
- 骨质疏松症

治疗和结果

治疗决策：最初的治疗是使用石膏进行非手术治疗。由于患者的阿尔茨海默病和无法遵守限制，因此不能接受非手术治疗。

进行了闭合复位和内固定（使用多锁髓内钉）（图 3.2-8d，e）。三角肌牵拉引起的骨干断端移位是可以接受的。

术后 X 线片显示骨干长度和旋转得以恢复，可以清楚地看到骨干骨折块移位（图 3.2-8f，g）。

在 5 个月的随访中，患者感到满意并且没有参加进一步的随访检查（图 3.2-8h，i）。

在 3 年的随访中，未复位的骨干骨折块愈合（图 3.2-8j~l）。患者无疼痛且功能良好（图 3.2-8m~o）。X 线片显示，移位的骨折块完全愈合。

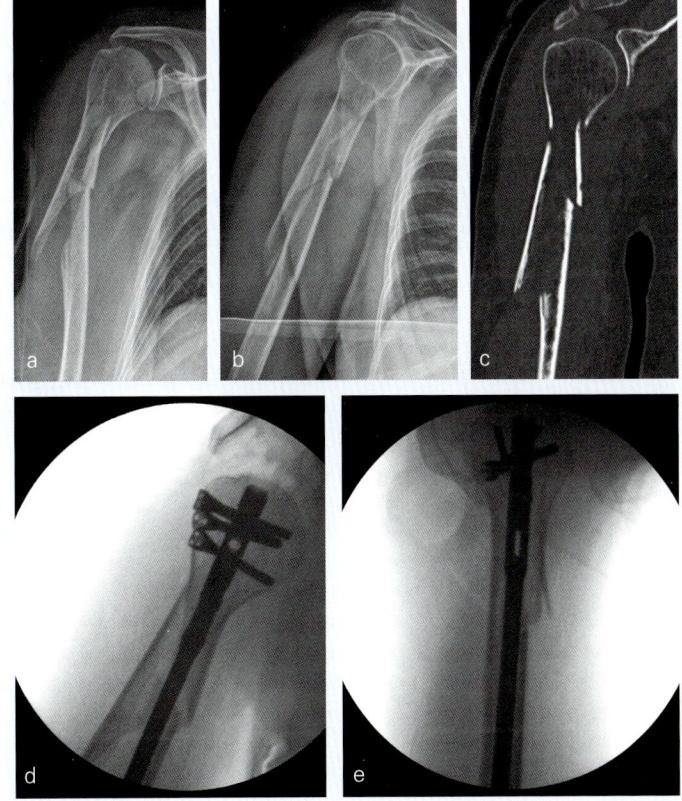

图 3.2-8 一名 83 岁的女性患有右肱骨骨折
a~c. 该患者骨折类型为多发骨折，累及肱骨近端（大结节），计算机断层扫描显示骨折无移位（c）
d，e. 使用多锁髓内钉闭合复位和内固定

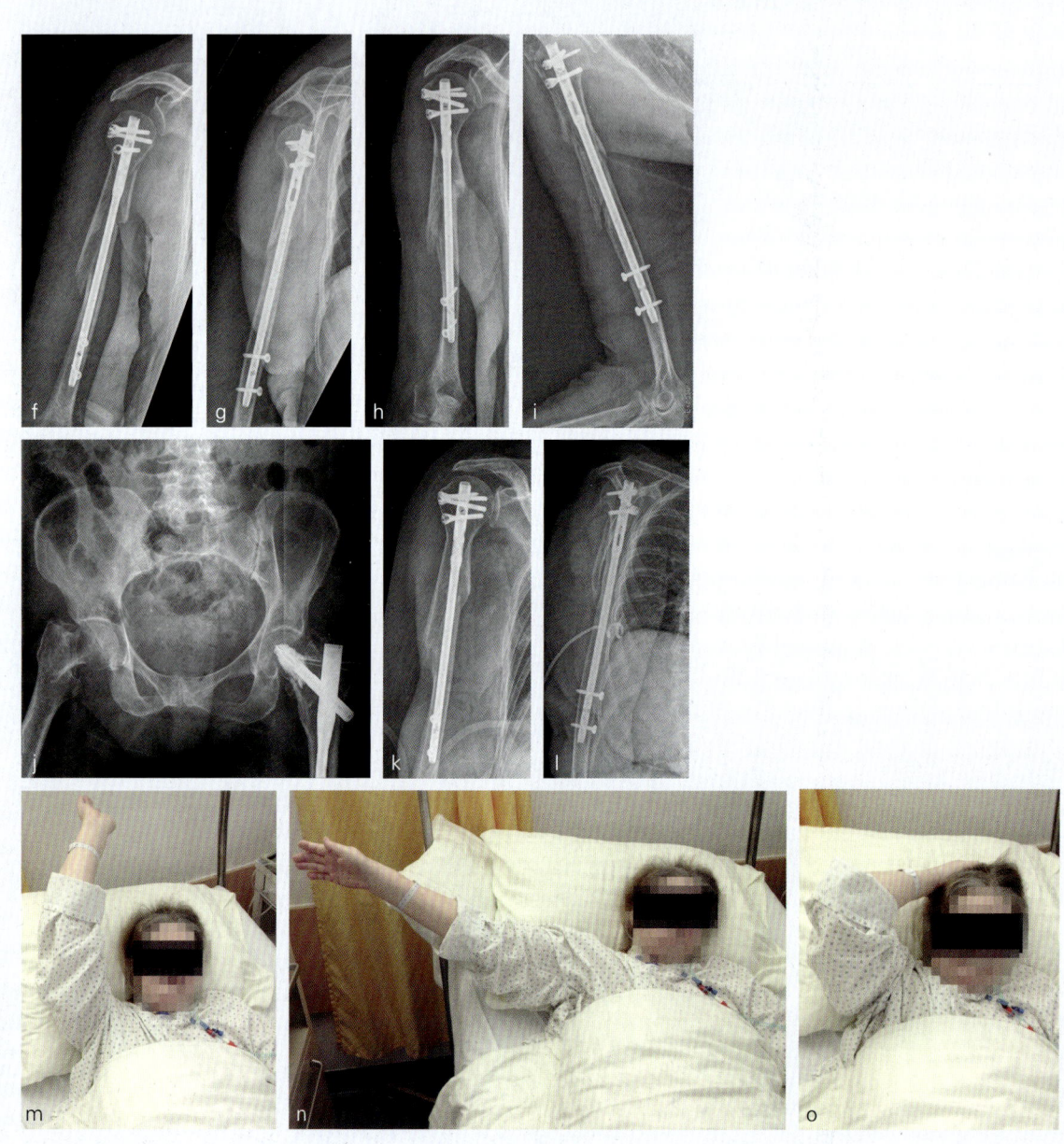

图 3.2-8（续）

f, g. 术后 2 天（f）和开始物理治疗后（g）拍摄的 X 线片

h, i. 这些 X 线片表明植入物仍在原位，无松动，无愈伤组织形成

j~l. 术后 3 年左右评估右股骨转子周围骨折时获得的其他图像

m~o. 这些临床照片是在床上拍摄的，这是因为近期右股骨转子周围骨折

5.7 顺行髓内钉治疗节段性骨折——案例9：图3.2-9

患者

一名82岁的男性在街上跌倒。他的左肱骨2处骨折（图3.2-9a~c）。

合并疾病

- 慢性心力衰竭
- 痴呆
- 营养不良
- 维生素D缺乏症
- 骨质疏松症

治疗和结果

术前影像：由于患者相对活跃并且难以遵守固定要求，因此计划进行手术修复。外科医生采用了侵入性较小的顺行髓内钉法（图3.2-9a~c）。

术中影像：正确的切入点是髓内钉手术的关键步骤，必须在2个平面上用术中图像增强检查并记录（图3.2-9d~i）。

术后：患者在住院期间接受了物理治疗，但拒绝了门诊治疗（图3.2-9j，k）。5周后外展为110°，3个月后外展为170°。

6个月后的随访：6个月后，患者双上肢功能完全对称，无疼痛（图3.2-9l，m）。

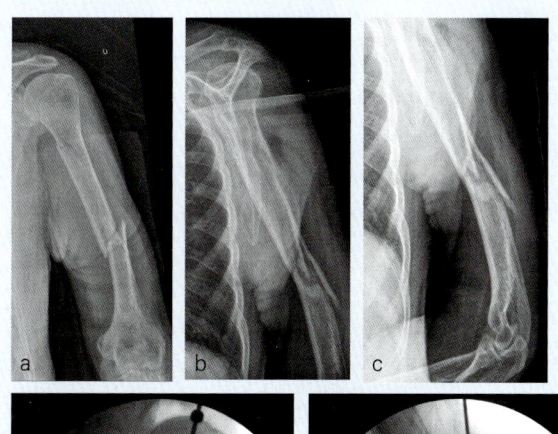

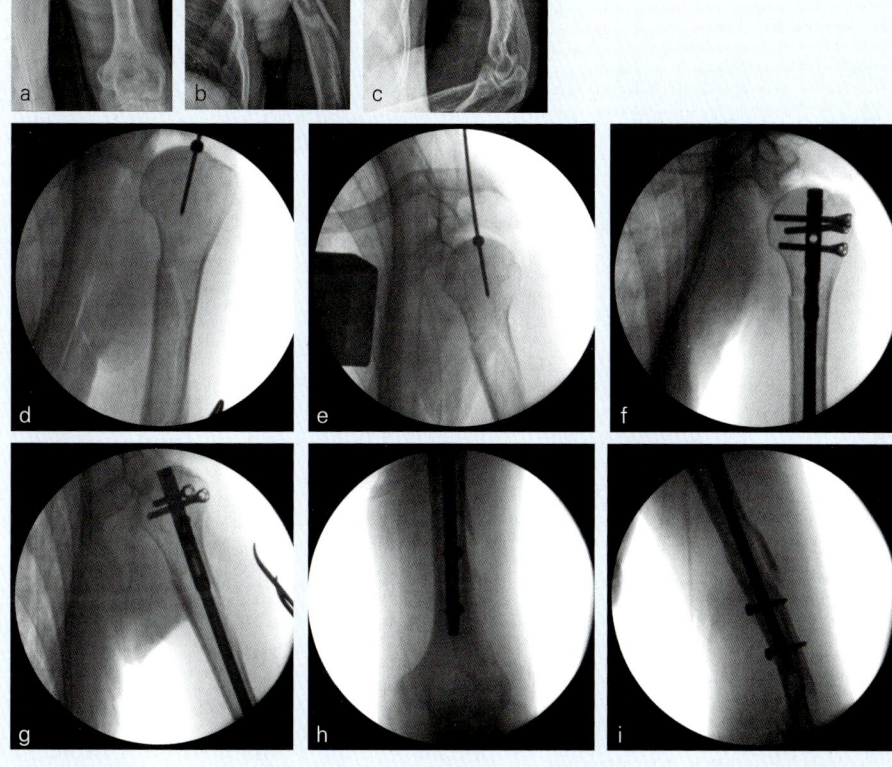

图3.2-9 一名82岁男性跌倒后左肱骨骨折
a~c. 该患者的肱骨有2处骨折，类似于AO/OTA骨折和脱位分类12C2
d~i. 术中影像学检查，AP和侧位片

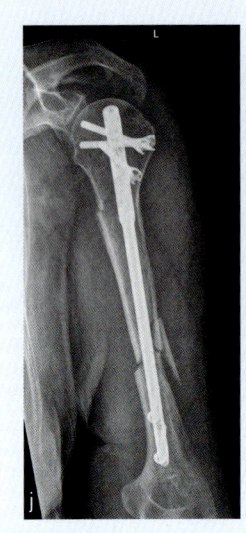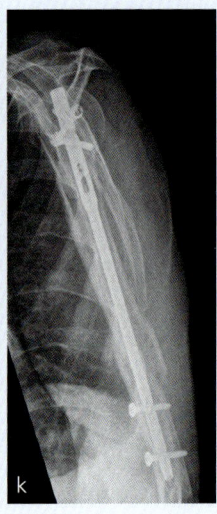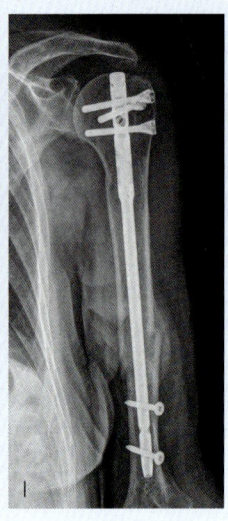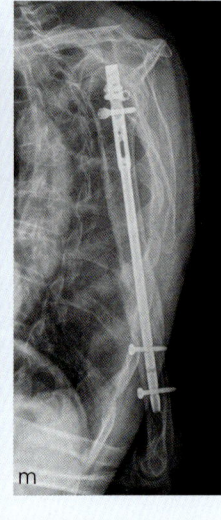

图 3.2-9（续）
j，k. 术后影像
l，m. 术后 6 个月影像

5.8 顺行髓内钉治疗远端较短的骨折块——案例 10：图 3.2-10

案例 10

患者

一名 75 岁的女性在街上跌倒导致左肱骨骨折（图 3.2-10a，b）。

合并疾病

- 2 型糖尿病
- 高血压
- 肥胖症
- 16 年前心肌梗死，抗凝治疗
- 既往同侧冈上肌腱和冈下肌腱断裂

治疗和结果

治疗决策：在这种情况下，非手术治疗是最初的选择，但是由于肥胖，无法进行石膏固定或支撑（图 3.2-10c，d）。

手术计划：这位非常肥胖的患者可能需要一块长钢板和一个较大的后路入路以覆盖整个骨骼，最终需要 2 块钢板。由于患者肥胖，麻醉会诊认为俯卧外侧卧位并不安全。由于患者的肥胖症和糖尿病，外科手术团队希望避免采用大型开放手术。

作为替代方案，考虑使用顺行髓内钉（闭合复位内固定）。沙滩椅位有利于麻醉期间的呼吸。

顺行髓内钉的难点在于将髓内钉锁定在远端短骨折处（图 3.2-10e~g）。

外科手术：术中影像可显示骨折的正确长度和旋转，但边缘会远端锚定和锁定髓内钉；只有最远端的螺钉选择是可行的（图 3.2-10h，i）。

术后影像：AP 片显示对位良好，侧面投影再次显示了关键的植入物锚定（图 3.2-10j，k）。

后期护理：在这种情况下，后期护理非常保守。由于远端骨折短，患者在肩吊带中接受了 4 周的治疗，而被动活动进行了 6 周。此后允许进行主动锻炼。

1 年的随访：1 年的随访 X 线片显示骨折已愈合（图 3.2-10l，m）。临床上，由于先前存在的肩袖撕裂，患者功能不佳：外展 60°，前倾 60°。

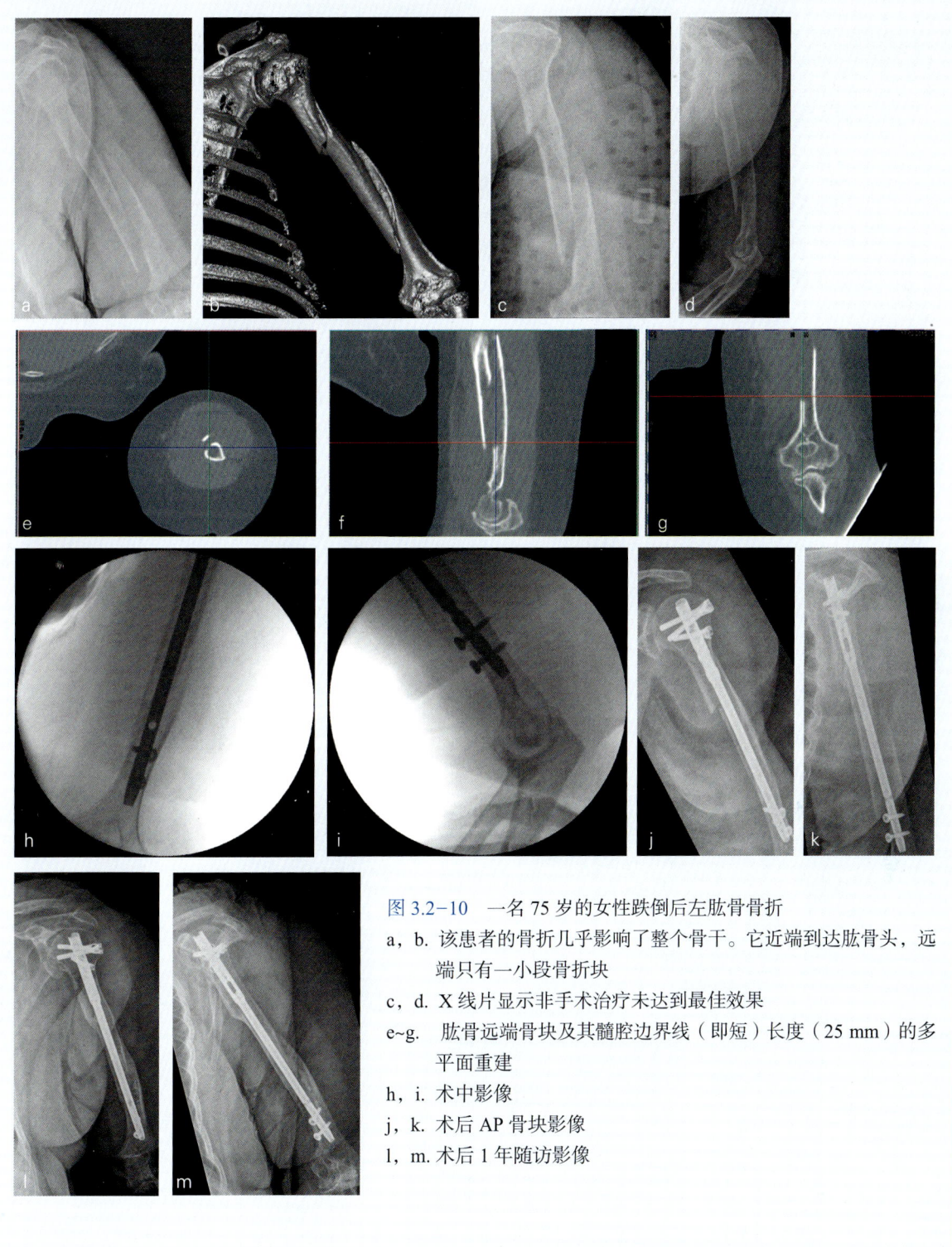

图 3.2-10 一名 75 岁的女性跌倒后左肱骨骨折

a，b. 该患者的骨折几乎影响了整个骨干。它近端到达肱骨头，远端只有一小段骨折块

c，d. X 线片显示非手术治疗未达到最佳效果

e~g. 肱骨远端骨块及其髓腔边界线（即短）长度（25 mm）的多平面重建

h，i. 术中影像

j，k. 术后 AP 骨块影像

l，m. 术后 1 年随访影像

6 并发症 [29, 30]

- 桡神经损伤 [26]
  - 骨折复位过程中桡神经可能会受到髓内钉和钢板的伤害
  - 应避免从肱骨中段由前到后螺钉固定，以防止在其后皮质的交叉部位发生桡神经损伤
  - 请勿在置入钢板过程中通过牵拉，直接或间接损伤桡神经，也不要将锁定螺钉固定在远端骨干来损伤桡神经
- 髓内钉插入锁定螺栓时，钻孔可能会造成动脉损伤
- 顺行髓内钉导致的肩关节功能障碍值得关注，因此必须进行正确处理
- 在骨质疏松性骨中固定丢失的情况并非罕见（图 3.2-11）
  - 钢板松动
  - 插入点的髓内钉穿出
  - 近端锁定螺栓松动退出
- 骨不连（图 3.2-12，图 3.2-13）
- 去除植入物后再次骨折
- 植入物周围骨折
  - 钢板
  - 逆行髓内钉后髁上骨折
- 开放性骨折感染

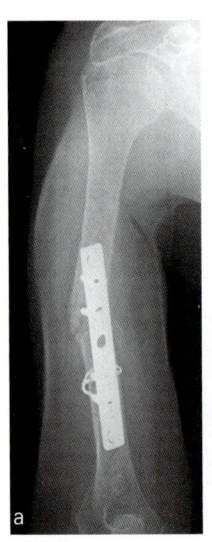
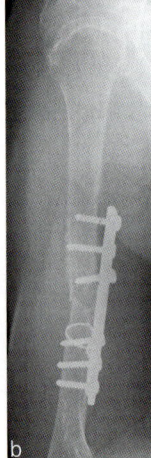

图 3.2-11 一名 72 岁女性发生交通事故后肱骨干闭合骨折。动力加压钢板初步固定 1 个月后，X 线检查显示螺钉松动

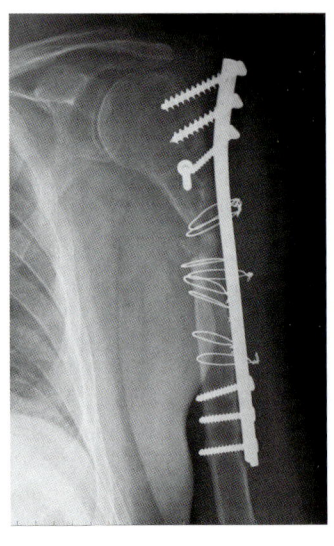

图 3.2-12 一名 65 岁男性的 X 线片显示，切开复位术和采用多根导线和动力加压钢板进行内固定后，固定失败。初始固定后，患者疼痛持续 10 个月。请注意，开放技术中的许多导线可能会在愈合过程中引起生物干扰

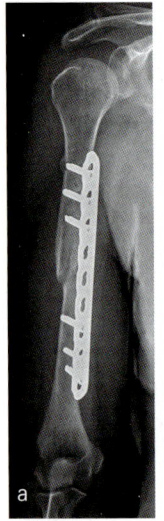
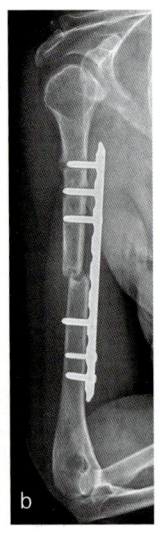
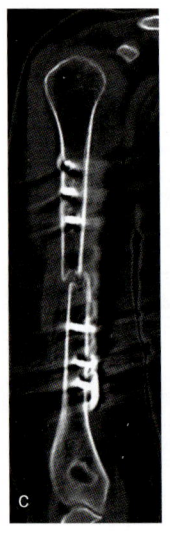
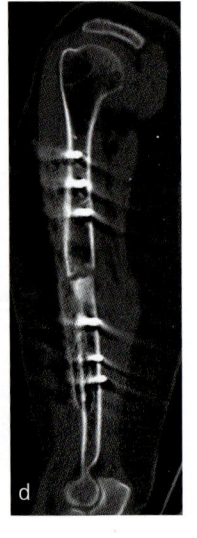

图 3.2-13 一名 77 岁的女性患有横行骨折。患者接受微创钢板内固定术治疗，但 5 个月后失败。X 线片（a，b）和计算机断层扫描（c，d）显示出骨折部位骨不连有明显间隙。间接复位留下很小的缺口，对修复组织产生了高应变，导致骨不连

7　参考文献

1. Ekholm R, Adami J, Tidermark J, et al. Fractures of the shaft of the humerus. An epidemiological study of 401 fractures. J Bone Joint Surg Br. 2006 Nov;88(11):1469–1473.
2. Bergdahl C, Ekholm C, Wennergren D, et al. Epidemiology and patho-anatomical pattern of 2,011 humeral fractures: data from the Swedish Fracture Register. BMC Musculoskelet Disord. 2016 Apr 12;17:159.
3. Hu X, Xu S, Lu H, et al. Minimally invasive plate osteosynthesis vs conventional fixation techniques for surgically treated humeral shaft fractures: a meta-analysis. J Orthop Surg Res. 2016 May 11;11(1):59.
4. Walker M, Palumbo B, Badman B, et al. Humeral shaft fractures: a review. J Shoulder Elbow Surg. 2011 Jul;20(5):833–844.
5. Jawa A, McCarty P, Doornberg J, et al. Extra-articular distal-third diaphyseal fractures of the humerus. A comparison of functional bracing and plate fixation. J Bone Joint Surg Am. 2006 Nov;88(11):2343–2347.
6. Cadet ER, Yin B, Schulz B, et al. Proximal humerus and humeral shaft nonunions. J Am Acad Orthop Surg. 2013 Sep;21(9):538–547.
7. Marti RK, Verheyen CC, Besselaar PP. Humeral shaft nonunion: evaluation of uniform surgical repair in fifty-one patients. J Orthop Trauma. 2002 Feb;16(2):108–115.
8. Pailhe R, Mesquida V, Rubens-Duval B, et al. Plate osteosynthesis of humeral diaphyseal fractures associated with radial palsy: twenty cases. Int Orthop. 2015 Aug;39(8):1653–1657.
9. Shao YC, Harwood P, Grotz MR, et al. Radial nerve palsy associated with fractures of the shaft of the humerus: a systematic review. J Bone Joint Surg Br. 2005 Dec;87(12):1647–1652.
10. Liu GY, Zhang CY, Wu HW. Comparison of initial nonoperative and operative management of radial nerve palsy associated with acute humeral shaft fractures. Orthopedics. 2012 Aug 1;35(8):702–708.
11. Ekholm R, Ponzer S, Tornkvist H, et al. Primary radial nerve palsy in patients with acute humeral shaft fractures. J Orthop Trauma. 2008 Jul;22(6):408–414.
12. Pollock FH, Drake D, Bovill EG, et al. Treatment of radial neuropathy associated with fractures of the humerus. J Bone Joint Surg Am. 1981 Feb;63(2):239–243.
13. Bodner G, Buchberger W, Schocke M, et al. Radial nerve palsy associated with humeral shaft fracture: evaluation with US—initial experience. Radiology. 2001 Jun;219(3):811–816.
14. Ouyang H, Xiong J, Xiang P, et al. Plate versus intramedullary nail fixation in the treatment of humeral shaft fractures: an updated metaanalysis. J Shoulder Elbow Surg. 2013 Mar;22(3):387–395.
15. Liu GD, Zhang QG, Ou S, et al. Meta-analysis of the outcomes of intramedullary nailing and plate fixation of humeral shaft fractures. Int J Surg. 2013;11(9):864–868.
16. Kumar A, Sadiq S. Non-union of the humeral shaft treated by internal fixation. International Orthopaedics. 2002 August 01;26(4):214–216.
17. Perren SM. The concept of biological plating using the limited contactdynamic compression plate (LC-DCP). Scientific background, design and application. Injury. 1991;22(Suppl 1):1–41.
18. Baumgaertel F, Perren SM, Rahn B. Tierexperimentelle Untersuchungen zur „biologischen" Platten-osteosynthese von Mehrfragment-frakturen des Femurs［Animal experiment studies of "biological" plate osteosynthesis of multi-fragment fractures of the femur］. Unfallchirurg. 1994 Jan;97(1):19–27. German.
19. Apivatthakakul T, Arpornchayanon O, Bavornratanavech S. Minimally invasive plate osteosynthesis (MIPO) of the humeral shaft fracture. Is it possible? A cadaveric study and preliminary report. Injury. 2005 Apr;36(4):530–538.
20. Carroll EA, Schweppe M, Langfitt M, et al. Management of humeral shaft fractures. J Am Acad Orthop Surg. 2012 Jul;20(7):423–433.
21. Sarmiento A, Kinman PB, Galvin EG, et al. Functional bracing of fractures of the shaft of the humerus. J Bone Joint Surg Am. 1977 Jul;59(5):596–601.
22. Ring D. Current concepts in plate and screw fixation of osteoporotic proximal humerus fractures. Injury. 2007 Sep;38(Suppl 3):S59–S68.
23. Egol KA, Kubiak EN, Fulkerson E, et al. Biomechanics of locked plates and screws. J Orthop Trauma. 2004 Sep;18(8):488–493.
24. Alonso-Llames M. Bilaterotricipital approach to the elbow. Its application in the osteosynthesis of supracondylar fractures of the humerus in children. Acta Orthop Scand. 1972;43(6):479–490.
25. Hessmann MH, Ring DC. Humerus, distal. In: Rüedi TP, Buckley RE, Moran CG, eds. AO Principles of Fracture Management. 2nd ed. Switzerland: AO Publishing; 2007:609–625.
26. Apivatthakakul T. Humerus, shaft. In: Tong GO, Bavornratanavech S, eds. Minimally Invasive Plate Osteosynthesis (MIPO). Switzerland: AO Publishing; 2007:145–179.
27. Khong KS KR, Ghista DN. Mechanobiology. Switzerland: AO Publishing; 2007.
28. Fernandez Dell'Oca AA. The principle of helical implants. Unusual ideas worth considering. Injury. 2002 Apr;33 Suppl 1:SA1–27.
29. Garnavos C. Humeral shaft fractures. In: Court-Brown CM, Heckman JD, McQueen MM, et al, eds. Rockwood and Green's Fractures in Adults. 8th ed. Philadelphia: Wolters Kluwer Health; 2014:1287–1340.
30. Perez EA. Fractures of the Shoulder, Arm, and Forearm. In: Azar FM, Beaty JH, Canale ST, ed. Campbell's Operative Orthopaedics. 13 ed. Philadelphia: Elsevier Health Sciences; 2017:2927–3016.

3.3 肱骨远端

作者 Rohit Arora, Alexander Keiler, Michael Blauth
译者 韩耕愚　审校　宋纯理

1 引言

成人肱骨远端骨折（distal humeral fracture，DHF）是一种复杂的并且修复技术要求高的损伤。与肱骨近端和桡骨远端骨折相比，由于考虑术后肘关节功能受限对日常生活的影响，在多数情况下选择手术固定。其中具有争议性和挑战性的问题包括以下方面。

- 难以暴露（是否进行尺骨鹰嘴截骨术）
- 干骺端和（或）骨骺区粉碎性骨折（有无植骨）
- 固定策略
- 首次全肘关节置换术的作用

为使肘关节恢复到可接受功能的程度，通常应避免固定肘部，或至少在 2~3 周内间歇性活动。

2 流行病学和病因学

肱骨远端骨折占西方国家成人骨折总数的 7%~8%[1]。在瑞典 2011—2013 年登记的超过 2 000 例肱骨骨折中，只有 8% 位于远端 1/3，而 79% 位于近端 1/3，13% 位于肱骨干。大约 83% 的肱骨骨折影响了 50 岁以上的患者[2]。Robinson 等[3]估计每年每 10 万人中有 5.7 人发生肱骨骨折，男女比例几乎相等。其中，孤立性肱骨小头骨折约占 6%[4]。

观察患者年龄可以发现有 2 个发病高峰：第一个峰代表 12~19 岁的男性，其骨折主要由于高能量创伤或运动损伤；第二个峰是由 80 岁以上骨质疏松的女性平地跌倒导致的[5-7]。后一组患者的患病率从 1970 年的每 10 万人中 11 例上升到 1995 年的每 10 万人中 30 例[8]。

由于在多达 89% 的患者中非优势手臂受到影响[7]，该人群中的损伤机制通常涉及跌倒时手臂伸直落下，并通过桡骨头[9]将轴向力直接传递到肱骨小头。对肱骨小头和（或）滑车施加剪切力或挤压力使肘关节后外侧半脱位自发复位是一种不同的损伤机制[10]。

3 分类

一般来说，肱骨远端骨折分为髁外和髁间 DHF 以及肱骨小头、滑车骨折。目前存在几种不同的分类方式。"远端"骨折指发生于尺骨鹰嘴窝远端的骨折。

- 2003 年，Ring 等[11]根据影像学和术中发现描述了 5 种损伤模式
- 最常用的分类来自 AO 基金会 / 骨科创伤协会（AO/OTA），从 A 到 C 分别表示关节外、部分关节和完全关节骨折。为了进一步描述骨折粉碎程度或骨折位置定义，分类用数字进行修正[5]
- Bryan 等将远端冠状面骨折（AO/OTA B3 型骨折）进行亚型分类，之后 McKee[12]对其进行了修正（表 3.3-1）

表 3.3-1 经 McKee[12,14]修正的 Bryan 和 Morrey 骨折分类

骨折类型	描述
Ⅰ（Hahn-Steinthal）	冠状面剪切性骨折导致软骨块延伸至滑车外侧嵴或至少覆盖滑车外侧嵴
Ⅱ（Kocher-Lorenz）	冠状面剪切性骨折导致软骨块，同时少量或无软骨下骨附着
Ⅲ	骨折导致肱骨小头粉碎
Ⅳ（McKee modification）[13]	肱骨小头或滑车的冠状面剪切骨折为单一骨块

4 治疗方式的决定

复杂的解剖结构、粉碎性骨折、远端较短的骨折块和骨质疏松导致骨质量较低使得这些骨折难以治疗[10, 15]。在老年患者中，最重要的目标是保持骨折固定稳定，以便进行功能性治疗。接合面上较小的间隙是次要考虑因素。而尺骨鹰嘴截骨术应该在手术中避免，以免引起额外问题。

4.1 入路

许多肘部入路方法已经被描述。然而术后肘关节功能似乎不依赖于所用的方法[16, 17]。手术入路可分为后侧入路、内侧入路和外侧入路。从后侧入路，可以使用尺骨鹰嘴截骨入路、肱三头肌劈开入路、肱三头肌翻转入路[18]和肱三头肌两侧入路。

首选方法是肱三头肌两侧入路[19]。它允许外科医生处理肱骨远端的内侧和外侧面，必要时还可辅以尺骨鹰嘴截骨术。在老年患者中，应始终尝试在不进行尺骨鹰嘴截骨术的情况下处理骨折（案例1：图 3.3-1）。其中止血带不是常规使用。

AO/OTA C1 和 C2 型骨折强调通过这种方法治疗将不影响复位效果。对于严重粉碎性骨折，尺骨鹰嘴截骨术可能是必要的。

由于不合适的伸肌装置，鼓励患者术后立即进行关节屈伸活动。此外，与尺骨鹰嘴截骨术相比，这种治疗方式似乎与伤口愈合问题更少、手术时间更短和失血量更少有关（案例1：图 3.3-2）[20]。

如果是冠状面骨折类型，将肘关节肌肉附着到尺骨近端，可以进行侧副韧带前面的关节切开术（案例2：图 3.3-3）。

案例 1

患者

一名 79 岁的女性从站立高度跌倒，患有 AO/OTA C3 型 DHF（图 3.3-1a，b）。

合并疾病

- 骨质疏松症
- 高血压
- 胰岛素依赖型糖尿病

治疗和结果

手术采用俯卧位，不伴尺骨鹰嘴截骨术。采用肱三头肌两侧入路，用操纵杆将远端骨折块固定在一起。用 1 枚骨块间螺钉形成关节块，然后依靠 90° 钢板技术，使用背外侧和尺侧钢板将其固定在肱骨远端的桡骨和尺骨柱上。13 个月随访显示骨折已愈合，活动范围为 0°~15°~120°（图 3.3-1c）。

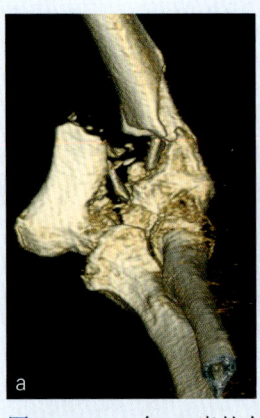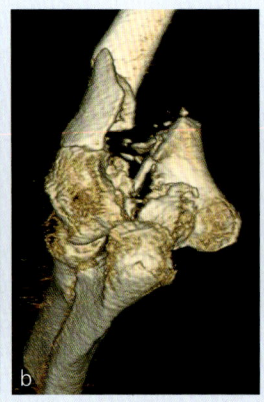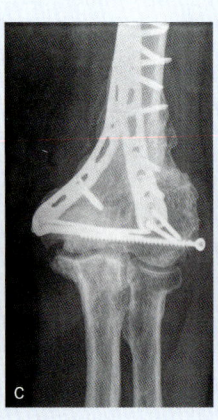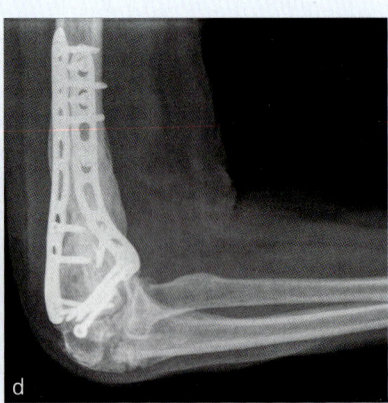

图 3.3-1 一名 79 岁的女性 AO/OTA C3 型肱骨远端骨折
a，b. 三维计算机断层扫描显示干骺端和骨骺粉碎
c，d. 13 个月随访 X 线片显示骨折愈合

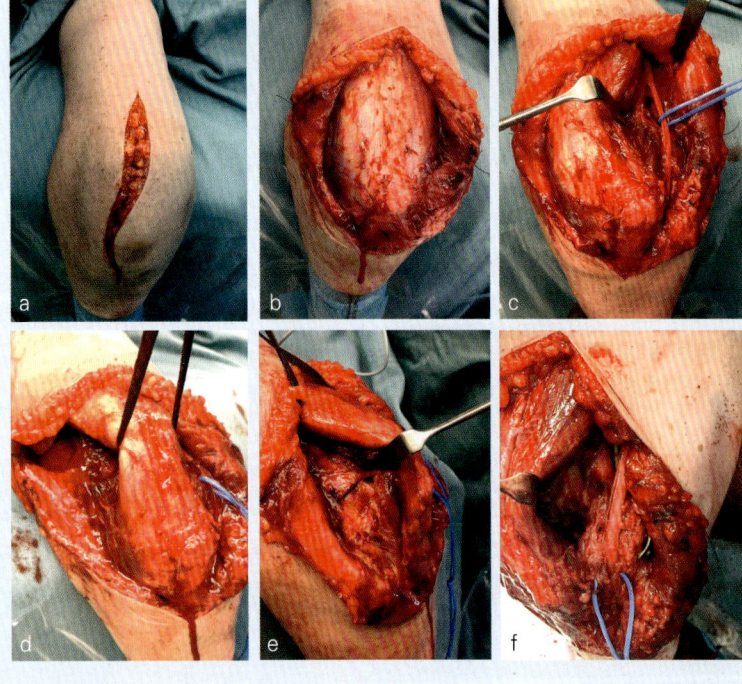

图 3.3-2 肱三头肌两侧入路。做一个双曲线形皮肤切口（a）。构建尺骨和桡骨的全厚皮瓣并收回以暴露肱三头肌腱（b）。尺神经通过血管钳进行识别和固定（c）。在手术结束时不会常规转移神经。肱三头肌腱被激活并呈环形（d）。现在，肘部桡侧和尺侧可以通过收缩肱三头肌腱来替代处理（e，f）

患者

一名 75 岁的女性从站立高度跌倒。

治疗和结果

初步 AP、侧位 X 线片和三维计算机断层扫描发现肘关节脱位伴肱骨小头和滑车骨折（图 3.3-3a~e）。

采用扩大外侧入路手术。在外侧副韧带复合体之前，将已经破裂的关节囊切开，并处理肱骨小头骨折块（图 3.3-3f）。由于单纯桡骨入路不可能复位骨折，所以进行了额外的扩大内侧入路（图 3.3-3g）。

在肌间隔之前，将破裂的关节囊分离，保留内侧副韧带复合体，通过内侧入路将滑车骨折块复位，并应用尺侧钢板固定髁上骨折（图 3.3-3h）。

采用 3 枚无头螺钉直接固定多段肱骨小头和滑车骨折。髁上骨折采用后外侧和内侧钢板固定。桡骨上髁骨折采用独立螺钉固定。术中 AP 和侧位 X 线片用来保证正确的复位和骨折固定。为了避免锁定钢板末端的应力上升，尺侧钢板的最近端螺钉用作常规螺钉（图 3.3-3i, j）。

术后 AP 和侧位 X 线片显示骨愈合良好。运动范围测量为 0°~20°~120°，并无旋前和旋后运动限制（图 3.3-3k, l）。

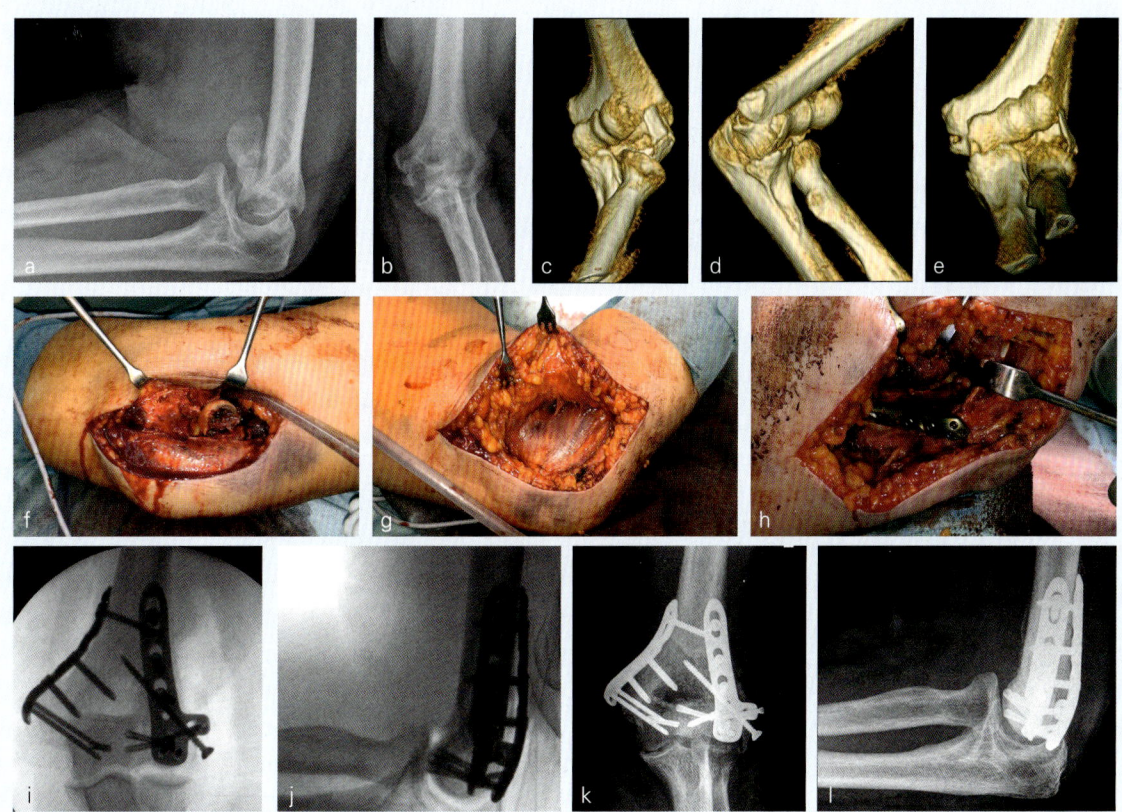

图 3.3-3 一名 75 岁女性，肘部骨折脱位伴肱骨小头和滑车骨折
a~e. X 线片和三维计算机断层扫描显示移位的肱骨小头和滑车骨折伴干骺端骨折
f. 临床照片显示关节囊破裂，桡侧有肱骨小头骨折块
g. 尺侧切口的临床照片
h. 尺侧钢板固定髁上骨折尺骨柱
i, j. 术中增强 X 线片显示骨折对位良好
k, l. 最终随访 X 线片显示骨折愈合

4.2 非手术治疗

即使是最初的无移位骨折也会出现继发移位[15]。这些事实使得非手术治疗的 DHF 主要局限于肌肉挛缩、预期寿命缩短或并发症多，这些问题驱使采用手术进行干预。应该注意的是，石膏固定本身通常会导致骨折不愈合（案例 3：图 3.3-4）。对于非手术治疗，夹板只能辅助疼痛治疗。

案例 3

患者

住在养老院的 92 岁女性。创伤类型和时间无法回忆。由于轻度痴呆和多次跌倒，她经历过一次肱骨远端骨折，并由一名全科医生进行治疗。

合并疾病

- 轻度痴呆
- 多次跌倒

治疗和结果

大约 3 周后，患者带着石膏夹板来到我们的科室，同时患者很少抱怨（图 3.3-4a）。继续进行非手术治疗，出现骨折不愈合（图 3.3-4b）。2 周后，根据 Anderson 和 D'Alonzo 分型，患者出现了一个微小移位的齿状突 II 型骨折（图 3.3-4c），并继续接受非手术治疗。3 个月后，股骨转子周围骨折被固定（图 3.3-4d）。肱骨骨折不愈合并不影响运动和康复，患者也不抱怨疼痛。

讨论

肱骨远端骨折是内固定的绝对适应证。然而，这个案例证明了这条规则存在例外。在老年人群中，在对患者造成额外伤害和不接受侵入性治疗方式之间有一条很好的界限，这有助于维持患者的自主性。通过半年的随访发现，这名患者显然对骨折不愈合耐受性很好。

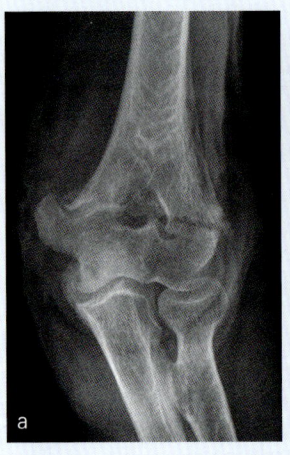 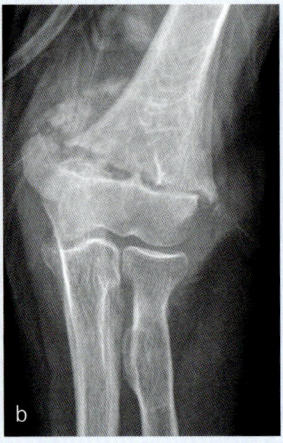 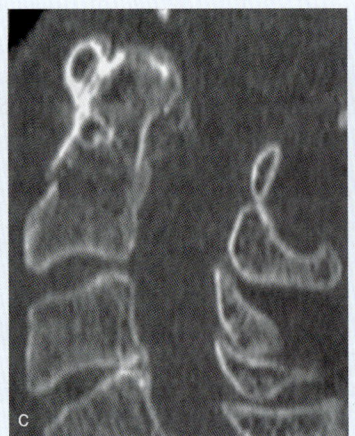 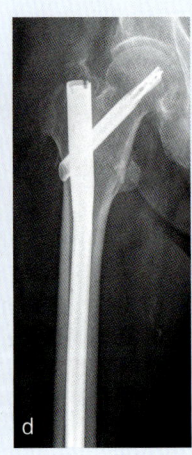

图 3.3-4　一名 92 岁女性肱骨远端骨折（DHF）
a. 伤后 10 天左右的干骺端 DHF
b. 患者在伤后 3 周接受肘上石膏治疗
c. 根据 Anderson 分型，计算机断层扫描显示移位的齿状突 II 型骨折
d. 股骨近端加长型防旋髓内钉结合骨愈合以治疗股骨转子间骨折

4.3 切开复位内固定

肱骨远端骨折几乎总是需要稳定的固定，这通常由钢板和螺钉提供（案例4：图 3.3-5）。临床医生更喜欢用解剖上预塑形的锁定钢板。

从生物力学角度看，在骨质疏松性骨中，平行钢板结构优于垂直固定[21]。

闭合复位和经皮克氏针固定不应再用于老年患者，因为即使有石膏固定也不能提供足够的稳定性（图 3.3-6）。切开复位和用单枚螺钉和（或）克氏针进行骨折固定经常导致骨折不愈合。

对于明显有全麻禁忌证或极度虚弱的简单髁上骨折患者，闭合复位和经皮 X 形螺钉固定可获得满意的结果（案例5：图 3.3-7）[23]。

案例 4

患者

一名80岁女性因跌倒在地左手受到撞击，左肘疼痛、肿胀，不伴软组织或皮肤损伤。

治疗和结果

患者左肱骨远端有轻度骨折伴移位（图 3.3-5a~d），采用切开复位和钢板固定远端柱进行治疗（图 3.3-5e，f）。术后立即关节活动可获得满意的主动和被动活动范围，1 年后的随访获得了满意的影像学愈合结果。

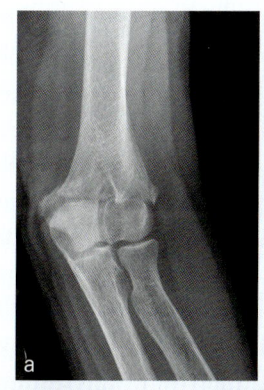
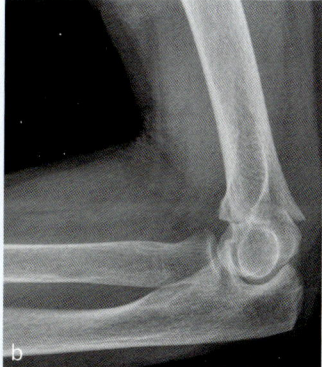
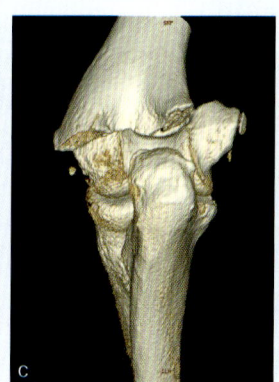
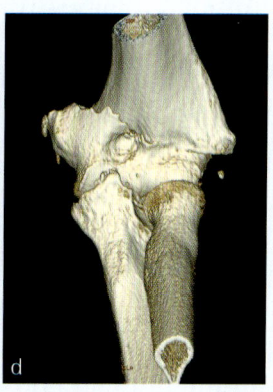
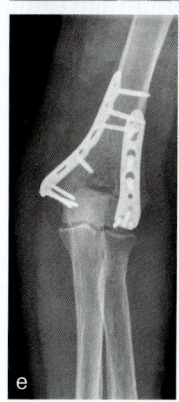
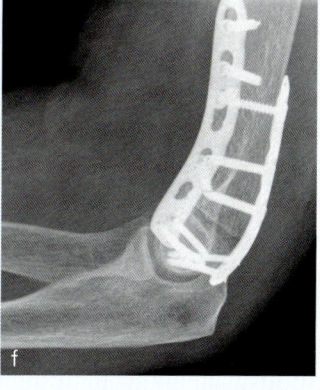

图 3.3-5　一名 80 岁女性，左肱骨远端骨折
a~d. 极远端骨折（鹰嘴窝远端），不稳定肱骨骨折，无关节受累
e、f. 术后 3 个月随访 X 线片显示，尺骨柱骨折处有小梁桥，显示骨折延迟愈合。无植入物松动的迹象

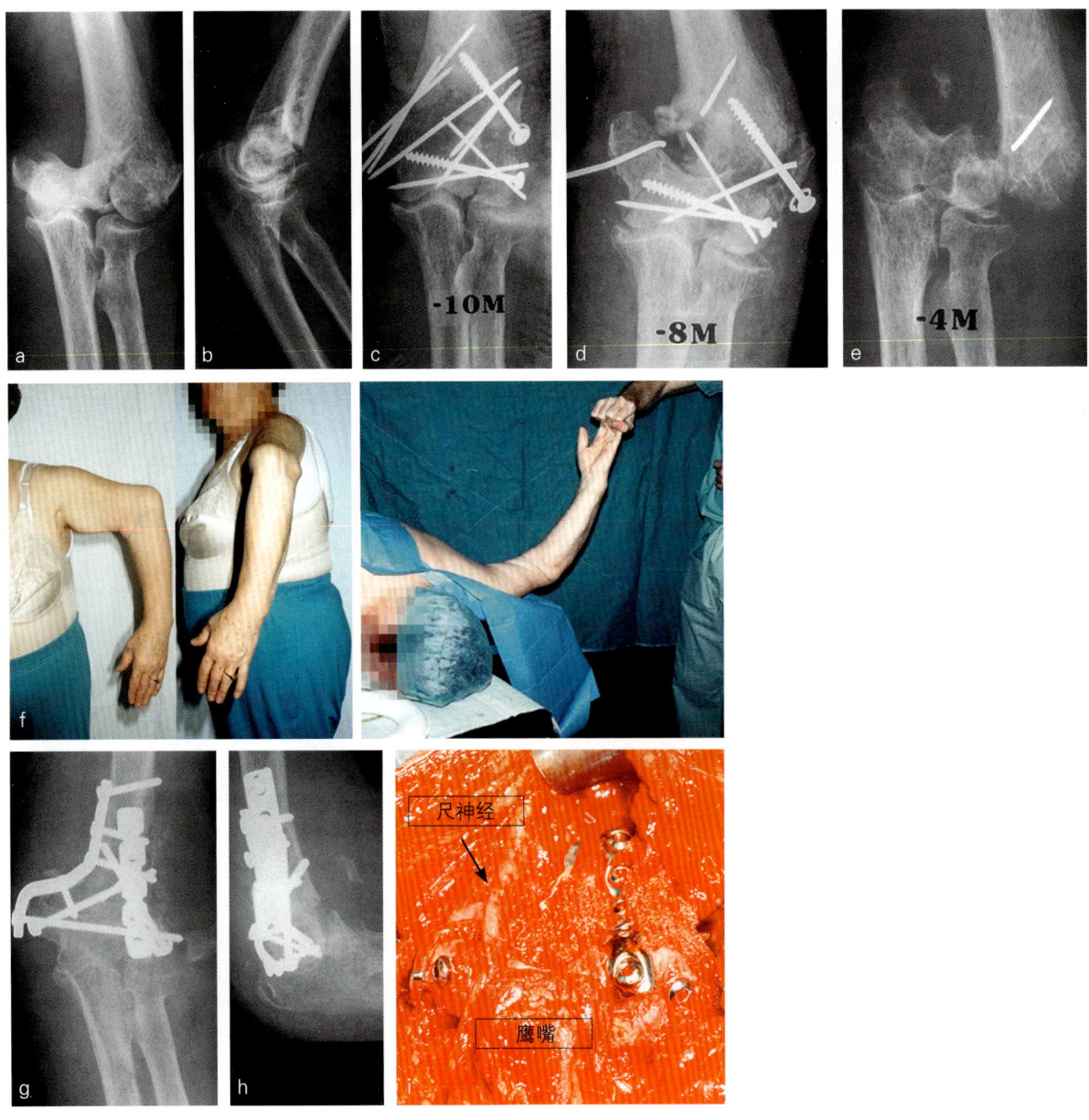

图 3.3-6 一名 73 岁女性，肱骨远端关节内不稳定骨折

a，b. 常规 X 线片显示肱骨远端关节内骨折
c. 切开复位进行治疗，用克氏针和螺钉内固定
d. 术后 4 个月，骨折固定丢失，出现不稳定的骨折不愈合
e. 第一步，取出植入物，排除感染
f. 患者不能控制她的下臂
g~i. 肘关节行关节松解术，远端骨折块重新定位到解剖位置，用 2 块钢板和植骨进行稳定固定

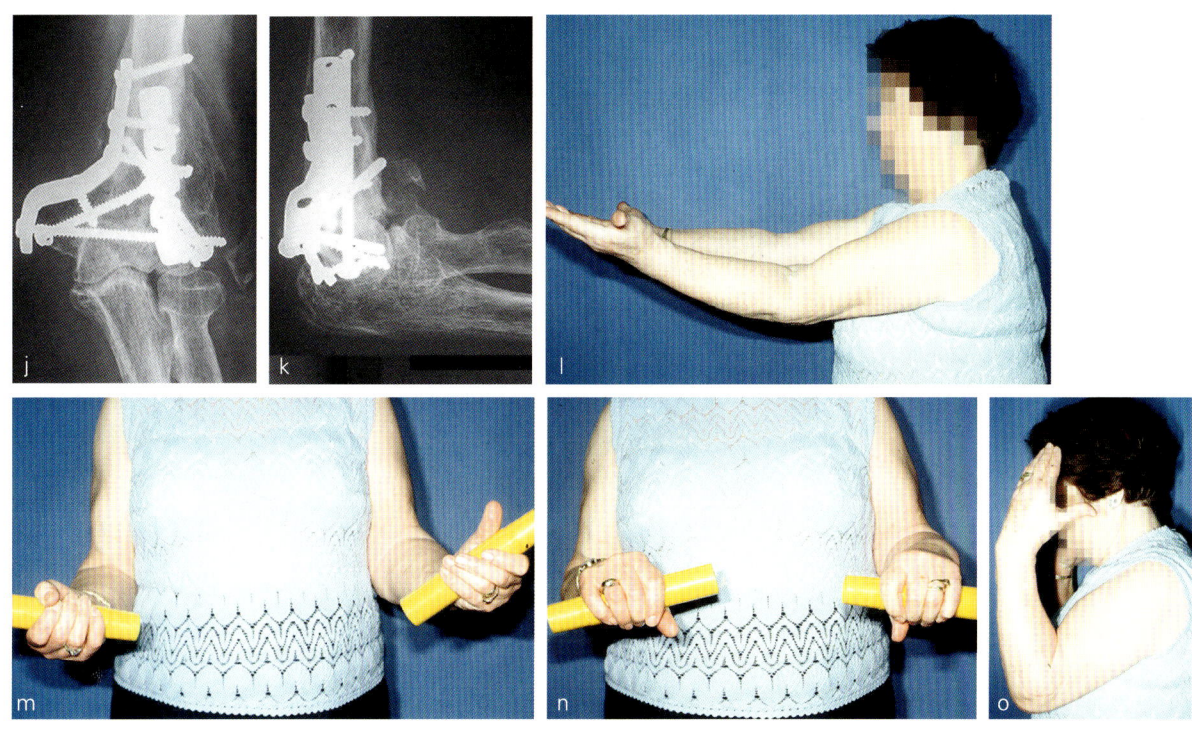

图 3.3-6（续）

j~o. 治疗后功能恢复良好。经过 3 个月愈合，功能恢复到屈伸 0°~15°~130°，旋前－旋后 75°~0°~85°[22]

患者

一名 93 岁女性患者，肱骨髁上远端骨折，伴明显骨质疏松（图 3.3-7a，b）。

合并疾病
- 骨质疏松症

治疗和结果

闭合复位后经皮插入 2 枚交叉螺钉（图 3.3-7c，d）。固定 6 周后骨折愈合（图 3.3-7e，f）。

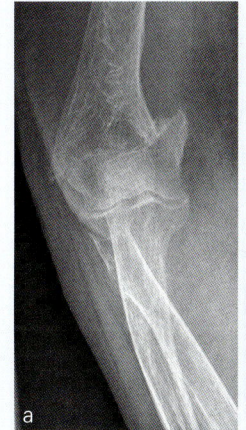
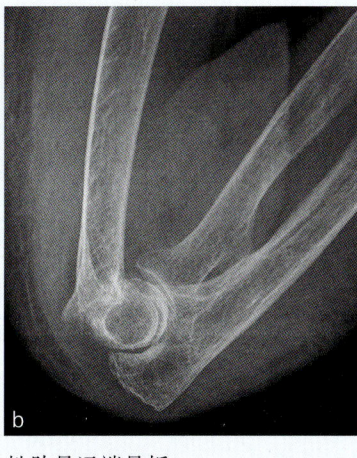
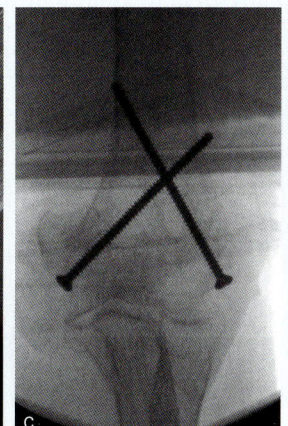
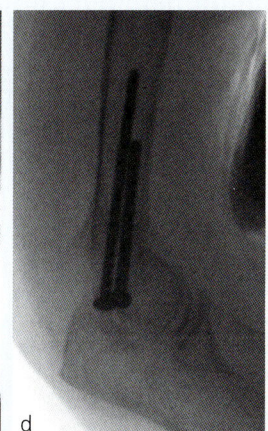

图 3.3-7 一名 93 岁女性肱骨远端骨折

a，b. 常规 X 线片显示肱骨髁上远端关节外骨折

c，d. 术中 X 线片显示闭合复位后经皮置入 2 枚交叉螺钉。此外，采用肘上夹板治疗 6 周

277

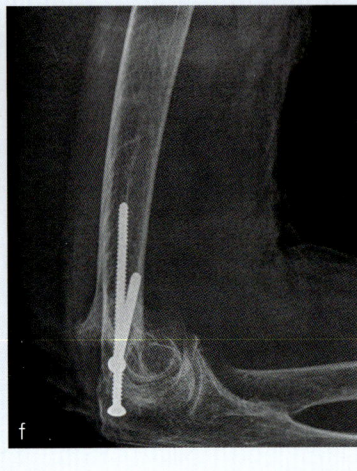

图 3.3-7（续）

e，f. 术后6周X线片显示骨折愈合伴极轻微内翻畸形

4.4 全肘关节置换术

在切开复位内固定（ORIF）对比全肘关节置换术（TEA）用来治疗关节内肱骨远端骨折的多中心随机对照试验中，McKee等[24]认为，对于伴有复杂且不适合稳定固定的肱骨远端骨折的老年患者，TEA是ORIF首选的替代治疗方式（案例6：图3.3-8）。

案例 6

患者

一名93岁女性患者骑自行车时跌倒，导致肱骨远端粉碎性骨折（图3.3-8a~d）。

合并疾病

- 无

治疗和结果

术中检查后决定用Coonrad-Morrey假体置换肘关节，3个月后恢复功能（图3.3-8e~k）。

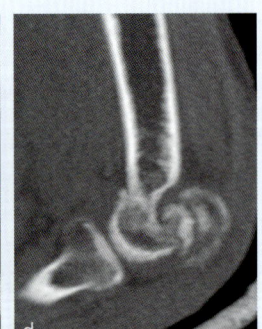

图3.3-8 一名93岁女性，肱骨远端粉碎性骨折

a~d. 常规X线片和计算机断层扫描显示肱骨远端粉碎性骨折

第 3 篇　骨折处理

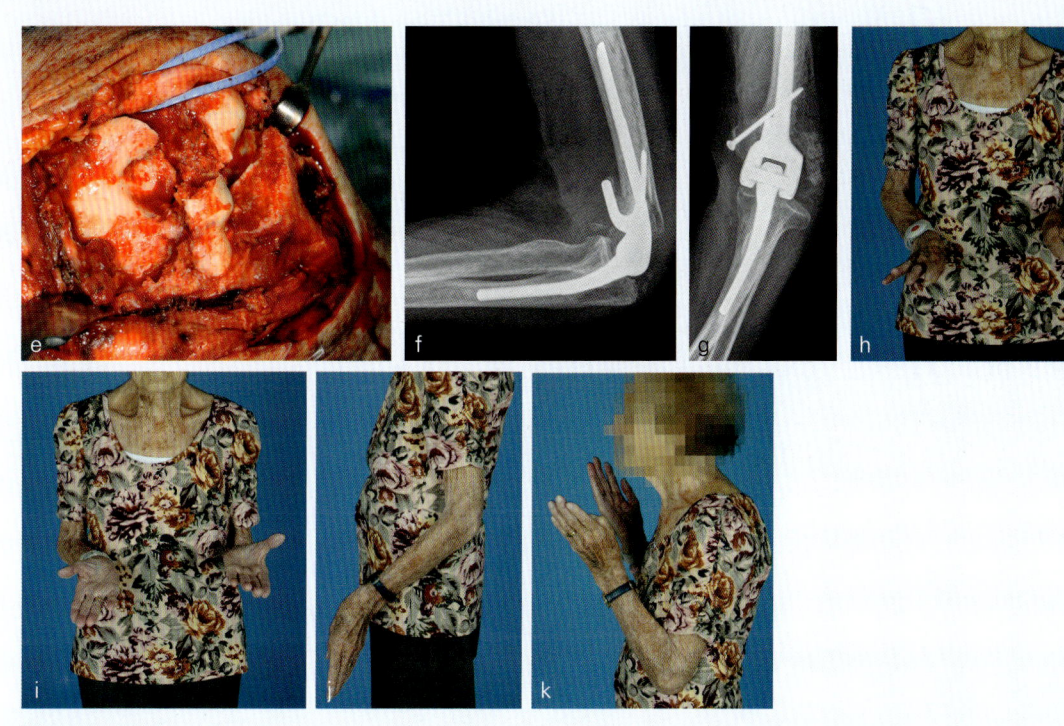

图 3.3-8（续）
e. 由于术中解剖上固定稳定但仍不能立即术后活动，因此决定进行关节置换
f~k. 随访 3 个月，影像学检查和临床效果良好

是否适用于稳定固定取决于外科医生的经验和技术水平。根据作者经验和前面提到的原则，大多数骨折采用 ORIF 是可行的，即使是粉碎性骨折和骨质疏松症患者（案例 7：图 3.3-9）。

案例 7

患者

一名 75 岁女性患者在公交车上跌倒，导致骨质疏松性肱骨远端骨折，伴关节内骨折、桡骨侧粉碎（图 3.3-9a，b）。

合并疾病

- 无

治疗和结果

经后路切开复位内固定（图 3.3-9c~g）。术后无固定及立即的物理治疗。3 个月后功能恢复良好（图 3.3-9h~k）。

279

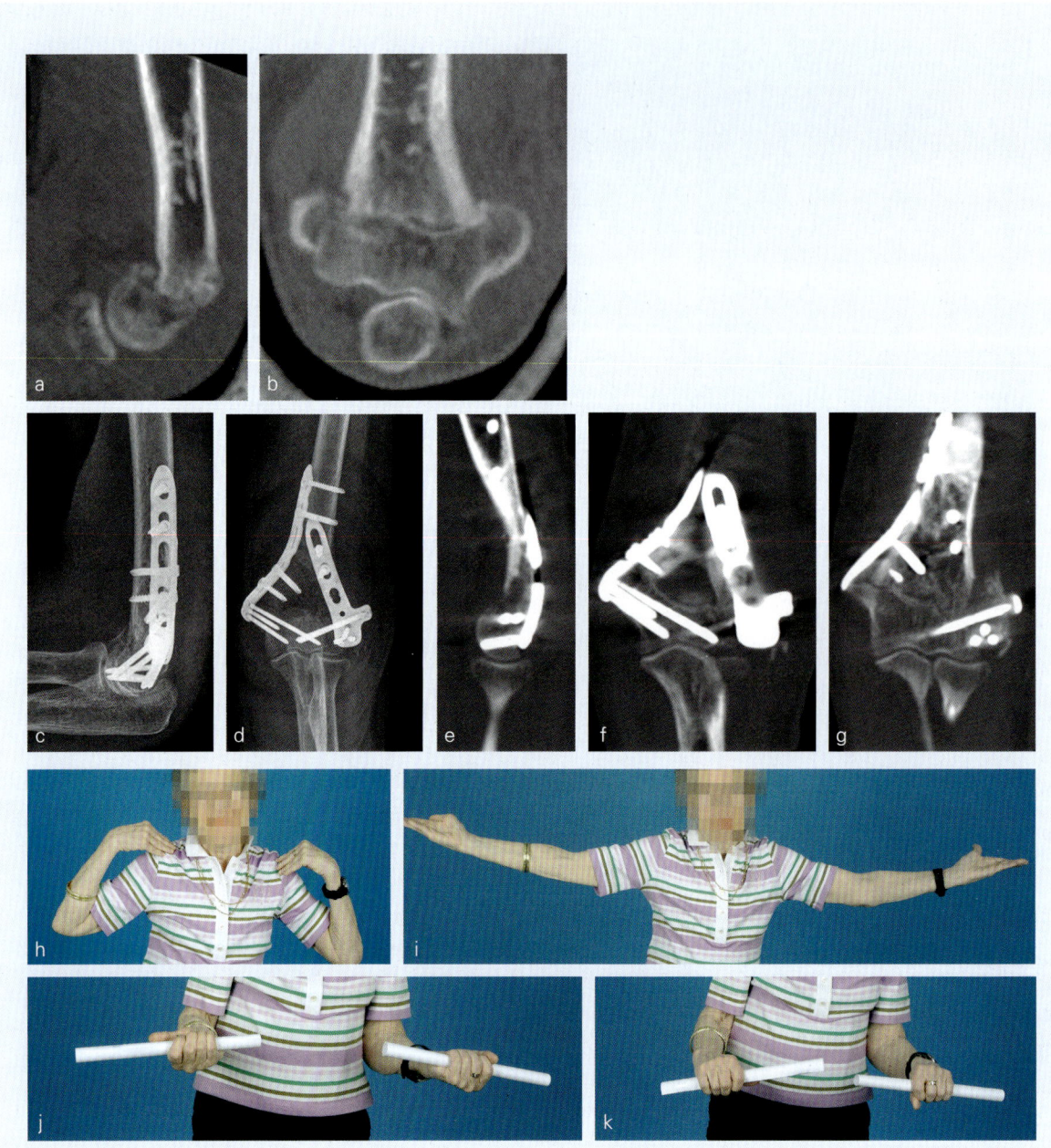

图3.3-9 一名75岁女性，肱骨远端骨折
a，b. CT显示桡骨柱粉碎
c~g. 骨折切开复位内固定，术后6周X线片显示桡骨柱存在部分骨吸收
h~k. 3个月时临床照片显示功能恢复良好

5 并发症

成人 DHF 治疗过程中出现并发症的风险较低，典型并发症为愈合平缓。高能量创伤、开放性骨折和非手术治疗后骨折不愈合的风险似乎更高，而骨折分类似乎不是骨折不愈合的预测因素[3]。

肱骨小头和滑车骨折产生的骨块可能缺少血运，并且极有可能坏死。肱骨远端中、外侧柱的骨折，其骨坏死的风险似乎特别高。尺神经病变和软组织条件差使这些骨折治疗具有挑战性[25, 26]。

骨折治疗的早期并发症可能包括关节僵硬或关节不稳定。老年患者在石膏固定超过 2~3 周或早期功能治疗不足的情况下，关节僵硬的危险尤其突出，通常是由于术后疼痛控制不佳。为了保证良好的功能，术后早期活动是预防肘关节囊纤维化的关键。

对于关节内粉碎性伴移位骨折的老年患者，首次全关节置换可能是一种更好的治疗选择，因为骨质疏松性骨很难进行稳定的内固定治疗[5, 27]。

关节不稳定可能源于相关韧带功能不全，或者是骨折超出滑车嵴并导致尺肱骨分离[7]。关节面塌陷引起的创伤后骨关节炎是一种长期并发症[28]。

6 参考文献

1. Court-Brown CM, Caesar B. Epidemiology of adult fractures: a review. Injury. 2006 Aug;37(8):691–697.
2. Bergdahl C, Ekholm C, Wennergren D, et al. Epidemiology and pathoanatomical pattern of 2,011 humeral fractures: data from the Swedish Fracture Register. BMC Musculoskelet Disord. 2016 Apr 12;17:159.
3. Robinson CM, Hill RM, Jacobs N, et al. Adult distal humeral metaphyseal fractures: epidemiology and results of treatment. J Orthop Trauma. 2003 Jan;17(1):38–47.
4. Widhalm HK, Seemann R, Wagner FT, et al. Clinical outcome and osteoarthritic changes after surgical treatment of isolated capitulum humeri fractures with a minimum follow-up of five years. Int Orthop. 2016 Dec;40(12):2603–2610.
5. Nauth A, McKee MD, Ristevski B, et al. Distal humeral fractures in adults. J Bone Joint Surg Am. 2011 Apr 06;93(7):686–700.
6. Throckmorton TW, Zarkadas PC, Steinmann SP. Distal humerus fractures. Hand Clin. 2007 Nov;23(4):457–469, vi.
7. Mighell M, Virani NA, Shannon R, et al. Large coronal shear fractures of the capitellum and trochlea treated with headless compression screws. J Shoulder Elbow Surg. 2010 Jan;19(1):38–45.
8. Palvanen M, Kannus P, Niemi S, et al. Secular trends in the osteoporotic fractures of the distal humerus in elderly women. Eur J Epidemiol. 1998 Feb;14(2):159–164.
9. Bilsel K, Atalar AC, Erdil M, et al. Coronal plane fractures of the distal humerus involving the capitellum and trochlea treated with open reduction internal fixation. Arch Orthop Trauma Surg. 2013 Jun;133(6):797–804.
10. Heck S, Zilleken C, Pennig D, et al. Reconstruction of radial capitellar fractures using fine-threaded implants (FFS). Injury. 2012 Feb;43(2):164–168.
11. Ring D, Jupiter JB, Gulotta L. Articular fractures of the distal part of the humerus. J Bone Joint Surg Am. 2003 Feb;85–A(2):232–238.
12. Bryan RS, Morrey BF. Fractures of the distal humerus. In: Morrey BF, ed. The Elbow and Its Disorders. Philadelphia: Saunders; 1985:302–339.
13. McKee MD, Jupiter JB, Bamberger HB. Coronal shear fractures of the distal end of the humerus. J Bone Joint Surg Am. 1996 Jan;78(1):49–54.
14. Trinh TQ, Harris JD, Kolovich GP, et al. Operative management of capitellar fractures: a systematic review. J Shoulder Elbow Surg. 2012 Nov;21(11):1613–1622.
15. Srinivasan K, Agarwal M, Matthews SJ, et al. Fractures of the distal humerus in the elderly: is internal fixation the treatment of choice? Clin Orthop Relat Res. 2005 May(434):222–230.
16. Lee JJ, Lawton JN. Coronal shear fractures of the distal humerus. J Hand Surg Am. 2012 Nov;37(11):2412–2417.
17. Ljungquist KL, Beran MC, Awan H. Effects of surgical approach on functional outcomes of open reduction and internal fixation of intra-articular distal humeral fractures: a systematic review. J Shoulder Elbow Surg. 2012 Jan;21(1):126–135.
18. Bryan RS, Morrey BF. Extensive posterior exposure of the elbow. A triceps-sparing approach. Clin Orthop Relat Res. 1982 Jun;(166):188–192.
19. Alonso-Llames M. Bilaterotricipital approach to the elbow. Its application in the osteosynthesis of supracondylar fractures of the humerus in children. Acta Orthop Scand. 1972;43(6):479–490.
20. Zhang C, Zhong B, Luo CF. Comparing approaches to expose type C fractures of the distal humerus for ORIF in elderly patients: six years clinical experience with both the tricepssparing approach and olecranon osteotomy. Arch Orthop Trauma Surg. 2014 Jun;134(6):803–811.
21. Stoffel K, Cunneen S, Morgan R, et al. Comparative stability of

perpendicular versus parallel double-locking plating systems in osteoporotic comminuted distal humerus fractures. J Orthop Res. 2008 Jun;26(6):778–784.
22. Blauth M, Becker T, Regel G. Ellbogengelenknahe, transepikondyläre Humeruspseudarthrosen. Oper Orthop Traumatol. 1997 Dec;9(4):277–287. German.
23. Paryavi E, O'Toole RV, Frisch HM, et al. Use of 2 column screws to treat transcondylar distal humeral fractures in geriatric patients. Tech Hand Up Extrem Surg. 2010 Dec;14(4):209–213.
24. McKee MD, Veillette CJ, Hall JA, et al. A multicenter, prospective, randomized, controlled trial of open reduction—internal fixation versus total elbow arthroplasty for displaced intra-articular distal humeral fractures in elderly patients. J Shoulder Elbow Surg. 2009 Jan-Feb;18(1):3–12.
25. Wiggers JK, Ring D. Osteonecrosis after open reduction and internal fixation of a bicolumnar fracture of the distal humerus: a report of four cases. J Hand Surg Am. 2011 Jan;36(1):89–93.
26. Dubberley JH, Faber KJ, Macdermid JC, et al. Outcome after open reduction and internal fixation of capitellar and trochlear fractures. J Bone Joint Surg Am. 2006 Jan;88(1):46–54.
27. Simone JP, Streubel PN, Sanchez-Sotelo J, et al. Low transcondylar fractures of the distal humerus: results of open reduction and internal fixation. J Shoulder Elbow Surg. 2014 Apr;23(4):573–578.
28. Giannicola G, Sacchetti FM, Greco A, et al. Open reduction and internal fixation combined with hinged elbow fixator in capitellum and trochlea fractures. Acta Orthop. 2010 Apr;81(2):228–233.

3.4 肘关节

作者 Rohit Arora, Kerstin Simon, Marco Keller, Michael Blauth
译者 韩耕愚　　审校 宋纯理

1 引言

患有肘关节骨折脱位（elbow fracture dislocation, EFD）的老年人存在着广泛的功能、生理和认知障碍。因此，手术方案必须是个体化的，并适应功能需要，以符合术后处理和康复能力。最重要的目标是维持关节稳定，以便术后早期活动[1]。肘关节僵硬的老年患者在日常生活中可能失去独立性。

老年性EFD多发生在低能量的站立高度跌倒后，处于肘关节伸直外展及前臂旋后的姿势。这通常与骨质量较差有关[2, 3]。

患者通常表现为肘部疼痛、肿胀和活动范围受限[4]。在老年患者中，由于骨质量下降，单纯的肘关节脱位伴韧带损伤很少见。肘关节脱位主要与肱骨远端或尺骨鹰嘴骨折有关[5]。

在EFD中，伴随的骨和韧带损伤程度与功能结局和并发症发生成正比[6]。回顾性研究表明，肘关节脱位骨折的患者一期行全肘关节置换术可取得良好的效果[5, 7]。以只进行单次手术为目标，理想的治疗方式往往是最不容易发生并发症的。

2 流行病学

肘关节脱位是继肩关节脱位之后最常见的脱位，每年每10万人中发生6~13例[8]。对2002—2006年间美国102家医院的肘关节脱位进行系统性回顾发现，每年每10万人平均发生5.21例肘关节脱位，其中男性占53%，大多数是由跌倒和家庭环境引起（51.5%）[9]。肘关节脱位占所有肘关节损伤的11%~28%，其中非优势手约占60%[10-12]。

虽然一些作者报道了约10%的肘关节脱位会伴随着冠突骨折[13]，但另一些作者则声称几乎所有肘关节脱位都与冠突骨折有关，这是由于伸出的手跌倒后[4]，后移会对肱骨滑车造成剪切力[2]。前束额外断裂将导致桡骨头压缩性骨折[14]。

McKee等[15]证明肘关节脱位中100%包含外侧副韧带（LCL）复合体损伤，80%的病例中内侧副韧带（MCL）复合体将受累。

3 分类

外伤性EFD有3种主要类型：经尺骨鹰嘴骨折后外侧脱位、前脱位、后脱位。

3.1 后外侧不稳定（恐怖三联征）

后外侧EFD包括桡骨头和冠突骨折，伴有LCL复合体破裂（图3.4-1）。在大多数情况下，创伤时肘部会围绕MCL旋转，使得韧带复合体完好无损。肱骨小头后外侧嵌入骨折很常见[16]。

3.2 内翻后内侧不稳定

该损伤的特点是前内侧冠突骨折伴LCL复合体破裂。在大多数情况下，冠突在前内侧关节面水平处断裂，也被称为高耸结节，其中 MCL 会在此处插入。尺侧副韧带多由桡骨上髁背侧撕脱。在大多数情况下，桡骨头将保持完好（案例 1：图 3.4-2）。

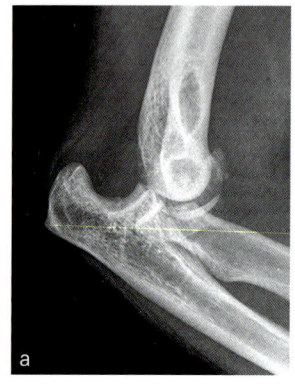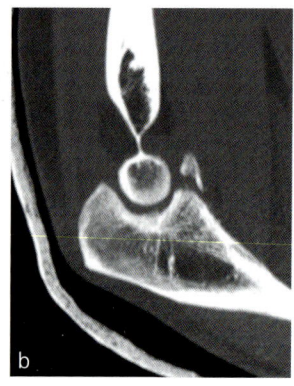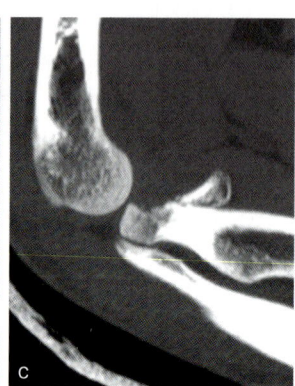

图 3.4-1 闭合复位后肘关节后脱位（a）和矢状面 CT 扫描，冠突和桡骨头骨折为恐怖三联征损伤（b，c）

案例 1

患者

一名 75 岁女性从站立高度跌倒，导致肘关节骨折脱位伴关节内骨折块（图 3.4-2a，b）。

合并疾病
- 高血压
- 甲状腺功能减退

治疗和结果

冠突骨折，其前内侧关节面（高耸结节）将作为内侧副韧带复合体前部的插入点。此外，尺侧副韧带将被肱骨远端后外侧的骨块撕脱（图 3.4-2c~f）。闭合复位后，关节屈曲度 <40° 时，关节将不稳定。

术中，尺侧副韧带被肱骨后外侧表面的一块骨块撕脱（图 3.4-2g）。

采用切开复位钢板内固定肱骨远端桡骨柱。尺侧副韧带复合体用纤维丝固定在钢板上，这使得肘关节处于完全伸展位时固定稳定（图 3.4-2h~j）。

随访 12 个月发现，肱尺关节同心圆复位，功能恢复良好（图 3.4-2k~p）。

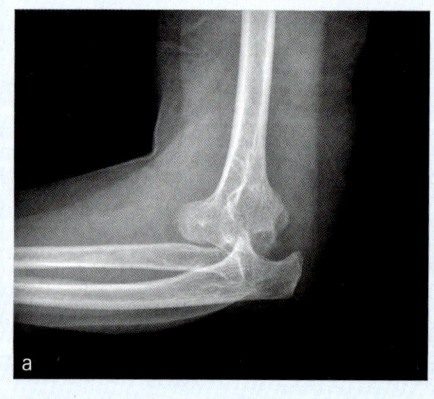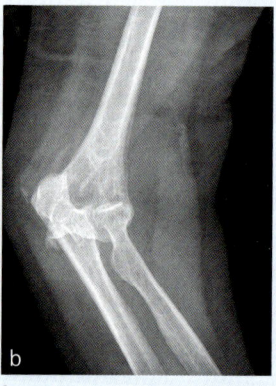

图 3.4-2 肘关节骨折脱位伴关节内骨折块

a，b. 肘关节骨折脱位伴关节内骨折块

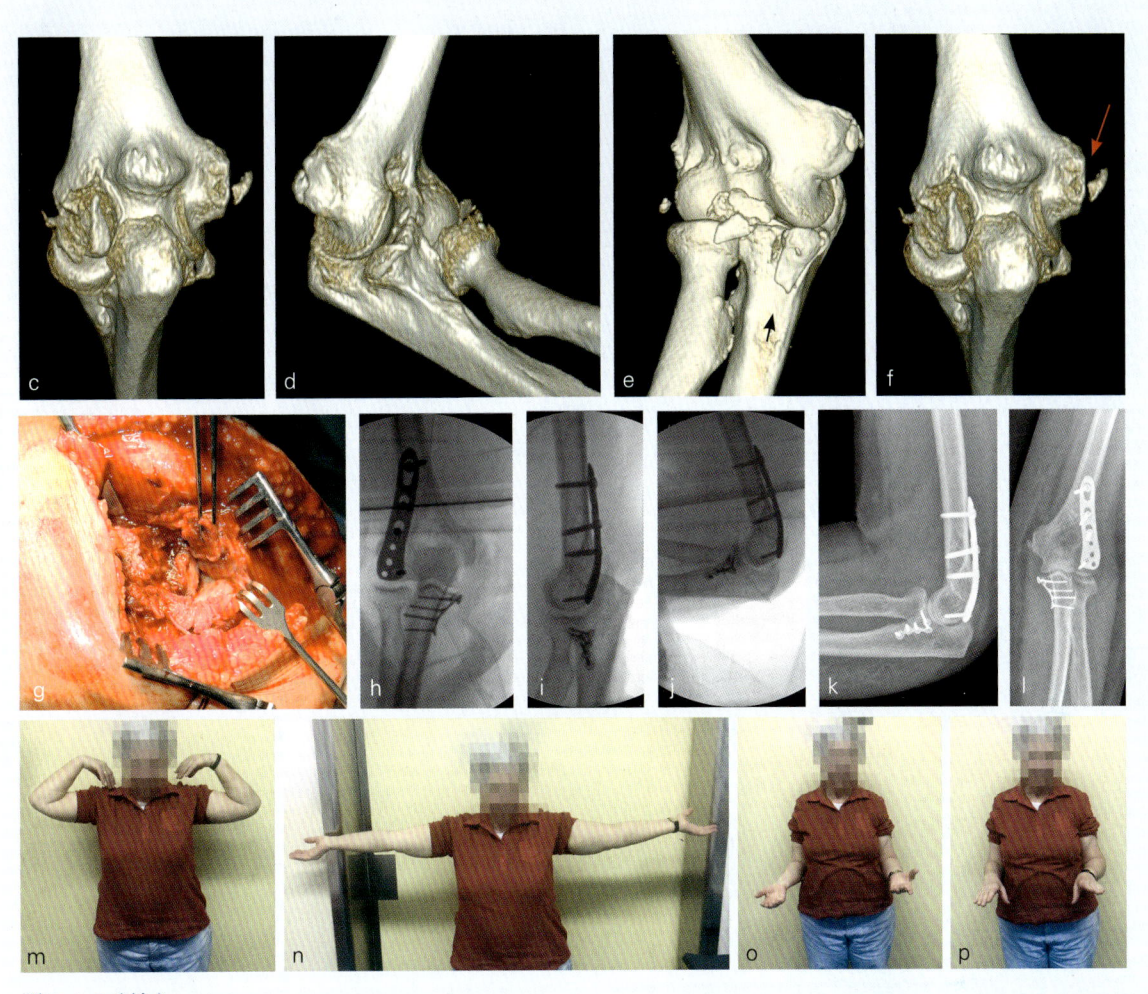

图 3.4-2（续）
c~f. 冠突前内侧小关节面骨折（高耸结节，黑箭头）(e)和尺侧副韧带被骨折块撕脱（红色箭头）(f)
g. 术中临床照片显示尺侧副韧带撕脱伴骨折块
h~j. 钢板固定前内侧骨折块及背侧钢板支撑后外侧骨折块
k，l. 12个月随访X线片显示肱尺关节同心圆复位
m~p. 最终随访显示临床效果良好

3.3 前经尺骨鹰嘴骨折脱位

在这种情况下，肱骨远端在尺骨近端关节面上移位，尺骨鹰嘴骨折伴冠突或尺骨近端骨干不同程度地受累，使桡骨头保持完整（图3.4-3）。

3.4 后经尺骨鹰嘴骨折脱位

尺骨近端骨折及桡骨远端脱位导致桡骨头和桡骨颈骨折。冠突骨折也属于这种类型的损伤（图3.4-4）。

在近端桡尺关节断裂的情况下，这种亚型被称为孟氏骨折。近端桡尺骨脱位可在轴位CT扫描图像上被最佳检测。

韧带被骨块撕脱，这样骨固定的同时可以恢复韧带的不稳定（案例2：图3.4-5）。

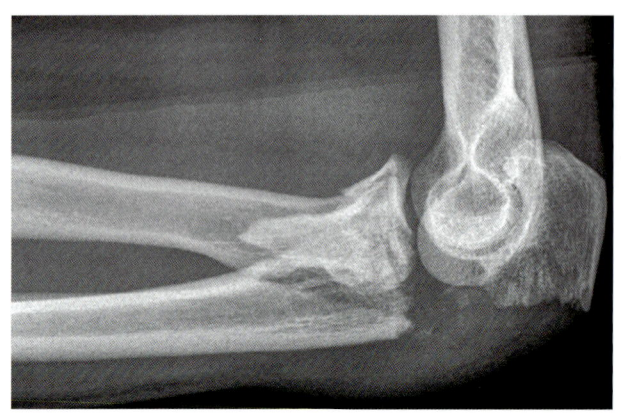
图 3.4-3 前经尺骨鹰嘴骨折脱位伴桡骨近端和尺骨近端移位,无近端桡尺关节断裂

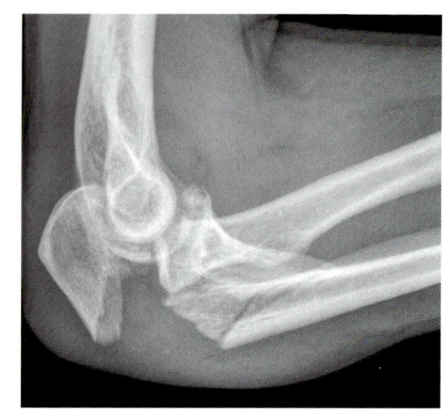
图 3.4-4 后经尺骨鹰嘴骨折脱位,以桡骨近端和尺骨近端后移位为单位,不破坏近端桡尺关节。后移位导致桡骨头及冠突骨折

案例 2

患者

一名83岁男性在滑雪时跌倒在伸直的右臂上,导致孟氏骨折脱位,伴有桡骨头和桡骨颈骨折。患者手臂出现中度肿胀和疼痛(图3.4-5a~h)。

合并疾病

- 无

治疗和结果

手术采用俯卧位。患者内侧副韧带复合体完全断裂,桡骨头从近端桡尺关节向后移位。手术重建桡骨头和桡骨颈均失败,所以切除剩余的桡骨头,使断裂的冠突更加容易暴露。采用空心螺钉固定冠突,尺骨鹰嘴钢板固定。采用人工关节置换桡骨头,修复外侧副韧带复合体使尺侧固定稳定。术中X线片未见半脱位或脱位。

16个月随访的X线片显示桡骨和肱尺关节同心圆复位,骨愈合成功(图3.4-5i,j)。

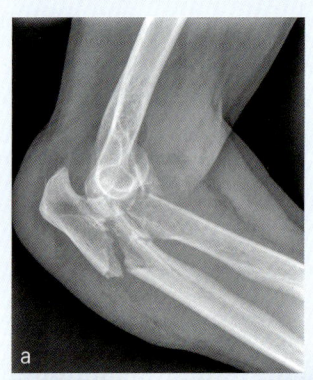
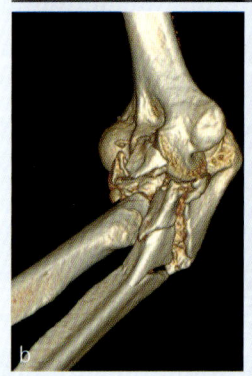
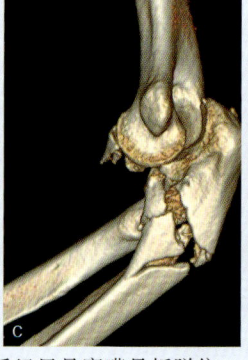
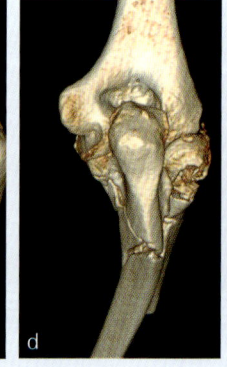
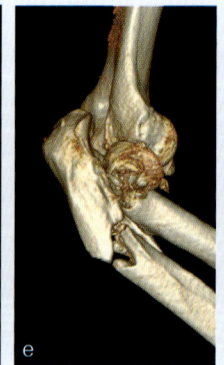
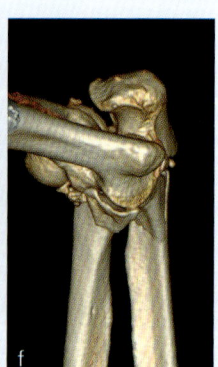

图 3.4-5 83岁男性,后经尺骨鹰嘴骨折脱位
a~f. 后经尺骨鹰嘴骨折脱位伴桡骨头和桡骨颈骨折

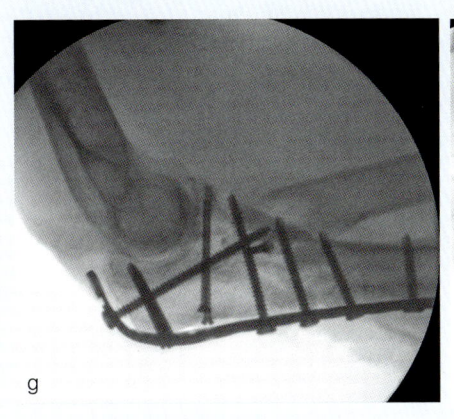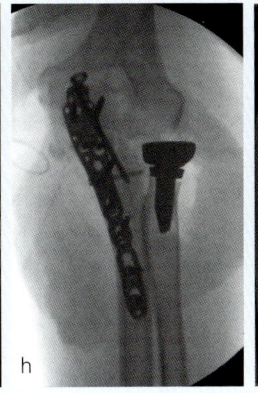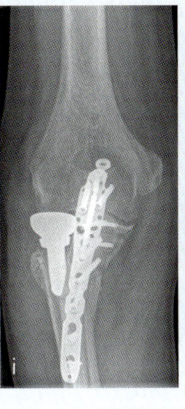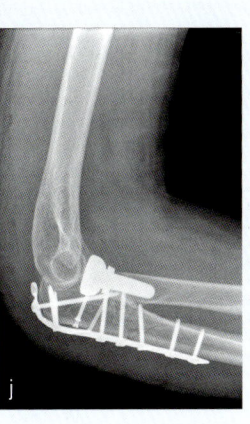

图 3.4-5（续）
g. 术中 X 线显示桡骨头切除。通过暴露桡骨来复位冠突骨块。从尺骨背侧用螺钉间接固定，尺骨鹰嘴用钢板固定
h. 术中 X 线片显示行桡骨头置换术以最终固定
i，j. 术后 16 个月 X 线片显示桡骨和肱尺关节同心圆复位，骨愈合

4 治疗方案

4.1 非手术治疗

大部分 EFD 采用手术治疗，以避免骨折不愈合或复发性脱位[17]。手术干预恢复了肘关节的稳定性并允许肘关节早期进行活动。然而 Chan 等[17]证明，一小部分患者可以非手术治疗。非手术治疗的标准包括以下方面。

- 肘关节同心圆复位，由 CT 扫描记录
- 活动弧度稳定，最小延伸 30°
- 轻微桡骨头骨折且极少量位移
- 冠突尖端骨折（Regan-Morrey 分类 1 型或 2 型）

在这些情况下，肘关节骨折脱位应复位和固定最多 3 周，通过肘部护具与前臂一起固定在中立旋转位。重复的临床和 X 线检查可以发现潜在的并发症，如复发性半脱位或脱位，一旦发现则必须进行手术固定。当疼痛消退时可以开始物理治疗，在中立位置进行被动和主动锻炼。

4.2 手术治疗

对于其余类型的骨折，非手术方法可能导致复发性不稳定和长期固定引起的关节僵硬[18]。

手术治疗的目的是恢复骨骼解剖和重建韧带对骨骼的约束，为早期运动提供稳定性[2, 19]。

4.2.1 方法

对于肘关节复杂骨折脱位患者，作者更倾向于采用背侧单一皮肤切口。解剖桡、尺侧皮瓣以暴露肘关节的内侧和外侧。

在尺骨鹰嘴骨折脱位中，桡侧皮瓣向前收缩，桡骨头将通过桡侧腕伸肌和肘肌之间的 Kocher 间隙进行定位。冠突骨块通常可以通过尺骨鹰嘴骨折部位进行暴露。前内侧冠突骨折采用尺侧腕屈肌（FCU）分离入路，将尺侧皮瓣前移，暴露冠突骨折。FCU 沿内侧上髁前缘和 MCL 复合体前部分离（图 3.4-6）。

在恐怖三联征中，桡侧皮瓣向前收缩，桡骨头可通过外侧副韧带复合体的撕脱来定位。如果必须更换桡骨头，切除骨折块可以很好地暴露并接近冠突骨折进行固定，可避免额外的内侧入路（图 3.4-7）。

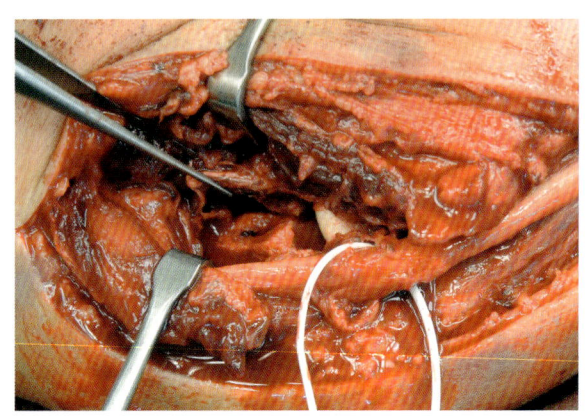

图 3.4-6 尺侧腕屈肌（FCU）切开入路术中图像（图像左侧为远端，上侧为前方）。尺神经在背侧呈环状收缩。FCU 前部由 Langenbeck 牵开器向前收缩。冠突的前内侧面（高耸结节）用镊子固定

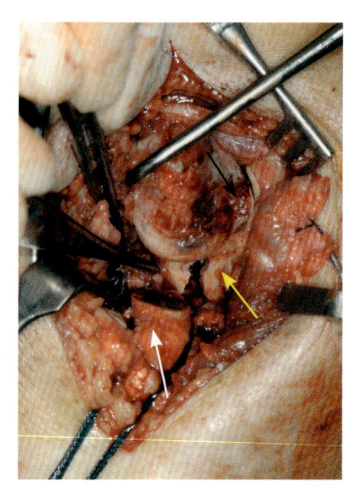

图 3.4-7 术中显示桡骨头切除后冠突骨折（白色箭头显示近端桡骨干残端）。钳子压着冠突顶端（黄色箭头表示冠突底部）。外侧副韧带复合体（黑箭头）的起始部从外上髁撕脱

4.2.2 桡骨头

如果技术上可行，修复桡骨头骨折是很重要的。对于复杂的肘关节不稳定，部分或全部桡骨头切除将加重不稳定，因此不应进行。对于存在 4 块以上骨块的骨折以及桡骨头骨折与桡骨颈之间没有骨膜连接的情况下，可考虑进行置换[20, 21]。

否则应进行切开复位内固定，将钢板固定在"安全区"以避免压迫。钢板可能与前臂旋转功能受损有关，因此斜螺钉可能是另一种选择。头颈交界处的粉碎性骨折可能需要皮质骨移植，如从肱骨远端的后外侧表面选取（图 3.4-8）[22]。

4.2.3 冠突

处理冠突骨折对于肘关节稳定性的重要性很难被确定。一些作者倾向于忽略影响冠突高度不到 30% 的骨折[23]。在临床实践中有更多的参数需要被考虑，而不仅仅是冠突骨块的大小。尤其是如果骨折包含冠突的前突和内突，则应始终予以固定。因此，术中必须对每位冠突骨折患者进行单独评估。在外翻后内侧损伤中，在 90°屈曲时关节不协调或内翻力作用下关节不稳定，则应固定每块冠突骨块，此时不考虑骨块大小（图 3.4-9）[24]。

较大的冠突骨块应用空心螺钉逆行固定（图 3.4-10）。前内侧小关节块最好用支撑钢板固定（案例 3：图 3.4-11）。

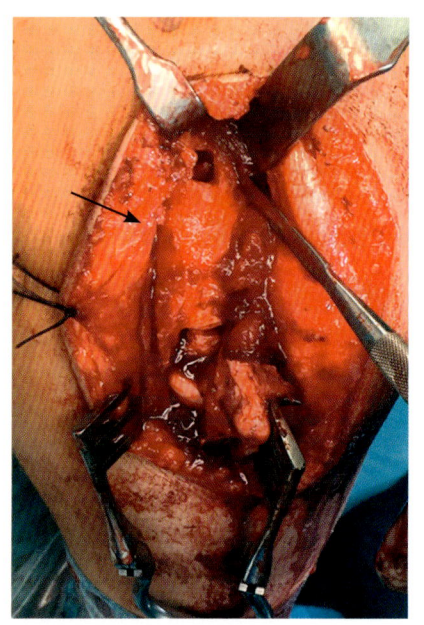

图 3.4-8 术中状态显示肱骨远端肱三头肌尺侧反射和桡骨柱缺损处（箭头所示），此处是植骨效果明显的位置

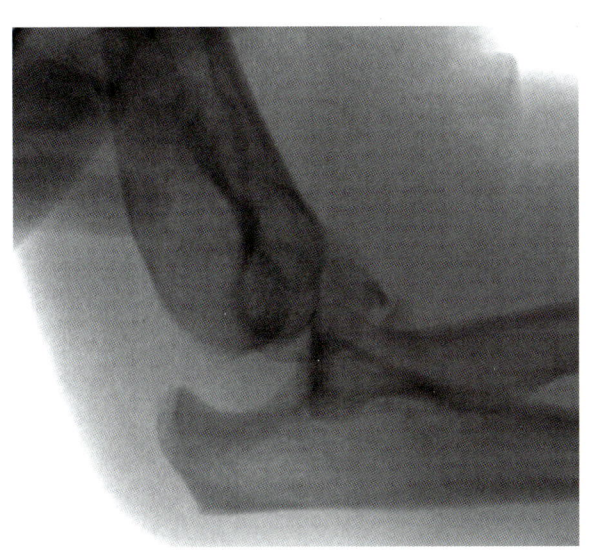

图 3.4-9 90°屈曲后脱位，证实冠突骨折导致其支撑功能丧失。在这种情况下，无论冠突骨块大小，其总是需要被固定的

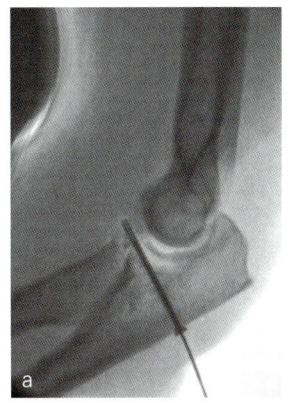

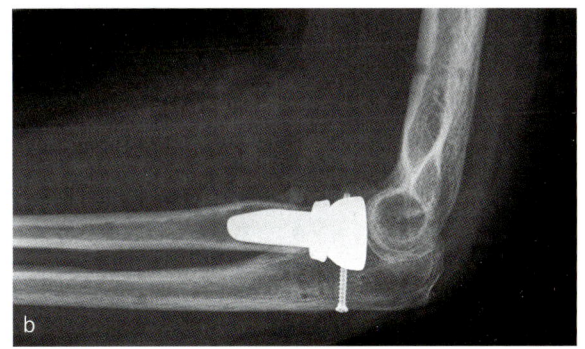

图 3.4-10 较大的冠突骨块固定
a. 桡骨头切除后，从桡侧复位冠突骨块，用尺骨背侧插入的空心螺钉间接固定
b. 随访 X 线片显示置换的桡骨头和解剖固定的冠突骨块。可见轻度前外侧骨化

患者

一名 71 岁女性，下楼跌倒导致肘关节骨折脱位，手臂中度肿胀，但血管灌注、功能及感觉良好。初始 X 线片和三维 CT 显示左肘骨折移位伴冠突骨折（图 3.4-11a~e）。

合并疾病

- 高血压
- 吸烟

治疗和结果

采用俯卧位进行手术，内侧副韧带（MCL）复合体部分断裂，伴有多段冠突骨折。采用尺侧腕屈肌入路。术中发现 MCL 前部附着在骨折块上。使用 2 枚空心螺钉和 1 块钢板固定前内侧骨折块。采用不可吸收缝线进行关节囊再固定。外侧副韧带复合体通过桡骨侧用骨锚固定。术中 X 线片显示无脱位倾向（图 3.4-11f~h）。

14 个月后，患者获得了良好的功能和影像学结果（图 3.4-11i~n）。

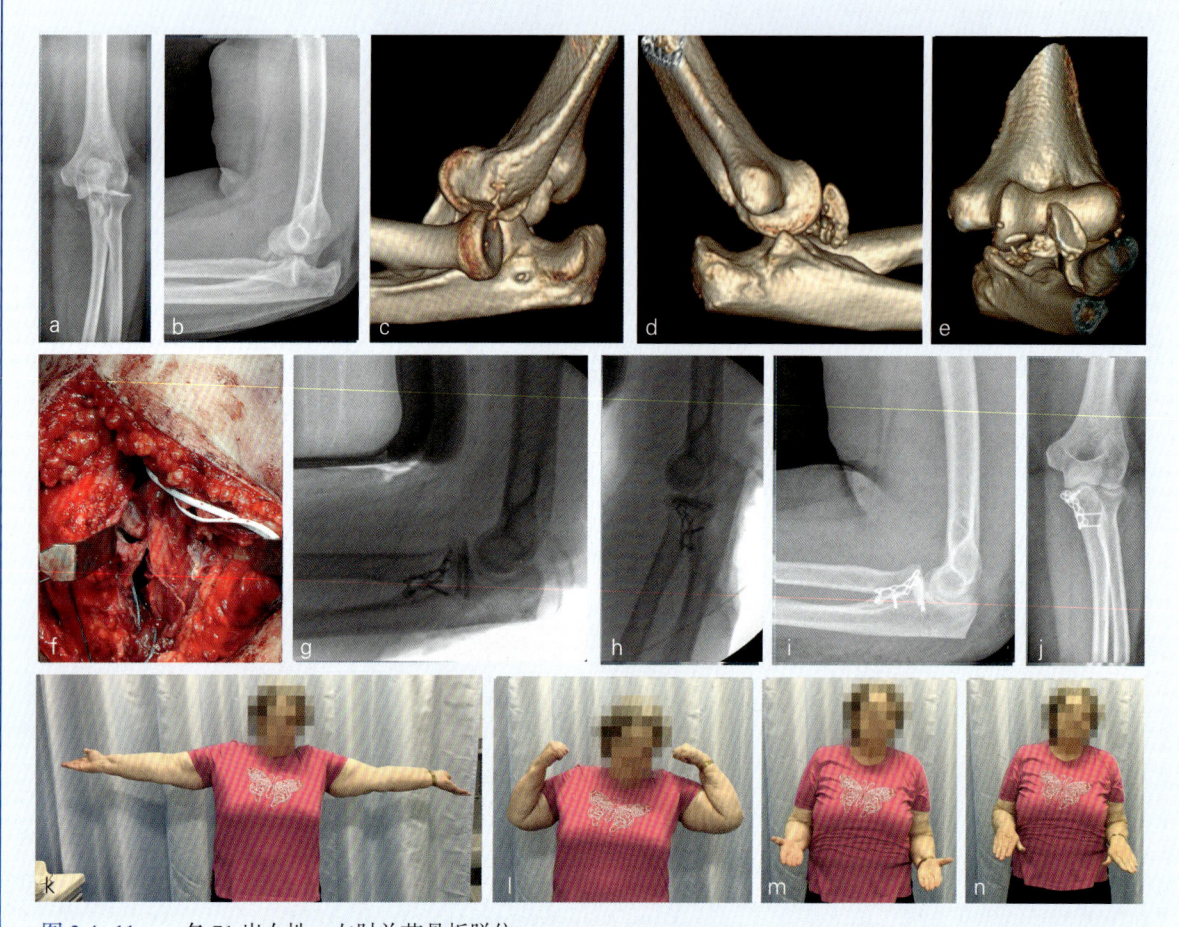

图 3.4-11 一名 71 岁女性，左肘关节骨折脱位
a~e. X 线片和三维 CT 显示左肘关节骨折移位伴移位性多段冠突骨折
f. 术中图像显示内侧副韧带断裂伴多段冠突骨折
g, h. 术中图像增强显示被动延长无失稳倾向
i~n. 14 个月后，X 线片和临床照片显示良好的影像学检查和功能结果

4.2.4 韧带

LCL 复合体在恐怖三联征和内翻后内侧损伤时可能破裂。在急性病例中，使用带不可吸收缝线的骨锚对其外侧上髁中心的起点进行经骨修复是足够的，并应始终进行。

如果在重建冠突桡骨头和 LCL 复合体后，当被动伸展超过 60°时肘关节易于脱位，只有此时需要修复 MCL 复合体[24]。在这些病例中，MCL 复合体和常见的屈肌/旋前肌应从起始处剥离，并使用带不可吸收缝线的骨锚进行修复。

4.2.5 铰链式外固定架

在重建所有可修复的骨和软组织结构后仍有残余组织不稳定时，应使用铰链式外固定架。采用肘部同心轴动力外固定架的优点是即使在复杂的肘关节不稳定情况下，早期保护性康复运动也可以开始（案例 4：图 3.4-12）。

患者

一名83岁女性跌倒时手臂伸展，患者抱怨肘部疼痛并且无法移动。手臂血流灌注及功能正常。患者报告肘关节已自然复位。检查发现冠突骨折和桡骨头移位性骨折（图3.4-12a~d）。

合并疾病

- 酗酒
- 慢性阻塞性肺疾病

治疗和结果

在初始手术中，用螺钉固定桡骨头骨块（图3.4-12e，f）。术后2天，肘关节疼痛加重并再发脱位（图3.4-12g）。

在翻修手术中，没有发现外侧副韧带复合体有修复痕迹。外侧副韧带复合体从起点开始撕脱，并且发现桡骨头不适于重建。因此进行桡骨头置换术和采用anchor重建外侧韧带复合体。由于手术是在初始手术4天后进行，因此避免了额外的内侧入路来重建内侧韧带复合体。之后采用铰链式外固定架固定3周。嘱患者术后立即开始活动以避免关节僵硬（图3.4-12h）。

1年后检查发现部分异位骨化（HO）产生，患者肘部运动范围扩大，伸展−屈曲为0°~15°~120°，旋前−旋后为70°~0°~60°（图3.4-12i，j）。

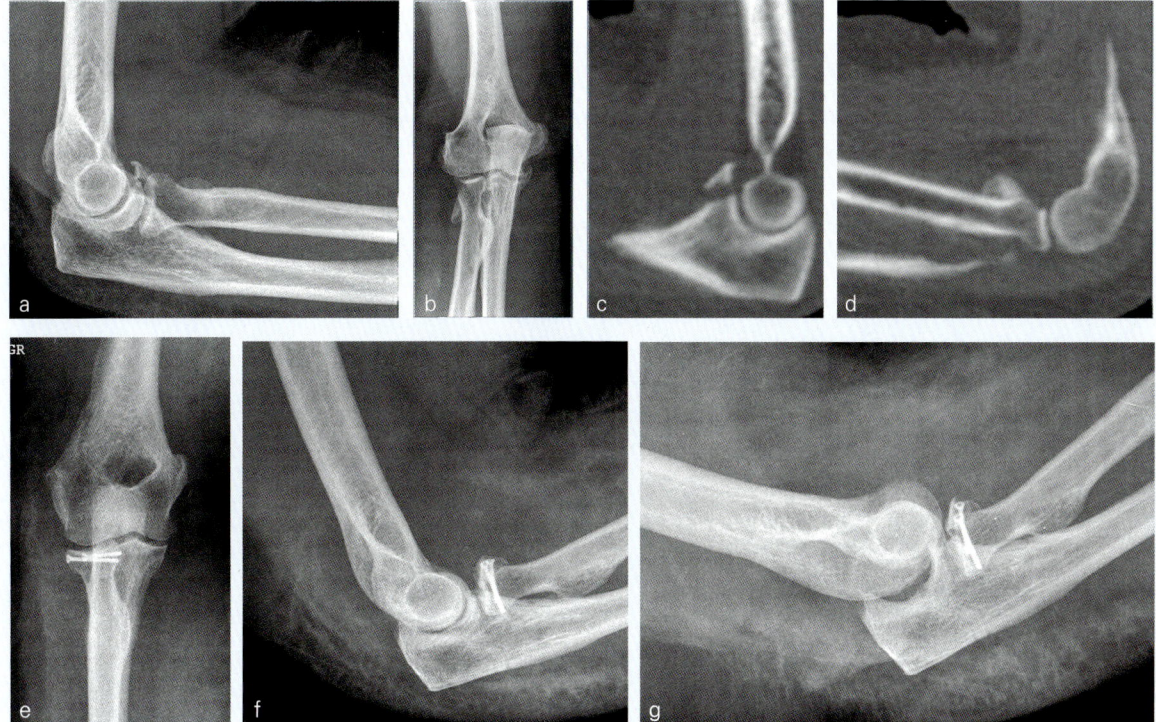

图3.4-12　一名83岁女性，冠突骨折
a~d. X线片显示冠突骨折及桡骨头移位
e，f. 术后X线片显示螺钉固定桡骨头骨折
g. X线片显示肘关节不稳定

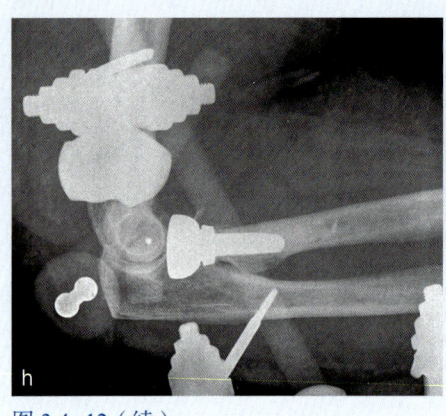
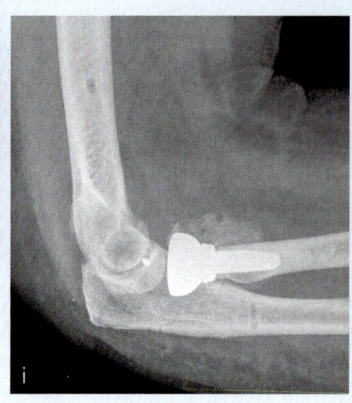
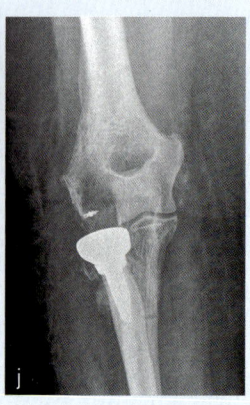

图 3.4-12（续）
h. 翻修手术后 X 线片显示桡骨头被置换，并使用铰链式外固定架。外侧韧带复合体用骨锚固定
i，j. 随访 1 年，X 线片显示肘关节同心圆复位并有异位骨化

5 并发症

肘关节骨折脱位后最常见的并发症是由初次检查和（或）手术修复时错误识别不稳定因素而导致的（案例5：图 3.4-13，案例6：图 3.4-14），肘关节僵硬是由术后疼痛或超过 2~3 周的固定及异位骨化（HO）所致。HO 的危险因素包括年龄、中枢神经系统损伤、烧伤和遗传因素。手术或非手术治疗及手术时机选择似乎不影响 HO 的发生。高达 56% 的病例可发生 HO。由于骨性撞击，HO 可导致患者 ROM 受限[13, 25~27]。

案例 5

患者

一名 78 岁女性跌倒时前臂伸展，导致严重肘关节骨折脱位恐怖三联征。患者最初在一家创伤医院接受治疗。

合并疾病
- 轻度痴呆
- 高血压
- 帕金森病

治疗和结果

X 线片显示肘关节后脱位伴桡骨头骨折和冠突尖端骨折（图 3.4-13a~e）。最初，脱位的肘关节在另一家医院用石膏进行复位固定。

1 个月后，在石膏移除时患者并未抱怨疼痛，但仍表现出肱尺关节不稳定伴半脱位（图 3.4-13f）。为了稳定肘关节，对其进行闭合复位并应用外固定架（图 3.4-13g）。6 周后取下器械，并开始物理治疗。

该患者在创伤后 1 年半来到作者的科室接受治疗。患者手臂无法主动活动，被动关节活动度（ROM）为 0°~0°~120°。X 线片显示存在骨关节炎和肘关节半脱位（图 3.4-13h, i）。

患者行全肘关节置换术，在创伤后 2 年（术后 5 个月）疼痛缓解，手术效果满意。最终患者 ROM 为 0°~15°~120°，前臂旋转范围为 80°~0°~65°（图 3.4-13j~o）。

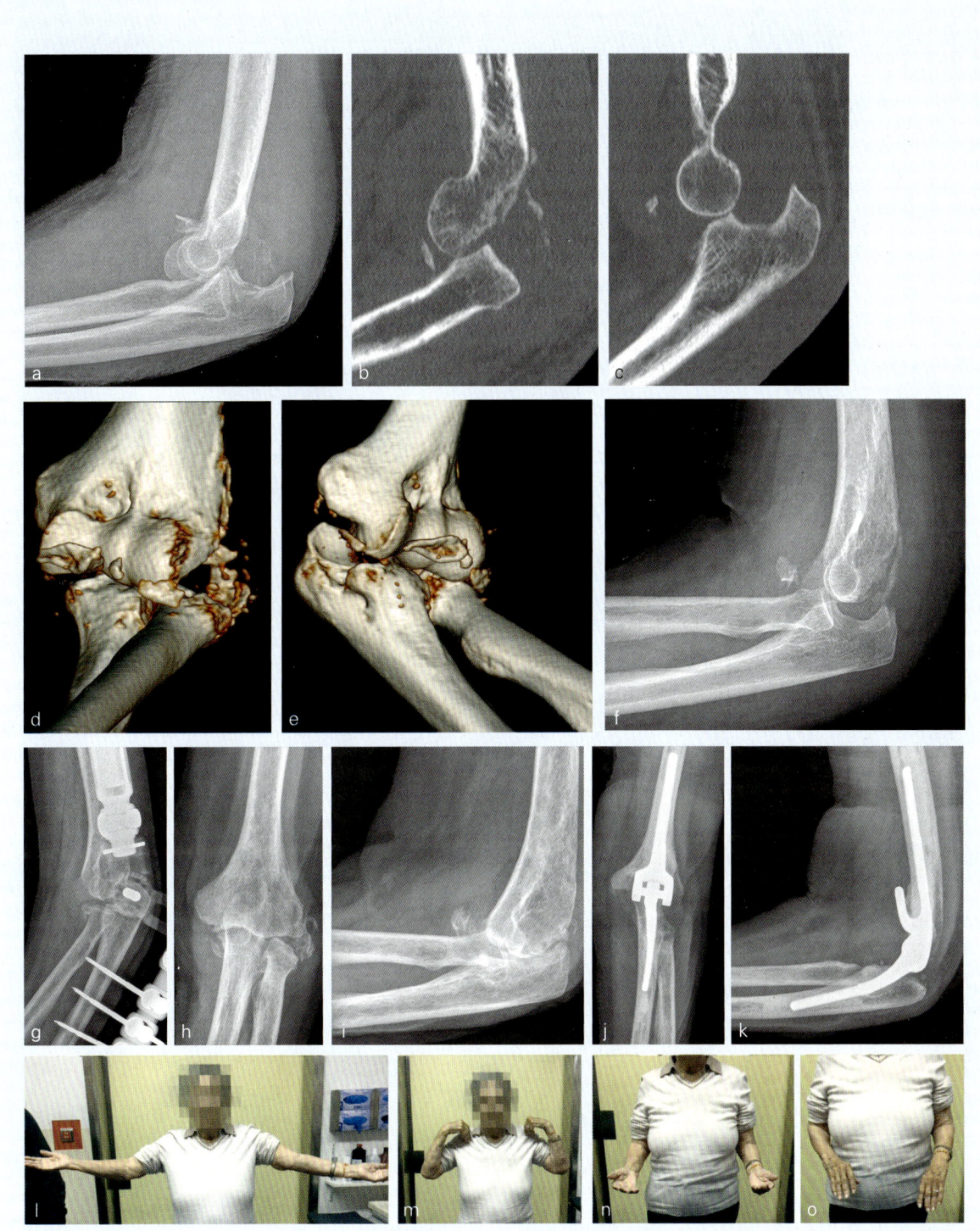

图 3.4-13 一名 78 岁女性，患有恐怖三联征
a~e. X 线片和 CT 显示肘关节后脱位并伴桡骨头骨折和冠突尖端骨折（严重的三联征损伤）
f. 术后 4 周，X 线片显示肱尺关节不稳定伴半脱位
g. 术后 4 周行闭合复位，外固定架固定
h, i. 1 年半后显示骨关节炎和肘关节半脱位
j~o. 创伤后 2 年和肘关节置换术后 5 个月的 X 线片和临床照片

案例 6

患者

一名 74 岁男性骑车时跌倒，前内侧冠突骨折伴多块骨块（图 3.4-14a，b）。

合并疾病

- 无

治疗和结果

进行石膏固定的非手术治疗。术后 1 周复查 X 线片发现，肱尺关节不稳定伴半脱位（跌落征）（图 3.4-14c）。

采用尺侧腕屈肌劈开入路，用支撑钢板固定前内侧冠突骨折，并用空心螺钉间接固定冠突尖端（图 3.4-14d~f）。

在术后 4 天 X 线检查中，发现侧位 X 线片显示肱尺关节半脱位（图 3.4-14g），以及外侧副韧带复合体缺陷（AP X 线片显示肱桡关节增宽（图 3.4-14h）。

在翻修手术中进行了额外的后外侧入路，通过骨锚将外侧副韧带复合体的后部固定在外上髁处（图 3.4-14i，j）。

随访末显示，肘关节同心圆复位且活动范围可接受（图 3.4-14k~p）。

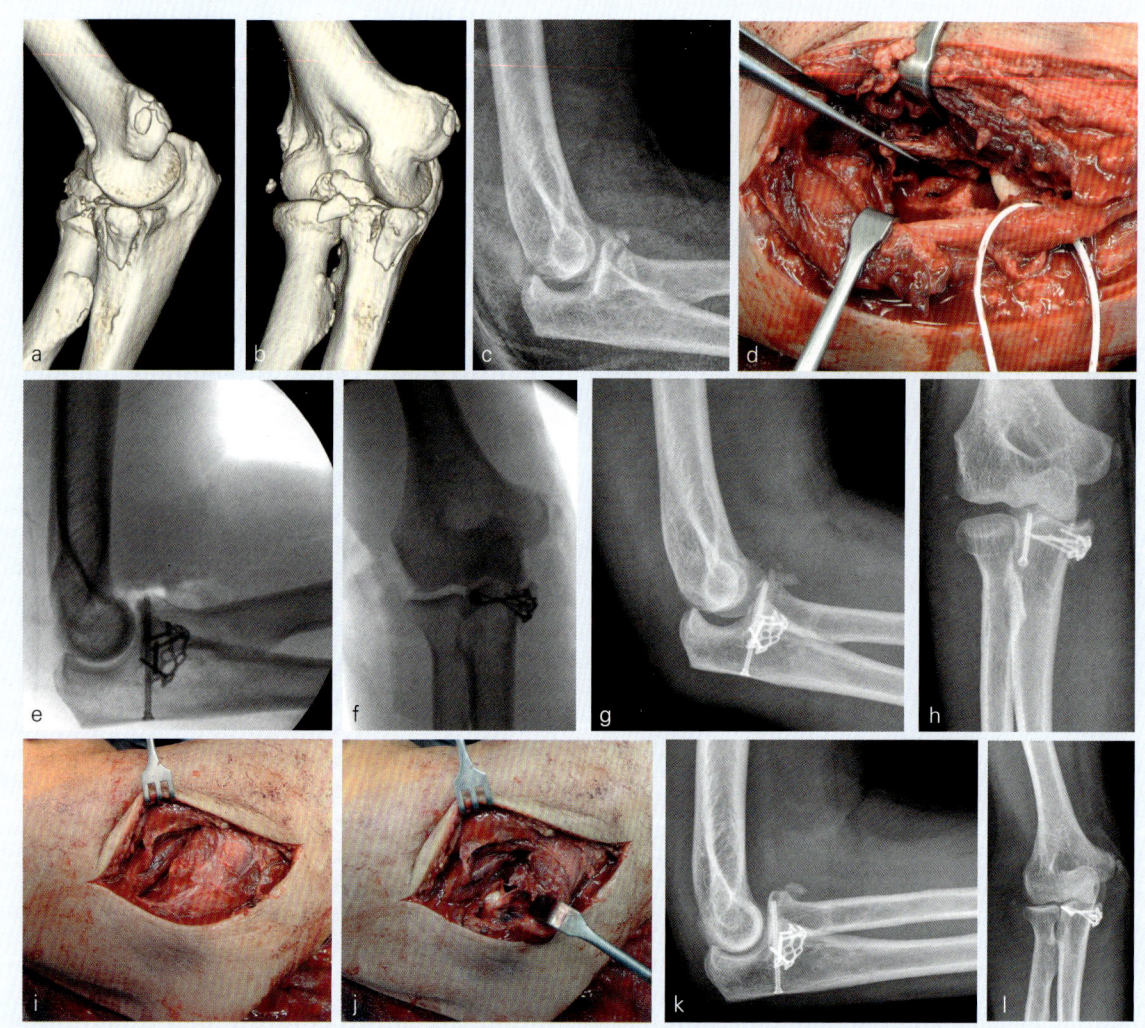

图 3.4-14 一名 74 岁男性，前内侧多骨块冠突骨折
a，b. CT 显示前内侧冠突多骨块骨折伴内、外上髁骨性撕脱
c. 石膏固定术后 1 周，随访 X 线片显示肱尺关节不稳定伴半脱位
d. 术中图像显示尺侧腕屈肌内侧劈开入路，钳夹前内侧骨折块
e，f. 术中图像增强显示支撑钢板固定前内侧冠突骨折，空心螺钉固定冠突尖端，肘关节同心圆复位
g，h. 侧位 X 线片（g）显示肱尺关节半脱位，外侧副韧带复合体功能不全［AP X 线片（h）显示肱桡关节增宽］
i，j. 术中影像显示外侧副韧带复合体后部从外上髁撕脱

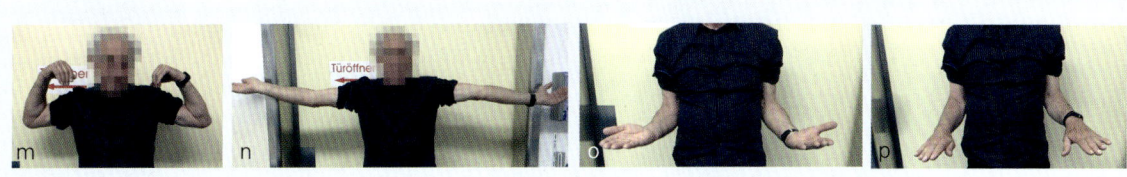

图 3.4-14（续）

k~p. 最终随访 X 线片和临床照片显示肘关节同心圆复位，肘关节活动范围可接受

6 参考文献

1. McKee MD, Pugh DM, Wild LM, et al. Standard surgical protocol to treat elbow dislocations with radial head and coronoid fractures. Surgical technique. J Bone Joint Surg Am. 2005 Mar;87(Suppl 1[Pt 1]):22–32.
2. Bohn K, Ipaktchi K, Livermore M, et al. Current treatment concepts for "terrible triad" injuries of the elbow. Orthopedics. 2014 Dec;37(12):831–837.
3. Xiao K, Zhang J, Li T, et al. Anatomy, definition, and treatment of the "terrible triad of the elbow" and contemplation of the rationality of this designation. Orthop Surg. 2015 Feb;7(1):13–18.
4. Chen NC, Ring D. Terrible Triad Injuries of the Elbow. J Hand Surg Am. 2015 Nov;40(11):2297–2303.
5. Siebenlist S, Stöckle U, Lucke M. Problematik osteoporotischer Frakturen am Ellenbogen [Osteoporotic fractures of the elbow]. Obere Extremität. 2009;4(3):160–167. German.
6. Siebenlist S, Braun KF. Ellenbogenluxationsfrakturen [Elbow dislocation fractures]. Unfallchirurg. 2017 Jul;120(7):595–610. German.
7. McKee MD, Veillette CJ, Hall JA, et al. A multicenter, prospective, randomized, controlled trial of open reduction—internal fixation versus total elbow arthroplasty for displaced intra-articular distal humeral fractures in elderly patients. J Shoulder Elbow Surg. 2009 Jan–Feb;18(1):3–12.
8. Wyrick JD, Dailey SK, Gunzenhaeuser JM, et al. Management of complex elbow dislocations: a mechanistic approach. J Am Acad Orthop Surg. 2015 May;23(5):297–306.
9. Stoneback JW, Owens BD, Sykes J, et al. Incidence of elbow dislocations in the United States population. J Bone Joint Surg Am. 2012 Feb 01;94(3):240–245.
10. Hobgood ER, Khan SO, Field LD. Acute dislocations of the adult elbow. Hand Clin. 2008 Feb;24(1):1–7.
11. Josefsson PO, Johnell O, Wendeberg B. Ligamentous injuries in dislocations of the elbow joint. Clin Orthop Relat Res. 1987 Aug;(221):221–225.
12. Josefsson PO, Nilsson BE. Incidence of elbow dislocation. Acta Orthop Scand. 1986 Dec;57(6):537–538.
13. Heck S, Gick S, Dargel J, et al. Die Behandlung der akuten Luxation und Luxationsfraktur des Ellenbogens–Bewegunsfixateur [External fixation with motion capacity in acute dislocations and fracture dislocations of the elbow. Fixation with motion capacity]. Unfallchirurg. 2011 Feb;114(2):114–122. German.
14. Sheps DM, Kiefer KR, Boorman RS, et al. The interobserver reliability of classification systems for radial head fractures: the Hotchkiss modification of the Mason classification and the AO classification systems. Can J Surg. 2009 Aug;52(4):277–282.
15. McKee MD, Schemitsch EH, Sala MJ, et al. The pathoanatomy of lateral ligamentous disruption in complex elbow instability. J Shoulder Elbow Surg. 2003 Jul–Aug;12(4):391–396.
16. Chan K, King GJ, Faber KJ. Treatment of complex elbow fracture-dislocations. Curr Rev Musculoskelet Med. 2016 Jun;9(2):185–189.
17. Chan K, MacDermid JC, Faber KJ, et al. Can we treat select terrible triad injuries nonoperatively? Clin Orthop Relat Res. 2014 Jul;472(7):2092–2099.
18. Chen HW, Liu GD, Ou S, et al. Operative Treatment of Terrible Triad of the Elbow via Posterolateral and Anteromedial Approaches. PLoS One. 2015;10(4):e0124821.
19. Papatheodorou LK, Rubright JH, Heim KA, et al. Terrible triad injuries of the elbow: does the coronoid always need to be fixed? Clin Orthop Relat Res. 2014 Jul;472(7):2084–2091.
20. Acevedo DC, Paxton ES, Kukelyansky I, et al. Radial head arthroplasty: state of the art. J Am Acad Orthop Surg. 2014 Oct;22(10):633–642.
21. Iannuzzi NP, Leopold SS. In brief: the Mason classification of radial head fractures. Clin Orthop Relat Res. 2012 Jun;470(6):1799–1802.
22. Pike JM, Grewal R, Athwal GS, et al. Open reduction and internal fixation of radial head fractures: do outcomes differ between simple and complex injuries? Clin Orthop Relat Res. 2014 Jul;472(7):2120–2127.
23. Rouleau DM, Sandman E, van Riet R, et al. Management of fractures of the proximal ulna. J Am Acad Orthop Surg. 2013 Mar;21(3):149–160.
24. Giannicola G, Calella P, Piccioli A, et al. Terrible triad of the elbow: is it still a troublesome injury? Injury. 2015 Dec;46(Suppl 8):S68–S76.
25. Englert C, Zellner J, Koller M, et al. Elbow dislocations: a review ranging from soft tissue injuries to complex elbow fracture dislocations. Adv Orthop. 2013;2013:951397.
26. Mittlmeier T, Beck M. Luxation des Ellenbogengelenks des Erwachsenen [Dislocation of the adult elbow joint]. Unfallchirurg. 2009 May;112(5):487–505. German.
27. Noblin J, Geissler W, Bass D. The incidence of heterotopic ossification with elbow injuries. Orthop Trans. 1995;19:162.

3.5 尺骨鹰嘴

作者 Peter Kaiser, Simon Euler
译者 管志远　审校　宋纯理

1 引言

尺骨鹰嘴骨折占尺骨近端骨折的80%。类似于桡骨远端骨折和椎体骨折，尺骨鹰嘴骨折可能是"前哨骨折"，提示全身普遍存在骨质量较差[1]。

尺骨近端骨折在70~80岁年龄段的男性或女性老年人群中的发生率急剧增加，到90岁时达到高峰。老年人群（>65岁）发病率也从每10万人中12例增加到每10万人中70~80例。其特点是性别差异比较小和开放性骨折比较少见[1]。25%~30%的尺骨近端骨折伴有同侧肢体损伤，最常见的是桡骨近端骨折，其次是肱骨近端、前臂、掌骨和常见的老年髋部和骨盆环骨折（案例3：图3.5-7，案例4：图3.5-8，案例5：图3.5-9，案例15：图3.5-19）[1, 2]。

此类伤害最常见的原因是从站立高度跌倒造成的直接影响[1]。在这种情况下，鹰嘴可能会影响肱骨远端导致粉碎性骨折。跌倒时手臂处于伸出状态，由肱三头肌的强力收缩而造成的间接创伤会导致简单横行或斜行骨折[3, 4]。总体而言，上述两部分骨折代表最常见的骨折类型（Mayo 2A；AO/OTA 2U1B）[1]。在骨膜和肱三头肌腱膜破裂的情况下，肱三头肌拉力会导致骨折移位，这可能会导致功能丧失[3]。但是，对于老年患者，即使发生了移位也可能出现令人满意的功能（案例5：图3.5-9）。

基于病例研究和传统经验，尺骨鹰嘴骨折的标准治疗方法是切开复位和手术固定，包括张力带钢丝或各种钢板固定方法[5, 6]。但是，有文献报道，由于骨质疏松和软组织脆弱，手术并发症经常高达70%[7, 8]。由于这群患者年老虚弱，甚至出现明显移位的尺骨鹰嘴骨折也不进行手术治疗，结果是合理的，没有麻醉或手术并发症的风险[1, 9, 10]。本章提供了老年人群尺骨鹰嘴骨折概述及治疗方法。

2 诊断

诊断和治疗建议应基于特有医疗，认知水平，社会条件及每位患者的不同功能需求。在制订个体化的治疗之前应进行完整的病史检查，包括患者的总体状况和健康状况、合并疾病及功能预期。还应仔细检查患者有无认知障碍，因为这些障碍可能会限制患者对治疗过程的充分依从性。

2.1 临床评估

既往史中包括以下问题。
- 伤害是如何发生的（即伤害机制）
- 是单一伤害还是复合伤害，以及疼痛的部位
- 损伤前的功能和活动水平如何（如独立、助行器或卧床不起）
- 优势手是否受伤
- 患者目前的护理水平如何，住所是独居、家庭或疗养院
- 患者的合并疾病和包括抗凝在内的慢性治疗是什么

- 患者的精神状态和预期能力如何，是否能遵从医嘱

临床检查应针对以下方面。

- 骨折，软组织状态，滑囊是否开放或是否伴有其他开放性骨折
- 剧烈疼痛或假瘫
- 关节是否稳定
- 关节活动度（ROM）
- 血管和神经系统状况
- 尺神经受损（骨折部位是否靠近尺神经）
- 其他地方的疼痛（即伴随伤害）

2.2 影像

AP和侧位X线片通常就足够诊断（图3.5-1）。

如果常规X线检查不能清楚辨识骨折类型，那就需要进行CT检查（案例1：图3.5-2，案例2：图3.5-3）。这对于桡骨头和冠突骨折的手术计划和可视化尤为重要。

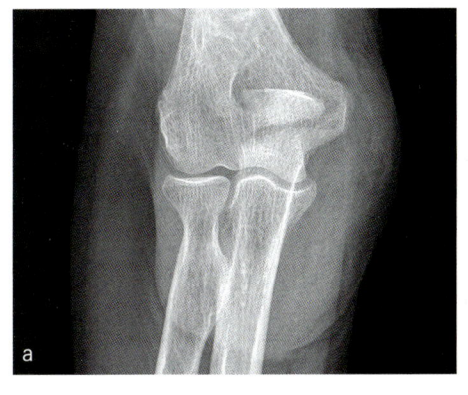
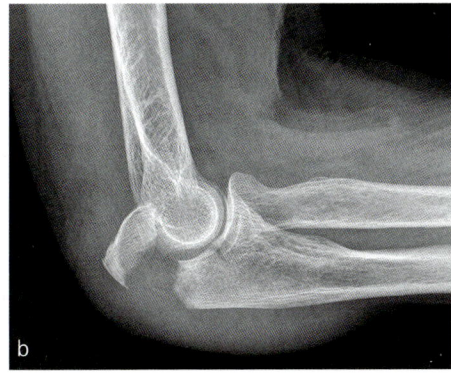

图3.5-1 校正的一名74岁女性患者在自行车事故后尺骨鹰嘴骨折的AP（a）和侧位（b）X线片

案例1

患者

一名87岁的老年女性患者从楼梯上摔下。

合并疾病

- 类风湿关节炎
- 关节退变

治疗和结果

由于常规X线检查对骨折观察不足，所以进行了CT检查，结果显示是简单Mayo ⅠA型骨折。该患者未经手术治疗（图3.5-2a, b）。

初次受伤后4个月的侧位片显示肘关节不愈合和破坏。患者可以触到她的嘴但是无法进行任何日常活动（关节活动度0°~0°~90°）。但是，患者拒绝任何进一步的治疗，转而接受物理治疗（图3.5-2c）。

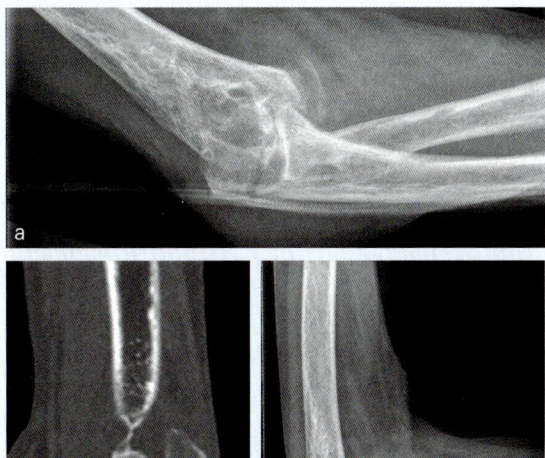

图3.5-2 一名87岁老年女性患者跌倒后

a, b. 计算机断层扫描显示简单Mayo ⅠA型尺骨鹰嘴骨折

c. 初次受伤后4个月的侧位片显示肘关节不愈合和破坏

案例 2

患者

一名 79 岁的男性患者在攀岩时摔落。

治疗和结果

计算机断层扫描对于评估完整的骨折类型并准确计划手术至关重要（图 3.5-3a，b）。

患者接受切开复位内固定治疗并使用锁定钢板，然后进行 3 周的石膏固定和非石膏固定的物理疗法。手术 6 个月后，几乎可以进行全方位运动，患者感到满意且无疼痛症状（图 3.5-3c）。

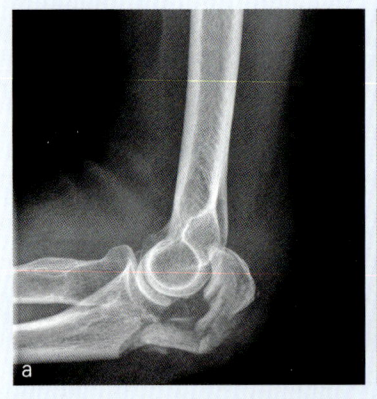
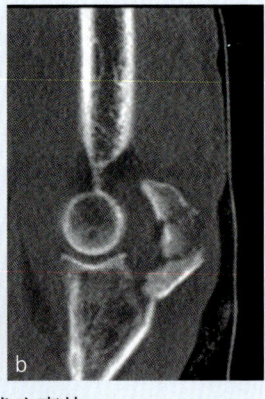
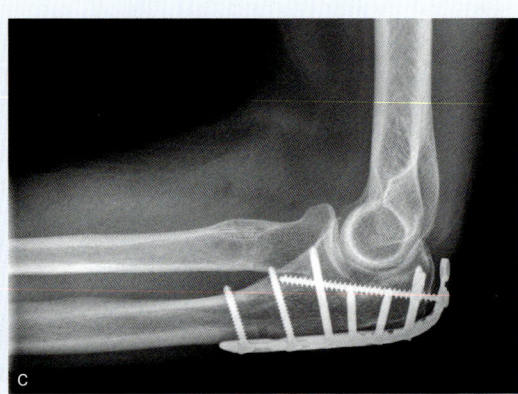

图 3.5-3 一名 79 岁男性患者攀岩发生事故
a，b. 计算机断层扫描用于评估完整的骨折类型并准确制订手术计划
c. 切开复位并使用锁定钢板进行内固定治疗

3 分类

尺骨鹰嘴骨折主要有 4 种分类系统：Colton[11]，Mayo[12]，Schatzker[13]，以及 AO/OTA 骨折和脱位分类方法[14]。这些分类的方法只是基于骨折类型，并不考虑患者的年龄或骨质量。总体而言，所有评价体系都具有低重复性，尚不能被普遍接受[15, 16]。

3.1 AO/OTA 骨折和脱位分类

AO/OTA 分类区分了以下 3 种类型。

- 2U1A 型——关节外骨折
- 2U1B 型——部分关节内骨折
- 2U1C 型——完全尺骨鹰嘴和冠突关节内骨折（C3）

3.2 Mayo 分类

该系统基于骨折是否稳定、移位和粉碎（图 3.5-4）[12, 16]：

- Ⅰ型——无移位，非粉碎性（ⅠA）和粉碎性（ⅠB）尺骨鹰嘴骨折
- Ⅱ型——移位但稳定的非粉碎性（ⅡA）和粉碎性（ⅡB）尺骨鹰嘴骨折，伴 3 mm 以上骨块移位，但副韧带完整，与肱骨相关的稳定性前臂骨折
- Ⅲ型——移位且不稳定的非粉碎性（ⅡA）和粉碎性（ⅡB）尺骨鹰嘴骨折，与肱骨相关的不稳定前臂骨折（骨折脱位）

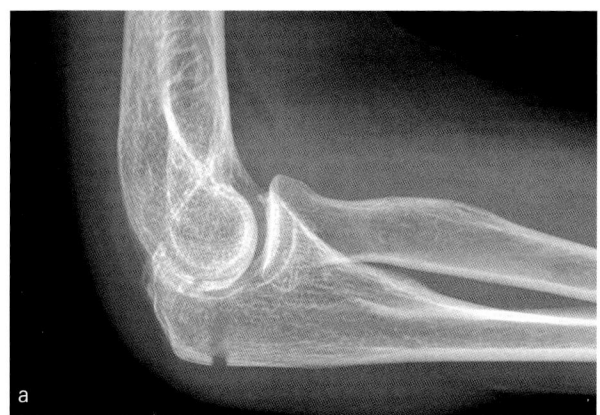

ⅠA——无移位的非粉碎性骨折

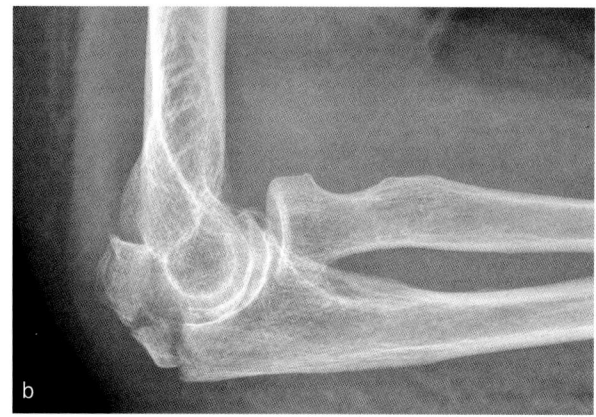

ⅠB——无移位的粉碎性骨折

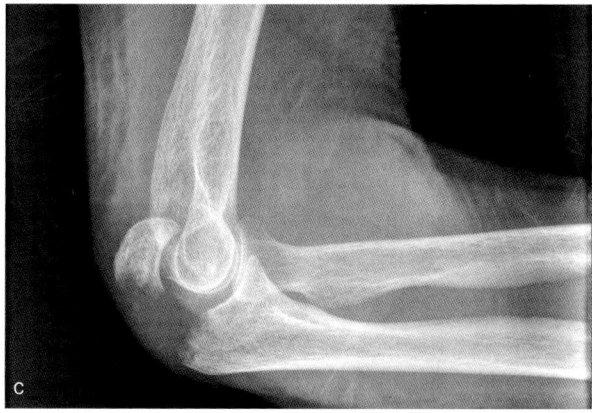

ⅡA——有移位但相对稳定的非粉碎性骨折

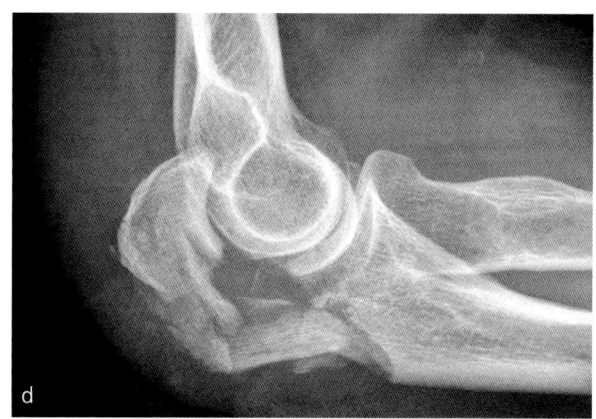

ⅡB——有移位但相对稳定的粉碎性骨折

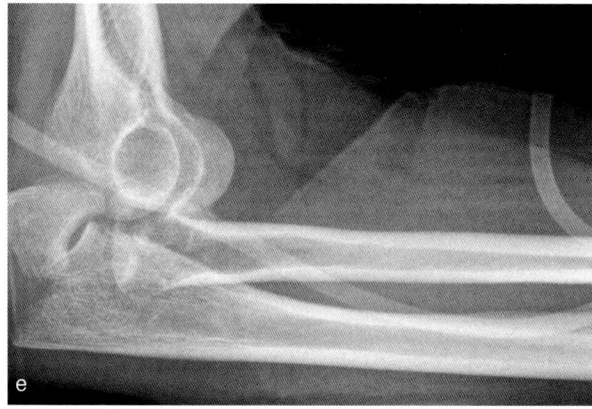

ⅢA——有移位但不稳定的非粉碎性骨折

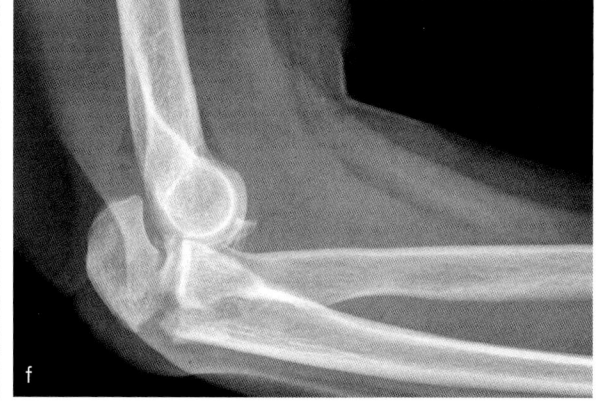

ⅢB——有移位但不稳定的粉碎性骨折

图 3.5-4　Mayo 分类在大多数老年患者中的 X 线表现
a. 一名 73 岁的女性在脑梗死时跌倒，右肘着地
b. 一名 74 岁的女性滑倒并直接跌倒，右肘着地
c. 一名 91 岁的女性滑倒在人行道上
d. 一名 79 岁的男性在攀岩时摔落
e. 一名 47 岁的女性从二楼跳下
f. 一名 73 岁的女性因跌倒并摔在地板上导致多发尺骨鹰嘴骨折伴脱位

4 决策

在老年人群中，麻醉和手术并发症存在较高风险，所以在很多情况下非手术治疗是合理的选择。美国麻醉医师学会（ASA）得分与术中并发症的发生率及手术结果呈现明显相关性[17, 18, 19]。非手术治疗可以成功治疗Mayo Ⅰ型无移位骨折，同时避免手术或麻醉并发症的风险。骨折愈合在无并发症发生的状态下会很迅速，即使出现骨不连，也不会有明显功能丧失的情况。

Mayo Ⅱ型有移位骨折的治疗方式仍存在争议。最近的研究表明，非手术方法会给低需求老年患者带来良好临床效果[20, 21]。然而，存在移位骨块可能会严重影响肘关节功能，导致肘关节活动度下降。此外，肘关节表面的皮肤可能会受损，严重的话可能导致皮肤刺痛和溃疡。对于这些情况，ASA得分可以预测患者进行手术治疗的风险。手术的预期收益应谨慎权衡，针对患者手术风险需要仔细评估，并由骨科医生、老年科医生、麻醉师及患者和家属进行跨学科决策。

对于非手术或手术治疗的决定需要根据骨折的分类和ASA得分（图3.5-5）。理想情况下，最终决定应该是基于对老年骨科的讨论。

在Mayo Ⅱ型和Ⅲ型骨折中，非手术治疗可为低需求老年患者提供良好的临床治疗结果[20, 21]。

这些脆性骨折可能存在无法手术治愈的骨愈合（案例3：图3.5-7）或骨不连（案例4：图3.5-8，案例6：图3.5-10）。根据作者经验，无论哪种方式，只要保证正常的外固定，老年患者的临床结局通常令人满意，即使在有较大移位骨块（案例5：图3.5-9）或多块骨折块（案例4：图3.5-8）的情况下，疼痛也能得到充分控制。

移位的骨块可通过张力带钢丝有效地治疗，确实有可能在术后3个月提供良好的骨折固定和令人满意的临床结局（案例9：图3.5-13）。但是，在骨质量差的情况下，克氏针松动并发生骨折脱位。在老年患者中，翻修手术必须非常仔细地考虑，因为即使没有再次手术，也会有充足骨愈合、足够的主动关节活动度和良好的临床效果（案例8：图3.5-12）。即使出现明显的复位丢失，在肘关节功能满意的情况下也可以避免翻修手术。翻修手术更具体的指征是初次手术导致持续的软组织损害。

带功能性后处理的锁定钢板内固定是另一个老年患者手术的首选。根据我们的经验，钢板固定通常能获得与未受伤的对侧肢体相比令人满意的主动关节活动度（案例11：图3.5-15，

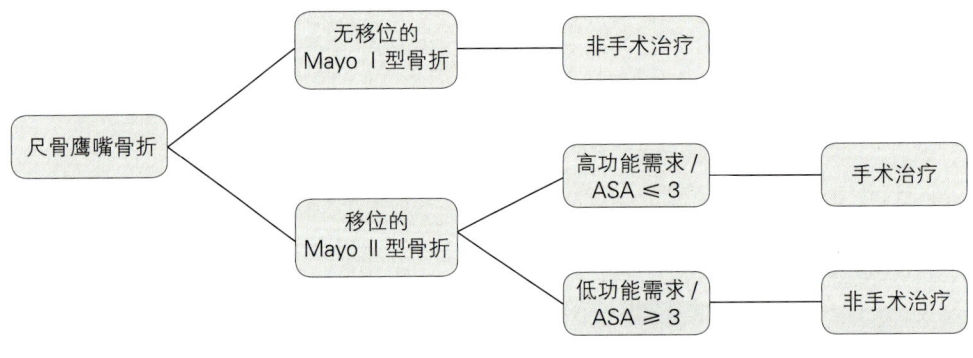

图3.5-5 尺骨鹰嘴骨折的治疗流程
缩写：ASA，美国麻醉医师学会

案例12：图3.5-16，案例14：图3.5-18）。目前已知的锁定钢板中没有明显优势种类[22]。在骨质疏松性骨中，锁定钢板在其他骨折部位已显示出优势，所以应该应用于骨质疏松性骨以减少脱出和继发骨折脱位的风险[23~26]。一个例外是 Mayo ⅡA 型骨折在没有钢板固定下需要使用张力带钢丝固定[27, 28]。在多骨块 Mayo ⅡB 型骨折中，锁定钢板相对于张力带可以提供更多的骨块固定选择，并提供整体更稳定的效果。

骨质疏松性骨折的手术治疗效果差并可能导致并发症甚至直接进入抢救程序。老年人尺骨鹰嘴骨折切开复位内固定后出现皮肤刺激、伤口破裂或疼痛，必须移除植入物的发生率高达80%（案例11：图3.5-15）[29]。抢救程序包括骨块切除、关节置换或有或没有植骨的翻修手术。由于缺乏足够的手术与非手术治疗的随机对照试验，对于有移位的尺骨鹰嘴骨折最佳治疗方法仍存在争议[6]。

5 治疗选择

有各种非手术和手术治疗选择，具体取决于骨折分类（图3.5-6）。

5.1 非手术治疗

非手术治疗（案例3：图3.5-7，案例4：图3.5-8，案例5：图3.5-9，案例6：图3.5-10d~f）应包括早期无限制初始功能被动物理疗法和肘部石膏固定，根据患者的疼痛程度最多可3周。对于非手术治疗，建议最大可接受的骨块移位范围为2~5 mm[10, 30]。但是，更高程度的移位骨折也可能在无痛效果的情况下取得令人满意的主动关节活动度（案例5：图3.5-9）。

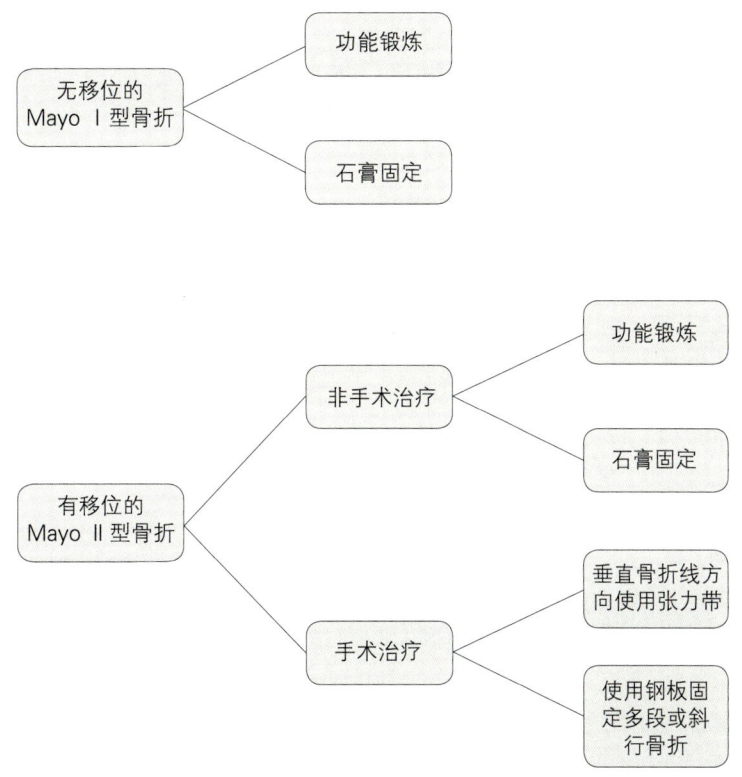

图 3.5-6　尺骨鹰嘴骨折中每种骨折模式可能的治疗方式

案例 3

患者

一名 67 岁的男性患者在家中跌倒，遭受无移位的尺骨鹰嘴骨折。

治疗和结果

X 线片显示尺骨鹰嘴骨折（Mayo ⅠA 型）（图 3.5-7a），伴有同侧桡骨远端骨折（图 3.5-7b，c）。有关 Mayo 分类的更多信息，请参见本章的主题 3.2 处骨折均未经手术治疗（图 3.5-7d，e）。肘部石膏固定和初步物理治疗进行 3 周且患者没有痛苦。他在受伤 6 周后从门诊回家了。

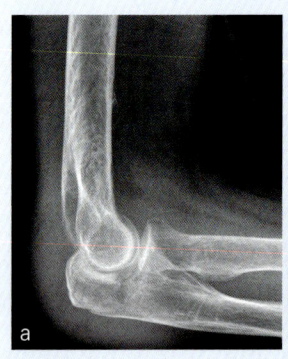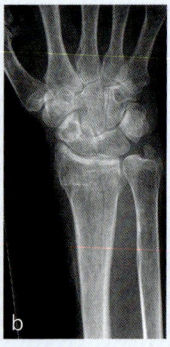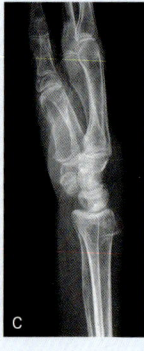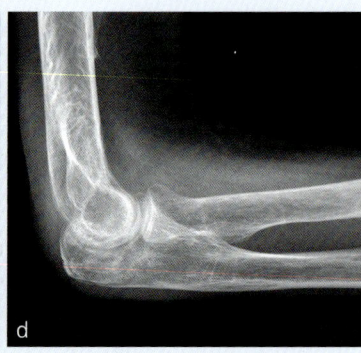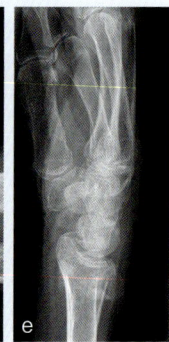

图 3.5-7　一名 67 岁男性跌倒后
a~c. X 线片显示无移位的尺骨鹰嘴骨折（Mayo ⅠA 型）（a），伴有同侧桡骨远端骨折（b，c）
d~e. 肘部石膏固定术治疗 2 处骨折 3 周

案例 4

患者

一名 95 岁的女性在养老院跌倒。在事故发生前行动自如且完全独立。

治疗和结果

该患者发生了多骨块尺骨鹰嘴骨折（图 3.5-8a），股骨颈内侧骨折，耻骨上下环骨折（图 3.5-8b）。她采用石膏固定等非手术治疗尺骨鹰嘴骨折，股骨颈骨折采用半髋关节置换术。3 周后，骨折间隙和移位度增加（图 3.5-8c）。但是，受伤后 7 周，患者无疼痛症状，关节活动度为 0°~5°~150°，并能够独立管理自己的日常生活。

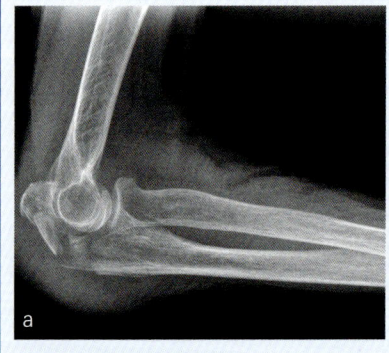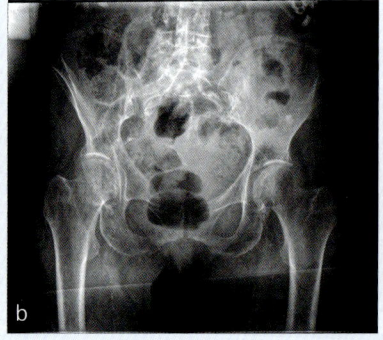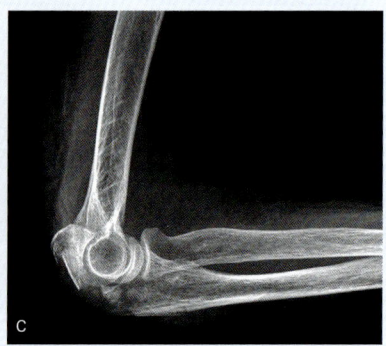

图 3.5-8　一名跌倒后的 95 岁女性
a，b. X 线片显示多骨块尺骨鹰嘴骨折（a），股骨颈内侧骨折及耻骨上下环骨折（b）
c.　术后 3 周的 X 线片显示骨折间隙和移位度增加

患者

一名91岁的女性在人行道上跌倒，导致Mayo ⅡB型尺骨鹰嘴骨折。

治疗和结果

患者患有Mayo ⅡB型骨折（图3.5-9a），并伴有同侧髋部骨折（图3.5-9b）和肱骨近端骨折（图3.5-9c）。

受伤6周后，采用股骨转子髓内钉（TFN）对髋部骨折进行手术治疗，患者最初是用轮式助行器辅助活动的（图3.5-9d）。尺骨鹰嘴和肱骨近端骨折未经手术治疗（图3.5-9e）。尺骨鹰嘴有效运动范围为0°~5°~130°，患者无疼痛、无主诉。由于最初的TFN置入导致股骨旋转不良，患者接受翻修手术来解决股骨的旋转并进行新的TFN置入。她曾经在受伤6周后就能够使用手杖用受伤侧独立行走。

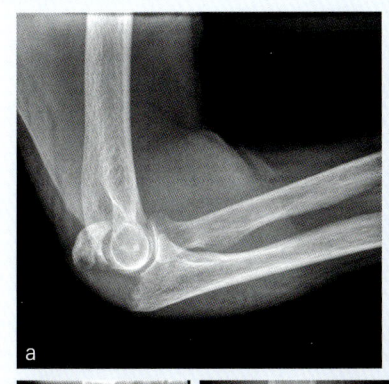
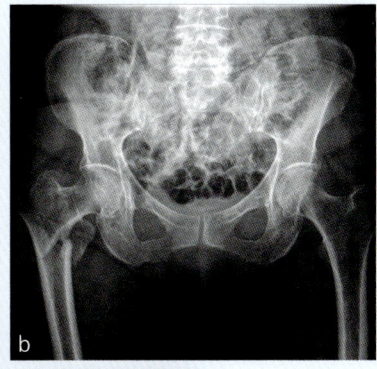
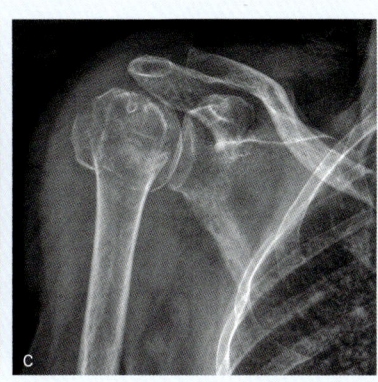
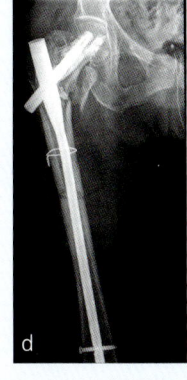
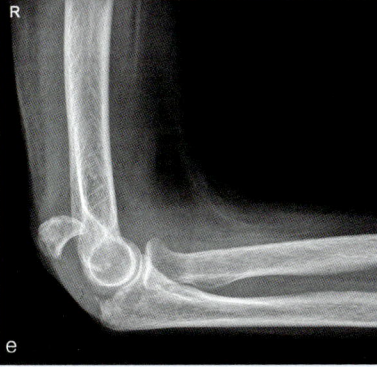

图3.5-9 一名91岁的女性患者在人行道上跌倒
a~c. X线片显示Mayo ⅡB型骨折（a）并伴有同侧髋部骨折（b）和肱骨近端骨折（c）
d~e. 受伤6周后使用股骨转子髓内钉（d）等手术治疗髋部骨折。非手术治疗尺骨鹰嘴骨折和肱骨近端骨折（e）

案例 6

患者

一名 91 岁健康女性在家中跌倒并发生了 Mayo ⅡB 型尺骨鹰嘴骨折（图 3.5-10a）。

治疗和结果

患者通过切开复位和张力带钢丝的手术治疗（图 3.5-10b，c）。手术 2 个月后，X 线片几乎没有显示之前的骨折线。患者感到满意且无明显疼痛，关节活动度（ROM）为 0°~5°~140°，可自由旋转（图 3.5-10f，g）。张力带根本没有打扰她。

2 年后，该患者再次跌倒在疗养院，并发生了对侧 Mayo ⅠA 型尺骨鹰嘴骨折（图 3.5-10d）。这次，她接受了肘部塑形治疗，2 周后进行功能训练。受伤 3 个月后，X 线片显示出紧密的骨不连。患者非常满意且无疼痛，左侧 ROM 为 0°~20°~100°（图 3.5-10e~g）。

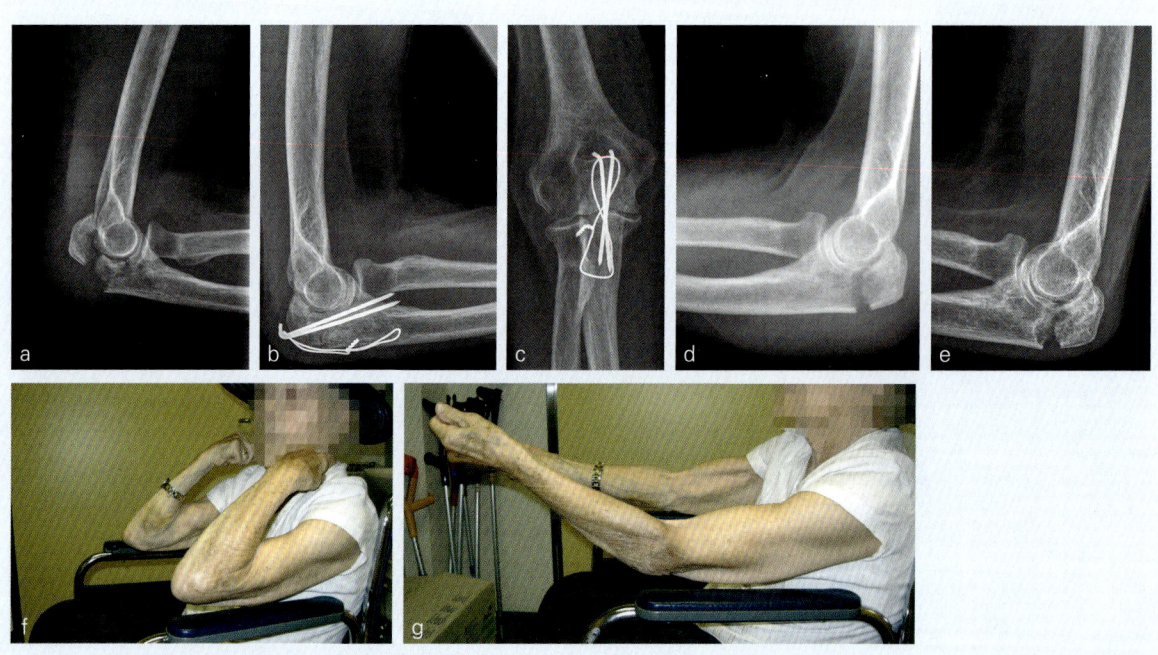

图 3.5-10　一名跌倒后的 91 岁女性患者

a~c，f，g．X 线片显示 Mayo ⅡB 型骨折（a），其通过切开复位和张力带钢丝（b，c）进行操作。手术 2 个月后，患者的关节活动度（ROM）为 0°~5°~140°，可自由旋转（f，g）

d~f．X 线片显示受伤 2 年后的对侧 Mayo ⅠA 型尺骨鹰嘴骨折（d）。受伤 3 个月后的 X 线片显示骨不连（e）。左侧 ROM 为 0°~20°~100° 且与另一侧相比有伸展不足的患者的临床照片（f，g）

5.2　手术治疗

操作步骤包括张力带钢丝和锁定钢板或螺钉固定 Mayo Ⅱ 型和 Ⅲ 型骨折。

5.2.1　张力带钢丝

具有垂直骨折线的 Mayo ⅡA 型和 ⅡB 型骨折，可以使用张力带钢丝成功治疗（案例 6：图 3.5-10a~c、图 3.5-10f，案例 7：图 3.5-11，案例 8：图 3.5-12，案例 9：图 3.5-13，案例 10：图 3.5-14）。单块骨块可能要用单独的螺钉固定（案例 9：图 3.5-13）。

术中需要仔细检查植入物的位置。植入物克氏针应平行于尺骨轴线，并仅在尺骨腹侧皮质上穿孔。否则，克氏针可能会压迫桡骨粗隆，并会导致疼痛和旋转主动关节活动度降低（案例 10：图 3.5-14）。

案例 7

患者
一名89岁的男性滑倒并跌倒在人行道上，发生 Mayo ⅡA 型骨折（图 3.5-11a）。

合并疾病
- 嗜酸性粒细胞增多综合征
- 冠心病
- 起搏器
- 肺栓塞后状态
- 全髋关节置换术后状态

治疗和结果
对此 Mayo ⅡA 型骨折进行张力带钢丝治疗（图 3.5-11b）。手术治疗后，患者被安置3周并进行初步的物理治疗。最初受伤数月后，骨折表现出明显的骨愈合且无疼痛症状，运动范围广，活动范围0°~15°~110°且能自由旋转。

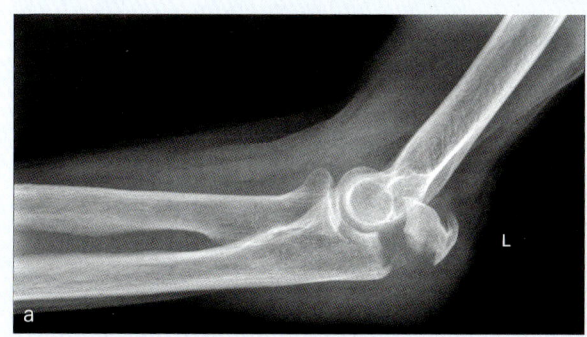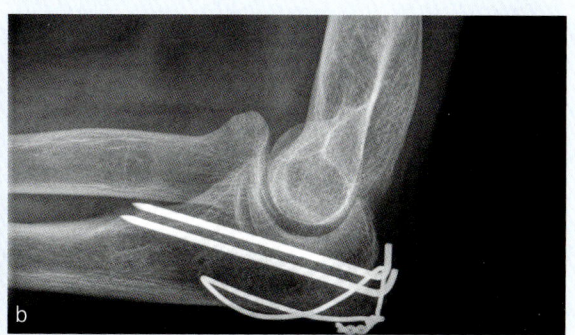

图 3.5-11 一名跌倒在人行道上的89岁男性患者
a. X线片显示 Mayo ⅡA 型骨折
b. 使用张力带钢丝进行骨折手术治疗

案例 8

患者
一名91岁的女性在养老院跌倒，并遭受了严重的伤害，发生 Mayo ⅡB 型尺骨鹰嘴骨折（图 3.5-12a）。

治疗和结果
患者在受伤1天后用张力带钢丝固定，受伤6天后用石膏固定（图 3.5-12b）。手术后22天她出现了骨折移位和固定针松动（图 3.5-12c）。由于患者需求不高，因此选择的进一步的治疗方法为非手术治疗，所有材料留在原位。手术6个月后，患者无疼痛，活动范围为0°~10°~110°。无主诉，骨折已愈合（图 3.5-12d）。

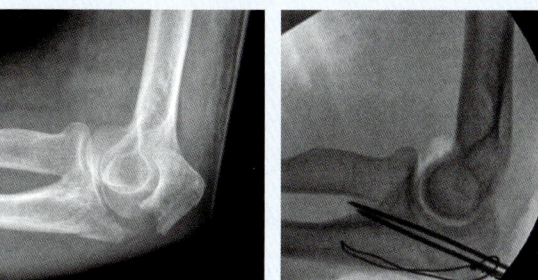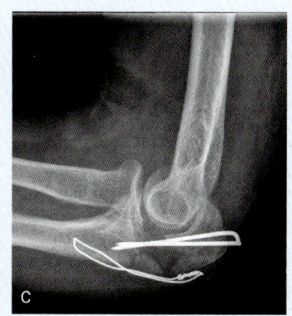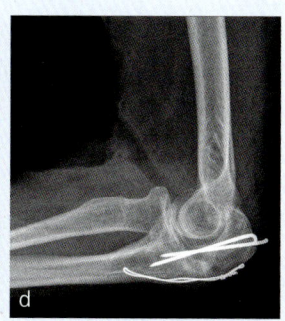

图 3.5-12
a. X线片显示 Mayo ⅡB 型尺骨鹰嘴骨折
b. 受伤1天后用张力带钢丝治疗的骨折X线表现
c. 术后22天进行X线检查，显示骨折移位和固定针松动
d. 非手术治疗，所有材料留在原位，显示术后6个月骨折愈合

案例 9

患者

一名 91 岁的女性患者从楼梯上摔下并遭受了 Mayo ⅡB 型尺骨鹰嘴骨折（图 3.5-13a）。

治疗和结果

患者接受张力带钢丝和螺钉固定治疗（图 3.5-13b）。手术 3 个月后，患者感到满意，活动范围为 0°~15°~110°，无疼痛。她可以在养老院里生活自理。经随访，骨折已愈合。

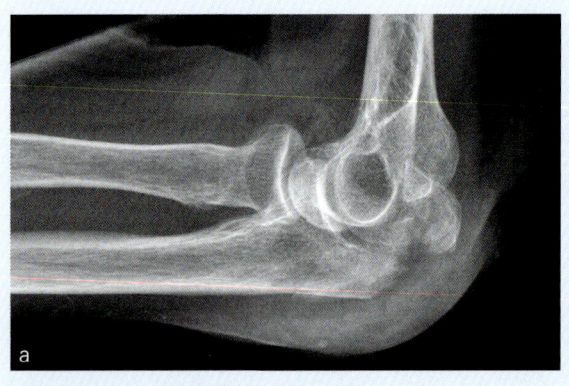

图 3.5-13　一名跌倒后的 91 岁女性
a. X 线片显示 Mayo ⅡB 型尺骨鹰嘴骨折
b. 用张力带钢丝和螺钉固定进行处理

案例 10

患者

一名 86 岁患者在骑自行车时摔倒并遭受 Mayo ⅠA 型骨折（图 3.5-14a）。

治疗和结果

用张力带钢丝治疗 Mayo ⅠA 型骨折（图 3.5-14a~c）。手术 3 周后，患者持续抱怨前臂旋转时出现疼痛。X 线片显示桡骨内置入的克氏针远端压迫桡骨粗隆（图 3.5-14c）。对该患者进行了翻修，并缩短了桡骨内克氏针。受伤 5 个月后，患者感到满意，无痛，可自由旋转，活动范围为 0°~10°~130°（图 3.5-14d，e），且无须拆除内固定物。

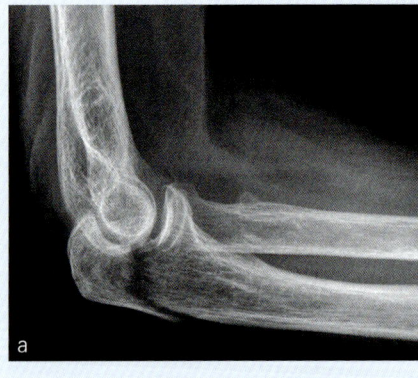 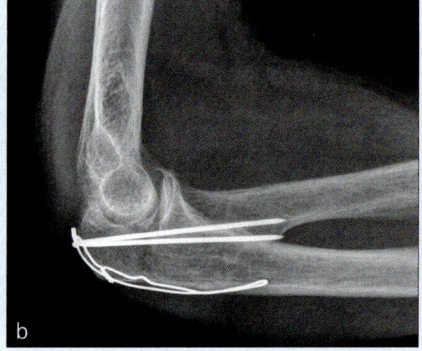 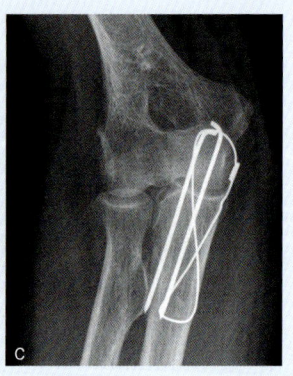

图 3.5-14　一名骑自行车发生事故的 86 岁患者
a，b. X 线片显示 Mayo ⅠA 型骨折（a），已通过张力带钢丝（b，c）治疗
c.　术后 3 周 X 线片显示桡骨克氏针压迫桡骨粗隆

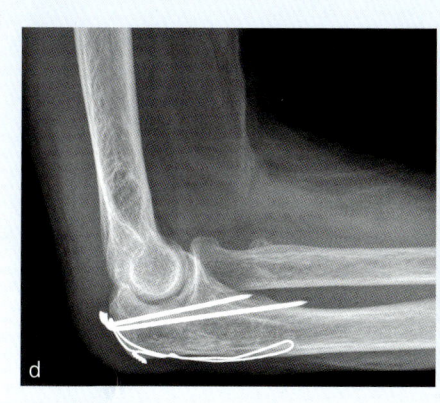
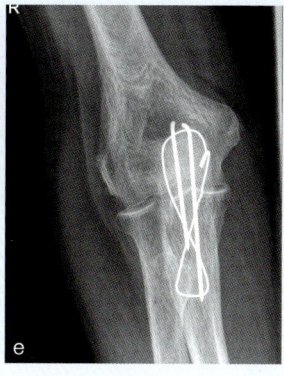

图 3.5-14（续）

d, e. 患者已接受翻修，桡骨内克氏针被缩短了

5.2.2 钢板固定

多骨块 Mayo ⅡB 型骨折可以用切开复位钢板固定治疗。所有骨块都可以适当固定以确保结构稳定（案例 11：图 3.5-15，案例 12：图 3.5-16，案例 13：图 3.5-17，案例 14：图 3.5-18，案例 15：图 3.5-19）。

最好从背侧位置接近骨块，但这有皮肤刺激和植入物脱出的风险。尺骨外侧的钢板位置可能会避免皮肤刺激，但并非所有骨折块都能够正确处理。

所以必须考虑钢板的位置。钢板在尺骨鹰嘴端必须足够长可以充当支柱，以防止出现反向支撑和继发移位。在骨质疏松性骨折中，骨板太短会导致尺骨鹰嘴处近端骨折块可能无法充分固定，切开复位可能更容易修复（案例 18：图 3.5-17）。可能也会存在近端螺钉不能充分固定单块骨块（案例 14：图 3.5-18）。由于这些原因，应使用长的皮质骨螺钉插入肱三头肌腱的近端骨块内。另外，锁定钢板应该足够长，以便锁定钢板对近端骨块脱位进行额外支撑。使用不可吸收的材料进行缝线缝合是将肱三头肌腱固定在结构上的另一种合理选择。通过去除肱三头肌缝线减少牵引力[31]。

案例 11

患者

一名 87 岁的女性从楼梯上摔下并遭受了 Mayo ⅡB 型骨折（图 3.5-15a）。

治疗和结果

该患者接受了切开复位和内部锁定钢板固定的手术治疗。术后开始物理治疗，没有任何限制。手术 9 个月后，骨折已愈合，患者无痛且关节活动度（ROM）为 0°~10°~120°（图 3.5-15b）。但是，植入物会刺激皮肤。因此，进行钢板移除可将活动范围提高至 0°~5°~130° 并自由旋转（图 3.5-15c）。

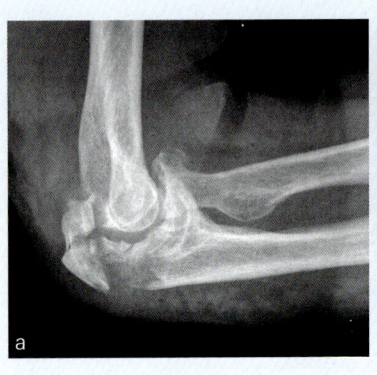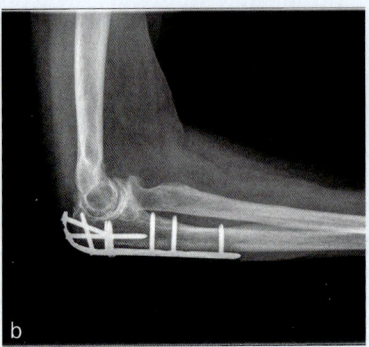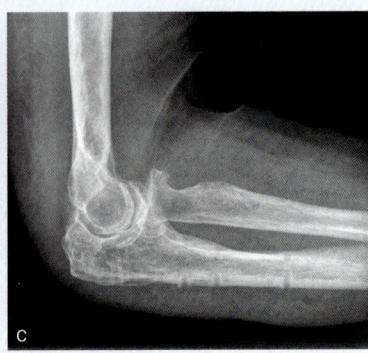

图 3.5-15 一名跌倒后的 87 岁女性患者
a~b. X 线片显示 Mayo ⅡB 型骨折（a），已通过切开复位和内部锁定钢板固定进行了手术治疗。术后 9 个月，骨折已愈合（b）
c. 由于刺激皮肤而需要移除钢板，从而产生更好的活动范围和自由旋转

案例 12

患者

一名 74 岁的男性在骑山地自行车时摔倒并发生 Mayo ⅡB 型骨折（图 3.5-16a）。

治疗和结果

该患者接受了切开复位和锁定钢板固定治疗。术后立即开始物理治疗，没有任何限制。手术 6 周后，患者很满意，无痛。他的活动范围是 0°~0°~135°，但拒绝进行进一步的门诊随访（图 3.5-16b）。

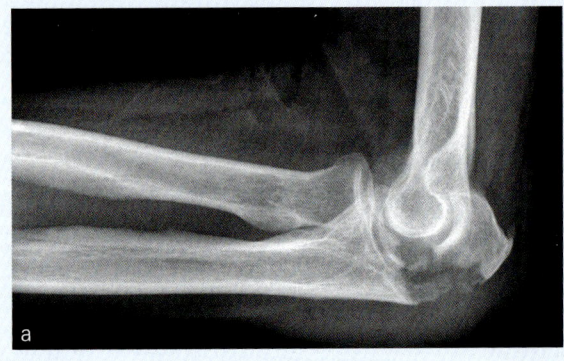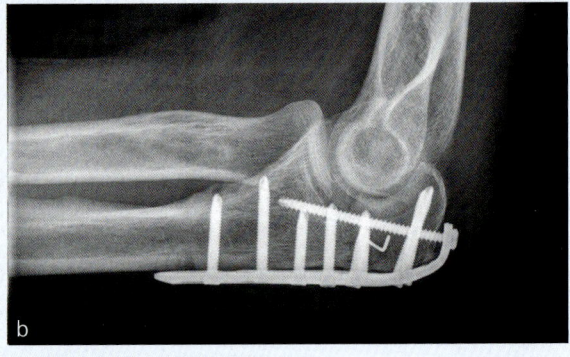

图 3.5-16 X 线片显示 Mayo ⅡB 型骨折（a），已进行了切开复位和锁定钢板固定的手术治疗，术后 6 周结果满意（b）

案例 13

患者

一名 76 岁的女性跌倒在人行道上并发生 Mayo ⅡB 型骨折（图 3.5-17a）。

治疗和结果

骨折接受钢板固定手术治疗（图 3.5-17b，c）。手术 2 周后，她出现了继发骨块移位和螺钉穿透关节（图 3.5-17d，e）。使用股骨头同种异体骨进行翻修手术。在初次受伤 3 个月后，患者能够应对她的日常活动，但有一些轻微功能受限。活动范围为 0°~20°~135°，可自由旋转（图 3.5-17f）。

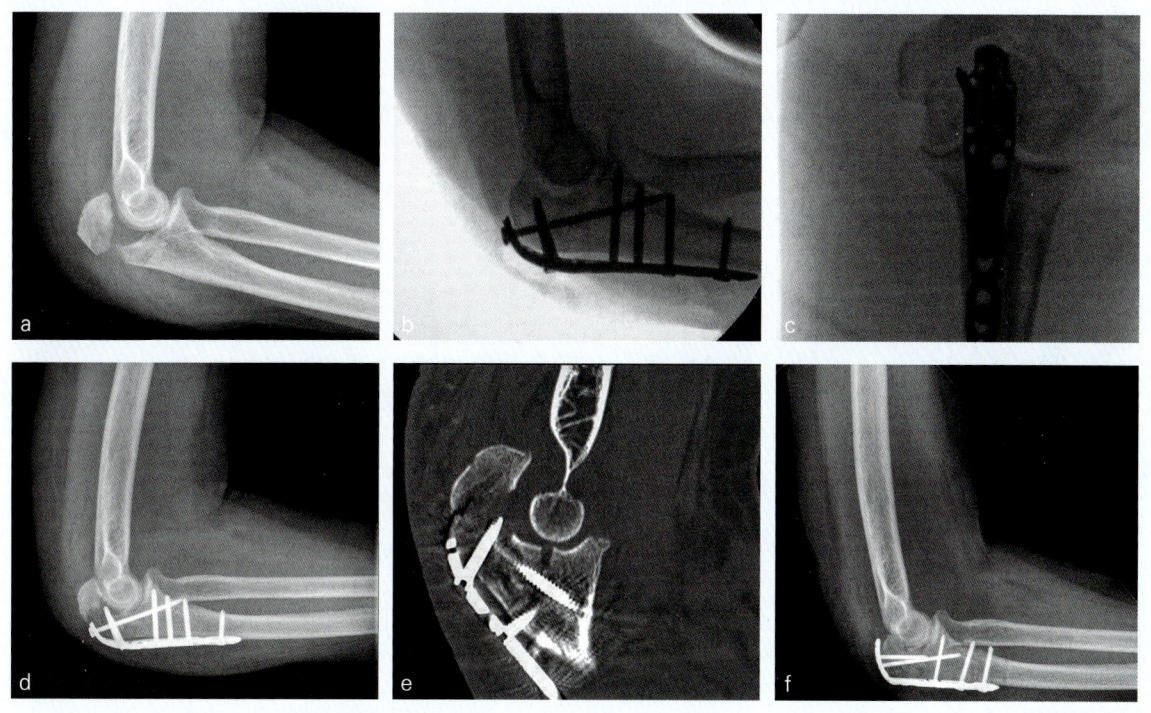

图 3.5-17 X 线片显示 Mayo ⅡB 型骨折（a），并用钢板固定术治疗（b，c），术后 2 周 X 线检查发现继发骨块移位和螺钉穿透关节的情况（d，e）。翻修手术为股骨头同种异体骨移植

案例 14

患者

一名 87 岁的患者跌倒在人行道上并发生 Mayo ⅡA 型骨折伴有伤口开裂（组织挫伤）（图 3.5-18a）。

治疗和结果

患者接受切开复位和钢板固定治疗。术中影像显示良好的复位和固定（图 3.5-18b）。但是，手术 4 天后，X 线片显示尺骨鹰嘴骨折处出现穿透、复位丢失和骨块移位（图 3.5-18c）。翻修手术使用钢丝拉紧和钢丝环扎固定。手术 2 个月后患者无痛并且对活动范围（0°~5°~120°）感到满意。X 线片显示骨折愈合（图 3.5-18d）。

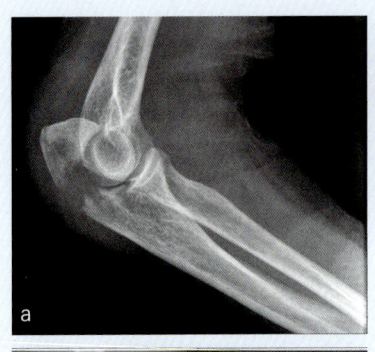
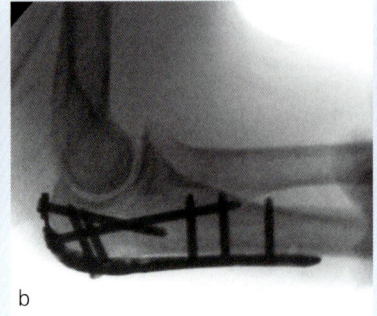
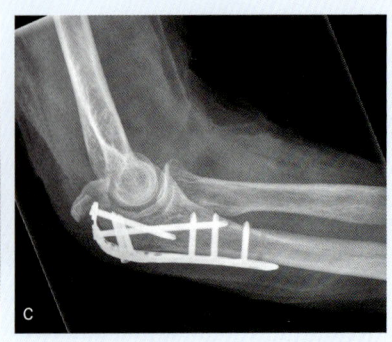
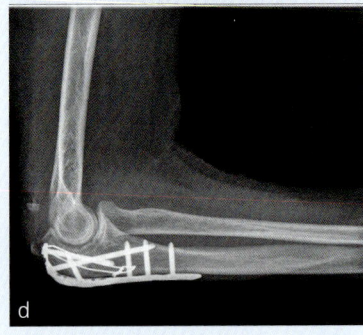

图 3.5-18 一名跌倒后的 87 岁患者
a. X 线片显示 Mayo ⅡA 型骨折伴有伤口开裂
b. 准备进行切开复位和钢板固定治疗，术中图像增强显示骨折后良好的复位和固定
c. 术后 4 天的 X 线片显示穿透、复位丢失和骨块移位，并进行翻修手术
d. X 线片显示损伤修复后的骨愈合及通过钢丝拉紧和钢丝环扎固定处理分离的骨块

5.3 并发症

5.3.1 植入物切除

注意骨质疏松性骨折中的螺钉穿透（案例 13：图 3.5-17，案例 14：图 3.5-18，案例 15：图 3.5-19）。螺钉固定会在骨质疏松性骨中失败。尤其是在活动受限的患者中应考虑更长的石膏固定，原因是肱三头肌拉力更大。在感染的情况下，螺钉松动并伴有骨折脱位也会发生。翻修手术及开放性伤口延迟治疗会增加伤口感染和并发症的风险。如果手术失败导致固定不佳或有症状的骨不连，骨块切除仍可产生令人满意的功能结局。

5.3.2 骨不连

手术和非手术治疗都会发生尺骨鹰嘴骨折的不愈合[9]。在普通人群中，尺骨鹰嘴骨折经手术治疗后骨不连的发生率为 1%[32]，但在老年人群中，骨不连率高达 78%[20, 21]。尺骨鹰嘴的大多数骨不连是无症状的纤维性骨不连，且无须进一步处理（案例 4：图 3.5-8，案例 5：图 3.5-9，案例 6：图 3.5-10，案例 16：图 3.5-20）[32]。

对经非手术治疗尺骨鹰嘴骨折的低需求老年患者进行的回顾性分析说明，即使是有移位的 Mayo Ⅱ 型骨折，也没有患者因症状性骨不连进行手术治疗[20, 21]。如果出现症状性骨不连与功能丧失和伸展不足、疼痛或肘部僵硬的情况下，可能需要手术治疗。手术选择包括骨块切除和肌腱重新固定（案例 15：图 3.5-19l，m），钢板固定，带或不带植骨的张力带钢丝固定并关节置换[32]。

如果骨折块小于滑车关节表面的 50%，则切除骨块并重新连接肱三头肌腱可能会产生令老年患者满意的结果，但伴有肱三头肌轻微无力[33]。但是，在切除前排除肘部不稳非常重要。此技术也可以为术后发生感染的挽救措施。

如果骨块大于 50% 并伴有症状性功能障碍，或者肘关节不稳定，则应采取植骨和全肘关节置换术[29, 32]。

老年人群尺骨鹰嘴骨折非手术和手术治疗后骨不连出现频繁但无症状。在大多数情况下，不需要进一步治疗，因为患者通常可以通过适当的主动活动缓解疼痛。

患者

一名 68 岁女性跌倒并发生 Mayo ⅡA 型骨折（图 3.5-19a）。

合并疾病

- 骨质疏松症
- 酒精性肝硬化

治疗和结果

患者患有 Mayo ⅡA 型骨折（图 3.5-19a），股骨假体周围骨折（图 3.5-19b）和耻骨骨折（图 3.5-19c）。受伤 2 天后，通过锁定钢板手术治疗骨折并使用张力带固定（图 3.5-19d，e）。手术 5 天后切除尺骨近端骨块（图 3.5-19f，g）。受伤 11 天后，使用"双"钢板固定（图 3.5-19h，i）。第二次手术后 4 天再次检测到骨块部分穿透，但在术中 X 线片中未见到（图 3.5-19j，k）。

同时，患者出现伤口裂开，在最初受伤后 24 天进行了另一次翻修手术。取出植入物，切除骨折块，获取组织样本，并应用负压伤口闭合器和外固定架。经过抗生素治疗，伤口愈合良好，患者对此感到满意，无痛，活动范围为 0°~20°~150°。与未受伤的对侧相比，肘部伸展力降低，但对患者并没有限制（图 3.5-19l，m）。

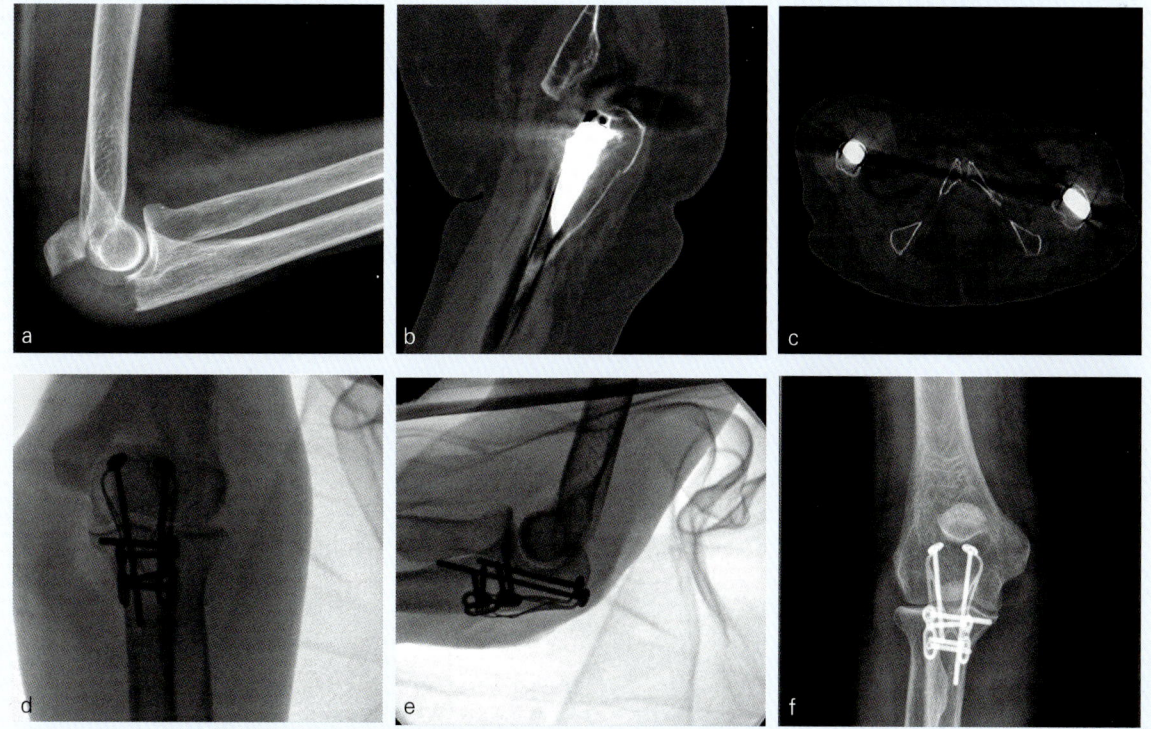

图 3.5-19 一名跌倒后的 68 岁女性患者
a~c. X 线片显示 Mayo ⅡA 型骨折（a），股骨假体周围骨折（b）和耻骨骨折（c）
d~g. 受伤后 2 天用张力带钢板固定术进行骨折手术治疗（d，e），并在术后 5 天切除尺骨近端骨块（f，g）

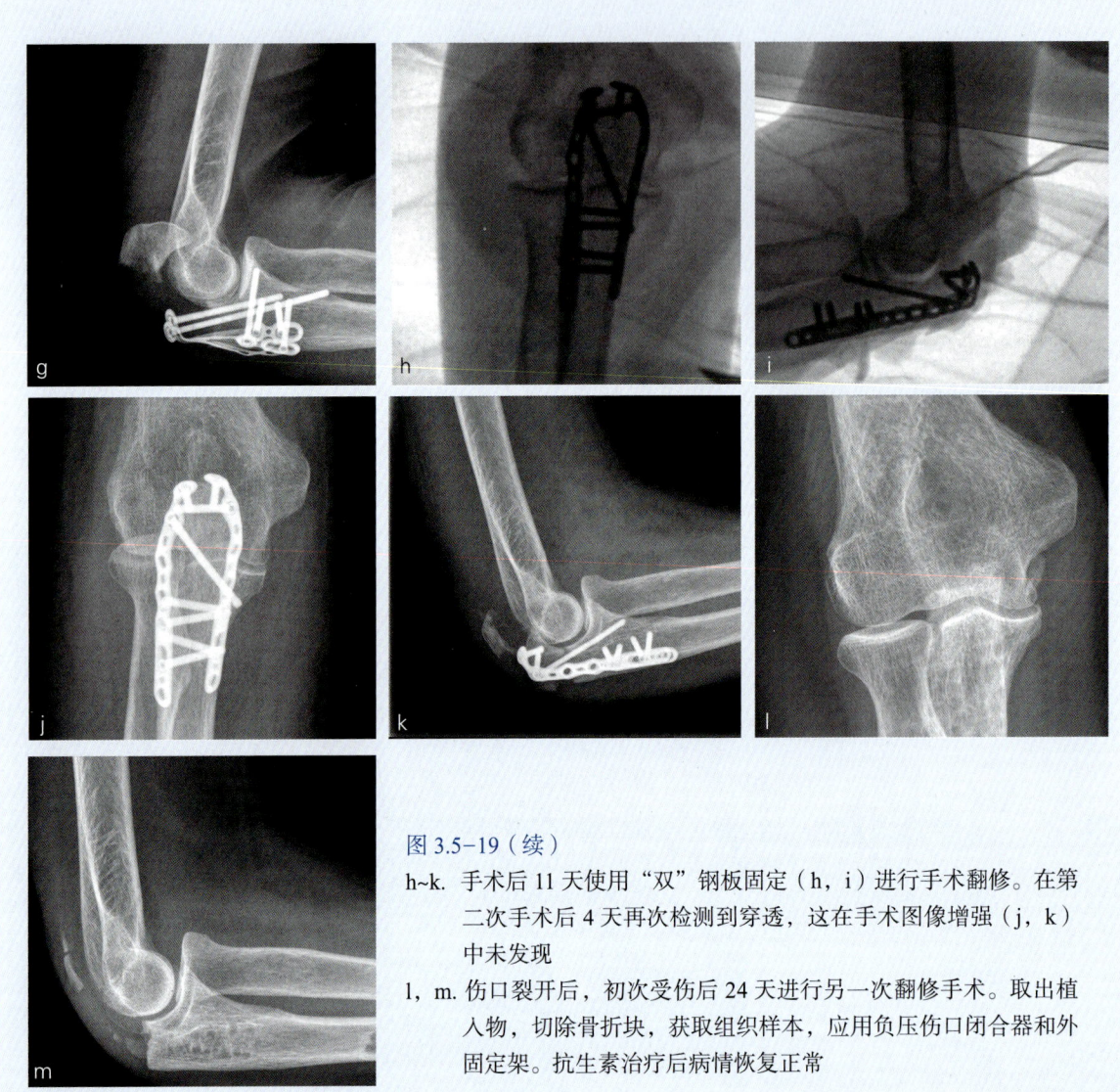

图 3.5-19（续）

h~k. 手术后 11 天使用"双"钢板固定（h，i）进行手术翻修。在第二次手术后 4 天再次检测到穿透，这在手术图像增强（j，k）中未发现

l，m. 伤口裂开后，初次受伤后 24 天进行另一次翻修手术。取出植入物，切除骨折块，获取组织样本，应用负压伤口闭合器和外固定架。抗生素治疗后病情恢复正常

案例 16

患者

一名 77 岁患者从楼梯滑倒并跌倒后出现 Mayo Ⅰ 型骨折（图 3.5-20a）。

合并疾病

- 滥用酒精

治疗和结果

开始选择了被动运动锻炼的非手术治疗。受伤 3 个月后，没有骨愈合且位移增加。但是，与未受伤的对侧相比，其 0°~0°~130° 的活动范围及无痛的临床结局令人满意（图 3.5-20b）。

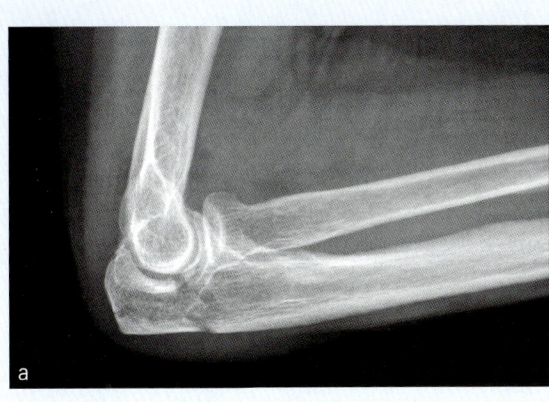
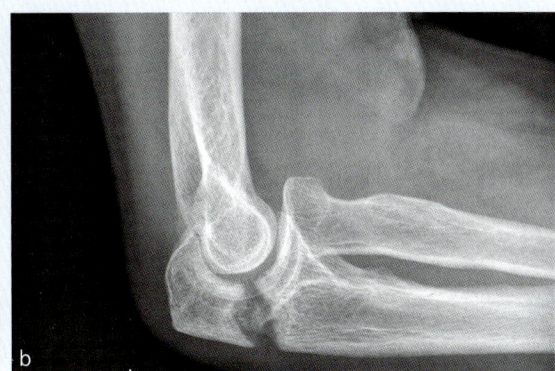

图 3.5-20 一名跌倒后的 77 岁患者
a. X 线片显示 Mayo Ⅰ 型骨折
b. 受伤 3 个月后和非手术治疗后 X 线片显示无骨愈合，但位移增加

6 参考文献

1. Duckworth AD, Clement ND, Aitken SA, et al. The epidemiology of fractures of the proximal ulna. Injury. 2012 Mar;43(3):343–346.
2. Rommens PM, Kuchle R, Schneider RU, et al. Olecranon fractures in adults: factors influencing outcome. Injury. 2004 Nov;35(11):1149–1157.
3. Newman SD, Mauffrey C, Krikler S. Olecranon fractures. Injury. 2009 Jun;40(6):575–581.
4. Sahajpal D, Wright TW. Proximal ulna fractures. J Hand Surg Am. 2009 Feb;34(2):357–362.
5. Ring D. Elbow fractures and dislocations. In: Rockwood C, Green D, Buchholz R, eds. Rockwood and Green's Fractures in Adults. 7th ed. Philadelphia Lippincott Williams & Wilkins; 2010:905–944.
6. Symes M, Harris IA, Limbers J, et al. SOFIE: Surgery for Olecranon Fractures in the Elderly: a randomised controlled trial of operative versus non-operative treatment. BMC Musculoskelet Disord. 2015 Oct 27;16:324.
7. Helm RH, Hornby R, Miller SW. The complications of surgical treatment of displaced fractures of the olecranon. Injury. 1987 Jan;18(1):48–50.
8. Romero JM, Miran A, Jensen CH. Complications and re-operation rate after tension-band wiring of olecranon fractures. J Orthop Sci. 2000;5(4):318–320.
9. Danziger MB, Healy WL. Operative treatment of olecranon nonunion. J Orthop Trauma. 1992;6(3):290–293.
10. Veras Del Monte L, Sirera Vercher M, Busquets Net R, et al. Conservative treatment of displaced fractures of the olecranon in the elderly. Injury. 1999 Mar;30(2):105–110.
11. Colton CL. Fractures of the olecranon in adults: classification and management. Injury. 1973 Nov;5(2):121–129.
12. Morrey BF. Current concepts in the treatment of fractures of the radial head, the olecranon, and the coronoid. Instr Course Lect. 1995;44:175–185.
13. Schatzker J. Fractures of the Olecranon (12-B1). The rationale of operative fracture care. Berlin: Springer; 2005:123–129.
14. Müller ME, Allgöwer M, Perren S. Manual of internal fixation: techniques recommended by the AO-ASIF group. Berlin: Springer Verlag, 1991.
15. Tamaoki MJ, Matsunaga FT, Silveira JD, et al. Reproducibility of classifications for olecranon fractures. Injury. 2014 Nov;45 Suppl 5:S18–S20.
16. Benetton CA, Cesa G, El-Kouba Junior G, et al. Agreement of olecranon fractures before and after the exposure to four classification systems. J Shoulder Elbow Surg. 2015 Mar;24(3):358–363.
17. Clement ND, Green K, Murray N, et al. Undisplaced intracapsular hip fractures in the elderly: predicting fixation failure and mortality. A prospective study of 162 patients. J Orthop Sci. 2013 Jul;18(4):578–585.
18. Ginsel BL, Taher A, Ottley MC, et al. Hospital mortality after arthroplasty using a cemented stem for displaced femoral neck fractures. J Orthop Surg (Hong Kong). 2014 Dec;22(3):279–281.
19. Muller F, Galler M, Zellner M, et al. The fate of proximal femoral fractures in the 10th decade of life: an analysis of 117 consecutive patients. Injury. 2015 Oct;46(10):1983–1987.
20. Duckworth AD, Bugler KE, Clement ND, et al. Nonoperative management of displaced olecranon fractures in low-demand elderly patients. J Bone Joint Surg Am. 2014 Jan 01;96(1):67–72.
21. Gallucci GL, Piuzzi NS, Slullitel PA, et al. Non-surgical functional treatment for displaced olecranon fractures in the

22. Edwards SG, Martin BD, Fu RH, et al. Comparison of olecranon plate fixation in osteoporotic bone: do current technologies and designs make a difference? J Orthop Trauma. 2011 May;25(5):306–311.
23. Kim T, Ayturk UM, Haskell A, et al. Fixation of osteoporotic distal fibula fractures: A biomechanical comparison of locking versus conventional plates. J Foot Ankle Surg. 2007 Jan-Feb;46(1):2–6.
24. Ring D, Kloen P, Kadzielski J, et al. Locking compression plates for osteoporotic nonunions of the diaphyseal humerus. Clin Orthop Relat Res. 2004 Aug(425):50–54.
25. Snow M, Thompson G, Turner PG. A mechanical comparison of the locking compression plate (LCP) and the low contact-dynamic compression plate (DCP) in an osteoporotic bone model. J Orthop Trauma. 2008 Feb;22(2):121–125.
26. Stoffel K, Booth G, Rohrl SM, et al. A comparison of conventional versus locking plates in intraarticular calcaneus fractures: a biomechanical study in human cadavers. Clin Biomech (Bristol, Avon). 2007 Jan;22(1):100–105.
27. Amini MH, Azar FM, Wilson BR, et al. Comparison of Outcomes and Costs of Tension-Band and Locking-Plate Osteosynthesis in Transverse Olecranon Fractures: A Matched-Cohort Study. Am J Orthop (Belle Mead NJ). 2015 Jul;44(7):E211–E215.
28. Schliemann B, Raschke MJ, Groene P, et al. Comparison of tension band wiring and precontoured locking compression plate fixation in Mayo type IIA olecranon fractures. Acta Orthop Belg. 2014 Mar;80(1):106–111.
29. Baecher N, Edwards S. Olecranon fractures. J Hand Surg Am. 2013 Mar;38(3):593–604.
30. Veillette CJ, Steinmann SP. Olecranon fractures. Orthop Clin North Am. 2008 Apr;39(2):229–236, vii.
31. Izzi J, Athwal GS. An off-loading triceps suture for augmentation of plate fixation in comminuted osteoporotic fractures of the olecranon. J Orthop Trauma. 2012 Jan;26(1):59–61.
32. Papagelopoulos PJ, Morrey BF. Treatment of nonunion of olecranon fractures. J Bone Joint Surg Br. 1994 Jul;76(4):627–635.
33. Gartsman GM, Sculco TP, Otis JC. Operative treatment of olecranon fractures. Excision or open reduction with internal fixation. J Bone Joint Surg Am. 1981 Jun;63(5):718–721.

3.6　前臂远端

作者　Rohit Arora, Alexander Keiler, Susanne Strasser
译者　管志远　　审校　宋纯理

1　引言

约 200 年前，亚伯拉罕·科尔斯（Abraham Colles）说桡骨远端骨折（distal radial fracture, DRF）"……肢体将再次享受完美的自由运动，完全摆脱痛苦"[1]。从今天的角度来看，情况并非如此。尽管有令人印象深刻的文学作品和众多疾病的解决方案，我们仍然没有足够的证据指导所有具体的治疗方案。

由于老年人年龄增加和活动水平降低，这些骨折的适当治疗越来越受到重视。主要目标是预防腕关节炎和恢复腕关节功能，使他们快速恢复到积极独立状态。

在本章中，我们将讨论这种损伤情况的典型特征，对脆性骨折患者的意义，通用治疗选择及可能的并发症。通常面临的挑战包括以下方面。

- 对个别患者功能的影响是变化的，可能会难以预测。通常，对解剖结构的差异性容忍度很高，这主要是由于功能需求有限。影像学结果与临床和功能结局不相关（图 3.6-1）
- 在疏松的骨骼进行桡骨远端关节内骨折内固定是极具挑战性的。即使使用锁定植入物，关节块的塌陷也会导致继发的关节内螺钉穿透
- 由于关节内粉碎，干骺端背侧不稳定，骨质量差，有些 DRF 不可能恢复。在这些情况下，桡骨远端关节置换术可能是另一种治疗选择

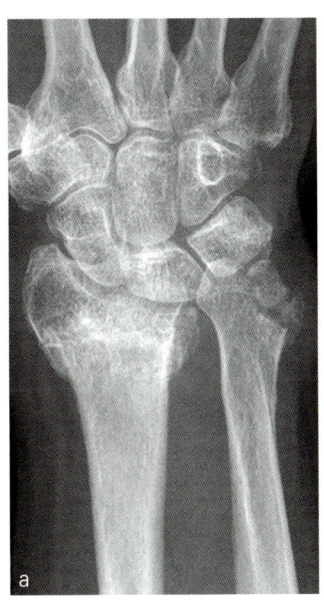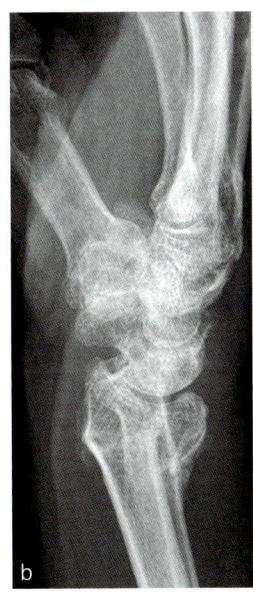

图 3.6-1　一名 81 岁患有畸形愈合的女性
a，b. 未经手术治疗的桡骨远端骨折患者伴背侧倾斜、短缩和尺骨以上的位置改变，AP（a）和侧位（b）X 线片

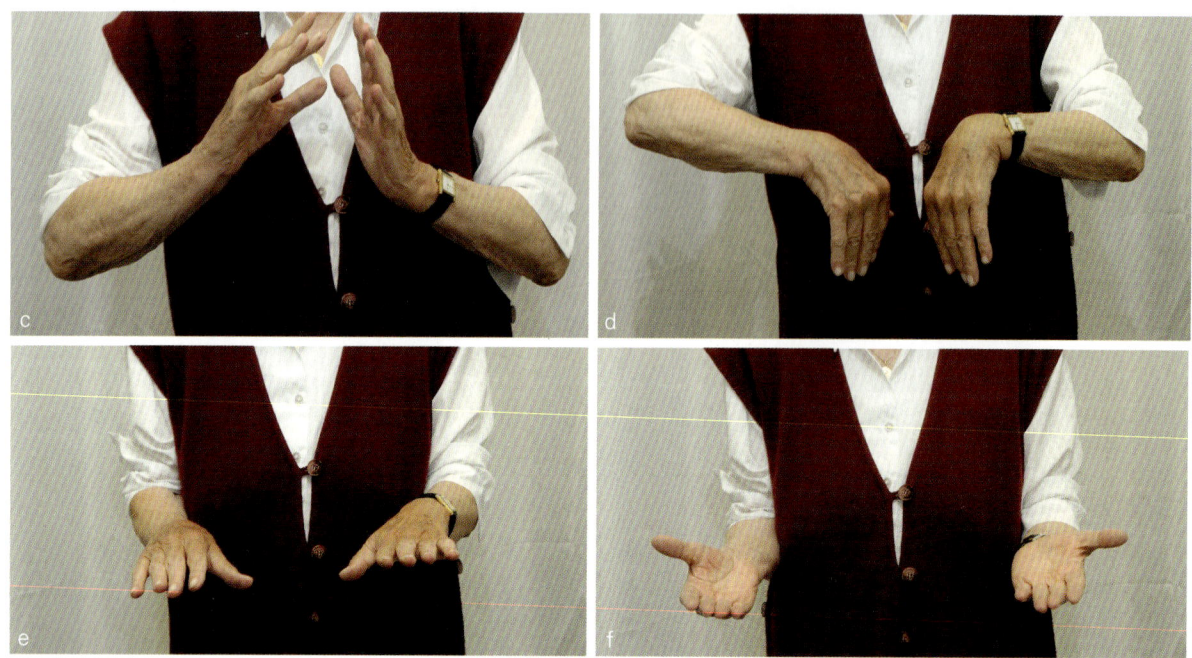

图 3.6-1（续）

c~f. 尽管畸形愈合，但临床效果良好，功能令人满意，无主观损伤（c~f），手臂、肩关节和手部功能障碍得分为 8，患者评级的腕关节评估得分为 10，疼痛视觉模拟量表评分为 0（无疼痛），平均伸展 50°，屈曲 45°，无限制的前旋和旋后，对侧的握力为 78%

- 外科医生需要密切注意最佳的钢板位置，以最大限度地减少将来取出植入物的风险
- DRF 与前臂远端骨折（DFF）之间的区别至关重要。DFF 治疗的差异性，因为尺骨远端骨折容易导致不稳定，治疗方法不同。此外，DFF 通常是 1 级或 2 级尺侧开放性骨折
- 老年 DRF 的治疗存在争议。无移位的 DRF 需进行非手术治疗，建议对掌侧移位的 DRF（图 3.6-2）、DFF、开放性骨折和骨折脱位进行标准手术固定

- 术后早期进行功能性物理和康复治疗，手术固定可防止关节僵硬并显著改善临床效果

2 流行病学和病因学

桡骨远端骨折是 65 岁及以上人群中最常见的上肢骨折，仅次于椎体压缩性骨折，在全部骨折发生率中占第二位[2]。总发病率因国家不同而存在差异。在斯堪的纳维亚半岛，每年每 10 000 人中大约有 30 人[3]。在整个人群中，骨折呈双峰分布，峰值出现在年轻男性和老年女性。大约 70% 的成人骨折发生在 61~69 岁的女性[4]。在年轻患者中，这些骨折通常是由于高能量创伤或从高处跌倒。相反，在老年患者中，这些骨折主要是由于低能量创伤或从站立高度跌倒。最近的研究发现腕部骨折（即"标志物性质骨折"）和未来的骨质疏松性骨折之间存在相关性[5,6]。在女性中，先发生腕部骨折再

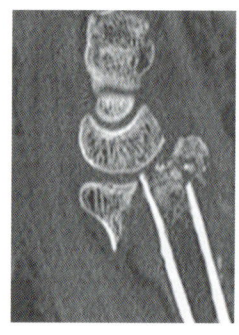

图 3.6-2 矢状面 CT 扫描显示一名 78 岁女性患者患有桡骨远端骨折伴掌侧移位

发生髋部骨折的风险增加了 1.4~1.8 倍。在老年男性中，髋部骨折的风险增加了 2.3~2.7 倍[7]。桡骨远端骨折与社会经济成本有显著相关性[8]。

流行病学研究比较少，因为这种骨折类型中只有一小部分需要住院。但是，DRF/DFF 的发生率已显示出与髋部骨折的发生率存在明显相关性[9]。此外，还需要根据调查的人群才能分析 DRF/DFF 发生率是增加、减少还是稳定[9-11]。

3　诊断

桡骨远端骨折通常会导致即刻疼痛，压痛，瘀伤和肿胀。在大多数情况下，可以看到骨折畸形。为了进一步治疗，至关重要的是考虑患者的功能性生活方式（如练习运动），日常生活活动（ADL）需求（如独立生活或需要使用拐杖或步行架），以及其他功能需求。

3.1　普通 X 线检查

在简单骨折模式中，普通的 AP 和侧位 X 线检查是在治疗前后进行的。

3.2　计算机断层扫描和磁共振成像

计算机断层扫描（CT）通常用于多骨块关节内骨折，以在术前对骨折损伤部位进行准确评估和决策。计算机断层扫描通常可以比 X 线检查提供更多骨折移位的信息。在急性 DRF 中，磁共振成像（MRI）检查并不重要。

3.3　影像学参数

具有生物力学和相关临床意义的影像学参数已经被开发用来评估桡腕关节。

- 掌倾角——桡骨长轴的垂直线和从桡骨远端手背侧至掌侧连线的夹角（平均 10°~12°）（图 3.6-3）
- 桡偏角——桡骨长轴与桡骨茎突顶点和桡骨远端乙状切迹中心点连线的夹角（平均 22°~23°）（图 3.6-4）
- 桡骨长度——桡骨茎突的顶点到桡尺远侧关节（DRUJ）的尺骨头水平面之间的距离（平均 11~12 mm）（图 3.6-5）
- 尺骨变异——AP 片上桡骨远端乙状切迹的中心点与尺骨头最远端延伸之间的轴向长度差异（图 3.6-6）

3.4　评估桡尺远侧关节不稳定

术中及解剖重建 DRF 后，动态测试桡尺远侧关节（DRUJ）的不稳定性。在中立位置，受伤侧尺骨与未受伤侧相互对比。DRUJ 的测试具有重要的临床意义，如在 DRUJ 稳定的情况下，尺骨茎突骨折可以使用非手术治疗。

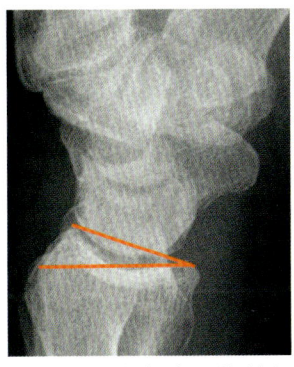

图 3.6-3　掌倾角：桡骨长轴的垂直线和从桡骨远端手背侧至掌侧连线的夹角

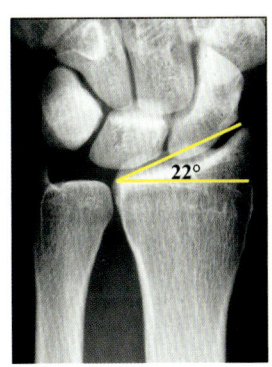

图 3.6-4　桡偏角：桡骨长轴与桡骨茎突顶点和桡骨远端乙状切迹中心点连线的夹角

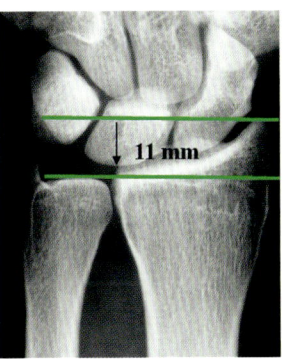

图 3.6-5　桡骨长度：桡骨茎突顶点到 DRUJ 的尺骨头水平面的距离

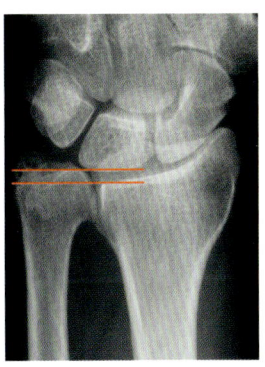

图 3.6-6　尺骨变异：在 AP 片观察到桡骨远端乙状切迹的中心点与尺骨头最远端延伸之间的轴向长度差异

在 DRUJ 的稳定状态下，尺骨茎突出现骨不连通常是无症状的。最近没有证据表明尺骨茎突骨折进行早期固定是有益的[12]。对于非常罕见的慢性尺骨骨折症状，翻修手术修复的结果是令人鼓舞的，所以可以让有症状的尺骨茎突骨折患者晚期固定成为可接受的选择。

4 分类

4.1 AO/OTA 骨折和脱位分类

目前有多种骨折分类方法，如 AO/OTA、Frykman、Melone、Fernandez、Pechlaner 等，并且没有最佳的分类标准体系。Andersen 等[13]对 Frykman、Melone、Mayo 和 AO/OTA 分类系统进行了比较，并报告普通 X 线检查对于 X 线片阅读者来说具有比较低的一致性。Arealis 等[14]报告说，即使使用 CT 扫描也不会增加观察者之间或观察者内部对于不同分类系统的可靠性。

在比较 DRF 结果的科学论文中，AO/OTA 分类是最常用的。别名更清楚地描述了骨折类型，如 Colles 骨折定义为手背侧移位，Smith 骨折定义为手掌侧移位。

4.2 常用别名

4.2.1 Colles 骨折

Colles 骨折是指出现腕部向桡背侧移位的桡骨远端骨折。干骺端背侧出现粉碎性骨折是典型的。有时这种骨折被称为前臂的"餐叉"或"刺刀"畸形（图 3.6-7）[15]。

4.2.2 Smith 骨折

这种桡骨远端骨折有时被称为反向的 Colles 骨折或 Goyrand-Smith 骨折。远端骨折块出现手掌侧移位，与 Colles 骨折出现手背侧移位方向相反。根据影响的严重程度，可能是一块或多块骨块，也可能累及或不累及腕关节的关节面（图 3.6-8）。Smith 骨折较 Colles 骨折少见[16]。

4.2.3 Barton 骨折

该骨折是桡骨远端关节内骨折伴桡腕关节脱位。Barton 骨折包括背侧和掌侧 2 种，掌侧更常见。Barton 骨折是由跌倒引起的手腕伸直并向前旋转，增加了腕关节背缘的压力。关节内骨骼结构可以将这种骨折与 Smith 和 Colles 骨折区分开（图 3.6-9）[17]。

4.2.4 Chauffeur 骨折

桡骨茎突关节内骨折伴腕关节半脱位，附着在茎突骨折块上，也称为 Hutchinson 骨折或回火骨折。骨折块位于桡骨茎突内，尽管骨折块的大小可以发生明显变化，但骨折线从桡骨远端关节面经桡骨远端外侧皮质向近端呈现从基本上横行到几乎矢状的斜行方向延伸，因此将桡骨茎突与桡骨其余部分分离（图 3.6-10）[18, 19]。

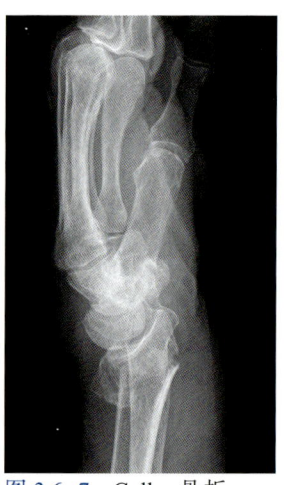 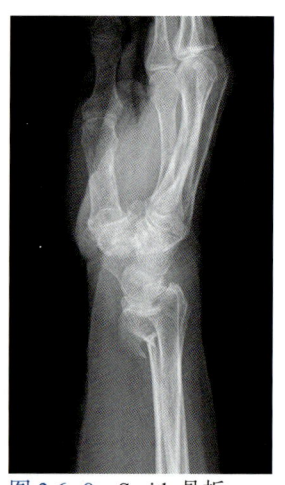

图 3.6-7 Colles 骨折——远端骨折块背侧移位伴干骺端粉碎

图 3.6-8 Smith 骨折——远端骨折块掌侧移位

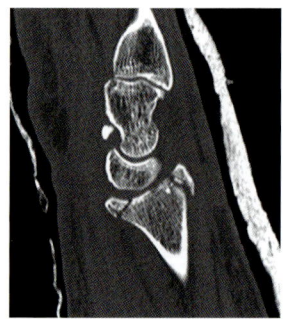 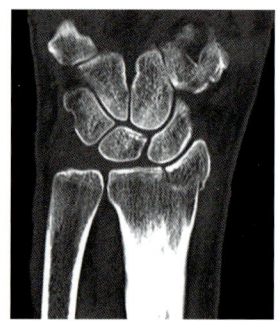

图 3.6-9 Barton 骨折——骨折脱位同时伴有腕掌侧或背侧骨折块移位

图 3.6-10 Chauffeur 骨折——桡骨茎突骨折伴腕关节半脱位，同时附着于茎突骨折块上

4.3 三柱概念

Rikli 等[20]提出的三柱概念有助于理解复杂关节内 DRF 的骨折模式。

- 桡骨柱包括带舟骨面的桡骨茎突
- 中间柱由月骨面和乙状切迹组成，形成 DRUJ
- 尺骨柱由尺骨远端连同三角纤维软骨复合体（TFCC）组成

4.4 前臂远端骨折

与 DRF 相关的远端尺骨头和（或）尺骨颈骨折被定义为 DFF。孤立性尺骨茎突骨折必须与尺骨远端骨折（DUF）区分开来。在 6% 的病例中，老年人广泛移位的 DRF 与 DUF 有关[21]。根据 Gustilo 和 Anderson 分级，13% 为 1 级开放性骨折，其中远端尺骨干穿透尺侧皮肤。

4.5 骨折脱位

在这些骨折类型中，腕骨跟随掌侧或背侧骨折块（通常为中间柱的掌侧或背缘骨块，月骨小关节块），导致腕骨半脱位。骨折脱位即使在老年人中也应手术治疗。

4.6 实用方法

我们通常不使用严格的分类系统，而是描述以下参数。

- 远端骨折块的掌侧或背侧移位。对于掌侧移位的 DRF，应手术治疗
- 关节内或关节外骨折特征有助于描述骨折严重程度
- 干骺端粉碎导致不稳定增加
- 掌侧或背侧凹陷（die-punch 骨折）的中间柱（月骨面），涉及 DRUJ 的关键角是一个因素（图 3.6-11）
- 任何骨折移位的迹象，伴有小的掌骨（泪滴）或背侧骨折，其中腕骨跟随骨折块导致桡腕半脱位（图 3.6-12）
- 尺骨柱的相关骨折（即尺骨远端骨折）（图 3.6-13）。这些增加了不稳定性，需要治疗尺骨柱
- 相关的腕部或软组织损伤（图 3.6-14）。这些需要额外的治疗（如内在韧带的缝合）

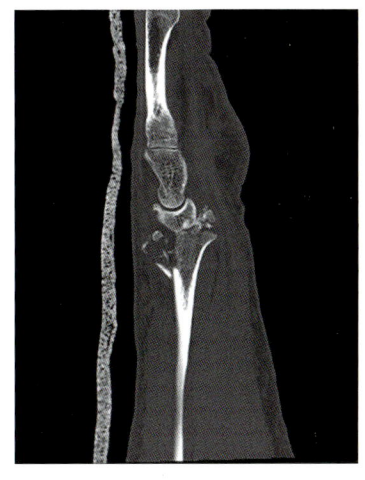

图 3.6-11 一名 89 岁女性患者的侧位 X 线片，该患者表现为中间柱（月骨面）掌侧和背侧压缩性骨折（die-punch 骨折）；中间柱的关键部分是包括 DRUJ 的 die-punch 骨折块

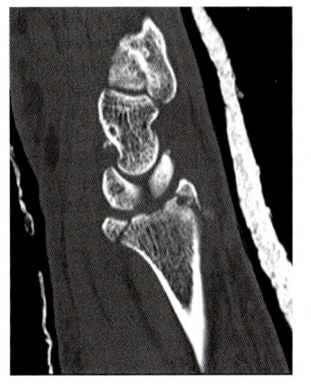

图 3.6-12 骨折脱位伴小的掌侧和背缘骨折。桡骨骨折半脱位导致腕骨骨折块产生

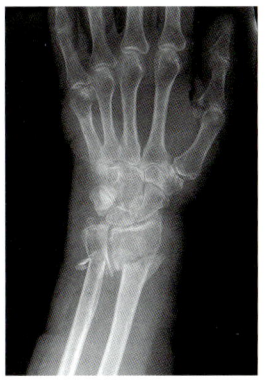

图 3.6-13 AP 片显示一名 84 岁女性患者伴有桡骨远端骨折和尺骨柱骨折

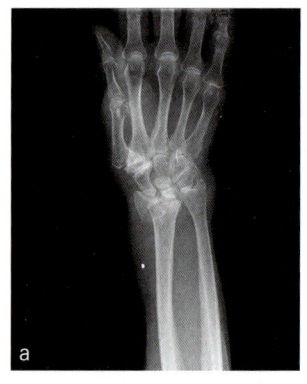
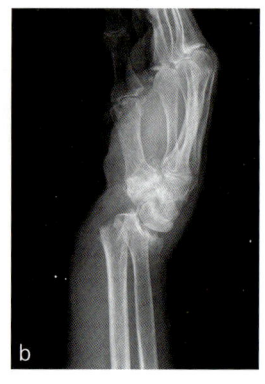
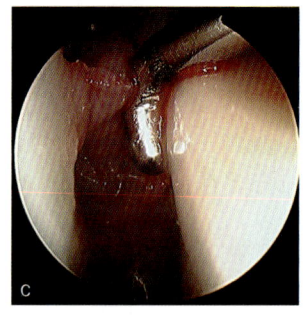

图3.6-14 AP（a）和侧位（b）X线片显示一名老年女性患者桡骨远端骨折及相关腕骨和软组织受伤。计算机断层扫描显示术中关节镜下发现完整的手舟骨韧带断裂（c）

5 决策

老年DRF的治疗存在争议。稳定性骨折可以用石膏固定治疗，通常结果令人满意。对于不稳定DRF，其中石膏固定不能保持骨折复位，建议进行其他固定。一些作者提示不稳定DRF应该进行非手术治疗，因为在老年患者中骨折复位和X线解剖定位与更好的功能结局无关。另一方面，一些案例也说明在该人群中使用锁定植入物治疗，DRF背侧移位的并发症发生率极低，内固定效果极佳（请参见Rikli等[22]）。

5.1 骨折处理与夹板治疗

从经验上看，在急诊室进行全身麻醉，然后用肘以下石膏固定对于移位的DRF通常是非常有效的。闭合复位后使用X线评估骨折复位情况。如今，是否在老年患者中进行急性DRF改善是有争议的，取决于以下原因。

- 骨密度（BMD）降低与不稳定DRF存在相关性，进行闭合复位术后发生继发移位的风险为50%[23]
- 外固定后骨折复位的发生率很低；在开始的10天内有30%的骨折出现移位，在之后的10天内又有29%出现移位[24]
- 非手术治疗的患者出现继发移位后再次进行闭合内固定术操作[25]
- 对于低需求患者，骨折分类、初始移位或最终影像学检查结果之间没有相关性[26]
- 58岁以上的患者出现不可接受的移位影像检查结果的风险增加[23]
- Sakai等[27]报告说骨密度降低通常与远端骨折块的移位增加存在明显相关性

患者年龄与骨折不稳定相关。减少损失的累积风险因素包括以下方面。

- 年龄大于60岁
- 掌背角大于20°或桡骨短缩大于5 mm
- 手掌背侧连续性中断
- 尺骨骨折或桡腕关节内受累[28]

骨质疏松症通过减少干骺端骨小梁的数量进而导致较大的干骺端间隙，从而增加骨折的不稳定性[29, 30]。Nesbitt等[23]报告说年龄是用来预测闭合复位和固定治疗的DRF继发移位和不稳定的唯一重要危险因素。对于不稳定DRF可以进行切开复位内固定术。考虑到这些结果，就产生了是否应尝试复位移位的DRF的问题。复位后，这些骨折大部分将复位异常并持续存在影像学上的畸形愈合，但没有证据表明这确实会导致骨折功能不佳。在我们的实践中，骨折闭合复位仅在以下特定情况下进行。

- 掌背角小于20°和桡骨短缩小于5 mm的简单骨折，因为骨折的操作可能实现更好的解剖复位[31]
- 如果患者有多发创伤
- 如果计划进行手术，则在软组织处于危险中或骨折块会压迫神经的情况下实施

在大多数其他情况下，痛苦的骨折手术操

作是可以避免的。指夹牵引和肘下石膏固定而不进行手术操作是急性期 DRF 的主要的治疗方式。消肿后，外固定可以去掉而不需要手术。手腕应该固定在短臂的中立位置上 5 周，同时开始主动手指锻炼。脱模后，建议进行物理治疗。

5.2 手术与非手术治疗

多项研究表明，年轻、活跃和高功能患者的解剖结果与功能结局之间存在高度相关性。桡骨远端骨折可导致创伤后腕关节畸形，并出现腕部变形和疼痛，进而导致不理想的功能结局[32, 33]。因此，对于年轻 DRF 患者，使用切开复位内固定（ORIF）恢复关节功能和桡骨长度是非常必要的[34, 35]。

基于年轻骨折患者的治疗方法对脆性骨折患者进行手术治疗并不合适[32]。桡骨远端骨折是一个很好的例子，可以说明年轻患者与老年患者的决策应差别很大。

- 老年患者是异质性群体且具有多种多样的需要
- 合并疾病会增加围手术期的风险
- 畸形骨折的后果很难预测且在临床上通常不重要

目前，对于老年人不稳定 DRF 的治疗尚无共识[36]。

在一项单中心前瞻性试验中，作者随机将 73 例患有移位和不稳定 DRF 患者随机分为用掌侧锁定钢板的 ORIF 组和闭合复位石膏固定组。在整个随访期间，根据关节活动度（ROM）或疼痛缓解程度来看 2 组之间没有显著差异（$P>0.05$）。手术组患者有较低的手臂、肩关节和手部功能障碍（DASH）和患者评级的腕关节评估（PRWE）评分，说明术后早期手腕功能恢复较好（$P<0.05$），但在 6 个月和 12 个月时 2 组之间没有显著差异。然而，手术组在各个时间段内的握力均显著提高（$P<0.05$）。此外，在最近一次随访时中发现，手术组较非手术组在桡骨背侧倾斜、桡骨倾斜和桡骨缩短有明显优势。手术组并发症发生率明显高于非手术组（13 例与 5 例相比，$P<0.05$）。在 12 个月的随访检查中，ROM、疼痛评分、PRWE 和 DASH 评分在手术组和非手术组之间没有差异（案例 1：图 3.6-15，图 3.6-16）[37]。

案例 1

患者

一名 78 岁的女性，患有桡骨远端骨折。

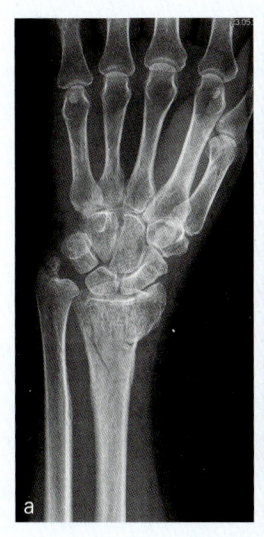
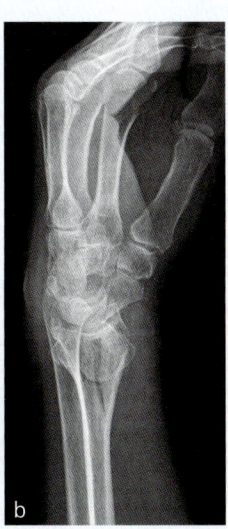
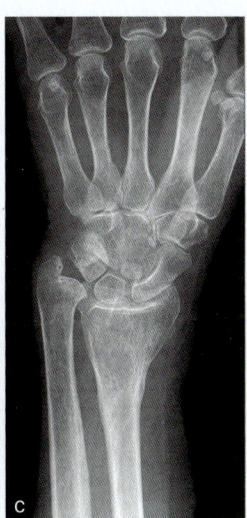
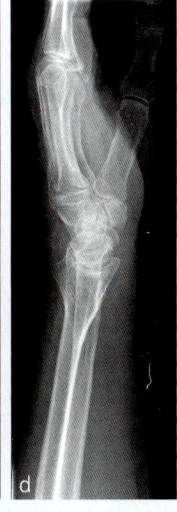

图 3.6-15
a, b. 术前 AP 和侧位 X 线片
c, d. 骨折愈合后的影像学结果

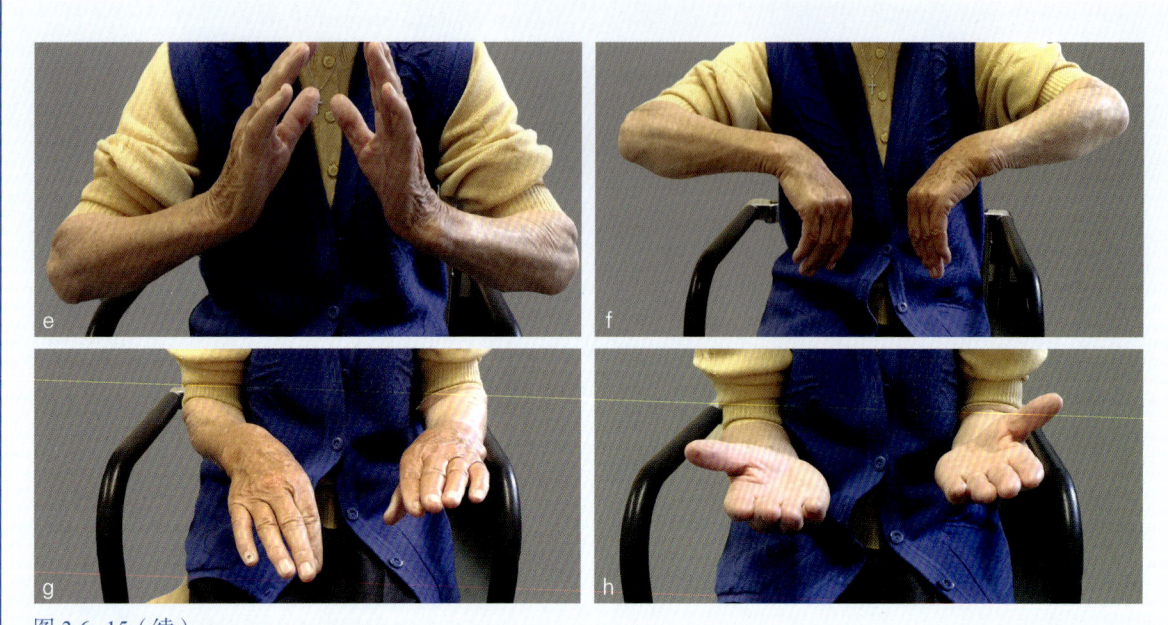

图 3.6-15（续）

e~h. 同一名 78 岁患者的屈曲（e）、伸展（f）、旋前（g）和旋后（h）的功能结局

实现解剖功能复位不会对 ROM 的改进或执行 ADL 的能力产生好的结果[37]。

DRF 的治疗不仅取决于患者年龄，还取决于患者地域差异、当地文化、外科医生的培训或外科医生的年龄[38, 39]。Nelson 等[40] 报告说，即使在活跃度较高的老年人中，桡骨远端畸形愈合也不影响功能预后。

Chung 等[41] 系统地回顾了治疗 60 岁以上 DRF 患者的 5 种常用技术，即掌侧锁定钢板系统、非桥接外固定架（EF）、桥接 EF、经皮克氏针固定和石膏固定。作者得出的结论是，尽管石膏固定组的影像学检查结果较差，但功能结果与接受手术治疗的患者没有差异。这 5 种治疗方式在有效 ROM、握力或 DASH 评分方面没有显著差异，但是掌侧锁定钢板治疗组的影像学检查结果明显优于非手术组。在桥接 EF 组中出现的严重并发症并不需要再次手术治疗。但是在掌侧锁定钢板组出现的严重并发症多需要手术治疗。

外科医生用 DRF 治疗老年人的主要目标是一个无痛且功能令人满意的手部和腕部运动功能以实现 ADL，特别是在卫生、进食和活动方面。

进行手术或非手术治疗主要把患者考虑进来。患者和照护者应被告知以下内容。

- 未经手术治疗的不稳定 DRF 最终会在骨折端出现畸形愈合和明显的畸形。有些患者不接受明显骨折端畸形愈合，因此应该为他们考虑手术治疗
- 并非所有骨折畸形愈合都是有症状的，如果出现有症状的骨折畸形愈合，则可以选择以后再治疗这种情况[42]

DRF 手术之后，疼痛、握力和 ROM 持续改善通常需要长达 2~4 年。腕部骨折畸形愈合患者在术后 1 年有更多的不适感，但这种情况会在术后 2~4 年内明显改善[43]。老年人的影像学和功能结局之间的相关性降低，可能与年龄增长相关的腕关节功能需求减少有关[44]。总而言之，非手术治疗或手术治疗老年人不稳定 DRF 的长期功能结局没有显著差异。在使用掌侧锁定钢板治疗的患者中，握力恢复更好。

5.2.1 与骨折有关的因素

无移位的 DRF 行非手术治疗。对于以下骨折类型，即使是老年人，我们建议使用手术治疗。

- 腕骨相对于前臂轴明显错位的掌侧移位 DRF（图 3.6-16）[45]
- 桡骨远端骨折合并尺骨远端骨折同时伴有三柱损伤时会导致明显不稳定性。非手术治疗导致严重骨折畸形愈合（图 3.6-17）。非手术治疗这类骨折会导致结果无法预测。桡骨和尺骨错位及 DRUJ 不稳定会导致前臂旋转和腕部运动功能受损[21]。未能实现稳定的解剖复位和 DRUJ 的稳定性会损害重建尺骨变异和 DRUJ 稳定性的能力，但这可能导致局部功能障碍、桡骨远端和尺骨骨不连、尺侧腕关节疼痛和创伤后关节炎[46-48]。在任何方向上，DUF 的角度偏移并在任何方向上大于 10°，桡骨相对于尺骨出现超过一半的位移或是关节脱位被认为是不稳定的，建议使用 DUF 的 ORIF[49]
- 对于开放性骨折（图 3.6-18）和移位性骨折建议进行手术固定（图 3.6-19，请参阅本章主题 4.2.3）

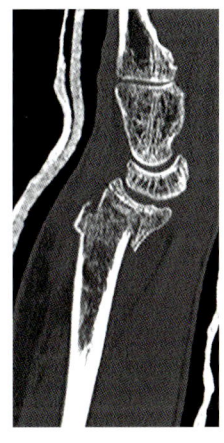

图 3.6-16 一名 76 岁女性患者的矢状面计算机断层扫描显示桡骨远端掌侧移位骨折

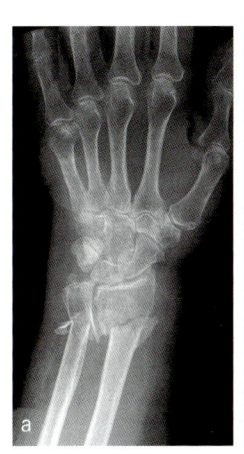

图 3.6-17 AP（a）和侧位（b）片显示桡骨远端骨折伴有尺骨远端骨折。三柱理论的参与导致高度的不稳定骨折的情况

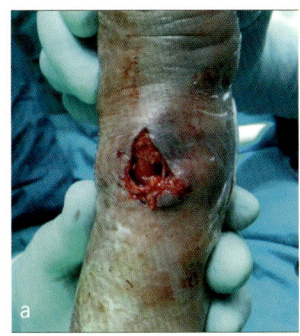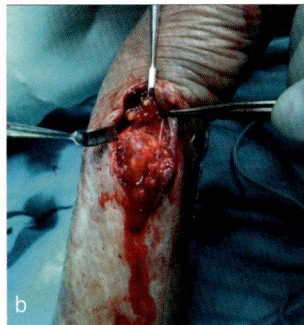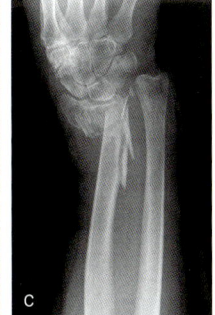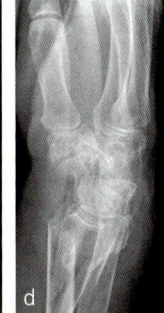

图 3.6-18 一名 89 岁桡骨远端开放性骨折女性患者的术前发现（a，b）和 AP（c）及侧位（d）X 线片

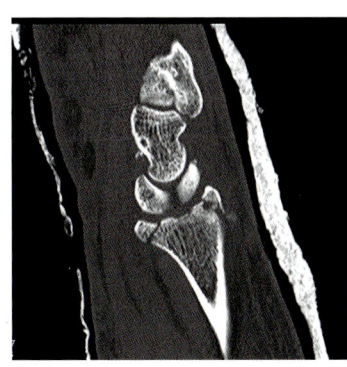

图 3.6-19 一名 76 岁女性患者的计算机断层扫描显示闭合复位后桡骨远端骨折移位（请参阅本章主题 4.2.3）

在不稳定 DRF 中，如果使用石膏固定不能保持骨折复位，建议进行额外的固定[25]。

5.2.2 与患者有关的因素

由于患者需求、功能结局及患者围手术期风险的差异，表 3.6-1 中的因素应包括在决策过程中。

表 3.6-1 决策中应包括的患者相关因素

赞成手术管理	赞成非手术管理
年龄较小	年龄较大
固定时间短	术后发生谵妄的风险
高积极性和独立性	低需求和低水平的活动
低 Charlson 合并疾病指数	高 Charlson 合并疾病指数
提早恢复日常活动和体育活动	高度骨质疏松
伴发性骨折	痴呆
对美观的需求	脆弱

5.3 植入物的选择

5.3.1 经皮克氏针治疗

仅靠经皮克氏针固定可能不足以维持关节和干骺端的稳定性，就像克氏针不是承重设备一样。另外，前臂夹板对于整个干骺端的弯曲力是必要的。固定钢丝最多保留 4 周，前臂石膏固定可以持续 6 周。经皮固定是一种相对简单的固定方法，建议用于可复位的关节外和简单关节内 DRF，骨质良好且无干骺端粉碎。对伴有关节面损伤的多骨块关节内骨折进行经皮固定是非常困难的。在这些情况下，可能会进行其他操作，如钢板内固定术可能是适当的治疗选择。

Azzopardi 等[50]得出结论，经皮固定不稳定的关节外 DRF 只会对固定有很小的改善。

5.3.2 外固定术

外固定术作为 DRF 的治疗选择主要用于高度不稳定和严重粉碎性骨折（这些骨折要完全重建关节面几乎不可能）、开放性骨折伴软组织嵌入问题，以及作为多发创伤患者骨科损伤控制的一部分。

在一项前瞻性随机研究中，Roumen 等[51]比较了 55 岁以上患者的外固定术与闭合复位固定术对置换后的 DRF 的治疗效果。接受 EF 治疗的患者的影像学检查结果明显好转，而功能无差异。

通常与外固定和经皮固定相关的主要并发症是穿刺钉位置处出现的感染和医源性桡浅神经损伤。腕关节过度伸展可能导致复合性区域性疼痛综合征（CRPS）[52]。特别是在骨质疏松性骨中，如果骨钉的固定力较弱，则必须要特定的铸造，并且骨钉的松动发生得很早，因此必须先去除它们，然后才能进行明确的骨愈合。Gehrmann 等[53]报告说，通过使用 ORIF 可以消除针道感染的风险，并建议通过掌侧入路使用 DRF 的固定角钢板。最后，患有认知障碍的成年人可能很难找到安全的 EF 和负重的 ROM 范围，使因 EF 而引起并发症的可能性更高。由于这些问题，我们不再使用经皮克氏针固定或外固定术作为脆性骨折患者中不稳定 DRF 的明确治疗选择。

5.3.3 钢板

切开复位和内固定可在术后早期实现腕部解剖复位并固定。由于 DRF 是过度伸展性损伤，桡骨远端背侧皮质较弱，大部分向背侧移位。传统上，所有背侧移位的 DRF 都是通过使用背侧支撑钢板经背侧入路治疗。背侧钢板进行固定的问题是伸肌腱鞘炎，以及由于硬件突出导致的肌腱断裂。为了解决上述问题，设计了特殊的薄型钢板和背侧 Pi 型钢板[54]。为更适应桡骨远端背侧的解剖结构，设计了一种接近 Lister 结节的背侧 Pi 型钢板。然而，Campbell[55]报道了背侧 Pi 型钢板应用后出现了伸肌腱的磨损破裂。Kambouroglou 和 Axelrod[56]描述了 Pi 型钢板系统固定失效及出现肌腱断裂。

在生物力学评估中，掌侧固定角钢板可以

有效地恢复正常的轴力分布,且表现出优于常规掌侧和背侧 T 钢板固定的特点[57]。固定角螺钉锁定在钢板上,不依靠螺纹与骨的啮合,从而更好地固定,尤其是在骨质疏松性骨中。另一个锁定钢板的优点是软骨下支撑良好,即使在非常短的远端骨折块中。最新一代的锁定钢板提供了可选的可变锁定螺钉,螺钉放置的总角度为 30°。

在一项前瞻性多中心研究中,Rikli 等[22,58]没有发现对于 50 岁以上使用掌侧锁定钢板治疗 DRF 的患者而言,骨质量降低会增加复位丢失、螺钉和钢板拔出的风险。平均局部低 BMD 的患者出现较低的与植入物相关的并发症风险与掌侧锁定钢板治疗有关。

6 治疗选择——桡骨骨折

6.1 闭合复位和石膏固定

特别是在无移位的 DRF 中,应排空第三背伸肌肌室中的明显血肿,以免拇长伸肌(EPL)再发断裂(图 3.6-20)[59]。我们进行手指牵引并在肘部使用夹板来作为骨折早期治疗。局部水肿消退后,骨折的手腕应被固定在短臂上并保持中立状态 5 周。立即开始积极锻炼手指。脱模后,开始物理治疗。

骨折复位应始终在急诊室局部麻醉或在血肿部位局部麻醉下进行,如下所示(图 3.6-21)。

- 在拇指和食指上使用指套,手臂水平牵引 3 kg,沿着上臂反向牵引。牵引 10 分钟后,最初的背侧移位被放大并向远端骨折块移动。然后直接施加压力到远端骨块,在前臂掌侧施加反向压力以到达手掌方向。在此操作期间,手掌皮质被复位,并用作铰链,以将背侧移位的骨块操纵到中立的腕部位置(闭合复位)。当仍处于牵引状态时,使用成型良好的背侧夹板。不建议使用圆周石膏,以避免因为使用石膏引起的骨筋膜室综合征
- 原发性肿胀减轻后,夹板被转换为肘下石膏
- 将 DRF 固定在腕部中立位置的前臂石膏中,持续 5 周。尚未有研究能够显示出长臂石膏和短臂石膏在治疗 DRF 方面有显著差异。肘部、手指和拇指应保持自由,以避免僵硬

初次闭合复位后 2 周内可出现继发复位丢失。在这些情况下,不建议重复操作,尤其是在骨质疏松性骨中,并且有可能会发展成 I 型 CRPS[26]。

提倡主动和被动手指运动。如果选择非手术治疗,必须避免铸型疾病,即萎缩和关节僵硬。老年患者的手指可能患有关节炎,特别容易感染。如果在受伤后不久关节没有活动,则会出

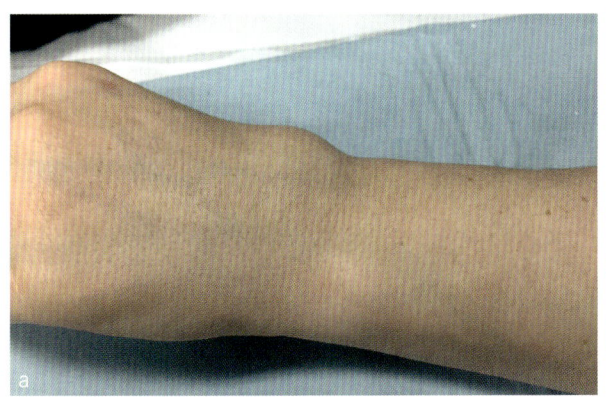
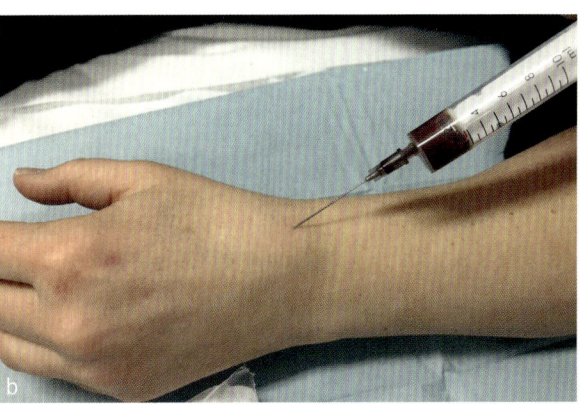

图 3.6-20 穿刺前(a)和穿刺后(b)第三背伸肌肌室血肿

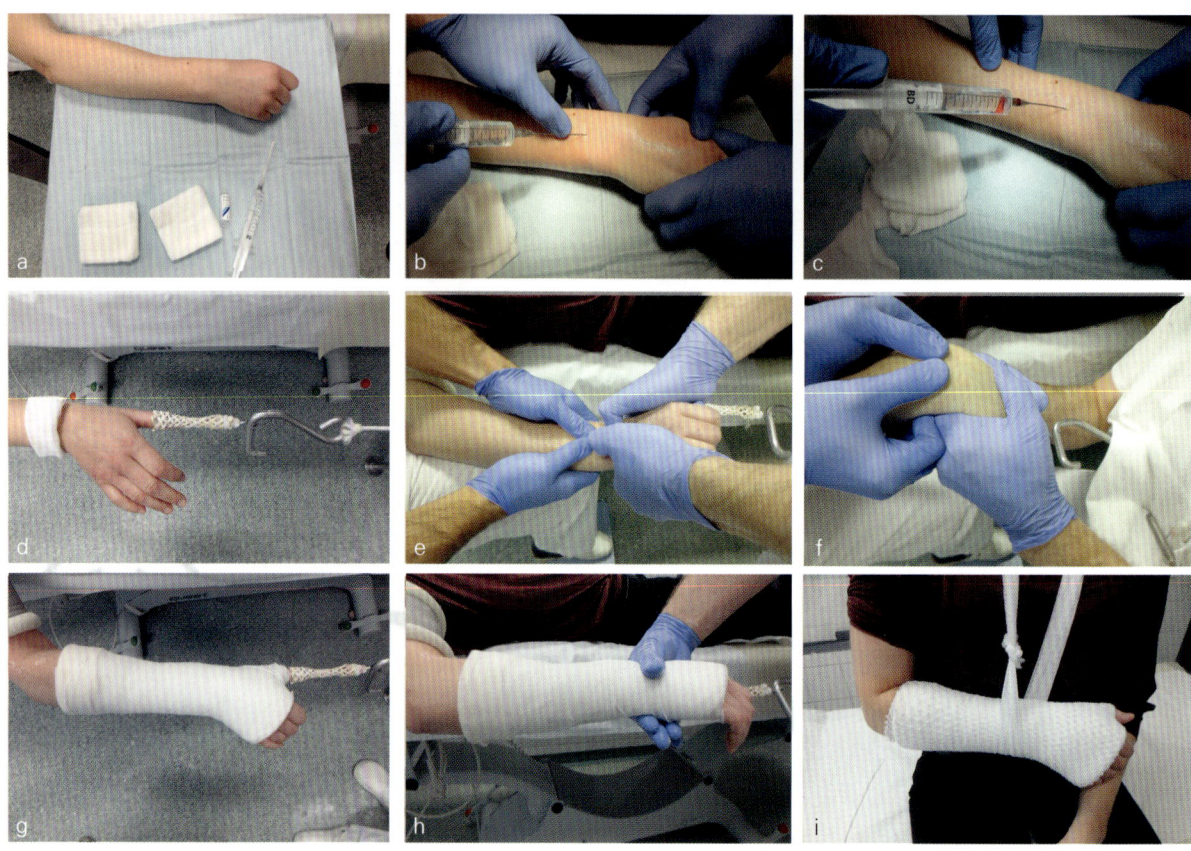

图 3.6-21 闭合复位和石膏固定。局部麻醉注射（a~c）后抽吸骨折处血肿以确保达到骨折间隙。施加手指固定装置，并沿上肢的反牵引力以 3 kg 的重量水平牵引手臂，通过韧带复位法解除骨折（d）。牵引后，最初的背侧移位被扩大以稳定远端骨折轴上的骨块。在前臂掌侧表面施加反向压力，向掌侧远端方向施加直接压力。在此操作过程中，掌侧皮质缩小并用作铰链，以操纵背侧移位的骨块进入中立的手腕位置（e，f）。在仍保持牵引力（g）的情况下，使用成型良好的背侧夹板（h，i）

现有害的僵硬。早期发现并及时进行物理治疗可以避免手指僵硬。在骨愈合后 5 周，开始脱模后治疗，包括手腕主动辅助运动和握力增强。

6.2 掌侧锁定钢板固定

为了克服背侧钢板可能带来的问题，许多作者赞成采用掌侧入路[60]。应选择适当的钢板以符合骨折类型。没有哪个固定钢板能够普遍成功或没有任何潜在的并发症，同时适用于所有类型的不稳定 DRF，包括关节内和关节外骨折。

骨块特异性固定和双钢板固定技术可能有助于治疗各种骨折类型，尤其是干骺端空隙较大的关节内骨折（图 3.6-22）。

- 桡侧腕屈肌（FCR）腱和桡动脉之间的

Henry 掌侧入路

- 桡侧腕屈肌腱和拇长屈肌腱向尺骨后移，间接保护正中神经
- 旋前方肌从其桡侧固定处释放并向尺骨反向走行，以进入骨折部位
- 小心减少骨折块，因为骨质量不佳会导致医源性骨折
- 从手掌边缘插入 2 枚克氏针，1 枚在图像增强下从桡骨茎突经皮插入
- 首先将固定角钢板固定在滑动孔上，以便在图像增强器控制下，可以在桡骨近端进行适当的钢板定位。桡骨向背侧远端方向倾斜并突出于手掌（图 3.6-23）。固定钢板以外或固定钢板远处可以对屈肌腱施加压力，并且可能导致肌腱断裂（图

3.6-24）
- 在关节内骨折中，腕关节镜检查可发现关节内台阶和相关的软组织损伤
- 在粉碎性关节内骨折中，锁定螺钉放置在皮质下的最远端位置，防止骨折塌陷。皮质下固定钢板可以有效处理骨质疏松性压缩松质干骺端骨折。使用特殊的钻头进行精确钻孔，对于确保锁定螺钉紧密固定到钢板上非常重要。特别是在可变锁定钢板系统中，螺钉插入范围约30°，关节内螺钉放置非常容易。如果骨折不稳定需要向远端放置硬件，则应在出现屈肌腱刺激的第一个迹象时，考虑要密切随访和必要时硬件移除
- 术中使用图像增强器进行控制并检查钢板和螺钉位置。腕部倾斜20°~30°时，斜侧位X线进行评估关节面和关节内结构
- 外展肌腱断裂可能是由螺钉过长覆盖背侧皮质所致（图3.6-25a）。由于背侧皮质呈三角形，大多数尺骨和桡骨螺钉一般比中央螺钉短（图3.6-25b）。"天际线视图"用于探测穿透背侧皮质的过长螺钉（图3.6-26）[61]
- 旋前方肌重新连接以保护屈肌腱（案例2：图3.6-27）

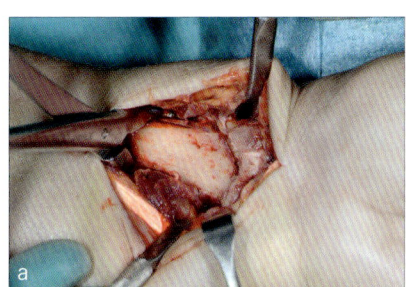
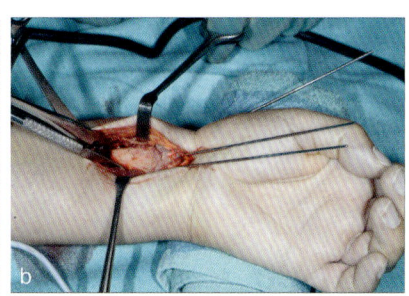
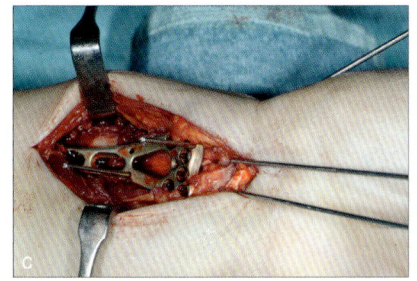
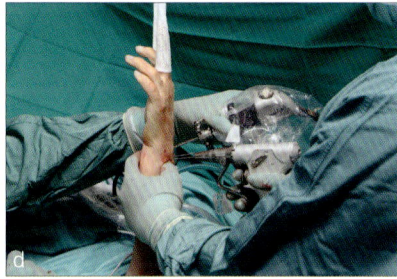

图3.6-22 通过掌侧入路切开复位术（a）后，用克氏针（b）固定骨折并应用桡骨远端掌侧钢板（c）。经过关节镜下的微调，调整钢板（d）并通过可变角度锁定螺钉固定

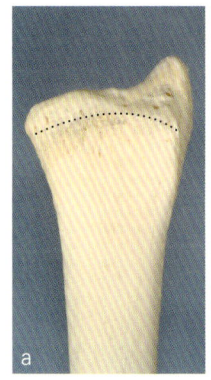
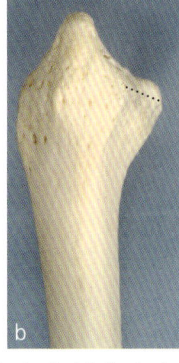

图3.6-23 在AP（a）和侧位（b）视图中解剖标本上的分水岭线（黑点）

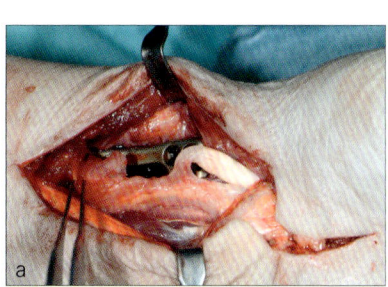
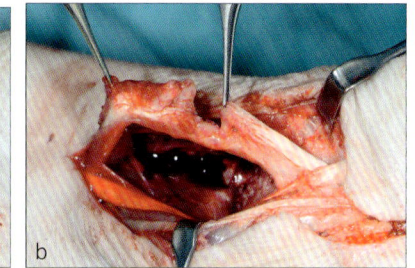

图3.6-24 一名70岁女性患者术后6个月出现屈肌腱损伤

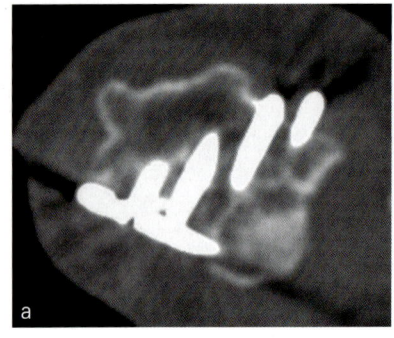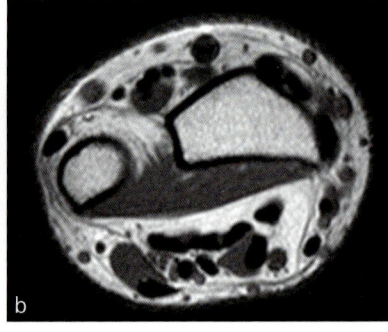

图 3.6-25 螺钉太长，穿过背侧皮质（a）突出。磁共振成像显示背侧皮质呈三角形（b）

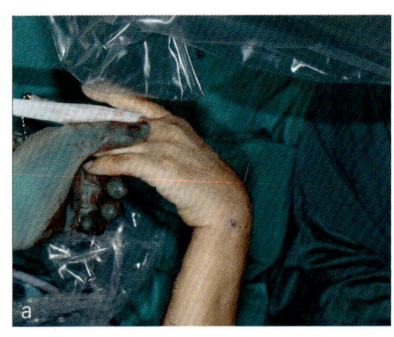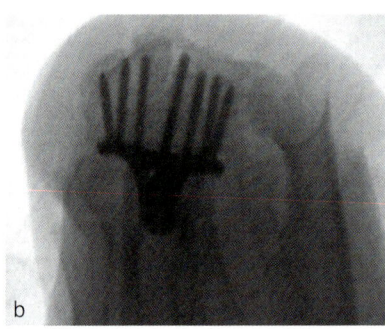

图 3.6-26 天际线视图。图像增强器放置在手术台顶部拍摄天际线视图。前臂最大弯曲角度 75°，腕部最大限度地弯曲。在图像增强器控制下，肘部位置变为屈曲或伸展直到获得最佳位置，以使获得可视化的背侧皮质及整个宽度、Lister 结节和桡尺关节远端（a）。在这个位置，穿过背侧皮质的螺钉可以被可视化然后更改（b）

案例 2

患者

一名 86 岁女性，桡骨远端粉碎性骨折伴掌侧和背侧关节块分离（图 3.6-27a~d）。

治疗和结果

为了修复关节面，使用掌缘钢板覆盖旋前方肌皮瓣（图 3.6-27e~h）。移除尺侧旋前方肌，固定钢板（图 3.6-27i）。解剖复位和内固定后，旋前方肌皮瓣重新连接（图 3.6-27j，k）以保护屈肌腱（图 3.6-27l）。

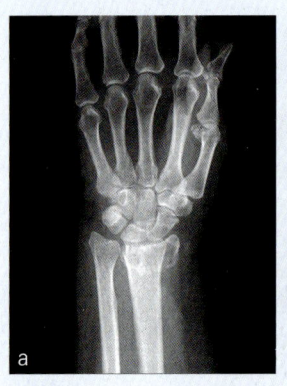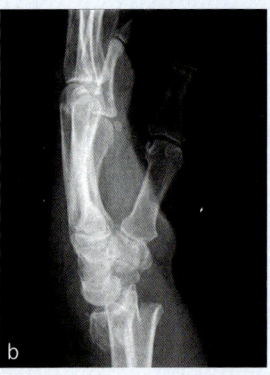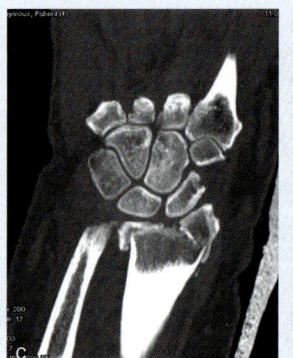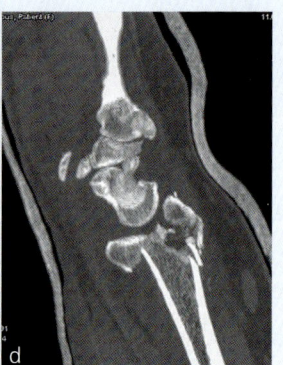

图 3.6-27 一名 86 岁女性出现桡骨远端骨折
a~d. X 线片显示复杂桡骨远端粉碎性骨折，掌侧和背侧关节块分离

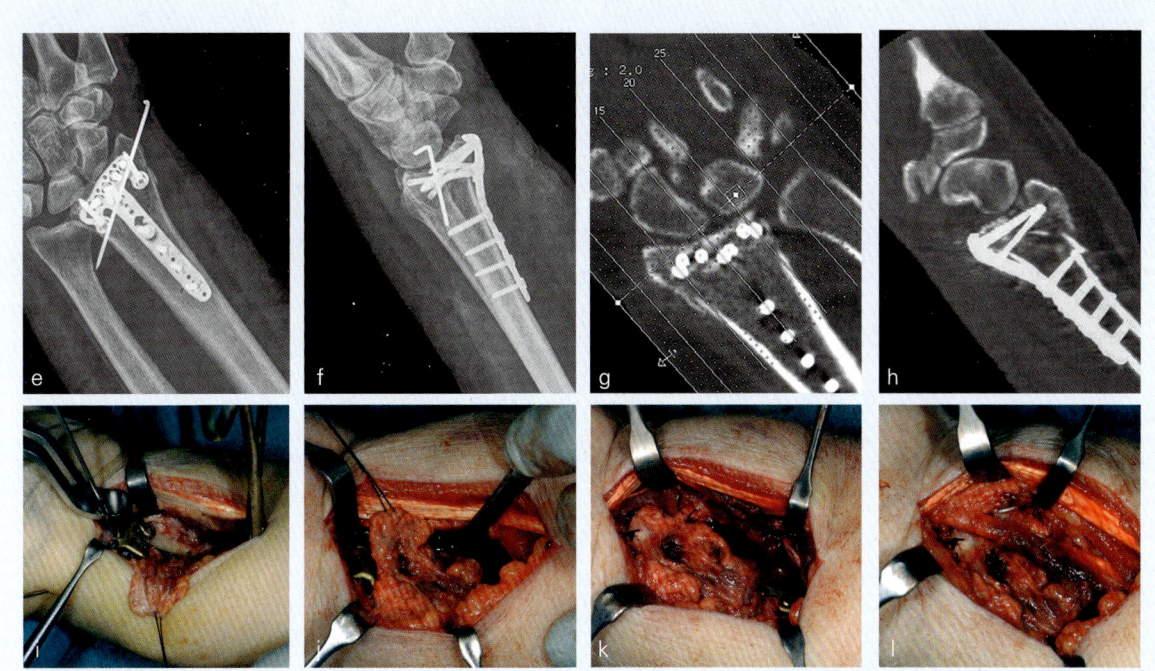

图 3.6-27（续）
e~h. 用掌缘钢板重建关节面
i. 移除尺侧旋前方肌，并固定钢板
j~l. 临床照片显示解剖复位和内固定，然后重新连接旋前方肌皮瓣（j, k）以保护屈肌腱（l）

6.2.1 提示和技巧

在粉碎性关节内和干骺端骨折中，常规掌侧钢板需要像骨移植物、骨替代物或额外的背侧钢板等额外的干骺端支撑，以避免因干骺端不稳定而失去复位。掌侧固定角钢板提高机械刚性，使背侧干骺端骨移植多余[62]。它们像一个内固定架，卸下粉碎的背侧干骺端骨。

6.2.2 术后疗法

术后疗法包括以下方面。

- 为控制疼痛和肿胀，可应用肘下夹板1周。立即启动主动数字动员
- 在关节外干骺端骨折和简单关节内DRF中，无须固定，术中可以实现骨折处的稳定固定
- 固定——对于干骺端空隙或严重关节内受累的DRF，应用掌侧夹板固定3周
- 物理治疗会有所帮助。从夹板中主动和被动活动手腕可以防止手指和腕关节僵硬

6.3 背侧锁定钢板固定

一些骨折类型需要采用背侧入路来解决月骨窝的尺骨背侧骨块及背侧粉碎性骨折。背侧钢板固定术与伸肌腱并发症的发生率较高有关，包括刺激、滑膜炎和直接原因导致的锁定钢板断裂。但是，最新的植入物锁定钢板明显更薄，这样减少了软组织嵌入的问题。Matschke等[63]比较了掌侧和背侧锁定钢板固定在DRF中的作用，并报告了2年后的功能结果和并发症发生率没有显著差异。

为了防止伸肌腱问题，可使用支持带皮瓣覆盖植入物。在这种技术中，伸肌支持带分为两部分，即以桡骨为基础和以尺骨为基础。2个

皮瓣都从Lister结节分开并出现EPL肌腱暴露。在ORIF后,以尺骨为基础的支持带皮瓣穿过伸肌腱下方,用于覆盖钢板的远端。桡侧皮瓣固定在尺侧伸肌腱上以防止肌腱弯曲(案例3:图3.6-28,案例4:图3.6-29)。

6.4 桡腕假体

根据老年肱骨近端和远端骨折的主要关节置换概念,Herzberg等[64]描述了腕关节置换术在多骨块和无法修复的急性老年DRF患者中的主要应用。参与者的平均年龄为76岁,患有一些合并疾病,但住在家里并且在ADL方面是独立的。与掌侧钢板相比,半关节置换术在日常活动中能更早地恢复到损伤前的独立状态,手术时间更短,并发症更少(案例5:图3.6-30)[64]。

案例3

患者

一名78岁的男性患有复杂桡骨远端骨折,桡骨茎突粉碎,掌侧和背侧关节块分离(图3.6-28a,b)。

治疗和结果

为了避免由干骺端不稳定而导致的复位损失,我们使用了同种异体骨移植作为生物支持(图3.6-28c,d)。手术1年半后,X线片显示移植骨愈合良好(图3.6-28e,f)。临床上,可以看到非常令人满意的功能结果(图3.6-28g~j)。

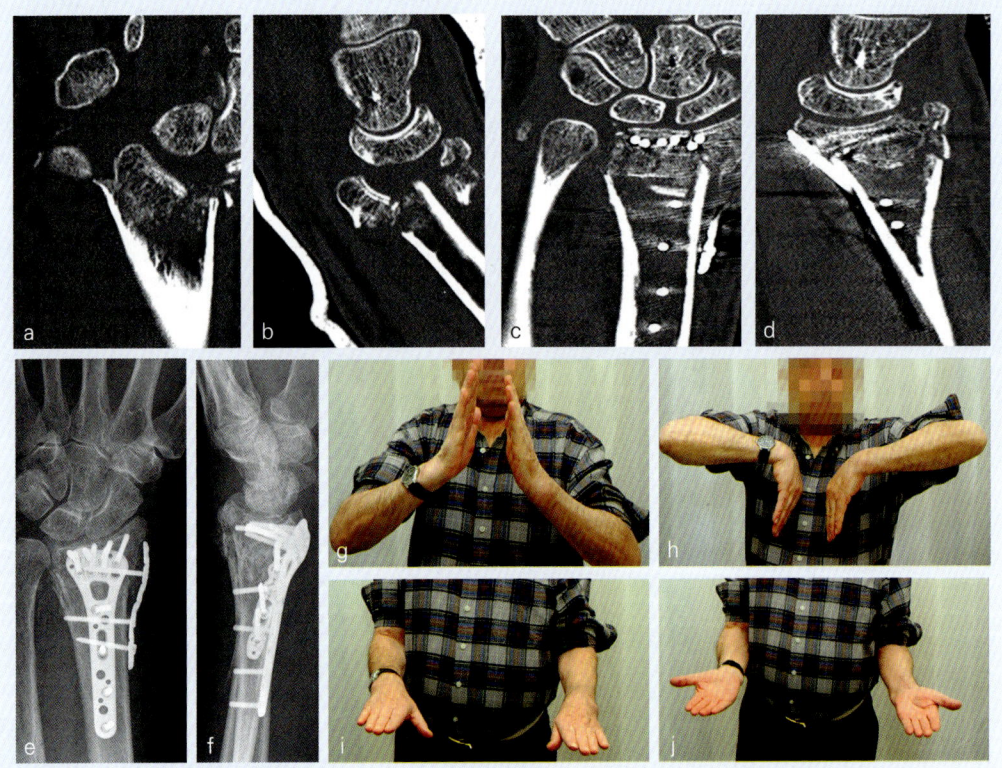

图3.6-28 一名78岁的男性,患有复杂桡骨远端骨折
a,b. 复杂桡骨远端粉碎性骨折伴桡骨茎突碎片,掌侧和背侧关节块分离
c,d. 使用同种异体骨移植作为生物支持,以避免由于干骺端不稳定而造成的复位丢失
e,f. 术后1年半的X线片检查显示,移植骨愈合良好
g~j. 临床照片显示出非常令人满意的功能结果

患者

一名70岁的男性，患有桡骨远端骨折伴桡骨嵌入和茎突骨折。

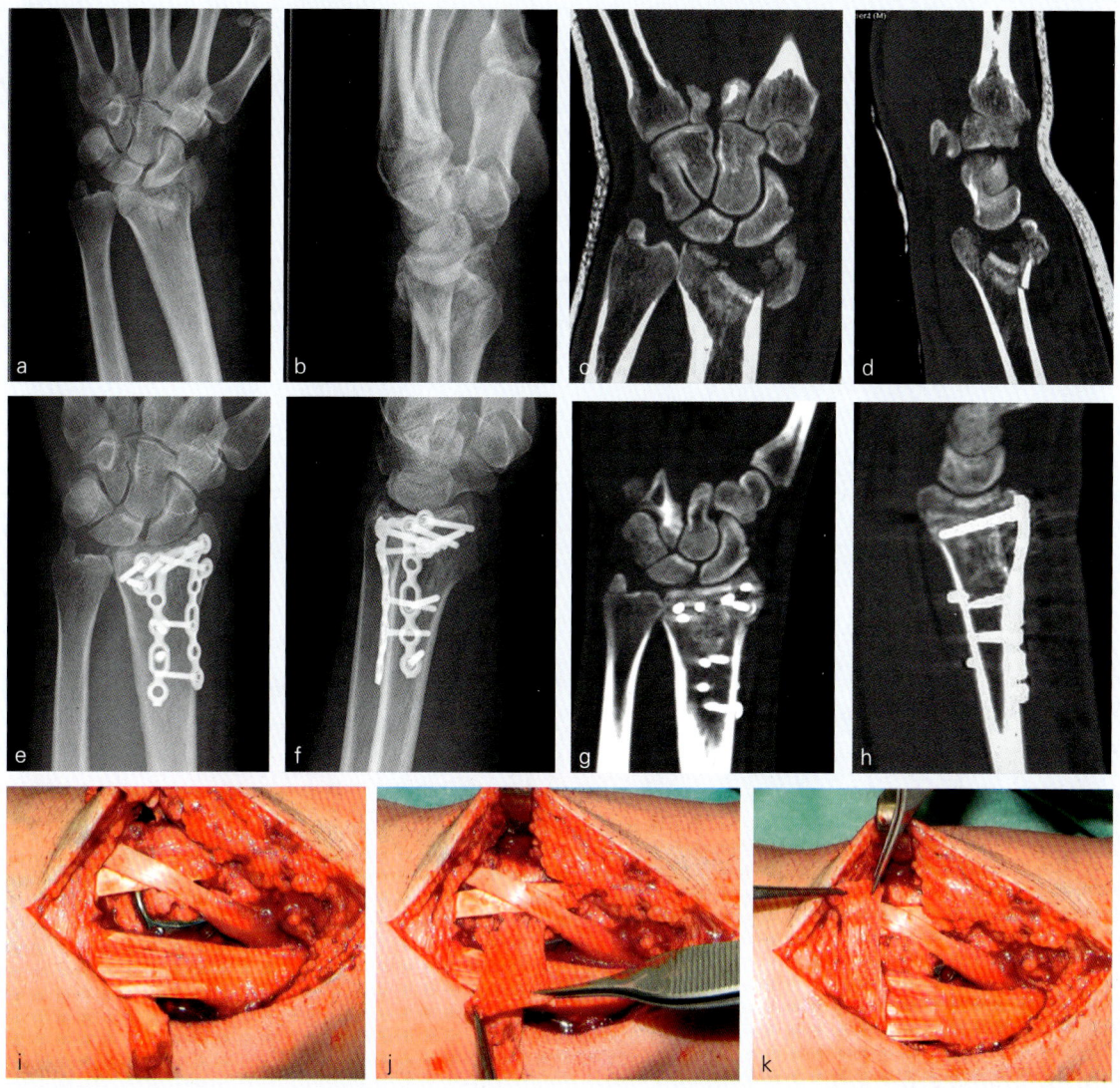

图 3.6-29　桡骨远端多骨块骨折，伴有桡骨嵌入和茎突骨折（a~d）。重建时，应用背侧钢板（e~h）。为了防止伸肌腱问题，使用了支持带皮瓣覆盖植入物（i, j）。伸肌支持带分为两部分，即以桡骨和以尺骨为基础。2个皮瓣都从骨折的Lister结节抬高，拇长伸肌腱外露（i）。切开复位内固定后，以尺骨为基础的支持带皮瓣穿过伸肌腱下方并用于覆盖钢板的远端（j）。桡侧皮瓣固定在尺侧伸肌腱上以防止肌腱弯曲（k）

案例 5

患者

一名 77 岁的女性因乳腺癌而处于乳房切除术后状态，遭受急性桡骨远端骨折（图 3.6-30a，b）。

治疗和结果

遵循初次置换的概念，腕关节半假体被置入（图 3.6-30c，d）。手术 10 个月后，尽管由于乳房切除术而残留淋巴肿大，但仍显示出良好的临床结果和活动能力（图 3.6-30e~h）。

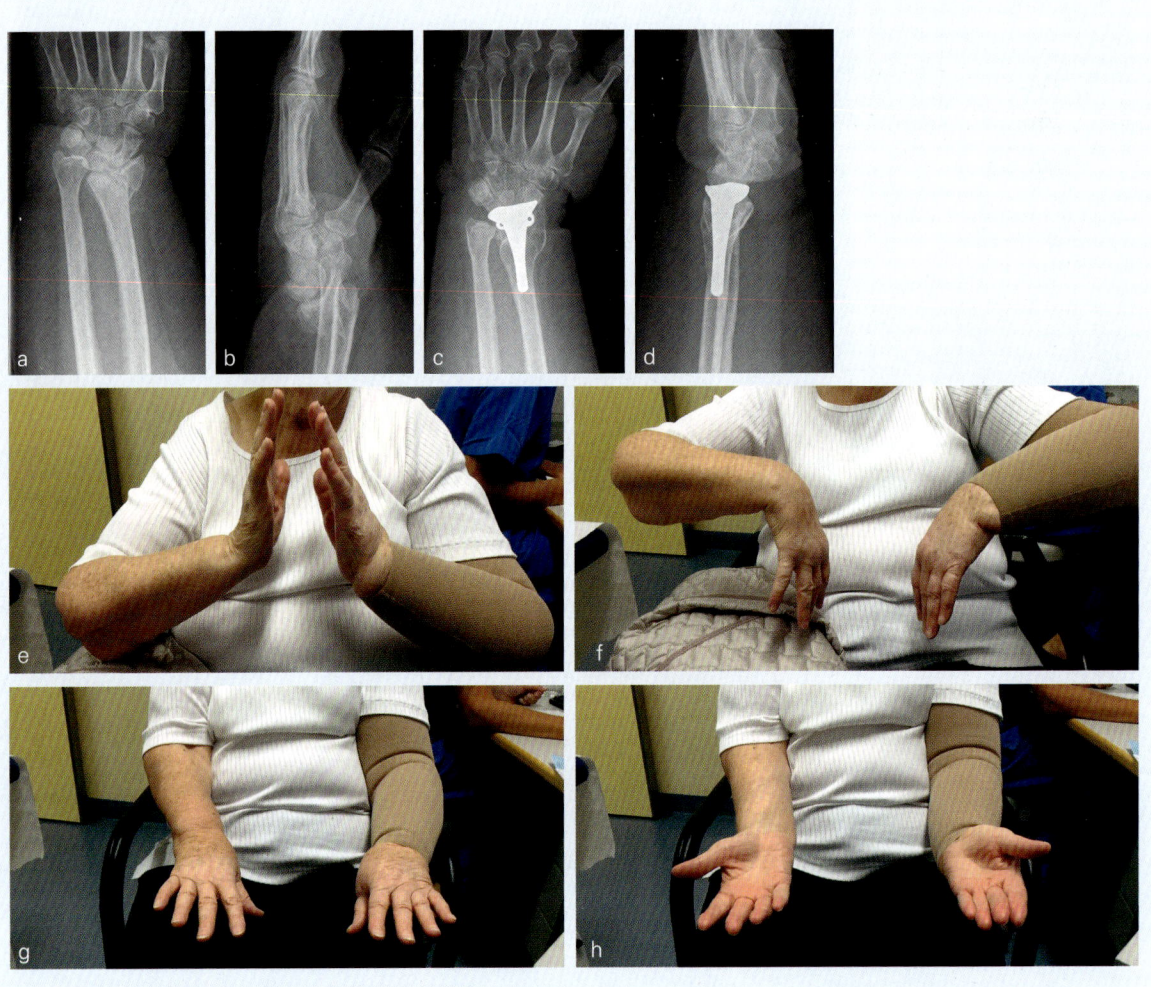

图 3.6-30　一名 77 岁女性，患有桡骨远端骨折
a，b. X 线片显示桡骨远端多骨块骨折，嵌入且无法修复
c，d. X 线片显示腕关节半假体置入
e~h. 术后 10 个月的临床照片显示良好的临床结果和活动能力

7 治疗选择——前臂远端骨折

目前，对于尺骨的 ORIF 进行经皮克氏针固定和外固定或石膏固定治疗尚存争议[65-68]。这些伤害常常与尺骨上的干骺端缺损并存。维持复位的常见困难是恢复桡骨和尺骨长度后的大干骺端缺损。为了克服这个问题，我们使用带皮质的髂骨进行植骨来恢复长度并防止干骺端塌陷。如果没有骨移植物，锁定钢板可以帮助保持桡骨长度。尺骨远端小骨块的复位和固定具有挑战性。减少和固定 DRF 后，75% 相关的尺骨骨折仍然移位或不稳定[69]。

7.1 尺骨远端骨折的非手术治疗

Biyani 等[21] 建议将 DRF 的 ORIF 作为 DRF 合并 DUF 的手术治疗中的处理标准。在简单尺骨颈骨折中，对 DRF 进行解剖重建后，尺骨骨折仍保持对齐和稳定，可以考虑对 DUF 进行非手术治疗[70]。

尺骨头的中央凹是前臂旋转的中心，而桡骨是围绕尺骨头旋转。在尺骨骨折中，肘上石膏固定 6 周可以抵消前臂旋转的变形力。

7.2 使用锁定钢板进行手术治疗

如上所述使用掌侧锁定钢板治疗桡骨远端骨折。在干骺端粉碎性骨折疾病中，可以通过克服干骺端空隙来减少 DRF 和 DUF 半径短缩。近端骨块可以通过移向远端骨块并中和干骺端骨缺损来避免轴性位移压力。桡骨短缩不植骨固定和尺骨骨折未经治疗，可能会导致创伤后关节炎、尺侧腕痛、DRUJ 不稳定及前臂旋转受限。

低解剖平面往往会导致早期翻修手术的发生率增加，并且据报道这些骨折术后良好的功能结果与 DRF 固定有关（见 AO 骨折管理原则）[70, 71]。

7.3 桥接钢板

延伸至干骺骨干结合部的关节内广泛粉碎性 DRF 的治疗仍然具有挑战性，原因如下。

- 外部固定可以抵消关节节段上的压力，但可能无法提供足够的稳定性和固定性，无法使干骺端向近端的骨干愈合。使用 EF 是因为干骺端的愈合时间比非干骺端区长，因此需要更长的 EF 工作距离和更长的应用时间
- 切开复位和内固定也具有挑战性，因为由于干骺端空隙无支撑关节块，关节骨折很难用钢板修复
- 桥接钢板具有更高的稳定性（案例 6：图 3.6-31），避免使用钢板和外部固定或多块钢板的混合选项[72]

韧带切开术可用于恢复桡骨长度并使桡腕对齐，可通过应用桥接钢板来保留。必要时关节的额外固定可以使用桥接钢板来实现解剖复位。

在没有止血带控制的情况下进行手术，患者仰卧在不透 X 线的手术台上。在第三掌骨背侧做一个 4 cm 的切口。在此水平的伸肌腱是收缩的。在桡骨的背侧径向切开 4~6 cm，距骨折部位至少 4 cm。根据骨折类型，然后是锁定加压钢板 3.5 沿着第四背伸肌间室底部从远端到近端穿过。在 Lister 结节处，做第三个 2 cm 切口，以缩回 EPL 肌腱，并注意确保钢板在伸肌腱（第四间室）与骨膜和关节囊之间的平面穿过肌腱下方时不会刺激 EPL 或指伸肌腱。钢板固定在第三掌骨上，并小心地在掌骨中线钻孔，从而避免了随后手相对于前臂的旋转移位。如果术后 DRUJ 稳定，则无须固定。对于尺骨粉碎性骨折，在稳定后将前臂保持在夹板中固定 4 周，从而立即开始主动手指和肘部运动。桥接钢板保留 3 个月并在确认骨愈合后将其移除[72]。

案例 6

患者

一名 83 岁女性患有桡骨远端骨折。

治疗和结果

最初，选择采用销钉固定作为手术治疗方法（图 3.6-31a，b）。随后发生了针道感染（图 3.6-31c）。需要移除销钉，扩大手术伤口清创范围（图 3.6-31d），并应用外固定架。软组织损伤被局部皮瓣覆盖（图 3.6-31e，f）。一段时间后出现位移（图 3.6-31g，h）并选择桥接钢板固定（图 3.6-31i，j）。钢板在确认骨愈合后 3 个月可以移除（图 3.6-31k，l）。软组织也显示出令人满意的愈合过程（图 3.6-31m，n）。

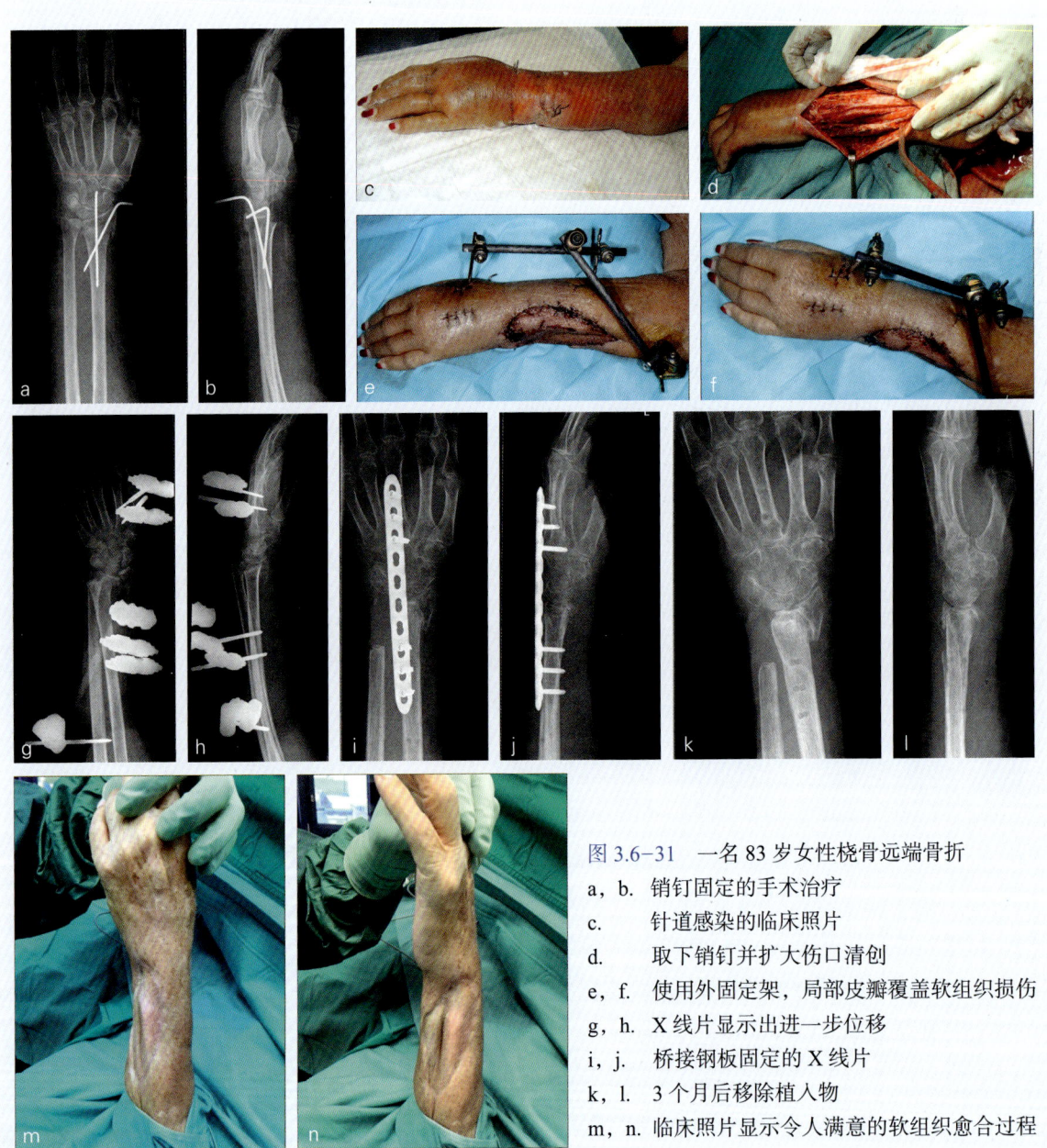

图 3.6-31　一名 83 岁女性桡骨远端骨折
a, b.　销钉固定的手术治疗
c.　针道感染的临床照片
d.　取下销钉并扩大伤口清创
e, f.　使用外固定架，局部皮瓣覆盖软组织损伤
g, h.　X 线片显示出进一步位移
i, j.　桥接钢板固定的 X 线片
k, l.　3 个月后移除植入物
m, n.　临床照片显示令人满意的软组织愈合过程

8 治疗选择——骨折脱位

无论什么年龄的患者,骨折脱位都需要手术治疗。通常,涉及桡骨远端关节面的掌尺角。这个骨折块是关键角,需要适当固定。在这些情况下,不可能使用放置在分水岭线附近的传统掌侧锁定钢板固定骨块。远端螺钉太近,无法触及并稳定骨折块。

由于这些原因,应使用特异性骨折块固定技术。小螺钉、钉板或特殊钩板有助于固定、支撑掌缘骨块,直到骨愈合。术中应在真侧位和倾斜侧位片上确认掌缘植入物的适当位置。植入物突出位置应必须避免与屈肌腱接触(图3.6–32)。

在背缘小骨块的 DRF 中,背侧钢板可以使用。在这些掌背侧剪切骨折中,大部分是月骨小关节背缘移位。这块骨块应该是固定的,因为它是形成 DRUJ 的 S 形凹口的一部分。此外,桡尺背侧韧带附着于该骨块上。

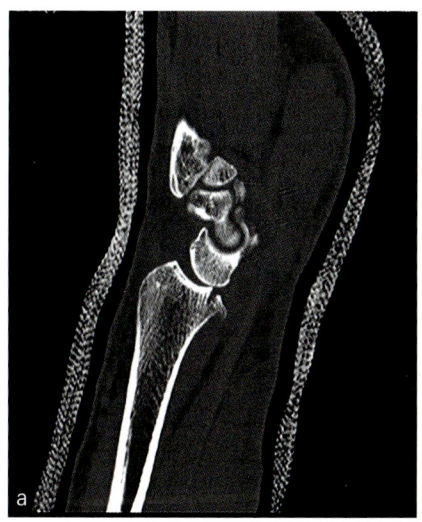
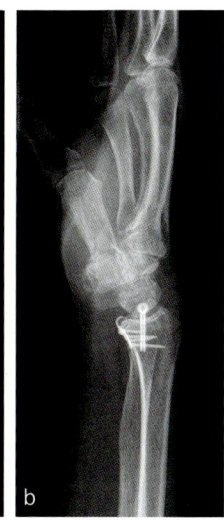

图 3.6–32 腕骨跟随掌侧骨折块而导致腕关节半脱位(a)。骨折块特异性固定技术使用小螺钉和钩板(b)

9 参考文献

1. Abraham A, Handoll HH, Khan T. Interventions for treating wrist fractures in children. Cochrane Database Syst Rev. 2013 Mar 28(3):CD004576.
2. Chung KC, Spilson SV. The frequency and epidemiology of hand and forearm fractures in the United States. J Hand Surg Am. 2001 Sep;26(5):908–915.
3. Wilcke MK, Hammarberg H, Adolphson PY. Epidemiology and changed surgical treatment methods for fractures of the distal radius: a registry analysis of 42,583 patients in Stockholm County, Sweden, 2004–2010. Acta Orthop. 2013 Jun;84(3):292–296.
4. Flinkkila T, Sirnio K, Hippi M, et al. Epidemiology and seasonal variation of distal radius fractures in Oulu, Finland. Osteoporos Int. 2011 Aug;22(8):2307–2312.
5. Cummings SR, Nevitt MC, Browner WS, et al. Risk factors for hip fracture in white women. Study of Osteoporotic Fractures Research Group. N Engl J Med. 1995 Mar 23;332(12):767–773.
6. Schousboe JT, Fink HA, Taylor BC, et al. Association between self-reported prior wrist fractures and risk of subsequent hip and radiographic vertebral fractures in older women: a prospective study. J Bone Miner Res. 2005 Jan;20(1):100–106.
7. Jaglal SB, Weller I, Mamdani M, et al. Population trends in BMD testing, treatment, and hip and wrist fracture rates: are the hip fracture projections wrong? J Bone Miner Res. 2005 Jun;20(6):898–905.
8. Shauver MJ, Yin H, Banerjee M, et al. Current and future national costs to medicare for the treatment of distal radius fracture in the elderly. J Hand Surg Am. 2011 Aug;36(8):1282–1287.
9. Dimai HP, Svedbom A, Fahrleitner-Pammer A, et al. Epidemiology of distal forearm fractures in Austria between 1989 and 2010. Osteoporos Int. 2014 Sep;25(9):2297–2306.

10. Amin S, Achenbach SJ, Atkinson EJ, et al. Trends in fracture incidence: a population-based study over 20 years. J Bone Miner Res. 2014 Mar;29(3):581–589.
11. Sabesan VJ, Valikodath T, Childs A, et al. Economic and social impact of upper extremity fragility fractures in elderly patients. Aging Clin Exp Res. 2015 Aug;27(4):539–546.
12. Kramer S, Meyer H, O'Loughlin PF, et al. The incidence of ulnocarpal complaints after distal radial fracture in relation to the fracture of the ulnar styloid. J Hand Surg Eur. 2013 Sep;38(7):710–717.
13. Andersen DJ, Blair WF, Steyers CM Jr, et al. Classification of distal radius fractures: an analysis of interobserver reliability and intraobserver reproducibility. J Hand Surg Am. 1996 Jul;21(4):574–582.
14. Arealis G, Galanopoulos I, Nikolaou VS, et al. Does the CT improve inter- and intra-observer agreement for the AO, Fernandez and Universal classification systems for distal radius fractures? Injury. 2014 Oct;45(10):1579–1584.
15. Solomon LB, Warwick D, Nayagam S. Apley's System of Orthopaedics and Fractures. 9th ed. Boca Raton: Taylor & Francis Group; 2010.
16. Venes D, Davis FA. Taber's Cyclopdic Medical Dictionary. 22nd ed. Philadelphia: F.A. Davis; 2013.
17. Wheeless CR. Distal radius fracture. Available at: www.wheelessonline.com/ortho/12591. Updated August 12, 2013. Accessed April 2017.
18. Fernandes DL, Jupiter JB. Fractures of the Distal Radius. A Practical Approach to Management. 2nd ed. New York: Springer-Verlag; 2002.
19. Yochum TR, Rowe LJ. Essentials of Skeletal Radiology: Lippincott Williams & Wilkins; 2005.
20. Rikli DA, Regazzoni P, Babst R. Die dorsale Doppelplattenosteosynthese am distalen Radius—ein biomechanisches Konzept und dessen klinische Realisation [Dorsal double plating for fractures of the distal radius—a biomechanical concept and clinical experience]. Zentralbl Chir. 2003 Dec;128(12):1003–1007. German.
21. Biyani A, Simison AJ, Klenerman L. Fractures of the distal radius and ulna. J Hand Surg Br. 1995 Jun;20(3):357–364.
22. Rikli D, Goldhahn J, Kach K, et al. The effect of local bone mineral density on the rate of mechanical failure after surgical treatment of distal radius fractures: a prospective multicentre cohort study including 249 patients. Arch Orthop Trauma Surg. 2015 Feb;135(2):201–207.
23. Nesbitt KS, Failla JM, Les C. Assessment of instability factors in adult distal radius fractures. J Hand Surg Am. 2004 Nov;29(6):1128–1138.
24. Porter M, Stockley I. Fractures of the distal radius. Intermediate and end results in relation to radiologic parameters. Clin Orthop Relat Res. 1987 Jul(220):241–252.
25. McQueen MM, MacLaren A, Chalmers J. The value of remanipulating Colles' fractures. J Bone Joint Surg Br. 1986 Mar;68(2):232–233.
26. Beumer A, McQueen MM. Fractures of the distal radius in low-demand elderly patients: closed reduction of no value in 53 of 60 wrists. Acta Orthop Scand. 2003 Feb;74(1):98–100.
27. Sakai A, Oshige T, Zenke Y, et al. Association of bone mineral density with deformity of the distal radius in low-energy Colles' fractures in Japanese women above 50 years of age. J Hand Surg Am. 2008 Jul-Aug;33(6):820–826.
28. Lafontaine M, Delince P, Hardy D, et al. [Instability of fractures of the lower end of the radius: apropos of a series of 167 cases]. Acta Orthop Belg. 1989;55(2):203–216. French.
29. Crilly RG, Delaquerriere Richardson L, Roth JH, et al. Postural stability and Colles' fracture. Age Ageing. 1987 May;16(3):133–138.
30. Lafontaine M, Hardy D, Delince P. Stability assessment of distal radius fractures. Injury. 1989 Jul;20(4):208–210.
31. Chang HC, Tay SC, Chan BK, et al. Conservative treatment of redisplaced Colles' fractures in elderly patients older than 60 years old—anatomical and functional outcome. Hand Surg. 2001 Dec;6(2):137–144.
32. Mackenney PJ, McQueen MM, Elton R. Prediction of instability in distal radial fractures. J Bone Joint Surg Am. 2006 Sep;88(9):1944–1951.
33. McQueen M, Caspers J. Colles fracture: does the anatomical result affect the final function? J Bone Joint Surg Br. 1988 Aug;70(4):649–651.
34. Rozental TD, Beredjiklian PK, Bozentka DJ. Functional outcome and complications following two types of dorsal plating for unstable fractures of the distal part of the radius. J Bone Joint Surg Am. 2003 Oct;85-A(10):1956–1960.
35. Ng CY, McQueen MM. What are the radiological predictors of functional outcome following fractures of the distal radius? J Bone Joint Surg Br. 2011 Feb;93(2):145–150.
36. Handoll HH, Madhok R. WITHDRAWN: Surgical interventions for treating distal radial fractures in adults. Cochrane Database Syst Rev. 2009 Jul 08(3):CD003209.
37. Arora R, Lutz M, Deml C, et al. A prospective randomized trial comparing nonoperative treatment with volar locking plate fixation for displaced and unstable distal radial fractures in patients sixty-five years of age and older. J Bone Joint Surg Am. 2011 Dec 07;93(23):2146–2153.
38. Fanuele J, Koval KJ, Lurie J, et al. Distal radial fracture treatment: what you get may depend on your age and address. J Bone Joint Surg Am. 2009 Jun;91(6):1313–1319.
39. Waljee JF, Zhong L, Shauver MJ, et al. The influence of surgeon age on distal radius fracture treatment in the United States: a population-based study. J Hand Surg Am. 2014 May;39(5):844–851.
40. Nelson GN, Stepan JG, Osei DA, et al. The impact of patient activity level on wrist disability after distal radius malunion in older adults. J Orthop Trauma. 2015 Apr;29(4):195–200.
41. Chung KC, Shauver MJ, Birkmeyer JD. Trends in the United States in the treatment of distal radial fractures in the elderly. J Bone Joint Surg Am. 2009 Aug;91(8):1868–1873.
42. Pillukat T, van Schoonhoven J, Prommersberger KJ. Ist die Korrekturosteotomie der fehlverheilten distalen Radiusfraktur auch beim älteren Menschen indiziert? [Is corrective osteotomy for malunited distal radius fractures also indicated for elderly patients?]. Handchir Mikrochir Plast Chir. 2007 Feb;39(1):42–

43. Brogren E, Hofer M, Petranek M, et al. Fractures of the distal radius in women aged 50 to 75 years: natural course of patient-reported outcome, wrist motion and grip strength between 1 year and 2–4 years after fracture. J Hand Surg Eur. 2011 Sep;36(7):568–576.
44. Young BT, Rayan GM. Outcome following nonoperative treatment of displaced distal radius fractures in low-demand patients older than 60 years. J Hand Surg Am. 2000 Jan;25(1):19–28.
45. Marcano A, Taormina DP, Karia R, et al. Displaced intra-articular fractures involving the volar rim of the distal radius. J Hand Surg Am. 2015 Jan;40(1):42–48.
46. Ring D, Prommersberger KJ, Gonzalez del Pino J, et al. Corrective osteotomy for intra-articular malunion of the distal part of the radius. J Bone Joint Surg Am. 2005 Jul;87(7):1503–1509.
47. Fernandez DL, Capo JT, Gonzalez E. Corrective osteotomy for symptomatic increased ulnar tilt of the distal end of the radius. J Hand Surg Am. 2001 Jul;26(4):722–732.
48. Fernandez DL, Ring D, Jupiter JB. Surgical management of delayed union and nonunion of distal radius fractures. J Hand Surg Am. 2001 Mar;26(2):201–209.
49. Lee SK, Kim KJ, Park JS, et al. Distal ulna hook plate fixation for unstable distal ulna fracture associated with distal radius fracture. Orthopedics. 2012 Sep;35(9):e1358–e1364.
50. Azzopardi T, Ehrendorfer S, Coulton T, et al. Unstable extra-articular fractures of the distal radius: a prospective, randomised study of immobilisation in a cast versus supplementary percutaneous pinning. J Bone Joint Surg Br. 2005 Jun;87(6):837–840.
51. Roumen RM, Hesp WL, Bruggink ED. Unstable Colles' fractures in elderly patients. A randomised trial of external fixation for redisplacement. J Bone Joint Surg Br. 1991 Mar;73(2):307–311.
52. Margaliot Z, Haase SC, Kotsis SV, et al. A meta-analysis of outcomes of external fixation versus plate osteosynthesis for unstable distal radius fractures. J Hand Surg Am. 2005 Nov;30(6):1185–1199.
53. Gehrmann SV, Windolf J, Kaufmann RA. Distal radius fracture management in elderly patients: a literature review. J Hand Surg Am. 2008 Mar;33(3):421–429.
54. Carter PR, Frederick HA, Laseter GF. Open reduction and internal fixation of unstable distal radius fractures with a low-profile plate: a multicenter study of 73 fractures. J Hand Surg Am. 1998 Mar;23(2):300–307.
55. Campbell DA. Open reduction and internal fixation of intra articular and unstable fractures of the distal radius using the AO distal radius plate. J Hand Surg Br. 2000 Dec;25(6):528–534.
56. Kambouroglou GK, Axelrod TS. Complications of the AO/ASIF titanium distal radius plate system (pi plate) in internal fixation of the distal radius: a brief report. J Hand Surg Am. 1998 Jul;23(4):737–741.
57. Leung F, Zhu L, Ho H, et al. Palmar plate fixation of AO type C2 fracture of distal radius using a locking compression plate—a biomechanical study in a cadaveric model. J Hand Surg Br. 2003 Jun;28(3):263–266.
58. Rikli D, Goldhahn J, Kach K, et al. Erratum to: The effect of local bone mineral density on the rate of mechanical failure after surgical treatment of distal radius fractures: a prospective multicentre cohort study including 249 patients. Arch Orthop Trauma Surg. 2015 Jul;135(7):1043.
59. Hirasawa Y, Katsumi Y, Akiyoshi T, et al. Clinical and microangiographic studies on rupture of the E.P.L. tendon after distal radial fractures. J Hand Surg Br. 1990 Feb;15(1):51–57.
60. Hove LM, Nilsen PT, Furnes O, et al. Open reduction and internal fixation of displaced intraarticular fractures of the radius. 31 patients followed for 3–7 years. Acta Orthop Scand. 1997 Feb;68(1):59–63.
61. Haug LC, Glodny B, Deml C, et al. A new radiological method to detect dorsally penetrating screws when using volar locking plates in distal radial fractures. The dorsal horizon view. Bone Joint J. 2013 Aug;95-B(8):1101–1105.
62. Orbay JL, Fernandez DL. Volar fixed-angle plate fixation for unstable distal radius fractures in the elderly patient. J Hand Surg Am. 2004 Jan;29(1):96–102.
63. Matschke S, Wentzensen A, Ring D, et al. Comparison of angle stable plate fixation approaches for distal radius fractures. Injury. 2011 Apr;42(4):385–392.
64. Herzberg G, Burnier M, Marc A, et al. Primary wrist hemiarthroplasty for irreparable distal radius fracture in the independent elderly. J Wrist Surg. 2015 Aug;4(3):156–163.
65. Melamed E, Danna N, Debkowska M, et al. Complex proximal ulna fractures: outcomes of surgical treatment. Eur J Orthop Surg Traumatol. 2015 Jul;25(5):851–858.
66. Nieto H, Billaud A, Rochet S, et al. Proximal ulnar fractures in adults: a review of 163 cases. Injury. 2015 Jan;46(Suppl 1):S18–S23.
67. Zumsteg JW, Molina CS, Lee DH, et al. Factors influencing infection rates after open fractures of the radius and/or ulna. J Hand Surg Am. 2014 May;39(5):956–961.
68. Yi PH, Weening AA, Shin SR, et al. Injury patterns and outcomes of open fractures of the proximal ulna do not differ from closed fractures. Clin Orthop Relat Res. 2014 Jul;472(7):2100–2104.
69. Walz M, Kolbow B, Mollenhoff G. Distale Ulnafraktur als Begleitverletzung des körperfernen Speichenbruchs. Minimal-invasive Versorgung mittels elastisch-stabiler intramedullärer Nagelung (ESIN) [Fracture of the distal ulna accompanying fracture of the distal radius. Minimally invasive treatment with elastic stable intramedullary nailing (ESIN)]. Unfallchirurg. 2006 Dec;109(12):1058–1063. German.
70. Dennison DG. Open reduction and internal locked fixation of unstable distal ulna fractures with concomitant distal radius fracture. J Hand Surg Am. 2007 Jul–Aug;32(6):801–805.
71. Rüedi T, Buckley R, Moran C. AO Principles of Fracture Management. 2nd ed. Stuttgart New York: Thieme Verlag; 2007.
72. Ruch DS, Ginn TA, Yang CC, et al. Use of a distraction plate for distal radial fractures with metaphyseal and diaphyseal comminution. J Bone Joint Surg Am. 2005 May;87(5):945–954.

3.7 骨盆环

作者 Pol M Rommens, Michael Blauth, Alexander Hofmann
译者 管志远 审校 宋纯理

1 引言

年轻患者的骨盆环破裂通常是由交通事故、高处跌倒或挤压伤造成的。很多时候，这些患者都是多处受伤，需要进行血流动力学复苏，同时使用骨盆固定架或其他类型的外固定架临时固定骨盆。经常建议进行选择性血管造影栓塞术和盆腔造影术[1]。

骨盆环脆性骨折呈现出完全不同的临床图像。它们发生在一些体弱、年龄较大的患者中，是低能量创伤（如地面跌倒）的结果。在某些患者中可能没有受伤史。重复的"无害"事件，如从床到椅子或从椅子到厕所的转移、打喷嚏、咳嗽（可能不被认为是创伤性的）已被描述为导致骨盆环脆性骨折的原因[2]。

高龄骨盆环受伤也可能是由于高能量创伤。典型的事故机制是穿越马路时被车辆撞伤。这些患者很快就会陷入危及生命的境地。复苏必须遵循类似于年轻人的高级创伤生命支持（ATLS）规则[3]。在本章中，我们将讨论骨盆环脆性骨折特征、诊断和治疗措施。在本章中，"骨盆环脆性骨折（fragility fracture of the pelvis）"缩写为 FFP；请注意，此缩写用于其他章节为"脆性骨折患者"。

2 流行病学和病因学

在某些国家中，髋部骨折的发病率正在下降，而骨盆和髋臼骨折的数量正在增加。在美国，髋部骨折在1996年达到顶峰，到2010年下降了25.7%。在同一18年间，骨盆骨折增加了24%。但是，绝对数字仍然不同，2010年有167 000例髋部骨折和33 000例骨盆骨折[4]。在芬兰，年龄调整后的髋部骨折发生率自1997年以来也稳步下降。从1970年到2013年，经年龄调整的骨盆骨折发生率从73例增至364例。在整个研究期间，女性和男性的所有年龄组（即年龄80~84岁、85~89岁和90岁以上）的发病率都有所增加。如果骨折发生率和人口老龄化比率继续以目前的速度上升，到2030年，芬兰低创伤性骨盆骨折的数量将是2013年的2.4倍[5]。

高龄和合并疾病都与骨盆环脆性骨折（FFP）的风险增加相关。许多患者都有骨质疏松症、维生素D缺乏症、长期固定、长期使用糖皮质激素、盆腔放疗治疗恶性肿瘤，或在腰椎手术髂骨植骨[6]（图3.7-1）。

骨质疏松症患者容易发生骨盆环脆性骨折。随着年龄的增长，骨量持续减少。Wagner等[7]证明了这种下降在骨盆骨折中遵循特定且一致的模式。骶骨体受影响远小于骶翼。在晚期病例中，分别在 S1 和 S2 神经孔的外侧区域可以看到没有任何骨骼的骨密度极低的区域，称为翼状空洞（图 3.7-2）。

FFP 患者的主要症状是骨盆区域的疼痛。坐和站立困难或是不可能的，而安静地躺在床上可以最大限度地减少痛苦。大多数患者无法行走。少数患者仍然需要借助助行器短距离行走。疼痛通常在跌倒后立即开始，并有急性和剧烈的特点。在某些患者中，疼痛史更长且与以前的事件有关，这些事件未被识别、诊断或得到适当处理（案例 1：图 3.7-3）。

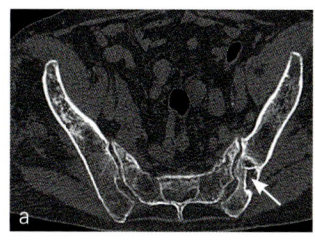 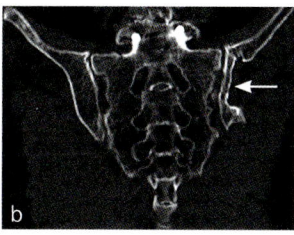 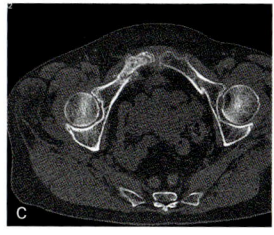 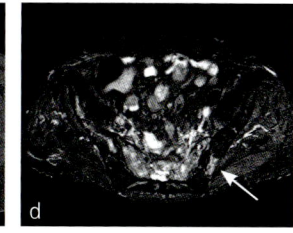

图 3.7-1　一名 75 岁的女性有脊柱融合术史。取左后髂骨松质骨移植
a. 经骨盆后环的横断面计算机断层扫描（CT）显示左髂骨后侧骨缺损（箭头）
b. 冠状面 CT 显示较大的皮质缺损和经骶骨的骨折线（箭头）
c. 横断面 CT 经骨盆前环显示右侧耻骨上支骨折
d. 横断面磁共振成像片显示左髂骨后段骨缺损（箭头）和整个骶骨骨挫伤

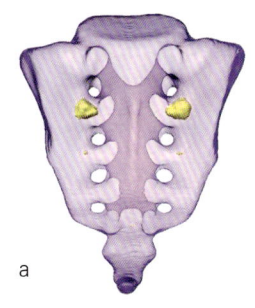 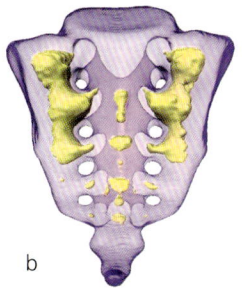 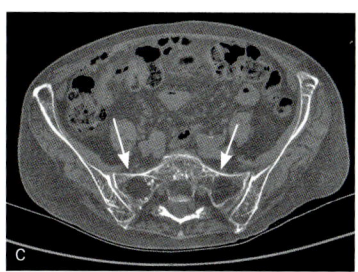 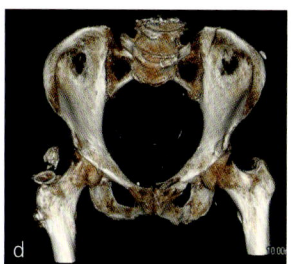

图 3.7-2　92 名欧洲人的无创伤骶骨的平均形态，来源于他们的骨盆计算机断层扫描数据
a. 在 L5 椎体中央测得的一组骨密度超过 100 亨斯菲尔德单位（HU）的欧洲人。只有少数区域的骨密度低于 0 HU。它们呈黄色，位于 S1 神经孔的外侧和下方
b. 在 L5 椎体中央测量的骨密度低于 100 HU 的欧洲人组。骨密度低于 0 HU 的面积很大。它们呈黄色，位于左侧和右侧骶翼，从 S1~S3 延伸。骶骨 S2 和 S3 中的骨密度较低的区域较小（由 Wagner 等[7]提供）
c. 计算机断层扫描切开了一名 89 岁女性的后骨盆。左侧和右侧骶翼可见大面积无骨小梁的骨（箭头）。它们被称为"翼状空洞"
d. 与 c 中相同的人的骨盆环的三维重建。骨盆环上翼状空洞清晰可见

案例 1

患者

一名 75 岁女性在入院前 4 周从椅子上滑落后发生右侧骨盆前环骨折。

合并疾病

- 无相关合并疾病

治疗和结果

初次 X 线片显示右侧耻骨上下支骨折（图 3.7-3a）。最初进行非手术治疗。但是患者的顽固性疼痛随时间推移而加重。2 个月后，双侧骶翼骨折和另一左侧骨盆前环骨折通过骨盆 CT 检查被诊断出来（图 3.7-3b~d）。她曾在多个临床科室中进行治疗，由于疼痛卧床不起，双足跟都出现压疮。她还患有反复尿路感染和体重减轻。用 2 枚骶髂螺钉固定 S1 有助于减轻疼痛，并允许在耐受情况下负重运动（图 3.7-3e）。2 个月后，骨折似乎已经愈合。患者非常满意，完全无痛，走路时不用拐杖（图 3.7-3f）。

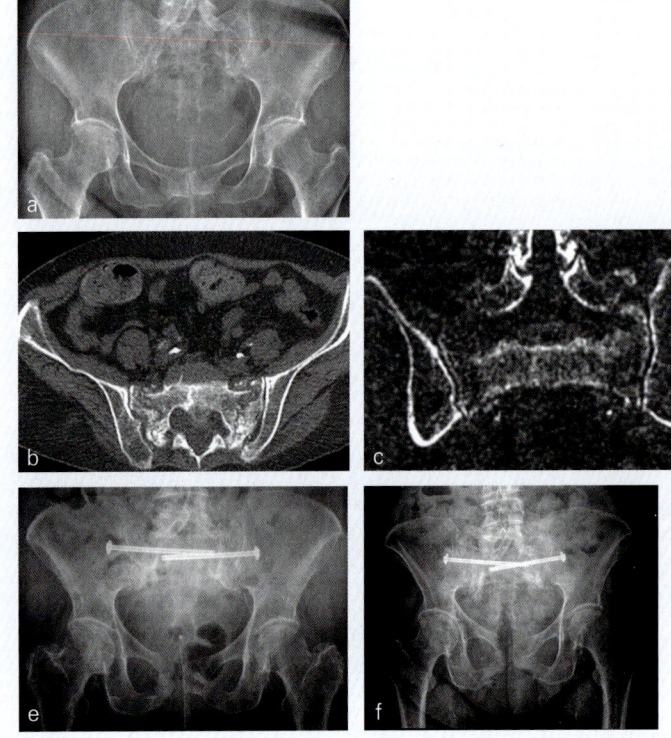
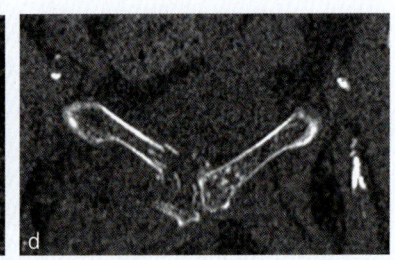

图 3.7-3 一名 75 岁的女性患有右侧骨盆前环骨折

a. X 线片显示右侧骨盆前环骨折
b~d. 横断面和冠状面计算机断层扫描（CT）经骨盆后部，冠状面 CT 经骨盆前部
e. 术后骨盆 AP X 线片
f. 术后 2 个月骨盆 AP X 线片显示骨折愈合

3 诊断

3.1 体格检查

疼痛位于耻骨联合、腹股沟和（或）骨盆后部或腰部。在后一种情况下，医生诊断可能会感到困惑而更专注于腰椎的诊断检查。

- 用双手挤压骨盆两侧会加剧疼痛，随着力度增加强度显著提高而又未显示出严重的不稳定。直接触诊耻骨联合及腹股沟还会引起疼痛
- 检查骨盆环周围的皮肤和软组织，包括腰部和会阴区域，目的是排除局部感染或褥疮

- 应该评估下肢的神经和血管状况

3.2 慢性出血

低能量骨盆创伤术后持续出血引起的血流动力学不稳定不是典型的,但已有文献报道[8, 9]。55岁以上患者发生盆腔出血的概率增加了8倍(案例2:图3.7-4)。特别是在服用抗凝剂的患者中,必须对持续出血高度怀疑。

动脉硬化损害血管痉挛的能力导致自发停止动脉出血的可能性较小。

建议至少持续24小时监测这些患者血流动力学状况。FFP患者的临床和影像学监测的早期流程图如图3.7-5所示[9]。如果发生出血,选择性栓塞动脉血管造影是一种非常有效的治疗。患者可能会因诊断延迟和治疗不足而有失血风险。

案例2

患者

一名81岁女性在家跌倒后发生左侧耻骨上、下支骨折。

合并疾病

- 房颤
- 心脏功能不全

治疗和结果

开始使用止痛药进行非手术治疗。患者入院几小时后的血流动力学状况恶化,耻骨联合上方肿胀。

骨盆X线检查显示耻骨上、下支骨折略有移位(图3.7-4a)。进行了经骨盆前环的横断面计算机断层扫描,显示左侧耻骨上支骨折和小骨盆内部有大血肿,与骨折直接相关(图3.7-4b,c)。患者血管造影显示左下腹动脉耻骨支可能有活动性出血(图3.7-4d)。进行了选择性栓塞并置入手术(图3.7-4e)。患者的血流动力学情况有所改善。4天以后她被带到手术室切除血肿。患者康复良好,入院后18天出院(由Dietz等[9]提供)。

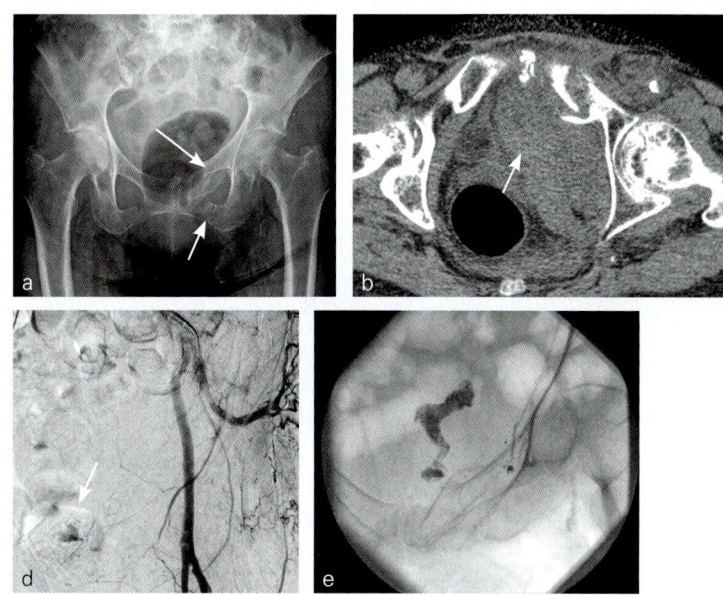

图3.7-4 一名81岁的女性,左侧耻骨上、下支骨折
a. 骨盆的AP X线片显示耻骨上、下支骨折略有移位(白色箭头)
b~c. 经骨盆前环的横断面计算机断层扫描显示左侧耻骨上支骨折和小骨盆内血肿,与骨折直接相关(白色箭头)
d. 血管造影显示发现左下腹动脉耻骨支活动性出血的位置(白色箭头表示对比度齐平)
e. 术中X线下进行左侧联合区域的栓塞术

3.3 影像学

3.3.1 普通 X 线检查

骨盆 AP X 线片

耻骨上、下支及其他耻骨附近的骨折很容易识别。如果侧向撞击，耻骨上支骨折线是水平的，骨折块略有覆盖，外侧骨折块向内侧移位（图 3.7-6a）。

入口和出口视图

在这个患者队列中是否应该采用入口和出口视图存在争议。一些作者推荐以它们为参考，供以后进行随访。其他人则依靠计算机断层扫描（CT）以防在骨盆 AP X 线上发现骨折。计算机断层扫描在随访期间也可能被添加到 AP X 线中。

入口视图很好地说明了骨折数量和骨折是否旋转。髋骨内曲线和骶骨前皮质的完整性最好在入口和出口的视图中进行分析（图 3.7-6b）。出口视图可提供有关骨盆后部、骶骨的形状和对称性、神经孔和骶髂关节的最佳信息（图 3.7-6c）。我们推荐将这 3 种观点作为后续治疗的参考。

而通常肥胖的软组织包膜、肠内容物、肠道气体覆盖在骨结构和关节上。此外，由于皮质骨和松质骨的稀疏，X 线片可能无法识别出裂隙和无移位的骨折。如果治疗不当，骨盆后环病变会出现的漏诊[10]。可能发生其他骨盆骨折并增加复杂性和不稳定性（图 3.7-7）。

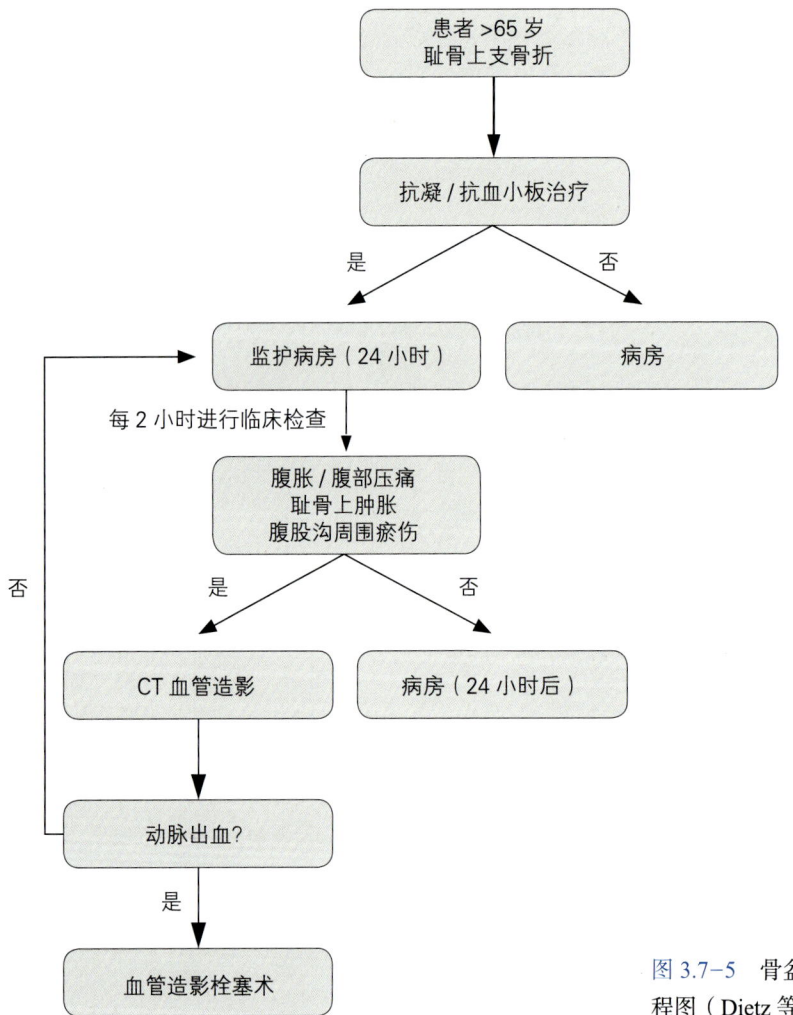

图 3.7-5 骨盆环脆性骨折患者临床和影像学分析流程图（Dietz 等[9] 提供）

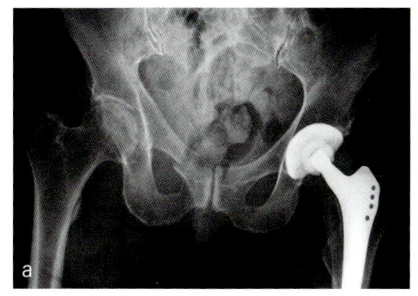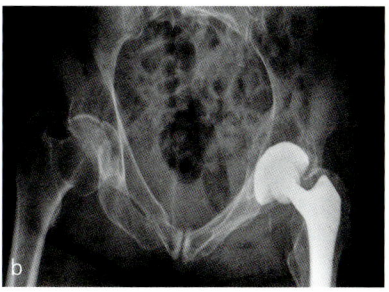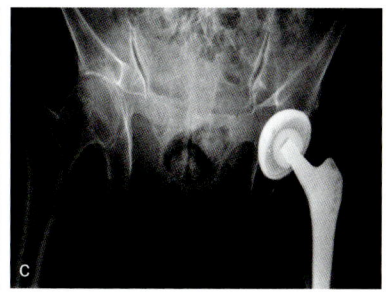

图 3.7-6 一名 76 岁的女性在家中跌倒后遭受了右侧耻骨上支骨折
a. 骨盆 AP X 线片显示右侧耻骨上支水平骨折
b. 骨盆入口视图显示右半骨盆轻微旋转
c. 骨盆出口视图显示对称的骨盆后部。骨折、移位或脱位不可见

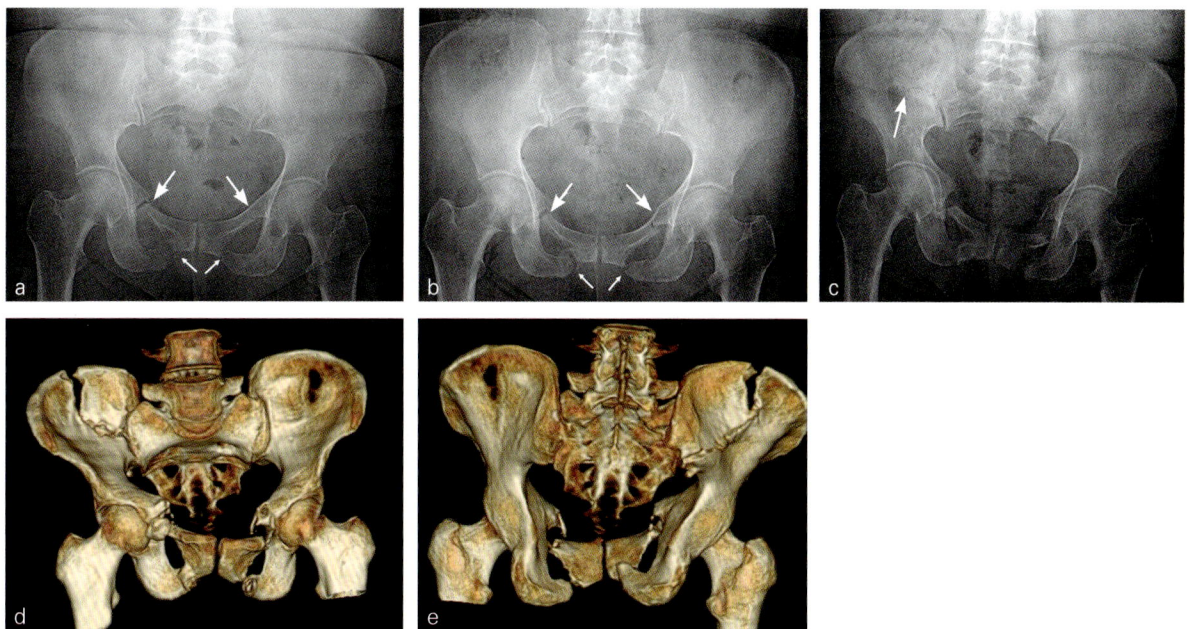

图 3.7-7 一名 57 岁女性在家中跌倒后双侧耻骨支骨折
a. AP X 线显示双侧几乎无移位的耻骨上、下支骨折（白色箭头）。骨折得到了非手术治疗
b. 2 周后拍摄的骨盆 AP X 线片显示双侧耻骨支骨折移位更多（白色箭头）
c. 3 个月后的骨盆 AP X 线片显示所有骨折完全移位。右侧髂骨从骶髂关节起也有水平裂隙（白色箭头）
d. 仅在跌倒后 5 个月对骨盆进行计算机断层扫描。从正视三维重建显示完全髂骨骨折，伴有前蝶形骨块移位并进一步移位
e. 后视三维重建
（图片由比利时科特赖克 AZ Groeninghe 医院的 Guy Putzeys 博士提供）

3.3.2 计算机断层扫描

当X线片诊断出任何类型的骨盆环病变时,建议行盆腔CT扫描。在245名FFP患者的研究中,有80%以上骨盆后环骨折。只进行普通的X线检查会导致入院时骨盆后环骨折诊断率下降[11]。

在冠状面重建中,骶骨侧块的骨折有时比横断面更明显。水平面上的骨折存在或多或少的角度往往要在矢状面重建中被识别(图3.7-8)。

在某些患者中,可能会出现较大损伤的迹象。骨折部位的骨吸收是慢性不稳定性的标志,骨痂的形成是骨愈合的标志。关节处或周围的慢性不稳定性可能会导致骨吸收、关节变宽、出现氮气泡和关节内或关节周围游离骨折块(图3.7-9~3.7-11)。

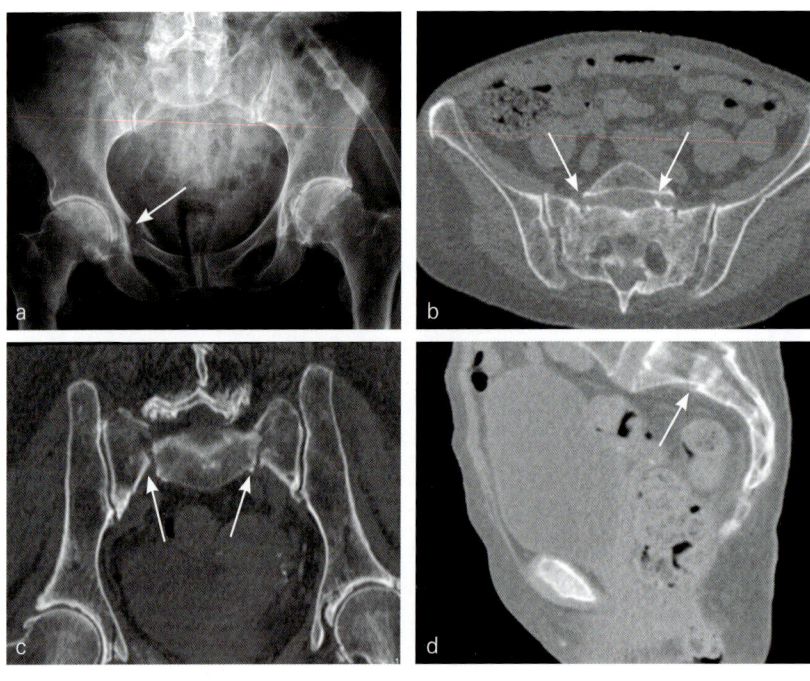

图 3.7-8 一名80岁的女性跌倒后患有右侧耻骨上、下支骨折
a. 骨盆 AP X线片显示右侧上方(白色箭头)和耻骨下支骨折
b. 横断面计算机断层扫描(CT)切开骨盆后部显示骶骨双侧骨折(白色箭头)
c. 冠状面 CT 显示双侧完全移位的骶骨骨折(白色箭头)
d. 经骶骨中部矢状面 CT 显示 S1 和 S2 之间水平骨折,屈曲时轻微移位(白色箭头)

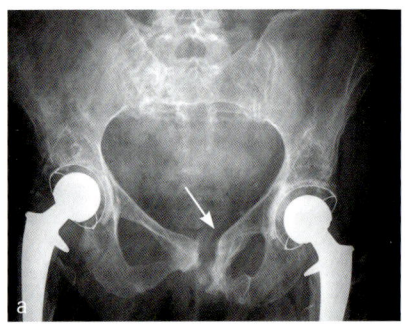
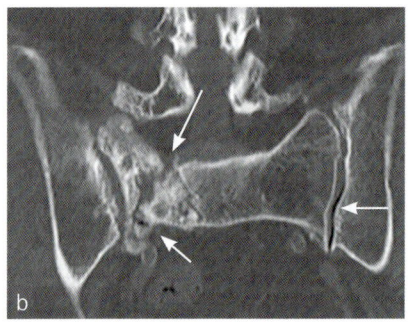

图 3.7-9 一名74岁的女性患有类风湿关节炎
a. AP骨盆X线片显示由慢性不稳定性导致的骨吸收和耻骨联合增宽(白色箭头)
b. 经骶骨冠状面CT显示右侧骶翼完全骨折、骨吸收、骨痂形成和右侧骶髂关节增宽(白色箭头)。在对侧关节内,关节内有气体可能是关节不稳定的标志(白色箭头)

3.3.3 磁共振成像

这是最敏感的检查，可以检测到骶骨内有骨挫伤、裂隙和骨折（图 3.7-12）。如果常规诊断措施无法解释临床表现或持续疼痛的主诉时，则可能需要进行磁共振成像（MRI）检查。如果用 MRI 检测到病理，则很少会对手术治疗产生影响。MRI 可以利用骨髓间的分化来区分水肿和恶性肿瘤[12]。MRI 对于后环骨折有高达 95% 的检出率[13]。

4 分类

Tile 分类[13]、AO/OTA 骨折和脱位分类[14]及 Young-Burgess 分类[15]已被开发为区分不同类型的高能损伤后的骨盆环病变。Tile[13] 和 AO/OTA[14] 分类区分了来自 AP、侧向或是垂直方向的撞击导致的旋转不稳定及旋转和垂直不稳定损伤。根据外力的方向，Young-Burgess 分类[15]将 AP 移位、侧向压缩、垂直剪切和合并骨盆环损伤区分开来。Denis 分类法将骶骨分为 3 个区域。Denis Ⅰ 指骶翼；Denis Ⅱ 指神经孔周围的区域；Denis Ⅲ 指神经孔内侧的骶骨体[16]。

高能量骨盆创伤经常会对周围的神经和血管结构、中空器官和皮肤产生影响，对预后和结果有其他影响。

相比之下，低能量 FFP 具有完全不同的创伤机制，伴随的软组织损伤很少见。造成骨折形态的不是创伤性撞击的方向，而是骨密度极低的区域[17]。FFP 的不稳定性可能会随着时间推移而增加，这是当原始病变被忽略或处理不足时出现的（图 3.7-7）。FFP 的上述特征发展

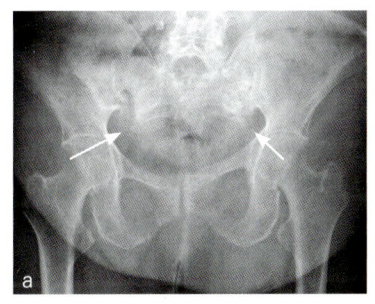
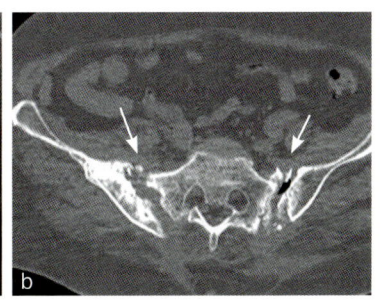

图 3.7-10 一名 75 岁女性，有骨盆疼痛病史
a. 患者骨盆 AP X 线片。有一个凹陷侵入小骨盆（白色箭头）
b. 横断面计算机断层扫描骶骨显示双侧骨吸收、关节增宽和关节内气体（白色箭头）

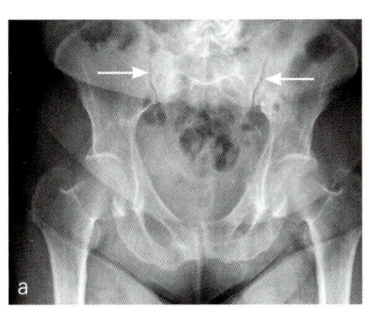
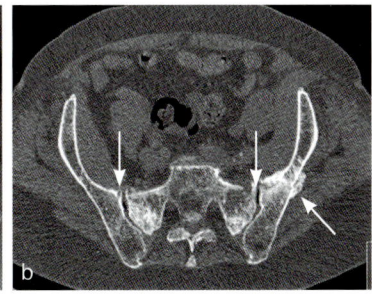

图 3.7-11 一名 73 岁女性，有跌倒后的慢性骨盆疼痛病史
a. 骨盆 AP X 线片显示双侧耻骨骨折并骨痂形成，双侧关节增宽，关节内气体（白色箭头）
b. 横断面计算机断层扫描显示骨盆后部露出左侧髂骨骨折伴桥接骨痂，双侧骶翼骨折，并骶髂关节内气体（白色箭头）

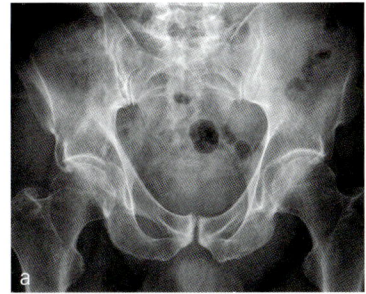
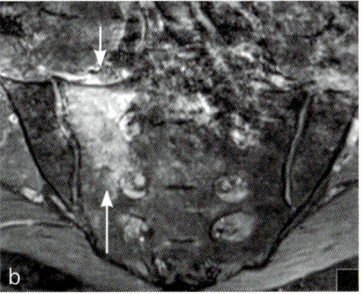

图 3.7-12 一名 72 岁男性，骶翼骨挫伤
a. 长时间行走后慢性骨盆疼痛患者，AP 骨盆 X 线检查无不规则骨折或脱位
b. 磁共振成像显示右侧骶翼骨挫伤，无上型骨折

了一个新的、特定而又全面的分类系统。FFP的分类是基于245例65岁及以上患者的常规X线片和CT数据分析[18]。

不稳定性定义为结构无法承受生理负荷而发生移位。同样在老年人中，该标准对于确定手术适应证至关重要。骨折移位主要提示不稳定。无移位病变的特征是挤压区无变形的骨折。移位病变的特征是挤压或骨折导致其解剖学标志变形。第二个标准是骨折在骨盆后部的定位，不稳定性的位置决定了手术治疗的类型和侵入性差异。

4个不同类别，分别为轻度、中度、高度和最高的不稳定性，即Ⅰ~Ⅳ型。其中亚型的特征是a，b或c。治疗方法的主要目标是恢复骨折前的稳定性和活动性。由于不稳定，FFP会产生剧烈的疼痛和固定感。固定导致疼痛加重。固定会导致患者的身体状况迅速恶化，继发并发症导致更高的发病率和死亡率。根据骨盆环不稳定的严重程度决定选择哪一种操作，并决定用哪种手术方式进行治疗。因此，根据其特征进行分析变得非常重要。骨折根据新的分类系统对其进行分类，因为这将是最终形成决策的基础。

在以下主题中，根据不同的类型和子类型介绍了FFP，并对所有类型提出了治疗建议。使用的手术技术在本章主题7中描述。

4.1　Ⅰ型骨盆环脆性骨折

Ⅰ型骨盆环脆性骨折是骨盆前环骨折，不累及骨盆后环。这些是不稳定程度最低的病变。Ⅰa型病变是单侧的（图3.7-13），Ⅰb型是双侧的（图3.7-14）。后者的频率要低得多。在作者案例系列中，第一类占所有FFP的17.5%。相反，超过80%的患者患有盆腔后环损伤。这些发现支持CT评估对所有低能量骨盆前环骨折非常有用，因为这样可以避免后环骨折被遗漏的风险。

Ⅰ型骨盆环脆性骨折应进行非手术治疗。

住院治疗患者需进行24小时血流动力学监测（请参阅本章主题4.2）。由于明显疼痛而无法移动时，应对骨盆稳定性进行重新评估。如果发现其他骨折或主要无移位的骨折移位，则进行手术治疗。外固定可以认为是一种骨盆前环病变的微创固定方法。但是关于老年人骨盆外固定后发病率和预后的数据很少。我们假设需要前环固定的患者也存在骨盆后环不稳定。最初的前环断裂后，僵硬的骨盆会随着时间的推移而诱发后环再发骨折（图3.7-7）。

4.2　Ⅱ型骨盆环脆性骨折

Ⅱ型骨盆环脆性骨折的特点是无移位的骨盆后环骨折。Ⅱ型病变比Ⅰ型病变更不稳定。Ⅱa型是无移位的孤立性骨盆后环骨折（图3.7-15），Ⅱb型是骶骨粉碎性骨折伴前部断裂（图3.7-16），Ⅱc型是骶骨、骶髂或髂骨骨折，并伴有前环骨折（图3.7-17）。Ⅱ型骨折占FFP的一半以上[18]。骶骨骨折或骶翼粉碎区比骶髂关节脱位或髂骨后部骨折更常见。骶骨骨折具有独特且一致的骨折模式[17]。原因是老年患者骶骨旁出现明显骨量减少。Wagner等[7, 19]基于92名白种人的CT数据建立的骶骨模型已证明了这一点。

Ⅱ型骨盆环脆性骨折移位前必须视为骨盆后环骨折。它们比孤立的前环病变更不稳定，但不如移位后环病变稳定。它们通常与前环不稳定相关。FFP Ⅱb型和FFP Ⅱc型的损伤来自侧方，反映出站立时侧身跌倒位置受侧向挤压伤。

如果能够在较短时间内动员患者，则可以在可耐受的情况下进行非手术治疗。由于骨盆环前后断裂，我们预计会有更多的疼痛感和更长的康复时间。与FFP Ⅰ型相比，患者的抱怨会更多。如果最多1周后，疼痛减轻，患者能够独立地移动就可以继续非手术治疗。建议术后3、6和12周进行随访X线检查。必须排除具有更高程度的不稳定和向更高的FFP类型转变的继发性骨折移位。骨盆后环骨折移位导致更多的不稳定性及更高 FFP 分级类别。这时就需要把非手术治疗必须转为手术治疗。

抱怨是改变治疗方法的另一个原因。当患者剧烈疼痛，无法转移下床时，建议进行手术固定（案例 3：图 3.7-18）。如果骨盆后环骨折块不移位，经皮固定技术如骶髂螺钉固定似乎最有用。

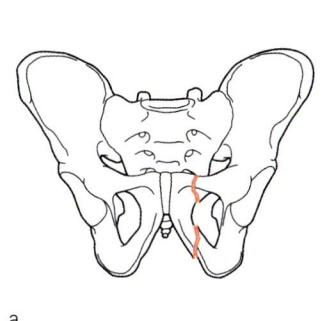 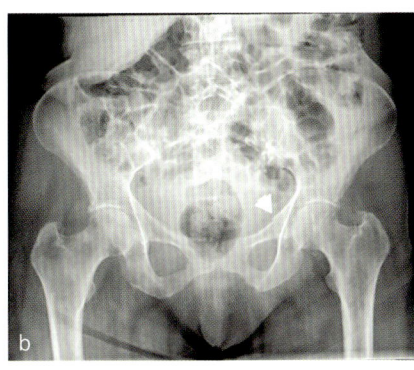 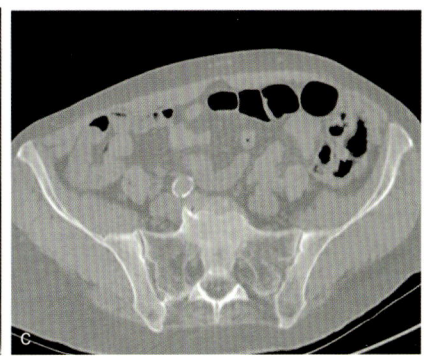

图 3.7-13　Ⅰa 型——单侧孤立性骨盆前环骨折
a. Ⅰa 型骨折的示意图
b. 常规骨盆 AP X 线片
c. 横断面计算机断层扫描

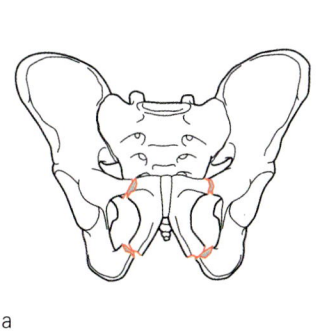 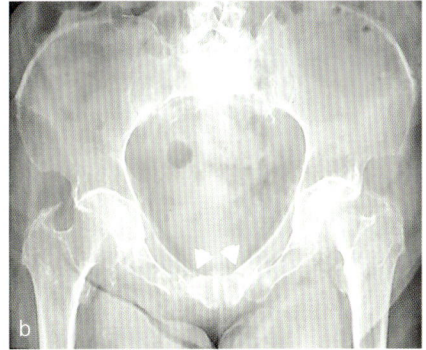 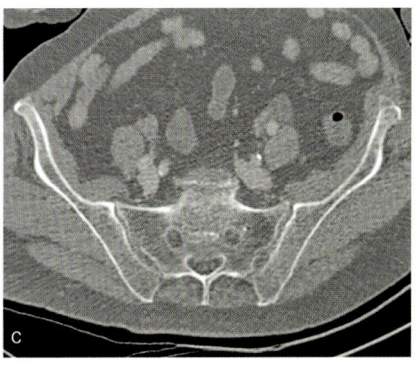

图 3.7-14　Ⅰb 型——双侧孤立性骨盆前环骨折
a. Ⅰb 型骨折的示意图
b. 常规骨盆 AP X 线片
c. 横断面计算机断层扫描

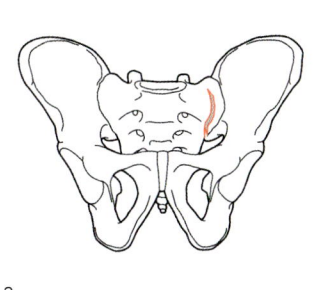 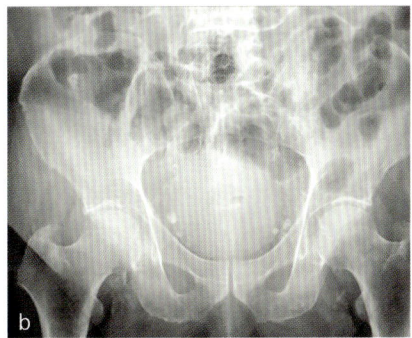 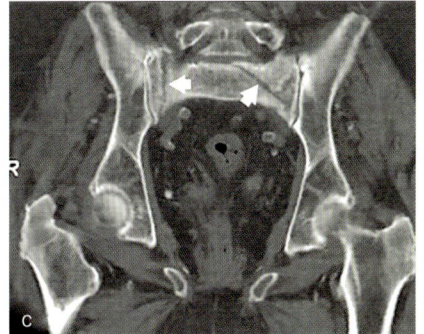

图 3.7-15　Ⅱa 型——无移位的孤立性骨盆后环骨折
a. Ⅱa 型骨折的示意图
b. 常规骨盆 AP X 线片
c. 冠状面计算机断层扫描

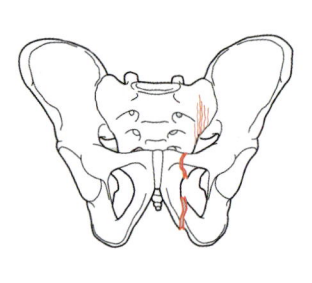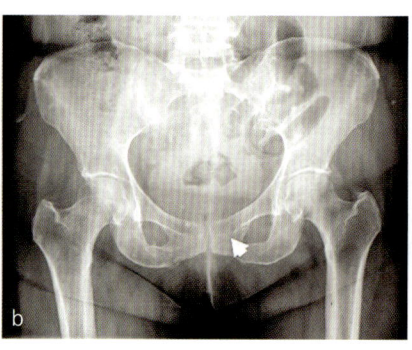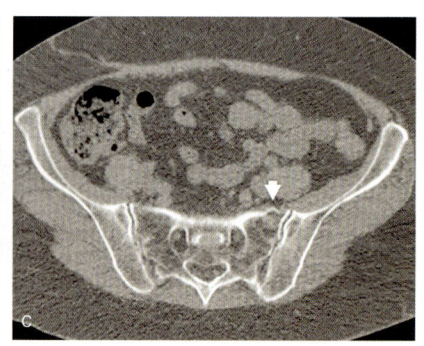

图 3.7-16　Ⅱb 型——髂骨粉碎性骨盆前环骨折
a. Ⅱb 型骨折的示意图
b. 常规骨盆 AP X 线片
c. 横断面计算机断层扫描

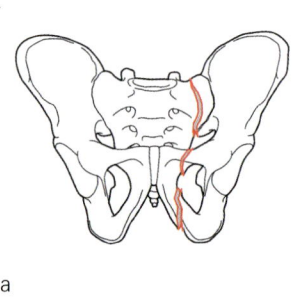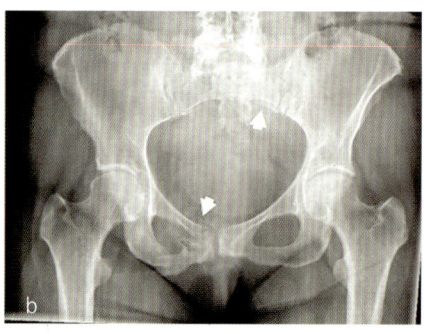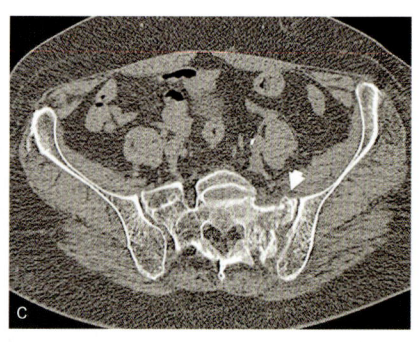

图 3.7-17　Ⅱc 型——无移位的骶骨骨折，无移位的髂骨骨折或髂骨骨折合并骨盆前环骨折
a. Ⅱc 型骨折的示意图
b. 常规骨盆 AP X 线片
c. 横断面计算机断层扫描

案例 3

患者

一名 85 岁女性在家中跌倒并发生Ⅱc 型骨盆环脆性骨折。

合并疾病

- 甲状腺功能低下
- 动脉高血压

治疗和结果

骨盆 AP X 线片显示左侧耻骨支骨折。由于剧烈疼痛，3 周内无法活动（图 3.7-18a）。获得入口和出口视图（图 3.7-18b，c）。经骶骨的冠状面计算机断层扫描（CT）显示为左骶翼完全骨折（图 3.7-18d 中的白色箭头）。经骨盆前环的横断面 CT 显示左侧耻骨骨折（图 3.7-18e）。经过 3 周的非手术治疗后，进行了手术固定。骶翼骨折用 2 枚骶髂螺钉固定，逆行经耻骨螺钉治疗耻骨支骨折。2 年后骨盆 AP X 线片显示骨盆前后环完全愈合（图 3.7-18f）。另一个骨盆入口和出口视图（图 3.7-18g，h）。

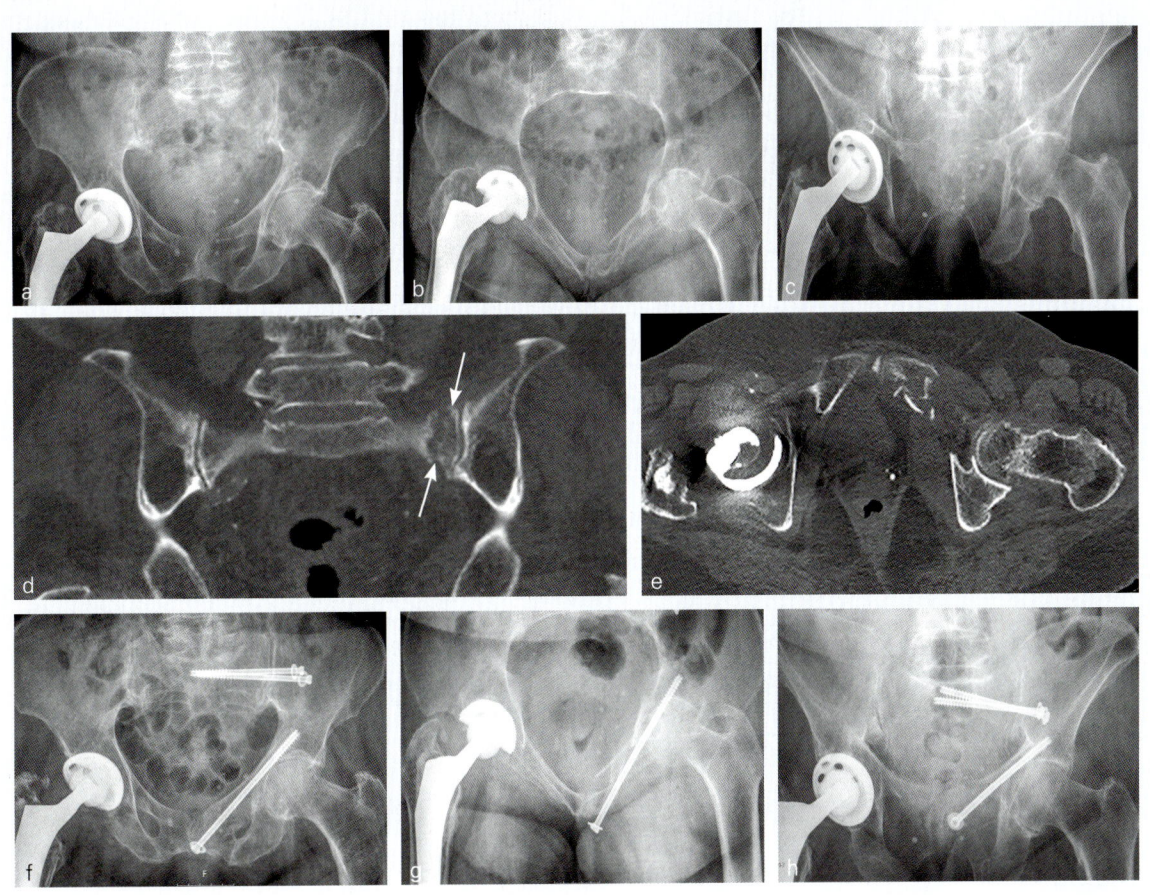

图 3.7-18 一名 85 岁女性 Ⅱc 型骨盆环脆性骨折的治疗改变
a. 左侧耻骨支骨折的骨盆 AP X 线片
b. 骨盆入口视图
c. 骨盆出口视图
d. 冠状面计算机断层扫描（CT）显示左侧骶翼完全骨折
e. 经骨盆前环的横断面 CT 显示左侧耻骨骨折
f. 2 年后的骨盆 AP X 线片显示骨盆前后环完全愈合。AP X 线片显示两侧骶翼骨折用 2 枚骶髂螺钉固定，而耻骨支骨折用逆行经耻骨螺钉固定
g. 骨盆入口视图
h. 骨盆出口视图

4.3 Ⅲ型骨盆环脆性骨折

Ⅲ型骨盆环脆性骨折的特点是单侧后方移位合并骨盆前环病变。单侧后方移位是 245 例 FFP 中最小的亚型，发生率为 11%[18]。它们比Ⅱ型病变更不稳定。移位必须在 CT 横断面和常规 X 线上进行评估。骨盆前环必须始终与骨盆后环部分移位相结合。而且，更大骨折间隙和解剖标志的变化是移位的迹象。

Ⅲa 型骨盆环脆性骨折包括移位的单侧髂骨骨折（图 3.7-19）。

Ⅲb 型骨盆环脆性骨折是移位的单侧骶髂关节骨折脱位（图 3.7-20）。

Ⅲc 型骨盆环脆性骨折是移位的单侧骶骨骨折（图 3.7-21）。

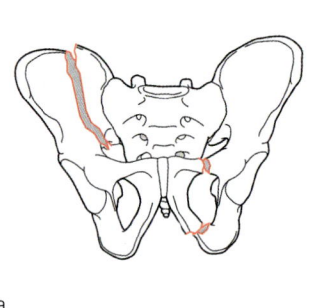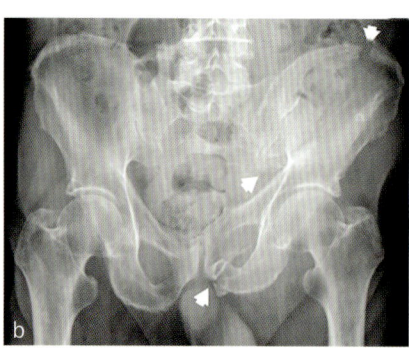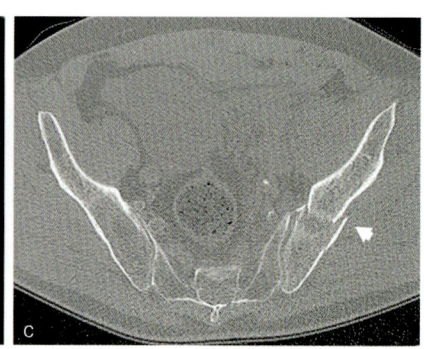

图 3.7-19　Ⅲa 型——单侧髂骨骨折移位伴骨盆前环骨折
a. Ⅲa 型骨折的示意图
b. 常规骨盆 AP X 线片
c. 横断面计算机断层扫描

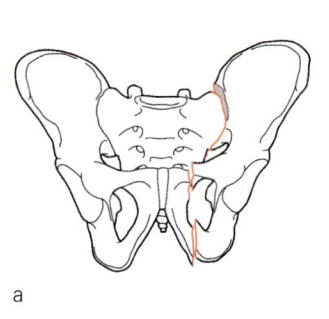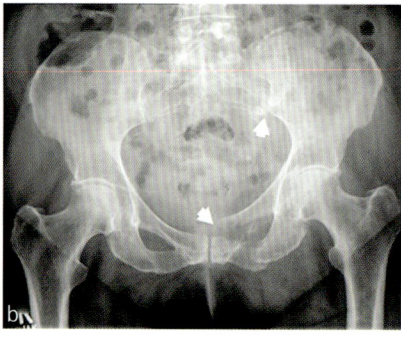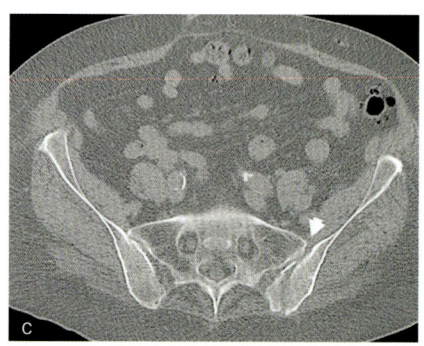

图 3.7-20　Ⅲb 型——单侧骶髂关节脱位伴骨盆前环骨折
a. Ⅲb 型骨折的示意图
b. 常规骨盆 AP X 线片
c. 横断面计算机断层扫描

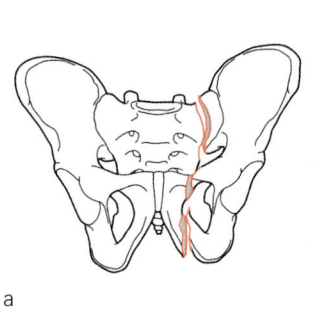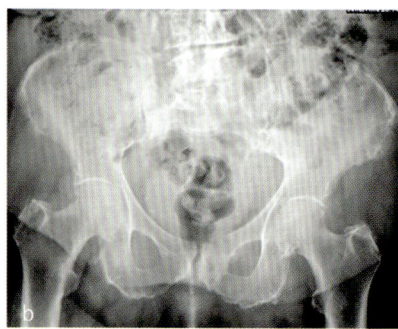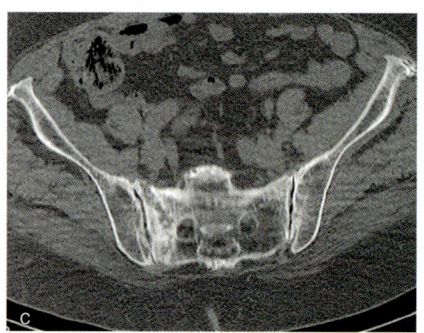

图 3.7-21　Ⅲc 型——单侧骶骨骨折移位伴骨盆前环骨折
a. Ⅲc 型骨折的示意图
b. 常规骨盆 AP X 线片
c. 横断面计算机断层扫描

不能期望这些病变会自愈。由于剧烈疼痛，患者卧床不起，移动是不可能的。因此，手术治疗被建议作为紧急程序。内部固定取决于后环不稳定部位。为了限制骶骨、骶髂关节或是髂骨后部移位，可能行经皮固定术（案例4：图 3.7-22）。万一发生髂骨大移位或骨折就需要切开复位内固定（ORIF）（案例 5：图 3.7-23）。

患者

一名85岁女性在家中跌倒后发生Ⅲb型骨盆环脆性骨折。

合并疾病

- 高胆固醇血症
- 动脉高血压

治疗和结果

骨盆AP X线片显示左侧移位的耻骨上、下支骨折（图3.7-22a）。获得骨盆入口和出口视图（图3.7-22b，c）。经骶骨的横断面计算机断层扫描（CT）显示左侧骶髂关节骨折脱位（图3.7-22d中的白色箭头），而经骨盆前环的横断面CT显示左侧耻骨骨折（图3.7-22e）。骶髂关节骨折脱位用2枚骶髂螺钉固定，耻骨支骨折用逆行经耻骨螺钉固定。3年后的骨盆AP X线片显示骨盆前后环完全愈合（图3.7-22f）。骨盆的另一个入口和出口视图（图3.7-22g，h）。

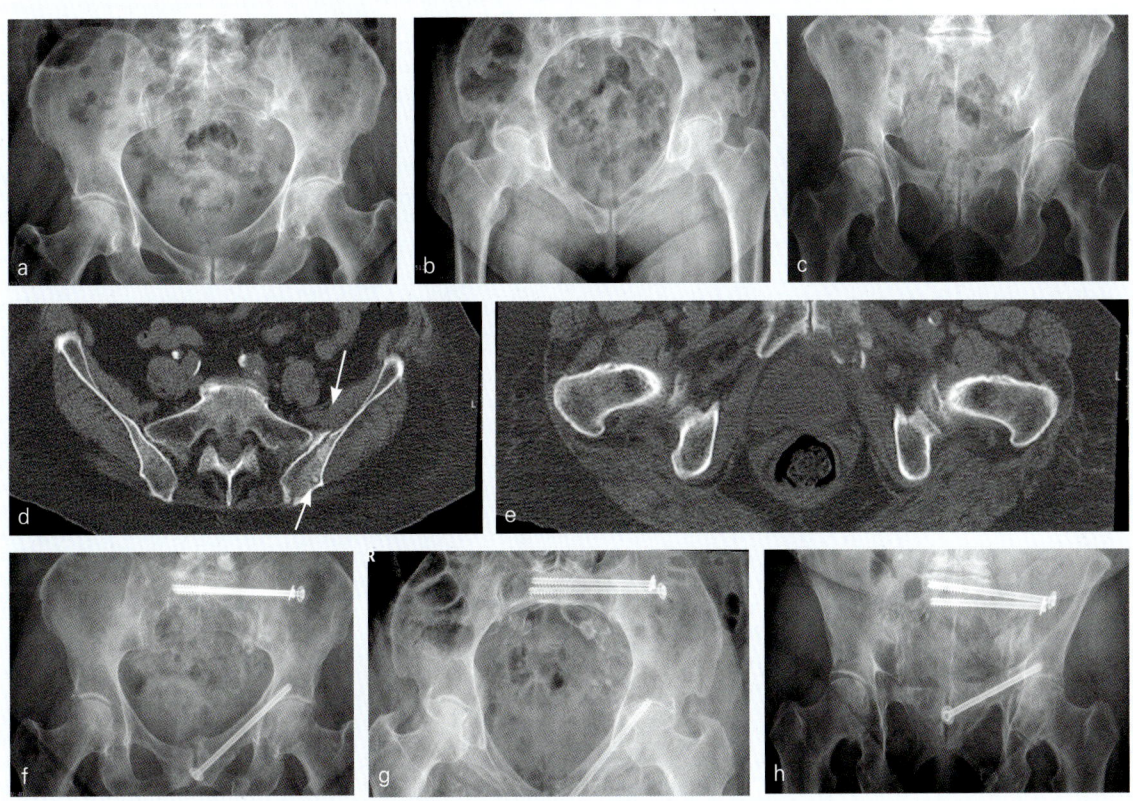

图3.7-22 髂骨后部移位的Ⅲ型骨折示例
a. 左侧移位的耻骨上、下支骨折的骨盆AP X线片
b. 骨盆入口视图
c. 骨盆出口视图
d. 经骶骨的横断面计算机断层扫描（CT）显示左侧骶髂关节骨折脱位（白色箭头）
e. 经骨盆前环的横断面CT显示左侧耻骨骨折
f. 3年后的骨盆AP X线片显示骨盆前后环完全愈合
g. 骨盆入口视图
h. 骨盆出口视图

案例 5

患者

一名 84 岁女性在养老院跌倒。

合并疾病

- 2 型糖尿病
- 肾功能不全
- 黄斑变性

治疗和结果

经髂骨的骨盆 AP X 线片显示左侧骨折，从内部弯曲延伸到髂嵴（白色箭头），并经左侧耻骨上、下支（图 3.7-23a）。经骨盆后环的横断面计算机断层扫描（CT）显示骨折开始于骶髂关节附近。经髂骨的横断面 CT 显示骨折部位有移位，相当于Ⅲa 型骨盆环脆性骨折（图 3.7-23b，c）。髂骨骨折手术中使用了一块角稳定钢板和一枚沿髂嵴的拉力螺钉固定（图 3.7-23d）。获得骨盆的入口和出口视图（图 3.7-23e，f）。

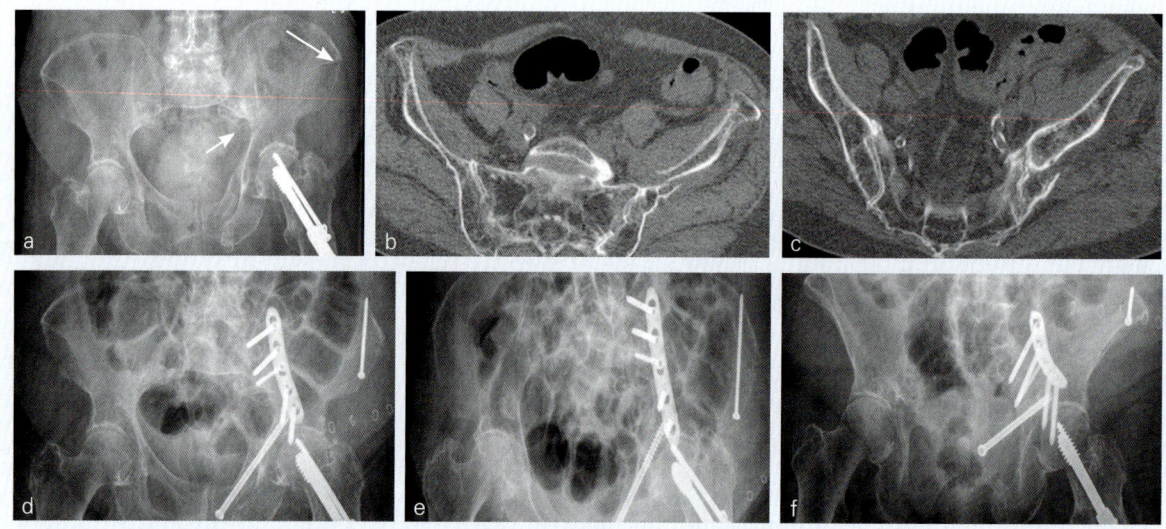

图 3.7-23 髂骨翼移位的Ⅲ型骨折示例
a. 骨盆 AP X 线片显示髂骨左侧骨折，从内部曲线延伸至髂嵴（白色箭头），并经左侧耻骨上、下支
b. 经骨盆后环的横断面计算机断层扫描（CT）显示骨折开始于骶髂关节附近
c. 经髂骨的横断面 CT 显示骨折部位位移。它涉及Ⅲa 型骨盆环脆性骨折
d. 髂骨骨折使用角稳定钢板和沿髂嵴的拉力螺钉固定
e. 骨盆入口视图
f. 骨盆出口视图

4.4 Ⅳ型骨盆环脆性骨折

Ⅳ型骨盆环脆性骨折为双侧后部移位性损伤。H 型骶骨骨折的发生率（FFP Ⅳb 型）约占 15%，是新分类的起点[18]。这种骨折形态可以是单侧或双侧无移位骶骨垂直骨折，在 FFP Ⅱ型病变中可见[17]。常规 X 线几乎看不到骨折水平部分。在 CT 的矢状面重建中可以发现或排除这种骨折，因此强烈建议进行 CT 检查（图 3.7-8）。

Ⅳa 型骨盆环脆性骨折有双侧髂骨骨折或双侧髂骶关节骨折（图 3.7-24）。

Ⅳb 型骨盆环脆性骨折是 H 型骶骨骨折，包含通过骶骨的双侧垂直骨折及连接它们的水平结构（图 3.7-25）。

Ⅳc 型骨盆环脆性骨折是不同的后部不稳定的组合（图 3.7-26）。

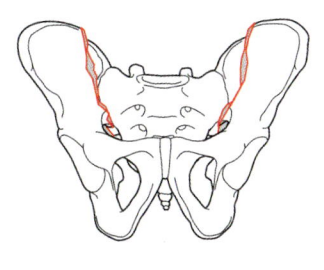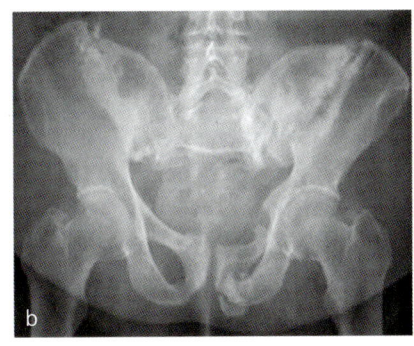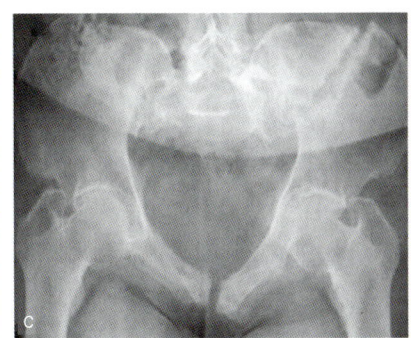

图 3.7-24　Ⅳa 型——双侧髂骨骨折或双侧骶骨骨折伴骨盆前环骨折
a. Ⅳa 型骨折的示意图
b. 常规骨盆 AP X 线片
c. 骨盆入口视图

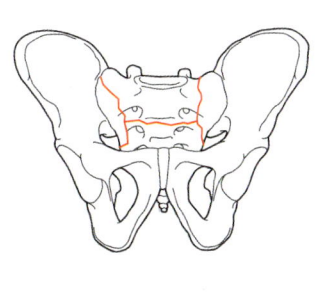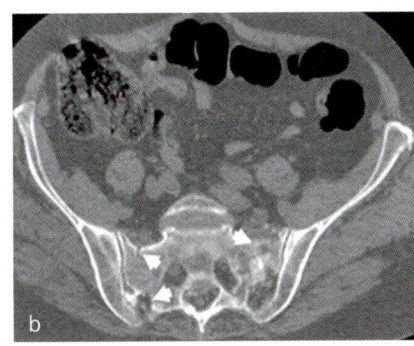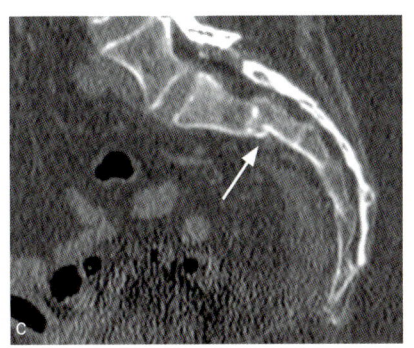

图 3.7-25　Ⅳb 型——H 型骶骨骨折伴骨盆前环骨折
a. Ⅳb 型骨折的示意图
b. 横断面计算机断层扫描（CT）
c. 矢状面计算机断层扫描

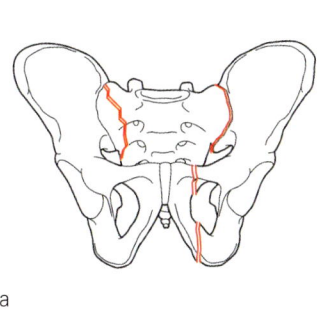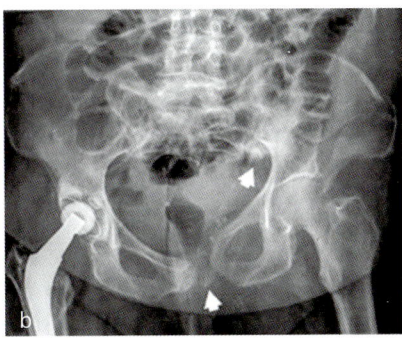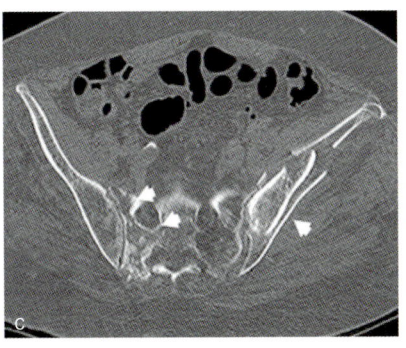

图 3.7-26　Ⅳc 型——不同的后部不稳定组合合并骨盆前环骨折
a. Ⅳc 型骨折的示意图
b. 常规骨盆 AP X 线片
c. 横断面计算机断层扫描

当腰骶椎与骨盆环分离时，骨盆环脆性骨折的不稳定程度最高。手术固定可以恢复稳定性并防止腰骶椎进一步脱位。手术固定连接腰椎和髂骨后部，以防止腰椎侵入骨盆。腰骶部固定需要在两侧分别进行；可选用横杆连接两侧的结构。当腰骶部固定结合骶髂螺钉固定，该结构称为三角固定（案例 6：图 3.7-27）。

在绝大多数情况下，骨盆后环病变与骨盆前环病变相关，反之亦然。手术治疗骨盆后环时，外科医生还应考虑骨盆前环的固定。骨盆后环稳定可能无法恢复整个环的稳定性，由于持续和重复的负荷，有植入物松动或继发骨折移位的风险。闭合整个环可以为术后快速缓解疼痛并安全康复提供前提。

骨盆前环可通过外固定架或不同的内固定架固定[20]。一些应用技术是经皮的，另一些是微创的，其他是开放的。它们使用桥接、定位或压缩原理。决定采用哪种内固定术取决于骨折类型、移位程度和不稳定的部位。不同骨盆前部固定技术，其适应证和局限性将在本章主题 5.2.11~5.2.14 中描述。

5 治疗选择

5.1 非手术治疗

成功地对老年患者骨盆环骨折进行非手术治疗，需要最佳的老年骨科共同管理。认真监测疼痛程度，并每天进行跨专业和跨学科的讨论，适当调整的治疗进展可以限制功能下降。非手术治疗的基础包括以下方面。

- 口服镇痛药治疗疼痛，通常是常规的布洛芬与其他阿片类药物联合给药。经常需要常规给予阿片类药物以动员患者。由于疼痛、行动不便和阿片类药物治疗，患者有发生严重便秘的风险，需要服用常规泻药并监测其疗效。便秘引起的疼痛可以与骨折有关的疼痛混淆（请参阅第 1.12 章"疼痛管理"）

- 物理治疗开始时患者仍躺在床上。为患者做好床外运动、呼吸治疗和四肢运动的准备。一旦达到适当的疼痛控制，患者将坐起来。接下来是站立并试图在物理治疗师和步行辅助设备（如滚动步行架）的帮助下迈出第一步。康复治疗的限度是能忍受疼痛，因为该人群无法独自活动并注意局部负重

- 随访期间连续进行 X 线检查以评估骨愈合程度，并排除进一步移位及延迟愈合或不愈合。特别是双侧前部病变，拉力会导致继发移位。建议在术后 3 周、6 周和 12 周进行 X 线检查或盆腔 CT 检查确认骨愈合（案例 7：图 3.7-28）。一些患者出现疼痛的骨不连，需要手术固定

患者因为疼痛可能需要快速固定。预计创伤后几天内可以进行床外运动。活动成功后，可以计划进行进一步的疼痛控制和物理治疗。

在所有非手术或手术治疗的 FFP 患者中，必须诊断出潜在的骨病并按照既定指南进行处理[21]。因此，多学科团队应包括老年科专家和骨代谢专家，如内分泌科医生和骨科医生。特立帕肽在促进骨质疏松性骨盆骨折的愈合方面起着重要作用[22, 23]（参见第 1.10 章"骨质疏松症"）。

5.2 手术治疗

多种复位固定技术可以用于处理因为高能量骨盆创伤导致的骨盆前后环不稳定。在青少年和成人中，ORIF 比闭合复位和经皮固定术更常用。与老年患者的 FFP 相比，解剖结构的恢复对于临床功能恢复至关重要。

脆性骨折的手术治疗原则（参见第 1.2 章"老年骨科外科处理原则"）也适用于骨盆环损伤。

- 精确的解剖复位不如恢复疼痛控制和早期固定的稳定性重要

患者

一名 67 岁女性，骨盆后部有慢性疼痛。但她没有回想起任何具体的创伤。

合并疾病

- 类风湿关节炎
- 椎管狭窄
- 甲状腺功能低下
- 心脏功能不全
- 血管性痴呆
- 青光眼
- 白内障

治疗和结果

经骶骨的冠状面计算机断层扫描（CT）显示双侧骶翼完全骨折（图 3.7-27a 中的白色箭头）。经骶骨的横断面 CT 显示骶翼骨折（图 3.7-27b 中的白色箭头）。经骨盆前环的横断面 CT 显示右侧耻骨上支骨折（图 3.7-27c 中的白色箭头）。

经骶骨中部的矢状面 CT 显示骶骨 S1 和 S2 之间水平骨折，腰骶段侵入小骨盆（图 3.7-27d 中的白色箭头）。骶骨 H 型骨折和骨盆前环骨折，与Ⅳb 型骨盆环脆性骨折相对应。

该患者接受双侧腰骶固定术治疗。另外，在 S1 的两侧插入骶髂螺钉。骨盆前环骨折用逆行经耻骨螺钉固定（图 3.7-27e）。获得了骨盆的入口和出口视图（图 3.7-27f, g）。

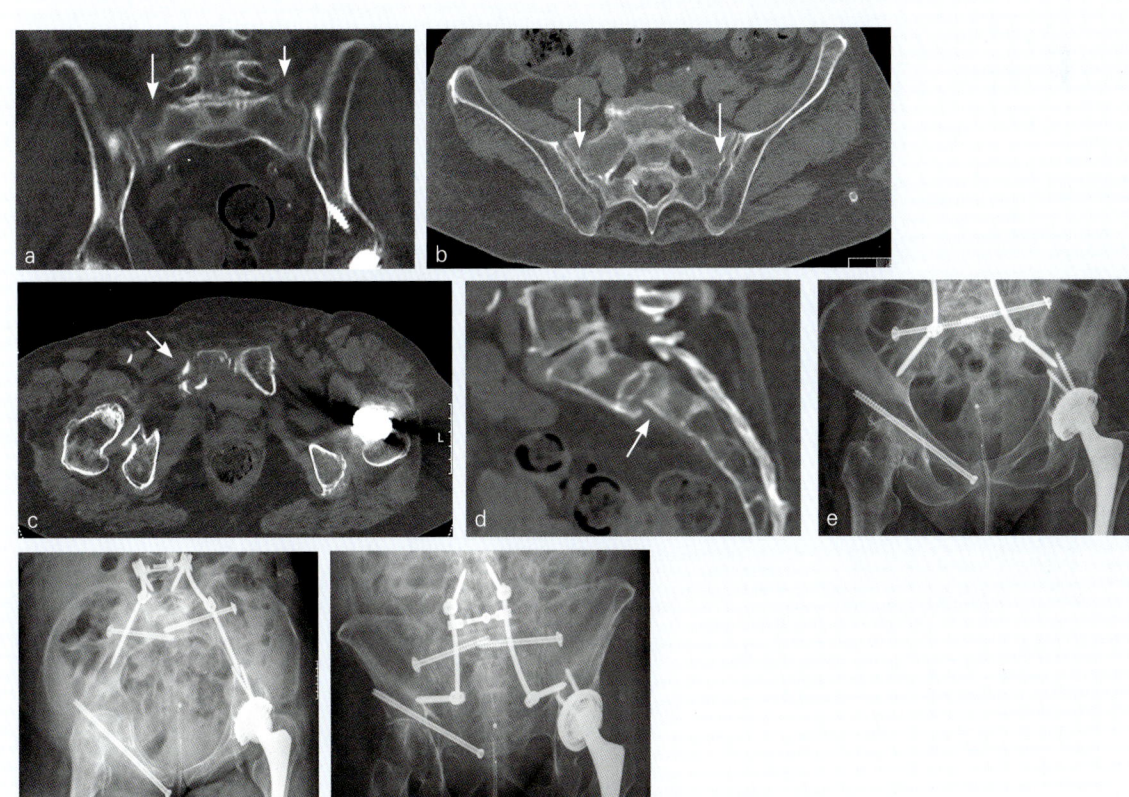

图 3.7-27　一名 67 岁女性，双侧骶翼完全骨折的腰骶部固定示例
a. 经骶骨的冠状面计算机断层扫描（CT）显示双侧骶翼完全骨折（白色箭头）
b. 经骶骨的横断面 CT 确认骶翼骨折（白色箭头）
c. 经骨盆前环的横断面 CT 显示右侧耻骨上支骨折（白色箭头）
d. 经骶骨中部的矢状面 CT 显示骶骨 S1 和 S2 之间水平骨折。腰骶段侵入小骨盆（白色箭头）
e. 术后 3 个月的骨盆 AP X 线片
f. 骨盆入口视图
g. 骨盆出口视图

案例 7

患者

一名 75 岁的女性因 II c 型骨盆环脆性骨折而接受手术治疗。

合并疾病

- 退行性腰椎侧弯

治疗和结果

骨折已愈合。左侧骶翼前皮质前方可见少量骨痂（图 3.7-28a 中的白色箭头）。冠状面计算机断层扫描（CT）显示骨折愈合，在先前骨折线的后部有一处小的残余裂隙（图 3.7-28b 中的白色箭头）。经骨盆前环的横断面 CT 显示骨膜骨痂桥接在先前的骨折部位（图 3.7-28c）。经耻骨下支的横断面 CT 显示前后均有桥接的骨痂（白色箭头）。患者无须负重助行器即可行走（图 3.7-28d）。

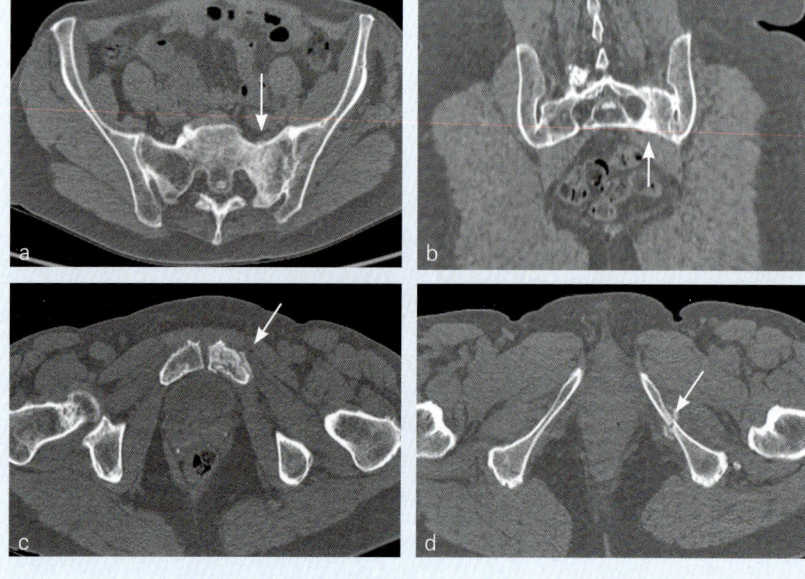

图 3.7-28 骨盆环脆性骨折非手术治疗后骨痂形成

a. 横断面计算机断层扫描（CT）显示左侧骶翼前皮质前方有少量骨痂（白色箭头）
b. 冠状面 CT 显示骨折愈合，先前骨折线的后部有一处小的残余裂隙（白色箭头）
c. 经骨盆前环的横断面 CT 显示骨膜骨痂桥接在先前的骨折部位（白色箭头）
d. 经耻骨下支的横断面 CT 显示前后桥接骨痂（白色箭头）

- 微创的经皮手术很有吸引力，因为它们花费的时间更少，出血量更少，而且可以快速恢复
- 应避免时间长、侵略性手术，出血量更多，感染风险更高，异位骨化和血栓栓塞[24]

稳定的类型取决于骨盆的个体解剖结构，尤其是骶骨的形态及其特征和不稳定的位置（请参阅本章主题 4）。

主题 5.2.2~5.2.10 是指骨盆后环的固定技术，主题 5.2.11~5.2.14 涉及骨盆前环。

5.2.1 时间安排和计划

FFP 患者通常血流动力学稳定，所以通常无须紧急固定。时机的选择取决于患者的整体状况，以及患者对非手术治疗失败保留手术治疗的偏好。术前计划必须包括患者的位置，复位操作的选择和仪器选择，手术程序的顺序，以及将使用的植入物的类型。术前应清肠，以确保术中通过图像增强对骨标志物有良好的可视性。这对于计划进行经皮手术的所有病例都特别有意义。

5.2.2 仰卧位骶髂螺钉

适应证

适应证包括以下方面。

- 骶髂关节脱位

- 骨折脱位（新月形骨折）
- 骶翼或通过神经孔（Denis Ⅰ和Ⅱ区）的无移位或微移位骨折[16]。在大多数FFP中，骶翼骨折至少是损伤的一部分

术前计算机断层扫描评估

骨盆环是一个复杂的三维结构，形态因人而异。手术解剖中发现骨盆后环特别容易变形。精确的植入物通道有时狭窄或不存在。由于这些原因，强烈建议外科医生术前彻底分析CT数据，避免植入物位置不当[18, 25]。特别是在变形的骶骨中，使用计算机导航来精确拧紧螺钉是有益的[26]。

定位

定位患者时，必须做到以下几点。

- 将患者伤侧放在可透X线手术台的边缘，使钻头能够自由定向
- 根据耻骨联合到脐部的大面积的皮肤可以定位在臀区后面位置
- 由于无须进行复位操作，因此下肢不会被覆盖

图像增强

必须确保高质量图像增强器显示受伤的骨盆侧。在开始该过程之前，对腰骶部交界处进行X线检查。通过此X线片，可以确定骶髂螺钉在S1椎体内的理想插入点。皮肤小切口允许钻头穿过臀肌。在图像增强器控制下，在髂骨后外侧皮质的理想插入点放置钻头。通过锤击或短钻，钻尖在外皮质上打孔。图像增强器现在转回以查看AP X线片、入口和出口视图，以便进一步钻孔和插入螺钉（图3.7-29）[27]。

螺钉固定

根据骶骨通道的直径，插入1枚或2枚螺钉将是可能的。生物力学研究已经证明，使用2枚螺钉固定的稳定性显著提高[28, 29]。由于骨小梁密度较低，老年FFP患者的螺钉抓握明显低于年轻患者。更高的植入物松动风险表明需要定期X线检查。以下技术提示很重要。

- 骶髂螺钉垂直于不稳定骨面，即骶翼的冠状面
- 使用的螺钉为7.3 mm或8 mm空心螺钉，带有长螺纹或连续螺纹
- 螺钉穿过中线并到达相对的髂骨骨折位置。这样可以确保螺钉的螺纹位于骶骨体内，其骨小梁密度最高（Denis zone Ⅲ）[16]。螺钉长度必须相应地调整[7, 29]
- 垫圈有助于避免螺钉穿孔穿过附近皮层
- 用长螺纹拧紧螺钉会使螺钉头和垫圈直接压在髂骨后外侧皮质，从而对骨折部位造成一定压迫。外科医生感到阻力增加[29]
- 如果使用带连续螺纹的螺钉，则将螺钉插入，直到螺钉头和垫圈触及髂骨后外侧皮质。不会产生压缩，该螺钉具有定位螺钉

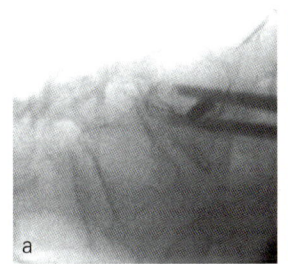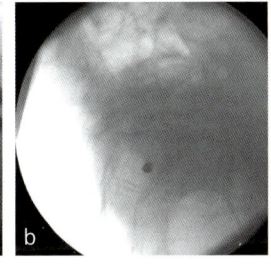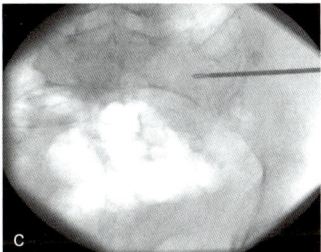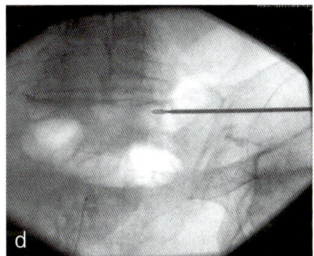

图3.7-29 最佳螺钉放置示例
a. 腰骶部术中侧位X线片使用钻头在图像增强下确定理想的入口，可以使用Kocher钳调整
b. 钻头已钻过髂骨的后外侧和内侧，它的位置低于S1的髂骨皮质密度
c. 术中骨盆入口视图显示钻头的尖端与S1椎体前1/3对齐
d. 术中出口视图。钻头的尖端与S1椎体的上部对齐

的功能
- 如果插入 2 枚螺钉，则其轨迹应平行或稍微收敛。然后 2 枚螺钉的尖端位于 S1 椎体内。第二枚螺钉也可以放在 S2 椎体内，但是 S2 的骶骨联结比 S1 要小

尽管在骨折间隙可实现低压迫或无压迫，将骶髂螺钉插入骨质疏松性骨中可增加局部硬度并减轻疼痛（案例 8：图 3.7-30）。但由于小梁骨的锚固力低，因此存在继发螺钉松动的危险。改变螺钉的设计可能有助于实现更好的固定。

穿孔的空心螺钉允许骨水泥增强。螺钉插入后，在螺钉尖端周围的松质骨上涂抹少量低黏度骨水泥。骨水泥与骨小梁相交，拔出力比无骨水泥时要高得多[30]。骨水泥不得渗入骨折部位、胸腔、神经管或 S1 神经根。因此，骨水泥应用必须在图像增强器的控制下，仔细、缓慢地完成[31]。

一种替代方法是使用无孔空心骶髂螺钉，完全插入后将其向后旋转约 1 cm，填满螺钉通道用液体水泥，最后将螺钉重新插入之前通道内[30]。最近，骶骨成形术与骨水泥增强的骶髂螺钉固定联合使用被推荐[32]。

在文献中，关于骨水泥增强术的结果和并发症知之甚少。虽然这一结果似乎很有希望，仍然需要进行批判性分析[33]。

案例 8

患者

一名 82 岁的女性在家中跌倒后发生移位的耻骨上支骨折。

合并疾病

- 无已知合并疾病

治疗和结果

骨盆 AP X 线片。显示移位的右侧耻骨上支骨折（图 3.7-30a）。

冠状面计算机断层扫描显示右侧骶翼完全骨折（白色箭头）。病变相当于Ⅱc 型骨盆环脆性骨折。开始非手术治疗，但因为患者剧烈疼痛，2 周后进行了手术治疗（图 3.7-30b）。

将 2 枚骶髂螺钉插入 S1 以固定骶翼骨折，逆行经耻骨螺钉以固定耻骨支骨折（图 3.7-30c）。1 年随访中的 AP X 线片显示骨折完全愈合（图 3.7-30d）。

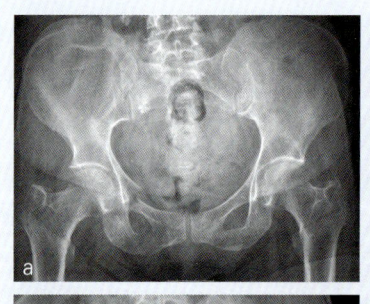
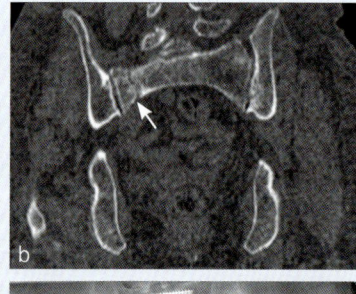
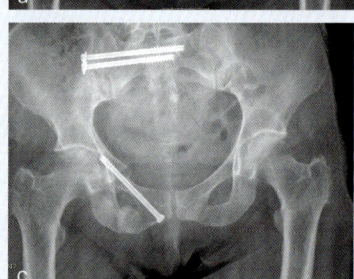
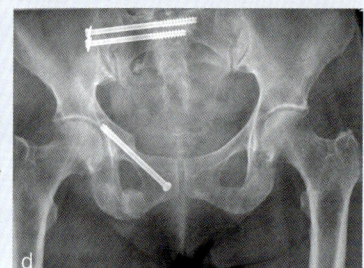

图 3.7-30　经皮骶髂固定的例子
a. 右侧移位的耻骨上支骨折的骨盆 AP X 线片
b. 经骶骨的冠状面计算机断层扫描显示右侧骶翼完全骨折（白色箭头）
c. 在 S1 中插入 2 枚骶髂螺钉以固定骶翼骨折，并使用逆行经耻骨螺钉固定耻骨支，术后进行骨盆 AP X 线检查
d. 1 年后的骨盆 AP X 线片显示骨折完全愈合

5.2.3 俯卧位骶髂螺钉

俯卧位对于骶髂螺钉的复位具有多个优点。作者建议将俯卧位骶髂螺钉固定用于复杂的手术。俯卧位的主要优点包括以下方面。

- 由于重力作用，臀部的软组织下降，这使得更容易进入髂骨后方
- 从皮肤到骨骼的距离变短，提高螺钉放置的精度。在肥胖的人中这是非常重要的
- 该技术与仰卧位相配合

5.2.4 髂骨后部钢板固定

少数FFP患者有髂骨骨折。骨折通常始于髋骨的内弯曲处，横向和近端贯穿髂骨翼，朝向髂嵴（案例5：图3.7-23）[34]。

主要包括以下步骤。

- 该方法应通过髂腹股沟入路，向内侧暴露骶髂关节和远端髂耻隆突
- 骨折的清创、复位和压缩应在一个或多个复位钳的帮助下进行。比精确还原更重要的是创造足够的稳定性
- 用预塑形并扭曲的大骨块角稳定钢板沿骨盆边缘固定。在骨折每侧至少应使用2枚角稳定螺钉。螺钉必须尽可能采取最长的穿骨轨迹。近端螺钉平行于骶髂关节，长度可达70 mm，远端螺钉指向远端和侧面，在髋臼腔上方的髂骨中具有最长的轨迹
- 在髂嵴处，小骨块拉力螺钉可以维持骨折长期稳定，该螺钉在内外皮质之间平行于髂嵴。或者一个小的骨块桥接钢板放置在骨折部位（图3.7-31）。

5.2.5 骶骨成形术

这是将水泥注入骨折的骶骨的微创手术[35]。已有文献中描述了针的多个插入点。它可以插入以下位置。

- 骨折区正后方
- 通过薄软组织在远端的髂骨
- 骶髂螺钉插入的典型位置[36]

根据文献，疼痛程度显著降低，并且可以快速开始活动。适应证可能仅基于MRI检查结果[37]或CT诊断[31]。显然，在皮质骨折处，出现渗漏的风险明显增加（图3.7-32）[31, 37]。有关该技术的问题包括以下方面。

- 骨水泥在骨折块之间表现为异物，可能会阻碍骨愈合
- 骶翼骨折平面是垂直的。站立和行走时的垂直负荷会产生剪切力，可能会干扰骨愈合，并且可能无法通过水泥增强
- 大部分骨盆后环骨折合并骨盆前部骨折。当前文献没有描述骶骨成形术后前部不稳定的情况
- 一些FFP可能从较低的不稳定性发展到较高的不稳定性。对于骶骨成形术后对侧或额外的同侧骶骨骨折应采取何种手术治疗尚不清楚
- 关于骶骨成形术后的长期结果知之甚少。骶骨成形术对FFP的哪些类型最有益的问题尚未解决。作者认为，只有少数FFP适合这种技术

5.2.6 经髂骨棒

经髂骨棒连接不稳定区域，与前部稳定连接时，它们充当张力带[38]。经髂骨棒的优点包括以下方面。

- 这是一种微创技术
- 它们在垂直于骨折面的压缩力下具有很高的稳定性
- 双侧病变可以用一种固定方法治疗。在老年患者中，骶骨联结S1有4枚螺钉，或S1有2枚螺钉、S2有2枚螺钉，双侧骶髂螺钉固定可能不会提供类似的持久稳定性
- 降低骶骨神经和血管结构损坏的风险

缺点包括骶骨后方可以感觉到突出的硬件，可能会干扰患者坐着。在桥接钢板和经骶骨棒的时代，经髂骨棒的使用频率较低。

2个切口平行于髂后嵴。髂骨后部外侧皮质外露。在嵴前一指宽处，经髂骨后方钻一个6 mm

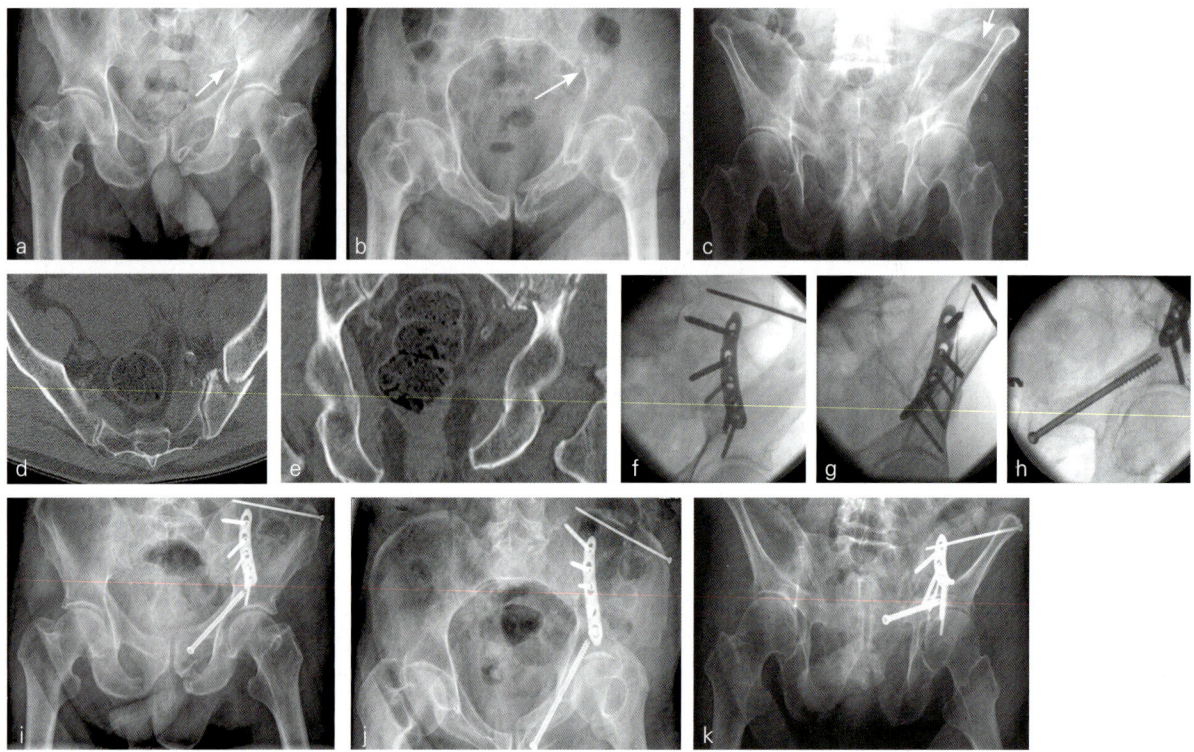

图 3.7-31 钢板固定示例
a. 一名患有阿尔茨海默病且反复跌倒的 78 岁男性的骨盆 AP X 线片。从髂骨内部开始有一条骨折线弯曲并穿过髂骨翼向髂嵴延伸（白色箭头）。左侧耻骨上、下支骨折
b. 骨盆入口视图显示内部弯曲处的骨折（白色箭头）
c. 骨盆出口视图显示髂嵴骨折（白色箭头）
d. 经髂骨的横断面计算机断层扫描（CT）显示左侧髂骨骨折
e. 冠状面 CT 检查确认骶髂关节附近的髂骨骨折
f. 术中左侧髂骨的 X 线片显示了角稳定钢板的位置
g. 左侧髂骨的术中闭孔 X 线片
h. 术中闭孔 X 线片显示逆行经耻骨螺钉的位置
i. 术后骨盆 AP X 线检查，用角稳定钢板桥接左髂骨骨折，沿髂嵴用拉力螺钉和逆行经耻骨螺钉固定
j. 术后入口视图
k. 术后出口视图

的孔。穿过这个孔，一根 6 mm 的螺纹棒穿过骶骨后面的冠状面，朝向对面的髂骨后部。钻一个类似的孔，然后将棒推过第二个孔。在两侧，螺母放置在螺纹杆的端部。垫圈用于防止螺母穿过外层皮质穿孔。拧紧螺母时，会对骶骨骨折造成压迫。可以使用相同的技术将第二根棒放置在第一根棒的下方。

5.2.7 经骶骨棒

一根螺纹棒穿过 S1 的骶骨联结[39, 40]。只有在该联结可用的情况下，这才是可能的。这种固定可稳定骶翼或骶髂关节单侧或双侧非移位或轻微移位的骨折。技术要求很高，术前计划至关重要。一小部分白种人及大部分亚洲人有畸形的骶骨，其中经骶骨联结太小或不存在[7]。

手术是通过小的皮肤切口进行的，切口与 S1 联结的中轴线成一直线。有 2 个 4~5 cm 的切口足够了。经骶骨棒的水平方向与骶骨骨折平面垂直。拧紧螺母和垫圈可产生压缩并增强稳定性（案例 9：图 3.7-33）。与髂骶螺钉固定一样，该结构的稳定性不依赖于 S1 椎体松质骨的强度，

第 3 篇　骨折管理

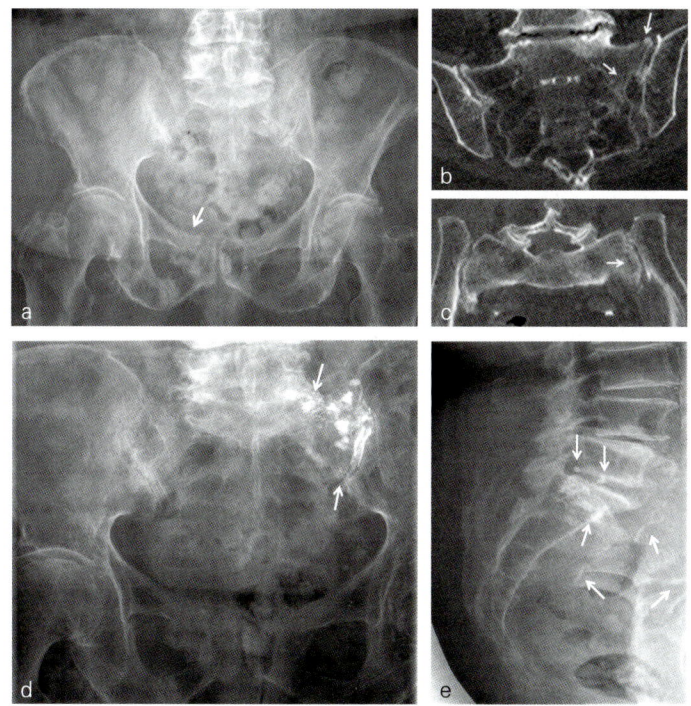

图 3.7-32　一名 87 岁女性，有骨盆后部疼痛史，没有明显的创伤病史
a. 骨盆 AP X 线显示右侧耻骨下支骨折（白色箭头）。骨痂的形成表明骨折较老
b. 冠状面计算机断层扫描（CT）显示骶髂关节附近的骶翼完全骨折（白色箭头）
c. 横断面 CT 确认骶翼外侧骨折（白色箭头）
d. 骶骨成形术后的骨盆 AP X 线检查。除了骶翼有骨水泥外，还有骶髂关节中有骨水泥
e. 骶骨侧位 X 线片。骨水泥渗入多个骶前区静脉和骶翼前皮质（白色箭头）

而是取决于髂后翼外侧皮质的强度，螺母和垫圈靠着它拧紧。这项技术的少数结果数据被报道为阳性[40,41]。

5.2.8　桥接钢板

用两端弯曲的钢板代替经髂骨棒。钢板位于骶骨后方，在髂后上棘附近的髂后嵴周围形成轮廓。为了防止将不舒服的硬件放置在皮肤下方，可以对髂后上棘（PSIS）进行截骨，并移除钢板宽度的骨块。一旦钢板被插入，骨块被重新插入并用 1 枚小螺钉固定。钢板也可以更远端地插入髂后下棘下方的切口之间。这种远端钢板定位的优点是植入物非常靠近骨的后皮质，骶骨钢板末端弯曲，紧靠髂骨后部。长螺钉可以通过每侧的 2 个边缘板孔插入。一枚螺钉在前方平行于骶髂关节，另一枚螺钉在上方平行于髂嵴。

桥接钢板固定术可以作为一种微创手术。切口与经髂骨棒固定相似。骶骨后面和髂后嵴之间的软组织被挖洞用于钢板定位[43]。钢板起到张力带的作用，但不会对骨折部位产生直接压迫。通过这种桥接性固定术，双侧骶翼骨折在一次手术中稳定下来。在单侧骨折的情况下，桥接钢板可以防止对侧骨折的发展。骶髂螺钉与后路钢板的联合应用增强了稳定性。具体的角稳定钢板设计已经制订。它们产生了比非角稳定固定更高的稳定性[44,45]。

5.2.9　经髂内固定架

一种微创的替代经髂骨棒或桥接钢板固定术的方法是插入经髂内固定架。行 PSIS 截骨术，切除椎弓根螺钉头宽度的骨块。钻取长椎弓根螺钉的轨迹。从 PSIS 开始，该轨迹经过坐骨神经切迹上方，并向髂前下棘方向移动。脊椎螺钉位于髂骨内外皮质之间。椎弓根螺钉直径可达 7 mm，长度可达 100 mm。螺钉头与一根直径为 5 或 6 mm 的杆连接，杆放置在皮下通道中（案例 10：图 3.7-34）[46]。在髂骶关节完全断裂的生物力学模型中，稳定性与骶髂关节前钢板内固定和骶髂螺钉内固定一样高[47]。经髂内固定治疗高能量骨盆损伤的 C 型病变的经验是非常好的，但目前还没有关于 FFP 的报道。

361

案例9

患者

一名77岁女性在家跌倒后发生左侧耻骨上、下支骨折。

合并疾病

- 高胆固醇血症
- 甲状腺功能低下
- 尿失禁

治疗和结果

骨盆AP X线片显示左侧耻骨上、下支骨折（图3.7-33a）。获得骨盆的入口X线片（图3.7-33b）。横断面计算机断层扫描显示双侧髂翼完全骨折，右侧完整，左侧不完整（白色箭头）。这些骨折是Ⅱc型骨盆环脆性骨折（图3.7-33c）。骨折经骶骨棒和双侧骶髂螺钉固定。用逆行经耻骨螺钉固定耻骨支。术后2年拍摄的骨盆X线片显示骨折完全愈合。逆行经耻骨螺钉稍有松动（图3.7-33d）。另一个骨盆入口和出口视图（图3.7-33e，f）。

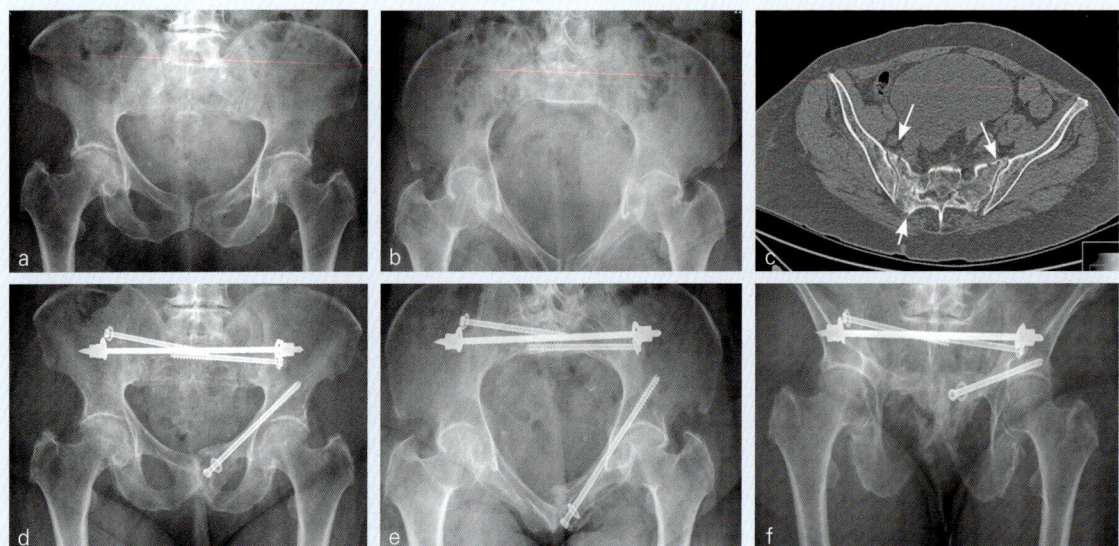

图3.7-33 一名77岁的女性，患有耻骨上、下支骨折
a. 左侧耻骨上、下支骨折的骨盆AP X线片
b. 骨盆入口视图
c. 横断面计算机断层扫描显示双侧髂翼骨折，右侧完整，左侧不完整（白色箭头）
d. 术后2年的骨盆AP X线片显示所有骨折均已完全愈合，但逆行经耻骨螺钉略微松动
e. 骨盆入口视图
f. 骨盆出口视图

患者

一名 86 岁女性，曾有几次跌倒和骨盆后部疼痛的病史。

合并疾病

- 心脏功能不全
- 主动脉瓣狭窄
- 周围动脉疾病
- 肾功能不全
- 肺炎

疗和结果

未发现骨盆前环骨折（图 3.7-34a）。经骶骨的横断面计算机断层扫描（CT）显示左侧骶翼完全骨折（白色箭头）。该病变是 IIa 型骨盆环脆性骨折（图 3.7-34b）。冠状面 CT 证实左侧骶翼完全骨折（图 3.7-34c）。经髂骨后路插入了内固定架（图 3.7-34d）。获得骨盆入口和出口视图（图 3.7-34e，f）。

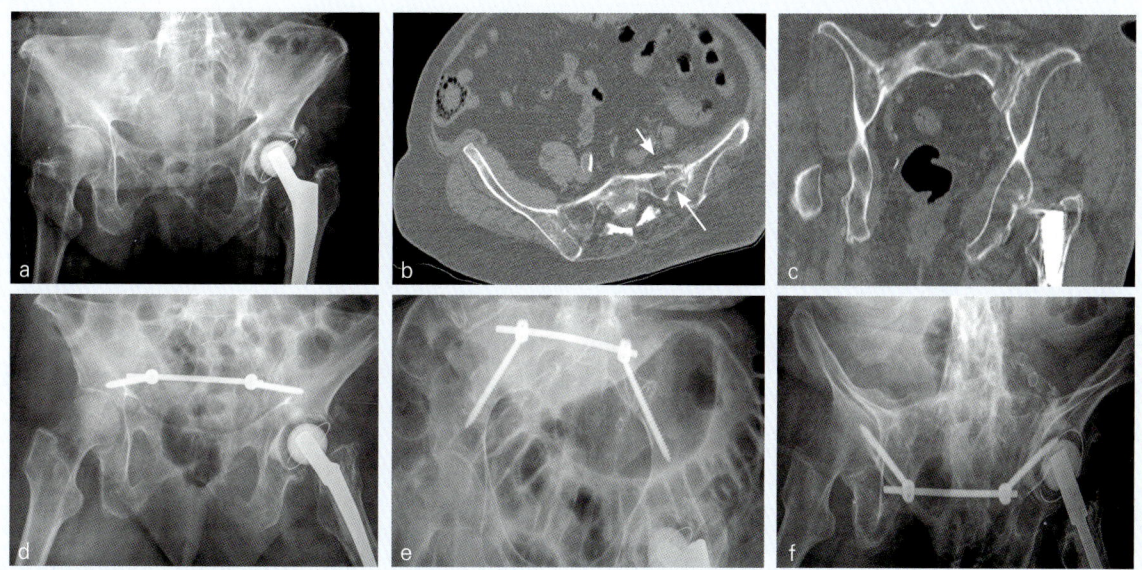

图 3.7-34　一名 86 岁女性，过去多次跌倒，骨盆后部疼痛
a. 骨盆 AP X 线片未显示骨盆前环骨折
b. 横断面计算机断层扫描（CT）显示左侧骶翼完全骨折（白色箭头）
c. 冠状面 CT 证实左侧骶翼完全骨折
d. 术后骨盆斜位 X 线片显示经髂骨后路插入内固定架
e. 骨盆入口视图
f. 骨盆出口视图

5.2.10 腰盆固定

通过这种技术，在腰椎和髂骨后部之间建立了紧密的连接。骶骨上方的垂直切口可达到 L4 或 L5 水平。1 枚椎弓根螺钉放置在 L5 椎弓根不稳的一侧。在前凸明显的情况下，首选 L4 椎弓根，以便建立更垂直的结构。第二枚椎弓根螺钉插入髂骨后部，如经髂骨内固定所述。连接杆插入并固定在椎弓根螺钉之间。在 H 型骶骨骨折的情况下，进行双侧腰盆固定，2 根杆之间横向连接[48]。手术可以经皮进行，但需要更多的术中图像增强来精确插入椎弓根。腰骶部固定可与横向固定相结合，如骶髂螺钉或经骶骨棒。这种结构看起来是三角形的（案例 6：图 3.7-27）[49]。

腰盆固定的优点是微创性。结构控制垂直失稳。尤其是在 H 型骨折中，要防止腰骶段进一步侵入小骨盆。它是一种桥接结构，不会产生骨折压缩。腰椎固定的文献主要集中在垂直不稳定骨盆骨折或腰骶关节滑脱的控制上[48, 50]，对于 FFP 的并发症和结果知之甚少。

5.2.11 髋臼上外固定

从每侧髂前下棘向髂前上棘插入 1 枚或 2 枚 Schanz 螺钉（图 3.7-35），皮肤切口从髂前上棘向下垂直延伸。穿过软组织的轨迹必须准备得很清楚。注意不要损伤股外侧皮神经，股外侧皮神经在腹股沟韧带下方，从内侧向远端和外侧延伸。螺钉的长度可达 100 mm。它们彼此相连，并通过杆与另一侧相连。框架连接骨盆前部[51~53]。生物力学研究证明，其稳定性足以控制骨盆前环的破坏，但不能控制骨盆后环的破坏[54]。如果发现骨盆后环病变，也应考虑手术稳定。

5.2.12 逆行经骨盆螺钉

逆行经骨盆螺钉固定的最佳适应证是耻骨上支骨折，位于闭孔上方或髋臼前缘。位于更内侧及位于耻骨内且靠近耻骨联合的骨折不能用螺钉安全桥接。

- 如果骨折移位很小，可采用经皮技术插入螺钉
- 开始手术前，在图像增强器控制下，借助长的克氏针或钻头确定螺钉的水平和倾斜度，将其放置在下腹皮肤上并移动，直到完全覆盖耻骨上支螺钉的轨迹。这条线有标记
- 沿着这条线在耻骨联合附近做一个小的皮肤切口，并准备到耻骨前部的轨迹
- 2.8 mm 钻头与正面和矢状面呈 45° 倾斜。在图像增强器的控制下，调整钻头的位置，使其精确地与螺杆的最佳轨迹相吻合。图像增强器连续进入闭孔出口和髂骨入口位置，钻头进入椎管并通过耻骨上支向颅侧移动[55]。特别注意避免钻头钻入髋臼。钻孔程序继续进行，直到钻头尖端到达并穿透髂骨体后外侧皮质
- 骨骼中的轨迹长度可能达到 130 mm[56]。轨迹的最前面部分被过度旋转了 4.5 mm。将适当长度的 7.2 mm 空心螺钉插入 2.8 mm 钻头上方。使用垫圈不是绝对必要的。螺钉头位于耻骨内收肌的粗腱附着处（案例 3：图 3.7-18，案例 9：图 3.7-33）
- 螺钉主要用于夹住耻骨上支骨折；它不能

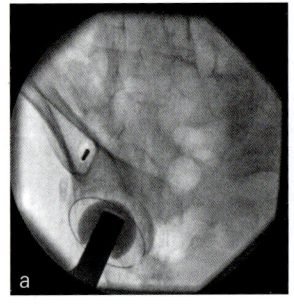
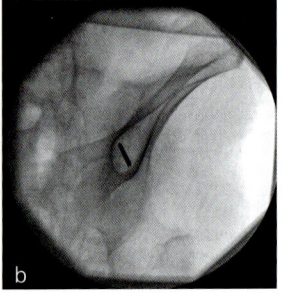

图 3.7-35 髋臼上外固定架 Schanz 螺钉的插入点。在图像增强下，联结在闭孔出口视图中可见，如髋臼腔上方的一个高三角形
a. 在三角形内使用克氏针的图像增强
b. 对侧的图像增强，也在三角形内使用克氏针。克氏针将被 Schanz 螺钉连续替换

实现强大的压缩[55]。当钻头不能穿过髋臼而不穿透关节时，必须选择较短的螺钉。它将产生较低的稳定性和较高的松动风险

当耻骨上支骨折移位，但适合逆行经耻骨螺钉固定时，可采用闭合复位或开放复位。皮肤切口是相同的，但可以小于钢板固定的情况。采用直接复位法复位移位的耻骨上支骨折，并用手指接触和图像增强器控制钻孔螺钉的轨迹。

5.2.13 钢板固定

可选择脐下中线切口或 Pfannenstiel 皮肤切口。白线在耻骨联合上方裂开，耻骨后间隙暴露。改良 Stoppa 入路后，骨盆环的前曲可以进一步向外侧显露。由于不稳定不在关节内，而是在关节附近，钢板不会严格地放置在耻骨联合上方，而是更多地朝向一侧。采用骨块弯曲钢板，螺钉方向可变[57, 58]。建议在骨内钻取较长的螺钉轨迹，并尽可能使用长螺钉，以获得良好的抓握和较高的拔出力。在耻骨联合附近，螺钉长度应为 60 mm。如有可能，应使用髋臼下走廊，螺钉穿过闭孔外侧，髋臼内侧进入后柱。它的长度可以超过 100 mm，并且在坚固的坐骨中有很好的保持力（案例 11：图 3.7-36）[59]。当骨折位于髋臼的前唇时，可以通过 Stoppa 入路使用胸下钢板。钢板弯曲，从骨盆边缘下方的耻骨后上缘向骶髂关节延伸。可以在髋臼上方放置 2 枚或 3 枚螺钉，实现钢板在髂骨体内的良好固定。在慢性不稳定的情况下，可以考虑采用双钢板固定术，在这种情况下，需要在较长的愈合时间内保持较高的稳定性（案例 12：图 3.7-37）。

这种方法非常适合老年人，因为它使用解剖层而不需要肌肉或肌腱分离[60]。到目前为止，文献中还没有特别提到老年人骨盆前部的钢板固定或逆行经骨盆螺钉固定。

5.2.14 内固定架

内固定架的概念类似于骨盆后部的经髂内固定架。它是一种桥接性骨结合，跨越骨盆前部，植入物以微创方式插入。2 枚椎弓根螺钉，即 1 枚在左，1 枚在右，从髂前下棘向椎弓根插入。椎弓根螺钉的路径与外固定架 Schanz 螺钉的路径相同。螺钉的长度可达 100 mm。在 2 个螺钉头之间小心地在下腹腱膜筋膜前形成皮下通道。将弯曲的杆插入该通道并锁定在 2 个螺钉头中[61]。支架的稳定性与外固定相似。在前路外固定术中，在准备前路时要注意不要损伤股外侧皮神经。当杆插入太深时，可能直接压迫髂腰肌和股神经。骨盆环前路内固定术后出现股神经麻痹的病例[62, 63]。

由于植入物位于靠近腹股沟区和皮下，对有硬件突出的患者，必须考虑植入物移除。

5.3 善后

无论采用何种治疗，FFP 患者都应接受适当的镇痛，并尽快活动起来[64]（见第 1.12 章"疼痛管理"）。不负重与功能减退、并发症和不良结局相关，患者应尽可能多地活动和行走。

需要密切的临床监督，以确定活动期间表现不好和持续或增加疼痛的患者[24]。必须通过新的常规骨盆 X 线片和 CT 排除可能增加的不稳定性。

已手术治疗的 FFP Ⅱ型病变患者，以及 FFP Ⅲ型和Ⅳ型病变的患者需要更长时间的支持和康复。被允许立即短期转移，如从床到椅子或从床到厕所。如果患者允许，开始使用滚动行走架行走。这一建议尚未得到临床研究的证实，但其目的是防止术后固定与已知的并发症。影像学 3 周、6 周和 12 周后的研究证实了骨折的稳定性和持续愈合。

5.4 骨不连

急性骨折或继发性疲劳性骨折的骨不连可发生在骨盆前后环。当一个部位骨折时，骨盆环在其他部位更容易发生疲劳性骨折。然后，FFP 从一种较低的不稳定性转变为一种较高的不

患者

一名75岁的女性，患有类风湿关节炎病史。

合并疾病

- 类风湿关节炎
- 霍奇金病
- 干燥综合征
- 主动脉瓣置换术
- 慢性肝病
- 全髋关节置换术
- 全膝关节置换术

治疗和结果

骨吸收、骨缺损和耻骨联合不稳定共存。右侧髂翼可见不规则骨结构（图3.7-36a）。获得骨盆入口和出口视图（图3.7-36b，c）。横断面计算机断层扫描（CT）显示右侧髂翼完全骨折，伴有骨缺损及与骶髂关节连接（图3.7-36d）。冠状面CT显示不规则髂翼骨折并伴有骶骨前皮质骨痂形成（图3.7-36e）。术后冠状面CT显示骨盆后环骨折用经骶骨棒和额外的骶髂螺钉固定（图3.7-36f）。耻骨联合不稳定在关节清创后稳定。边缘螺钉用于髋臼下走廊。所有其他螺钉均使用了最长的骨轨迹（图3.7-36g）。另一个骨盆入口视图，3个月后骨盆出口视图（图3.7-36h，i）。

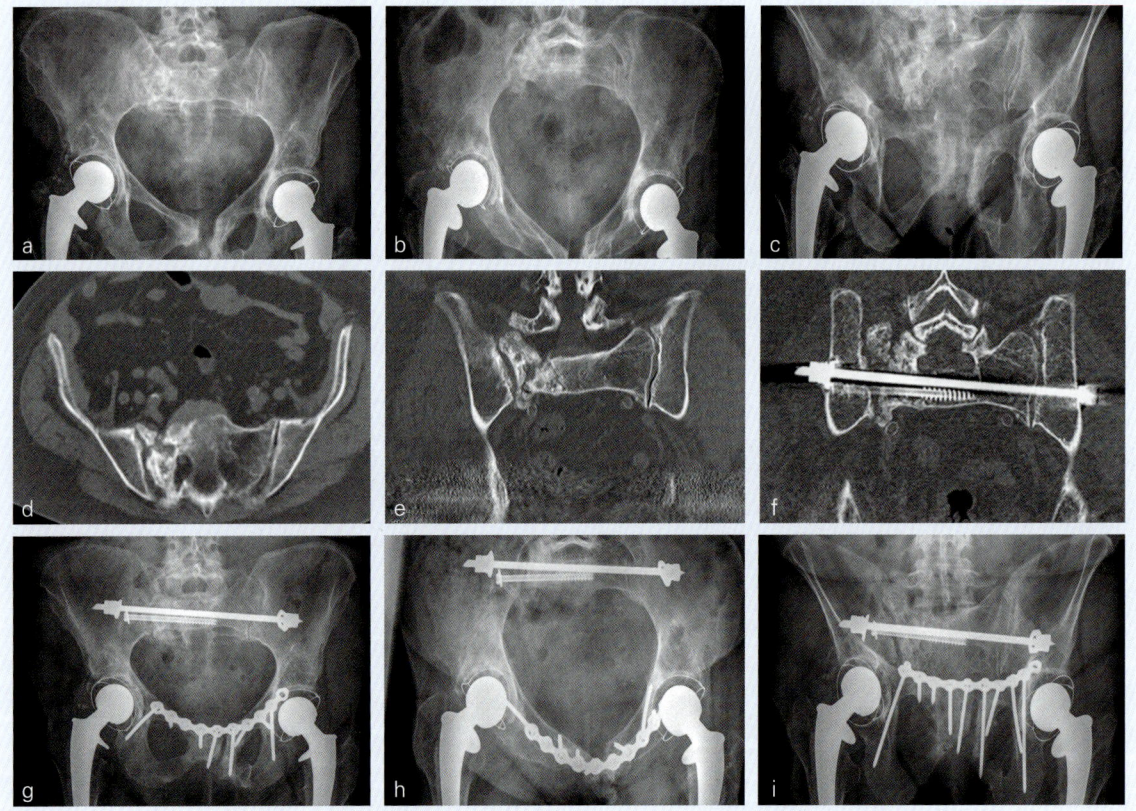

图3.7-36 一名75岁女性，患有类风湿关节炎
a. 骨盆AP X线片显示骨吸收、骨缺损和耻骨联合不稳定。右侧髂翼可见不规则骨结构
b. 骨盆入口视图
c. 骨盆出口视图
d. 横断面计算机断层扫描（CT）显示右侧髂翼完全骨折，并伴有骨缺损和与骶髂关节连接
e. 冠状面CT显示髂翼不规则骨折伴有骶骨前皮质骨痂形成
f. 术后冠状面CT显示骨盆后环骨折并用经髂骨棒和骶髂螺钉固定
g. X线片显示用长而弯曲的钢板固定耻骨联合。边缘螺钉使用髋臼下走廊。所有其他螺钉使用最长的骨轨迹
h. 骨盆入口视图
i. 术后3个月的骨盆出口视图

患者

一名 77 岁女性，有使用皮质类固醇的病史。

合并疾病

- 甲状腺功能低下
- 动脉高血压

治疗和结果

骨盆 AP X 线片显示，由于左侧耻骨垂直移位，耻骨联合不稳定（图 3.7-37a）。计算机断层扫描（CT）表现为左侧骶翼完全骨折（图 3.7-37b）。经耻骨联合的冠状面 CT 显示小的骨缺损和不规则的边缘（图 3.7-37c）。后路不稳定用经骶骨棒和骶髂螺钉固定。耻骨前路不稳定已通过耻骨清创术、三皮质骨移植和双钢板固定术进行治疗，因为耻骨联合的骨融合是治疗目标，预计愈合时间会更长（图 3.7-37d）。获得骨盆入口视图（图 3.7-37e）。骨盆出口视图显示了上方钢板的长边缘螺钉通过髋臼下走廊进入坐骨。术后 3 个月视图（图 3.7-37f）。

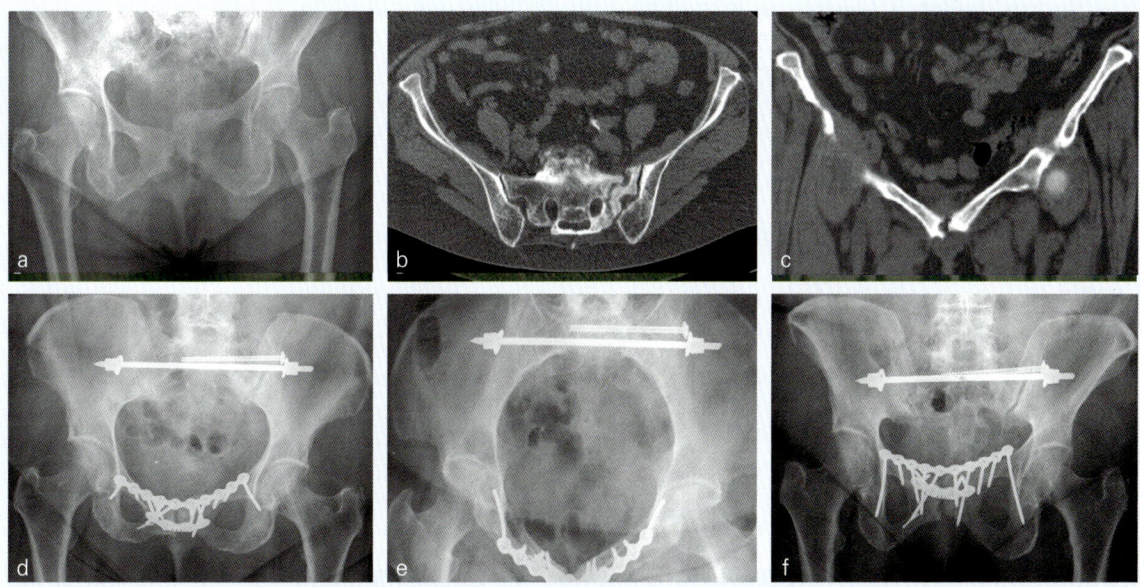

图 3.7-37　一名 77 岁女性，耻骨联合不稳定
a. 骨盆 AP X 线片显示由左侧耻骨垂直移位而导致的耻骨联合不稳定
b. 横断面计算机断层扫描（CT）显示完整的和较旧的左侧骶翼骨折
c. 经耻骨联合的冠状面 CT 显示出小的骨缺损和不规则的边缘
d. 术后骨盆 AP X 线片
e. 骨盆入口视图
f. 骨盆出口视图显示了上方钢板的长边缘螺钉通过髋臼下走廊进入坐骨

稳定性。这种情况尤其容易发生在那些长期接受非手术治疗的患者中，尽管他们仍在继续治疗。骨盆环逐渐衰竭，最终导致患者卧床不起。在常规的X线检查和CT扫描中可以观察到慢性不稳定的迹象。由于持续运动和磨损，骨块会再吸收。可见较大的骨折间隙和骨缺损。在高负荷区域，骨吸收与边缘致密化相结合（见图3.7-9~图3.7-11）。同时，骨痂也是骨折愈合的一种尝试。临床和影像学表现为骨不连，有时僵硬，有时活动，但总是疼痛。这些情况必须与手术治疗后的骨不连区分开来，后者是固定不充分、植入物松动和继发移位的结果。

5.4.1 非手术治疗后的骨不连

骨不连是愈合过程失败的最终结果。

- 骨折部位代表一个高应力立板，沿着原本僵硬的骨盆环。这种应力升高阻碍了通常良性骨折的愈合。这种情况往往诊断不足
- 长期的主诉从站立和行走时的致残性疼痛到严重的固定性疼痛不等
- 恢复骨盆稳定性的手术治疗是成功率高的唯一选择
- 固定类型和手术的侵袭性取决于不稳定程度、骨不连的位置和位移量

在骨盆后环，加或不加骨水泥增强的骶髂螺钉内固定和经骶骨棒内固定是治疗骶翼和骶髂关节骨不连的首选技术。它们产生垂直于骨折间隙的骨折间压缩。不需要对骨不连进行开放性清创。单纯骶髂关节不稳时，关节清创结合前路钢板固定。在髂骨骨折的情况下，固定术将与急性病变相同。角稳定钢板固定术提供足够的稳定性治疗。骨盆前环骨不连，愈合时需要高度的稳定性。与骨盆后环相比，骨量薄，用于坚强置入固定的通道小。建议对骨不连进行暴露、清创、钢板固定。对于急性病变，钢板螺钉在骨内的轨迹应该尽可能长。在骨缺损的情况下，进行松质骨移植以填补间隙。当耻骨联合分离伴慢性不稳定引起骨缺损时，从髂嵴取出三皮质骨移植物置入缺损处。带三皮质移植物的耻骨联合用双钢板固定。第一块钢板放在上面，第二块放在前面（见案例11：图3.7-36，案例12：图3.7-37）。

5.4.2 手术治疗后骨不连

当手术治疗失败时，必须找出失败的原因。除了代谢和营养因素导致骨质量差（见第1.10章"骨质疏松症"）外，骨质疏松症患者失败的典型机械原因还包括由固定不当、植入物不足或固定强度低导致的骨不稳定。在具体问题上视情况而定，需要移除植入物或增强骨合成的稳定性，内固定是必要的。选择最稳定的固定方式，对骨不连进行加压。非手术治疗后骨不连更需要植骨。骶髂螺钉内固定和经骶骨棒内固定是骨盆后环的首选固定方法，而骨盆前环内固定的首选是钢板内固定。在所有骨不连的情况下，强烈建议使用特立帕肽进行合成代谢治疗，以促进骨折愈合[22, 23]。

6 参考文献

1. Rommens PM, Hofmann A, Hessmann MH. Management of acute hemorrhage in pelvic trauma: an overview. Eur J Trauma Emerg Surg. 2010 Apr;36(2):91–99.

2. Finiels H, Finiels PJ, Jacquot JM, et al. Fractures du sacrum par insuffisance osseuse: méta–analyse de 508 cas [Fractures of the sacrum caused by bone insufficiency. Meta-analysis of 508 cases]. Presse Med. 1997 Nov 01;26(33):1568–1573. French.

3. Abdelfattah A, Core MD, Cannada LK, et al. Geriatric high-energy polytrauma with orthopedic injuries: clinical predictors of mortality. Geriatr Orthop Surg Rehabil. 2014 Dec;5(4):173–177.

4. Sullivan MP, Baldwin KD, Donegan DJ, et al. Geriatric fractures about the hip: divergent patterns in the proximal femur, acetabulum, and pelvis. Orthopedics. 2014 Mar;37(3):151–157.

5. Kannus P, Parkkari J, Niemi S, et al. Low-trauma pelvic fractures in elderly Finns in 1970−2013. Calcif Tissue Int. 2015 Dec;97(6):577–580.

6. Rommens PM, Wagner D, Hofmann A. Surgical management of osteoporotic pelvic fractures: a new challenge. Eur J Trauma Emerg Surg. 2012 Oct;38(5):499–509.

7. Wagner D, Kamer L, Sawaguchi T, et al. Sacral bone mass distribution assessed by averaged three-dimensional CT models: implications for pathogenesis and treatment of fragility fractures of the sacrum. J Bone Joint Surg Am. 2016 Apr 06;98(7):584–590.

8. Krappinger D, Zegg M, Jeske C, et al. Hemorrhage after low-energy pelvic trauma. J Trauma Acute Care Surg. 2012 Feb;72(2):437–442.
9. Dietz SO, Hofmann A, Rommens PM. Haemorrhage in fragility fractures of the pelvis. Eur J Trauma Emerg Surg. 2015 Aug;41(4):363–367.
10. Lau TW, Leung F. Occult posterior pelvic ring fractures in elderly patients with osteoporotic pubic rami fractures. J Orthop Surg (Hong Kong). 2010 Aug;18(2):153–157.
11. Rommens PM, Ossendorf C, Pairon P, et al. Clinical pathways for fragility fractures of the pelvic ring: personal experience and review of the literature. J Orthop Sci. 2015 Jan;20(1):1–11.
12. Lyders EM, Whitlow CT, Baker MD, et al. Imaging and treatment of sacral insufficiency fractures. AJNR Am J Neuroradiol. 2010 Feb;31(2):201–210.
13. Tile M. Acute pelvic fractures: I. Causation and classification. J Am Acad Orthop Surg. 1996 May;4(3):143–151.
14. Meinberg E, Agel J, Roberts C, et al. Fracture and Dislocation Classification Compendium—2018. J Orthopaed Trauma. 2018 Jan;32(Suppl 1).
15. Dalal SA, Burgess AR, Siegel JH, et al. Pelvic fracture in multiple trauma: classification by mechanism is key to pattern of organ injury, resuscitative requirements, and outcome. J Trauma. 1989 Jul;29(7):981–1000; discussion 1000–1002.
16. Denis F, Davis S, Comfort T. Sacral fractures: an important problem. Retrospective analysis of 236 cases. Clin Orthop Relat Res. 1988 Feb;227:67–81.
17. Linstrom NJ, Heiserman JE, Kortman KE, et al. Anatomical and biomechanical analyses of the unique and consistent locations of sacral insufficiency fractures. Spine. 2009 Feb 15;34(4):309–315.
18. Rommens PM, Hofmann A. Comprehensive classification of fragility fractures of the pelvic ring: Recommendations for surgical treatment. Injury. 2013 Dec;44(12):1733–1744.
19. Wagner D, Kamer L, Rommens PM, et al. 3D statistical modeling techniques to investigate the anatomy of the sacrum, its bone mass distribution, and the trans-sacral corridors. J Orthop Res. 2014 Nov;32(11):1543–1548.
20. Mason WT, Khan SN, James CL, et al. Complications of temporary and definitive external fixation of pelvic ring injuries. Injury. 2005 May;36(5):599–604.
21. Black DM, Rosen CJ. Clinical practice. Postmenopausal osteoporosis. N Engl J Med. 2016 Jan 21;374(3):254–262.
22. Peichl P, Holzer LA, Maier R, et al. Parathyroid hormone 1–84 accelerates fracture-healing in pubic bones of elderly osteoporotic women. J Bone Joint Surg Am. 2011 Sep 07;93(17):1583–1587.
23. Babu S, Sandiford NA, Vrahas M. Use of Teriparatide to improve fracture healing: What is the evidence? World J Orthop. 2015 Jul 18;6(6):457–461.
24. Rommens PM, Wagner D, Hofmann A. Fragility fractures of the pelvis. JBJS Rev. 2017 Mar 21;5(3).
25. Goetzen M, Ortner K, Lindtner RA, et al. A simple approach for the preoperative assessment of sacral morphology for percutaneous SI screw fixation. Arch Orthop Trauma Surg. 2016 Sep;136(9):1251–1257.
26. Zwingmann J, Konrad G, Kotter E, et al. Computer-navigated iliosacral screw insertion reduces malposition rate and radiation exposure. Clin Orthop Relat Res. 2009 Jul;467(7):1833–1838.
27. Gansslen A, Hufner T, Krettek C. Percutaneous iliosacral screw fixation of unstable pelvic injuries by conventional fluoroscopy. Oper Orthop Traumatol. 2006 Sep;18(3):225–244.
28. van Zwienen CM, van den Bosch EW, Snijders CJ, et al. Biomechanical comparison of sacroiliac screw techniques for unstable pelvic ring fractures. J Orthop Trauma. 2004 Oct;18(9):589–595.
29. Bastian JD, Bergmann M, Schwyn R, et al. Assessment of the breakaway torque at the posterior pelvic ring in human cadavers. J Invest Surg. 2015;28(6):328–333.
30. Oberkircher L, Masaeli A, Bliemel C, et al. Primary stability of three different iliosacral screw fixation techniques in osteoporotic cadaver specimens—a biomechanical investigation. Spine J. 2016 Feb;16(2):226–232.
31. Bastian JD, Keel MJ, Heini PF, et al. Complications related to cement leakage in sacroplasty. Acta Orthop Belg. 2012 Feb;78(1):100–105.
32. Collinge CA, Crist BD. Combined percutaneous iliosacral screw fixation with sacroplasty using resorbable calcium phosphate cement for osteoporotic pelvic fractures requiring surgery. J Orthop Trauma. 2016 Jun;30(6):e217–e222.
33. König MA, Hediger S, Schmitt JW, et al. In-screw cement augmentation for iliosacral screw fixation in posterior ring pathologies with insufficient bone stock. Eur J Trauma Emerg Surg. 2018 Apr;44(2):203–210.
34. Schildhauer TA, Wilber JH, Patterson BM. Posterior locked lateral compression injury of the pelvis: report of three cases. J Orthop Trauma. 2000 Feb;14(2):107–111.
35. Garant M. Sacroplasty: a new treatment for sacral insufficiency fracture. J Vasc Interv Radiol. 2002 Dec;13(12):1265–1267.
36. Ortiz AO, Brook AL. Sacroplasty. Tech Vasc Interv Radiol. 2009 Mar;12(1):51–63.
37. Kortman K, Ortiz O, Miller T, et al. Multicenter study to assess the efficacy and safety of sacroplasty in patients with osteoporotic sacral insufficiency fractures or pathologic sacral lesions. J Neurointerv Surg. 2013 Sep 01;5(5):461–466.
38. Gorczyca JT, Varga E, Woodside T, et al. The strength of iliosacral lag screws and transiliac bars in the fixation of vertically unstable pelvic injuries with sacral fractures. Injury. 1996 Oct;27(8):561–564.
39. Vanderschot P, Kuppers M, Sermon A, et al. Trans-iliac-sacral-iliac-bar procedure to treat insufficiency fractures of the sacrum. Indian J Orthop. 2009 Jul;43(3):245–252.
40. Mehling I, Hessmann MH, Rommens PM. Stabilization of fatigue fractures of the dorsal pelvis with a trans-sacral bar. Operative technique and outcome. Injury. 2012 Apr;43(4):446–451.
41. Vanderschot P. Treatment options of pelvic and acetabular fractures in patients with osteoporotic bone. Injury. 2007 Apr;38(4):497–508.
42. Dolati B, Larndorfer R, Krappinger D, et al. Stabilization of the

posterior pelvic ring with a slide-insertion plate. Oper Orthop Traumatol. 2007 Mar;19(1):16–31.
43. Krappinger D, Larndorfer R, Struve P, et al. Minimally invasive transiliac plate osteosynthesis for type C injuries of the pelvic ring: a clinical and radiological follow-up. J Orthop Trauma. 2007 Oct;21(9):595–602.
44. Kobbe P, Hockertz I, Sellei RM, et al. Minimally invasive stabilisation of posterior pelvic-ring instabilities with a transiliac locked compression plate. Int Orthop. 2012 Jan;36(1):159–164.
45. Humphrey CA, Liu Q, Templeman DC, et al. Locked plates reduce displacement of vertically unstable pelvic fractures in a mechanical testing model. J Trauma. 2010 Nov;69(5):1230–1234.
46. Dienstknecht T, Berner A, Lenich A, et al. A minimally invasive stabilizing system for dorsal pelvic ring injuries. Clin Orthop Relat Res. 2011 Nov;469(11):3209–3217.
47. Dienstknecht T, Berner A, Lenich A, et al. Biomechanical analysis of a transiliac internal fixator. Int Orthop. 2011 Dec;35(12):1863–1868.
48. Schildhauer TA, Bellabarba C, Nork SE, et al. Decompression and lumbopelvic fixation for sacral fracture-dislocations with spino-pelvic dissociation. J Orthop Trauma. 2006 Jul;20(7):447–457.
49. Schildhauer TA, Josten C, Muhr G. Triangular osteosynthesis of vertically unstable sacrum fractures: a new concept allowing early weight-bearing. J Orthop Trauma. 1998 Jun–Jul;12(5):307–314.
50. Roetman B, Schildhauer TA. Lumbopelvine Stabilisierung bei bilateraler lumbosakraler Instabilität. Indikationen und Technik [Lumbopelvic stabilization for bilateral lumbosacral instabilities: indications and techniques]. Unfallchirurg. 2013 Nov;116(11):991–999. German.
51. Gansslen A, Pohlemann T, Krettek C. Der einfache supraazetabuläre Fixateur externe für die Behandlung von Beckenfrakturen [A simple supraacetabular external fixation for pelvic ring fractures]. Oper Orthop Traumatol. 2005 Sep;17(3):296–312. German.
52. Lidder S, Heidari N, Gansslen A, et al. Radiological landmarks for the safe extra-capsular placement of supraacetabular half pins for external fixation. Surg Radiol Anat. 2013 Mar;35(2):131–135.
53. Gansslen A, Hildebrand F, Kretek C. Supraacetabular external fixation for pain control in geriatric type B pelvic injuries. Acta Chir Orthop Traumatol Cech. 2013;80(2):101–105.
54. Bircher MD. Indications and techniques of external fixation of the injured pelvis. Injury. 1996;27(Suppl 2):B3–B19.
55. Gansslen A, Krettek C. Retrograde transpubic screw fixation of transpubic instabilities. Oper Orthop Traumatol. 2006 Oct;18(4):330–340.
56. Rommens PM. Is there a role for percutaneous pelvic and acetabular reconstruction? Injury. 2007 Apr;38(4):463–477.
57. Acklin YP, Zderic I, Buschbaum J, et al. Biomechanical comparison of plate and screw fixation in anterior pelvic ring fractures with low bone mineral density. Injury. 2016 Jul;47(7):1456–1460.
58. Grimshaw CS, Bledsoe JG, Moed BR. Locked versus standard unlocked plating of the pubic symphysis: a cadaver biomechanical study. J Orthop Trauma. 2012 Jul;26(7):402–406.
59. Culemann U, Marintschev I, Gras F, et al. Infra-acetabular corridor— technical tip for an additional screw placement to increase the fixation strength of acetabular fractures. J Trauma. 2011 Jan;70(1):244–246.
60. Bastian JD, Ansorge A, Tomagra S, et al. Anterior fixation of unstable pelvic ring fractures using the modified Stoppa approach: mid-term results are independent on patients' age. Eur J Trauma Emerg Surg. 2016 Oct;42(5):645–650.
61. Hiesterman TG, Hill BW, Cole PA. Surgical technique: a percutaneous method of subcutaneous fixation for the anterior pelvic ring: the pelvic bridge. Clin Orthop Relat Res. 2012 Aug;470(8):2116–2123.
62. Hesse D, Kandmir U, Solberg B, et al. Femoral nerve palsy after pelvic fracture treated with INFIX: a case series. J Orthop Trauma. 2015 Mar;29(3):138–143.
63. Apivatthakakul T, Rujiwattanapong N. "Anterior subcutaneous pelvic internal fixator (INFIX), Is it safe?" A cadaveric study. Injury. 2016 Oct;47(10):2077–2080.
64. Bukata SV, Digiovanni BF, Friedman SM, et al. A guide to improving the care of patients with fragility fractures. Geriatr Orthop Surg Rehabil. 2011 Jan;2(1):5–37.

3.8 髋臼

作者 Dietmar Krappinger, Richard A Lindtner, Herbert Resch
译者 管志远　审校 宋纯理

1 引言

老年髋臼骨折（geriatric acetabular fracture, GAF）的治疗对骨科医生提出了以下挑战。

- 尽管在过去几十年中发病率不断增加，但GAF并不常见，治疗这种外科疾病的医生总体经验通常很少
- 在骨折类型、不稳定程度和伴随的损伤（如股骨头嵌入、先前存在的骨关节炎、并发症和患者的功能需求）方面存在重要的治疗差异
- 治疗方案从非手术治疗到内固定和髋关节置换术
- 内固定和髋关节置换术采用不同的方法、技术和植入物，这取决于外科医生的喜好和能力
- 由于缺乏比较不同治疗方案的对照研究，大多数研究通常受小样本量和缺乏适当对照组的限制

2 流行病学和病因学

在过去的20年中，GAF的发生率明显增加[1]。预期寿命的全面提高及80~89岁的老年人活动水平的提高解释了这一发现。在2005年，Cornell[2]预测老年患者可能很快成为髋臼骨折最典型的年龄组。Ochs[3]报告说，髋臼骨折患者的平均年龄从1991—1993年的43.0（±19.1）岁增加到2005—2006年的52.7（±19.8）岁。然而在第一个研究阶段（1991—1993年），年龄在20~30岁的患者是最常见的，在第二个阶段（2005—2006年），60~70岁是高峰段年龄组[3]。Ferguson等[4]观察到，在1980—2007年，60岁以上患者的髋臼骨折发生率增加了2.4倍，Sullivan[5]报告说，在1998—2010年，这一比例增加了67%。可以合理地假定，这一趋势将在今后几十年中继续下去。髋臼骨折患者中男性居多，老年人群中女性的比例更高[3]。

年轻患者的髋臼骨折通常是由高能量创伤引起的，并且经常发生在多发创伤患者中。在老年人中，髋臼骨折通常是从地面跌倒，或孤立性损伤，或合并其他骨质疏松性骨折（如肱骨近端或桡骨远端骨折）。骨折类型主要由创伤时髋关节的位置决定。在年轻患者中，所谓的"仪表盘机制"是一种典型的损伤机制，膝关节和髋关节通过股骨干进行屈曲和负荷传递。这导致后路骨折脱位与后壁和（或）后柱（"后脱位"）有关。在老年患者中，髋关节通常在跌倒时在患侧延伸，负荷通过大转子和股骨颈传递（图3.8-1）。考虑到股骨颈的前倾角，前柱和（或）前壁及四边形钢板通常与股骨头内侧突出的GAF有关（"中央脱位"）[2, 3, 6]。

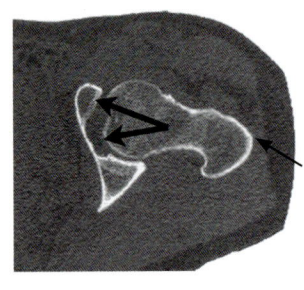

图 3.8-1 老年患者髋臼骨折损伤的典型机制是通过大转子、前柱和四边形钢板的负荷传递，股骨颈的前倾角引起前柱和四边形钢板受累（中央脱位）

3 诊断

3.1 临床评估

对于 GAF，个人的治疗目标和方法在很大程度上取决于与患者相关的因素，因此，临床评估范围必须超越常规病史和体格检查。在考虑治疗方案之前，应彻底评估下列与患者有关的因素。

- 创伤前活动状态
- 功能需求
- 日常生活活动的独立性
- 医学合并疾病
- 认知状态
- 骨质量
- 先前存在的髋关节骨关节炎
- 伴随性损伤，特别是对术后活动计划有影响的损伤

对于每位患者的最佳治疗策略的选择必须考虑骨折和患者相关的因素以提供最佳的临床治疗结果。GAF 的主要治疗目标是及时和充分的单次治疗（"单次手术"），允许早期活动，减少长期卧床与随后翻修手术的发病率和死亡率。

3.2 影像学

3.2.1 普通 X 线检查

3 个标准髋臼视图包括骨盆的 AP 视图、闭孔斜位视图（骨盆向未受伤的一侧旋转 45°）和髂骨斜位视图（骨盆向患侧旋转 45°）。然而，根据作者的经验，对骨盆进行初始 CT 扫描的 AP 视图足以排除 GAF 中股骨头内移。上内侧髋臼顶软骨下骨的压缩可以在 X 线片上表现为双弧形（"海鸥征"）（案例 3：图 3.8-4，案例 5：图 3.8-6），这种改变与非手术治疗或内固定后预后不良有关[7]。

3.2.2 计算机断层扫描

计算机断层扫描（CT）是评估髋臼骨折的金标准，多平面 CT 重建必须了解髋臼骨折的确切形态[8, 9]。对骨盆的 CT 成像可适当评估下列参数。

- 髋臼骨折的详细骨折线特征和类型（案例 1：图 3.8-2）
- 前后壁粉碎和（或）边缘压缩的程度
- 负重压缩髋臼顶和股骨头（案例 3：图 3.8-4，案例 5：图 3.8-6）
- 关节表面一致性
- 股骨头半脱位/内侧化（案例 3：图 3.8-4）
- 关节内骨块

此外，目前 CT 允许在任何任意平面上手动多平面二维重建。额外的人工重建补充了从标准轴状面、冠状面和矢状面中获得的信息。

3.2.3 三维重建

不同区域的三维表面绘制 CT 图像有助于提高术者对髋臼骨折及骨折块空间关系的认识，有助于手术入路的规划。三维 CT 允许股骨头的减影，使术者可以从任何角度，包括术中观看骨折髋臼的复杂三维解剖。此外，三维 CT 有助于提高髋臼骨折分型的准确性和观察者间的可靠性，尤其是对于经验有限的外科医生[10, 11]。三维 CT 图像补充了二维图像，后者更准确地描述了骨折细节，如边缘和髋臼顶压缩、柱粉碎、关节内小骨块和细微骨折线。

3.2.4 磁共振成像

一般情况下，磁共振成像（MRI）在 GAF 常规评估中价值有限。高分辨率 MRI 允许对髋臼盂唇和软骨进行成像。在老年患者中，MRI 可能有助于排除隐匿性髋臼、股骨头或股

骨颈骨折，这些骨折在 X 线或 CT 扫描中可能看不到。

4 分类

4.1 Letournel 和 Judet 分类

Letournel 和 Judet 分类系统是应用最广泛的分类系统，代表了髋臼骨折形态的解剖学和影像学描述[12]。该系统将髋臼骨折分为基础骨折和伴发骨折 2 组，每组 5 种骨折亚型。基本骨折类型包括后壁骨折、后柱骨折、前壁骨折、前柱骨折和横行骨折。相关骨折类型包括 T 形骨折、后柱伴后壁骨折、横行伴后壁骨折、前柱伴后半横行骨折和双柱骨折。虽然骨盆环损伤 AO/OTA 或 Tile 分类在老年骨盆环损伤评估中的应用有限（见 3.7 章"骨盆环"），但常用的髋臼骨折分类系统（Letournel 和 AO/OTA 分类）对 GAF 的评估也很有价值。老年人髋臼骨折类型的分布与年轻患者有显著差异，累及前柱的骨折类型更常见（图 3.8-1）。

4.2 AO/OTA 骨折和脱位分类

髋臼骨折的 AO/OTA 分类是基于 Letournel 和 Judet 的分类，但包括额外的修饰语，使其更加复杂，在日常实践中不常用。AO/OTA 分类区分 A 型（部分关节骨折，其中涉及：A1，后壁；A2，后柱；A3，前壁或前柱）、B 型（部分髋臼关节面与髂骨呈骨性连续：B1，横行；B2，T 形；B3，前柱、后半横行）和 C 型（髋臼关节面与髂骨间无骨性连续的骨折模式：双柱骨折的不同亚型）。

4.3 老年骨折典型类型

由于更一致的损伤机制，老年髋臼骨折患者比年轻患者表现出更少的变异。前柱和前壁骨折及前柱伴后半横行骨折的发生率在老年患者中明显高于年轻患者[4]。此外，与不良结局相关的影像学表现，如内上顶压缩（海鸥征）（案例 3：图 3.8-4，案例 5：图 3.8-6）、粉碎、后壁骨折边缘压缩和股骨头压缩等在老年患者中较为常见[4]。

老年患者的一种特征性骨折类型是前柱伴后半横行骨折（案例 1：图 3.8-2，案例 3：图 3.8-4，案例 5：图 3.8-6，案例 6：图 3.8-7，案例 8：图 3.8-9）。在这些骨折中，前柱往往是多骨块或粉碎性的（案例 5：图 3.8-6），而后半横行骨折则是简单且无移位的（案例 1：图 3.8-2）。四边形钢板一般与后柱（案例 5：图 3.8-6）呈骨性连续。由于四边形钢板内侧化的股骨头内侧突出，后柱一般内旋。这种机制类似于股骨头对摆动门的开放，作者类比于骨盆环的"开卷损伤"，称之为"开门损伤"。

5 决策

5.1 一般说明

在较年轻的患者中，我们争取在解剖位置骨折愈合。因此，移位的骨折通常需要切开复位和内固定。治疗 GAF 的总体目标如下。

- 通过适当的单阶段治疗（单发手术）迅速恢复髋关节功能，以便能在可以忍受的情况下早期进行负重活动
- 避免与卧床休息和（或）翻修手术有关的发病率和死亡率[13, 14]

GAF 的治疗方案包括以下方面。

- 非手术治疗（案例 1：图 3.8-2，案例 2：图 3.8-3）
- 内固定（案例 4：图 3.8-5）
- 髋关节置换术（案例 3：图 3.8-4，案例 5：图 3.8-6）
- 内固定和关节置换术的组合（案例 6：图 3.8-7，案例 7：图 3.8-8）

不同治疗策略的确切作用尚未明确界定，因为缺乏足够有说服力的随机或其他前瞻性研究。决策过程中需要处理的参数包括骨折类型、年龄、合并疾病、活动水平、骨质疏松症和先前存在的骨关节炎。老年骨科共管模式是最佳实践所必需的。一般来说，应尽量减少创伤和手术干预之间的延迟。然而，GAF的手术治疗需要特殊的技巧和适当的经验水平。如果没有经验丰富的外科医生[13,14]，则可延迟手术治疗。

5.2 非手术治疗与手术治疗

评估年轻患者的关节不稳定，而不是关节一致性，是决策过程中的一个重要因素。不稳定往往与疼痛和无法行走正相关。在不明确的情况下，往往会尝试活动患者进行充分的疼痛管理和密切的监测。失败是手术稳定的有力理由（案例3：图3.8-4）。

对于骨折稳定性的评估，更重要的是评估髋臼柱而不是髋臼壁。虽然年轻患者移位的髋臼壁需要手术干预，但对于老年患者可能并非如此。如果股骨头在负重过程中保持中心位置（案例1：图3.8-2），可以容忍几毫米的位移。因此，在这些情况下，必须定期进行后续X线检查，以便发现额外的位移（案例3：图3.8-4）。髋臼柱仅有几毫米的位移是相关的，显示出更高的不稳定性。这些骨折通常需要手术治疗（案例7：图3.8-8）。柱的无移位骨折及横行或半横行的无移位骨折，可在不手术治疗的情况下给予可耐受的负重（案例1：图3.8-2，案例2：图3.8-3）。手术治疗通常用于伴有髋关节半脱位或脱位的骨折，即使是一般情况较差的患者，以便于护理和活动（案例3：图3.8-4，案例5：图3.8-6）。不稳定骨折的非手术治疗，延长卧床休息或骨牵引，导致功能效果差和固定并发症，在治疗GAF时应避免[15]。

5.3 内固定与关节置换术

由于缺乏足够的试验数据，采用内固定或关节置换术主要取决于外科医生的偏好、经验和个人技能[16-18]。髋臼组件新的假体固定理念，如角稳定强化环（案例3：图3.8-4，案例5：图3.8-6，案例8：图3.8-9），其进一步发展将增加GAF初次关节置换术的相关性。

在有症状的创伤后骨关节炎的情况下，骨折骨性固定后二期行初次内固定和二次髋关节置换术是治疗非髋臼骨折的标准手术。然而，在老年患者中，为了减少手术干预的次数和整体康复时间，应该应用单次手术的概念，即在创伤后的第一天进行一次手术干预作为最终解决方案。因此，初次髋关节置换术是治疗老年髋臼骨折的一个有吸引力的概念。初次全髋关节置换术（total hip arthroplasty，THA）的主要挑战是将臼杯固定在骨折的髋臼内。经常需要翻修臼杯和髋臼加强环及与内固定的组合。

初次关节置换术可考虑在以下情况下进行。
- 活动受限的脆弱患者（案例3：图3.8-4）
- 粉碎性骨折（案例5：图3.8-6）
- 髋臼顶压缩（海鸥征）（案例3：图3.8-4，案例5：图3.8-6）
- 严重骨质疏松症（案例8：图3.8-9）
- 先前存在的骨关节炎（案例7：图3.8-8）
- 需要广泛手术或联合入路的骨折（案例5：图3.8-6）
- 半髋关节置换术后髋臼骨折（案例8：图3.8-9）
- 髋臼假体周围骨折（案例9：图3.8-10）

6 治疗方法

6.1 非手术治疗

非手术治疗包括耐受负重、使用助行器和止痛药（案例1：图3.8-2，案例2：图3.8-3）。

非甾体抗炎药因其肾脏、胃和心脏毒性,在老年患者中避免使用。定期 X 线随访是强制性的,以便排除继发移位。如股骨头内侧突出加重和(或)活动时疼痛加重,可考虑手术干预(案例 3:图 3.8-4)。

案例 1

非手术治疗

患者

一名 76 岁的合作男性患者,与妻子生活在一起,能够独立排尿。他右髋着地跌倒在地。最初的 X 线表现为一微小移位的骨折,无股骨头内侧突出,存在先前髋关节骨关节炎的影像学征象。患者外伤前无相关髋关节疼痛(图 3.8-2a)。CT 扫描示前柱伴不完全后半横行骨折,无关节移位或半脱位(图 3.8-2b~f)。

合并疾病

- 颈动脉狭窄
- 无心脏病史
- 骨质疏松症(首次诊断于髋臼骨折治疗期间)
- 维生素 D 缺乏症 [25- 羟基维生素 D_3:9.2 ng/mL(23 nmol/L)]

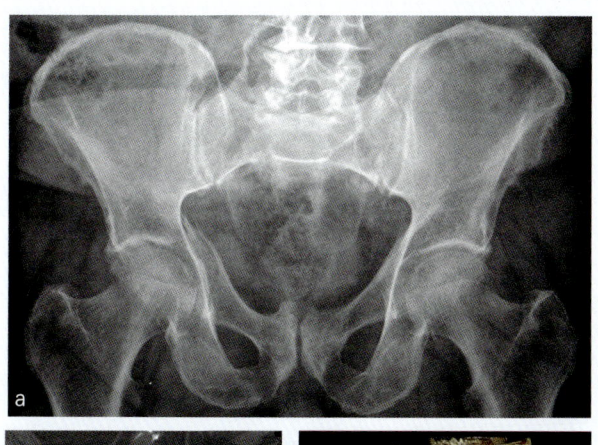
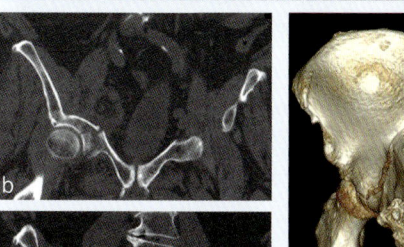
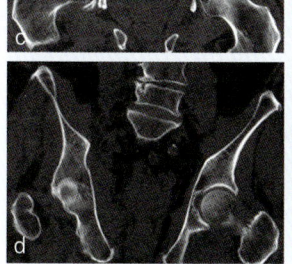
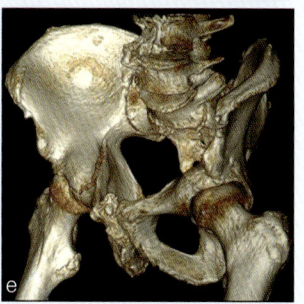
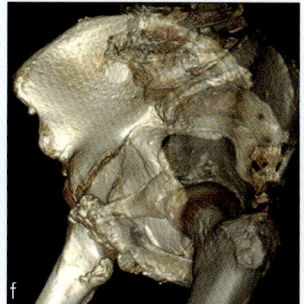
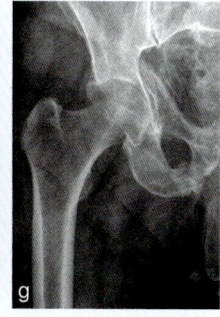

图 3.8-2 一名 76 岁男性患者跌倒后

a. X 线片显示髋臼骨折移位较小,股骨头无内侧突出,先前髋关节骨关节炎征象

b~f. 冠状面及三维重建显示前柱伴不完全后半横行骨折,无关节移位,股骨头无内侧突出

g. 术后 12 个月 X 线片示骨关节炎影像学进展轻微,股骨头无内侧突出,功能恢复

骨折类型

前柱伴不完全后半横行骨折（AO/OTA 62B3），无关节移位，股骨头无内侧突出（图 3.8-2a~f）。

治疗和结果

入院后第一天开始疼痛管理和活动。患者使用拐杖进行负重。第五天完成完全负重（FWB），X 线随访后出院。口服维生素 D。在 12 个月后的最后随访中，患者无相关髋关节疼痛，功能完全恢复。X 线随访显示髋关节骨关节炎影像学进展轻微，股骨头无内侧突出（图 3.8-2g）。

讨论

在无柱移位、无股骨头内侧突出的稳定性骨折中，即使存在几毫米的髋臼壁移位，非手术治疗也是可行的选择。老年患者通常由于脆弱、虚弱和先前存在的步态障碍不能进行部分负重。因此，对于使用助行器的患者，应按照患者的耐受程度进行负重。不应禁止完全负重。定期随访 X 线片在开始几周很重要。在这种情况下，在第五天达到 FWB。

案例 2 非手术治疗后行二次关节置换术

患者

一名 79 岁的合作女性患者与丈夫生活在一起，能够独立行走。她在徒步旅行时摔倒，右髋着地。最初的 X 线片显示骨盆前环骨折合并髋关节骨关节炎。患者在创伤前没有相关的髋关节疼痛。虽然骨折在 X 线片上不可见，但计算机断层扫描显示右髋臼无移位横行骨折（图 3.8-3a，b）。

合并疾病

- 胰岛素依赖型糖尿病
- 骨质疏松症，最初是在骨盆前环骨折后诊断出，并给予维生素 D_3 和钙治疗
- 无心脏病史

骨折类型

无移位横行骨折（AO/OTA 62B1），无关节脱臼，股骨头无内侧突出（图 3.8-3a，b）。

治疗和结果

非手术治疗如案例 1 所述，7 天后出院。阿仑膦酸钠（70 mg，每周 1 次）被添加到她的基本骨质疏松治疗中。经过 6 个月，功能完全恢复，无须继续服用止痛药，进一步的治疗过程平安无事。患者恢复徒步旅行，并自行进行各项日常生活活动。然而随后患者右髋疼痛加重。10 个月后的 X 线片显示髋关节骨关节炎进展（图 3.8-3c）。12 个月后用无骨水泥加压杯进行全髋关节置换术。进一步的病程平淡无奇（图 3.8-3d）。

讨论

此案例与案例 1：图 3.8-2 类似。非手术治疗后快速活动和早期出院是可行的，前 6 个月病程平安无事。没有长时间的固定和疼痛，这是老年骨折治疗的主要目标。全髋关节置换术（THA）在骨折骨愈合后无髋臼畸形，取代了翻修杯或髋臼加强环，并可使用无骨水泥加压杯。合并髋臼骨折或无移位髋臼骨折后再发 THA 患者的长期生存率预计与髋关节骨关节炎

或股骨颈骨折后发生原发 THA 患者的生存率相当[19, 20]。早期手术治疗的指征是由剧烈疼痛和骨折移位增加而导致活动障碍。早期 THA 的另一个指征是创伤后的前 6 个月持续疼痛，而有临时无痛期的患者可以接受二次 THA 治疗，如上文所示。

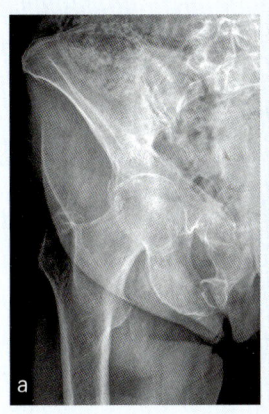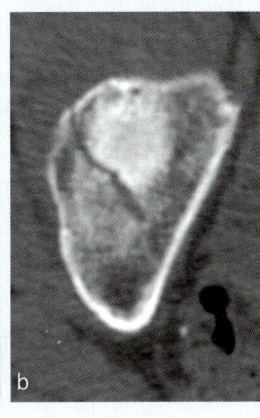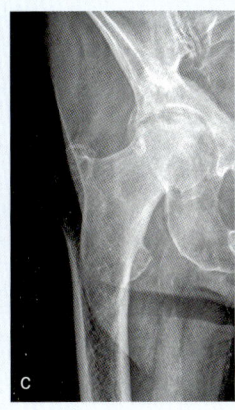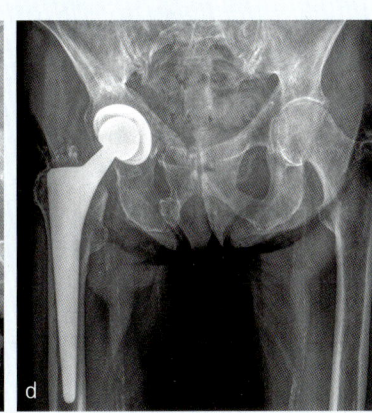

图 3.8-3　一名 79 岁的女性跌倒后臀部着地
a. X 线片显示髋关节骨关节炎，但无明显骨折
b. 计算机断层扫描及横断面重建示右髋臼无移位横行骨折
c. 术后 10 个月复查 X 线片示骨折愈合，髋关节骨关节炎影像学进展
d. 全髋关节置换术采用无骨水泥加压杯

非手术治疗后的初次关节置换术

患者

一名 81 岁的患有严重痴呆的女性患者，住在疗养院，行动非常有限，并使用步行架。她被发现躺在疗养院的地板上。患者无法描述损伤情况。最初的 X 线片显示前柱骨折伴内上顶压缩（海鸥征）（图 3.8-4a）。计算机断层扫描显示另一无移位后半横行骨折（图 3.8-4b~d）。

合并疾病
- 严重痴呆症
- 宫颈癌
- 严重骨质疏松症（接受药物治疗）
- 充血性心力衰竭

骨折类型

前柱伴无移位后半横行骨折（AO/OTA 62B3）和内上顶压缩（海鸥征）（图 3.8-4a~d）。

治疗和结果

由于她的一般状况不佳，手术风险增加，最初进行了疼痛管理和活动的非手术治疗。然而，患者在试图活动的第一天就抱怨疼痛加剧。第七天拍摄的 X 线片显示股骨头移位增加和内侧突出（图 3.8-4e）。术后第十一天，通过侧卧位外侧入路，使用带骨水泥聚乙烯杯的角稳定加强环，进行了无须额外内固定的初次髋关节置换术。使用这种类型的杯是因为她的需求量低、肌肉减少和痴呆，以降低髋关节脱位的风险。使用多枚小骨块锁定螺钉将加强环固定在髋臼上骨。股骨头骨移植用于填充骨折间隙，并避免骨水泥渗入小骨盆。没有试图缩小内侧壁。术后活动包括完全负重和步行架。术后第四周创面引流成功，采用单一软组织翻修和抗生素治疗6周。3个月时的X线片显示髋臼骨折愈合，无组件松动迹象（图3.8-4f）。患者继续居住在疗养院，达到了以前的活动水平，没有残留髋关节疼痛。

讨论

此时，对于功能状态明显较差的患者，手术修复仍存在争议。这类案例是由一个跨学科团队讨论和决定的。由于其预期寿命降低，一般活动受限，且存在内上顶压缩（海鸥征）后不良结局的影像学特征，故行全髋关节置换术。髋臼上骨与骶髂关节之间的骨连续性被强制使用这种类型的加强环，而不需要额外的髋臼柱内固定。髋臼骨折只是简单的桥接。对于延伸至髂嵴和髋臼上骨的骨折，可考虑附加内固定（案例6：图3.8-7，案例7：图3.8-8）。这种加强环的主要优点是在骨质疏松性骨中使用多个不同方向的锁定螺钉，以便更好地抓握螺钉。虽然翻修杯和加强环固定技术在髋臼骨折和髋臼骨缺损的治疗上大体相似，但有一个主要区别，即骨缺损需要永久桥接，而髋臼骨折在几周内愈合，导致整体稳定性增加，植入物负荷减少。

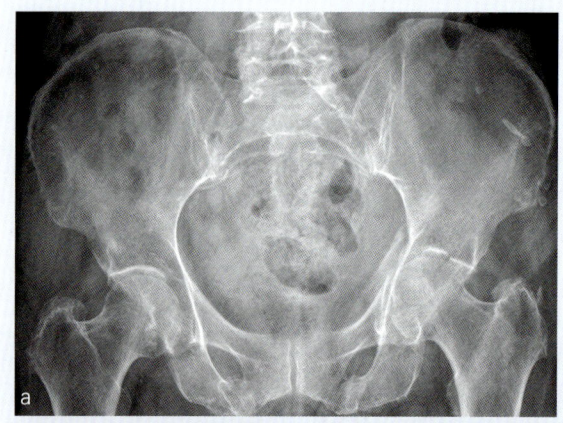
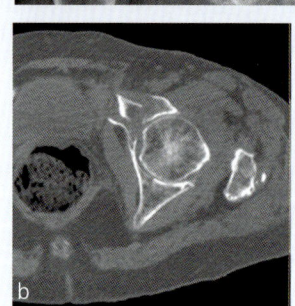 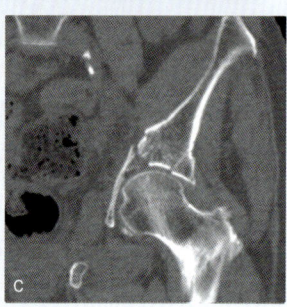 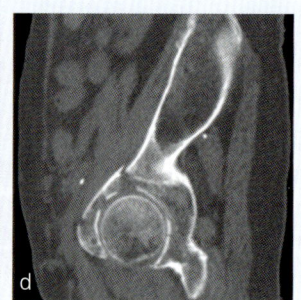

图3.8-4　一名81岁的女性患者跌倒后
a. X线片显示前柱骨折及内上顶压缩（海鸥征）
b~d. 横断面、冠状面和矢状面重建的计算机断层扫描显示无相关股骨头内侧突出、轻度海鸥征和不完全后半横行骨折

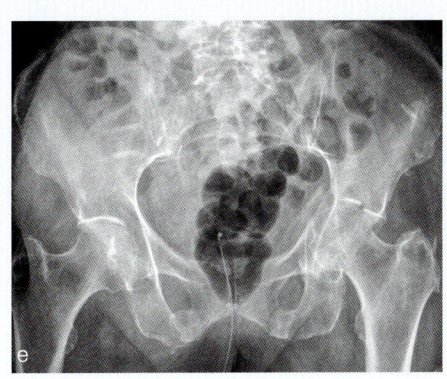
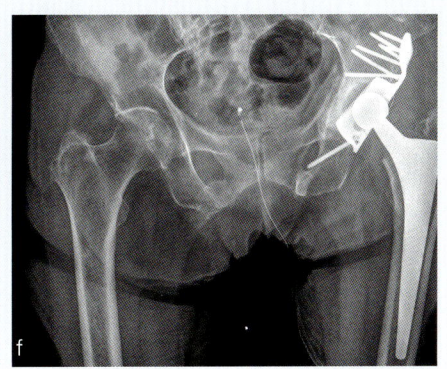

图 3.8-4（续）
e. 术后 7 天 X 线片显示股骨头移位增加，内侧突出
f. 术后 3 个月 X 线片显示髋臼骨折愈合，无组件松动迹象

6.2 内固定

在复位和内固定技术方面，GAF 内固定遵循年轻患者内固定的类似原则。然而，也存在一些差异。主要的前入路是髂腹股沟入路和 Stoppa 入路，而 Kocher-Langenbeck 入路是标准的后入路。应避免联合和广泛的方法（案例 4：图 3.8-5）。由于前柱骨折和股骨头内侧突出的发生率较高，前入路手术在老年患者中应用较多。Stoppa 入路作为一种"骨盆内入路"，允许直接复位固定四边形钢板，对于恢复内侧壁的支撑功能至关重要[21, 22]。Stoppa 入路可与髂腹股沟入路外侧窗（Olerud 窗）相结合，以稳定高位前柱骨折和髂嵴骨折（案例 4：图 3.8-5）。或者，四边形钢板可以通过髂腹股沟入路的 2 个侧窗处理，并用长皮质螺钉固定[23]。传统的骨盆重建钢板可用于固定，而未来的发展将允许使用角稳定和解剖预塑形钢板。

案例 4

内固定

患者

一名 76 岁的合作男性患者。他非常活跃，身体状况良好。2 年前，在一次简单的跌倒后拍摄的髋部 X 线片显示关节间隙变窄（图 3.8-5a）。然而，患者当时并未抱怨髋关节疼痛。随后，他从一棵大约 3 米高的树上摔下，并导致左髋臼双柱骨折（图 3.8-5b，c）。

合并疾病

- 良性前列腺肥大

骨折类型

左髋臼高位双柱骨折（AO/OTA 62C1）（图 3.8-5b，c）。

治疗和结果

采用附加髂骨窗的中线 Stoppa 入路内固定。后柱被间接复位固定，用 1 枚拉力螺钉从前到后交叉固定双柱。未采用后入路手术。建议使用拐杖部分负重 6 周。3 年后的 X 线随访显示骨折骨愈合，髋关节骨关节炎仅有轻度进展（图3.8-5d）。患者对功能结果满意。此时无须行二次全髋关节置换术（THA）。

讨论

这不是典型的老年骨折，尽管患者的年龄不同，原因如下。首先，出现了更高能量的创伤。第二，患者非常活跃，没有相关的合并疾病或骨质疏松。第三，这种骨折类型通常来自非老年患者的高能量创伤，而前柱伴后半横行骨折在老年患者中更为常见。据此，采用前入路内固定，不考虑初次髋关节置换术。一般来说，不建议在不进行额外内固定的情况下对双柱骨折进行初次人工关节置换术，因为这些骨折类型是由双柱与髂骨的骨性分离来定义的，这会阻碍髋臼组件的固定。然而，在年轻患者中，为了预防或至少延缓症状性创伤后骨关节炎，后壁骨块可能已经通过后入路直接处理。在这种情况下，考虑到骨关节炎的影像学表现在损伤前已经存在，二次关节置换术被认为是必要的（图3.8-5a）。幸运的是，3年后临床结果令人满意，不需要二次THA。

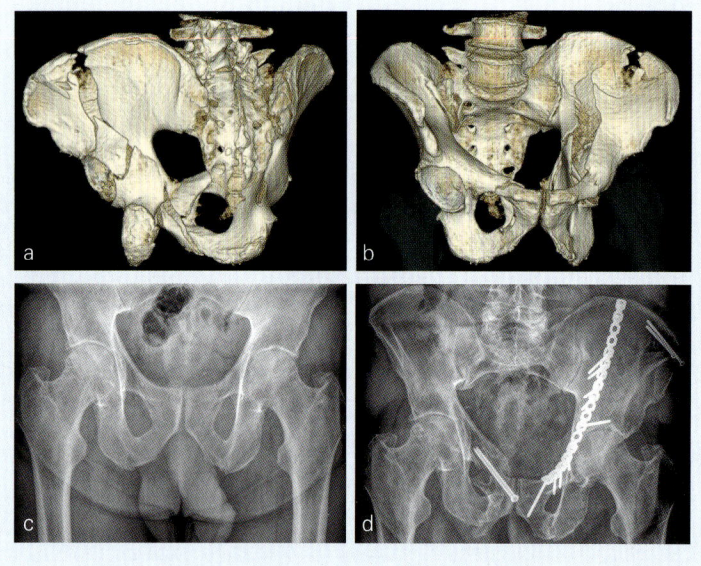

图3.8-5　一名76岁的男性患者左髋臼双柱骨折

a. 外伤前2年X线片显示轻度髋关节骨关节炎征象
b. CT三维重建（前视）显示左髋臼双柱骨折
c. CT三维重建（后视）显示左髋臼双柱骨折
d. 3年后X线片显示髋关节骨关节炎轻度进展

6.3　关节置换术

初次髋关节置换术的主要挑战是髋臼骨折处臼杯的固定。经常需要使用翻修杯（案例7：图3.8-8，案例9：图3.8-10）和髋臼加强环（案例3：图3.8-4，案例5：图3.8-6，案例8：图3.8-9）。这些植入物主要用于治疗髋关节翻修术中髋臼骨缺损和臼杯松动，后来被用于GAF的治疗。有几篇报道描述了在少数患者中采用不同入路和植入物类型的初次髋关节置换术[16, 20, 25-28]。但缺乏随机或前瞻性研究，证据水平较低。最近的发展包括使用多枚锁定螺钉将加强环角度稳定地固定在髋臼上骨内（案例3：图3.8-4，案例5：图3.8-6，案例6：图3.8-7，案例8：图3.8-9）。这些环主要用于治疗骨质疏松性骨中的GAF，而没有额外的骨折内固定。在30例患者中的第一个结果显示出良好的结果，没有植入物相关的失败（正在发表）。

初次关节置换术

患者

一名 81 岁的合作女性患者。2006 年中风后,她完全康复,能够在没有助行器的情况下短距离行走。她在街上行走时跌倒,左侧髋臼骨折。创伤 X 线片显示股骨头内侧突出(中央脱位)(图 3.8-1)和内上顶压缩(海鸥征)(图 3.8-6a)。三维重建显示前柱多段骨折(图 3.8-6b),后柱简单骨折,四边形钢板与后柱骨连续(图 3.8-6c)。

合并疾病

- 缺血性心脏病
- 2006 年脑卒中,功能恢复不完全
- 抑郁症

骨折类型

前柱伴后半横行骨折(AO/OTA 62B3)和内上顶压缩(海鸥征)(图 3.8-6a~c)。

治疗和结果

伴有后柱及股骨头四边形钢板及内侧突出的相关移位,初次闭合复位牵引后提示手术治疗。手术是在创伤后第三天进行的,使用一个角稳定加强环(图 3.8-4f),通过外侧入路用骨水泥聚乙烯杯。没有试图缩小四边形钢板(图 3.8-6d)。术后 1 年,骨折愈合,无组件松动(图 3.8-6e)。患者已达到她以前的活动水平。

讨论

本案例表现为典型的老年髋臼骨折类型,即前柱伴后半横行骨折。前柱骨折是多段的,而后半横行骨折是简单的。四边形钢板与后柱骨连续,后柱内旋(开门损伤)。有一个内上顶压缩(海鸥征),这是内固定术后预后不良的参数。因此,初次全髋关节置换术是通过单一的方法进行的,术后过程和功能恢复平稳。

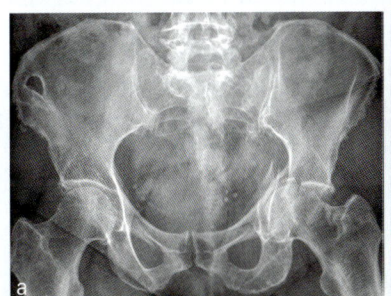
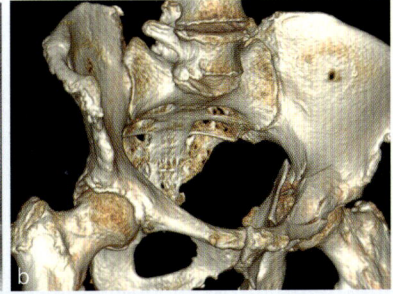
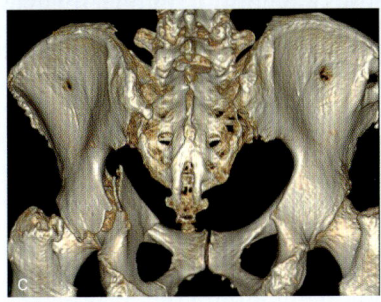
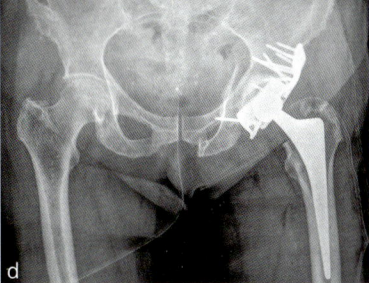
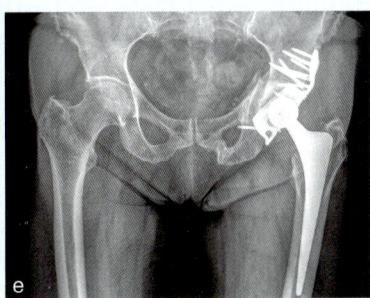

图 3.8-6 一名 81 岁的女性,左侧髋臼骨折
a. X 线片显示股骨头内侧突出和内上顶压缩
b. 计算机断层扫描和三维重建(斜前方视图)显示前柱多段骨折
c. 计算机断层扫描与三维重建(后视)显示简单后半横行骨折,四边形钢板与后柱骨连续
d. 术后 X 线片显示,经外侧入路使用角稳定加强环和骨水泥聚乙烯杯行全髋关节置换术
e. 1 年后复查 X 线片显示髋臼骨折愈合,无组件松动迹象

6.4 内固定和关节置换术

如果初次髋关节置换术被认为是治疗 GAF 的最佳选择，可以考虑额外的内固定。内固定可以通过减少主要移位和增加髋臼柱的稳定性来更容易地固定翻修杯和加强环。完美的解剖复位并不是必不可少的。髋臼壁不需要在联合手术中处理。另外，在联合手术中不需要对双柱进行内固定。这些病例可以通过前入路（案例 6：图 3.8-7）或后入路（案例 7：图 3.8-8）进行内固定。后一种方法可以通过同样的方法进行固定和关节置换术，总体上减少了手术时间和出血量。文献中的一些病例报告描述了内固定和关节置换术的联合手术，但这种联合手术的证据总体质量较低[2, 28-30]。

案例 6

经前入路的内固定和初次关节置换术

患者

一名 83 岁的合作女性患者，当时独自生活，没有使用任何助行器，由于意外紧急制动，在公交车上摔倒。创伤 X 线片（图 3.8-7a）和 CT 扫描（图 3.8-7b）显示前柱多段骨折，另有简单后半横行骨折。此外，骨折延伸至髂嵴（图 3.8-7b 中箭头）。

合并疾病

- 高血压
- 无心肺病史

骨折类型

前柱伴后半横行骨折（AO/OTA 62B3），骨折延伸至髂嵴（图 3.8-7a，b）。

治疗和结果

由于患者的年龄和多段骨折的类型，与内固定相比，初次关节置换术被认为是更好的治疗选择。为了解决骨折延伸至髂嵴的问题，在仰卧位通过中线 Stoppa 入路对前柱进行钢板固定，然后在侧卧位通过外侧入路使用角稳定加强环进行全髋关节置换。随后的过程平淡无奇。

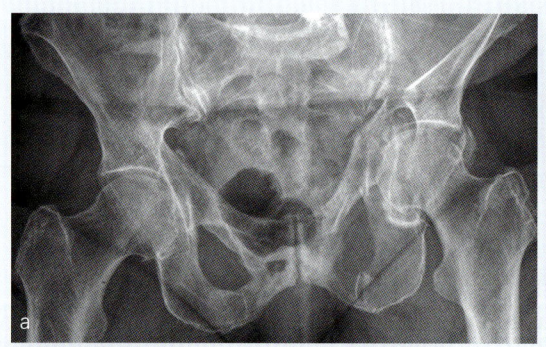
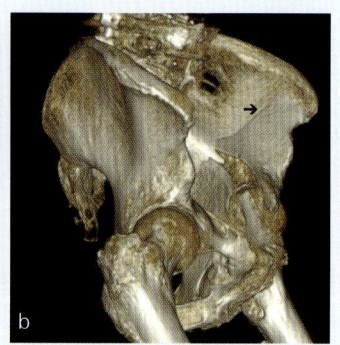
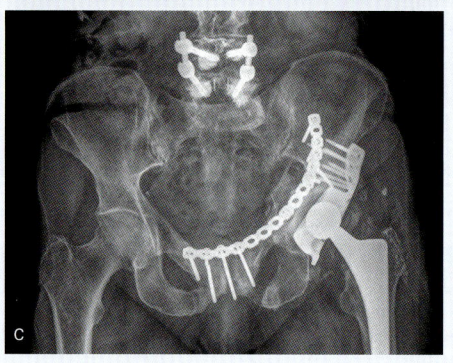

图 3.8-7 一名 83 岁女性，前柱多段骨折
a. X 线片显示前柱多段骨折伴股骨头内侧突出
b. 计算机断层扫描和三维重建（侧斜视图）显示前柱多段骨折，后半横行骨折，骨折延伸至髂嵴（箭头）
c. 骨愈合后的 X 线片：在仰卧位通过中线 Stoppa 入路对前柱进行钢板固定，然后在侧卧位通过外侧入路使用角稳定加强环进行全髋关节置换

骨折愈合，没有组件松动（图3.8-7c）。患者又能独立行走了。

讨论

在决策过程的第一步，由于多段骨折类型和股骨头内侧突出，手术治疗被认为是该患者的最佳治疗选择。在第二步中，如上所述，关节置换术受到青睐。由于骨折延伸至髂嵴，决定进行额外的内固定。钢板连接前柱，但不连接四边形钢板。仅使用翻修杯或加强环不会桥接骨折延伸。主要的缺点是需要增加手术时间和出血量这2种途径，理想情况下，老年患者应尽量减少这2种途径。

案例7

经后入路的内固定和初次关节置换术

患者

一名78岁男性患者，能够独立行走，在行走时发生了简单的跌倒。初始X线片（图3.8-8a）和计算机断层扫描（图3.8-8b，c）显示不完全性低位双柱骨折，伴后柱移位，骨折延伸至髋臼上区（图3.8-8b，c中的箭头）。此外，还有先前存在的骨关节炎的迹象（即关节间隙变窄和软骨下骨囊肿）。

合并疾病

- 高血压
- 维生素D缺乏症［25-羟基维生素D_3：8.4 ng/mL（21 nmol/L）］
- 房颤抗凝治疗

骨折类型

不完全性低位双柱骨折（AO/OTA 62C2），后柱移位（图3.8-8a），骨折延伸至髋臼上区（图3.8-8b，c中的箭头）。

治疗和结果

初次关节置换术被认为是比内固定更好的治疗选择，主要是因为先前存在的和症状性骨关节炎。为了解决骨折延伸至髋臼上区的问题，采用侧卧位Kocher-Langenbeck入路对后柱进行切开复位和钢板固定，然后采用相同的入路进行全髋关节置换。使用无骨水泥翻修杯。进一步的过程平安无事（图3.8-8d）。

讨论

该案例与案例6：图3.8-7类似。然而，后柱的主要移位和骨折延伸可以通过后入路解决。关节置换术采用相同的入路，无须第二次入路，减少了总手术时间。骨折类型并非如案例6：图3.8-7所示的多段型，因为该案例的骨质量更好。因此，使用了带有常规螺钉的翻修杯。

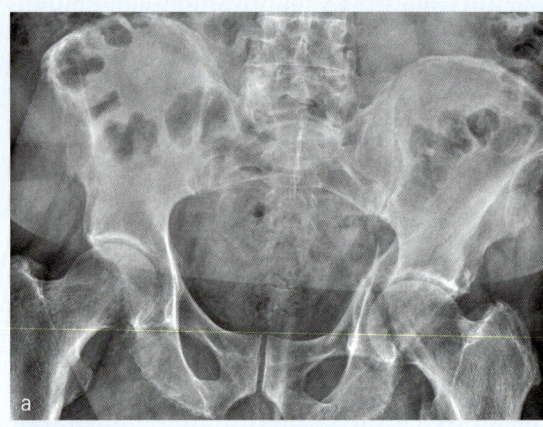
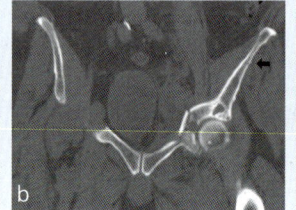
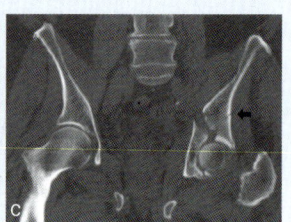
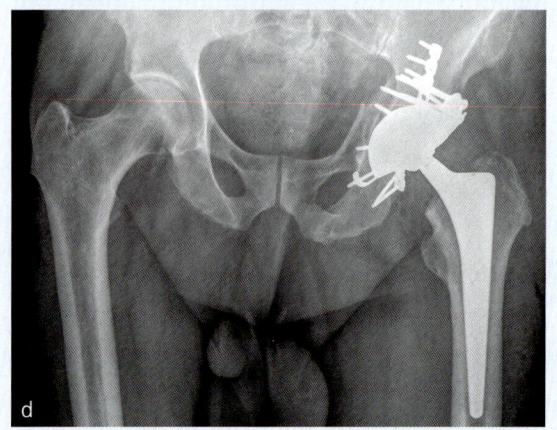

图 3.8-8　一名 78 岁男性患者跌倒后双柱骨折
a. X 线片显示不完全性双柱骨折和后柱移位
b~c. 冠状面重建计算机断层扫描显示髋臼上区骨折延伸（箭头）
d. 6 周后的 X 线片显示通过 Kocher-Langenbeck 入路切开复位和钢板固定后柱，并通过相同的入路使用无骨水泥翻修杯进行全髋关节置换

案例 8

股骨半髋关节置换术后髋臼骨折

患者

一名 88 岁的女性疗养院居住者需要步行架来行走，8 年前她患有股骨颈骨折，接受了股骨半髋关节置换术治疗。她在疗养院地面跌倒，出现右髋臼前柱伴后半横行骨折（图 3.8-9a，b）。无股骨组件松动或额外的股骨假体周围骨折。

合并疾病

- 糖尿病
- 肾功能不全
- 周围神经病变
- 充血性心力衰竭
- 骨质疏松症
- 房颤

骨折类型

前柱伴后半横行骨折（AO/OTA 62B3），无股骨组件松动或股骨假体周围骨折（图 3.8-9a，b）。

治疗和结果

初始治疗包括闭合复位和牵引（图 3.8-9c）。手术通过外侧入路进行，使用角稳定加强环和骨水泥聚乙烯杯。髋臼骨折没有复位或内固定。由于没有可用的股骨头，因此没有进行骨移植来填补骨折间隙。接下来的过程平淡无奇。患者返回疗养院，再次达到以前的活动水平。2 年后的 X 线随访显示，尽管未进行植骨，但骨折处未出现组件松动和骨实变（图 3.8-9d）。

讨论

股骨半髋关节置换术后髋臼骨折的内固定一般不可取。在这种情况下，由于患者的虚弱和较差的骨质量，使用了带骨水泥杯的角稳定加强环。骨折没有得到进一步处理，而是愈合了。手术过程耗时约 1 小时，允许术后立即完全负重，这 2 项都是老年骨折治疗的主要目标。

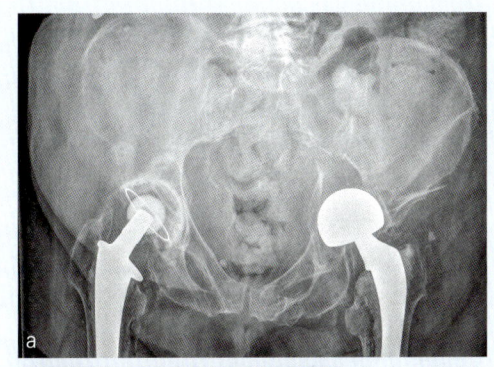

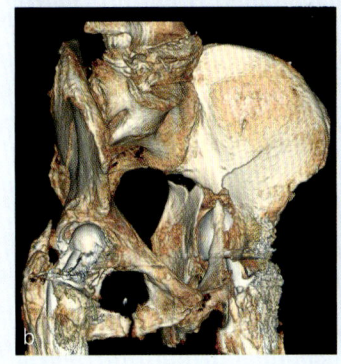 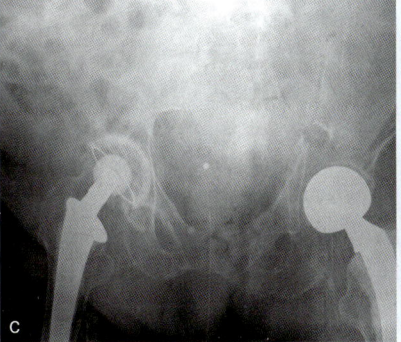 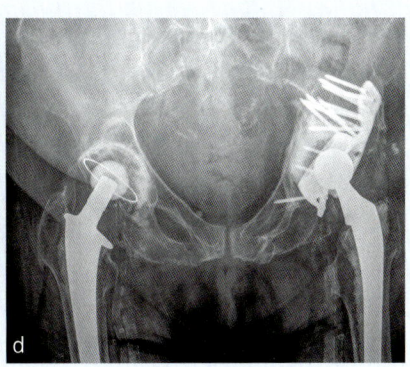

图 3.8-9　一名 88 岁女性跌倒后出现前柱骨折
a. X 线片显示股骨半髋关节置换术后髋臼骨折
b. 计算机断层扫描和三维重建（前斜视图）显示前柱伴后半横行骨折，无股骨组件松动或股骨假体周围骨折
c. 闭合复位后的 X 线检查及牵引的应用
d. 2 年后的 X 线检查显示骨折处无组件松动和骨实变

案例 9

髋臼假体周围骨折

患者

一名 71 岁的合作女性患者,能够独立行走。2 年前,由于髋关节骨关节炎,通过微创前入路进行了全髋关节置换术。她左髋简单跌倒,髋臼假体周围横行骨折伴臼杯松动(图 3.8-10a)。无股骨干松动或假体周围骨折。

合并疾病

- 高血压
- 维生素 D 缺乏症 [25- 羟基维生素 D_3:6.8 ng/mL(17 nmol/L)]

骨折类型

假体周围横行骨折伴臼杯松动(AO/OTA 62B1)(图 3.8-10a)。

治疗和结果

手术是通过后路 Kocher-Langenbeck 入路进行的。第一步,通过关节切开术取出髋臼杯。然后复位后柱,用骨盆重建钢板固定。四边形钢板未被处理。使用无骨水泥翻修杯。如 6 周后的 X 线片所示,进一步的病程平安无事(图 3.8-10b)。

讨论

在这种情况下,除了翻修关节置换术外,没有其他选择。为了在存在横行骨折的情况下进行髋臼杯固定,采用后入路,稳定后柱,并通过相同的入路插入翻修杯。由于她相对年轻,健康状况良好,骨质量较好(案例 8:图 3.8-9),因此使用了带常规螺钉的翻修杯。

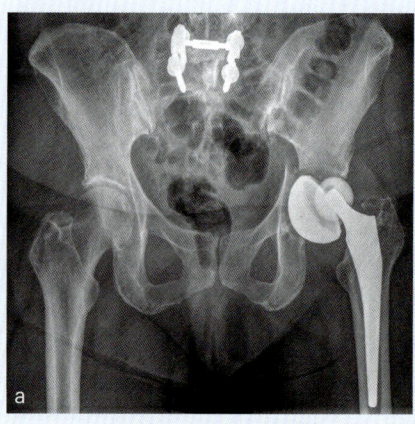
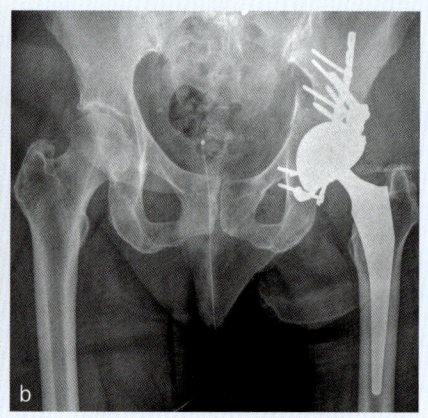

图 3.8-10 一名 71 岁女性左髋跌倒后
a. X 线片显示假体周围横行骨折,臼杯松动
b. 6 周后的 X 线片显示后路入路,后柱钢板固定以及无骨水泥翻修杯

7 参考文献

1. Mears DC. Surgical treatment of acetabular fractures in elderly patients with osteoporotic bone. J Am Acad Orthop Surg. 1999 Mar–Apr;7(2):128–141.
2. Cornell CN. Management of acetabular fractures in the elderly patient. HSS J. 2005 Sep;1(1):25–30.
3. Ochs BG, Marintschev I, Hoyer H, et al. Changes in the treatment of acetabular fractures over 15 years: Analysis of 1266 cases treated by the German Pelvic Multicentre Study Group (DAO/DGU). Injury. 2010 Aug;41(8):839–851.
4. Ferguson TA, Patel R, Bhandari M, et al. Fractures of the acetabulum in patients aged 60 years and older: an epidemiological and radiological study. J Bone Joint Surg Br. 2010 Feb;92(2):250–257.

5. Sullivan MP, Baldwin KD, Donegan DJ, et al. Geriatric fractures about the hip: divergent patterns in the proximal femur, acetabulum, and pelvis. Orthopedics. 2014 Mar;37(3):151–157.
6. Hessmann MH, Nijs S, Rommens PM. Acetabulumfrakturen im Alter. Ergebnisse eines differenzierten Behandlungskonzeptes [Acetabular fractures in the elderly. Results of a sophisticated treatment concept]. Unfallchirurg. 2002 Oct;105(10):893–900. German.
7. Anglen JO, Burd TA, Hendricks KJ, et al. The "Gull Sign": a harbinger of failure for internal fixation of geriatric acetabular fractures. J Orthop Trauma. 2003 Oct;17(9):625–634.
8. Ohashi K, El-Khoury GY, Abu-Zahra KW, et al. Interobserver agreement for Letournel acetabular fracture classification with multidetector CT: are standard Judet radiographs necessary? Radiology. 2006 Nov;241(2):386–391.
9. O'Toole RV, Cox G, Shanmuganathan K, et al. Evaluation of computed tomography for determining the diagnosis of acetabular fractures. J Orthop Trauma. 2010 May;24(5):284–290.
10. Hufner T, Pohlemann T, Gänsslen A, et al. Die Wertigkeit der CT zur Klassifikation und Entscheidungsfindung nach Acetabulumfrakturen. Eine systematische Analyse [The value of CT in classification and decision making in acetabulum fractures. A systematic analysis]. Unfallchirurg. 1999 Feb;102(2):124–131. German.
11. Garrett J, Halvorson J, Carroll E, et al. Value of 3-D CT in classifying acetabular fractures during orthopedic residency training. Orthopedics. 2012 May;35(5):e615–e620.
12. Letournel E. Acetabulum fractures: classification and management. Clin Orthop Relat Res. 1980 Sep(151):81–106.
13. Moed BR, WillsonCarr SE, Watson JT. Results of operative treatment of fractures of the posterior wall of the acetabulum. J Bone Joint Surg Am. 2002 May;84-A(5):752–758.
14. Mears DC, Velyvis JH, Chang CP. Displaced acetabular fractures managed operatively: indicators of outcome. Clin Orthop Relat Res. 2003 Feb(407):173–186.
15. Spencer RF. Acetabular fractures in older patients. J Bone Joint Surg Br. 1989 Nov;71(5):774–776.
16. Ward AJ, Chesser TJ. The role of acute total hip arthroplasty in the treatment of acetabular fractures. Injury. 2010 Aug;41(8):777–779.
17. Gary JL, VanHal M, Gibbons SD, et al. Functional outcomes in elderly patients with acetabular fractures treated with minimally invasive reduction and percutaneous fixation. J Orthop Trauma. 2012 May;26(5):278–283.
18. Li YL, Tang YY. Displaced acetabular fractures in the elderly: results after open reduction and internal fixation. Injury. 2014 Dec;45(12):1908–1913.
19. Toro JB, Hierholzer C, Helfet DL. Acetabular fractures in the elderly. Bull Hosp Jt Dis. 2004;62(1–2):53–57.
20. Makridis KG, Obakponovwe O, Bobak P, et al. Total hip arthroplasty after acetabular fracture: incidence of complications, reoperation rates and functional outcomes: evidence today. J Arthroplasty. 2014 Oct;29(10):1983–1990.
21. Hirvensalo E, Lindahl J, Bostman O. A new approach to the internal fixation of unstable pelvic fractures. Clin Orthop Relat Res. 1993 Dec(297):28–32.
22. Laflamme GY, Hebert-Davies J, Rouleau D, et al. Internal fixation of osteopenic acetabular fractures involving the quadrilateral plate. Injury. 2011 Oct;42(10):1130–1134.
23. Culemann U, Holstein JH, Kohler D, et al. Different stabilisation techniques for typical acetabular fractures in the elderly– a biomechanical assessment. Injury. 2010 Apr;41(4):405–410.
24. Gansslen A, Krettek C. Osteosynthese von Zwei-Pfeiler-Frakturen des Azetabulums über den ilioinguinalen Zugang [Internal fixation of acetabular both-column fractures via the ilioinguinal approach]. Oper Orthop Traumatol. 2009 Sep;21(3):270–282. German.
25. Romness DW, Lewallen DG. Total hip arthroplasty after fracture of the acetabulum. Long-term results. J Bone Joint Surg Br. 1990 Sep;72(5):761–764.
26. Hoellen IP, Mentzel M, Bischoff M, et al. Acetabulumfraktur beim alten Menschen. Primäre endoprothetische Versorgung [Acetabular fractures in elderly persons. Primary endoprosthetic treatment]. Orthopade. 1997 Apr;26(4):348–353. German.
27. Borens O, Wettstein M, Garofalo R, et al. Die Behandlung von Acetabulumfrakturen bei geriatrischen Patienten mittels modifizierter Kabelcerclage und primärer Hüfttotalprothese. Erste Ergebnisse [Treatment of acetabular fractures in the elderly with primary total hip arthroplasty and modified cerclage. Early results]. Unfallchirurg. 2004 Nov;107(11):1050–1056. German.
28. Rickman M, Young J, Trompeter A, et al. Managing acetabular fractures in the elderly with fixation and primary arthroplasty: aiming for early weightbearing. Clin Orthop Relat Res. 2014 Nov;472(11):3375–3382.
29. Guerado E, Cano JR, Cruz E. Surgical technique: intraacetabular osteosynthesis with arthroplasty for acetabular fracture in the octogenarian. Injury. 2012 Apr;43(4):509–512.
30. Saxer F, Studer P, Jakob M. Offene Stabilisierung und Endoprothetik bei geriatrischen Patienten mit acetabulären Frakturen [Open stabilization and primary hip arthroplasty in geriatric patients with acetabular fractures: combination of minimally invasive techniques]. Unfallchirurg. 2011 Dec;114(12):1122–1127. German.

3.9 股骨颈

作者 Simon C Mears, Stephen L Kates
译者 张丞贵　审校 宋纯理

1 引言

股骨颈骨折是老年人常见的损伤，通常需要住院和手术。股骨颈骨折患者的成功治疗需要了解基本的老年医学原理，即早期手术干预，骨质疏松处理，避免包括再次手术在内的不良事件，以及如何实施。

- 几乎所有的股骨颈骨折都需要进行手术，以使患者尽可能恢复至其以前的功能水平
- 受伤后迅速进行手术会产生更好的结果。早期手术已被证明可以降低死亡和发病的风险，即使在控制住诸如患者合并疾病等因素的情况下。受伤后12小时内进行手术可能会获得最佳效果
- 大多数股骨颈骨折是不稳定骨折。关节置换术后可以立即负重
- 完全无移位或稳定性嵌插骨折可通过内固定术进行治疗
- 移位和成角的骨折最好用关节置换术治疗。移位骨折行内固定导致无法接受的再手术率（即约40%）[1-3]
- 关节置换术取决于患者因素和外科医生因素。体弱患者半髋关节置换术效果好，而活跃且认知完好的患者全髋关节置换术（THA）更好
- 理想的假体柄和假体杯设计特征未知。但是，非骨水泥假体柄固定后发生假体周围骨折的概率更高

- 手术的目标是立即完全负重并进行活动。早期康复可以最大限度地恢复功能
- 早期手术需要采取协调一致的处理方法，通过医疗团队和骨科医生共同努力提供服务，以达到最佳效果
- 该团队还包括急诊团队、内科医生、麻醉师、护士、治疗师和医院管理人员。人人都必须充分致力于早期手术和活动，以取得最佳效果

本章的目的是通过案例来介绍股骨颈骨折治疗的基础知识。

2 流行病学和病因学

髋部骨折是常见的损伤，股骨颈骨折约占这些骨折的一半[4, 5]。由于人口老龄化，世界范围内股骨颈骨折的发病率正在增加。如果骨质疏松症能得到有效治疗，可以减少骨折的发生率[5]。

股骨颈骨折通常是跌倒到机械性能弱的骨骼上的结果。骨质疏松症导致骨皮质变薄，松质骨的数量和质量降低。骨质疏松性骨的直径更宽，更容易骨折。由于平衡不良、肌肉减少、视力问题和合并疾病，骨质疏松患者更容易频繁跌倒[6]。跌倒频率的升高增加了导致灾难性跌倒而发生骨折的可能性。多发合并疾病患者常发生股骨颈骨折。尽管男性骨折后的并发症发生率比女性高，但它们在女性中比在男性中更常见。

3 诊断

术前评估应简化并标准化。急诊科医生应使用普通 X 线快速评估骨折情况，并迅速检查患者，咨询骨科医生和内科专家。申请和流程的标准化应能保证快速住院和有限的医学检查，以期尽早手术[7]。

3.1 临床评估

股骨颈骨折患者通常会在受伤后出现急性髋部疼痛，并且无法在受伤的肢体上承受重量。体格检查结果通常表现出髋关节活动疼痛。伴有移位的骨折，下肢出现短缩外旋畸形。无移位的骨折可能不会出现短缩，医生需要能够尽快通过影像检查才能排除骨折。患者受伤史通常不可靠。他们也许还可以抬起腿甚至走一走。虽然患者的股骨颈骨折当时没有移位，那么骨折可能在接下来的 1~2 周内发生移位。有关医学评估和手术优化的信息，请参阅第 1.4 章 "术前风险评估及准备"。

3.2 影像学

应当进行骨盆 AP 和患髋 AP 和侧位视图的检查。需要一个摆正的 AP 视图以能够观察整个股骨颈。旋转或倾斜的视图可能无法看到骨折。骨盆视图有助于寻找相关的损伤或既往手术植入物。它也用于术前计划。成像时应注意将未受伤的下肢置于中立位置。如果 X 线检查正常，而髋部检查出现疼痛，骨折的可能性仍较大。需要进一步检查以排除骨折。

磁共振成像是寻找骨水肿、无移位或应力性骨折的最佳手段[8]。股骨颈上存在细小骨折时，计算机断层扫描（CT）是次好的选择。这将诊断出大多数（但不是全部）股骨颈骨折，也是内固定后评估骨不连的最合适手段。

4 分型

股骨颈骨折包括很多复杂程度不同的分型[9]。最常用的是使用髋部 AP X 线检查并将股骨颈骨折分为 4 种类型的 Garden 分型。1 型和 2 型是无移位或轻度移位的骨折，3 型和 4 型是移位的骨折。对于 1 型和 2 型骨折或 3 型和 4 型骨折的区分，不同的观察者具有很大的差异性[10]。因此，骨折常被定义为稳定或不稳定。在无移位骨折中，评估侧位视图和 AP 视图非常重要。单独侧位视图导致内部固定失败的可能性更高[11]。稳定的骨折是没有移位的，或者只能通过高级成像才能检测到，或者是从侧位视图看，外翻嵌插骨折无移位。移位的骨折是任何在侧位 X 线片上有移位和（或）内翻移位的骨折。

5 治疗

5.1 手术与非手术

大多数股骨颈骨折患者均接受手术治疗。少数人可以考虑进行非手术治疗[12]。通常，这适用于不能忍受任何类型手术或真正处于生命晚期的患者。一些痴呆患者可能患有严重的挛缩症，几乎不可能进行手术治疗。在这些情况下，患者需在能忍受的程度下被动活动，疼痛控制和预防压疮也是最为重要的。姑息治疗咨询通常是有用的，应该考虑进行临终关怀。

5.2 固定与关节置换术

5.2.1 稳定性骨折

无移位骨折通常考虑进行内固定（案例 1：图 3.9-1）[13]。骨折 "真正稳定" 至关重要。侧位视图上的任何移位通常表示不稳定。可以使用空心螺钉或滑动髋螺钉在骨折台上结合标准图像增强进行固定。

对于空心螺钉的定位，通常使用3枚螺钉，并且倒三角形的形状可明显减少骨不连的发生[14]。这也被证明是更稳定的。至关重要的是将侧向螺钉插入点保持在小转子上方[15]。还应避免出现多个插入孔，以防止产生应力升高和随后的转子下骨折[16]。

使用关节置换术治疗稳定性骨折是有争议的。关节置换术具有一些优势。它对骨折愈合不良、缺血性坏死、骨折的骨不连或畸形愈合没有明显的危险。关节置换术治疗的患者与固定术治疗的患者相比，再手术更少、疼痛更小、生活质量更高[17]。但是，该手术存在关节置换术相关的风险，失血量略高[18]。需要进一步的研究以确定稳定的股骨颈骨折的最佳治疗方法。

案例1 螺钉内固定治疗稳定性骨折

患者

一名93岁女性经历低能量跌倒。她与孙女一起住在家里，可以独立行走。

合并疾病

- 高血压
- 轻度认知功能障碍

治疗和结果

急诊科拍摄X线片显示右侧外翻嵌插股骨颈骨折（图3.9-1a）。侧位视图上对位良好（图3.9-1b）。她接受了原位螺钉固定，图像增强下显示骨折稳定（图3.9-1c，d）。她可以被动活动并可以负重，3个月后骨折出现影像学和临床愈合（图3.9-1e）。

9个月后，尽管在第一次骨折后仍使用静脉注射双膦酸盐治疗骨质疏松症，但她又经历和上次相似的跌倒，在对侧发生了相似的骨折（图3.9-1f）。同样用螺钉内固定进行了治疗（图3.9-1g）。她的第二次骨折也得以顺利愈合（图3.9-1h）。

讨论

该患者持续出现双侧股骨颈稳定性骨折。二者均通过内固定成功治疗。2次手术后允许患者承受可耐受的重量，这对于早期康复和恢复功能至关重要。

手术固定方式选择包括内固定或关节置换术。当使用内固定术时，不稳定骨折比稳定性骨折再次手术风险更大。稳定性骨折确定可以通过AP和侧位X线片评估。使用计算机断层扫描也能发挥一定的作用[19]。另一种可能的选择是在手术中使用图像增强评估不同髋关节活动范围下的稳定性。这确实需要额外的手术时间，因为这必须在确定内固定或半髋关节置换术之前完成。2个图像增强器还可在手术过程中帮助固定螺钉。

如果进行内固定手术，则存在各种选择。目前尚不清楚螺钉固定或滑动髋螺钉固定是不是最佳选择[20]。目前，使用替代假体固定治疗髋部骨折的试验结果已经在研究中，该研究者试图回答这个问题[21]。关节置换术虽然需要更长的手术时间，但可以长期提供更好的效果，减少再次手术次数，提高患者满意度[18]。该病例中另一个有争议的话题是如何预防第二次骨质疏松性骨折。女性高龄合并多种疾病的第二次骨折的发生率特别高[22]。对老年患者或生命终末期患者骨质疏松症的确切药物治疗存在争议。需要长时间的治疗才能见效或许不值得。双膦酸盐治疗被认为是在90岁以下的患者中具有成本效益[23]。预防跌倒的策略及补充钙和维生素D是值得的。股骨颈骨折患者应进行评估，并在骨折后治疗骨质疏松症。尽管用静脉注射双膦酸盐治疗，该患者仍发生第二次脆性骨折。

关键点

- 无移位或稳定性外翻嵌插股骨颈骨折，可以通过内固定治疗
- 螺钉应小心地以倒三角形置入，以通过内固定获得最大限度骨折愈合
- 如果在使用图像增强器评估骨折时发现不稳定，则应考虑关节置换而不是内固定

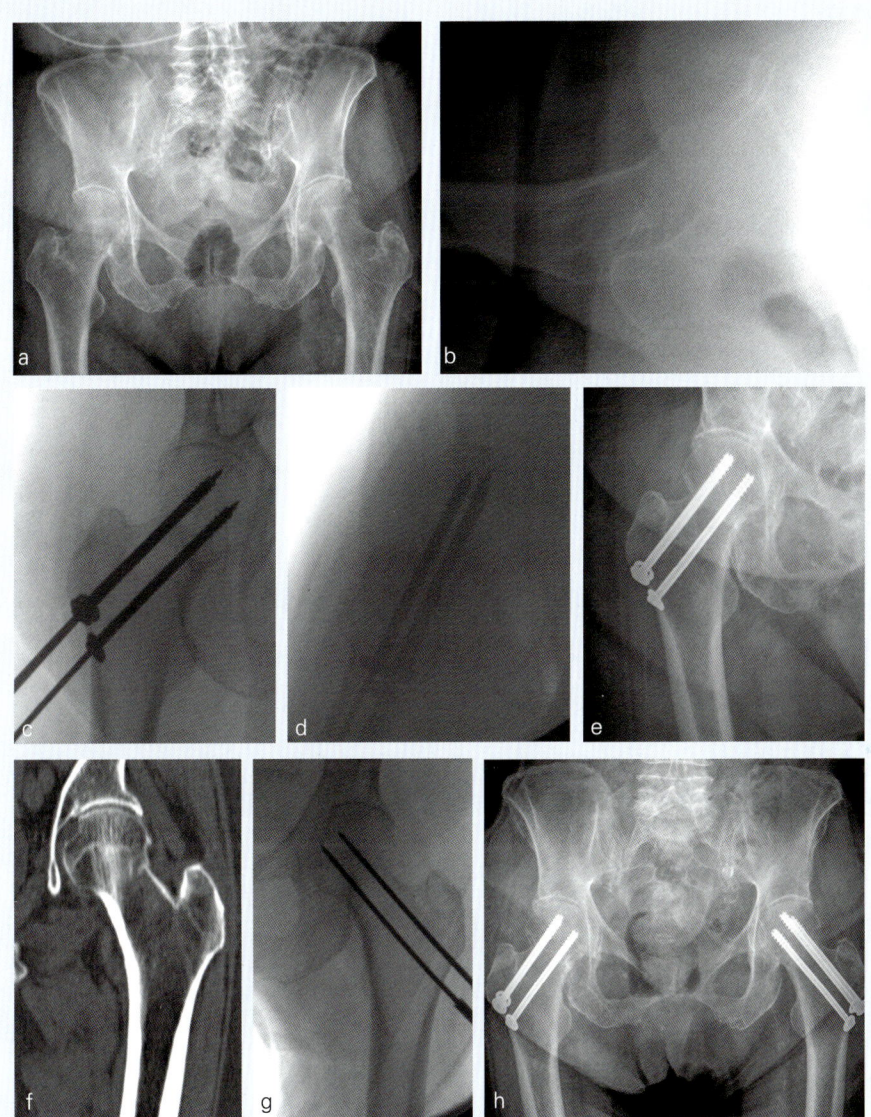

图 3.9-1　一名 93 岁的独立女性经历 2 次跌倒

a. 骨盆的 AP X 线片显示右侧股骨颈外翻嵌插骨折
b. 侧位 X 线片显示对位良好
c. 带有图像增强的髋关节 AP 视图，显示了穿过骨折的股骨头中导丝的位置
d. 在图像增强下的术中侧位视图显示了导丝在侧面对位良好
e. 髋部 AP X 线片显示受伤后 3 个月的骨折固定情况。骨折位置不变，螺钉的位置没有变化
f. 髋关节冠状面计算机断层扫描显示对侧骨折，与最初的骨折非常相似
g. 图像增强下的术中 AP 视图显示了螺钉固定导丝定位良好
h. 第二次骨折后 3 个月，这 2 次骨折似乎都在影像学上得到了愈合，并且对位良好

5.2.2 不稳定骨折

大多数股骨颈骨折发生移位，最好用关节置换术治疗。在几项研究中，内固定术后因不愈合、畸形、短缩或血管坏死而再手术概率明显增高[1-3]（案例2：图3.9-2）。治疗流程或股骨颈骨折治疗见图3.9-3。

案例2

不稳定骨折的内固定治疗

患者

一名72岁女性既往有中风和左下肢无力的病史。20年前，她曾行股骨远端骨折逆行钉治疗。她几乎无法从床走到椅子，总是用助行器。该患者坐位跌倒，并发生移位的股骨颈骨折，X线片显示低位股骨颈骨折（图3.9-2a）。螺钉延伸到小转子下方。在与患者及其家属讨论之后，决定尝试进行骨折固定，因为关节置换术需要移除内固定。

治疗和结果

使用带有侧板的4孔滑动髋螺钉，使螺钉重叠来固定骨折（图3.9-2b, c）。骨折固定时不稳定，并且在髋螺钉置入过程中放置防松销。放置螺钉后将销钉卸下。骨质量极差。手术后，患者的疼痛加重，并且在2周时发现骨折的固定随着螺钉的移动而滑动（图3.9-2d）。2周后，螺钉从股骨头上拔出，疼痛加剧了（图3.9-2e）。

该患者想再次行走，并选择将内固定移除行髋关节置换术。在手术过程中，去除了髋螺钉，发现髋关节僵硬。然后移除螺钉。股骨远端的螺钉已有骨长入，部分股骨远端髓内骨随螺钉脱出，削弱了远端骨量。进一步的髋关节暴露时股骨远端骨折（图3.9-2f）。术中决定使用长锁定钢板治疗股骨远端骨折，并取下股骨头（图3.9-2g）。骨骼远端骨折已愈合，患者继续使用电动轮椅行走。术后3个月，髋关节疼痛明显减轻，术后结果满意（图3.9-2h, i）。

讨论

决策对于行走受限的患者至关重要。在这种情况下，关节置换术充满了原位植入物和极差骨量带来的困难。很难去除逆行股骨钉，骨折的不稳定性使固定变得困难。当滑动髋螺钉的尖顶距很短时，骨质量非常差，以至于固定不充分。最初行髋关节切除术或非手术治疗可能会获得相同的结果，但发病率要比进行的2次手术少得多。对于骨质量较差的困难病例，另一种选择是使用骨水泥增强术。美国食品和药品管理局未批准使用该产品，但欧洲普遍使用该产品[24]。在置入髋螺钉之前，将骨水泥小心地放置在股骨头内。必须格外小心，以防止骨水泥进入关节，如果导丝穿透股骨头，则不应使用骨水泥。

关键点

不稳定骨折经内固定失败的概率很高。一些髋关节切除术或非手术治疗可能会更好地解决一些情况复杂且行走受限的患者。患有髋部骨折的老年人几乎没有储备，由于手术和医疗失误很少。在第一次手术中应取得最佳效果，以防止并发症，减少发病率和死亡率。

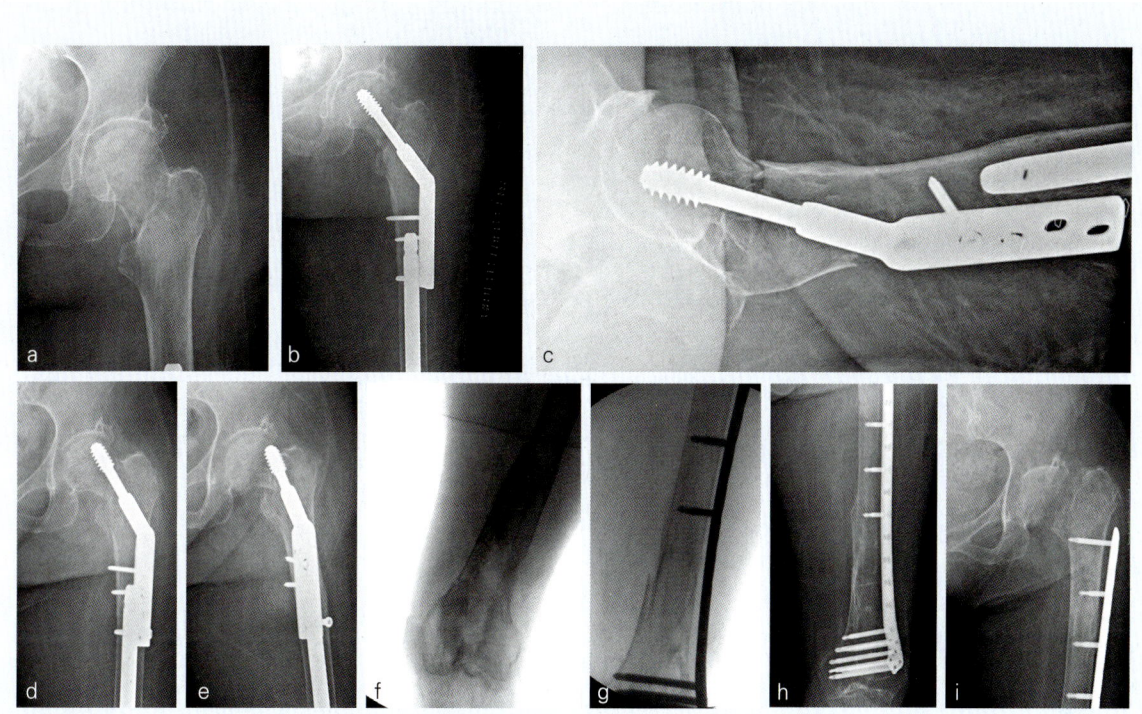

图 3.9-2 一名 72 岁女性，患有不稳定骨折
a. 损伤 AP X 线片显示低位股骨颈骨折
b. AP X 线片显示 2 孔滑动髋螺钉，其侧板置于现有逆行钉上方
c. 侧位 X 线片显示该复位并不完全符合解剖复位
d. 手术后 2 周，髋螺钉已完全移入股骨头
e. 在第四周，固定完全失败，并且螺钉已穿透股骨头
f. 术中图像增强显示股骨远端的 AP 视图。在髁间上可见水平骨折线
g. 术中 X 线片显示股骨钢板固定
h. 手术 3 个月后，AP X 线片显示骨折部位已愈合
i. 髋部 AP 视图显示了股骨头切除和延伸至股骨近端的钢板

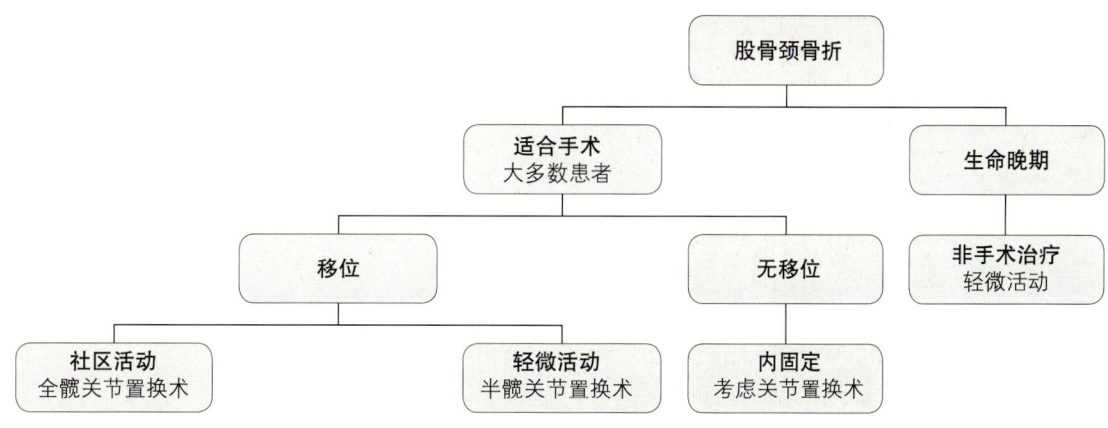

图 3.9-3 股骨颈骨折的治疗流程[25]

5.2.3 时间

治疗时间对于获得最佳结果至关重要。关于修复髋部骨折的最佳时间尚有争议，但显然，早期手术效果更好。更长的延迟使患者痛苦时间更长，价格昂贵，并导致更高的发病率和死亡率。美国骨科医师学会（AAOS）髋部骨折临床实践指南为48小时内的手术提出了适度的建议[26]。通过实施髋部骨折审核（包括要求在骨折36小时内修复髋部骨折），英国全国范围内的死亡率已从10.9%降至8.5%（有关髋部骨折审核的更多信息，请参见第2.9章"利用注册登记数据改善处理"）[27]。有一些数据表明，极快的修复（即少于12小时）可能会获得最佳结果[28, 29]。

5.2.4 半髋关节置换术或全髋关节置换术

对于关节置换术，要做出几个决定。一种是采用半髋还是全髋手术。通常，年龄大于80岁，功能状态低下和多种合并疾病均支持半髋关节置换术（案例3：图3.9-4）。

案例3

骨水泥半髋关节置换术

患者

一名83岁男性，有帕金森病和多种合并疾病。2年前，既往对侧发生过髋部骨折。8周之前跌倒，因膝关节疼痛而进入急诊科。当时膝关节的X线片未显示任何急性损伤（图3.9-4a）。他行走困难，被转到疗养院。直到他变得无法独立活动，还一直持续疼痛。最后发现因髋关节运动而出现膝关节疼痛，X线检查显示股骨颈骨折不愈合（图3.9-4b，c）。

合并疾病

- 多种合并疾病，包括耳聋和失明

治疗和结果

他被急诊科收入院，并经过医疗服务评估。据分析他具有手术适应证，第二天使用后入路进行骨水泥半髋关节置换术。手术后，由于整体虚弱和行动不便，他努力进行功能恢复。手术后6周，疼痛得到了很大改善。X线片显示半髋关节置换术后处于良好位置（图3.9-4d，e）。

在这一点上，家属发现很难进行随访并要求他仅在髋关节有问题时才应返回诊所。

讨论

首次急诊科就诊时，漏诊了股骨颈骨折。该患者主诉膝关节疼痛，膝关节X线检查阴性。髋关节疼痛通常涉及膝关节，任何年龄较大的患者均应进行彻底评估。髋部检查中的任何疼痛都需要X线检查以排除髋部骨折。在这种情况下，治疗被推迟了几周，这导致患者进一步病情恶化和功能状态恶化。

该患者有多种合并疾病，但在受伤前仍能行走。骨水泥置换术可立即负重并减少假体周围骨折的风险。尽管到骨折固定为止的时间很长，髋臼侧未见关节炎变化，可以进行半髋关节置换术。如果看到退行性改变，则应考虑全髋关节置换术（THA）。根据帕金森病的病史，可以考虑采用前外侧手术入路来减少髋关节不稳定的风险。

关键点

老年患者跌倒后的临床和影像学检查需要包括髋关节检查。髋关节疼痛可能会放射到膝关节而混淆诊断，导致漏诊。对于医疗状况复杂且活动很少的患者，骨水泥半髋关节置换术是一种很好的治疗选择。

与全髋关节置换术相比，活动量大且认知完好的患者因半髋关节置换术引起的疼痛更大（案例4：图3.9-5）[30, 31]。但是，全髋关节置换术引起脱位概率比半髋关节置换术高。

使用半髋关节置换术时，单极和双极假体之间没有发现功能差异[32]。为了尝试减少全髋关节置换后的脱位，一些作者使用了限制性衬垫或双动头。双动头在大型聚乙烯头内部有一个小金属头。这与金属髋臼壳铰接。尽管长期结果尚不清楚，但2种方法均显示出良好的结果[33~35]。

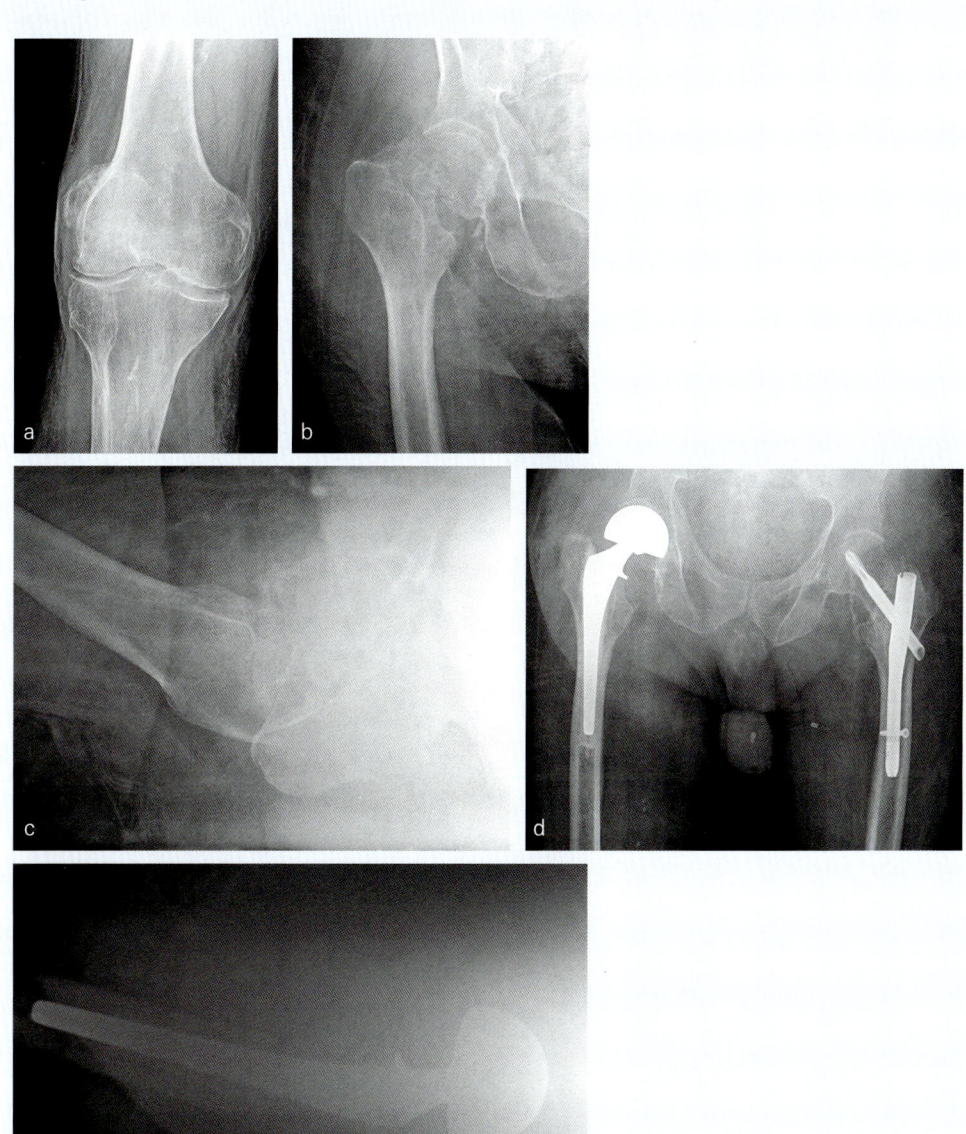

图 3.9-4 一名 83 岁的帕金森病男性患者
a. 初次受伤时膝关节的 AP X 线片未显示骨折。不幸的是，由于疼痛从髋关节放射至膝关节，所以漏诊了髋关节损伤
b. 髋关节 AP X 线检查显示不稳定的陈旧性股骨颈骨折
c. 侧位 X 线片显示骨折移位
d. 术后 6 周的骨盆 AP X 线检查显示右侧骨水泥半髋关节置换。左侧曾发生股骨转子间骨折，髓内固定后已愈合
e. 侧位 X 线片显示股骨柄对位良好

案例 4

全髋关节置换术

患者

一名 66 岁的健康女性从站立高度跌倒，发生移位性股骨颈骨折（图 3.9-5a, b）。她与丈夫住在一起，独立行走，喜欢园艺和散步。

治疗和结果

她被送进医院，经过医学评估需要手术。她接受了前路全髋关节置换术。当晚患者即可活动和负重。次日，物理锻炼开始，能够走大约 30 米。符合出院标准，遂出院。手术后她表现良好，并进行自我锻炼。1 个月后随访，她已经不再用助行器行走，疼痛几乎消失。X 线片显示髋关节置换位置和对位良好（图 3.9-5c, d）。

讨论

患有移位性股骨颈骨折的活动量大的患者应考虑进行全髋关节置换术。全髋关节置换术已被证明在活动患者中的疼痛更少，再手术次数更少。全髋关节置换术确实较半髋关节置换术有更高的位移率，外科医生应对关节置换技术熟练以预防并发症。

如果常规执行全髋关节置换术的外科医生不在的话，这可能会在周末造成两难的局面。手术延迟的风险必须与全髋关节置换和半髋关节置换的潜在优势进行权衡。

该患者接受了超早期骨折修复。2 项研究[36, 37]表明，超早期手术（入院后 12 小时内）可能会有更好的效果。该患者接受了一种快速稳定方案的治疗，该方案通常用于髋关节炎的全关节置换术患者。这位患者身体状况良好，有极好的家庭支持。这使得他能够尽早安全出院。

关键点

- 移位股骨颈骨折和骨折前活动水平高的患者应采用全髋关节置换术
- 超早期手术（即 12 小时内）可以减少手术的发病率和死亡率
- 快速康复方案可以在活动量大的髋部骨折患者中实施
- 在随访中，应对该患者的骨质疏松症进行评估和治疗。随着年龄的增长，这将有助于降低随后骨折的风险

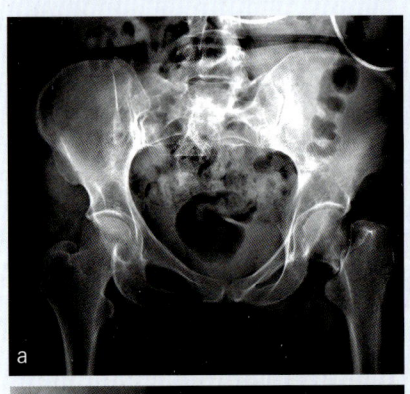
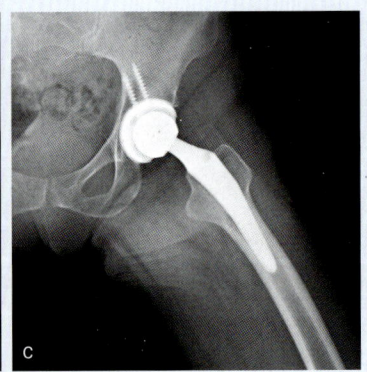
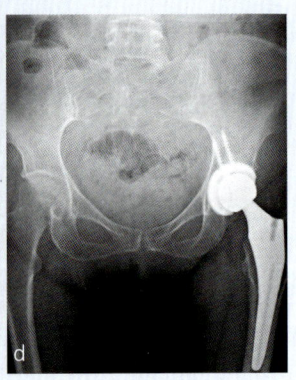
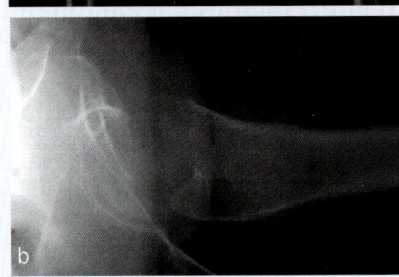

图 3.9-5 活跃的 66 岁女性从站立高度跌倒
a. 损伤骨盆 AP X 线片显示左股骨颈移位。骨质量似乎很好
b. 侧位 X 线片显示移位和不稳定骨折
c. 术后 1 个月的骨盆 AP X 线片显示未合并骨水泥的植入物处于良好位置
d. 侧位视图显示髋臼适当前倾

5.2.5 手术方法

每种方法（即前、侧前或后）都有风险和益处。髋关节脱位的高风险与全髋治疗骨折有关[38]。有人提出前外侧入路更好，因为2种半髋关节置换术[39-41]和THA[42]脱位的风险都较低。对于患有神经肌肉疾病或帕金森病的患者，应该强烈考虑这一点，他们可能更容易发生术后脱位。髋关节置换的微创方法与1年预后的差异没有关系[43]。微创技术只能由具有丰富关节置换经验的外科医生使用。

5.2.6 假体类型

与使用水泥固定装置相比，使用非水泥固定的股骨假体与假体周围骨折的发生率更高[44-47]。这些研究推动了AAOS骨水泥骨柄使用指南建议[26]。即使在骨质疏松的股骨中，也有几种非骨水泥骨柄的设计，包括锥形扁平、锥形、矩形和全涂层设计，也显示出了良好的效果。骨水泥化设计会导致急性术中低血压和死亡的发生，但实际发生率较低[48]。骨水泥应谨慎使用，不要过度加压。

6 治疗选择

6.1 初步治疗

标准化的入院途径将帮助患者在急诊室混乱的环境中进入合适的地板床，并摆脱硬担架。筋膜或股神经阻滞有助于缓解疼痛并使谵妄的风险降至最低[49]。使用皮肤牵引未发现有益效果，这可能会导致皮肤问题或压疮[50]。

6.2 康复

向急诊科介绍后，要保持活动能力并为患者的康复做准备。适当的疼痛控制将减少麻醉性止痛药的使用。急诊科提供的神经阻滞减轻了疼痛，并可能使患者在术前感到舒适甚至能坐起来。

早期手术对于早期康复至关重要。应在允许负重的情况下尽快开始康复。通过快速康复方案，可以在手术当天就活动。可以开始起床移至床边或椅子上。持续的活动和物理治疗将使患者继续康复过程。许多患者在手术前功能受损，可能会虚弱。这减少了骨折后恢复独立生活的可能性。有关更多详细信息，请参见第1.8章"术后外科处理"及1.9章"急性期后处理"。

7 手术并发症

短期或长期手术并发症会严重影响老年脆性骨折患者的结局，并且其结果往往比成功进行初次手术的患者更差。这主要是由于脆性骨折患者的脆弱和补偿能力不足，即储备不足。无论如何，避免并发症是当务之急。如果发生并发症，则必须进行有针对性的及时干预，以避免进一步不必要的错误。这些情况需要团队内部进行出色的共同管理和沟通。

7.1 螺钉固定失败

股骨颈骨折治疗后，内固定的早期或晚期失败是常见的并发症。早期失败是由于失去固定或骨不连。晚期失败可能是由无菌性坏死、骨关节炎或畸形引起的。通常通过转换为髋关节置换来治疗。这可能是半髋关节置换术或THA。做出决策的依据是髋臼软骨的状态和患者的活动水平（案例5：图3.9-6）。

螺孔可能会削弱大转子，并应注意不要使转子断裂。在移除螺钉固定之前，应先将股骨头脱位，以防止术中骨折。术中应行X线检查，以确保没有通过螺孔将其错误地放置，并且未将其放置在股骨干下方。如果使用水泥柄，则水泥可能会从螺孔中流出，在渗漏过程中应手动将其堵塞。

案例 5

螺钉固定失败后行全髋关节置换术——晚期假体周围骨折

患者

一名患有帕金森病的77岁女性，2年前曾因髋部骨折接受螺钉固定治疗。逐渐出现髋部疼痛和行走困难。检查显示疼痛引起活动受限和步态异常。帕金森病由药物控制，住在家中，用步行器行走。

治疗和康复

X线片显示螺钉固定失败，股骨头塌陷，髋关节继发关节炎。从AP和侧位X线片来看，这3枚螺钉没有以倒三角形结构置入（图 3.9-6a，b）。骨质量很差，股骨呈烟囱状，在AP和侧位下皮质变薄。她选择进行髋关节置换术，由于骨质量差，使用了一个非骨水泥全涂层假体。手术后恢复良好，但2个月后跌倒，并在假体顶端出现股骨假体周围骨折（图 3.9-6c）。假体似乎仍固定得很好。在近端使用单皮质螺钉和钢缆进行钢板固定。手术后3个月，她开始负重，骨折部位出现骨痂（图 3.9-6d，e）。

讨论

骨折固定：股骨颈骨折在最初手术时是否移位未明。最初的半髋关节置换术虽然是一个较大的手术，但可以防止股骨头坏死的发生。即使使用了骨折固定，螺钉置入可能会提供更好的固定，但可能无法防止无菌性坏死。

髋关节置换：由于患者骨质疏松，使用了全涂层假体。另一个选择可能是骨水泥柄。骨水泥柄可能在柄顶端产生较少的应力。然而，任何一种假体设计，跌倒都可能导致假体周围骨折。

骨折固定：采用开放入路进行骨折固定的同时，结合目前的钢板设计和髁状突钢板的锁定连接板，可以使用更小的入路，仍然可以实现良好的骨折固定。螺钉的放置也应被考虑。如果锁定螺钉被放置在骨折的远端，皮质骨螺钉的刚性会降低。在近端，现在可用的锁定连接板可以改善柄周围的螺钉固定。关于假体周围固定的更多细节，参见第3.13章"髋关节假体周围骨折"。

关键点

- 与关节置换术相比，内固定术的失败率更高，需要再次手术。在老年移位股骨颈骨折患者中，关节置换术应优先于内固定术
- 非骨水泥植入物比骨水泥植入物假体周围骨折的发生率高
- 对于骨质疏松性假体周围骨折患者，应仔细考虑植入物结构和螺钉位置

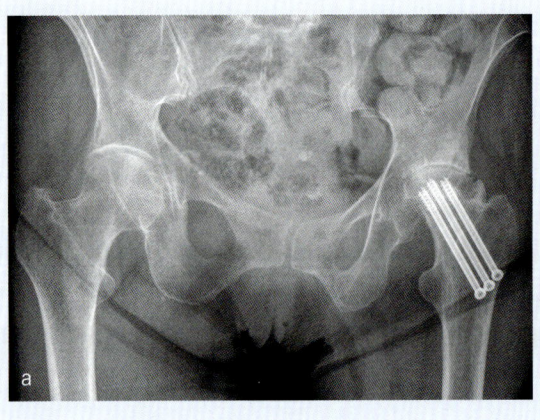
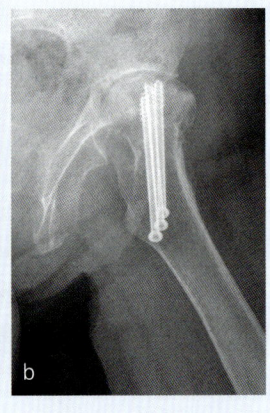

图 3.9-6　一名77岁女性，骨质量较差
a. AP X线片显示股骨颈骨折，螺钉固定后股骨头塌陷
b. 侧位X线片显示垂直排列的3枚螺钉，而不是倒三角形

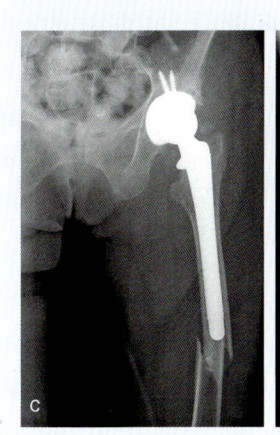
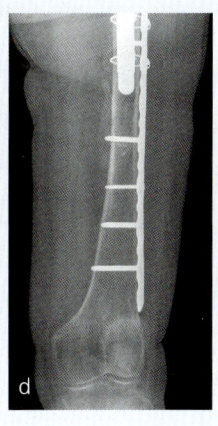
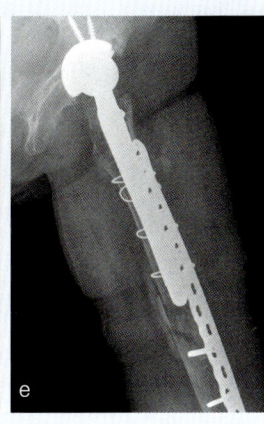

图 3.9-6（续）
c. X 线片显示全髋关节置换术，柄固定良好，柄尖骨折
d. 3 个月时的 AP X 线片显示钢板结构，在骨折部位有骨痂形成
e. 骨折后 3 个月的侧位 X 线片

7.2 半髋关节置换术失败

在髋部骨折患者中，半髋关节置换术已被证明具有出色的植入物寿命[51]。植入物可能会因髋臼软骨的侵蚀而失效。危险因素包括先前存在的骨关节炎，在放置替代物期间对盂唇的损伤或患者的高活动水平。选择错误的股骨头尺寸可能会导致软骨过早磨损。通常，这些患者表现出与活动有关的腹股沟疼痛。X 线片将显示髋臼软骨变窄。髋臼侵蚀的治疗最好通过全髋关节置换术来完成。失败的另一个原因是双极半髋关节置换术中的聚乙烯磨损。这可能导致与全髋相似的骨溶解[52]。

7.3 全髋关节置换术失败——术中髋臼功能衰竭

在骨质疏松性骨中，髋臼假体的置入可能具有挑战性。铰刀穿过软骨后，有快速前进的趋势。这可能导致髋臼杯位置过度居中。更糟糕的是，是否这种过度扩孔是偏心，并且后壁被削弱或去除。这使得假体对位契合大大减弱。如果发生这种情况，外科医生有几种选择。一种是放置骨水泥髋臼假体。另一种是使用现有股骨头自体置入或使用金属增强物[53]。这可以重建后壁/上壁，并使近骨能够建立臼杯的压入配合。最后的选择是使用笼式构造[54]。这些都是复杂的技术，需要经验丰富的髋关节外科医生。如果没有经验的外科医生发现不能放置稳定的臼杯，最好的选择可能是在没有置入植入物的情况下关闭伤口，并立即转诊给髋关节翻修专家。

7.4 假体周围骨折

髋关节置换术的常见并发症是假体周围骨折。这可能在手术过程中发生，也可能在随后的创伤中发生。术中骨折通常是在最终假体嵌入过程中在未用骨水泥的部位发生。股骨近端的环扎钢丝或钢缆进行治疗。通常可以使用相同的植入物。如果骨折导致股骨植入物不稳定，改为远端固定的股骨假体将更有效[55]。使用 Vancouver 算法治疗后来的假体周围骨折[56]。如果假体松动，则必须将其改为翻修植入物。如果假体稳定，则首选内固定。有关更多详细信息，请参见第 3.13 章"髋关节假体周围骨折"。

7.5 脱位

当用于股骨颈骨折时，全髋关节置换术脱位比半髋关节置换术脱位更常见，一项研究中的脱位率为 8.1%[38]。目前尚不清楚为什么将全髋置换用于骨折治疗而不是骨关节炎时脱位率更高，但是认为这是由骨折患者没有关节囊挛缩所致。这也可能是由患者在围手术期出现认知障碍引起的，这是脆性骨折患者中的常见问题。入路类型也被认为起作用，前入路比后入路更稳定[25]。脱位通常是不正确的假体放置的结果。必须注意髋臼和股骨假体的方向。

进行半髋关节置换术时，这通常是股骨假体不正确的前倾引起的，这可能主要取决于入路[57]。采用后入路时，逆行会导致后路脱位。采用前入路或前外侧入路时，过度前倾可能导致前髋关节脱位。适当的前倾角约为 20°[58]。可以通过股骨植入物的修复和畸形的矫正来治疗。如果保留植入物并将其转换为全髋关节置换术，仍然会发生脱位。

半髋关节置换术脱位的另一个原因是髋臼中头部缺乏真正的"吸合"。这可能是由于以下原因。

- 暴露期间髋臼中残留的骨块或骨水泥块和（或）盂唇损伤。解决方案是在复位之前确保髋臼没有碎屑和软组织
- 由于畸形、关节炎或保留在髋臼中的关节囊倒置皮瓣而引起的半球形髋臼缺乏。在非半球形髋臼的情况下，外科医生需要转换为全髋治疗
- 股骨头尺寸不合适，即太大或太小。显然，基于提取的股骨头的测量值和髋臼内试验植入物复位来获得正确的股骨头尺寸至关重要

假体脱位的治疗方法是纠正错误的植入物位置。股骨假体应处于前倾，而髋臼假体应具有正确的前倾角和外展角。最常见的是，脱位在后方，并有深度屈曲，但如果假体太过前倾，则可能发生前部脱位。如果植入物位置正确并且仍然发生脱位，则应考虑使用限制性衬垫。

避免脱位的技术提示包括以下方面。

- 对易脱位的患者使用更稳定的方法；前外侧入路是首选方法
- 注意不要在接近时损坏盂唇，以使其吸合效果留在假体头上
- 确保将股骨植入物处于前倾位置，并且不要逆行

7.6 假体周围感染

感染是髋关节骨折置换术后第二常见的主要并发症[59]。对于脆弱的脆性骨折患者来说是个问题。与骨关节炎相比，关节置换术后被诊断为骨折感染的发生率更高[60]。

深部假体周围感染应及时识别和治疗。临床发现可能是关节置换术后疼痛、伤口发红或引流引起的。通过关节穿刺术和培养进行诊断。治疗的选择包括外科清创术和抗生素或移除植入物以及采用 1 阶段或 2 阶段治疗方法[61]。仅用抗生素进行抑制治疗效果不佳。治疗是困难的，应针对患者量身定制，特别是对于年纪大且骨质量差的患者[61, 62]。晚期的患者可以单独进行植入物移除和永久性置换术治疗（案例 6：图 3.9-7）。

案例 6

感染和脱位的双极半髋关节置换术

患者

一名患有痴呆症的 84 岁女性遭受移位股骨颈骨折。

治疗和结果

她在另一家医院接受了半髋关节置换术。手术 2 周后，当坐起时髋关节脱臼。采用闭合复位治疗，但随后又移位了 2 次。她使用限制性衬垫对全髋关节置换术（THA）进行翻修手术。保留了原始的股骨柄。

随后，起床后全髋脱位。X 线检查显示臼杯已通过髋臼破裂，并且锁定的衬垫完好无损（图 3.9-7a，b）。她被转移到第三级转诊中

心接受进一步处理。当时，髋部切口流红脓黏液。她入院时极度神志不清，经历了严重的髋部疼痛，无法行走。在这些事件发生之前，她一直住在家里。

经过与处理人员的讨论，最好的选择是移除所有髋关节植入物并清疮，以治疗她的髋部感染。在手术过程中，发现臼杯螺钉已经穿过整个髋臼后部，导致较大的后壁/柱骨折（图3.9-7c，d）。移去柄，发现柄的位置后倾。置入一个非关节垫片，并静脉注射抗生素治疗。未培养出微生物。手术后，她的谵妄加重，情绪激动。老年科会诊要求对其谵妄/痴呆症进行药物治疗。她需要进一步的手术清创才能使伤口愈合。

经过漫长的住院治疗，她的谵妄持续存在，她被送往疗养院进行长期护理。在为期6周的随访中，她发现自己很舒服，也不想走动。她被认为不是再植手术的好人选。

讨论

该患者最初接受了半髋关节置换术治疗，但是植入物放置不良。股骨柄逆行导致髋关节后脱位。然后在不矫正股骨假体不正确位置的情况下，将其转化为约束性全髋治疗。产生相同的力使她的半髋关节置换脱位，并且植入物通过骨盆骨折。进行移位性半髋关节置换术的翻修手术很困难，应该对柄进行彻底的评估。可以通过将较小的柄以纠正前倾向现有的水泥重注来翻修。随着多次手术和感染，该患者的谵妄恶化。最终，这导致了长期的疗养院安置。必须避免并发症和再次手术，以使老年人获得良好的效果。

在虚弱的髋部骨折患者中如何治疗感染的

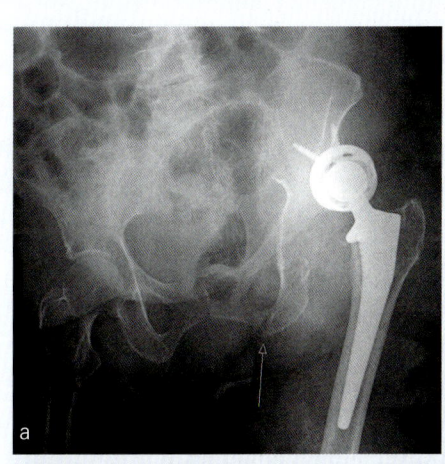
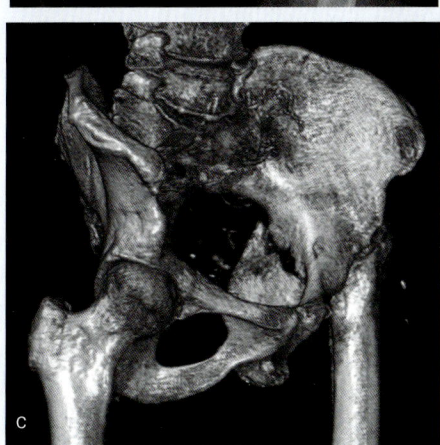
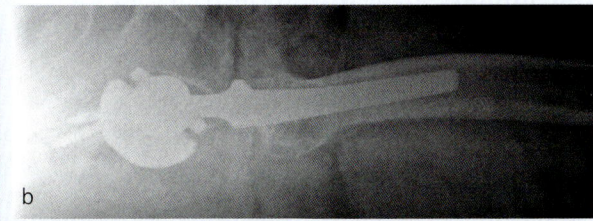
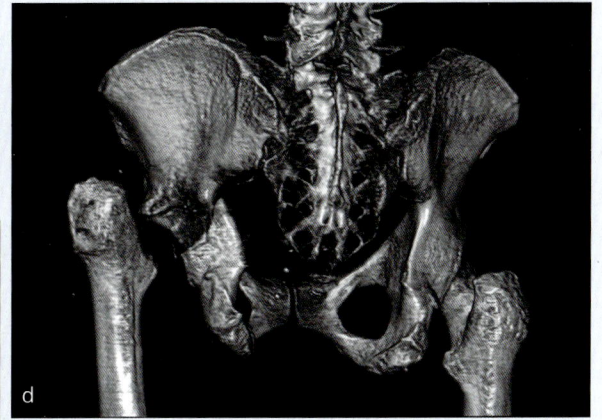

图 3.9-7 一名患有痴呆症、髋部感染和脱位的84岁女性
a. AP X线片显示非骨水泥型全髋关节，限制性衬垫。臼杯已经从髋臼中脱出，股骨头仍留在限制性衬垫内
b. 侧位 X线片显示髋关节置换
c. 三维计算机断层扫描（CT）显示了由臼杯穿过骨骼而产生的骨折的横向部分
d. 三维 CT 显示后壁损伤，臼杯穿过整个髋臼后壁

全髋关节假体具有挑战性。在这种情况下，由于她的功能状况不佳，因此选择了永久性移除置换关节。对于一个更加活跃的患者，可以考虑采用 2 阶段再置入方法。

关键点

- 股骨柄必须正确摆放以防止髋关节脱位
- 仅当植入物位置正确时，受约束的植入物才在不稳定性治疗中起作用。几乎总是可以避免使用它们
- 必须尽一切努力避免股骨颈骨折患者再次手术。最好是"单次手术"
- 股骨颈修复后感染的治疗具有挑战性，通常需要移除植入物

对于更健康的患者，可以直接翻修植入物或放置抗生素浸渍的水泥垫片。移除植入物后，需使用 6 周疗程的病原体特异性静脉抗生素。如果感染似乎已根除，则可将其拔出，然后再进行第二次髋关节置换。所有深部假体周围感染均需要手术治疗。假体周围感染绝不能单独使用抗生素治疗。必须与传染病科医生共同管理这些患者。外科医生不应试图独自处理这些患者。

8　参考文献

1. Gjertsen JE, Vinje T, Engesaeter LB, et al. Internal screw fixation compared with bipolar hemiarthroplasty for treatment of displaced femoral neck fractures in elderly patients. J Bone Joint Surg Am. 2010 Mar;92(3):619–628.
2. Hedbeck CJ, Inngul C, Blomfeldt R, et al. Internal fixation versus cemented hemiarthroplasty for displaced femoral neck fractures in patients with severe cognitive dysfunction: a randomized controlled trial. J Orthop Trauma. 2013 Dec;27(12):690–695.
3. Waaler Bjornelv GM, Frihagen F, Madsen JE, et al. Hemiarthroplasty compared to internal fixation with percutaneous cannulated screws as treatment of displaced femoral neck fractures in the elderly: cost–utility analysis performed alongside a randomized, controlled trial. Osteoporos Int. 2012 Jun;23(6):1711–1719.
4. Johnell O, Kanis J. Epidemiology of osteoporotic fractures. Osteoporos Int. 2005 Mar;16 Suppl 2:S3–S7.
5. Amin S, Achenbach SJ, Atkinson EJ, et al. Trends in fracture incidence: a population–based study over 20 years. J Bone Miner Res. 2014 Mar;29(3):581–589.
6. Grisso JA, Kelsey JL, Strom BL, et al. Risk factors for falls as a cause of hip fracture in women. The Northeast Hip Fracture Study Group. N Engl J Med. 1991 May 09;324(19):1326–1331.
7. Kates SL, Mendelson DA, Friedman SM. Co–managed care for fragility hip fractures (Rochester model). Osteoporos Int. 2010 Dec;21(Suppl 4):S621–S625.
8. Haubro M, Stougaard C, Torfing T, et al. Sensitivity and specificity of CT– and MRI–scanning in evaluation of occult fracture of the proximal femur. Injury. 2015 Aug;46(8):1557–1561.
9. Mears SC. Classification and surgical approaches to hip fractures for nonsurgeons. Clin Geriatr Med. 2014 May;30(2):229–241.
10. van Embden D, Rhemrev SJ, Genelin F, et al. The reliability of a simplified Garden classification for intracapsular hip fractures. Orthop Traumatol Surg Res. 2012 Jun;98(4):405–408.
11. Palm H, Gosvig K, Krasheninnikoff M, et al. A new measurement for posterior tilt predicts reoperation in undisplaced femoral neck fractures: 113 consecutive patients treated by internal fixation and followed for 1 year. Acta Orthop. 2009 Jun;80(3):303–307.
12. Hossain M, Neelapala V, Andrew JG. Results of non–operative treatment following hip fracture compared to surgical intervention. Injury. 2009 Apr;40(4):418–421.
13. Cserhati P, Kazar G, Manninger J, et al. Non–operative or operative treatment for undisplaced femoral neck fractures: a comparative study of 122 nonoperative and 125 operatively treated cases. Injury. 1996 Oct;27(8):583–588.
14. Yang JJ, Lin LC, Chao KH, et al. Risk factors for nonunion in patients with intracapsular femoral neck fractures treated with three cannulated screws placed in either a triangle or an inverted triangle configuration. J Bone Joint Surg Am. 2013 Jan 02;95(1):61–69.
15. Kloen P, Rubel IF, Lyden JP, et al. Subtrochanteric fracture after cannulated screw fixation of femoral neck fractures: a report of four cases. J Orthop Trauma. 2003 Mar;17(3):225–229.
16. Oakey JW, Stover MD, Summers HD, et al. Does screw configuration affect subtrochanteric fracture after femoral neck fixation? Clin Orthop Relat Res. 2006 Feb;443:302–306.
17. Gjertsen JE, Fevang JM, Matre K, et al. Clinical outcome after undisplaced femoral neck fractures. Acta Orthop. 2011 Jun;82(3):268–274.
18. Lin JC, Liang WM. Outcomes after fixation for undisplaced

19. Du CL, Ma XL, Zhang T, et al. Reunderstanding of garden type I femoral neck fractures by 3-dimensional reconstruction. Orthopedics. 2013 Jun;36(6):820–825.
20. Watson A, Zhang Y, Beattie S, et al. Prospective randomized controlled trial comparing dynamic hip screw and screw fixation for undisplaced subcapital hip fractures. ANZ J Surg. 2013 Sep;83(9):679–683.
21. FAITH. Fixation using alternative implants for the treatment of hip fractures (FAITH): design and rationale for a multi-centre randomized trial comparing sliding hip screws and cancellous screws on revision surgery rates and quality of life in the treatment of femoral neck fractures. BMC Musculoskelet Disord. 2014 Jun 26;15:219.
22. Moll MA, Bachmann LM, Joeris A, et al. Parameters pointing at an increased risk for contralateral hip fractures: systematic review. Geriatr Orthop Surg Rehabil. 2016 Mar;7(1):45–61.
23. Pham AN, Datta SK, Weber TJ, et al. Cost-effectiveness of oral bisphosphonates for osteoporosis at different ages and levels of life expectancy. J Am Geriatr Soc. 2011 Sep;59(9):1642–1649.
24. Neuburger J, Currie C, Wakeman R, et al. The impact of a national clinician-led audit initiative on care and mortality after hip fracture in England: an external evaluation using time trends in non-audit data. Med Care. 2015 Aug;53(8):686–691.
25. Rogmark C, Leonardsson O. Hip arthroplasty for the treatment of displaced fractures of the femoral neck in elderly patients. Bone Joint J. 2016 Mar;98-B(3):291–297.
26. Roberts KC, Brox WT. AAOS Clinical Practice Guideline: management of hip fractures in the elderly. J Am Acad Orthop Surg. 2015 Feb;23(2):138–140.
27. Neuburger J, Currie C, Wakeman R, et al. The impact of a national clinician-led audit initiative on care and mortality after hip fracture in England: an external evaluation using time trends in non-audit data. Med Care. 2015 Aug;53(8):686–691.
28. Uzoigwe CE, Burnand HG, Cheesman CL, et al. Early and ultra-early surgery in hip fracture patients improves survival. Injury. 2013 Jun;44(6):726–729.
29. Bretherton CP, Parker MJ. Early surgery for patients with a fracture of the hip decreases 30-day mortality. Bone Joint J. 2015 Jan;97-B(1):104–108.
30. Blomfeldt R, Tornkvist H, Eriksson K, et al. A randomised controlled trial comparing bipolar hemiarthroplasty with total hip replacement for displaced intracapsular fractures of the femoral neck in elderly patients. J Bone Joint Surg Br. 2007 Feb;89(2):160–165.
31. Baker RP, Squires B, Gargan MF, et al. Total hip arthroplasty and hemiarthroplasty in mobile, independent patients with a displaced intracapsular fracture of the femoral neck. A randomized, controlled trial. J Bone Joint Surg Am. 2006 Dec;88(12):2583–2589.
32. Raia FJ, Chapman CB, Herrera MF, et al. Unipolar or bipolar hemiarthroplasty for femoral neck fractures in the elderly? Clin Orthop Relat Res. 2003 Sep;(414):259–265.
33. Hernigou P, Filippini P, Flouzat-Lachaniette CH, et al. Constrained liner in neurologic or cognitively impaired patients undergoing primary THA. Clin Orthop Relat Res. 2010 Dec;468(12):3255–3262.
34. Nich C, Vandenbussche E, Augereau B, et al. Do dual-mobility cups reduce the risk of dislocation in total hip arthroplasty for fractured neck of femur in patients aged older than 75 years? J Arthroplasty. 2016 Jun;31(6):1256–1260.
35. Adam P, Philippe R, Ehlinger M, et al. Dual mobility cups hip arthroplasty as a treatment for displaced fracture of the femoral neck in the elderly. A prospective, systematic, multicenter study with specific focus on postoperative dislocation. Orthop Traumatol Surg Res. 2012 May;98(3):296–300.
36. Uzoigwe CE, Burnand HG, Cheesman CL, et al. Early and ultra-early surgery in hip fracture patients improves survival. Injury. 2013 Jun;44(6):726–729.
37. Bretherton CP, Parker MJ. Early surgery for patients with a fracture of the hip decreases 30-day mortality. Bone Joint J. 2015 Jan;97-B(1):104–108.
38. Poignard A, Bouhou M, Pidet O, et al. High dislocation cumulative risk in THA versus hemiarthroplasty for fractures. Clin Orthop Relat Res. 2011 Nov;469(11):3148–3153.
39. Rogmark C, Fenstad AM, Leonardsson O, et al. Posterior approach and uncemented stems increases the risk of reoperation after hemiarthroplasties in elderly hip fracture patients. Acta Orthop. 2014 Feb;85(1):18–25.
40. Biber R, Brem M, Singler K, et al. Dorsal versus transgluteal approach for hip hemiarthroplasty: an analysis of early complications in seven hundred and four consecutive cases. Int Orthop. 2012 Nov;36(11):2219–2223.
41. Skoldenberg O, Ekman A, Salemyr M, et al. Reduced dislocation rate after hip arthroplasty for femoral neck fractures when changing from posterolateral to anterolateral approach. Acta Orthop. 2010 Oct;81(5):583–587.
42. Hailer NP, Weiss RJ, Stark A, et al. The risk of revision due to dislocation after total hip arthroplasty depends on surgical approach, femoral head size, sex, and primary diagnosis. An analysis of 78,098 operations in the Swedish Hip Arthroplasty Register. Acta Orthop. 2012 Oct;83(5):442–448.
43. Imamura M, Munro NA, Zhu S, et al. Single mini-incision total hip replacement for the management of arthritic disease of the hip: a systematic review and meta-analysis of randomized controlled trials. J Bone Joint Surg Am. 2012 Oct 17;94(20):1897–1905.
44. Langslet E, Frihagen F, Opland V, et al. Cemented versus uncemented hemiarthroplasty for displaced femoral neck fractures: 5-year followup of a randomized trial. Clin Orthop Relat Res. 2014 Apr;472(4):1291–1299.
45. Parker MJ, Gurusamy KS, Azegami S. Arthroplasties (with and without bone cement) for proximal femoral fractures in adults. Cochrane Database Syst Rev. 2010 Jun 16(6):CD001706.
46. Viberg B, Overgaard S, Lauritsen J, et al. Lower reoperation rate for cemented hemiarthroplasty than for uncemented hemiarthroplasty and internal fixation following femoral neck fracture: 12- to 19-year follow-up of patients aged 75 years or

more. Acta Orthop. 2013 Jun;84(3):254–259.
47. Taylor F, Wright M, Zhu M. Hemiarthroplasty of the hip with and without cement: a randomized clinical trial. J Bone Joint Surg Am. 2012 Apr 04;94(7):577–583.
48. Gjertsen JE, Lie SA, Vinje T, et al. More re-operations after uncemented than cemented hemiarthroplasty used in the treatment of displaced fractures of the femoral neck: an observational study of 11,116 hemiarthroplasties from a national register. J Bone Joint Surg Br. 2012 Aug;94(8):1113–1119.
49. Mouzopoulos G, Vasiliadis G, Lasanianos N, et al. Fascia iliaca block prophylaxis for hip fracture patients at risk for delirium: a randomized placebo-controlled study. J Orthop Traumatol. 2009 Sep;10(3):127–133.
50. Handoll HH, Queally JM, Parker MJ. Pre-operative traction for hip fractures in adults. Cochrane Database Syst Rev. 2011 Dec 07(12):CD000168.
51. von Roth P, Abdel MP, Harmsen WS, et al. Cemented bipolar hemiarthroplasty provides definitive treatment for femoral neck fractures at 20 years and beyond. Clin Orthop Relat Res. 2015 Nov;473(11):3595–3599.
52. Coleman SH, Bansal M, Cornell CN, et al. Failure of bipolar hemiarthroplasty: a retrospective review of 31 consecutive bipolar prostheses converted to total hip arthroplasty. Am J Orthop (Belle Mead NJ). 2001 Apr;30(4):313–319.
53. Nehme A, Lewallen DG, Hanssen AD. Modular porous metal augments for treatment of severe acetabular bone loss during revision hip arthroplasty. Clin Orthop Relat Res. 2004 Dec;(429):201–208.
54. Makinen TJ, Kuzyk P, Safir OA, et al. Role of cages in revision arthroplasty of the acetabulum. J Bone Joint Surg Am. 2016 Feb 03;98(3):233–242.
55. Springer BD, Berry DJ, Lewallen DG. Treatment of periprosthetic femoral fractures following total hip arthroplasty with femoral component revision. J Bone Joint Surg Am. 2003 Nov;85-A(11):2156–2162.
56. Duncan CP, Masri BA. Fractures of the femur after hip replacement. Instr Course Lect. 1995;44:293–304.
57. Enocson A, Lapidus G, Tornkvist H, et al. Direction of hip arthroplasty dislocation in patients with femoral neck fractures. Int Orthop. 2010 Jun;34(5):641–647.
58. van Embden D, van Gijn W, van de Steenhoven T, et al. The surgeon's eye: a prospective analysis of the anteversion in the placement of hemiarthroplasties after a femoral neck fracture. Hip Int. 2015 Mar–Apr;25(2):127–130.
59. Leonardsson O, Karrholm J, Akesson K, et al. Higher risk of reoperation for bipolar and uncemented hemiarthroplasty. Acta Orthop. 2012 Oct;83(5):459–466.
60. Sassoon A, D'Apuzzo M, Sems S, et al. Total hip arthroplasty for femoral neck fracture: comparing in-hospital mortality, complications, and disposition to an elective patient population. J Arthroplasty. 2013 Oct;28(9):1659–1662.
61. Kapadia BH, Berg RA, Daley JA, et al. Periprosthetic joint infection. Lancet. 2016 Jan 23;387(10016):386–394.
62. De Angelis G, Mutters NT, Minkley L, et al. Prosthetic joint infections in the elderly. Infection. 2015 Dec;43(6):629–637.

3.10 股骨转子间和转子下

作者 Carl Neuerburg, Christian Kammerlander, Stephen L Kates
译者 张丞贵　　审校 宋纯理

1 引言

股骨转子间骨折是脆性骨折患者中最常见的典型损伤。这些骨折主要是由跌倒伤及髋部引起的[1]。在许多情况下，由于患者的合并疾病（如心血管疾病或肌少症），骨折只是冰山一角。为了能够康复，这些患者中的大多数必须接受外科手术修复，并能达到以下主要治疗目标。

- 尽早进行手术固定，必要时积极主动使用抗凝药
- 从手术当天或手术后第一天开始，逐步进行耐受下负重（WBAT）的活动

为了减少这些脆性骨折患者的并发症，我们建议使用标准化程序进行骨折治疗。

2 流行病学和病因学

这些骨折的预测增加主要是由于我们老龄化的人口结构以及骨量减少和骨质疏松症高发。

- 1990年，全世界发生髋部骨折的人口估计为每年170万，预计2050年将增加到每年630万[2]
- 全世界的髋部骨折发生率差异很大，城市化率与髋部骨折发生率呈正相关[3]
- 髋部骨折后的1年死亡率男性（9.4%~37.1%）明显高于女性（8.2%~12.4%）[4]
- 城市化稳定后，髋部骨折发生率保持恒定或下降，这可能是受诸如出生队列效应、骨密度提高、体重指数、骨质疏松症药物使用和（或）生活方式干预（如戒烟）、营养状况改善和预防跌倒等因素的影响[3]
- 在西方国家，既往能独立自主的患者中有10%~20%发生髋部骨折后需要搬到养老院进行长期护理[5]

3 诊断

3.1 临床评估

准确的术前患者评估及详细的病史回顾至关重要。临床检查应评估失血量，检查四肢的血管、肌肉和神经系统状况，并确定软组织损伤或任何感染（如胸部感染）。术前评估应在共管模式下进行，同时需要在老年医学和围手术期医疗处理方面有经验的医生协助。在第2.4章"老年骨科共管模式要素"中有描述。

3.2 影像学

3.2.1 普通X线检查

为了判断骨折、计划手术和选择植入物，最少需要2个平面视图和1个骨盆视图。

3.2.2 计算机断层扫描

计算机断层扫描（CT）有助于评估更多的骨和软组织细节[6]。

4 分类

推荐将AO/OTA骨折和脱位分类用于股骨转子间和股骨转子下骨折,并将在本章中使用[7]。股骨转子周围骨折是最常见的变型,从近端外侧到远端内侧（AO/OTA骨折和脱位分类A1、A2）。股骨转子间或反转子间骨折从近端内侧到远端外侧（AO/OTA A3）[1]。股骨转子下骨折距小转子约5 cm[1]。

5 策略

治疗股骨转子间骨折的主要目标包括以下方面。

- 单次手术。这意味着应避免进行翻修或再次手术,众所周知,这些手术会使总体结果恶化
- 手术暴露范围最小。脆性骨折患者容易发生手术部位感染,而扩大的入路延长恢复时间
- 立即活动和负重活动。活动是老年人预防并发症的重要问题之一。另外,许多人不能遵守负重限制

5.1 手术治疗与非手术治疗

鉴于高张力作用于股骨近端转子区[8],以及卧床和制动总体并发症发生率,几乎应始终采用手术治疗。非手术治疗与更高的死亡率和严重的功能丧失有关[9]。由于这些原因,通常建议几乎所有的老年患者（包括卧床患者）进行骨折内固定手术,以方便处理、定位和缓解疼痛。

5.2 髓内和髓外装置

髓外和髓内（IM）固定装置可用于髋部骨折固定。应按照美国骨科医师学会的建议,正确识别骨折类型选择合适的植入物,并应考虑植入物的成本效应。

仅有有限的证据表明,基于随机试验的2种植入物的优越性,讨论仍存在争议。最近的研究报告表明年轻的稳定性骨折患者对动力髋螺钉（DHS）的耐受性更好,而对于骨质疏松、低骨量和反转子间骨折的患者而言,IM装置如股骨近端防旋髓内钉（PFNA）的预后较好[10]。此外,IM固定可以是微创的,这似乎使老年创伤患者受益。

一项调查与手术方法相关的肌肉损伤标志物（血清肌酸磷酸激酶）的研究结果表明,与通过髓内钉使骨折稳定的患者相比,由动力髋螺钉稳定的股骨转子间骨折遭受的软组织损伤更大[11]。

越来越多的研究比较了髓内和髓外固定的结果参数。

- 在法国进行的动力髋螺钉治疗患者的对比分析中发现,失血量和花费均降低[12]
- DHS组的手术时间似乎更长,手术切口更大,并且在接受DHS治疗的患者中可以在后期恢复到早期完全负重（FWB）[13]
- 用DHS进行髓外固定的一个相关缺点似乎是股骨颈短缩的较高风险。然而,如一项比较研究所示,有利于IM固定的影像学检查结果与功能结果的改善并不相关[14]
- 当大转子受累时,可能需要在DHS中额外使用转子稳定钢板和张力带钢丝。然而,用另外的植入物稳定大转子可能是繁杂的
- 小转子和大转子侧壁完整的稳定性骨折可使用动力髋螺钉,在所有其他情况下都优选髓内系统

髓内钉似乎比DHS置入创伤更小。在对γ钉或动力髋螺钉治疗的186例骨折的随机研究中,γ钉置入的手术时间明显缩短、切口更小、术中失血更少。γ钉组的康复时间较短、FWB较早,但回顾时二者在6个月死亡率、术后活

动性或髋关节功能方面无显著差异[13]。

5.3 刀片与螺钉

生物力学上，螺旋刀片通过压紧植入物周围的骨来改善结构的旋转稳定性[15]，并在密度较小的骨骼中提供额外的抓握[16]（请参阅本章主题7.2）。

5.4 固定术与关节置换术

股骨转子周围骨折的主要治疗手段是内固定[17]。然而，由于可用植入物的多样以及没有明确的循证指南，对不稳定转子周围骨折的最佳治疗尚存在争议。与股骨近端骨折的骨生成相关的潜在并发症包括螺钉或刀片的切断（请参阅本章主题7.1）、复位丢失和骨不连。

一项对91例因不稳定股骨转子周围骨折而行骨水泥固定半髋关节置换术治疗的患者的调查显示，手术翻修率为3.3%，30天死亡率为5.5%。作者得出的结论是，半髋关节置换术是治疗老年人不稳定股骨转子周围骨折的一种安全治疗策略，可以进行早期FWB[18]。Fichman等[19]最近进行的年龄、性别和骨折类型匹配病例对照研究揭示接受半髋关节置换治疗的骨折患者的主要并发症发生率为3.4%，明显低于髓内钉手术20.7%的并发症发生率。在这项研究中，2组之间在失血量、手术时间、住院时间、出院康复目的地或临床结果方面无显著差异[19]。

可以考虑使用急性假体置换，但并未获得更广泛的接受，并且通常更适合于翻修手术[20]。

在严重的同侧髋关节炎中，股骨头血管坏死（案例1：图3.10-1），并且在某些不稳定股骨转子周围骨折中，关节置换术可能是初始治疗的合理选择。

案例 1

患者

一名80岁的女性跌倒后出现严重的右侧髋部疼痛。她跌倒之前，患者一直活动着，用拐杖走路，并独立进行日常生活。

合并疾病

- 有糖皮质激素治疗史的慢性阻塞性肺疾病
- 长期吸烟（15支/天，持续40年）
- 高血压

治疗和结果

由于髋关节破坏的程度较高，因此行初次半髋关节置换术。大转子的固定很有挑战性（图3.10-1a~d）。然而，大转子的重建对于维持患髋的功能至关重要[21]。使用环扎钢丝或转子稳定钢板进行重建效果好，由于髋臼假体的大量关节炎性破坏，全髋关节置换术可能更有效。

关键点

- 如果髋部骨折患者已有关节炎，则可以选择全髋关节置换或半髋关节置换
- 大转子的重建对于维持患髋的功能可能至关重要[21]

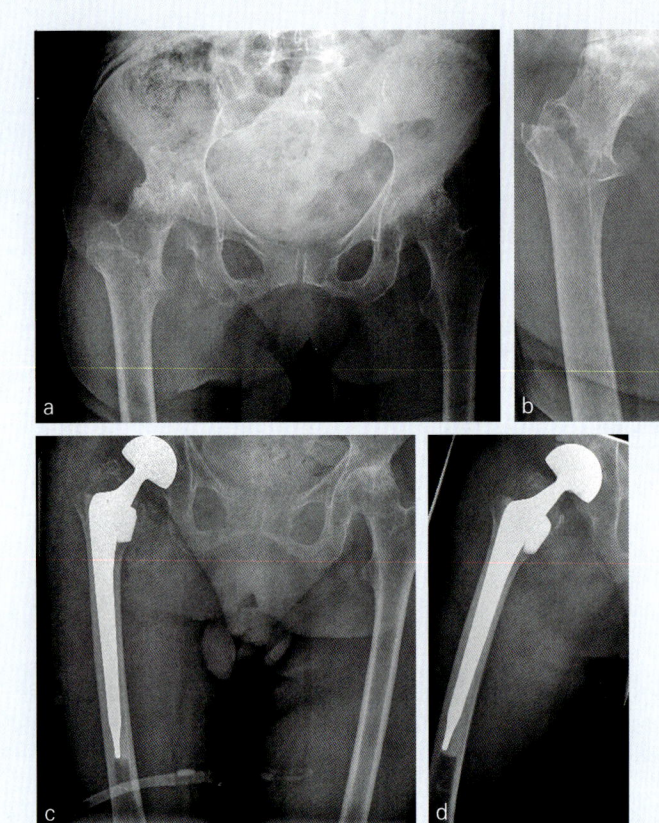

图 3.10-1 不稳定股骨转子间骨折（AO/OTA 31A2.2），同侧股骨头缺血性坏死
a，b. 术前 AP（a）和侧位（b）X 线片
c，d. 采用骨水泥型长柄假体行初次治疗术后 X 线片

5.5 强化固定与非强化固定

聚甲基丙烯酸甲酯（PMMA）已成功用于骨质疏松性骨折固定中来增强不同植入物的稳定性[22, 23]。与对照组相比，使用动力髋螺钉和额外的 PMMA 增强剂或基于磷酸钙的可吸收骨水泥治疗股骨转子间骨折，可以更快地缓解疼痛并改善骨折愈合[23]。IM PFNA 固定后增强头颈元件（刀片）可增加植入物－骨界面，因此增强固定[22, 24]。与未注骨水泥的 PFNA 相比，经骨水泥加固的 PFNA 治疗的骨质疏松性股骨转子间骨折的可承受破坏循环载荷更强[25]，但是临床研究对比很少。

与 PFNA 标准化增强相关的生物力学发现：

1. 骨质疏松性骨中更好地固定刀片是主要优势[26]。

2. 使用少量的 PMMA（即 1~2 mL）可以显著改善负载周期，以切出 PFNA 刀片[27]。

3. 发现骨水泥在刀片的顶端和头侧位置最有利[28]。

4. 如果使用了多达 6 mL 的 PMMA 胶结剂，在骨水泥外的骨水泥界面区域未测量到高于 45℃ 的温度[29]，则此过程与热性骨坏死无关。

PMMA 植入物强化的主要优点包括以下方面。

- 增加骨－植入物交界。植入物在干骺端骨折中与周围骨结构（即小梁）的交界处失效。骨小梁在骨质疏松性骨中稀疏、变细，连接减少。通过增加接触表面积来增加植入物与骨的接触

- 过程安全性。在一项纳入 64 例经 PMMA 增强 DHS 治疗的股骨转子间骨折患者的

前瞻性研究中，未见股骨头缺血性坏死等并发症的发生[30]。另一项研究表明，PFNA 用于增强剂并未出现与骨水泥相关的任何并发症，特别是在放热反应方面，凝固温度不超过 42℃[31]

- 程序灵活性。置入固定装置后，可通过固定装置的小孔灌入骨水泥。是否强化可以在手术过程结束时决定

临床上，不存在骨折复位和固定强化的禁忌证，因此可以在手术结束时决定是否使用额外强化。

是否强化固定依赖个人决定。以下是一些建议强化的情况。

- 因骨质不佳导致切断或内固定不稳定的风险
- 合并上肢损害
- 植入物位置不够理想，大多合并复位不良［尖顶距（TAD）］
- 更换刀片
- 病理性骨折
- 螺旋刀片置入时提示抵抗力不足，骨质疏松性骨状况不佳

6 急性骨折的治疗选择

6.1 术前治疗

- 术前股神经阻滞有助于减轻术前、术中和术后的疼痛。神经麻痹、出血或感染等并发症的风险虽然很小，但也应考虑[32]
- 此外，在整个传统的诊疗过程中，建议围手术期常规使用乙酰氨基酚和间断性阿片类药物进行镇痛[33]（也可以参考第 1.12 章 "疼痛管理"）

术前也可考虑进行患侧股骨皮肤牵引，即如果无法避免延迟手术而牵引又是必要的，尽管体弱的老年人或有认知障碍的人可能无法很好地耐受皮肤牵引。

6.2 术中影像

术中使用标准化的 X 线，在置钉之前实现最佳的解剖复位极为重要。特别是，完全侧位 X 线，股骨干与头颈部成一直线时是准确评估植入物位置的唯一方位。如果股骨前弓过度弯曲，则在不穿透股骨干前皮质或不引起骨折的前提下，无法插入长螺钉或髓内钉装置[34]。在这种情况下，可以使用短的髓内钉或长的可弯曲螺钉。

6.3 复位

复位是螺钉置入之前的重要步骤，应朝向受伤时相反方向的一侧复位。如果需要，在牵引台上进行内收外旋 10° 的闭合复位。必须排除患肢的旋转不良。髌骨方向应朝上。

如果闭合复位不能达到可以接受的复位程度，则需在螺钉置入之前进行微创手术。用于骨折复位的最常用的工具是牵开器、骨钩、共线夹、锁定螺钉、Schanz 螺钉或股骨牵引器[35]。

6.4 髓内固定

尽管存在多种 IM 植入物，但它们对结局的影响尚不清楚[36]。IM 修复的基本概念将在下面讨论。

6.4.1 头颈元件的位置

为了获得最佳的稳定性，2 个视图中方头螺钉或刀片在股骨头中心内的方向都很重要。在回顾性分析中，Turgut 等[37]研究了切断的频率，发现骨折的正确复位和股骨头颈中心的螺旋刀片或螺钉的正确置入与切断的最低风险相关[37]。

正确的尖顶距与用 DHS 治疗髋部骨折的植入物失效风险降低有关[38]。尖顶距（图 3.10-2），最早由 Baumgaertner 等[38]描述，表示 AP X 线和侧位 X 线测量的拉力螺钉尖端到股骨头顶点的距离（以 mm 为单位）的总和[39]。根据临

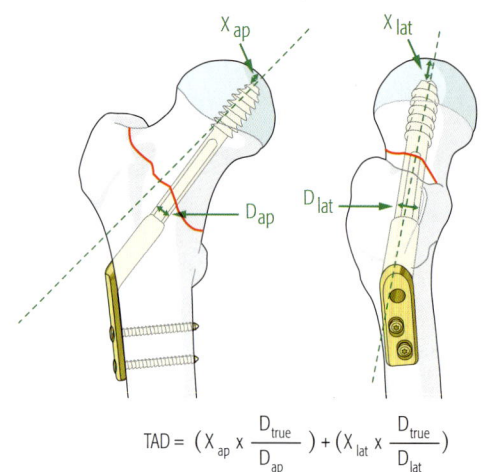

$$TAD = \left(X_{ap} \times \frac{D_{true}}{D_{ap}}\right) + \left(X_{lat} \times \frac{D_{true}}{D_{lat}}\right)$$

图 3.10-2　由 Baumgaertner 等[39]介绍了用于计算 AP 和侧位 X 线片的尖顶距（TAD）的方法

床数据，TAD 应 <25 mm，可以显著降低骨折固定后失败的风险[40]。

6.4.2　髓内钉长度

关于治疗股骨转子间骨折 IM 钉的钉长存在争论。几篇报道发现长钉和短钉在愈合率和并发症发生率上没有差异[41, 42]。短髓内钉治疗的患者手术时间、预估失血量和输血需求明显减少[41]。但是，对于年龄大于 65 岁的股骨转子间骨折（AO / OTA 31A3）的患者，与短 IM 钉治疗的患者相比，长钉能够改善术后 1 年的植入物失效率同时减轻髋部的疼痛[43]。

6.4.3　反向骨折

股骨转子间反向骨折的生物力学不同于典型的转子周围骨折。它们的特点是在转子间区有一条横行骨折线，具有很高的不稳定性[8]。因此，推荐使用 IM 钉固定转子间反向骨折。应考虑外侧皮质切口的风险，髓内植入物的拉力螺钉或刀片由于其承受在外侧皮质，在其活动时会阻碍轴向压力。因此，应考虑拉力螺钉或刀片的远端偏离外侧皮质，以允许滑动[44]。

6.4.4　转子下骨折

除了使用长 IM 钉固定股骨转子下骨折外，还建议通过解剖复位以达到最佳效果。仅通过间接复位就可以成功治疗某些股骨转子下骨折。如果不能很好地复位骨折，则应进行切开复位，并且可以使用环扎钢丝来实现更好的骨折复位[45]。

6.5　标准化植入物强化

由于老年人骨质下降和骨折愈合迟缓，老年患者增加了强化技术的使用[22, 23]。聚甲基丙烯酸甲酯可通过多种方式用于骨折固定。

- 空隙填充物。病理性骨折的复合固定以及严重骨质疏松情况下的骨折以非标准化的方式强化应用不同的植入物已有多年的历史[22, 23]
- 松质骨的加固。通常，该技术用于骨质疏松性椎体骨折的后凸成形术
- 植入物强化。近年来，已经开发出一些方法来增加骨质疏松性骨中的植入物的抓握。理想情况下，此方法应该应用于一种标准化的方式，如案例 2：图 3.10-3 所示

案例 2

患者

一名患有轻度合并疾病的 75 岁女性被一阵强风吹倒后，从左侧站立高度跌倒，发生股骨转子间反向骨折（AO/OTA 31A3.1）。

合并疾病
- 高血压
- 2 型糖尿病

治疗和结果

牵引台上的闭合复位失败，因此使用共线复位钳进行了微创闭合复位（图 3.10-3a~f）。刀片插入时阻力很小，没有预先钻孔。因此，决定在手术中使用骨水泥增强。侧面开口的套管和用于控制水泥注入的柱塞通过保护套置入刀片中，用水溶性的对比剂以排除骨水泥渗入关节。之后，施加 3.5 mL 的骨水泥。

关键点

- 在置入股骨近端防旋髓内钉时，应避免在将刀片置入骨质疏松性骨之前进行预钻
- 操作结束时应进行强化
- 在使用对比剂确保没有将骨水泥从股骨头渗漏至髋关节后，可以在手术过程中进行强化

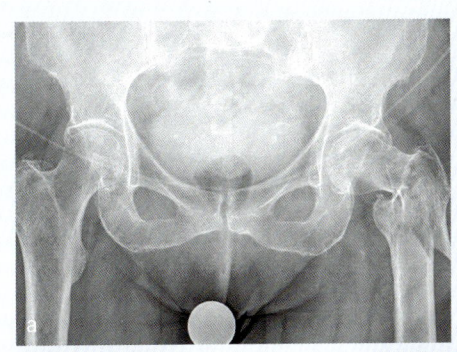
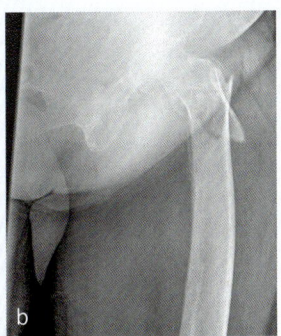
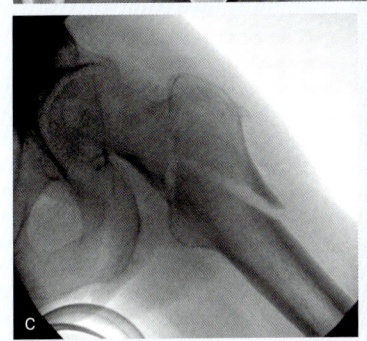
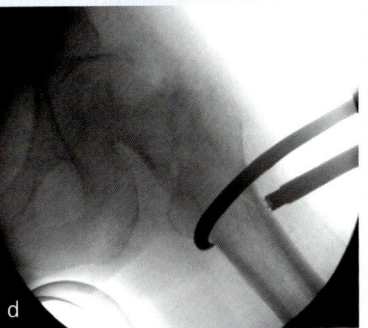
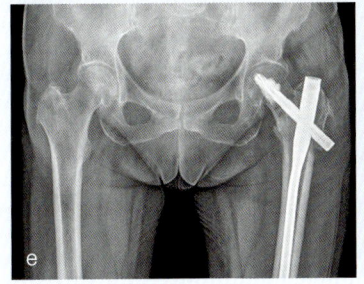
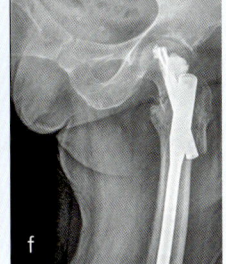

图 3.10-3　骨折复位采用增强型股骨近端防旋髓内钉（PFNA）
a，b. 移位的转子间反向骨折
c，d. 在牵引台上无法完成解剖复位，需要使用共线钳微创切开复位
e，f. 长增强型 PFNA 的术后 X 线片

6.5.1　技术方面

使用造影剂进行关节内渗漏测试，通过 PFNA 刀片应用具有持久高黏度的特殊骨水泥是标准化和安全地强化 IM 固定的先决条件（图 3.10-4）。重要的是要注意，术中骨水泥的分布似乎是由骨质疏松性骨的微结构来决定的，对骨水泥分布的引导几乎是不可能的。

6.6　术后治疗

术后处理的关键要素包括以下方面。

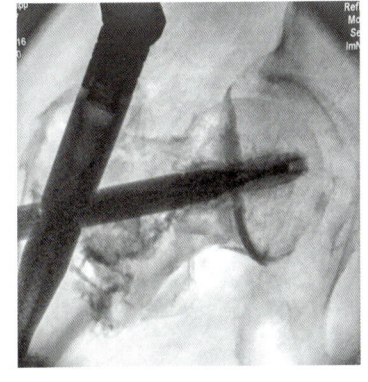

图 3.10-4　增强前的渗漏测试。对比染料始终遵循阻力最小的路径。如果发生关节穿孔，则造影剂会扩散到关节腔内（产生月牙征），并且不得进行骨水泥强化。通常，对比染料应分布在股骨头、骨折区域和软组织内

- 应尽早开始承受负重。尽管患者在进行FWB方面存在局限性，但是有限的负重可以延迟功能恢复并恢复老年患者的独立性[46]（也可以参考第1.8章"术后外科处理"）
- 关于静脉血栓栓塞（VTE）预防的时间长短，已有研究报告了在骨折修复3个月内存在持续升高风险[47]。建议根据每位患者的抗凝风险/获益来调整抗凝持续时间。参考第1.6章"围手术期抗凝治疗"
- 老年骨科共管模式预防和治疗术后并发症（请参考第1.7章"术后内科处理"）。术后4个月和12个月的随访[33]
- 通常建议进行再发骨折预防，包括根据指南肌肉锻炼和骨骼代谢物检查及骨质疏松症的治疗（请参见第1.10章"骨质疏松症"和第2.7章"治疗方案和成组医嘱制定"以获取详细信息）

7 并发症

7.1 切断

切断定义为螺旋刀片或拉力螺钉穿过股骨头或股骨颈的上皮质层，伴随头颈旋转或内翻塌陷[48]。股骨转子间骨折复位不良，尤其是内翻畸形，似乎是切断的主要危险因素[37, 48]。Brunner等[48]回顾性分析使用PFNA或股骨转子固定钉固定股骨转子间骨折后的患者，发现29例患者发生切断，28例患者发生穿透（请参阅本章主题7.3）。其中9例骨折被分类为A1型，34例分类为A2型，14例分类为A3型，而PFNA内固定为47例，股骨转子内固定为10例[48]。其次，将螺钉或刀片正确置入股骨头颈内很重要，因此，TAD已被证明是髋部骨折切断的有力预测指标[49]。在Lobo-Escolar等[49]的回顾性研究中，研究人员对行大转子固定后切断的患者进行了调查，观察到从手术到植入物衰竭的平均时间为84天，这表明切断并发症主要发生在术后早期，即手术后的前3个月内。

在这些骨折固定失败的病例中，可以考虑采用不同的翻修手术策略，而关节置换术通常是最合理的翻修手术。Brunner等[48]观察到的大多数切断并发症进行了关节置换术（n=21），如案例3：图3.10-5所示，而在其他情况下，则进行了刀片更换（n=4），重新置钉（n=3）或Girdlestone治疗[48]。

案例3

患者

一名75岁的男性在转子间反向骨折9个月后出现髋部无法移动的疼痛。在那个阶段，患者需要使用步行架（Charlson合并疾病指数2）。

治疗和结果

影像学检查：最初的X线片显示严重的转子间反向骨折（AO/OTA 31A3）移位。手术6周后未见植入物移位。手术3个月后，已经可以看到相关的脱位并伴有内侧壁的逐渐塌陷，但是不幸的是，这一阶段的发现被误读了。最后，在手术9个月后，发现切断伴髋臼穿孔，并决定进行人工假体置换（图3.10-5a~h）。

术后反思：与对侧髋关节的头颈干（CCD）角135°相比，骨折复位后的CCD角显示受累髋关节持续10°内翻畸形。内翻畸形已被证明是股骨转子置入失败的主要原因[37, 40, 45]，在骨折台上更多地牵拉同侧髋关节可能是改善骨折复位的一种方法。尖顶距（TAD）为26 mm，而Kraus等[50]表示，根据回顾性分析发现TAD为30 mm是最好的。最后，应该考虑使用环扎钢丝，因为它可能会限制股骨近端骨折块的循环。

翻修手术：由于髋部受损，使用自体海绵骨移植和模块化髋关节置换术进行了假体置换。术后 X 线片显示植入物位置良好（图 3.10-5i~k）。

关键点

- 应仔细诊断骨折固定后的植入物移位，以避免与塌陷和切断相关的并发症
- 股骨转子间骨折固定失败后，内假体手术仍然是最有希望的补救技术

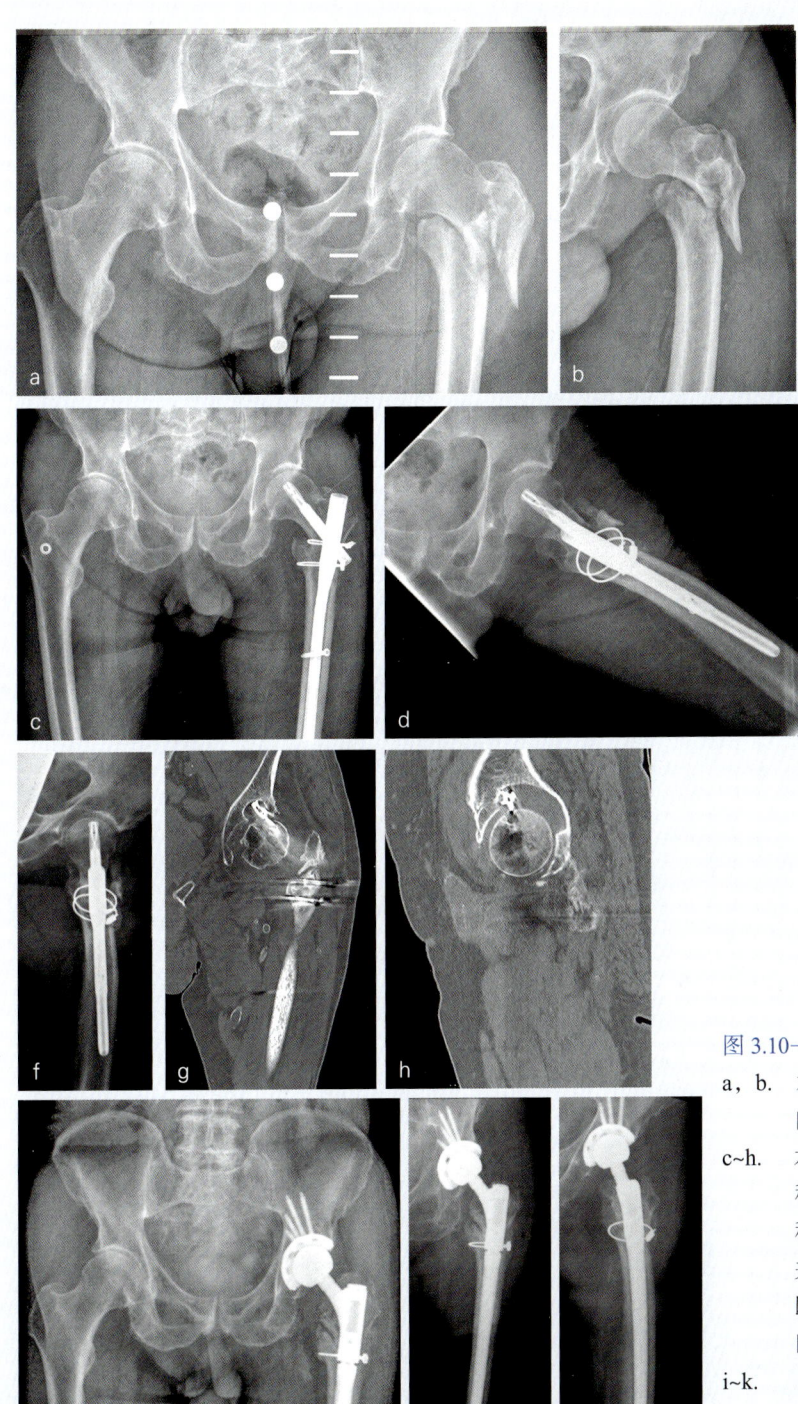

图 3.10-5　继发脱位后的内假体修复术

a，b. 术前 X 线片显示严重的转子间反向骨折移位

c~h. 术后 6 周 X 线片显示没有植入物移位（c，d），术后 3 个月显示移位伴内侧壁逐渐塌陷（e，f），并且在 9 个月（g，h）的计算机断层扫描显示植入物失效，即髋臼穿孔切断

i~k. 翻修手术后 X 线片显示良好的植入物稳定性和关节置换

7.2 穿透

穿透定义为刀片穿过股骨头皮质的内侧穿孔，而不会导致头颈部骨折块的复位丢失[48]。Brunner 等[48]的回顾性分析显示，与切断不同，内翻畸形似乎是失败的主要原因。

28 例穿透病例的平均 TAD 值明显低于切断病例（另请参见图 3.10-6）。此外，与切断相比，美国麻醉医师学会第四型患者经历穿透的数量明显更多[48]。

7.3 植入物周围骨折

由于持续的步态不稳、骨质量下降和虚弱，成功治疗的脆性骨折患者具有很高的再发骨折风险。对于严重或任何（非髋关节）骨折，1 年内发生再发骨折的风险为 2.7% 和 8.4%，5 年后增至 14.7% 和 32.5%[51]。再发骨折的预防很重要（请参阅案例 4：图 3.10-7）。

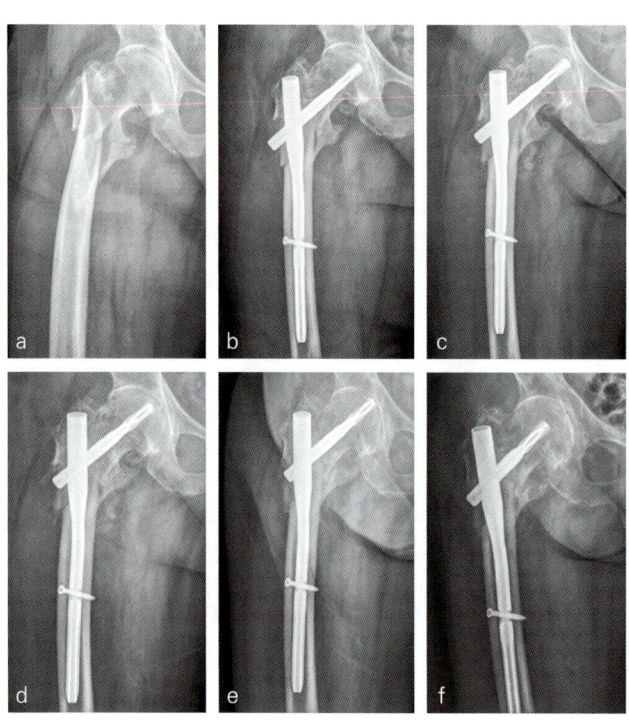

图 3.10-6 根据 Brunner 等[48]的研究，一名 84 岁的 A2 型骨折女性（a）经股骨近端防旋髓内钉治疗（b）。刀片非常靠近关节。术后 4 周，注意到螺旋形刀片被穿透（c）。刀片已更换（d）。翻修手术 4 个月后，患者出现腹股沟疼痛。X 线片（e）揭示了刀片的再次穿孔。刀片再次更换。第二次翻修后 4 周，骨折终于愈合了（f）

案例 4

患者

一名 94 岁相对健康的女性（Charlson 合并疾病指数 1）。

治疗和结果

由于股骨转子周围骨折（AO/OTA 31A2.2），对该女性进行了增强股骨近端防旋髓内钉（PFNA）治疗。术后效果满意（图 3.10-7a~d），她被送往康复科，在手术后 3 周又跌倒，并出现了同侧股骨植入物周围骨折（图 3.10-7e，f）。

围手术期的图像显示，刀片未正确放置在股骨头颈部的骨折块腹侧。尽管进行了各种尝试来重新定位导丝以实现刀片的最佳定位，但是预先存在的骨水泥阻止了导丝的新位置。最后，采用长 PFNA、刀片的再固定和股骨转子下骨折侧的额外环扎术实现了骨折固定（图 3.10-7g~l）。

关键点

- 长钉的使用是治疗植入物周围骨折的一种选择。尽管在这种情况下进行扩孔是可行的,但是在先前的扩孔之后很难重新放置导丝

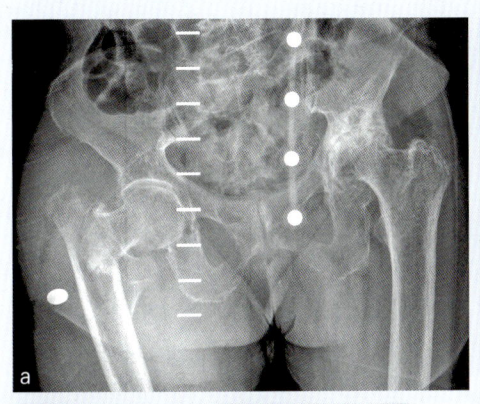
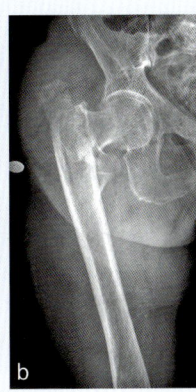
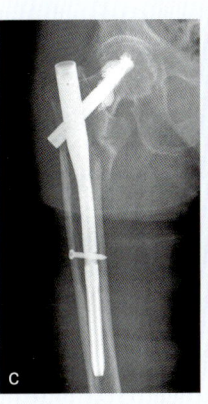
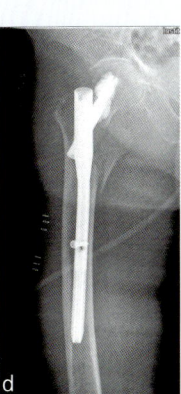
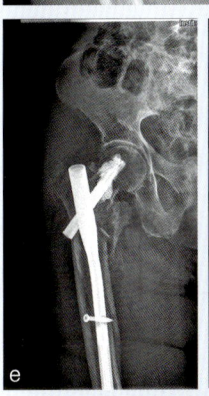
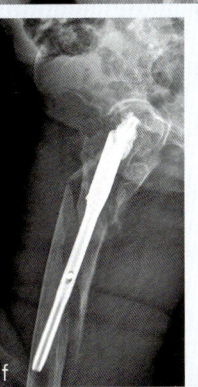
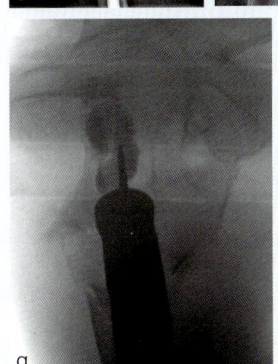
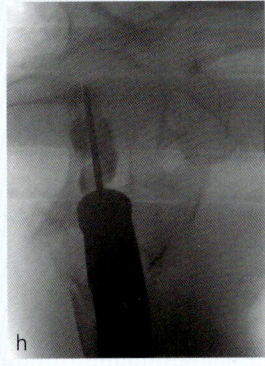
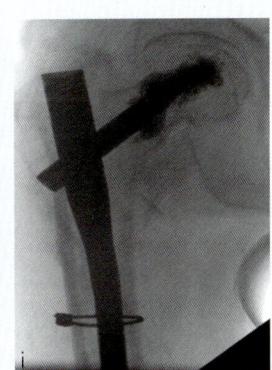
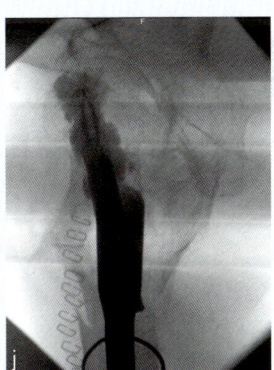
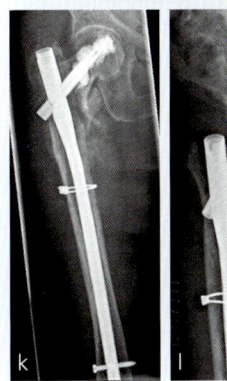

图 3.10-7　增强型股骨近端防旋髓内钉(PFNA)周围植入物翻修手术
a,b. 股骨转子周围骨折(AO/OTA A2.2)
c,d. 用增强型 PFNA 固定骨折
e,f. 植入物周围骨折
g~j. 头颈部骨折块后侧的刀片位置不足,但由于先前的骨水泥固定,其他位置都不可能
k,l. 采用长 PFNA、重新固定刀片和转子下骨折侧的额外环扎固定骨折

7.4 感染

经 IM 钉治疗的股骨转子周围骨折患者中有 1.1%~3.2% 发生感染[52]。如案例 5：图 3.10-8 所示，IM 钉后发生深层感染，应视具体情况考虑。老年患者手术后抗微生物免疫反应显著降低，术后长达 7 天的血清细胞因子测量值发生变化[53]。确定感染风险高的患者（包括尿道、呼吸道和伤口感染）很重要，因为这种感染性并发症会使虚弱的老年患者预后不良。

关于骨折内固定术后早期感染的文献很少。建议进行手术清创，抗生素治疗并保持稳定的硬件，直到发生骨折愈合[54]。在这些情况下，与外科医生、微生物学家、老年科医生和感染专家进行跨学科研究对于确定每位患者的最佳治疗至关重要。

案例 5

患者

一名 87 岁的女性在疗养院跌倒，1 天后住院。

合并疾病

- 10 年前中风
- 小剂量糖皮质激素治疗脑血管炎
- 腰椎 360° 融合后的慢性疼痛综合征
- 带助行器移动（Charlson 合并疾病指数 2）

治疗和结果

右转子间骨折（AO/OTA 31A2.3），转子下延伸（图 3.10-8a，b）。

股骨近端防旋髓内钉（PFNA）闭合复位固定。内翻畸形被接受，其刀尖位于股骨头的上 1/3。此后，尽管患者抱怨持续髋部疼痛，但仍允许完全负重（FWB）。手术后 2 周，植入物移位和骨折明显偏移，因此计划进行翻修手术（图 3.10-8c~f）。

取出植入物后，进行 PFNA 的切开复位和再置入。术后 48 小时进行了筋膜下引流（图 3.10-8g~j）。

允许术后 FWB 活动。患者持续性引流，C 反应蛋白水平和白细胞计数升高。该患者报告疼痛加剧。此外，X 线片表明由于不稳定的情况，随着大转子的脱位及逐渐的植入物偏移，骨折逐渐进行移位。

行关节置换术，术中检出粪肠球菌。经过 9 次翻修手术（包括置入聚甲基丙烯酸甲酯垫片）后，患者出院时功能状态大大降低，并伴有局部瘘管（图 3.10-8k~m）。

关键点

- 由于骨科患者的储备有限，本病例证明了单次手术的重要性。因此，应通过牵引力和可能的切开复位来实现精确的骨折复位，以防止骨折移位和随后的翻修手术。在当前情况下，除了纠正内翻畸形外，可能还需要环扎钢丝
- 在这些情况下，内固定失败后进行关节置换术仍然是首选治疗方法[48]
- 立即进行积极的手术清创以解决深部感染。此外，必须延长抗菌治疗时间并经常重新评估

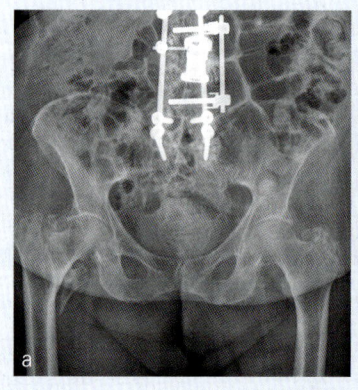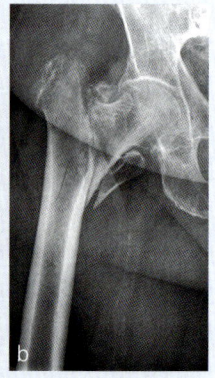

图 3.10-8 股骨转子间骨折修复手术失败后的深层感染
a，b. X 线片显示右髋关节骨折并伴有转子下骨折线

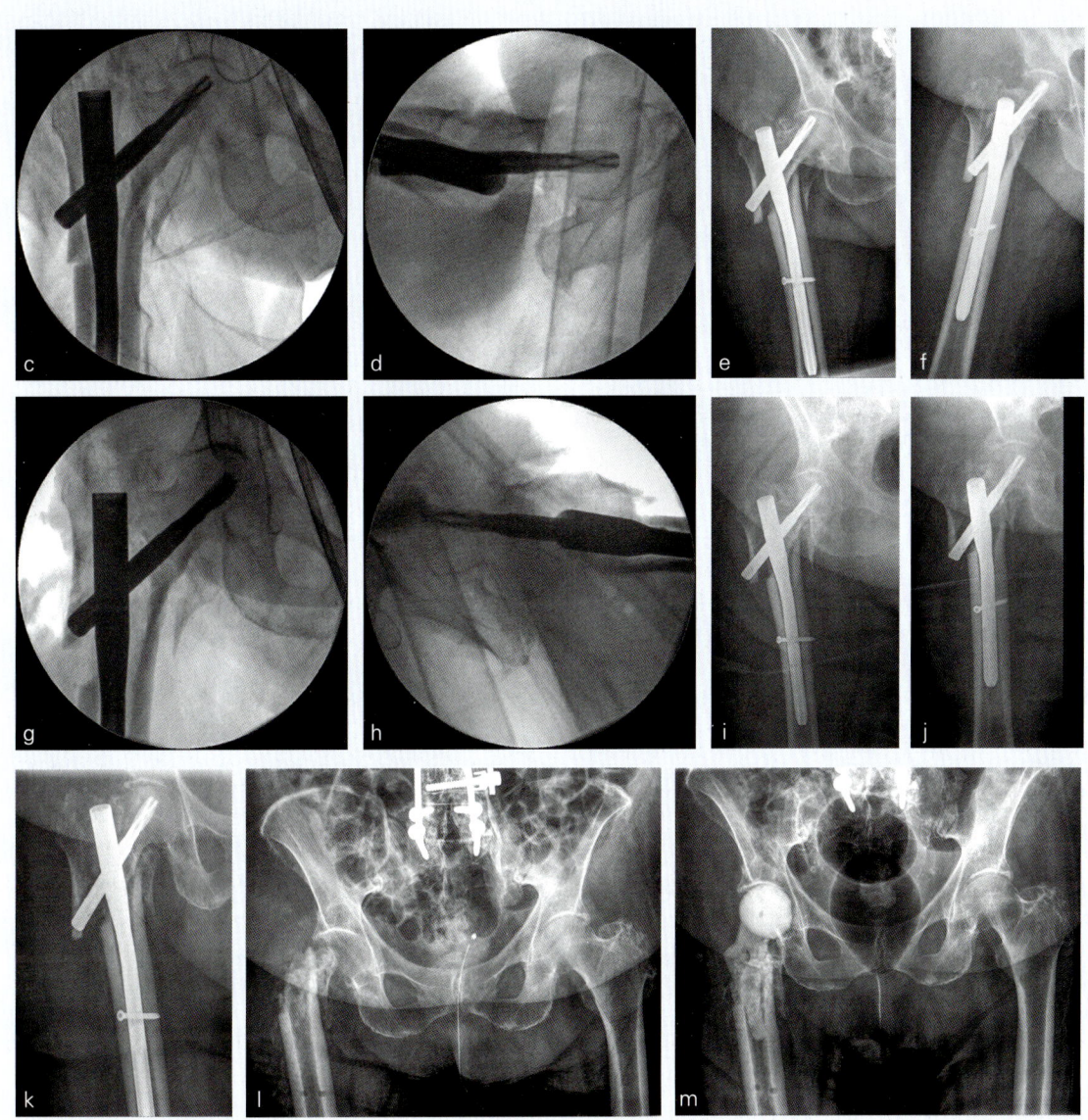

图 3.10-8（续）

c~f. 术中 X 线片显示刀片尖端位于股骨头上 1/3（c）。手术后 2 周的 X 线片显示植入物移位和股骨头颈骨折块（e，f）旋转不良

g~j. 术中（g，h）和术后（i，j）X 线片显示切开复位和股骨近端防旋髓内钉再植后的结果

k~m. X 线片显示随着大转子的脱位和随后的植入物偏移（k），骨折逐渐移位。在此阶段，由于深部感染（l）必须去除股骨髓内钉，并最终用水泥垫片（m）代替

8 参考文献

1. Wagner S, Ruter A. Per-und subtrochantäre Femurfrakturen [Per- and subtrochanteric femur fractures]. Unfallchirurg. 1999 Mar;102(3):206–222. German.
2. Friedman SM, Mendelson DA. Epidemiology of fragility fractures. Clin Geriatr Med. 2014 May;30(2):175–181.
3. Ballane G, Cauley JA, Luckey MM, et al. Secular trends in hip fractures worldwide: opposing trends East versus West. J Bone Miner Res. 2014 Aug;29(8):1745–1755.
4. Sterling RS. Gender and race/ethnicity differences in hip fracture incidence, morbidity, mortality, and function. Clin Orthop Relat Res. 2011 Jul;469(7):1913–1918.
5. Dyer SM, Crotty M, Fairhall N, et al. A critical review of the long-term disability outcomes following hip fracture. BMC Geriatr. 2016 Sep 2;16:158.
6. Isida R, Bariatinsky V, Kern G, et al. Prospective study of the reproducibility of X-rays and CT scans for assessing trochanteric fracture comminution in the elderly: a series of 110 cases. Eur J Orthop Surg Traumatol. 2015 Oct;25(7):1165–1170.
7. Mattos CA, Jesus AA, Floter Mdos S, et al. Reproducibility of the Tronzo and AO classifications for transtrochanteric fractures. Rev Bras Ortop. 2015 Aug 15;50(5):495–500.
8. Bonnaire F, Lein T, Bula P. Pertrochantäre Femurfrakturen. Anatomie, Biomechanik und Wahl der Implantate [Trochanteric femoral fractures: anatomy, biomechanics and choice of implants]. Unfallchirurg. 2011 Jun;114(6):491–500. German.
9. Yoon BH, Baek JH, Kim MK, et al. Poor prognosis in elderly patients who refused surgery because of economic burden and medical problem after hip fracture. J Korean Med Sci. 2013 Sep;28(9):1378–1381.
10. Kumar R, Singh RN, Singh BN. Comparative prospective study of proximal femoral nail and dynamic hip screw in treatment of intertrochanteric fracture femur. J Clin Orthop Trauma. 2012 Jun;3(1):28–36.
11. Wagman Y, Segal O, Dudkiewicz I, et al. Markers of muscle damage for comparing soft tissue injury following proximal femur nail and dynamic hip screw operations for ntertrochanteric hip fractures. Injury. 2016 Dec;47(12):2764–2768.
12. Giraud B, Dehoux E, Jovenin N, et al. Comparaison vis-plaque dynamique et ostéosynthèse intra-médullaire antérograde dans les fractures pertrochantériennes: Une étude prospective randomisée [Pertrochanteric fractures: a randomized prospective study comparing dynamic screw plate and intramedullary fixation]. Rev Chir Orthop Reparatrice Appar Mot. 2005 Dec;91(8):732–736. French.
13. Leung KS, So WS, Shen WY, et al. Gamma nails and dynamic hip screws for peritrochanteric fractures. A randomised prospective study in elderly patients. J Bone Joint Surg Br. 1992 May;74(3):345–351.
14. Reindl R, Harvey EJ, Berry GK, et al. Intramedullary versus extramedullary fixation for unstable intertrochanteric fractures: a prospective randomized controlled trial. J Bone Joint Surg Am. 2015 Dec 2;97(23):1905–1912.
15. Al-Munajjed AA, Hammer J, Mayr E, et al. Biomechanical characterisation of osteosyntheses for proximal femur fractures: helical blade versus screw. Stud Health Technol Inform. 2008;133:1–10.
16. Goffin JM, Pankaj P, Simpson AH, et al. Does bone compaction around the helical blade of a proximal femoral nail anti-rotation (PFNA) decrease the risk of cut-out?: A subject-specific computational study. Bone Joint Res. 2013;2(5):79–83.
17. Makinen TJ, Gunton M, Fichman SG, et al. Arthroplasty for pertrochanteric hip fractures. Orthop Clin North Am. 2015 Oct;46(4):433–444.
18. Grote S, Stegmeyer F, Bogner V, et al. Behandlungsergebnisse nach zementierter Hemiprothese zur Versorgung instabiler pertrochantärer Femurfrakturen alter Patienten [Treatment results after cemented hemiprosthesis for care of unstable pertrochanteric femoral fractures in the elderly]. Unfallchirurg. 2012 Mar;115(3):234–242. German.
19. Fichman SG, Makinen TJ, Safir O, et al. Arthroplasty for unstable pertrochanteric hip fractures may offer a lower re-operation rate as compared to cephalomedullary nailing. Int Orthop. 2016 Jan;40(1):15–20.
20. Laffosse JM, Molinier F, Tricoire JL, et al. Cementless modular hip arthroplasty as a salvage operation for failed internal fixation of trochanteric fractures in elderly patients. Acta Orthop Belg. 2007 Dec;73(6):729–736.
21. Babst R, Renner N, Biedermann M, et al. Clinical results using the trochanter stabilizing plate (TSP): the modular extension of the dynamic hip screw (DHS) for internal fixation of selected unstable intertrochanteric fractures. J Orthop Trauma. 1998 Aug;12(6):392–399.
22. Kammerlander C, Erhart S, Doshi H, et al. Principles of osteoporotic fracture treatment. Best Pract Res Clin Rheumatol. 2013 Dec;27(6):757–769.
23. Mattsson P, Alberts A, Dahlberg G, et al. Resorbable cement for the augmentation of internally-fixed unstable trochanteric fractures. A prospective, randomised multicentre study. J Bone Joint Surg Br. 2005 Sep;87(9):1203–1209.
24. Haentjens P, Casteleyn PP, De Boeck H, et al. Treatment of unstable intertrochanteric and subtrochanteric fractures in elderly patients. Primary bipolar arthroplasty compared with internal fixation. J Bone Joint Surg Am. 1989 Sep;71(8):1214–1225.
25. Fensky F, Nuchtern JV, Kolb JP, et al. Cement augmentation of the proximal femoral nail antirotation for the treatment of osteoporotic pertrochanteric fractures—a biomechanical cadaver study. Injury. 2013 Jun;44(6):802–807.
26. Neuerburg C, Mehaffey S, Gosch M, et al. Trochanteric fragility fractures: Treatment using the cementaugmented proximal femoral nail antirotation. Oper Orthop Traumatol. 2016 Jun;28(3):164–176.
27. Sermon A, Boner V, Schwieger K, et al. Biomechanical evaluation of bonecement augmented proximal femoral nail antirotation blades in a polyurethane foam model with low

density. Clin Biomech (Bristol, Avon). 2012 Jan;27(1):71–76.
28. Sermon A, Hofmann-Fliri L, Richards RG, et al. Cement augmentation of hip implants in osteoporotic bone: how much cement is needed and where should it go? J Orthop Res. 2014 Mar;32(3):362–368.
29. Fliri L, Lenz M, Boger A, et al. Ex vivo evaluation of the polymerization temperatures during cement augmentation of proximal femoral nail antirotation blades. J Trauma Acute Care Surg. 2012 Apr;72(4):1098–1101.
30. Gupta RK, Gupta V, Gupta N. Outcomes of osteoporotic trochanteric fractures treated with cement-augmented dynamic hip screw. Indian J Orthop. 2012 Nov;46(6):640–645.
31. Kammerlander C, Doshi H, Gebhard F, et al. Long-term results of the augmented PFNA: a prospective multicenter trial. Arch Orthop Trauma Surg. 2014 Mar;134(3):343–349.
32. Ritcey B, Pageau P, Woo MY, et al. Regional nerve blocks for hip and femoral neck fractures in the emergency department: a systematic review. CJEM. 2016 Jan;18(1):37–47.
33. Prestmo A, Hagen G, Sletvold O, et al. Comprehensive geriatric care for patients with hip fractures: a prospective, randomised, controlled trial. Lancet. 2015 Apr 25;385(9978):1623–1633.
34. Rüedi TP, Murphy WM. AO Principles of Fracture Management. 1st ed. Stuttgart New York: Thieme; 2000.
35. Riehl JT, Widmaier JC. Techniques of obtaining and maintaining reduction during nailing of femur fractures. Orthopedics. 2009 Aug;32(8):581.
36. Queally JM, Harris E, Handoll HH, et al. Intramedullary nails for extracapsular hip fractures in adults. Cochrane Database Syst Rev. 2014 Sep 12(9):CD004961.
37. Turgut A, Kalenderer O, Karapinar L, et al. Which factor is most important for occurrence of cutout complications in patients treated with proximal femoral nail antirotation? Retrospective analysis of 298 patients. Arch Orthop Trauma Surg. 2016 May;136(5):623–630.
38. Baumgaertner MR, Curtin SL, Lindskog DM, et al. The value of the tip-apex distance in predicting failure of fixation of peritrochanteric fractures of the hip. J Bone Joint Surg Am. 1995 Jul;77(7):1058–1064.
39. Parmar V, Kumar S, Aster A, et al. Review of methods to quantify lag screw placement in hip fracture fixation. Acta Orthop Belg. 2005 Jun;71(3):260–263.
40. Kane P, Vopat B, Heard W, et al. Is tip apex distance as important as we think? A biomechanical study examining optimal lag screw placement. Clin Orthop Relat Res. 2014 Aug;472(8):2492–2498.
41. Boone C, Carlberg KN, Koueiter DM, et al. Short versus long intramedullary nails for treatment of intertrochanteric femur fractures (OTA 31-A1 and A2). J Orthop Trauma. 2014 May;28(5):e96–e100.
42. Hou Z, Bowen TR, Irgit KS, et al. Treatment of pertrochanteric fractures (OTA 31-A1 and A2): long versus short cephalomedullary nailing. J Orthop Trauma. 2013 Jun;27(6):318–324.
43. Li Z, Liu Y, Liang Y, et al. Short versus long intramedullary nails for the treatment of intertrochanteric hip fractures in patients older than 65 years. Int J Clin Exp Med. 2015;8(4):6299–6302.
44. Biber R, Bail HJ, Stedtfeld HW. Lateral cortical notching in specific cases of delayed unions or nonunions after intertrochanteric and reversed fractures. Arch Orthop Trauma Surg. 2013 Apr;133(4):495–501.
45. Hoskins W, Bingham R, Joseph S, et al. Subtrochanteric fracture: the effect of cerclage wire on fracture reduction and outcome. Injury. 2015 Oct;46(10):1992–1995.
46. Koval KJ, Sala DA, Kummer FJ, et al. Postoperative weight-bearing after a fracture of the femoral neck or an intertrochanteric fracture. J Bone Joint Surg Am. 1998 Mar;80(3):352–356.
47. Bjornara BT, Gudmundsen TE, Dahl OE. Frequency and timing of clinical venous thromboembolism after major joint surgery. J Bone Joint Surg Br. 2006 Mar;88(3):386–391.
48. Brunner A, Buttler M, Lehmann U, et al. What is the optimal salvage procedure for cut-out after surgical fixation of trochanteric fractures with the PFNA or TFN?: A multicentre study. Injury. 2016 Feb;47(2):432–438.
49. Lobo-Escolar A, Joven E, Iglesias D, et al. Predictive factors for cutting-out in femoral intramedullary nailing. Injury. 2010 Dec;41(12):1312–1316.
50. Kraus M, Krischak G, Wiedmann K, et al. Klinische Evaluation des PFNA® und Zusammenhang zwischen Tip-Apex-Distanz und mechanischem Versagen [Clinical evaluation of PFNA(R) and relationship between the tip-apex distance and mechanical failure]. Unfallchirurg. 2011 Jun;114(6):470–478. German.
51. Gibson-Smith D, Klop C, Elders PJ, et al. The risk of major and any (non-hip) fragility fracture after hip fracture in the United Kingdom: 2000–2010. Osteoporos Int. 2014 Nov;25(11):2555–2563.
52. Mavrogenis AF, Panagopoulos GN, Megaloikonomos PD, et al. Complications after hip nailing for fractures. Orthopedics. 2016 Jan–Feb;39(1):e108–116.
53. Sutherland AG, Cook A, Miller C, et al. Older patients are immunocompromised by cytokine depletion and loss of innate immune function after HIP fracture surgery. Geriatr Orthop Surg Rehabil. 2015 Dec;6(4):295–302.
54. Berkes M, Obremskey WT, Scannell B, et al. Maintenance of hardware after early postoperative infection following fracture internal fixation. J Bone Joint Surg Am. 2010 Apr;92(4):823–828.

3.11 股骨干

作者 Elizabeth B Gausden, Dean G Lorich
译者 张丞贵　审校 宋纯理

1 引言

很大一部分股骨干骨折（femoral shaft fracture, FSF）发生在老年人中，给医疗和外科手术治疗带来了独特的问题。这些特征类似于通常所说的髋部、脊柱和腕部等其他脆性骨折的特征。FSF中约有1/3是由低能量创伤引起的[1]，通常是地面跌倒、骨质量差带来的特殊挑战[1-3]。此外，病理性病变约占非髋部股骨骨折的15%[4]。

FSF的发病率呈现从20岁到中年下降，然后小幅上升，到75岁以后显著上升的趋势[5]。低能量创伤后FSF的平均年龄为65岁[3]。在17~29岁的患者中，超过90%的FSF与交通事故有关，但在70岁以上的患者中，有65%的FSF与跌倒有关[6]。大多数低能量FSF的患者至少有1种合并疾病或危险因素，如年龄、糖尿病或慢性阻塞性肺疾病，使其易患骨量减少[3]。

对于患有FSF的老年患者，尚没有一种最佳的治疗选择。除外科医生的经验和偏好外，具体的治疗还取决于患者的因素和骨折特征。对于具有适合髓内（IM）钉固定体质和骨折类型的患者，在过去的几十年中，随着仪器和技术的改进，骨不连和总体并发症发生率已有所下降。但是，旋转不良和对位不良仍然是问题。锁定钢板的出现改善了骨质疏松FSF患者行钢板内固定术的预后。本章概述了目前治疗老年患者FSF的各种技术。

2 诊断

FSF定义为小转子下方5 cm到内收肌结节近端8 cm之间的骨折[7]。

2.1 临床评估

完整的病史是进行患者临床评估的重要组成部分，应尽可能从患者和家属那里获得。具体项目包括以下方面。

- 受伤前的功能水平
- 职业
- 恶性病史
- 骨质疏松症病史
- 使用双膦酸盐的历史（可能与骨折类型有关）
- 骨折史
- 认知障碍的病史

有证据表明老年髋部远端骨折患者所表现出的功能、认知和合并疾病与老年髋部骨折患者相似[8]。除对骨折类型分析外，在初次评估时还必须确定患者的功能需求、康复潜力（基于功能和认知状态）及整体医疗状况。与使用双膦酸盐有关的所谓的非典型股骨骨折将在下面第3.18章"非典型骨折"中详细讨论。

2.2 影像学

尽管患有FSF的患者可能表现出明显的畸

形，但必须通过真 AP 片和整个股骨的穿桌侧位片评估骨折。此外，还应拍摄骨盆 AP X 线片及髋、膝关节 X 线片，以评估是否伴发存在合并伤、退行性变或相邻的关节置换。

在进行任何影像学检查之前，应适当治疗疼痛，股神经阻滞是一个不错的选择。有双膦酸盐使用史且怀疑为非典型骨折的患者，对侧肢体做影像学检查以筛查可能即将发生的骨折病变[9]。另外，对于粉碎性骨折或成角大的骨折，牵引视图非常有用[10]。

计算机断层扫描（CT）可能在干骺端交界处的复杂粉碎性骨折的术前计划中有用。进行 CT 扫描的另一个好处是基于 CT 值推断骨质量[11-13]。

对于任何低能量股骨骨折的患者，应在骨折的急性治疗后通过 DEXA 和骨代谢评估骨质疏松情况。

3 分类

AO/OTA 骨折和脱位分类是对 FSF 进行分类的主要方法，可以帮助详细描述损伤的严重程度并确定合并伤。Winquist 和 Hanson 分类基于骨折粉碎程度分为 4 个等级。这对评估骨折稳定性很有用[14]。在整个人群中，骨干横行 FSF 是最常见的骨折，而老年女性则更常发生长斜行骨折[15]。

4 决策

即使患者患有严重合并疾病，绝大多数 FSF 仍需要手术治疗。在决定初始治疗时，外科医生需要考虑诸如镇痛、牵引或外固定之类的选择。

4.1 疼痛管理

疼痛管理至关重要，因为这可以减轻大多数老年患者肾上腺素能激活对有限的心肺和认知所产生的危害。最近，研究调查了术前局部麻醉在等待手术期间控制疼痛的潜在益处[16, 17]。

4.2 牵引

在 FSF 短缩或成角移位的患者中，等待进行内固定治疗之前，可通过下肢施加牵引力以暂时改善对位、拉伸肌肉并减轻痉挛。在一项随机前瞻性研究中，接受骨牵引的患者与接受皮肤牵引的患者进行疼痛药物治疗或视觉模拟量表评分之间没有差异[18]。对于大多数患者，我们首选皮肤牵引。对于年龄较大、有压疮和皮肤皲裂风险的老年患者，皮肤牵引器械的适当使用至关重要。

4.3 外固定

随着 IM 钉和肌下钢板技术的改进及并发症发生率的下降，对 FSF 进行外固定的需求已变得越来越小[10]。作为控制损伤的一部分，外固定仍在不稳定患者中用作临时固定[19]，在患有同侧动脉损伤及需要多次清创的软组织污染的患者中使用[20]。

4.4 非手术治疗的考虑

只要疼痛能够得到控制，预期寿命为数天至数周的生命晚期患者可以考虑非手术治疗。在这种情况下，患肢可置于泡沫夹板或皮肤牵引状态以保持舒适。所有其他患者应手术固定。

5 治疗选择

5.1 髓内钉

通常，只要技术上可行，在 FSF 中最好使用髓内钉。这是一种微创技术，允许立即耐受下完全负重。另外，可以预防性处理股骨颈。

5.1.1 复位技术

峡部股骨干骨折可通过 IM 钉闭合复位治

疗。但是，更粉碎或更复杂的骨折类型可能需要在通过髓内钉治疗之前进行切开复位。外科医生可以使用手指"F型工具"（即1根带有2个呈"F"形附加杆的杆，可以调节以适应患者的腿并有助于复位股骨骨折）、Schanz钉、锁定螺钉或球形钉推进器等可帮助彻底复位骨折，以便通过导丝（案例1：图3.11-1，案例2：图3.11-2）。

案例1

患者

一名63岁女性被同事撞倒。

合并疾病

- 糖尿病
- 高血压
- 骨质疏松症
- 高脂血症与合并既往双膦酸盐使用史

治疗和结果

该患者发生了与双膦酸盐有关的股骨干横行骨折（图3.11-1a~d）。在AP X线片中明显看到骨折区皮质骨中断（图3.11-1d），这与该患者的双膦酸盐使用史一致。

考虑到患者是横行骨折合并较差的骨质量，最佳治疗选择是顺行股骨髓内钉（AFN），该钉可复位和控制骨折并提供股骨颈保护。左股骨的髓内钉是在倾斜的侧向位置进行的，并通过开放切口以转子入钉的标准起点为进针点。使用2枚Schanz钉复位骨折，其中1枚放置在远端，1枚置于近端来控制骨折。股骨对齐后，将一根导丝穿过髌上水平并进行测量。然后依次从直径9 mm到13.5 mm进行扩孔。置入1枚12 mm的髓内钉（图3.11-1e~i）。

骨折解剖复位修复后。通常将患者转诊至骨代谢专家，他们可能会根据代谢分析的结果考虑对此类患者使用特立帕肽（图3.11-1j~l）。

关键点

- 考虑患者通过AFN的侧方定位
- 在某些情况下，使用Schanz钉可以避免股骨干骨折的切开复位
- 在双膦酸盐相关的骨折中，即使没有症状，也需要双侧股骨X线检查以寻找病理变化或即将发生骨折的证据
- 建议所有伴有双膦酸盐相关骨折的患者转诊至骨代谢专家

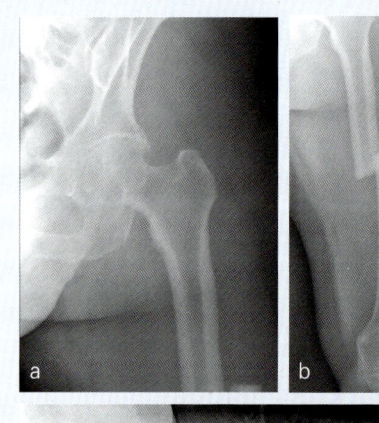
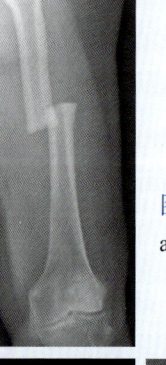
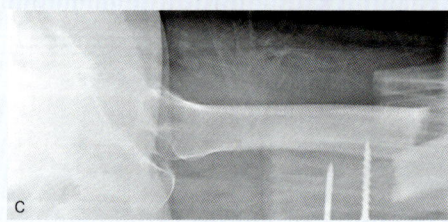
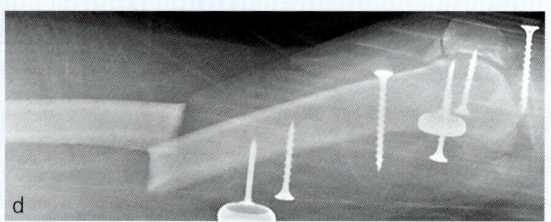

图3.11-1　一名63岁女性患者，跌倒后股骨干骨折
a~d. 股骨干横行骨折。AP视图（b）显示了在骨折水平的皮质骨断裂

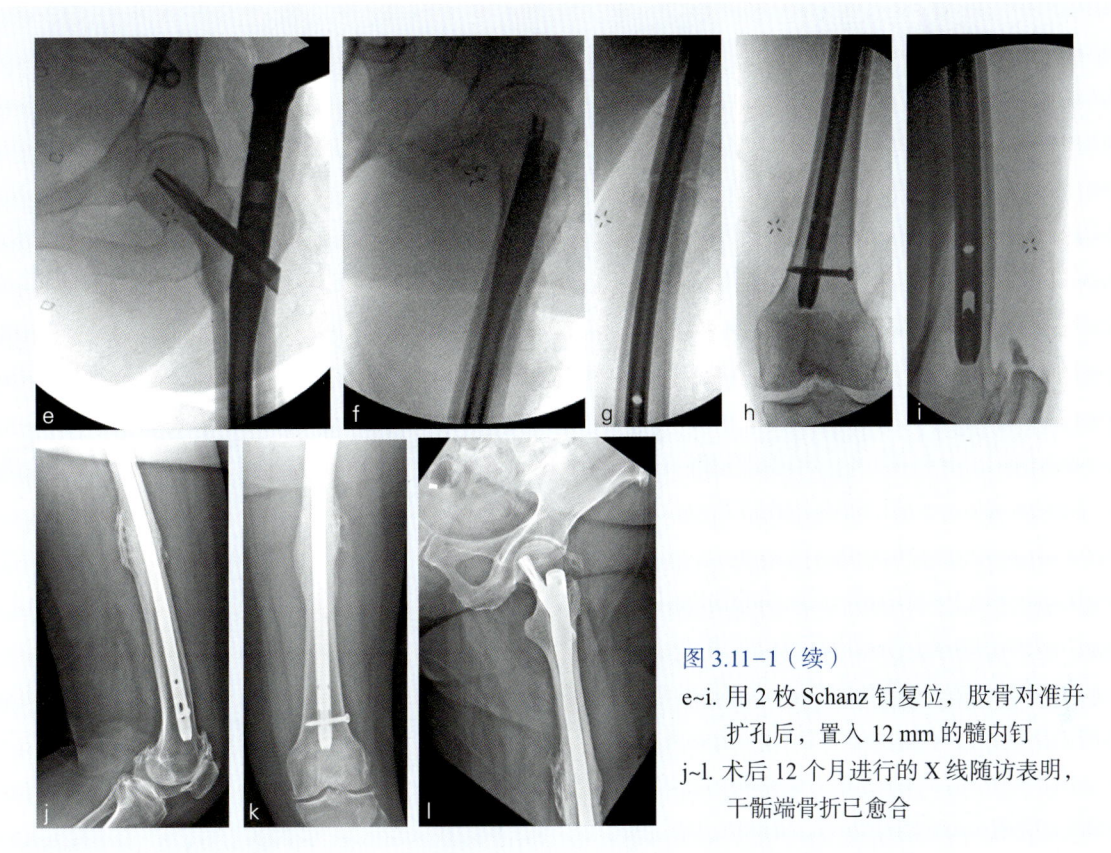

图 3.11-1（续）

e~i. 用 2 枚 Schanz 钉复位，股骨对准并扩孔后，置入 12 mm 的髓内钉

j~l. 术后 12 个月进行的 X 线随访表明，干骺端骨折已愈合

患者

一名 67 岁女性，无认知障碍史。她每天喝 2 单位酒，大约等于 1 杯葡萄酒、啤酒或 1 瓶酒，独居。她绊倒在路边，跌倒后摔伤左下肢。

合并疾病

- 房颤（非抗凝治疗）
- 哮喘和慢性阻塞性肺疾病
- 先前右肺下叶切除术
- 抑郁

治疗和结果

左股骨的 AP 和横断面侧位片显示螺旋形骨折，累及股骨干远端 1/3（图 3.11-2a~d）。低能量创伤引起股骨远端骨干螺旋斜行骨折导致股骨远端短缩和后移位。螺钉和钢板是骨折固定的 2 种选择。

- 螺钉——根据骨折的远端位置，逆行髓内钉是控制骨折的首选技术
- 钢板——另一种选择是股骨外侧入路，直接或肌下钢板固定

通过髌骨辅助切口进行逆行置钉。由于骨折广泛移位，在这种情况下，进行了单独的切口，并使用 Weber 钳进行了骨折复位。扩孔，并置入直径 14 mm、长 400 mm 的逆行髓内钉。为了增强固定效果，将 2 根 1.6 mm 编织钢缆作为环扎钢丝置入（图 3.11-2e~h）。髓内钉固定治疗 6 个月后，骨折已愈合（图 3.11-2i~l）。

关键点

- 虽然用手指可以大体复位许多股骨干骨折，但有些需要微创或切开复位技术

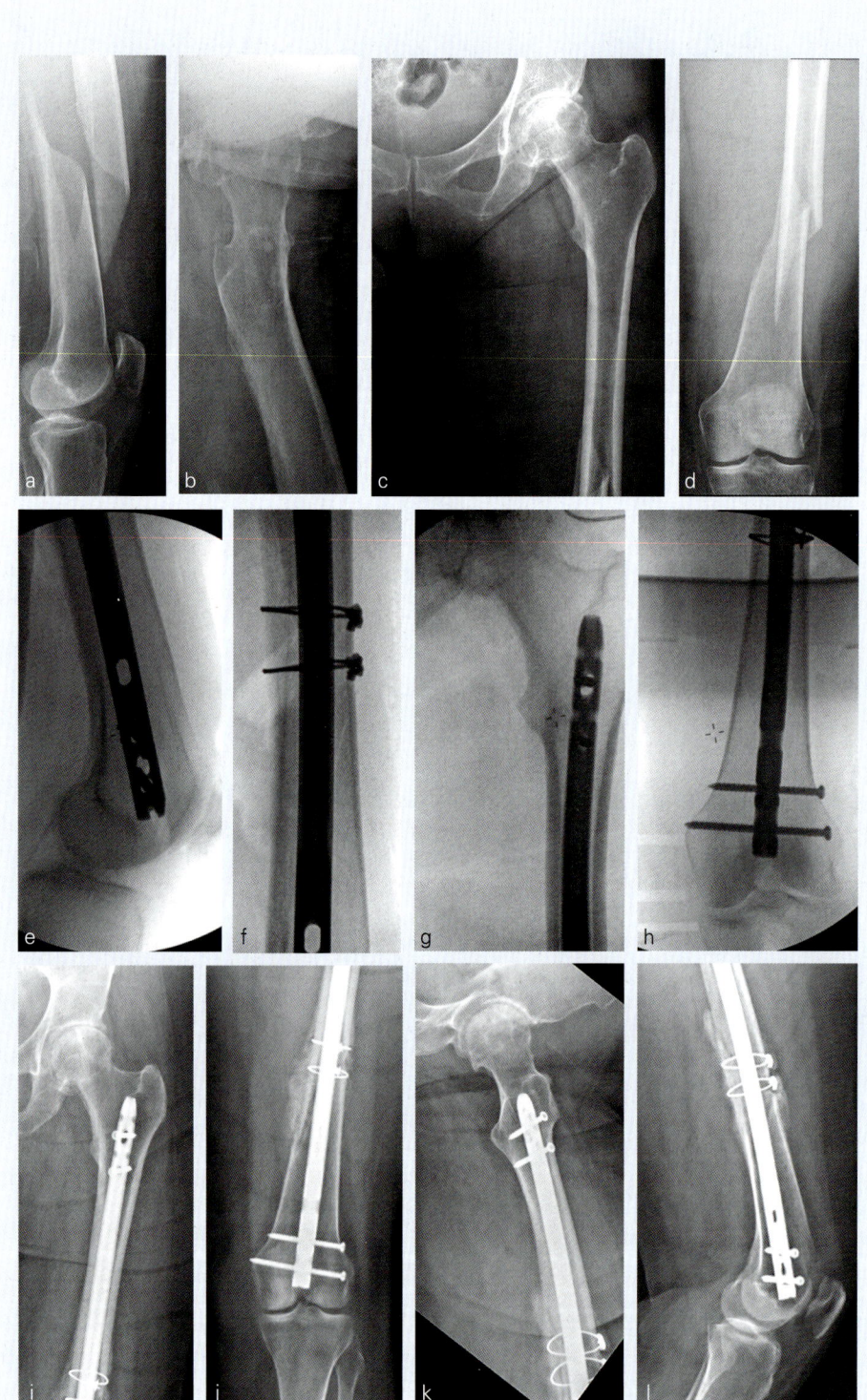

图 3.11-2　一名 67 岁女性，左股骨螺旋形骨折
a~d. AP 和侧位片显示股骨的螺旋形骨折，包括骨干远端 1/3
e~h. 骨折用钢缆环扎，扩孔，置入逆行髓内钉
i~l. X 线片显示术后 6 个月骨折愈合

5.1.2 扩孔

扩孔只能在有限基础上用于老年 FSF，确定钉道尺寸，以置入最佳直径的髓内钉。我们发现，考虑老年患者的 IM 管通常具有较大直径，在老年细长型骨折中通常不需要积极进行扩孔。尽管扩孔髓内钉与未扩孔髓内钉相比影像学愈合时间更短，但在许多老年、多合并疾病患者中，扩孔的风险更高。这些风险包括 IM 压力升高导致脂肪和骨髓栓塞，刺激炎症反应及免疫反应受损[21]。

应使用整个股骨的横断面侧位 X 线片进行术前评估股骨前弓。在老年人群中，由于远端股骨的前皮质变薄，前穿孔的风险增加[22]。

5.1.3 顺行髓内钉

对于近端 1/3 FSF 的患者，建议使用顺行股骨髓内钉（AFN），因为这种结构相对于逆行髓内钉可优化短节段固定长度。

AFN 进钉点的 2 个选择是梨状窝和大转子。对于骨质较差的老年患者，首选可用刀片或螺钉来保护股骨颈的钉子。设计以大转子为进钉点的钉子通常会提供较大直径的近端组件，可容纳较大直径的螺钉或刀片以保护股骨颈。梨状肌进钉点宜采用倾斜侧位，以便于影像学确定起点并易于骨折复位。

旋转畸形，特别是内旋，是 IM 钉的典型并发症，可对术后活动和步态产生相当大的影响。头颈部植入物，如用于股骨外侧钉的重建螺钉或股骨近端防旋的刀片，在横断面中与远端锁定螺钉的夹角为 10°。因此，如果后髁切线平行于远端锁定螺钉孔轴，则股骨的旋转或前倾等于头颈植入物与远端锁定螺钉之间的角度，该角度为 10°[23]。

5.1.4 逆行髓内钉

最近的研究发现，在年轻患者中，逆行髓内钉和顺行髓内钉之间的愈合和畸形率具有可比性，这可能是技术和扩孔术的改进[24]。逆行股骨髓内钉用于远端 1/3 股骨干骨折中，因为它们优化了相对于顺行髓内钉的更短的骨折长度，从而为固定提供了更好的生物力学结构（案例 3：图 3.11-3）。重要的是要注意，IM 钉可能无法为年龄较大、髓腔宽且皮质薄的患者的远端 1/3 干骺端骨折提供足够的固定（案例 4：图 3.11-4）。在这种情况下，用螺钉无法获得稳定性，可以通过钢缆或钢板来增强固定效果。逆行股骨髓内钉的相对适应证还包括近端入路禁忌或不良的情况，如同侧髋臼或骨盆损伤的患者顺行入路可能违反手术入路[25]。髓内钉在病态肥胖患者中也难以进入股骨近端，此类患者可考虑使用逆行股骨髓内钉。逆行髓内钉也可以立即承重。必须用 CT 扫描排除骨折是否波及膝关节。与对侧下肢比较，可以实现旋转控制，对侧下肢应在手术及仰卧位时进行检查。

案例 3

患者

一名 67 岁女性从站立高度跌倒后，发生了股骨干中部斜行骨折伴后方粉碎（图 3.11-3a~c）。在此之前的 30 年中，她曾因胫骨骨折进行了左下肢手术。

合并疾病

- 没有合并疾病和药物使用史

治疗和结果

对于这种具有后方粉碎的股骨干斜行骨折，治疗方法包括逆行髓内钉、顺行髓内钉和钢板固定。由于骨折在骨干处稍微向远侧移动，因此在这种情况下最好使用逆行髓内钉。术中图像增强显示，在骨折部位置入了带环扎钢丝的逆行股骨髓内钉，维持复位。远端使用螺旋刀片和螺钉锁定髓内钉远端（图 3.11-3d~i）。随访的 X 线检查显示骨折愈合和解剖复位良好（图 3.11-3j~m）。

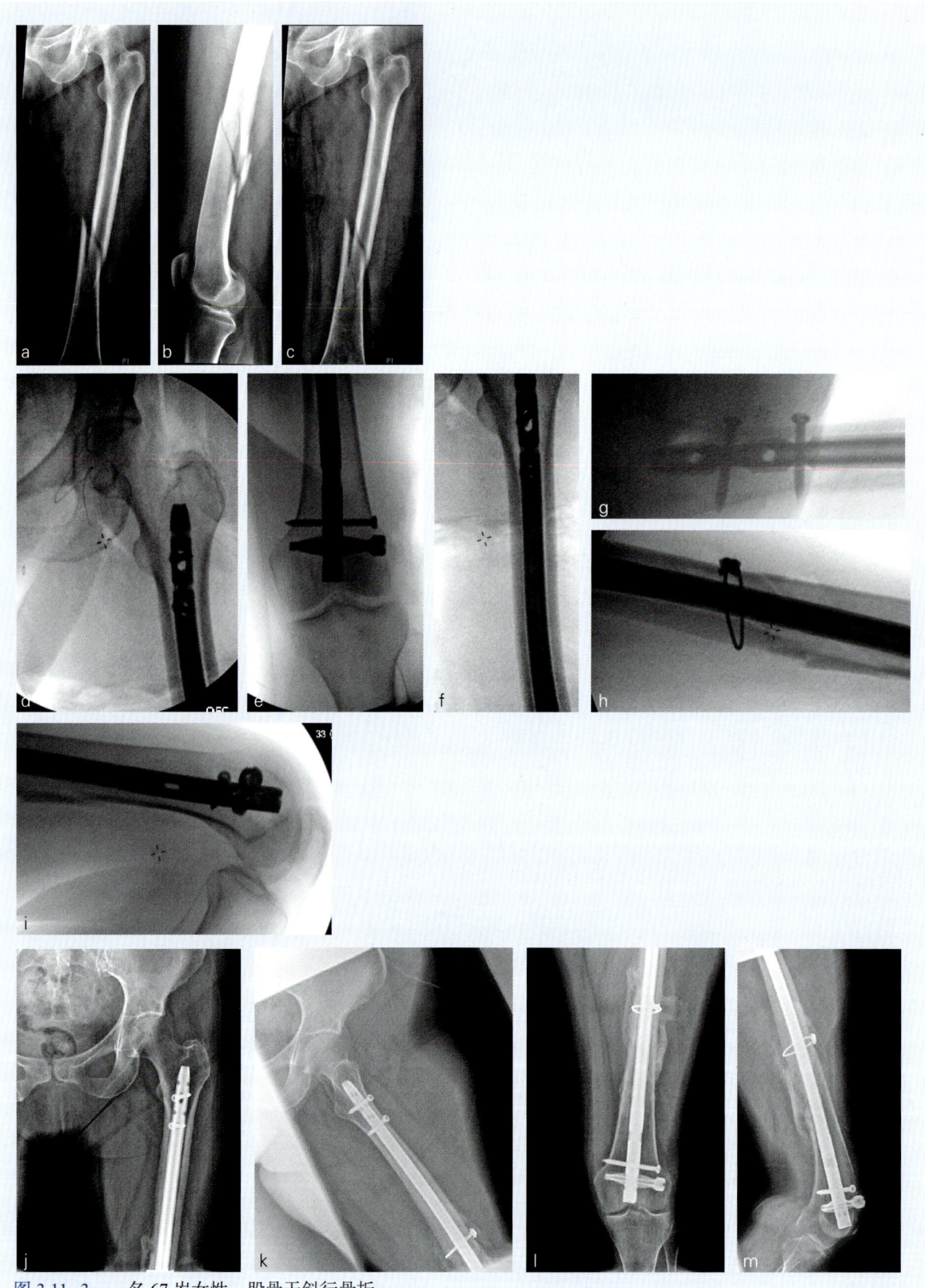

图 3.11-3 一名 67 岁女性,股骨干斜行骨折
a~c. X 线片显示股骨中段骨折伴后方粉碎
d~i. 术中图像增强显示环扎钢丝置入逆行股骨髓内钉。用螺旋刀片和螺钉将髓内钉远端锁定
j~m. 3 个月时随访显示骨折愈合和解剖复位良好

患者

一名88岁女性,独居,行走需要拄拐杖。

合并疾病

- 痴呆
- 高血压

治疗和结果

无移位的股骨颈外侧骨折和大转子尖端骨折用2孔动力髋螺钉和防旋螺钉固定（图3.11-4a, b）。6个月后,该患者患有同一股骨的螺旋形骨折并伴有第三骨折块（图3.11-4c, d）。拆下内固定装置,并用2枚探测螺钉进行前路髓内钉固定（图3.11-4e, f）。

1周后X线检查示冠状面严重不稳定伴有移位（图3.11-4g）,并不能通过额外的石膏固定改善。足跟和跟腱上方压疮需要旋转皮瓣治疗（图3.11-4j~l）。骨折愈合后严重的外翻畸形使患者只能卧床或坐轮椅（图3.11-4m~o）。

关键点

- 顺行股骨髓内钉不能在股骨峡部远端的骨折中提供足够的稳定性。必须在术中测试其稳定性,并且髓外固定最好必须立即添加锁定钢板结构

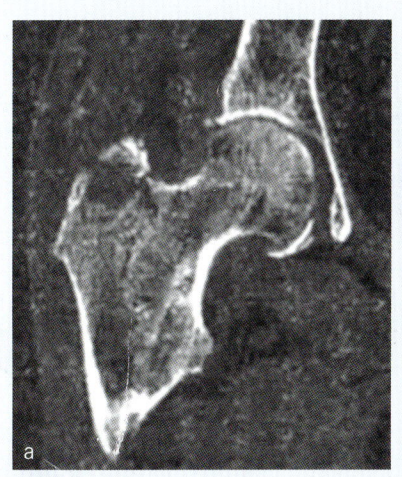
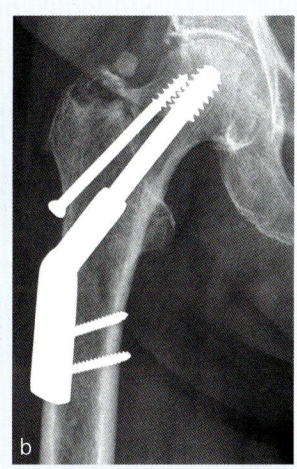

图3.11-4 一名88岁女性,股骨颈外侧和大转子尖端骨折

a, b. 计算机断层扫描（a）和X线片（b）显示无移位股骨颈外侧骨折和大转子尖端骨折并用2孔动力髋螺钉和防旋螺钉固定

c, d. 同一股骨发生螺旋形骨折,合并第三骨折块

e, f. 卸下内固定后,用2枚探测螺钉将髓内钉固定在一起

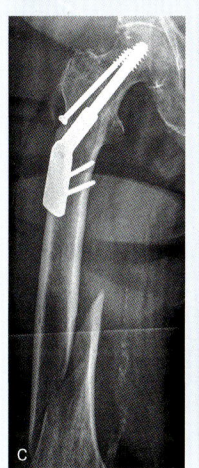
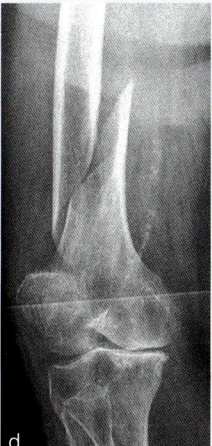
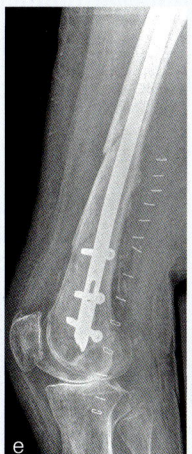
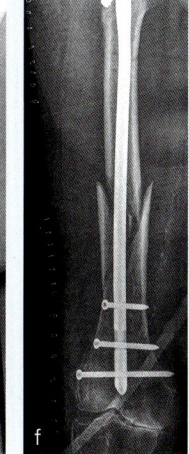

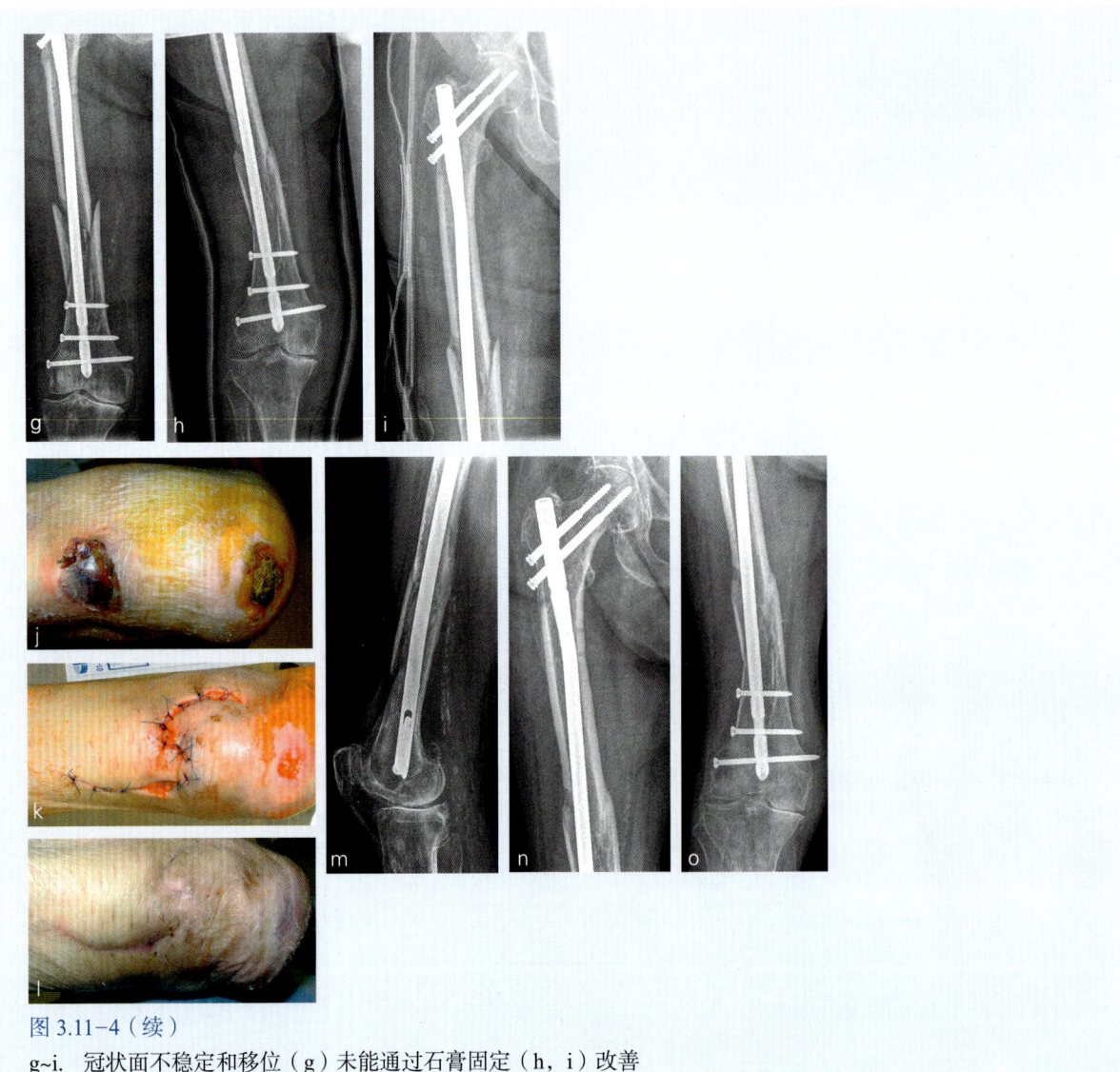

图 3.11-4（续）
g~i. 冠状面不稳定和移位（g）未能通过石膏固定（h, i）改善
j~l. 压疮需要旋转皮瓣治疗
m~o. 严重外翻畸形伴骨折愈合
（由奥地利因斯布鲁克大学创伤外科学院提供）

5.1.5 保护股骨颈骨折

对股骨进行 IM 钉固定以保护股骨颈免受植入物周围骨折的做法仍然存在争议，并且对此问题进行探讨的文献非常有限。一般认为，对于年龄较大的患者，特别是患有严重骨量减少或骨质疏松的患者，应保护包括股骨颈在内的整个股骨。60 岁以上女性 FSF 后再发股骨颈骨折的发生率可能高达 26%[26]，提示对于此类患者，应强烈考虑使用头髓钉或反向重建钉时，在股骨颈部进行辅助固定保护。但是，最近的回顾性研究发现，IM 钉治疗病理性股骨干骨折或即将发生的骨干骨折，在未保护颈部的情况下，没有发生随后的股骨颈骨折[27]。使用带股骨颈固定的重建钉的额外成本在 260 美元至 1 282 美元之间，并且最近的一项分析认为，除非再发股骨颈骨折发生率大于 7%，否则对所有股骨干骨折进行经验性颈部固定不是一种经济有效的策略[28]。因此，仅在有再发骨折风险的患者中才应考虑

保护颈部。

5.1.6 锁定

用交锁螺钉锁定髓内钉可以恢复股骨干骨折的长度和旋转稳定性。但是，根据外科医生的喜好不同决定锁钉和使用多少螺钉。我们的首选是在顺行钉中使用 2 枚远端交锁螺钉，在逆行钉中使用 2 枚徒手螺钉。

有生物力学证据表明，2 枚螺钉可提供更大的稳定性，尤其是在远端 1/3 或近端 1/3 股骨干骨折中[29]。如果可能，最好采用多面锁定以确保更高的稳定性。对于皮质较薄、IM 管直径较大的老年患者，必须使用适当长度的交锁螺钉确保充分固定。生物力学上，角稳定锁定螺钉已显示出在骨质疏松性胫骨中允许更多的固定失败。使用这些螺钉的临床影响尚不清楚。

5.2 钢板固定

FSF 钢板固定的相对适应证包括股骨髓腔非常狭窄，无法钉入 IM 钉，既往骨不连或畸形，以及骨折延伸到股骨转子间或股骨远端干骺端[10]。

对于老年患者的某些股骨干骨折，还应考虑使用肌下钢板。与年轻患者不同，逆行钉不能为远端 1/3 骨折提供适当的固定和畸形矫正（案例 5：图 3.11-5）。肌下钢板固定或将钢板固定与 IM 钉结合可提高固定的稳定性和强度。在骨质量较差的老年患者中，通过向钢板结构中添加骨移植物来增强固定可能是必不可少的。通常用于稳定股骨远端骨干和干骺端骨折的外侧固定角结构，通常无法稳定内侧柱。

对于延伸至股骨远端的股骨干骨折，将腓骨同种异体移植物与外侧锁定钢板结合放置在 IM 管中，可以通过为内侧柱提供机械支撑并增加骨量来增强稳定性[30]。骨内植入物与侧向钢板结合形成支架以支撑股骨远端（案例 6：图 3.11-6）。

案例 5

患者

一名 86 岁的女性在家中跌倒，大约 2 小时后被女儿发现。在基础检查时，患者能够用助行器行走。

合并疾病

- 痴呆
- 轻度主动脉瓣狭窄，左心功能正常
- 舒张功能障碍
- 骨关节炎
- 骨质疏松症
- 起搏器置入

治疗和结果

影像学检查和重建的计算机断层扫描图像显示远端干骺端股骨斜行骨折（图 3.11-5a~c）。该干骺端股骨干斜行骨折的主要治疗选择包括逆行钉和钢板内固定。

患者仰卧位，最初的计划是将逆行髓内（IM）钉与内侧钢板结合。采取标准的膝上髌旁内侧入路，并使用 15 mm 钻头为髓内钉置入预钻孔。然后使用股骨内侧入路，并结合 Weber 钳和牵引复位骨折。此时，放置一根导丝，并扩孔。使用 10 孔重建钢板 3.5 固定复位并固定在斜行骨折上。然后置入钉子，但由于患者的骨质疏松症，骨折仍然严重不稳定。然后移除髓内钉，并在侧方施加侧向锁定钢板。骨折部位使用脱钙骨基质（图 3.11-5d~h）。术后 3 个月，骨折实现解剖复位（图 3.11-5i, m）。

关键点

- 对于患有严重骨质疏松症的患者，IM 钉不能为非缺血性股骨干骨折提供稳定性

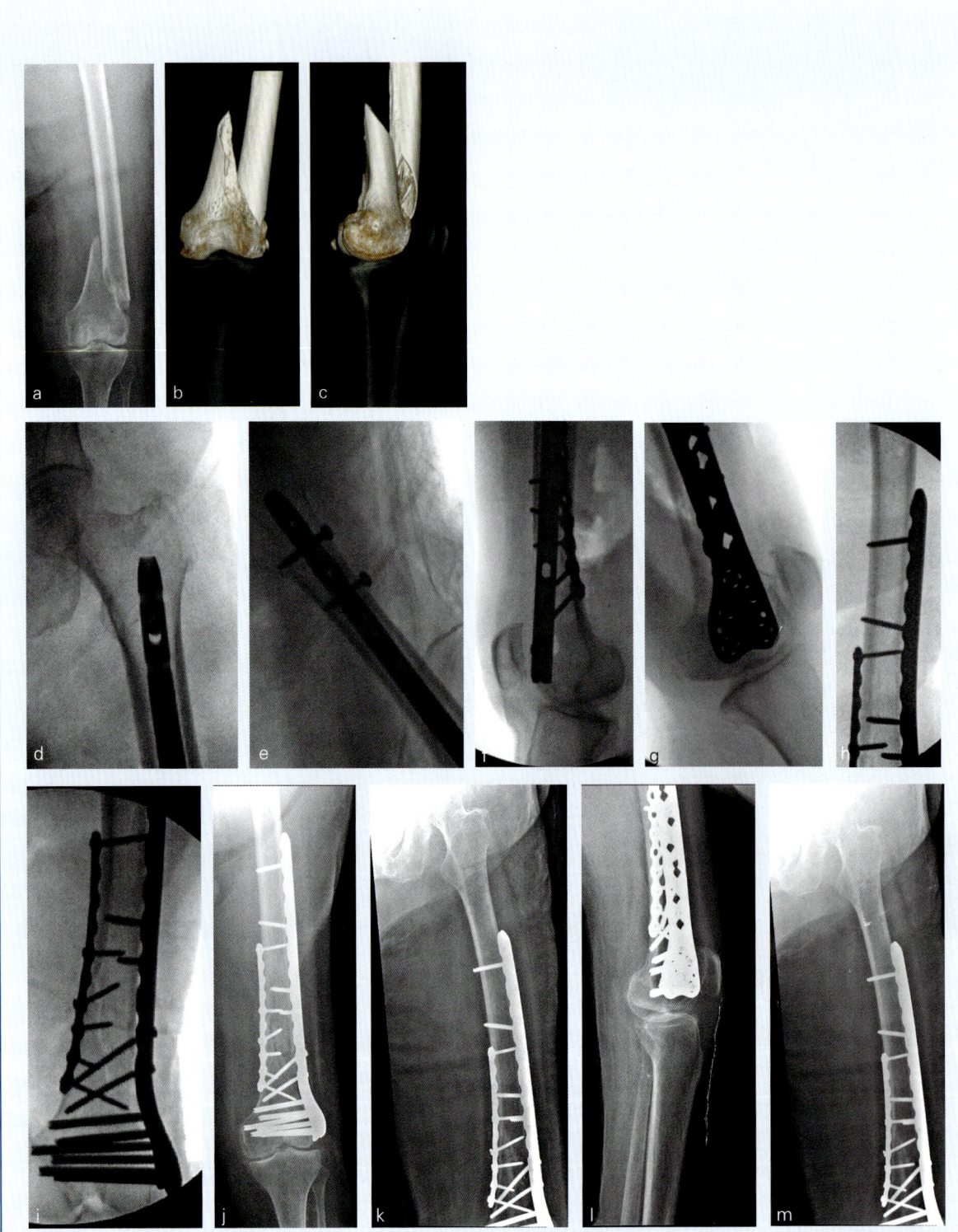

图 3.11-5　一名 86 岁女性患有干骺端股骨干斜行骨折
a~c. X 线和三维计算机断层扫描显示了远端干骺端股骨斜行骨折
d~h. 术中图像增强表明除了后内侧重建钢板外还使用外侧锁定钢板来稳定内侧柱
i~m. 术后 3 个月的 X 线片显示骨折解剖复位

患者

一名 73 岁的冷凝集素综合征患者，最近接受了右全髋关节置换术，站立时发生跌倒。她有间断使用类固醇的病史。

合并疾病

- 冷凝集素综合征
- 既往右全髋关节置换术和近期翻修手术
- 双侧膝关节镜
- 贝克囊肿切除术

治疗和结果

该患者患有股骨干远端螺旋形骨折。通常情况下，会考虑使用逆行钉，但考虑到患者的全髋关节假体，这是禁忌的。在这种情况下，固定钢板是唯一可行的选择。应该考虑用骨移植增强固定。

X 线检查显示股骨干远端螺旋形骨折，全髋关节置换术的骨水泥固定牢固（图 3.11-6a~d）。

在术中用图像增强器拍摄图像。使用 swashbuckler 入路（即改良的前入路）[31]。置入了同种异体髓内移植物以增强骨质并提供额外的稳定。这是由一个侧向锁定钢板固定的，该锁定钢板在近侧的股骨下方滑动并位于股骨远端的股骨髁上。将近端螺钉放置在假体远端的骨水泥套中。多枚螺钉覆盖同种异体移植物（图 3.11-6e~j）。骨合成后 12 个月拍摄的 X 线片显示间隔愈合（图 3.11-6k~n）。

关键点

- 如果股骨假体周围骨折，可用钢缆或螺钉将锁定钢板固定在假体周围植入物的前部或后部

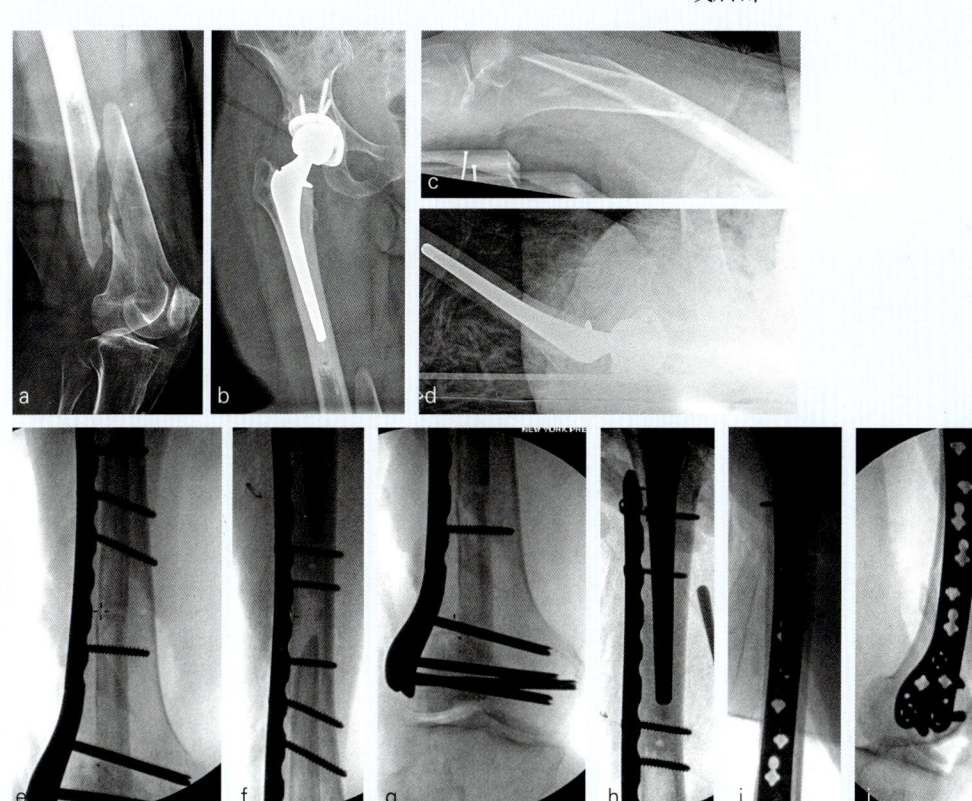

图 3.11-6 一名 73 岁的女性发生股骨干远端螺旋形骨折
a~d. X 线片显示股骨干远端螺旋形骨折。全髋关节置换的骨干固定良好
e~j. 用图像增强器拍摄的术中图像显示了用同种异体髓内移植物来稳定，并用近侧股骨下方的侧向锁定钢板固定，并放置在远端股骨髁上。将近端螺钉置于假体远端的骨水泥套中，并用多枚螺钉覆盖同种异体移植物

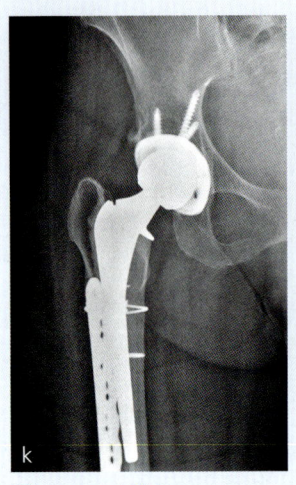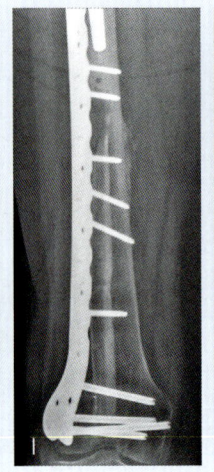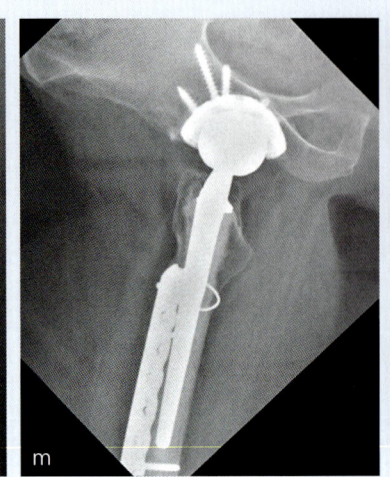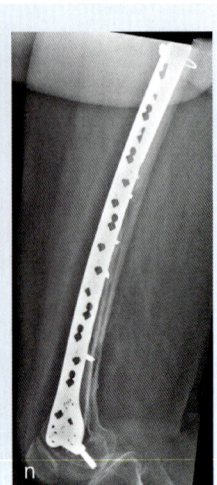

图 3.11-6（续）

k~n. 骨合成后 12 个月拍摄的 X 线片显示间隔愈合

当螺钉从钢板穿过腓骨，然后穿过股骨远端的内侧皮质时，该结构还具有减小螺钉工作长度的优点。腓骨同种异体移植物可以达到 18~21 cm，以绕过骨折，可以根据患者的解剖结构进行塑形，然后置入 IM 管中。

钢板的优点包括以下方面。

- 通过以简单螺旋形或斜行骨折模式战略性放置钢板，可以达到解剖复位
- 它们有助于骨折端之间的固定，从而在解剖复位的骨骼与骨折端钢板之间形成负载分担结构
- 对股骨颈或股骨远端没有其他创伤
- 如果假体限制了使用 IM 管的机会，则首选使用它们

钢板的缺点包括以下方面。

- 它需要一种更具延展性的方法，同时会增加失血量
- 感染的风险更高
- 软组织可能会受伤（股四头肌瘢痕形成）
- 股骨的血运减少和骨应力遮挡

切开复位内固定治疗股骨干骨折不愈合率高达 23%，感染率高达 28%。肌下钢板具有较少的软组织剥离，理论上可促进骨折愈合并降低感染风险[32]。在最近的研究中，将腓骨同种异体移植物纳入钢板结构中，到 17 周骨愈合率达到 92%[30]。还应尝试通过钢板固定整个股骨（案例 7：图 3.11-7）。

案例 7

患者

一名 46 岁的健康男性，右膝疼痛 3 周，在慢跑时感觉到下肢功能丧失，发生股骨干远端螺旋形骨折，并延伸至干骺端（图 3.11-7a，b）。计算机断层扫描也显示了骨折累及远端（图 3.11-7c~f）。

合并疾病

- 无合并疾病

治疗和结果

他曾做过鼻中隔偏曲手术，过去曾接受过左膝关节镜检查。否认使用类固醇。他过去有多处骨折史，包括锁骨骨折、肋骨骨折和腕关节骨折。值得注意的是，他住院期间的维生素 D 水平较低 [66 nmol/L（26.4 ng/mL）]。

对于这种延伸至股骨远端的股骨干远端螺旋形骨折，主要的治疗选择包括钢板固定和逆

行髓内钉。采用倾斜侧卧位及股骨干外侧入路。没有发现明显的病理病变。用 Weber 钳将骨折复位，然后用 16 孔重建钢板 3.5 固定在股骨后方，以复位骨折（图 3.11-7g~i）。

考虑到 46 岁的低能量股骨骨折患者的特殊性，使用从膝盖延伸至髋部的股骨远端锁定加压钢板对整个股骨进行预防性治疗。将其放置在股外侧肌下方。骨折部位使用脱钙骨基质，作者倾向于在严重粉碎或骨丢失的情况下使用（图 3.11-7j~m）。

关键点

- 在年轻患者中引起怀疑的低能量骨折应像老年患者的骨质疏松性骨折一样进行治疗。完整的骨代谢检查可能会发现实验室指标异常，应予以治疗

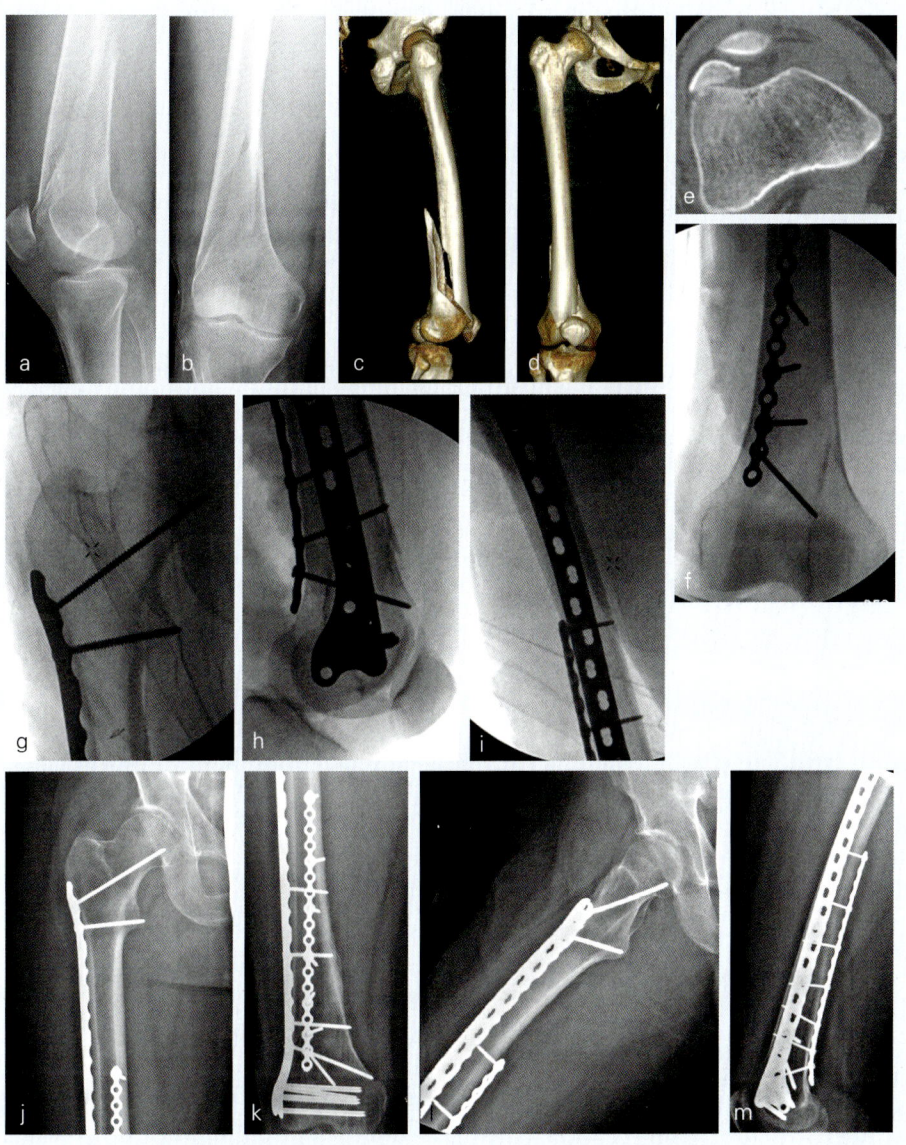

图 3.11-7　一名 46 岁男性，股骨干远端骨折延伸至干骺端
a，b. X 线片显示股骨干远端螺旋形骨折，延伸到干骺端
c~f. 计算机断层扫描显示远端范围
g~i. 术中图像增强显示除外侧锁定钢板外还使用内侧钢板来复位和固定骨折
j~m. 后续图像显示了侧向锁定钢板和重建钢板的位置

6 结果

股骨干骨折IM钉内固定后患者的畸形愈合、骨不连、深静脉血栓形成（DVT）和感染的发生率在老年和年轻患者之间没有显著差异。但是，与年轻患者相比，IM钉后老年患者死亡率、膝关节疼痛、行动不便及术后功能依赖性增加[33]。据报道，FSF后老年患者的死亡率在16%~26%[33,34]。在受伤后的前60天内，死亡率为10%[35]。老年FSF继发的并发症包括肢体短缩、移位、DVT和感染。旋转不良是股骨IM钉后可能发生的常见和最难的预防并发症。据报道，IM钉固定FSF后旋转不良的发生率在2.3%~27.6%[36]。

7 参考文献

1. Arneson TJ, Melton LJ 3rd, Lewallen DG, et al. Epidemiology of diaphyseal and distal femoral fractures in Rochester, Minnesota, 1965–1984. Clin Orthop Relat Res. 1988 Sep;(234):188–194.
2. Enninghorst N, McDougall D, Evans JA, et al. Population-based epidemiology of femur shaft fractures. J Trauma Acute Care Surg. 2013 Jun;74(6):1516–1520.
3. Salminen S, Pihlajamaki H, Avikainen V, et al. Specific features associated with femoral shaft fractures caused by low-energy trauma. J Trauma. 1997 Jul;43(1):117–122.
4. Ng AC, Drake MT, Clarke BL, et al. Trends in subtrochanteric, diaphyseal, and distal femur fractures, 1984–2007. Osteoporos Int. 2012 Jun;23(6):1721–1726.
5. Hedlund R, Lindgren U. Epidemiology of diaphyseal femoral fracture. Acta Orthop Scand. 1986 Oct;57(5):423–427.
6. Kootstra G. Femoral shaft fractures in adults: a study of 329 consecutive cases with a statistical analysis of different methods of treatment. Thesis. Assen: van Gorcum; 1973.
7. Bostman O, Varjonen L, Vainionpaa S, et al. Incidence of local complications after intramedullary nailing and after plate fixation of femoral shaft fractures. J Trauma. 1989 May;29(5):639–645.
8. Della Rocca GJ, Uppal HS, Copeland ME, et al. Geriatric patients with fractures below the hip are medically similar to geriatric patients with hip fracture. Geriatr Orthop Surg Rehabil. 2015 Mar;6(1):28–32.
9. Edwards MH, McCrae FC, Young-Min SA. Alendronate-related femoral diaphysis fracture—what should be done to predict and prevent subsequent fracture of the contralateral side? Osteoporos Int. 2010 Apr;21(4):701–703.
10. Nork S. Femoral shaft fractures. In: Court-Brown CM, Heckman JD, McQueen MM, et al, eds. Rockwood and Green's Fractures in Adults. 8th ed. Philadelphia: Wolters Kluwer Health; 2014:2149–2228.
11. Emohare O, Wiggin M, Hemmati P, et al. Assessing bone mineral density following acute hip fractures: the role of computed tomography attenuation. Geriatr Orthop Surg Rehabil. 2015 Mar;6(1):16–21.
12. Marinova M, Edon B, Wolter K, et al. Use of routine thoracic and abdominal computed tomography scans for assessing bone mineral density and detecting osteoporosis. Curr Med Res Opin. 2015;31(10):1871–1881.
13. Kim YS, Lee S, Sung YK, et al. Assessment of osteoporosis using pelvic diagnostic computed tomography. J Bone Miner Metab. 2016 Jul;34(4):457–463.
14. Winquist RA, Hansen ST Jr. Comminuted fractures of the femoral shaft treated by intramedullary nailing. Orthop Clin North Am. 1980 Jul;11(3):633–648.
15. Dencker H. Femoral shaft fracture and fracture of the neck of the same femur. Acta Chir Scand. 1965 Jun;129:597–605.
16. Hanna L, Gulati A, Graham A. The role of fascia iliaca blocks in hip fractures: a prospective case-control study and feasibility assessment of a juniordoctor-delivered service. ISRN Orthop. 2014;2014:191306.
17. Black KJ, Bevan CA, Murphy NG, et al. Nerve blocks for initial pain management of femoral fractures in children. Cochrane Database Syst Rev. 2013 Dec 17(12):CD009587.
18. Even JL, Richards JE, Crosby CG, et al. Preoperative skeletal versus cutaneous traction for femoral shaft fractures treated within 24 hours. J Orthop Trauma. 2012 Oct;26(10):e177–e182.
19. Pape HC, Hildebrand F, Pertschy S, et al. Changes in the management of femoral shaft fractures in polytrauma patients: from early total care to damage control orthopedic surgery. J Trauma. 2002 Sep;53(3):452–461; discussion 461–452.
20. Iannacone WM, Taffet R, DeLong WG Jr, et al. Early exchange intramedullary nailing of distal femoral fractures with vascular injury initially stabilized with external fixation. J Trauma. 1994 Sep;37(3):446–451.
21. Bagheri F, Sharifi SR, Mirzadeh NR, et al. Clinical outcome of ream versus unream intramedullary nailing for femoral shaft fractures. Iran Red Crescent Med J. 2013 May;15(5):432–435.
22. Ostrum RF, Levy MS. Penetration of the distal femoral anterior cortex during intramedullary nailing for subtrochanteric fractures: a report of three cases. J Orthop Trauma. 2005 Oct;19(9):656–660.
23. Hoigne D, Hauck R, Babst R. Technique for intraoperative determination of femoral rotation with a lateral femur nail (LFN, Synthes, Oberdorf, Switzerland). Arch Orthop Trauma Surg. 2011 Dec;131(12):1649–1654.
24. Tornetta P 3rd, Tiburzi D. Antegrade or retrograde reamed femoral nailing. A prospective, randomised trial. J Bone Joint Surg Br. 2000 Jul;82(5):652–654.
25. Sanders R, Koval KJ, DiPasquale T, et al. Retrograde reamed femoral nailing. J Orthop Trauma. 1993;7(4):293–302.
26. Patton JT, Cook RE, Adams CI, et al. Late fracture of the hip after reamed intramedullary nailing of the femur. J Bone Joint Surg Br. 2000 Sep;82(7):967–971.

27. Moon B, Lin P, Satcher R, et al. Intramedullary nailing of femoral diaphyseal metastases: is it necessary to protect the femoral neck? Clin Orthop Relat Res. 2015 Apr;473(4):1499–1502.
28. Faucett SC, Collinge CA, Koval KJ. Is reconstruction nailing of all femoral shaft fractures cost effective? A decision analysis. J Orthop Trauma. 2012 Nov;26(11):624–632.
29. Karuppiah SV, Johnstone AJ. Distal locking in femoral intramedullary nailing system: Is one cross screw sufficient? J Biomed Sci Eng. 2012 Oct;5(10):593–596.
30. Lazaro LE, Warner SJ, Helfet DL, et al. Favorable outcomes using endosteal medial strut support to augment lateral locking plate fixation for periprosthetic fractures of the distal femur. J Orthop Trauma. In press.
31. Starr AJ, Jones AL, Reinert CM. The "swashbuckler": a modified anterior approach for fractures of the distal femur. J Orthop Trauma. 1999 Feb;13(2):138–140.
32. Zlowodzki M, Vogt D, Cole PA, et al. Plating of femoral shaft fractures: open reduction and internal fixation versus submuscular fixation. J Trauma. 2007 Nov;63(5):1061–1065.
33. Elmi A, Rohani AR, Tabrizi A, et al. Comparison of outcome of femoral shaft fracture fixation with intramedullary nail in elderly patient and patients younger than 60 years old. Arch Bone Jt Surg. 2014 Jun;2(2):103–105.
34. DeCoster TA, Miller RA. Closed locked intramedullary nailing of femoral shaft fractures in the elderly. Iowa Orthop J. 2003;23:43–45.
35. Boyd AD Jr, Wilber JH. Patterns and complications of femur fractures below the hip in patients over 65 years of age. J Orthop Trauma. 1992;6(2):167–174.
36. Lindsey JD, Krieg JC. Femoral malrotation following intramedullary nail fixation. J Am Acad Orthop Surg. 2011 Jan;19(1):17–26.

3.12 股骨远端

作者　Jong-Keon Oh, Christoph Sommer
译者　张丞贵　　审校　宋纯理

1 引言

骨质疏松症导致的骨质不良在骨折复位和股骨远端骨折（distal femoral fracture, DFF）的稳定方面都带来了重大的手术挑战（案例 1：图 3.12-1）。

- 骨折边缘通常太脆弱，无法在不发生进一步断裂的前提下直接操作。复位夹可穿透骨骼，使复位和维持变得非常困难
- 临时固定经常失败
- 难以获得稳定性，尤其是在股骨远端髁区域周围
- 老年患者明显的内翻和前角移位会导致植入物 – 骨不匹配，降低钢板固定强度，并使固定变得麻烦

外科医生在术前计划时，必须意识到在复位和固定方面的这些困难。下面将会讨论克服这些挑战的陷阱和技术技巧，并提供示例性案例。

案例 1

患者

一名 73 岁的女性发生了简单股骨远端螺旋形骨折（AO/OTA 33A2.1）（图 3.12-1a, b）。独居，拐杖辅助行走。

合并疾病

- 双膝骨关节炎
- 未经治疗的骨质疏松症

治疗和结果

用共线钳复位骨折，但仍可见间隙。由于担心进一步骨折，因此没有尝试在解剖复位骨折（图 3.12-1c, d）。共线钳妨碍钢板定位（图 3.12-1e）。预先用 2 枚定位螺钉将骨折处固定。由于骨质量差而使用了垫圈。未达到解剖复位（图 3.12-1f~h）。需要用锤子进一步复位，并使用牵引装置（旋风式）和侵入性较小的稳定系统，在冠状面上进行进一步调整（图 3.12-1i~k）。钢板固定 18 个月的 X 线检查显示，愈合良好，骨痂桥接丰富，这意味着这些螺钉没有真正实现抓握。由于明显的骨质疏松，钢板头上的所有 7 个螺钉孔均装有锁定螺钉（图 3.12-1l, m）。

讨论

标准微创钢板内固定术可用于骨质疏松性 DFF 的治疗。有必要创建一个平衡、灵活的固定结构，并在整个骨折跨距上具有适当的工作长度。不建议在整个骨折平面上放置螺钉，因为这可能会阻碍骨折部位的运动，进而阻碍骨折的愈合。置入 2 枚定位螺钉后，术中立即减少的复位丢失说明了骨质疏松性干骺端骨存在技术问题。

第 3 篇　骨折管理

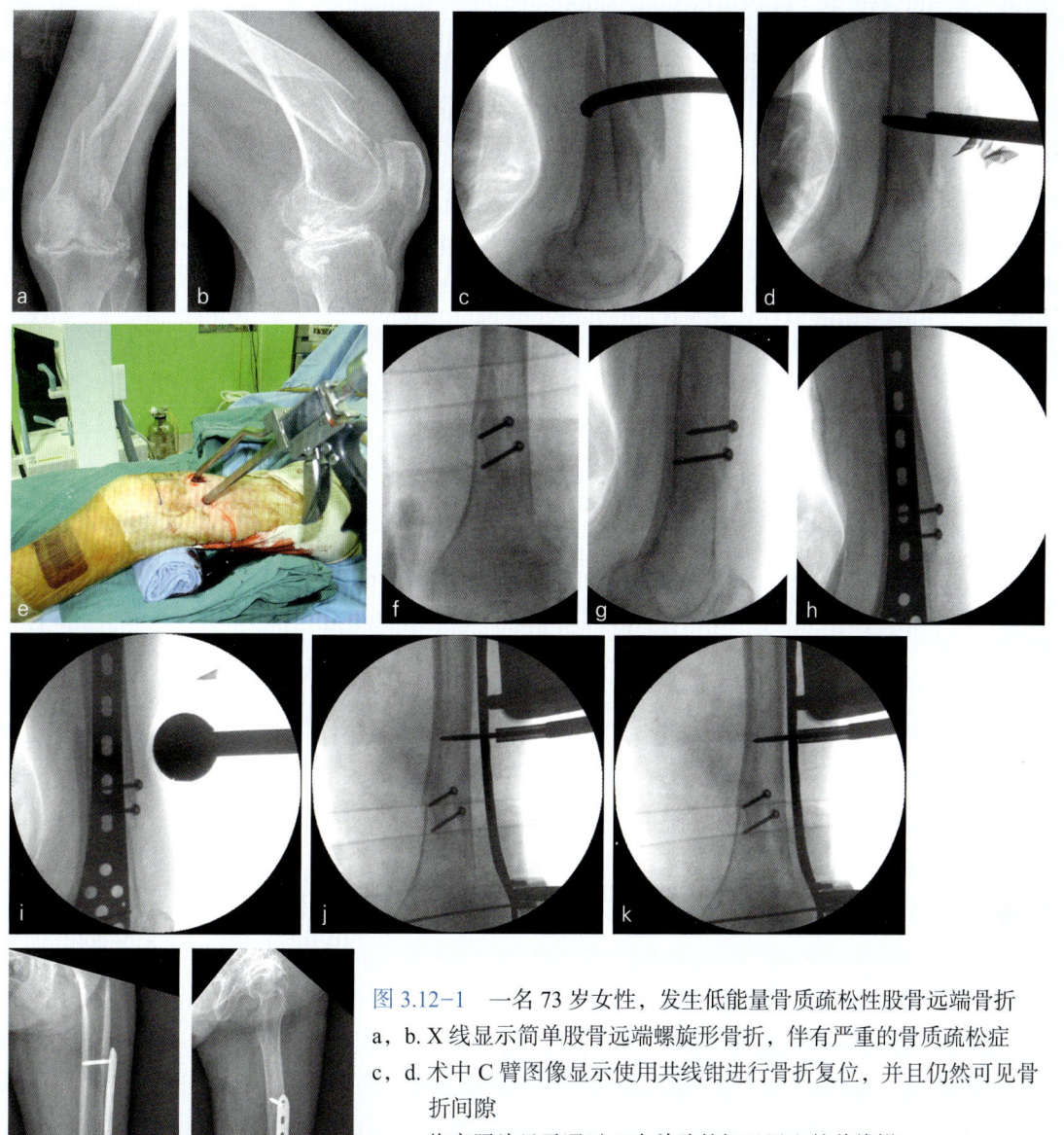

图 3.12-1　一名 73 岁女性，发生低能量骨质疏松性股骨远端骨折

a，b. X 线显示简单股骨远端螺旋形骨折，伴有严重的骨质疏松症

c，d. 术中 C 臂图像显示使用共线钳进行骨折复位，并且仍然可见骨折间隙

e. 临床照片显示通过 2 个单独的切口置入的共线钳

f~h. 术中 C 臂图像显示使用定位螺钉固定。注意垫圈

i~k. 术中的 C 臂图像，显示了使用锤子进一步复位和在冠状面内进行调节的拉动装置

l，m. 随访钢板固定 18 个月后 X 线片显示骨痂桥接丰富，骨折愈合，注意远端骨折段的螺钉数目

2 流行病学和病因学

股骨远端骨折约占所有股骨骨折的 3%。它们主要发生在低能量创伤后的骨质疏松性老年患者中，并且在女性中更为常见（女性与男性的比例为 2∶1）。骨折的平均年龄为 61 岁，超过一半的病例为 65 岁以上的患者[1]。

3 诊断和分类

除了膝关节的专用 X 线检查外，还必须包括相邻膝关节在内的 2 个股骨的 AP 和侧位 X 线片。在以下情况下，需要计算机断层扫描（CT）。

- 关节内骨折评估关节受累情况
- 关节外骨折主要集中在髁上区域周围

近年来，统一分类系统（UCS）在外科医生中越来越流行。有关 UCS 的更多信息，请参见第 3.14 章"膝关节假体周围骨折"及 Schütz 和 Perka[2] 的著作。

4 决策

在老年患者中，DFF 手术固定的必要性没有争议，但在手术选择钢板和髓内钉之间存在争议。

在过去的 20 年中，侧向锁定钢板一直是固定的主要选择。最近，由于改进的设计和围绕远端骨折段的更好的固定选择，逆行髓内钉变得越来越普遍。为了改善在骨质疏松性骨上的远端固定，建议使用刀片和角稳定锁定系统（ASLS），使外科医生能够在骨质疏松性骨中实现角稳定的结构。干骺端交界处的一些 DFF 可以用顺行钉治疗[2]。

可以通过比与微创钢板内固定术（MIPO）更小的切口置入髓内钉。病态肥胖的患者更适用。钉子位于中心位置，因此与侧向锁定钢板相比，在弯曲力作用下，潜在地分担了负荷，并具有更长的疲劳寿命。

应针对每种骨折和每位患者个体化制订策略。这也取决于外科医生的经验和偏好。通常，某些情况适合用锁定钢板固定。

1. 在极远端的骨折中，锁定钢板可置入更多的螺钉，即与髓内钉的 2~3 个锁定螺栓相比，至少需要 4~5 枚螺钉。

2. 在骨质疏松性骨中，与远端带有 2~3 个锁定螺栓的髓内钉或带有 1~2 个锁定螺栓的刀片相比，远端带有许多锁定螺钉（最多 7 枚）的钢板提供的锚固力更高。与髓内钉相比，锁定钢板切入关节的风险要小得多，在髓内钉中，突出的钉子会损坏关节内结构，如髁间凹和（或）十字韧带（请参阅案例 4：图 3.12-4j~l）。

3. 锁定钢板可更好地稳定具有宽大髓腔的骨质疏松性骨的扭转骨折。髓内钉在宽大髓腔骨折固定中容易松动，但可以通过在干骺端正确位置使用锁定螺钉来提高稳定性。

4. 假体周围或植入物周围的骨折有时不允许使用髓内钉，因此需要使用锁定钢板。特别是股骨近端原位钉或柄应与股骨远端锁定钢板重叠超过 7 cm。而逆行髓内钉几乎碰到近端髓内钉，应避免使用。（请参阅案例 6：图 3.12-6）。

另一方面，干骺端交界处的近端骨折、斜行或横行骨折及良好的骨质量，都是选择髓内钉作为主要植入物的因素。

5 术前计划

当进行髓内钉或钢板固定时，应该计划患者的体位、特殊的复位技术及对整个过程的逐步描述（案例 2：图 3.12-2）。注意事项包括以下方面。

- 选择合适的植入物长度
- 在假体周围骨折并可能松动的情况下，应准备翻修假体
- 全膝关节置换术（TKA）中股骨假体的类

型应仔细检查。闭合式股骨假体可防止逆行钉固定，也限制了锁定螺钉在侧向锁定钢板远端的置入。在这种情况下，可变角度锁定功能通常是有益的
- 在逆行钉内固定中，应仔细检查远端骨折块的大小，以估计可以放置的交锁螺钉/刀片的数量
- 在使用钢板和髓内钉时，应小心放置用于Hoffa骨折和矢状面关节骨折的单独拉力螺钉，以免干扰钢板的锁定螺钉或髓内钉的交锁螺钉/刀片
- 髓内钉的置入深度取决于远侧骨折块的大小。钉子置入过浅会导致髌股关节的严重破坏，而钉子置入过深会导致交锁螺钉太靠近骨折部位，导致远端固定欠佳

案例 2

患者

一名70岁身体健康且独立的女性在倾斜的道路上跌倒。受伤前3年半，她曾进行全膝关节置换，最近4年口服双膦酸盐。

合并疾病

- 无

治疗和结果

最初的X线片显示统一分类系统B1型稳定假体（图3.12-2a，b）。前皮质楔形骨块（图3.12-2b）对股骨假体产生继发的损伤效应。

摆好患者体位，将双腿搭好，这有助于侧面成像和旋转对位评估（图3.12-2c）。在股骨远端下方放置一个隆起物，以减轻远端骨块的屈曲畸形，并通过轻柔的手动牵引恢复长度。然后，利用Cobb钳通过杠杆技术完成矢状面的复位。前皮质楔形骨块与Cobb钳同时提起（图3.12-2d，e）。

一旦矢状面复位，就确定合适的钢板长度，以使钢板夹住整个股骨，并防止钢板尖端和股骨近端周围骨折。在图像增强器的帮助下，将钢板通过侧切口置入。在钢板的两端的临时弹性钢板将允许对复位校准行较小的调整，即使钢板在置入的情况下。冠状面的最终调整是通过中间的单独切口导入的共线钳进行的。然后根据工作长度和螺钉密度适当地放置锁定螺钉。

为了适应小转子，钢板在尖端弯曲（图3.12-2f~i）。检查钢板的位置，并通过连接到钢板上的钻套用克氏针临时将其固定在主要骨块上。

钢板固定2年后进行的X线检查显示愈合良好、对位良好（图3.12-2j，k），平衡的桥式钢板结构在近端骨折处具有合适的工作长度和螺钉密度（4/9 ≈ 0.44）。

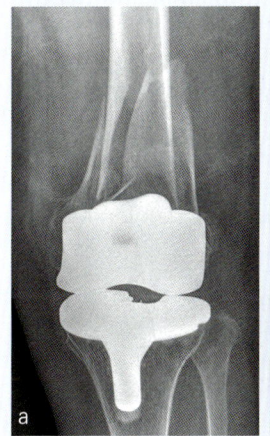 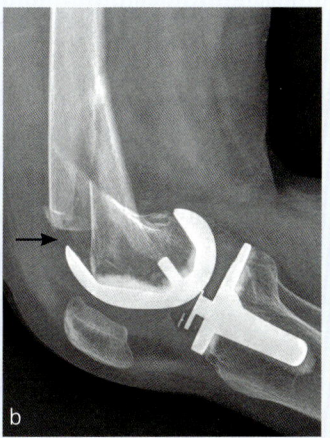 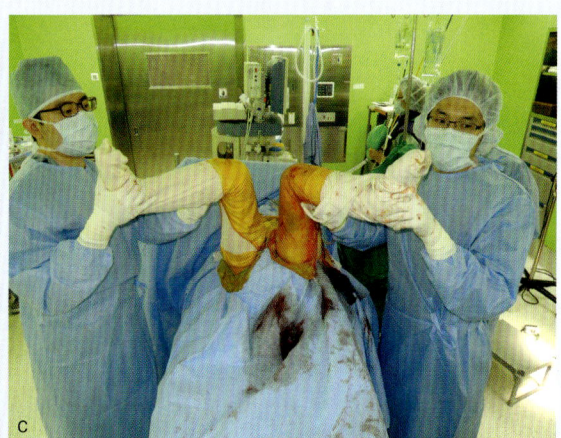

图3.12-2 一名70岁女性，股骨远端假体周围骨折，有多块楔形骨折块
a，b. 初始X线片显示统一分类系统B1型稳定假体。前皮质楔形骨块（b中的箭头）对股骨假体产生继发的切断效应
c. 摆好患者体位进行手术。注意2个髋部对称的内部旋转，指示正确的旋转对位

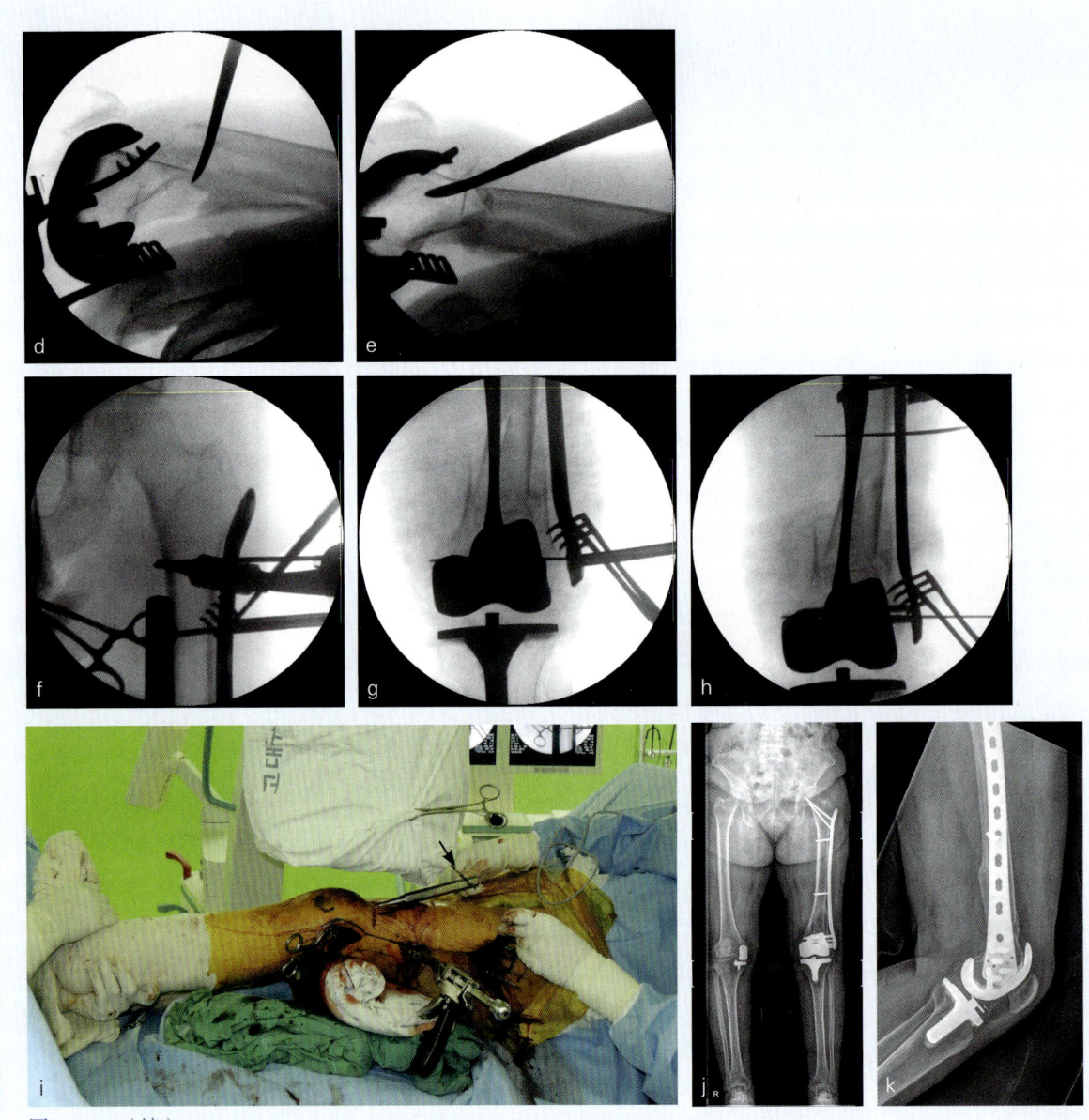

图 3.12-2（续）

d, e. 术中 C 臂图像显示使用 Cobb 钳通过杠杆技术复位矢状面

f~i. 术中 C 臂图像显示钢板在尖端弯曲以容纳转子（f~h），用共线钳将近端轴骨块拉到钢板上以调节冠状面对位（h，i），并且钢板通过钻套用克氏针临时固定在主要骨折块上。黑色箭头（i）表示用于杠杆的 Cobb 钳

J，k. 2 年后 X 线片显示出良好的愈合，对位良好。请注意，与最初的 X 线片相比，前皮质楔形骨折在复位位置愈合

患者

一名 63 岁的女性在潮湿的地板上滑倒，导致股骨远端骨折。她接受过高血压治疗，但身体健康且独立。

治疗和结果

最初的 X 线片显示股骨干远端螺旋形骨折延伸至干骺端水平（图 3.12-3a，b）。

使用 Weber 钳通过一个小切口复位主要的螺旋形骨折，该切口在螺旋形骨折的前表面水平（图 3.12-3c~e）。

螺钉置入 9 个月后拍摄的 X 线片显示骨折完全愈合，骨痂桥接良好。角稳定锁定系统（ASLS）用于远端交锁。不建议常规地将 ASLS 放置到动态孔中，因为没有证据支持这种做法。成功地将整个股骨固定，以防止将来发生髋关节周围骨折（图 3.12-3f，g）。

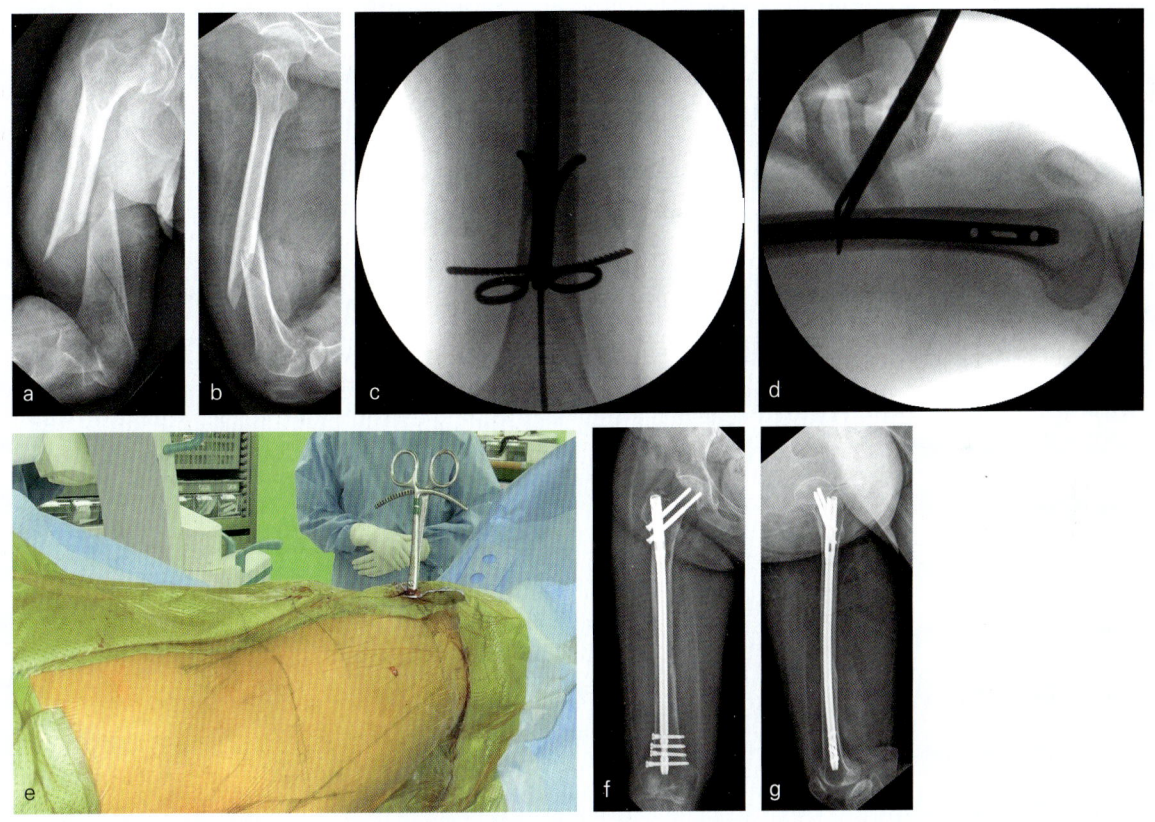

图 3.12-3　一名 63 岁女性发生了螺旋楔形骨折并向远端延伸，行顺行髓内钉治疗
a，b．X 线片显示股骨干远端的螺旋形骨折，延伸至干骺端水平
c~e．通过一个小切口插入 Weber 钳复位螺旋形骨折
f，g．9 个月的随访 X 线片显示骨折完全愈合，骨痂组织桥接良好

案例 4

患者

一名 90 岁的女性独立生活在带楼梯的公寓中，能够在没有助行器的情况下独立行走。当她在潮湿的地面上滑倒后，发生股骨远端骨折和 2 处稳定的腰椎骨折。

合并疾病

- 动脉高血压
- 血管疾病，包括双侧颈动脉中度狭窄
- 双侧桡骨远端骨质疏松性骨折。用维生素 D_3 和钙治疗骨质疏松症超过 10 年，用双膦酸盐治疗骨质疏松症 5 年

治疗和结果

该患者患有股骨干远端扭转性骨折，髁间凹处出现无移位的不完整骨折线。未进行计算机断层扫描，但必须记录该骨折线的延伸（图 3.12-4a~c）。

术中图像增强显示一条完整但无移位的骨折线延伸进入关节。在置入中央导丝之前，经皮施用大的复位钳，以防止骨折处移位。必须在 2 个平面中将钢丝正确放置髁间凹的中央，该平面与股骨干对齐（图 3.12-4d，e）。

置入股骨远端逆行髓内钉（图 3.12-4f, g）。髓内钉有点短，但由于骨干骨皮质很厚，在这种情况下似乎足够。骨骼的骨质疏松越严重，髓内钉应越长，以防止将来在钉子近端发生股骨骨折。骨质疏松性骨推荐使用远端锁定联合锁定螺栓和螺旋刀片。重要的是，螺钉的远端远低于髁间凹的软骨表面。这在侧视图（图 3.12-4i）中可见，所谓的股骨髁间窝顶线（图 3.12-4h, i 中的红色虚线）与螺钉之间的距离应至少为 5~10 mm。重要的是要获得完全的侧视图，最好在术中图像增强下获得。只有这样，才能正确评估螺钉末端与骨骼表面之间的距离。术后 X 线通常不是完全的侧面（在这种情况下），因此不能完美地显示此重要细节。在严重的骨质疏松症的情况下，锁定刀片/螺栓穿过股骨干骺端时，螺钉会第二次侵入膝关节中，可能会缓慢持续进行切断过程。

另一位 75 岁女性的 X 线片（图 3.12-4j~l）显示，由于 2 个锁定螺栓穿透骨质疏松性骨，螺钉已向远端移动。螺钉向前突入髁间凹（股骨髁间窝顶线，图 3.12-4k 中的红色虚线），并损坏了髌骨的软骨（图 3.12-4l 中的红色虚线箭头）。可以通过将螺钉最初置入远低于股骨髁间窝顶线的下方并在远端使用螺旋刀片以减少穿透的风险来避免这种并发症（图 3.12-4i）。

4 个月的 X 线检查表明螺钉和锁定植入物的愈合情况和位置保持不变（图 3.12-4m, n）。患者走动时几乎没有疼痛，几乎和受伤前一样。没有计划进一步随访，也没有建议取出植入物。

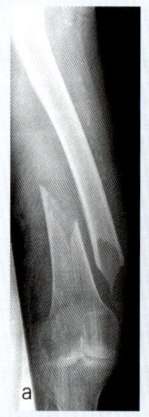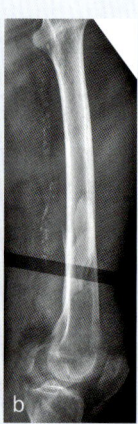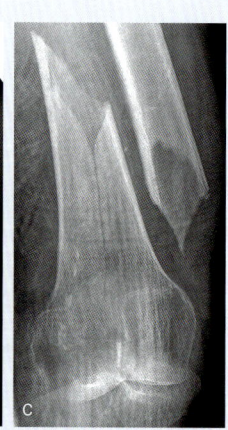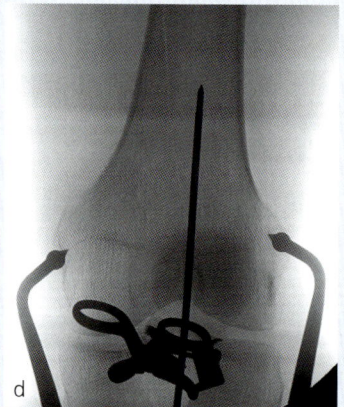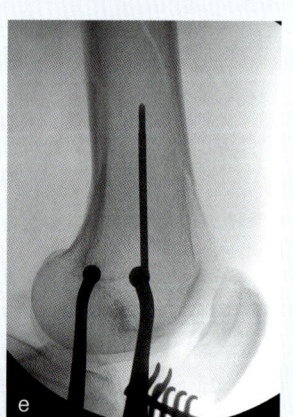

图 3.12-4　一名 90 岁女性，在骨质疏松性骨中发生了远端骨干扭转性骨折

a~c. X 线片显示股骨远端扭转性骨折，髁间凹无移位，骨折线不完整

d, e. 术中图像增强显示一条完整但无移位的骨折线延伸入关节

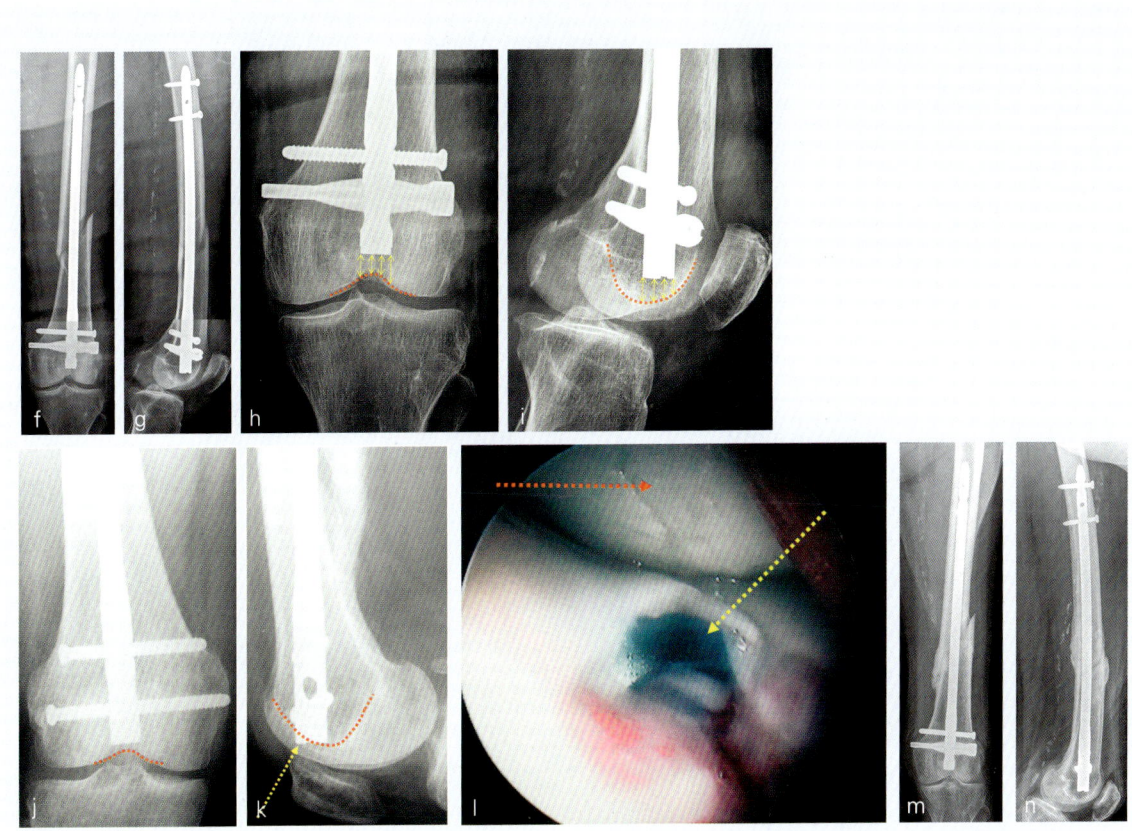

图 3.12-4（续）

f~i. 股骨远端逆行钉固定术后的 X 线片

j~l. X 线片（不同患者的 X 线片）显示螺钉已通过 2 个锁定螺栓穿透骨质疏松性骨而向远侧移动，并向前突入髁间凹（股骨髁间窝顶线，红色虚线 k），然后损坏了髌骨的软骨（l 中的红色虚线箭头）

m，n. 为期 4 个月的 X 线检查显示骨折愈合，螺钉和锁定植入物的位置未变

6 复位和固定的外科技术

通常，在医疗条件优化的情况下，尽早进行最终固定是可取的，因为在老年患者中通过骨骼牵引进行固定经常会引起其他并发症，如深静脉血栓栓塞、肌肉萎缩、压力性溃疡和功能状态丧失。

6.1 复位

通常，作者的目标是正确地功能复位（2 个平面上的长度、旋转和轴线）。大多数情况下，这可以通过使用不同的间接和直接复位工具和技巧以微创方式实现。

在简单骨折类型中（通常骨质疏松性骨的低能量骨折就是这种情况），功能复位的目标对应（接近）解剖复位。此外，根据经验来说，必须使用植入物治疗相对简单的骨折，以提供相对的稳定性，而不能较大地分散骨折间隙或分散移位，才能准确地复位骨折。对于钢板固定和髓内钉都是如此。将螺钉很好地置入髓腔中，这种复位会由于钉子本身而自动发生。但是，由于在大多数骨质疏松性骨中，髓腔比选定的钉子宽得多（尤其是在干骺端骨折中），因此必须在插入钉子或钢板之前复位骨折。长螺旋形或斜行骨折，经皮施加的环扎钢丝和（或）复位钳可实现微创（近）解剖复位，与所选的植入物（钉子或钢板）无关（案例1：图3.12-1，案例3：图3.12-3）。这些动作必须轻柔地进行，通常与间接复位技术相结合，如在下肢上手动牵引和（或）使用牵引装置作为股骨撑开器或临时外固定架。

在更复杂的骨折类型中，这些工具无济于事，通常植入物本身就可复位骨折。在以下子章节中将提到详细信息。

6.1.1 屈曲/伸展

为了正确复位，另一侧下肢的X线检查非常有用。通常，如果下肢水平放置，则通过拉动股骨远端的腓肠肌而发生过度伸展。膝关节以下滚动（导致膝关节轻微弯曲）有助于防止这种错位。与所有微创钢板固定一样，首先将钢板在骨骼中央的关节周围（远端）对齐，并用初始螺钉固定。下一步是将另一块钢板的末端居中对齐到骨骼上，并在确认正确的长度和旋转角度之后，使用钻头或克氏针（原位）或固定螺钉将钢板固定到骨骼上。远端（克氏针或钻头）进行第二次（初步）固定，可获得相对稳定的情况，外科医生可通过轻轻抬起小腿并利用重力伸直膝关节来临床检查屈曲/伸展的准确性。然后，伸直的膝关节确认在此侧面正确对位。这必须与健康的对侧下肢进行比较（以检查先前是否存在过度伸展）。如果检测到矢状面错位，可以通过围绕已置入的远端中央交锁螺钉旋转远关节腔来纠正。可以通过在卷起的手术巾上屈曲或伸展骨折直到达到正确的对位方式来手动实现此目的。然后，再在远侧和近侧施加其他螺钉。

Aneja等[4]描述了以下手术技术，以解决矢状面中置入的Schanz螺钉控制远端关节的弯曲变形问题。一旦完成关节复位，将压力螺钉两头对称地置入，并在矢状面内相距0.5 mm。重建关节锁定后，在髁突节段的前后方向上将4 mm Schanz钉置入2枚双皮质螺钉之间。然后抬起Schanz钉以纠正矢状面畸形。这产生了一个更坚固的杠杆臂构造，可用于复位骨质疏松性远端骨块，而Schanz钉塌陷甚至切断的风险较小。

6.1.2 内翻/外翻

额状面的对位不良很常见。在大多数预塑形的股骨远端锁定钢板中，可防止出现中心螺钉相对于钢板的95°的固定角度。将该螺钉与连接外侧和内侧髁的股骨远端关节线平行对齐，可确保正确的轴向对位。在钻取第一个中央远端螺钉之前，必须检查是否正确平行。该轴也可以使用所谓的钢缆方法进行评估，即使用电灼钢缆和图像增强来评估从股骨头中心到膝关节中心到踝关节中心的直线。在为第一个中心螺钉钻孔之前，必须校正股骨远端与钢板的对位不良。可以通过小腿的外翻或内翻压力手动进行操作，也可以通过在远端关节腔内置入Schanz螺钉手动完成，理想情况下，可以将其从内侧放置，以免干扰外侧放置的钢板。

6.1.3 长度对位

主要目标是获得正确的股骨长度。在简单骨折类型中，尤其是短斜行或横行骨折，可以通过在骨折部位进行图像增强器控制来轻松评估正确的长度。在长螺旋形或粉碎性骨折中，图像增强并没有多大帮助，仅依靠X线检查时，长度差异偏差不可接受。在这种情况下，必须首先使用临床（全腿长度）检查对侧腿/股骨的长度，最好在图像增强的情况下使用半透光尺子进行检查。该器械通常用于髓内钉手术，但也可以单独存放在医院的无菌包装中。在极少数情况下，可以选择稍微缩短骨折区域（请参阅本章主题6.2.1）。

6.1.4 旋转对位

旋转畸形复位是股骨远端MIPO的最常见技术错误之一[5]，因此必须进行影像学和临床评估以避免这种错误。2种评估均在植入物的远端和近端初步固定之后进行，必要时仍可校正。影像学检查中，将对侧股骨近端与损伤侧股骨远端的同一 AP 投影（髌骨必须居中放置）进行比较。小转子的长宽 / 大小专门用于比较（"转子征"）。临床上，将股骨在 90°~90° 位置（髋关节和膝关节弯曲成直角）的旋转运动量再次与对侧健康侧进行比较（案例 2：图 3.12-2c）。

在手术结束时，再次对这种旋转进行临床检查。如果对旋转对位有任何疑问，作者建议术后进行 CT 扫描测量。如果在临床上很明显，旋转错位 > 10°~15°，则是进行手术矫正的指征。最好在初次手术后（几天后）进行矫正。

6.2 微创钢板

如果仔细考虑生物钢板的原理并牢记技术细节，则用于骨质疏松性股骨远端假体周围骨折的侧向锁定钢板是可行的选择[6, 7]。

微创钢板的概念和手术技术也可以应用于骨质疏松性假体周围骨折。锁定连接钢板通过切向双皮质锁定固定提高稳定性[8]。

6.2.1 使用侧板进行初次短缩

尽管功能复位的通常目标是在 2 个平面中获得正确的长度、旋转和轴线，但有意稍微缩短骨折区域可能会有所帮助。在骨缺损较小的情况下，尤其是在开放性骨折或粉碎区，骨折缩短时，骨折愈合更快且更充分（案例 5：图 3.12-5）。

案例 5

患者

一名独立居住在公寓中的 81 岁女性因跌倒而发生低能量创伤。她发生股骨远端关节内骨折（前外侧二度开放性骨折），在家中失血约 1 L。她在急诊室的血流动力学稳定。

合并疾病

- 动脉高血压
- 骨质疏松症已有 6 年，并使用双膦酸盐（阿仑膦酸盐）治疗超过 5 年（目前已停用）

治疗和结果

X 线片显示股骨远端骨折，具有简单的关节延伸（在中间裂开）和干骺端粉碎性病变（AO/OTA 33C2）。一些分离的小骨块位于靠近前外侧伤口的皮下区域（二度开放性骨折）（图 3.12-5a, b）。

由于预期会有更多失血，患者接受了术前输血并对术后贫血进行了密切监测。只要患者没有症状或不稳定，术后老年患者的目标血红蛋白水平为 8 gm/dL 或更高。进行外侧皮下血管入路，对受损的肌肉进行清创并清除所有断流（即完全分离）的骨块，然后用 6 L 盐水灌洗（图 3.12-5c~e）。通过稍微缩短股骨（约 1 cm），可以减少前骨缺损的大小。没有使用骨移植。经皮放置 2 枚近端螺钉（图 3.12-5c）。

2 个月后（图 3.12-5f, g），在内侧和后侧可见良好的桥接骨痂形成，这使患者能够完全负重（图 3.12-5f, g）。股骨对位良好并略微缩短（1 cm），残留的半圆形前骨缺损。用尽可能多的远端螺钉将骨折桥接（相对稳定）（可将钢板放置在近端和前方稍多一些，这将允许置入更多螺钉）。钢板长度最小值与钢板跨度比（即钢板长度与骨折长度）应至少为 3。在这里可能是 2.5。桥接长度是正确的，内部螺钉应尽可能靠近骨折处。近端螺钉的数量也保持最少。在这种情况下，3 枚双皮质锁定螺钉对于中高骨质量骨干是足够的。3.5 个月后（图 3.12-5h, i）可见桥接骨痂增多。使用助行器时，患者在负重的情况下没有疼痛。因此，没有计划进一步的随访。

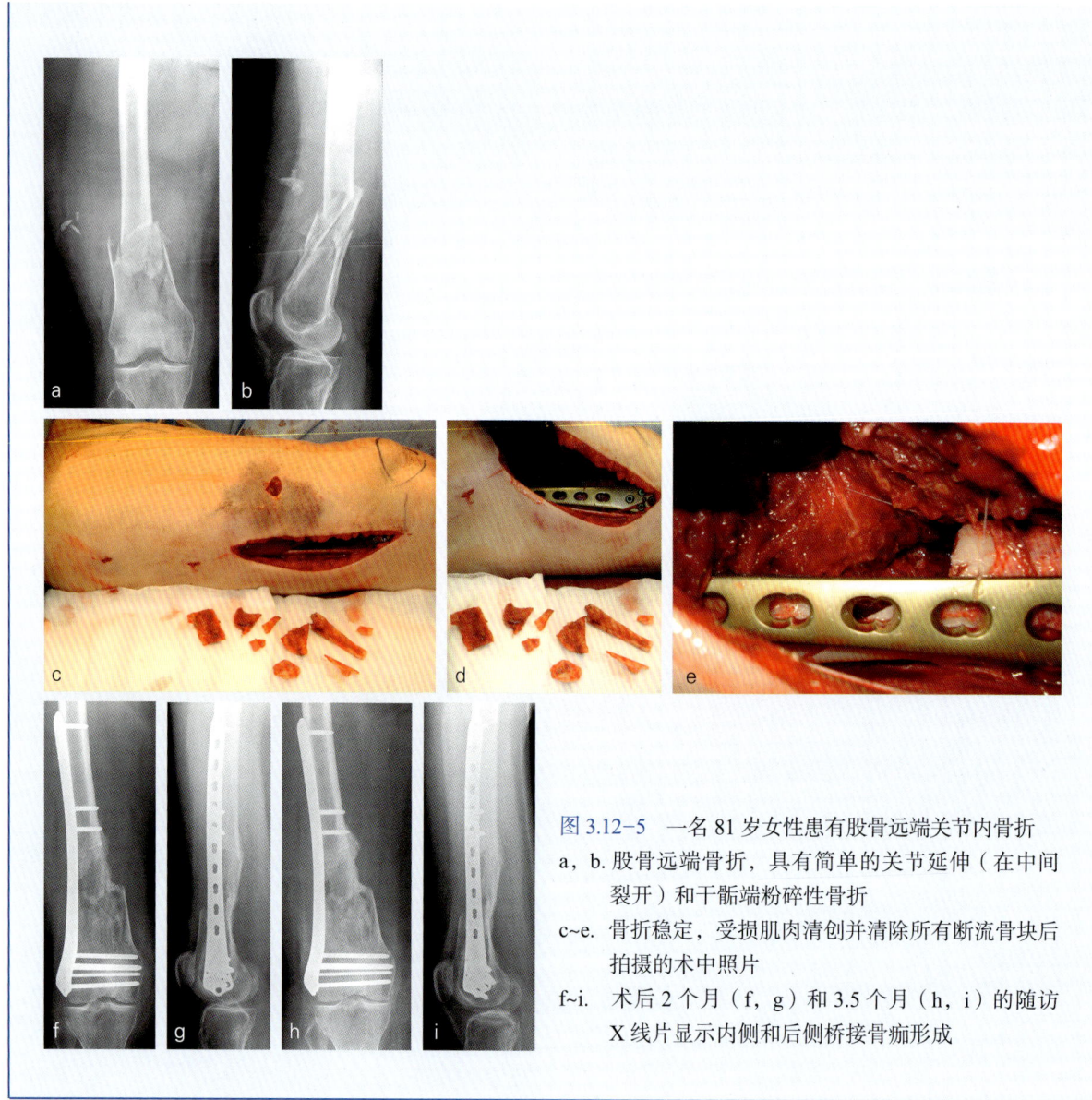

图 3.12-5 一名 81 岁女性患有股骨远端关节内骨折
a, b. 股骨远端骨折,具有简单的关节延伸(在中间裂开)和干骺端粉碎性骨折
c~e. 骨折稳定,受损肌肉清创并清除所有断流骨块后拍摄的术中照片
f~i. 术后 2 个月(f, g)和 3.5 个月(h, i)的随访 X 线片显示内侧和后侧桥接骨痂形成

6.2.2 使用防松螺母

在极远端骨折或极度骨质疏松的情况下,可增加带垫圈的防松螺母或小钢板(作为垫圈)的数量以增强侧向钢板的固定强度。Garnavos 等[9]描述了一种类似的技术,该技术使用独立的压缩螺栓结合逆行钉(案例 6:图 3.12-6)。

患者

一名 83 岁的女性每天在家接受护理。步行严重障碍，但仍可以借助助行器在房屋内的平坦地面上行走。她在地毯上摔倒，并发生股骨远端骨折（DFF）。全髋关节置换术（THA）后 3 年和股骨干骨折后 10 年，DFF 内翻 15°畸形愈合。骨关节炎的影像学表现严重，但症状轻微，可忍受疼痛。如果症状（疼痛）在此骨折之前很严重，则可以首次便选择置换术而不是行固定术。

合并疾病

- 严重骨质疏松症超过 30 年，用维生素 D_3、钙（口服）和双膦酸盐治疗超过 5 年
- 近 30 年来多发性骨质疏松性骨折的病史（即右胫骨近端、左桡骨远端、右股骨远端骨折）
- 10 年前，该患者发生肺栓塞，心肺复苏后好转；从那时起，长期服用华法林

治疗和结果

传统的 X 线片显示远端关节内、双髁股骨骨折，可能是简单关节内和关节外骨折，伴有严重的骨质疏松症和原位 THA。有骨干骨折伴内翻畸形愈合和严重的膝关节退行性骨关节炎（图 3.12-6a~c）。

二维重建的计算机断层扫描显示该三部分骨折位于远端，2 个髁突之间通过髁间凹裂开。冠状面上未见其他骨折（Hoffa 骨折）（图 3.12-6d~g）。

防松螺母 ± 垫圈可用于不同类型的螺钉，如用于传统的 4.5 mm 皮质螺钉的"旧"螺母（图 3.12-6h）和用于 5.0 mm 锁定螺钉的"新"螺母（图 3.12-6h，i）。

术后 6 个月的 X 线检查显示，植入物完整且稳定，已愈合（图 3.12-6j，k）。DFF 很好地对位并用长的股骨远端反向锁定加压钢板（LCP-DF）4.5/5.0 固定，该钢板在术中弯曲以更好地适应内翻畸形的骨干。它与近端柄尖充分重叠（推荐超过 7 cm）。首先使用最远端的钢板孔中的 3 枚皮质螺钉将髁间骨折平面加压在钢板上，并在内侧用旧的防松螺母。在最远端的螺钉上应用了垫圈。在下一个更近端的螺钉上附加了 1/3 的管状钢板（3 个孔）。由于严重的骨质疏松症，在拧紧螺钉时，垫圈和小钢板都会下沉到骨表面以下（有关详细信息，请参见图 3.12-6l）。患者恢复了受伤前行走障碍的水平，不建议移除植入物。

在图 3.12-6l，m 中添加防松螺母的压缩效果更加明显。通常，必须首先实现加压，然后才施加锁定螺钉以保持这种压力并沿钢板提供角稳定性。根据螺钉置入的位置，可以在内侧和外侧都使用防松螺母（图 3.12-6m，不同的患者）。

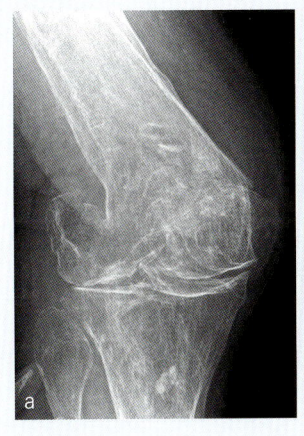
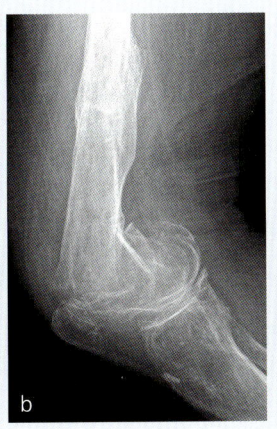
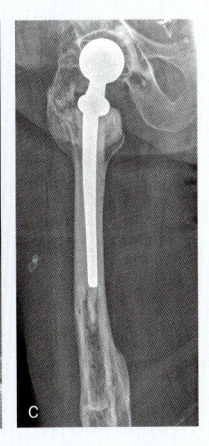

图 3.12-6 一名 83 岁女性，患有严重骨质疏松性骨远端骨折
a~c. X 线片显示股骨远端关节内双髁骨折

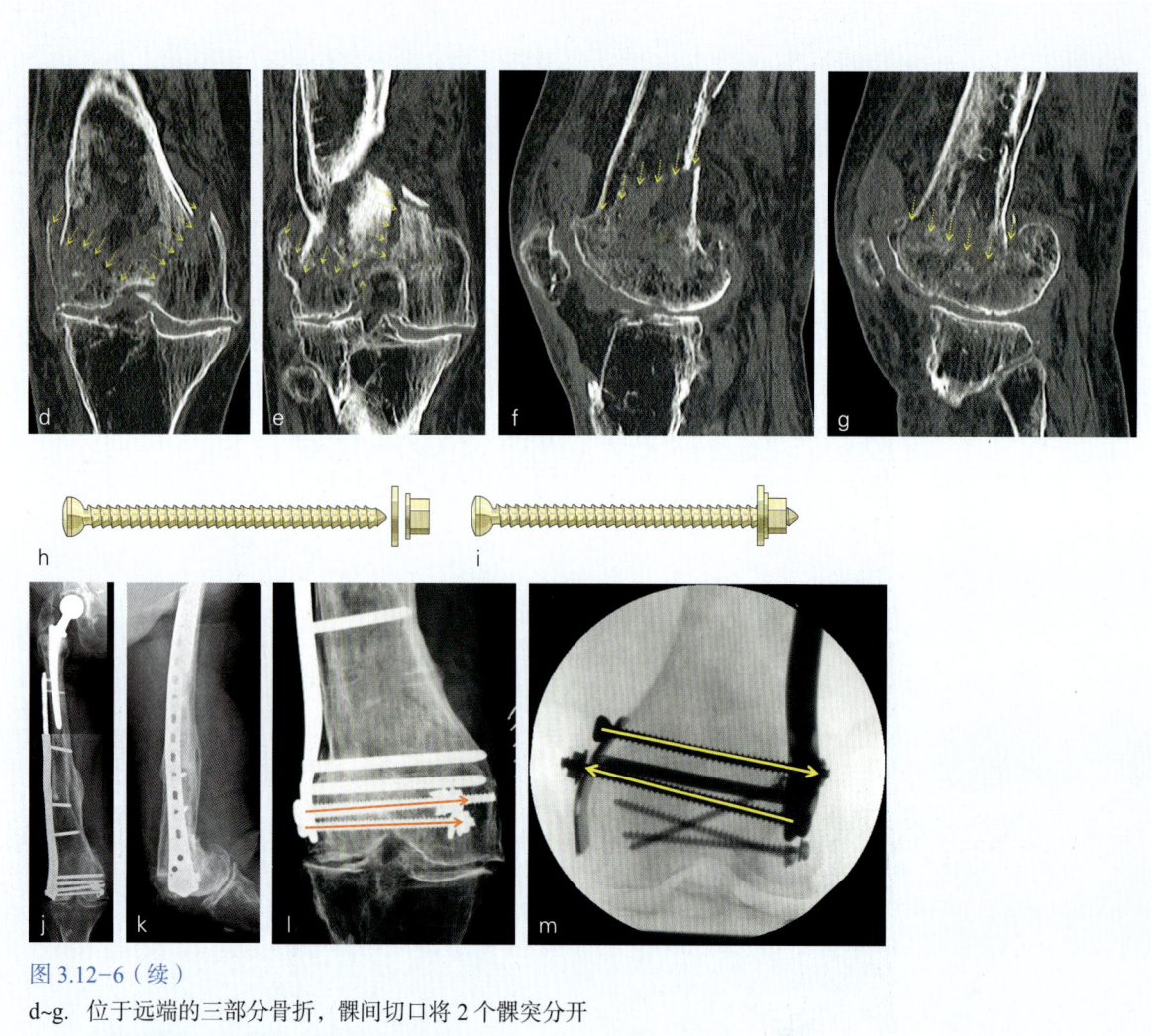

图 3.12-6（续）

d~g. 位于远端的三部分骨折，髁间切口将 2 个髁突分开

h，i. 不同的螺母和垫圈用于不同的螺钉类型

j，k. 经过 6 个月的随访 X 线检查显示骨折愈合且对位良好，植入物完整且稳定

l，m. 常规 X 线通过在内侧和（或）外侧添加防松螺母来显示压缩效果

6.3 内侧钢板

当选择钢板时，大多数 DFF 可以仅通过横向锁定钢板成功地进行治疗（案例 7：图 3.12-7）。一些特别的情况需要双侧钢板，这将在本章主题 6.4 中进行讨论。有一种特定的骨折可能需要首选内侧钢板固定。这可以被称为股骨远端的"反斜行骨折"。我们认为这种特殊的骨折类型需要外科医生特别注意，因为侧向锁定钢板经常会失效。

患者

一名76岁的女性跌倒后发生股骨远端假体周围骨折。她在15年前接受了双侧全膝关节置换术，并且能够用拐杖独立行走。

合并疾病

- 无

治疗和结果

骨折程度很低，涉及假体床（统一分类系统B型）。骨折线从内侧干骺端交界处倾斜延伸，直至外侧髁水平，由于内收肌的牵拉，远端骨折块移位。这种骨折方向，在不穿过骨折线的情况下，为关节块的螺钉放置留下了有限的空间。

如果选择了侧向锁定钢板，则来自侧向锁定钢板头部的锁定螺钉组需要抵抗显著的牵拉变形力（图3.12-7a，b）。髁突区域的骨量和质量非常差。

当单独用侧向锁定钢板固定时，这种特定的骨折方式会通过将所有锁定螺钉与钢板一起向远侧拉出而造成失效的风险（类似于案例9：图3.12-9a~q）。

考虑所有这些风险因素，作者建议使用更强的生物力学方式，将钢板放置在内侧，因为钢板头上的牵拉应力很小，而在双皮质固定时在骨干水平上的牵拉应力更大。

内侧入路以直接暴露骨折部位。测试了假体后，看起来稳定（图3.12-7c），并使用共线钳（图3.12-7d）实现解剖复位。用胫骨近端反向可变锁定钢板进行中立位固定，并在该钢板的后面置入1枚单独的拉力螺钉。选择比原计划更长的钢板来解决骨干延长问题（图3.12-7e，f）。稳定性足以允许立即进行关节活动。钢板固定后3天开始进行连续被动的运动锻炼（图3.12-7g，h）。骨折后4个月进行后续X线检查显示结合牢固。初级愈合发生在骨干线形骨折线上（图3.12-7i，j）。

讨论

将这种特定的骨折类型识别为股骨远端斜行骨折是至关重要的，因为如果单独使用侧向锁定钢板治疗，则骨折的风险很高。

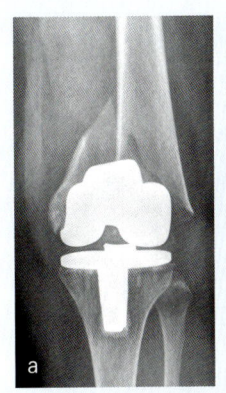
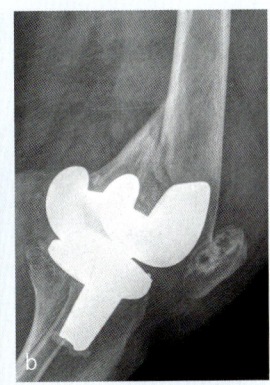
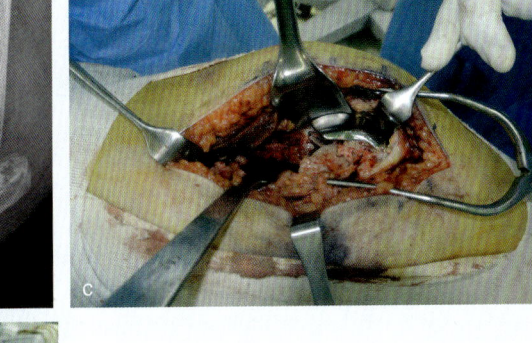
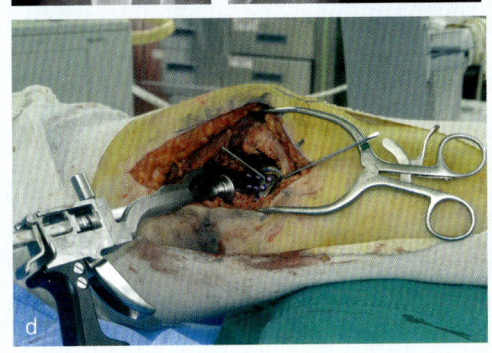

图3.12-7 一名76岁女性，患有股骨远端假体周围斜行骨折（统一分类系统B型）

a，b. X线片显示简单股骨远端假体周围斜行骨折。移位方向是朝上的
c. 术中照片显示了通过内侧皮下血管入路的骨折内侧和假体
d. 术中照片显示使用共线钳复位和固定钢板。使用胫骨近端反向可变锁定钢板

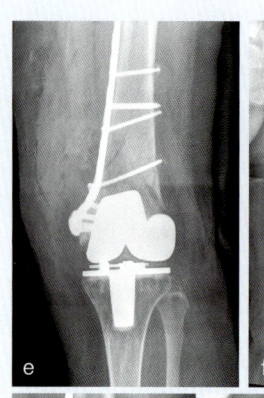
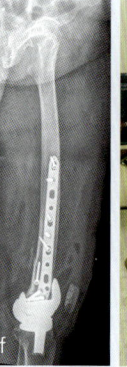
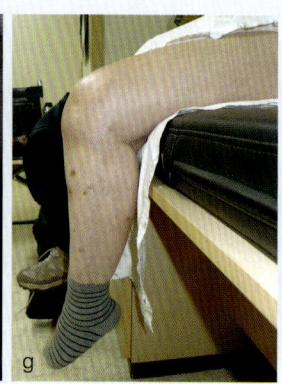
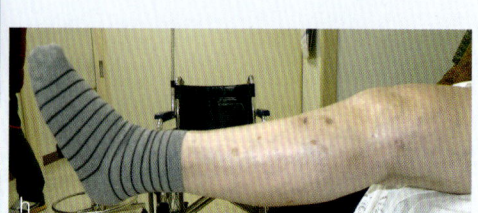

图 3.12-7（续）

e，f. 术后 X 线片显示中立位钢板固定。还要注意，在手术中发现的另一条骨折线一直延伸到外侧骨干

g，h. 骨折后 2 周拍摄的临床 X 线片显示出良好的膝关节运动

i，j. 固定后 4 个月拍摄的 X 线片显示出骨折愈合牢固，并有一些骨痂桥接

6.4 双侧钢板

第二块小内侧钢板有助于复位和固定非常远端的关节内（和关节外）骨折，尤其是在骨质差的情况下。先前受伤后存在的膝关节屈曲畸形可能会导致治疗远端屈曲型骨折困难（案例 8：图 3.12-8）。

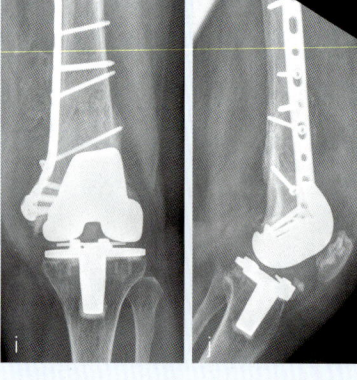

案例 8

患者

一名 56 岁健壮的男性从楼梯上摔下，屈膝着地，发生股骨远端关节内骨折（AO/OTA 31C3）。1 年以前，该患者因高速滑雪受伤而发生双髁多发胫骨近端关节内骨折。骨折在作者医院分 2 阶段手术，使用双侧钢板成功治疗。近期随访显示骨折愈合良好，但屈曲程度最大为 110°，骨质疏松明显。

合并疾病

- 健康的男性，但抽烟严重（35 年）

治疗和结果

常规 X 线片显示患者新的同侧股骨远端骨折前 1 年发生的胫骨近端骨折的损伤情况（图 3.12-8a，b）、术后情况（图 3.12-8c，d）和 9 个月的随访情况（图 3.12-8e，f）。由于长期负重，骨骼在最后一次随访中显示出严重的骨量减少。

常规 X 线检查显示，由于外侧干骺端粉碎性外翻畸形，Y 形股骨远端关节内骨折（图 3.12-8g，h）。两侧髁突分别骨折和弯曲。在侧面，怀疑可能存在无移位的 Hoffa 骨折块。还可见完整的胫骨近端骨折和植入物。骨骼结构稀疏，股骨和胫骨处的皮质骨非常薄，软骨下的骨片很小。

外侧和内侧皮下血管入路，首先通过间接和直接操作复位内侧髁突，并预先用 2 枚克氏针固定。观察复位，并通过图像增强器校准。首先，将一块波状轮廓的锁定加压钢板（LCP）T 板 3.5 放置在内侧髁突骨折顶点，并用皮质骨螺钉固定，具有支撑（或抗滑行）功能（图 3.12-8i，j）。在将图像增强器放置在理想位置之后，用 2 枚单皮质锁定螺钉将其固定在远侧骨干。髁突本身也用 2 枚螺钉固定。由于骨质量很差，只能使用锁定螺钉来预防固定松动（图 3.12-8k，l）。然后才评估外侧髁突：术中未检测到 Hoffa 骨折块。上面在损伤图中描述的中断线（图 3.12-8h）对应于软骨和底层骨的局部稳定嵌压。因此，不需要额外的 AP 固定（或后外侧钢板）。然后，利用肌下微创技术通过股骨远端反向锁定加压钢板（LCP-DF）4.5/5.0 实现对骨干的稳定。通过 1 枚克氏针检查钢板正确对准，该克氏针通过一个置入的带钻螺纹的钻套插入最远端的中心孔中。该导线必须与 AP 视图中的水平接头线平行（图 3.12-8m）。髁内关节小台阶被接受。

图 3.12-8n，o 显示了手术结束时的术中 X 线片。除了髁内小台阶外，骨折解剖复位并良好对位。LCP-DF 稍靠前，但已确认骨干中的 3 枚螺钉是双皮质的。尽可能多地放置螺钉，以优化对该质量差的骨骼中关节块的固定。似乎没有必要通过骨水泥进行额外的增强，也不打算在该中年男性患者中使用。

为期 5 个月的随访 X 线片显示已愈合的骨折与术后稳定的植入物处于同一位置（图 3.12-8p~u）。骨密度正在改善。该患者可以完全负重，但由于大腿上严重的肌肉萎缩，只能行走 15 分钟。运动范围是 3°~0°~100°。

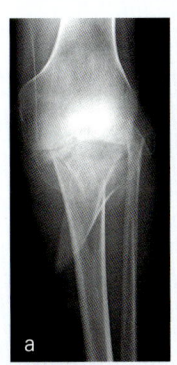
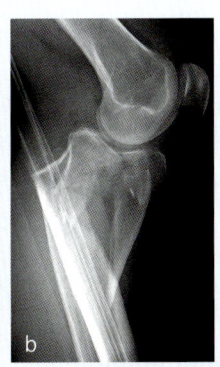
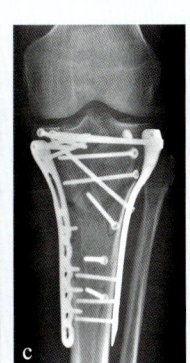
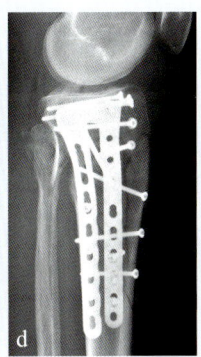
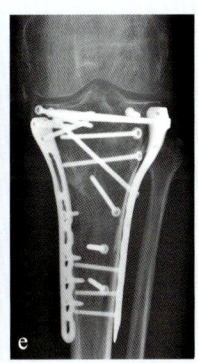
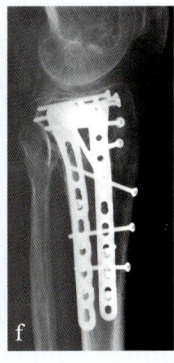
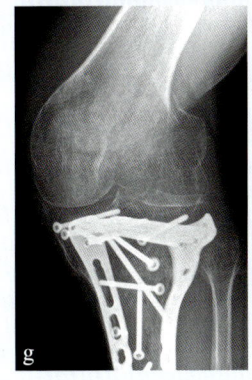
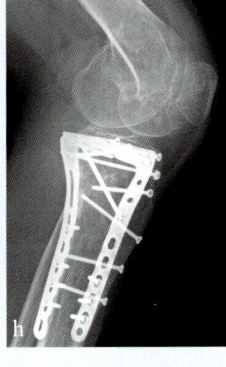

图 3.12-8　一名 56 岁的男性，患有股骨远端关节内骨折（先前胫骨近端受伤）

a~f.　同侧胫骨近端骨折的损伤（a，b）、术后（c，d）和 9 个月的随访（e，f）X 线片

g，h. 常规 X 线片显示 Y 形股骨远端关节内骨折，外翻畸形

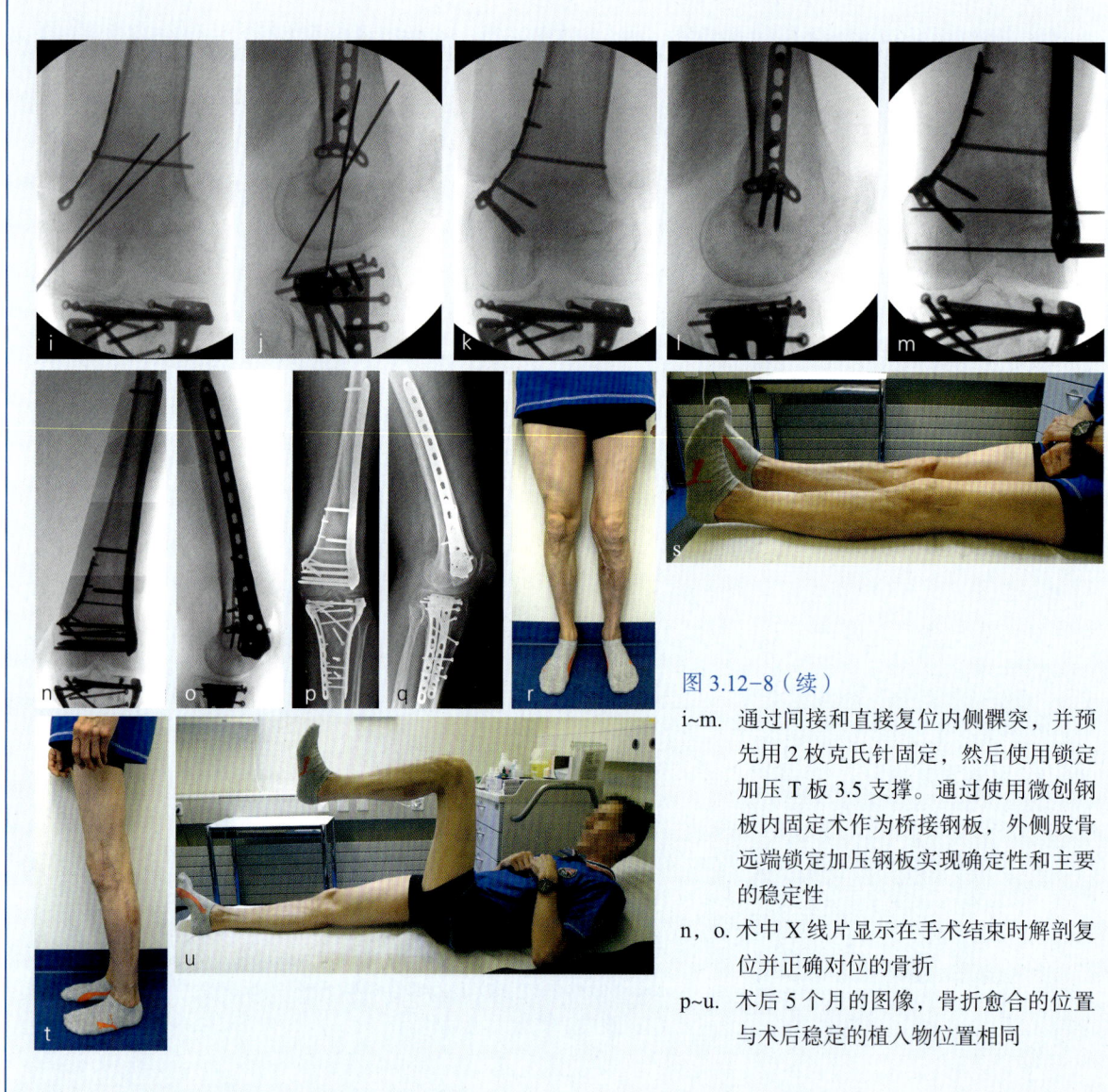

图 3.12-8（续）

i~m. 通过间接和直接复位内侧髁突，并预先用 2 枚克氏针固定，然后使用锁定加压 T 板 3.5 支撑。通过使用微创钢板内固定术作为桥接钢板，外侧股骨远端锁定加压钢板实现确定性和主要的稳定性

n, o. 术中 X 线片显示在手术结束时解剖复位并正确对位的骨折

p~u. 术后 5 个月的图像，骨折愈合的位置与术后稳定的植入物位置相同

6.5 逆行髓内钉

与其他解剖区域置钉一样，正确的进钉点是手术中最关键的部分之一。首先，进钉点在侧视图中位于股骨髁间窝顶线的最低点，在 AP 视图中位于髁间凹的最高点。该点通常对应于 2 个平面中髓腔中心的远端延长。一旦用导丝找到了正确的进钉点，则在将其钻入远端干骺端时，也必须对导丝的方向给予类似的重视：必须将其再次对准 2 个平面中的髓腔中心，置入前通过图像增强器进行评估（案例 4：图 3.12-4）。

只有这样，才能通过在导丝上用相应的空心钻头钻孔来创建入口。然后，通常通过置入的螺钉本身（采用无钉钉技术）或通过置入的用于扩孔的长导丝来复位骨折。使用正确的入钉孔，会自动在钉子上给出轴向对位。当置入钉子时，仍必须使用上述不同技巧来评估和纠正正确的旋转和长度。

6.6 顺行髓内钉

如案例 3：图 3.12-3 所述，干骺端交界处的某些 DFF 可以通过顺行髓内钉治疗，尤其是在 ASLS 的帮助下[3]。

7 失败与不愈合

股骨远端锁定钢板过硬的刚性结构被认为是影响愈合的原因[10]。重要的是要使桥接钢板结构具有合适的工作长度和螺钉密度，以达到平衡（案例9：图 3.12-9，案例 10：图 3.12-10）。

已经报道了可能在 DFF 固定后引起骨不连的各种机械因素。反映结构刚度的机械因素可能会间接影响愈合环境，即骨折间隙处的应变。植入材料是否会影响骨折愈合一直是争论的焦点。Gaines 等[11]报道，与不锈钢板的横向锁定钢板相比，钛板的横向锁定钢板发生的骨不连率更低。在最近的一项多中心研究中，回顾性地分析了 DFF 的横向锁定钢板的结果，Rodriguez 等[12]提出了刚度评分概念。在这种计分系统中，使用不锈钢板有 2 个优点。在他们的研究中，骨不连的重要的独立预测因素是钢板设计或材料。通过骨折区的固定，骨折不愈合率较高，但没有统计学意义。作者报告，在愈合的骨折和不愈合的骨折之间，在近端螺钉的数量、钢板长度、总螺钉密度或近端螺钉密度方面无显著差异。Oh 等[13]也报告说，穿过骨折部位的螺钉可能会通过阻碍骨折部位的运动而导致骨不连。

案例 9

患者

一名 64 岁女性从楼梯上摔落，发生双侧假体间股骨远端干骺端骨折。她长期服用钙和维生素 D 补充剂治疗骨质疏松症。

合并疾病

- 类风湿关节炎病史 35 年，类固醇激素治疗史 20 多年；现在她正在服用其他的免疫抑制药物
- 糖尿病和肥胖（体重指数 31）
- 手术史包括 15 年前的双侧全髋关节置换术（THA）和 11 年前的双侧全膝关节置换术（TKA）

治疗和结果

X 线片显示股骨远端骨折位于稳定的 TKA 上方[通过计算机断层扫描（CT）证实]，并有严重的干骺端粉碎性骨折（AO/OTA 33A3）（图 3.12-9a，b）。尽管作者当时还没有客观的骨密度测量结果，但远端干骺端和骨干的皮质骨明显变薄，表明该区域的局部骨质量较差。

通过使用微创钢板内固定术（图 3.12-9c，d）置入股骨远端反向锁定加压钢板 4.5/5.0 来实现稳定。在远端，尽可能多地将螺钉置入骨质量差的骨骼中，并且在近端使用最少数量的螺钉，在柄尖周围附加一块锁定钢板。轻微的内侧偏移可能是由骨折的被动短缩所致。通过将钢板重叠在 THA 柄上 3~4 cm 可以避免应力集中，尽管这小于理想的 6 cm 重叠长度。

6 个月后，X 线检查显示继发性复位丢失，无骨愈合迹象，尽管没有疼痛和不稳定，仍需再次手术（图 3.12-9e，f）。由于骨质量差，远端骨螺钉接合失效。

CT 扫描显示股骨远端相对于钢板远端的内侧移位（图 3.12-9g，h）。膝关节假体似乎仍稳固锚定。骨愈合的迹象极少，可能是由免疫抑制药物引起的。在翻修手术中将需要植骨。

再次手术分 2 个阶段进行。首先，从延迟愈合部位切除萎缩性瘢痕组织进行微生物培养，留下大的骨缺损。移除了所有远端锁定螺钉，而没有在近端进行任何改动（图 3.12-9i）。这使得远端关节块复位至钢板。从远端到近端经皮在内侧置入第二块钢板（胫骨前外侧反向锁定加压钢板 3.5）。经 3.5 mm 的锁定螺钉初

步固定后，一个大的复位钳放在2块钢板上（用作大垫圈）以完成最终的复位（图3.12-9j）。

经过2个阶段翻修手术后进行的X线检查（图3.12-9k~n）显示，所有远端螺钉均已用聚甲基丙烯酸甲酯增强（图3.12-9m，n中的红色圆柱体）。第一次手术后6天，组织培养结果阴性后，大的骨缺损中填充了自体骨移植物（髂后上棘）和同种异体骨（图3.12-9m，n中的绿色区域）。

受伤后仅16个月（翻修后10个月），患者无痛，仅用2个肘部拐杖就可行走，类似于她的骨折前功能（图3.12-9o~q）。骨折愈合良好，并且假体和植入物的影像学表现稳定。不建议移除植入物。

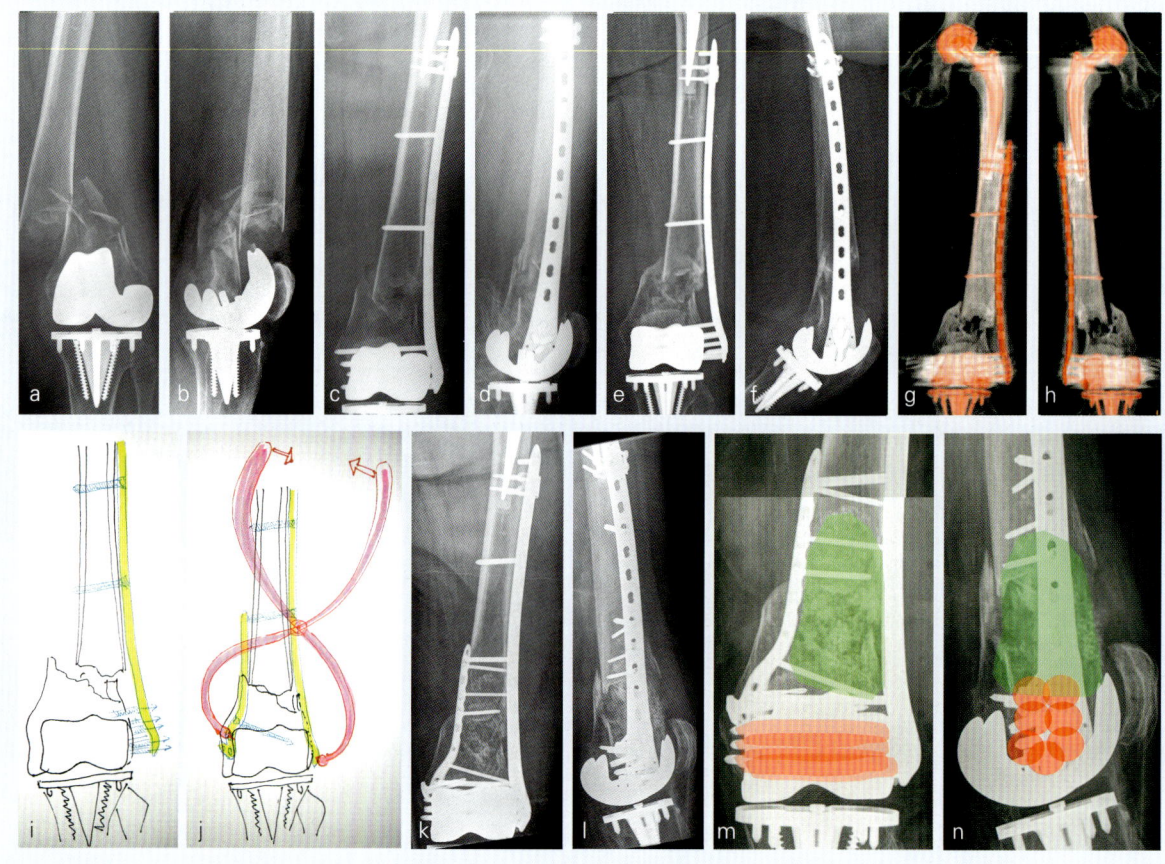

图3.12-9 一名64岁的女性，患有双侧假体间股骨远端干骺端骨折
a，b. X线片显示在稳定的全膝关节置换术上方，股骨远端骨折伴干骺端严重粉碎
c，d. 术后X线片显示固定后用股骨远端反向锁定加压钢板4.5/5.0
e，f. 术后6个月的X线片显示继发性复位丢失而没有骨愈合的迹象
g，h. 计算机断层扫描显示，远端股骨相对于钢板远端的内侧移位，但膝关节假体仍稳固锚定
i，j. 取下所有远端螺钉并使用大的复位钳将骨折复位，将其置于中间的新锯齿状的小骨折块锁定加压钢板上（胫骨近端外侧钢板），用作大的"垫圈"，以防止钳臂沉入软骨
k~n. 经过2个阶段翻修手术后的X线片显示聚甲基丙烯酸甲酯增强的远端螺钉（m，n中的红色圆柱体）和填充有自体骨移植物（髂后上棘）和同种异体骨（m，n中的绿色区域）的大的骨缺损

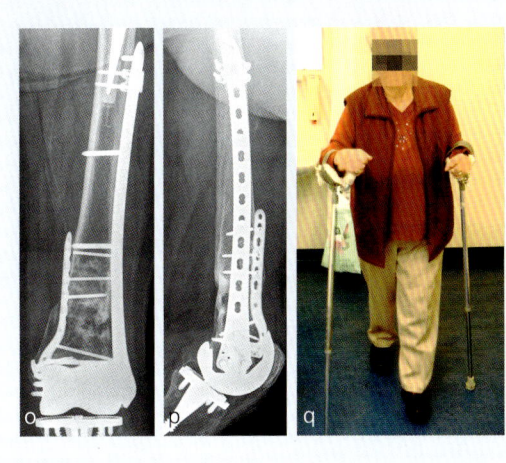

图 3.12-9（续）

o~q. 受伤后 16 个月（翻修后 10 个月）拍摄的图像显示愈合良好且对位良好的骨折，稳定的假体和植入物

患者

一名 70 岁的女性在车祸（低速正面撞击）中受伤，发生孤立性闭合性左股骨远端骨折（DFF），轻微的软组织创伤和髌骨表面浅层擦伤。受伤后第二天将她转诊接受评估。

合并疾病

- 无记录

治疗和结果

X 线检查显示 DFF 骨折线向关节延伸（在中间裂开），干骺端粉碎性骨折（AO/OTA 33C2）（图 3.12-10a，b）。

稳定性骨折后，在不观察骨折区域的情况下进行侧向微创钢板固定。通过术中图像增强检查对位情况。在图 3.12-10c，d 的图像中，术中未观察到外翻移位，尽管可以通过回顾性观察发现（外翻 11°）（图 3.12-10e）。

手术后 5 周，外翻畸形在临床上很明显，并在 X 线片上记录下来（图 3.12-10f）。进行术前开放性楔形矫正的计划（图 3.12-10g）：机械轴越过中线，偏离中线 25 mm（红线）。使用对侧（黄线）的解剖轴（绿线）指示踝关节的理想位置。截骨术的水平是通过最初部分愈合的干骺端骨折计划的。画出旋转中心（蓝色圆圈），校正角度为 11°。

在翻修手术结束时（图 3.12-10h~k），移除了现有的侵入性较小的微创内固定系统（LISS）钢板，术中在计划的楔形平面（红色圆圈）处弯曲了 11°，并用相同的远端螺钉孔和螺钉（图 3.12-10i 显示绿线：LISS 的原始形式；红线：弯曲后的新形式的 LISS；蓝色圆圈：使用软桥接骨痂作为内侧铰链的旋转中心。使用"钢缆法"评估手术结束时的正确轴线（图 3.12-10h~j）。在图像增强器的控制下，电灼钢缆确认了股骨头、膝关节和踝关节的中心位置。无骨移植。

进行轴向矫正后，进行术后 X 线检查（图 3.12-10 l，m）。矫正后 6 个月的影像学和临床结果（图 3.12-10n~p）显示愈合的骨折仅有少量残留的侧向缺损，可能在接下来的几个月内填满。左腿的长度和轴线与健康的右腿相同。患者抱怨钢板远端的髂胫束发炎。建议在此手术后 1 年内取出植入物。

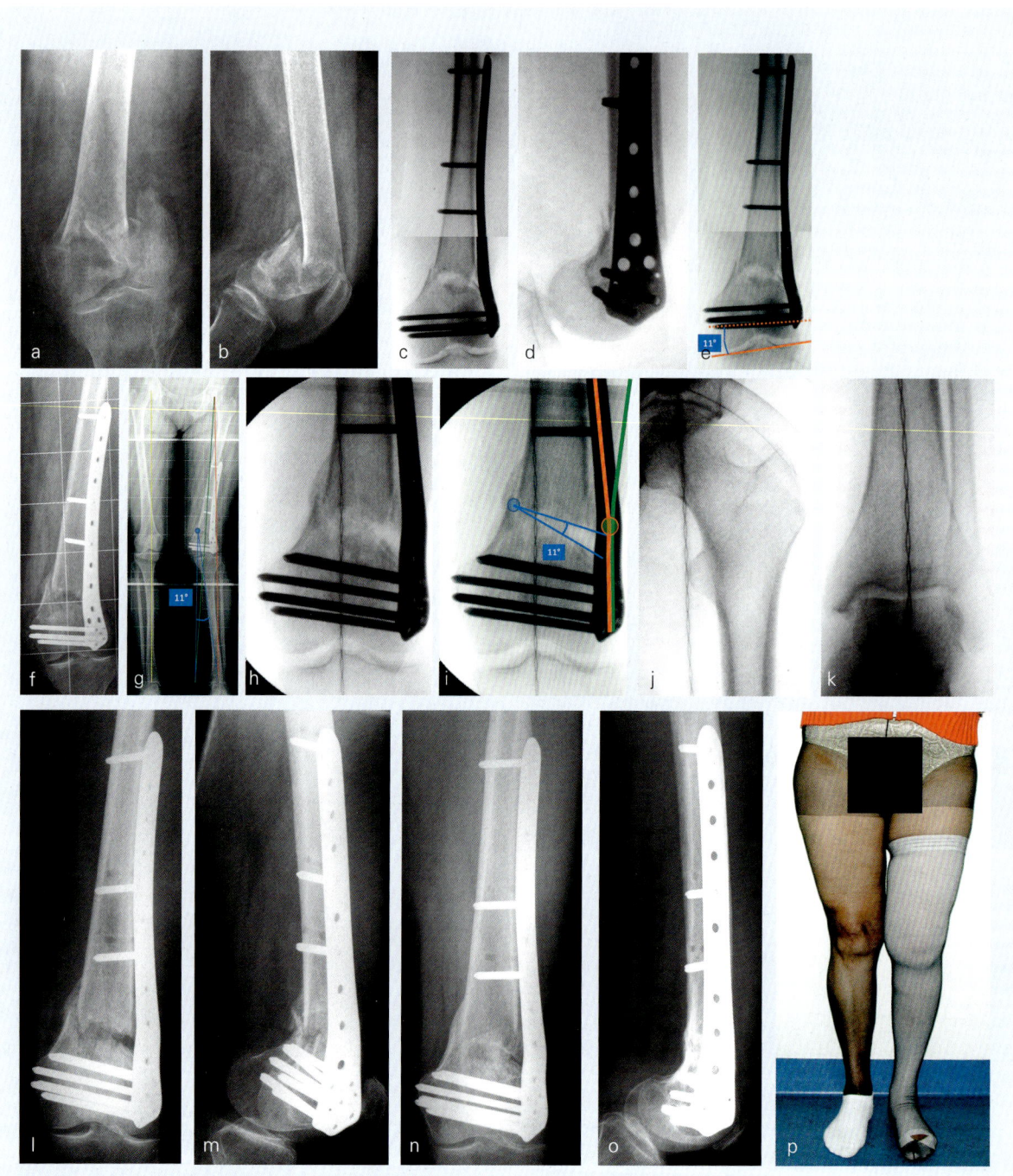

图 3.12-10 一名 70 岁女性，孤立性闭合性左股骨远端骨折
a，b. X 线片显示骨折伴关节内延伸和干骺端粉碎
c~e. 骨折稳定后的术中 X 线片显示在手术中未发现外翻畸形（外翻 11°）
f，g. 术后 5 周 X 线片显示外翻畸形
h~k. 翻修手术后的 X 线片
l，m. 轴向校正后的术后 X 线片
n~p. 校正后 6 个月的影像学和临床结果

8　参考文献

1. Court-Brown CM, Caesar B. Epidemiology of adult fractures: a review. Injury. 2006 Aug;37(8):691–697.
2. Schütz M, Perka C. Periprosthetic Fracture Management. Stuttgart: Thieme Publishing; 2013.
3. Zlowodzki M, Bhandari M, Marek DJ, et al. Operative treatment of acute distal femur fractures: systematic review of 2 comparative studies and 45 case series (1989 to 2005). J Orthop Trauma. 2006 May;20(5):366–371.
4. Aneja A, Brown JT, Graves M. A stronger construct for manipulating osteoporotic bone fragments in a distal femur fracture model. Tech Orthop. 2015;30(2):125–130.
5. Buckley R, Mohanty K, Malish D. Lower limb malrotation following MIPO technique of distal femoral and proximal tibial fractures. Injury. 2011 Feb;42(2):194–199.
6. Raab GE, Davis CM 3rd. Early healing with locked condylar plating of periprosthetic fractures around the knee. J Arthroplasty. 2005 Dec;20(8):984–989.
7. Ruchholtz S, Tomas J, Gebhard F, et al. Periprosthetic fractures around the knee-the best way of treatment. Eur Orthop Traumatol. 2013 Jun;4(2):93–102.
8. Lewis GS, Caroom CT, Wee H, et al. Tangential bicortical locked fixation improves stability in Vancouver B1 periprosthetic femur fractures: a biomechanical study. J Orthop Trauma. 2015 Oct;29(10):e364–370.
9. Garnavos C, Lygdas P, Lasanianos NG. Retrograde nailing and compression bolts in the treatment of type C distal femoral fractures. Injury. 2012 Jul;43(7):1170–1175.
10. Henderson CE, Lujan TJ, Kuhl LL, et al. 2010 mid-America Orthopaedic Association Physician in Training Award: healing complications are common after locked plating for distal femur fractures. Clin Orthop Relat Res. 2011 Jun;469(6):1757–1765.
11. Gaines R, Sanders R, Sagi H, et al. Titanium versus stainless steel locked plates for distal femur fractures: is there any difference? OTA Abstract. 2008;55:8.
12. Rodriguez EK, Zurakowski D, Herder L, et al. Mechanical construct characteristics predisposing to non-union after locked lateral plating of distal femur fractures. J Orthop Trauma. 2016 Aug;30(8):403–408.
13. Oh JK, Hwang JH, Lee SJ, et al. Dynamization of locked plating on distal femur fracture. Arch Orthop Trauma Surg. 2011 Apr;131(4):535–539.

3.13 髋关节假体周围骨折

作者 Steven Velkes, Karl Stoffel
译者 孙天童　审校 宋纯理

1 引言

在 John Charnley 爵士将全髋关节置换术（total hip arthroplasty, THA）确立为一种安全和可重复进行的手术近 60 年来，THA 继续保持其在显著提高生活质量的手术中的领先地位。该手术被贴上了"世纪最佳手术"的标签，因为其在疼痛缓解和功能方面有巨大收益，且并发症发生率相对较低。尽管如此，这一手术并不是没有风险的，而且可能会发生严重的并发症。一个潜在的并发症是髋关节植入物周围的骨折。在老年人中，这种并发症在发病率、死亡率和功能损害方面的影响与股骨近端骨折是相似的。对于假体的无菌性松动或不稳定，最终结果通常不如髋关节翻修术。THA 的绝对数量继续增加，年轻的活跃患者和年长的患者都被实施了这种手术。这就产生了大量的 THA 术后患者中将遭受髋关节假体周围骨折（periprosthetic hip fracture，PPHF）的患者数量也相应增加[1-5]。与 PPHF 相关的因素包括以下方面。

- 老年人的低能量创伤
- 骨质疏松症
- 年轻活跃患者的高能量创伤
- 将能量转移到植入柄尖端的翻修关节置换术，如嵌入性同种异体骨移植和非骨水泥压合柄
- 老年骨质疏松症患者的非骨水泥手术[6]
- 与植入物松动相关的骨溶解
- 独立的危险因素，如低体重指数、女性、高龄和类风湿关节炎[3, 7, 8]
- 挤压型骨水泥和内翻柄位置[9-11]

PPHF 可以在手术时发生，也可以在多年后作为一个单独的事件发生。在初次关节置换术中发生骨折的概率为 1%，在翻修关节置换术中发生骨折的概率高达 4%；病理性骨（骨质疏松症和骨溶解症）对发病率有混杂影响。考虑到患者的医疗脆弱性以及涉及的决策和手术过程的复杂性，老年人的这些骨折的处理极具挑战性。这些患者需要一个团队方法，医疗团队成员中有内科医生、老年科医生、关节置换医生和骨科创伤外科医生。

2 诊断

2.1 临床评估

在治疗前对患者进行详细的评估是最大限度地提高疗效所必需的。PPHF 的基本诊断依赖于以下方面。

- 损伤机制的临床病史（高能量创伤与低能量创伤）
- 疼痛
- 伤前功能下降或关节疼痛。这可能表示松动或感染。在受伤前询问患者关节的功能是很重要的，它是"快乐的关节"（即没

有疼痛的功能良好的关节）还是"不快乐的关节"

初步检查应包括以下方面。
- 一般皮肤状况和先前瘢痕的位置
- 检查膝关节
- 评估腿长
- 神经血管状况

2.2 影像学

2.2.1 普通 X 线检查

应彻底检查图像以确定骨折类型和植入物的稳定性。植入物是否稳定是目前面临的主要挑战和任务之一。常规 X 线检查应包括以下高质量视图。

- AP 骨盆，中心位于联合上
- 第二平面中的受累髋关节
- 2 个平面中的整个股骨。重要的是要对股骨全长进行成像，并仔细检查 X 线片（柄和杯），以充分了解骨折的整个范围，以及任何相关膝关节植入物的存在、状态和类型

需要评估以下细节。
- 全髋关节置换假体松动。仔细评估股骨和髋臼内植入物的稳定性
- 骨折位置与植入物类型的关系。根据假体柄类型的不同，即使没有明显的松动迹象，骨折部位也可能显示松动[12]
- 髋臼磨损迹象
- 可用的骨料

高质量的 X 线检查对于寻找假体或骨水泥周围的透光线是必不可少的，这表明髋臼周围骨溶解。可以通过将已知尺寸的不透 X 线校准对象放置在与髋关节相同的平面上来测量图像的放大率。如果先前植入的股骨头或杯的大小是已知的，并且边缘可以清楚地检测到，那么它也可以用作缩放标记。

其他重要的评估特征包括以下方面。

- 骨折几何形状和假体位置的任何变化
- 股骨近端内翻重建（图 3.13-1）
- 股骨干畸形
- 髋关节假体下方存在假体，如翻修型全膝关节假体

可能影响骨折固定与翻修关节置换术决定的重要因素包括聚乙烯磨损、髋臼壳位置、大的溶骨性病变[13, 14]、严重的骨质疏松症[3, 7]，以及骨水泥与植入物剥脱和（或）广泛的骨水泥骨折[15]。

2.2.2 计算机断层扫描

通过计算机断层扫描（CT）可以更准确地评估假体或骨水泥套周围的骨折形态、骨溶解和透光线的可视化情况。然而，在解释股骨柄周围的某些放射透光性时必须谨慎，因为伪影可能会产生类似的发现。

2.3 慢性感染

创伤和骨折可升高炎症标志物（即 C 反应蛋白、血沉、白细胞计数），使这些检测对假体周围关节感染的阳性预测价值较差[16]。如果病史或 X 线检查怀疑是假体周围关节感染，则应进行进一步的诊断检查，如核素骨显像或关节吸引术检查。在皮肤切开前，关节吸引术需

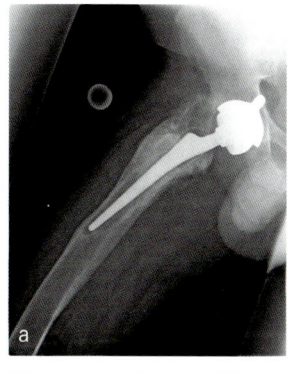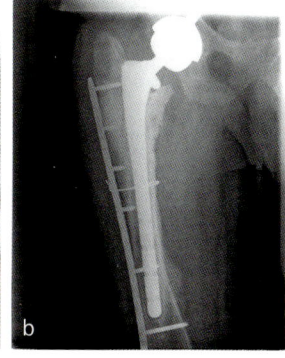

图 3.13-1　全髋关节置换术 5 年后股骨假体松动
a. 术前髋关节侧位片显示柄侵入股骨皮质，是形成错误入路的高危情况，翻修时股骨骨折
b. 翻修后视图。正如预测的那样，出现了错误的入路，股骨骨折用长弹性钢板固定

要在无菌条件下进行，这可能会导致手术延迟。患者已经接受抗生素后获得的联合穿刺结果需要谨慎解读，因为这可能会模糊病原体的识别。

3 分类

已经开发了许多PPHF的分类系统[17-21]，但大多数只是描述性的，或者没有提供有关治疗策略的信息。现在最常用的分类系统是Johansson分类法[19]和Vancouver分类法[17]。Johansson分类法只关注骨折与假体相关的位置，而Vancouver分类法还考虑了周围的股骨骨量和假体的稳定性，对于设计治疗策略更有用。

3.1 Vancouver分类法

Vancouver分类是当今使用的最被广泛接受的PPHF分类系统，基于3个最重要的管理因素：骨折位置、柄稳定性和剩余骨质量。这种分类将股骨分为3个解剖区：转子区（A），骨干区（B），包括假体柄周围或正好位于假体尖端的远端，以及假体柄周围远端的骨干（C）。Vancouver分类法既可靠又有效，在影像学评估和术中发现之间显示出良好的相关性[22, 23]，适用于所有常见和不常见的骨折类型，最近已扩展到适用于所有假体周围骨折，无论涉及哪个关节或骨骼[21]。

3.2 统一分类系统

统一分类系统（UCS）（图3.13-2）将原始的Vancouver分类法与AO/OTA骨折和脱位分类法相结合，在独立观察者中被证明具有很好的一致性[24]。USC使用以下标准编码方案。

- 罗马数字表示关节，髋关节标记为数字Ⅳ
- 数字表示涉及的骨骼（骨盆6，股骨3）
- 字母表示骨折类型

骨折类型定义如下。
- A型（隆突）是大转子（GT）或小转子（LT）骨折。大多数情况下，这些骨折与一些局限性的骨量减少或骨溶解有关
- 大转子远端至假体尖端或正下方为B型骨折（在植入物周围）。这些骨折可以进一步分为亚型：B1指的是稳定且适用于骨合成的假体，B2指的是毗邻有足够的骨量进行简单的翻修手术的松动的柄，而B3指的是松动的柄和不足的骨量，以及明显的骨量减少/骨溶解，需要进行复杂的翻修和可能的植骨。术后准确识别Vancouver B1型股骨骨折是骨折处理的重要一步[17, 25]
- 位于假体窝下方的骨折属于C型骨折（远离植入物）。除了使用一些特殊的技术将钢板固定在近端的柄上外，C型骨折的治疗是独立于全髋关节置换术的。这种类型的骨折约占髋关节假体周围骨折的10%[4]
- D型骨折代表假体间骨折，将2个植入物分开
- E型骨折是指2块骨中的每一块都支撑着一个关节假体的浮动关节

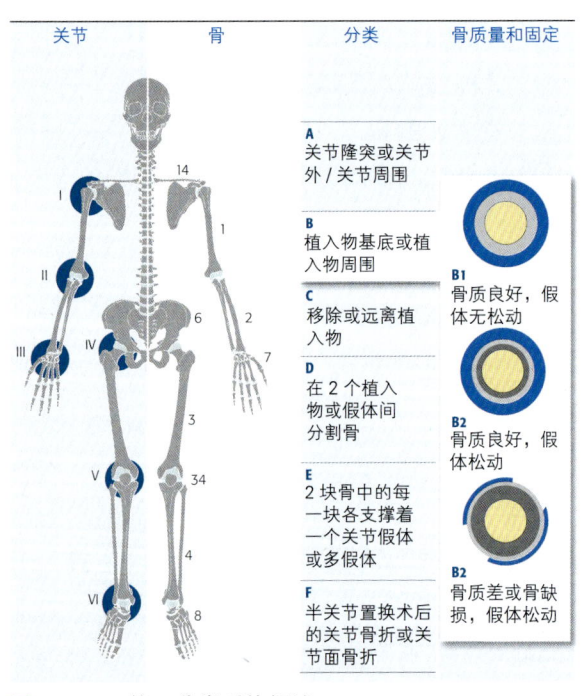

图3.13-2 统一分类系统概述

- F 型代表半关节置换术后的关节骨折或关节面骨折

4　术前计划

术前计划包括手术过程的策略以及对患者的围手术期护理。一旦我们确立了"骨折的个性"，我们就可以着手计划患者的持续处理。骨折个性来源于患者的健康状况、骨折类型和骨质量、手术能力和可用的围手术期技能。

我们需要注意，身体虚弱的患者有大量的合并疾病，对制动和手术延迟有不同的耐受能力，就像之前在自体髋部骨折的情况下所指出的那样。计划的一部分是评估患者术后的康复需求，并在手术后将这些需求落实到位。许多老年人面临骨折前的功能挑战，这些挑战只会在骨折后恶化。

5　决策制订

治疗的目标是让患者尽快恢复到最高水平的功能。早期无痛运动和负重对于支持早期功能处理和治疗至关重要。在着手治疗患有 PPHF 的老年患者之前，需要回答 5 个基本问题。

- 患者的健康状况和骨折前功能状态如何
- 植入物是否松动或固定在骨中是否完好
- 植入物或轴承是否磨损
- 是否有感染的可能性
- 骨质量如何

一旦确定患者为手术候选者，就可以在翻修关节置换术或复位与骨合成之间进行选择。

5.1　手术治疗与非手术治疗

B 型和 C 型骨折不再推荐非手术治疗，因为患者不能忍受长时间的制动，除非有肺部感染、压疮和死亡等并发症的高风险[14,26,27]。此外，非手术治疗后骨不连的发生率很高，这是因为骨折稳定性不足，骨折部位骨水泥存在情况的多样性[27,28]。有了现代治疗策略，非手术治疗只保留给那些不能耐受手术的患者。尽管一般认为手术干预提供了最好的结果，但考虑到这些骨折和假体的高应力位置，对于首选的固定技术和最佳的处理策略仍然存在争议。有许多类型的植入物可用来维持复位，但没有一种显示出优越性。很明显，某些内固定方法是不合适的，如 Mennen 钢板，它可能导致早期的灾难性失败[29,30]，以及 Parham 带，它不能提供足够的固定，并可能导致实质性的骨吸收[14,31]。

5.2　B1 型还是 B2 型？

准确评估和确认假体稳定性是骨折固定术后取得良好效果的关键。

- 应仔细检查 X 线片是否有骨柄松动的迹象，特别是要确定骨水泥柄和骨水泥界面的连续透光性
- 在急性骨折中，仅有水泥套断裂不能被认为是骨柄松动的诊断。相反，急性创伤前骨水泥套的断裂表明骨柄松动
- 如果有任何疑问，建议在固定前做术中常规的柄稳定性测试[32]。然而，这种入路需要更多的关节暴露以放置股骨钢板，增加了术后脱位的可能性
- 如果假体远端暴露在骨折部位，可以通过假体与近端骨片或骨水泥之间的纵轴产生剪切力来测试其不稳定性。这可以用股骨上的尖头复位钳和抓住柄尖的 Kocher 钳来完成
- 如果这样的手法是不可能实现的，有必要进行正式的关节切开和脱位，以获得足够的暴露，以排除不稳定

5.3　我们能固定 B2 型骨折吗？

这里有一些关于 B2 型骨折固定的讨论，包含可能塌陷 1~2 cm 的情况。

一般来说，Vancouver B2 型和 B3 型骨折的内固定可导致较高的再手术率[4, 33]。尽管对于假体周围骨折的手术准备，Vancouver 分类法已被证实是一个有用和可靠的指南，但诸如患者生理状况（其他合并疾病、身体状况）和外科医生的经验等重要因素并未得到反映。Joesl 等[34]提出了内部"生物固定"的概念，利用内固定作为治疗股骨假体周围骨折松动柄固定的另一种手术选择。他们的报告指出，通过帕克活动度评分或手术时间衡量患者，结果没有显著差异。然而，大多数研究都是回顾性病例系列，缺少特定的细节，如使用的原始植入物的类型以及关于初次固定类型的信息。在治疗非骨水泥型或骨水泥型股骨假体周围骨折时，外科医生必须了解初次固定的原理。例如，在非骨水泥柄中，初次固定在近端还是远端；在骨水泥柄中，骨折是发生在复合材料的束状柄周围或是在具有假体-水泥界面黏结的闭合设计周围，或是在抛光的锥形柄，或是在假体与水泥之间没有黏结的受力闭合设计周围。如果非粉碎性骨折发生在有完整水泥套的抛光锥形柄周围，那么解剖复位后的内固定是一种可能的治疗选择。在这些病例中，CT 扫描可能有助于分析骨折类型和骨水泥套的完整性。内固定后，骨柄可能塌陷几毫米，直到完整的骨水泥套恢复稳定性。在没有骨丢失的小的骨水泥缺失的情况下，水泥修复技术也是一种选择。然而，在这 2 种情况下，骨折的解剖重建都是必要的。这项技术在抛光锥形柄周围骨折中的良好效果已被报道[35, 36]。对于哪些患者需要翻修假体，哪些患者仅从内固定中获益，目前的文献尚无定论。对于不能活动和病情严重的患者，对松动的股骨柄进行内固定是一种姑息治疗方法，但抛光的锥形柄伴随完整的水泥套的情况除外。

5.4 是否应当使用同种异体皮质骨移植？

这是一个正在进行的讨论。许多关节置换术医生仍然喜欢使用同种异体皮质骨移植，但使用率似乎比过去低了很多。从技术上讲，它是有效的，但需要大量的软组织剥离。如果外科医生认为需要更稳定，还有其他方法可用，如双侧钢板联锁固定。

过去，B1 型骨折的复位使用刚性动力加压钢板和不锈钢环扎钢丝，偶尔结合同种异体皮质骨移植[18, 37-39]。同种异体骨板的使用是一种可供选择的或附加的固定方法。在假体稳定的情况下，骨板置入可以作为唯一的稳定手段，既可以是单骨板，也可以是相互之间成 90° 或 180° 的双骨板复合体（或结合固定术）。骨板置入的优点是它作为一种生物性和骨传导技术，由于弹性模量与天然骨相似，降低了应力屏蔽，增加了宿主骨的数量和愈合后的强度[39-43]。在骨折上方和下方置入 2 块骨板，用 3 个固定点固定，已展示出良好的效果[44, 45]。结合钢板、近端钢缆固定、前或内侧骨板置入，可能比单独使用同种异体骨板提供更好的稳定性[41]。骨板置入的缺点是成本高，可获得性有限，增加了感染的风险，并有可能传播感染。此外，骨板置入在最初与原部位骨结合后发生重塑，在移植后的前 4~6 个月内导致生物力学性能降低。

作为替代方案，设计了可容纳钢缆和螺钉的钢板，如 Ogden 钢板（结构），通过粗钢缆固定到近端骨折块，通过（非锁定）皮质骨螺钉固定到远端骨折块[28]。事实证明，这种结构比 2 块带钢缆的异体骨板更牢固[46]。Ogden 钢板技术相对简单、发病率最低、稳定性好，因此很受欢迎，但其缺点包括由于经皮质骨螺钉、钢板下方骨折、假体松动和骨不连可能引起的应力升高[28]。

6 手术计划

手术计划包括优先选择的手术方案和必要的 1~2 个备用手术方案，以防发生并发症。

- 固定还是关节置换术？当手术治疗假体周围骨折时，2种主要的治疗选择要么是复位固定术，要么是翻修关节置换术。这些程序中的每一个都可能需要主治外科医生之外的专科能力，因此如果需要，要有创伤或关节置换专家
- 在进入手术室前需要对手术进行模板化。应使用模板来确定植入物的类型、大小和可能的置入位置，以最大化增加固定、腿长和偏移量
- 准备器械和植入物。术前计划的一部分是验证所有可能的主要和备用程序的植入物的可用性，如果手头没有立即准备好，则在需要时可用。如有翻修的可能，应提供有利于植入物取出（骨水泥或非骨水泥）的设备

7 假体周围骨折固定

7.1 总论

PPHF 的治疗取决于骨折的特点，如骨折位置、骨量、假体稳定性以及患者的年龄、内科合并疾病和外科医生的经验。关于稳定股骨假体周围的优化管理尚未最终确定。

从既往来看，治疗包括非手术治疗，如保护性负重、牵引和铸造或支撑。不稳定骨折的非手术治疗导致住院时间延长和卧床时间延长，这与活动延迟以及较高的骨不连和畸形愈合率有关[47]。

现代手术固定技术已经在很大程度上取代了非手术固定技术，除了高度选择的病例中的保护性负重。手术治疗通过使用内固定，利用其生物力学的稳定性，提供了最佳的骨折复位和良好的生物局部愈合环境；而这最终促成了患者更早的术后活动和更短的住院时间[7]，同时也减少了患者全身和局部并发症，如畸形愈合和骨不连[48]。

与稳定的股骨干相关的骨折可以通过大多数骨科医生熟悉的接骨原则有效地处理，其中推荐使用钢板、螺钉、环扎钢丝、钉子、骨板置入或联合应用来固定骨折。手术的目标应该是骨折愈合，假体的稳定性，轴向、旋转和长度的解剖对位，以及恢复损伤前的功能。

患者的最终预后结果取决于骨折愈合情况、内固定稳定性、早期功能恢复以及恢复到损伤前的独立水平。确定手术入路并确认哪些植入物目前在原位，包括所使用的承重面，将有助于术前准备。

PPHF 的管理包括一些与通常适用于骨质疏松性骨折固定相同的核心原则。

- 充分的术前计划，获得以下信息，包括骨折的范围和稳定性、骨丢失的程度和可能在直接可视化之前不能得到充分评价的骨质量
- 手术入路需将软组织损伤降至最低，而不考虑固定技术。最重要的是要尝试通过将手术解剖限制在足够的复位和固定所需的最小限度来保护骨折块和周围软组织的血液供应
- 无论是开放的还是间接的，准确的骨折复位都有助于优化愈合。在简单骨折类型中，骨折应尽可能解剖复位，骨折间隙小于 1~2 mm；在粉碎性骨折中，骨折区域应用钢板或钉子桥接
- 由于骨骼几乎总是骨量减少/骨质疏松，建议根据相对稳定而不是绝对稳定的 AO 原则进行固定，即使是有解剖复位的简单骨折也是如此
- 使用具有足够长度和机械固定的坚固的植入物对于成功的骨愈合是必不可少的
- 优化骨生物学的医疗和营养治疗是必不可少的（见第 1.10 章 "骨质疏松症"）

7.2 固定原则

简单长斜行或螺旋形骨折可以首先用环扎钢丝或拉力螺钉固定。现代内固定多采用锁定钢板，可提供绝对和相对的骨折稳定性。锁定钢板有可能保护骨折骨的骨膜血供，特别是在使用微创手术和间接骨折复位技术时[49]。该技术具有以最小的软组织剥离保留骨膜血供的潜在优势，从而降低骨不连或失败的风险。结合微创原则，骨折部位的软组织剥离应最小化。如果不能保持主要骨折段的血液供应，不能在柄水平和远端实现充分的钢板固定，可能会导致灾难性的失败。在钢板末端的固定，无论是近端还是远端，通常可以通过一个小的开放入路进行，并且不太可能对骨折愈合过程产生负面影响。

钢板的长度是一个重要的考虑因素。一般来说，钢板不能太长。使用长钢板的原因如下。

- 通过从骨折区增加钢板长度，杠杆臂和拔出强度更高。这可防止结构在钢板端发生固定故障，如螺钉拔出或钢缆断裂
- 钢板必须与假体重叠至少 2~3 个皮质直径，以允许使用至少 4~5 枚双皮质螺钉和钢缆进行钢板固定。这是最小重叠距离，与骨折部位上的桥接长度无关。近端可通过在 GT 上方弯曲钢板或使用带钩或附着钢板的专用钢板来延伸杠杆臂。当从 GT 远端开始固定股骨近端的骨折时，这种技术或植入物的选择会很重要
- 在远端，钢板不应该终止在干骺端区域，因为在这个节段有应力上升和再发骨折的风险，特别是在骨质疏松性骨中。在骨质量下降的患者中，应该用钢板向远端延伸到外侧髁部来保护整个股骨
- 长钢板提供了更多的固定选择，如螺钉、环扎钢丝或锁定附着钢板（LAP），特别是在骨质量较差的情况下，如有时在术中所判断的那样
- 长钢板可以促进股骨干的恢复及其在微创技术中的应用。钢板固定技术是 PPHF 手术成功的关键。对于不能部分负重（PWB）的老年患者来说，骨质疏松性骨近端固定不良与髓内（IM）装置相关的螺钉放置困难，这些情况是个问题

可使用螺钉、环扎钢丝（带和不带锁定小孔的附件）或锁定附着钢板来实现支架近端的钢板固定。使用近端螺钉固定，甚至是单皮质螺钉结合环扎钢丝的固定（所谓的 Ogden 结构），比单独使用环扎物的固定稳定性要高得多。仅在环扎钢丝的近端使用螺钉的主要好处是增加旋转稳定性，同时减少软组织破坏[50]。此外，研究还表明，钢缆比钢丝更好，与单环环扎相比，双环环扎钢丝提供了更好的固定稳定性[51]。虽然临床结果具有可比性，但存在生物力学问题，即 2 块同种异体骨板单独使用环扎钢丝的效果不如螺钉和环扎钢丝的组合[39, 46, 52]。螺钉类型可以是常规螺钉、（可变角度）锁定螺钉或扁平单皮质锁定螺钉。常规螺钉和（可变角度）锁定螺钉可插入股骨转子区域近端或柄后近端，5~7 mm 的骨皮质或可容纳牢固螺钉的骨水泥套[53]。使用扁平单皮质螺钉时，应注意避免选择过长的螺钉，因为螺钉可能会向外推开并导致柄松动，或是无法正确接合钢板。假体周围固定钢板的另一种选择是锁定附着钢板[54]。这种钢板通常锁定在标准的长锁定钢板上，并便于插入最多 4 枚锁定螺钉，在双皮质螺钉固定时前后绕过骨柄（图 3.13-3）。从生物力学上讲，使用锁定附着钢板的双皮质螺钉固定改善了假体周围骨折的近端钢板固定，优于环扎钢丝和单皮质螺钉组合[56]。与 GT 中的钩板固定相比，股骨转子下放置的锁定附着钢板提供了更高的固定强度[57]。

钢板的远端固定在骨干区域或外侧髁上（就远端延伸的钢板而言）通常最容易在至少 8 层骨皮质，最好是 10 层骨皮质的情况下实现[58]。锁定螺钉尤其可以改善骨质减少和骨质疏松骨

的固定[59]。如果钢板终止于骨干区域，则最远端钢板孔处的单皮质或常规螺钉可能是必要的，以避免产生应力升高和复发性骨折（图 3.13-4）[60, 61]。由于有拔出的风险，不推荐在近端或远端使用单皮质螺钉。

建议在靠近骨折部位和远离骨折部位插入螺钉[62]。在简单横行或短斜行骨折中，应省略骨折部位上方的 2~3 个螺钉孔[63]，粉碎性骨折时，应尽量靠近骨折部位插入螺钉，尽量使桥接长度减至最小，最多留下 4~5 个孔未占位。

简单、长斜行或螺旋形骨折可以首先用环扎钢丝或钢缆固定。与钢板无关的拉力螺钉也有助于骨折复位。短斜行或横行骨折可以用钢板和皮质嵌合植骨的任何组合在前方和侧面进

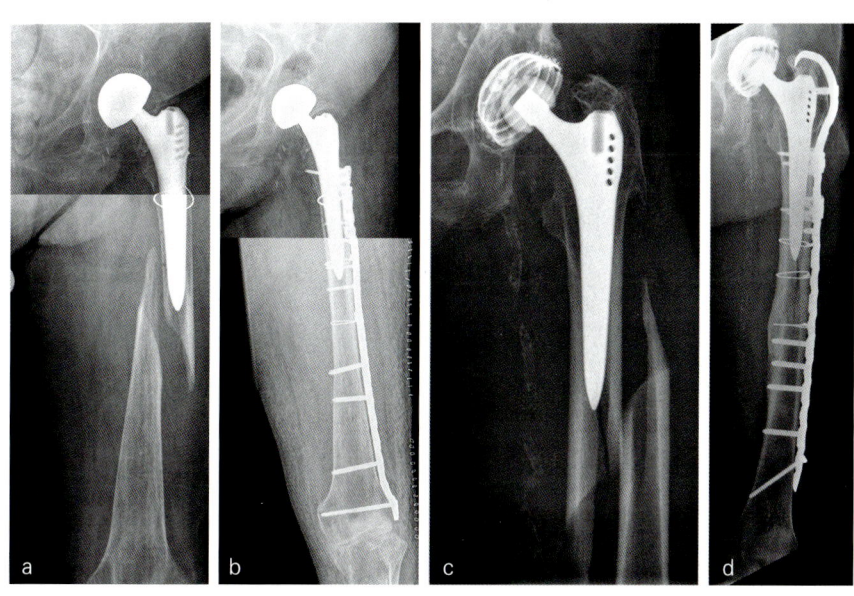

图 3.13-3 简单移位的 B1 型或 C 型骨折 2 例（A：a, b；B：c, d），文中给出了这类骨折的一般固定原则
1. 在这 2 个病例中，骨折几乎解剖复位，并用单一钢丝环扎固定；在 B（c, d）病例中，由于软组织插入后方，闭合复位是不可能的
2. 2 个病例均选择了长钢板。在 A（a, b）病例中，大转子区域的骨完全缺乏。由于严重的骨质疏松症，钢板不应终止于干骺端区域，因此向远端弯曲越过外侧髁部。在 B（c, d）病例中，钩形钢板增加了力臂的近端。由于骨质较好，钢板在骨干远端终止
3. 2 个病例均采用双皮质和扁平单皮质螺钉、环扎钢丝和锁定附着钢板完成近端固定
4. 2 个病例均采用至少 5 枚双皮质螺钉完成远端固定。在 B（c, d）病例中，最远端的常规螺钉降低了应力升高的风险，并且螺钉的倾斜位置通过增加拔出强度来增加固定强度[55]

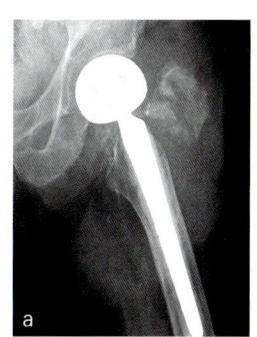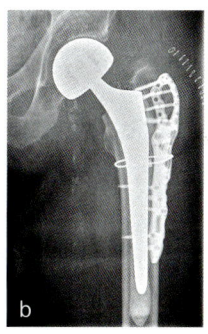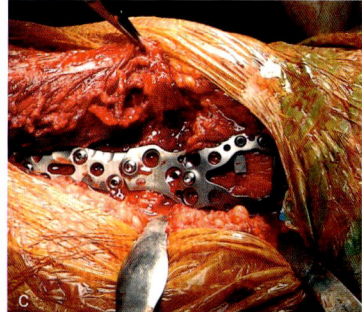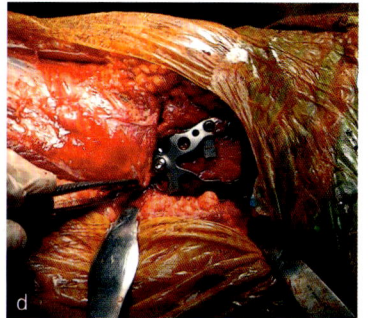

图 3.13-4 移位的大转子骨折（统一分类系统 Ⅳ.3.A1）
a, b. 移位的 A 型大转子骨折在环状钢板（如假体周围的转子钢板）固定前后向远端延伸，围绕股骨柄固定
c, d. 环状钢板切开复位内固定后的术中视野。骨折固定结束时，在钢板上重新缝合分离的后侧 L 型的股外侧肌

465

行双平面固定[64]。在骨板置入的情况下，移植骨应该雕刻有毛刺，以提供与底层天然骨的最佳亲密接触。骨移植替代物也可用于增强移植骨的结合和促进选定患者的愈合[41]。

7.3 A 型骨折

7.3.1 大转子

A 型 GT 骨折包括累及 GT 的骨折。通常，由于臀肌和股肌的复合肌腱，这些骨折与骨质量降低有关，通常情况下是稳定且移位最小的[65]。如果有任何疑问，CT 扫描可以明确 GT 骨折是简单 A 型 GT 骨折还是螺旋形 B 型骨折，后者可能会损害柄的稳定性。小于 1~2 cm 的无移位骨折一般采用非手术治疗，使用耐受下部分负重（PWBAT）6~12 周[66, 67]。然而，对于大多数脆性骨折患者来说，PWB 是不可能的，因为他们通常缺乏必要的上半身力量、平衡，有时还缺乏使用前臂拐杖和避免完全负重（FWB）的认知能力。

对移位大于 2 cm 的骨折或无移位骨折经非手术治疗后疼痛且不愈合的情况，可能需要用手术方法固定。这取决于碎片的大小（如外展肌的附着情况）、患者状况（以前活动良好）和关节置换术的类型（如在没有稳定的外展肌的情况下，头部尺寸小于 32 mm 的全髋关节置换术发生髋关节脱位的风险更高）。固定方法类似于转子间截骨术，即使用钢丝、螺钉、钢缆或专用钢板，如钩或环（缆）板（图 3.13-4）[65]。与单独使用钢缆相比，钢缆握持系统提供更坚固的固定，并且不愈合和转子移位率较低[65]。为了进行额外的固定，钢缆板可以向远侧延伸超过假体，以在股骨中获得双皮质螺钉固定。在 GT 无骨溶解的情况下，除非有绝对必要，否则外科医生不应松动转子，且最好保持股外展肌悬吊的连续性。在有骨溶解的情况下，稳定的固定和骨折愈合是难以实现的[68]。在这种情况下，手术治疗是必要的，应该首先解决骨溶解的潜在原因，如髋臼衬里翻修或任何金属溶解。手术应包括溶骨性病变的同种异体松质骨填充和转子固定。植骨通常结合良好（图 3.13-5）[68]。

7.3.2 小转子

累及小转子的 A 型 LT 型骨折很少见，通常表现为穿过骨质疏松或溶骨区的撕脱性骨折[69]。必须仔细评估，因为内侧皮质骨折可能会使假体不稳定，需要手术干预。CT 扫描可以确定骨折是否孤立，假体是否是稳定的。在这种情况下，非手术治疗是必要的，并建议密切的临床和影像学随访以监测假体松动。

当骨折累及远端伸展和大部分距骨区并伴有内侧支撑物丢失而危及假体的稳定性时，手术治疗是必要的。在这种情况下，如果假体不稳定，则治疗方法可能包括环扎钢丝和翻修，但前提是骨骼储备充足（图 3.13-6）。然而，在有骨溶解的情况下，建议对加长柄进行翻修手术，以移除颗粒碎屑生成物[67, 68]，无论是否需要植骨来实现柄的稳定性[10]。

7.4 B1 型和 C 型骨折

股骨骨折发生在固定良好的稳定股骨柄周

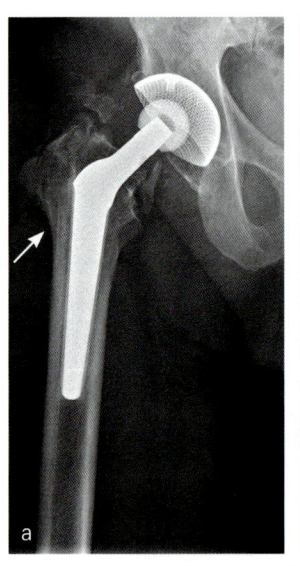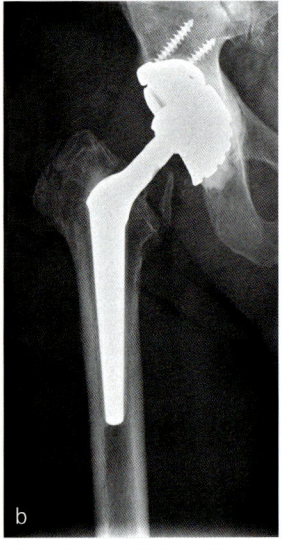

图 3.13-5 无移位的 A 型大转子（GT）骨折因髋臼磨损导致大量骨溶解的术前和术后 6 个月的髋关节 AP 视图。翻修髋臼壳，清除 GT 内的骨溶解，缺损处置入同种异体骨。由于股外展肌吊带保持连续性且没有移位，因此不需要额外的骨折固定

围（在或仅在其远端），被归类为 B1 型骨折，而发生在股骨干下方的骨折被归类为 C 型骨折。大多数情况下 2 种类型骨折都需要手术治疗。虽然大多数 B1 型和近端 C 型骨折是从近端到远端固定的，但更远端的 C 型骨折可以用远端插入的逆行髓内钉固定或稳定，条件是在钉尖和股骨柄之间至少有 10 cm 的距离[70]。

固定的目的包括早期 FWB 骨折愈合和患者活动，以保护髋关节和膝关节功能[13]。用于 B1 型和 C 型骨折固定的复位技术和植入物已取得了显著进展。

- 闭合 / 间接或开放 / 直接精确骨折复位，恢复长度、轴线和旋转。对于这 2 种技术，外科医生都应该尽可能少地进行解剖。由于固定失败发生率高，必须避免导致近端骨折块留在内翻位置的骨折复位（图 3.13-7）[71]
- 开放或微创内固定技术已进一步发展
- 可实施同种异体皮质骨移植或根据术中检测的骨质量附加钢板，以提供更稳定的结构（图 3.13-8）

7.4.1 微创钢板内固定术

微创钢板内固定术（MIPO）的适应证为微移位、无移位或粉碎性骨折。对于移位最小的骨折，使用单个复位夹限制骨折部位的暴露和轻柔的牵引 / 旋转是实现骨折间隙小于 2 mm 情况下接近解剖复位的必要方法。可以通过单独的夹具、钢缆 / 钢丝或依赖于钢板的拉力螺钉来保持复位（图 3.13-9）。

为了尽量减少软组织分离的程度，提出了 MIPO 技术，包括间接复位和经皮置入钢板和螺钉（图 3.13-10）[72]。了解骨折愈合的生物学

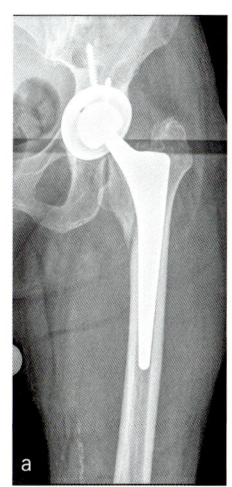
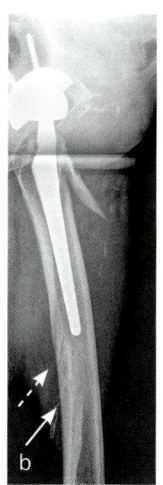
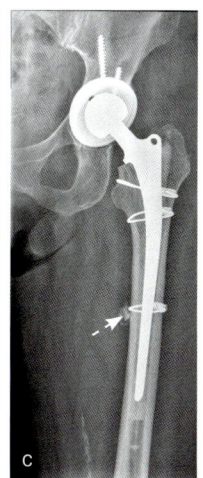

图 3.13-6 B2 型骨折的术前（a, b）和术后（c）X 线片。这不是孤立的 A2 型骨折，因为骨折是向后延伸的。后皮质的 2 条线（b）代表营养血管（白色箭头）和螺旋骨折向远端延伸（虚线箭头）。骨折用钢缆固定，松动柄改装成骨水泥柄（也可以选择非骨水泥的远端凹槽锥形杆）。即使在解剖复位和稳定固定的情况下（c），仍有少量骨水泥从远端骨折部位突出（箭头）

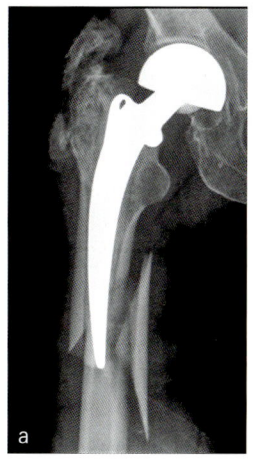
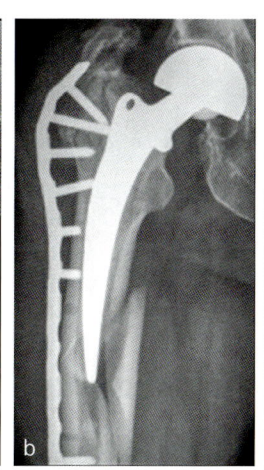
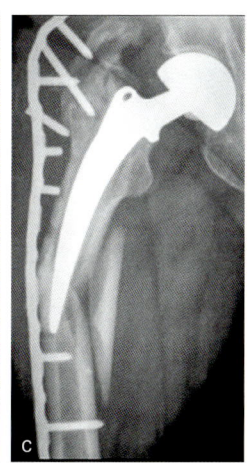

图 3.13-7 由于失败率高，必须避免骨折复位时近端骨折处于内翻位置，并丢失内侧支撑

机制并实现准确的骨折复位是很重要的。

对于粉碎性骨折，在实施 MIPO 技术之前，外固定架可能有助于保持骨的长度、轴线和旋转（图 3.13-8）。对于非常不稳定骨折类型如骨质疏松性骨折，内侧支撑钢板加同种异体骨移植或第二块钢板可能是有帮助的（图 3.13-8）。当远端固定受限时，这项技术也特别有用，因为全膝关节置换采用箱型或杆型设计，仅允许单皮质螺钉固定[73]。

另一种治疗远端 C 型骨折的 MIPO 技术是逆行髓内钉固定。使用钉子的主要问题是钉尖和股骨部件之间可能产生的应力提高[39]。如果 2 个 IM 植入物之间的距离小于股骨直径的 2 倍，则必须使用至少 2 倍股骨直径长度的保护桥（图 3.13-11）。

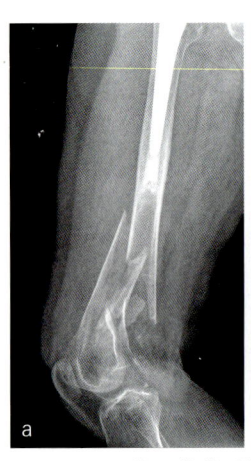 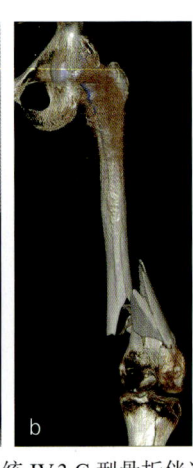 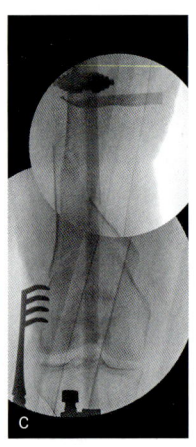 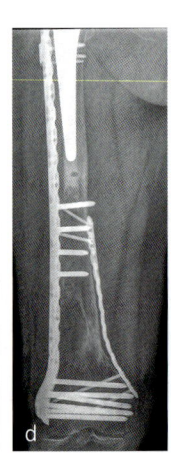 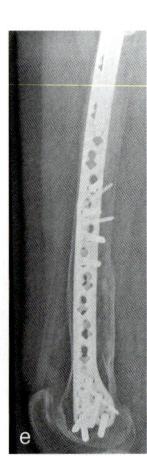

图 3.13-8　统一分类系统 IV.3.C 型骨折伴远端粉碎性骨折

a~c.　C 型骨质疏松性移位粉碎性骨折。骨折复位可用外固定架暂时维持

d, e.　术后 6 个月骨折愈合，采用外侧大跨度钢板加内侧钢板稳定的微创骨折固定术。选择长钢板，使其纵向绕过柄尖端至少 2 倍直径的长度，并在末端用锁钉附着钢板固定。柄下面的孔来自外固定架上的 Schanz 螺钉，术前曾用于间接骨折复位

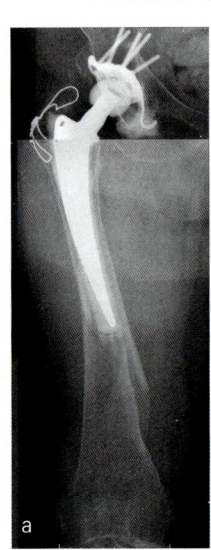 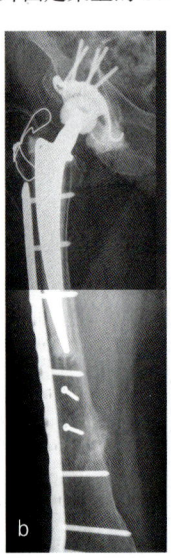 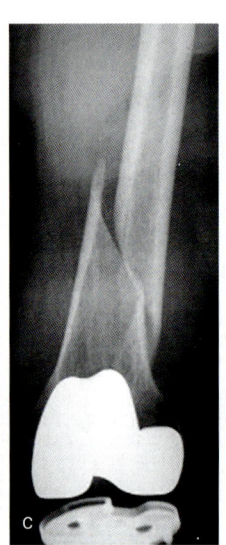 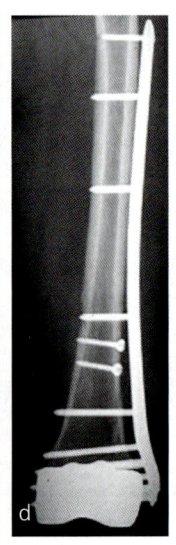 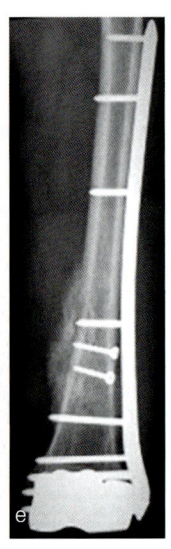

图 3.13-9　简单移位的 B1 型骨折（a, b）和简单髁上骨折（统一分类系统 V.3.B1 型，c~e）的术前、术后 X 线片。2 处骨折均采用微创技术复位，复位采用 2 枚钢板外拉力螺钉。螺钉的作用只是固定复位（"近似螺钉"），而不起到骨折间加压螺钉的作用，因为螺钉拧紧后向后转一圈半，几乎总是在骨质疏松时松动。钢缆也会有同样的效果。在骨折复位和钢板独立拉力螺钉固定后，应用微创钢板内固定术中的侧向锁定钢板。2 处骨折都愈合了，形成了骨痂

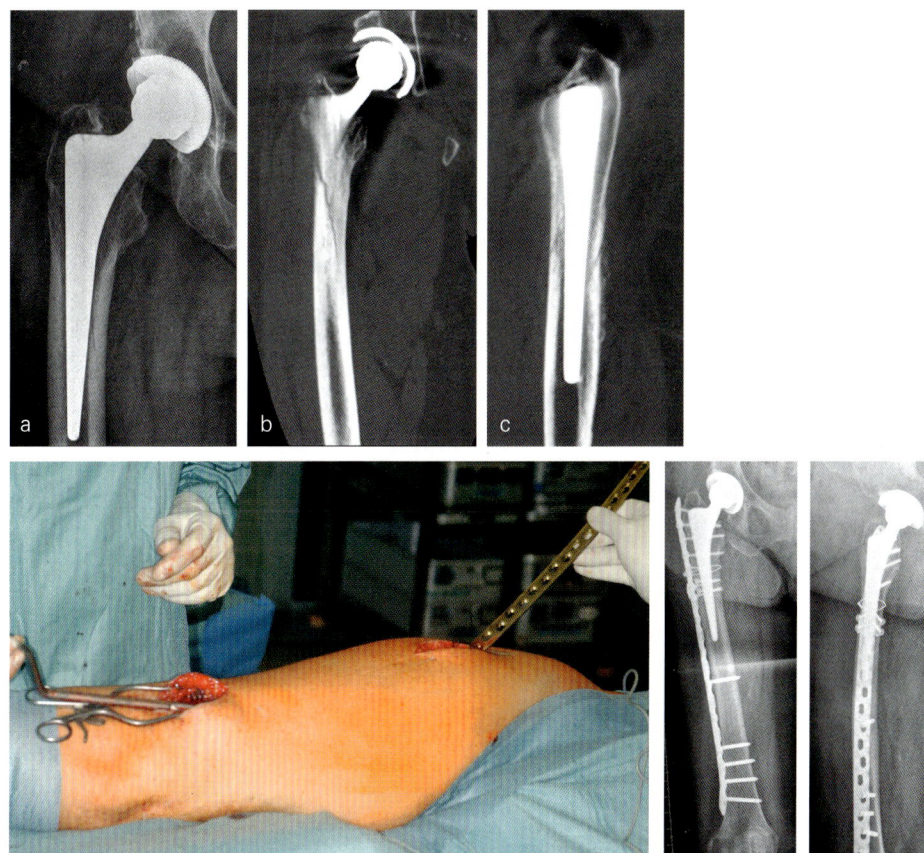

图 3.13-10 统一分类系统 IV.3.B1/B2 型骨折
a~c. 术前 X 线片（a）和 CT 扫描（b，c）显示轻度移位的髋关节假体周围骨折（Vancouver B1 型）
d~f. 术中临床照片（d）和术后 X 线片（e，f）。使用长钢板，采用微创技术。使用常规和锁定螺钉、钢缆和锁定附着钢板完成近端固定。远端固定采用 5 枚双皮质锁定螺钉。由于断裂位置会影响非骨水泥柄的稳定性，因此柄的稳定性可能会受到质疑

（图片由奥地利因斯布鲁克大学创伤外科 Michael Blauth 教授提供）

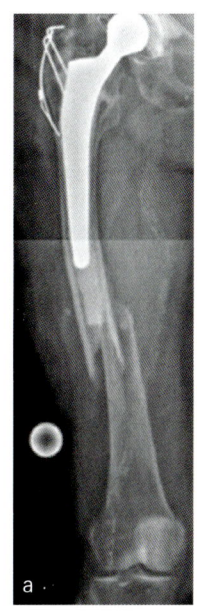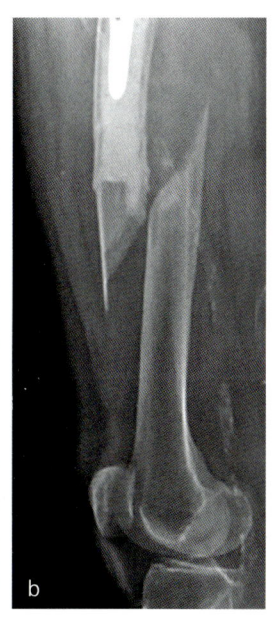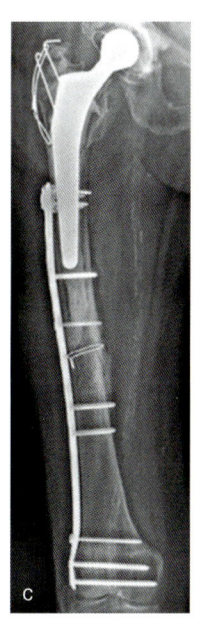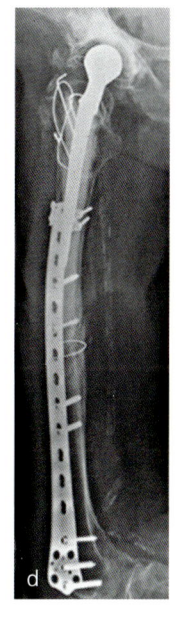

图 3.13-11 术前 AP（a）和侧位（b）X 线片。C 型骨折切开复位内固定术后 6 个月 AP（c）和侧位（d）X 线片。由于远端骨折的后棘，不能进行闭合复位。骨折先用环扎固定，然后从远端到近端用钢板固定。钢板应该用常规螺钉加压到髁突远端的骨上。这提高了旋转稳定性，减少了对髂胫束的软组织刺激[74]。远端固定用额外的锁定螺钉完成。将股骨柄与钢板近端绕过近 2 倍的股骨直径，然后用螺钉和锁定附着钢板进行固定

7.4.2 切开复位内固定

对简单移位骨折或合并蝶形骨块/大的中间骨块不能进行近解剖复位时,应选择切开复位,直接可见骨折复位。即使是开放入路,有限的切口长度和骨膜剥离也可以减少软组织剥离,优化骨折愈合(图3.13-11)。

7.4.3 稳定股骨假体周围假体间骨折

假体间骨折很少见[75,76],但处理起来很有挑战性,因为髋关节和膝关节假体就位后很难成功复位和固定,而且通常骨质量很差。在虚弱、有合并疾病和功能受限的老年人中,康复是更大的问题。然而,使用锁定钢板发表的临床结果显示出令人满意的效果[77~79]。

重要的因素是假体的类型(如主修复型、翻修型、带柄型、骨水泥型)、骨折类型(如简单、粉碎性)、局部软组织状况(如肥厚、瘢痕)、局部骨质量和关节置换术的功能(如僵硬、疼痛)。在考虑了这些因素后,外科医生可以选择手术入路(即微创软组织保留)和植入物(即单或双钢板/骨移植物)。本章在7.1和7.2小节中列出的所有原则也适用于假体间骨折的治疗(图3.13-12,图3.13-13)。

7.4.4 B1型骨折关节翻修术

关节翻修术很少用于B1型骨折,除非是在骨水泥限制器上方的骨水泥柄尖端的横行骨折,也被称为"问题骨折"。尽管骨折通常可以达到解剖复位,由于髓内腔的血管损伤和骨折部位骨膜破裂,二次愈合仍然存在问题。这些生物学后

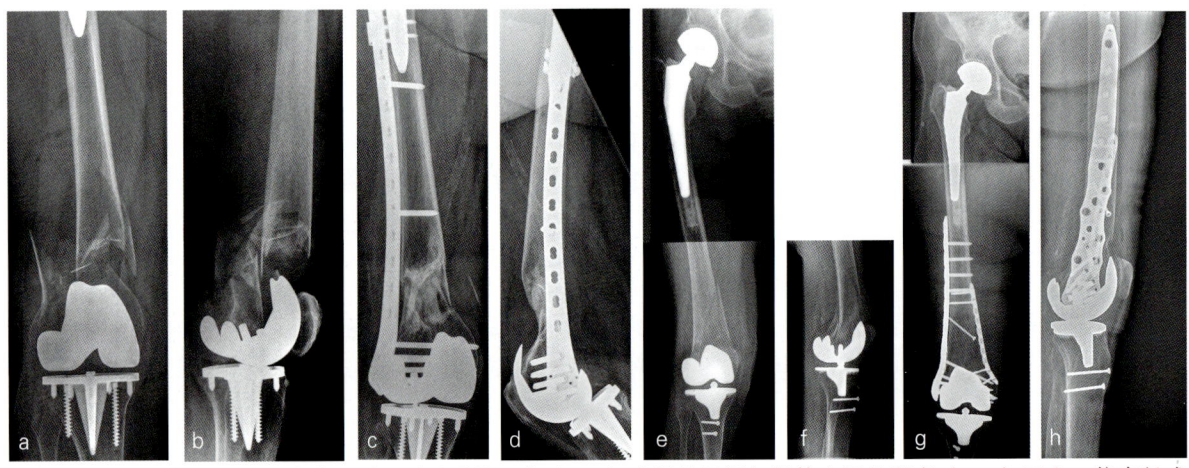

图 3.13-12 适当的钢板长度应试图通过重叠植入物(a~d)或保持钢板与假体之间的距离(e~h)至少2倍直径或6 cm[78,80]来防止钢板末端和假体近端之间的再发骨折。根据骨折类型和骨质量的不同,可能需要额外的钢板/骨板来防止结构的灾难性失效(g, h)

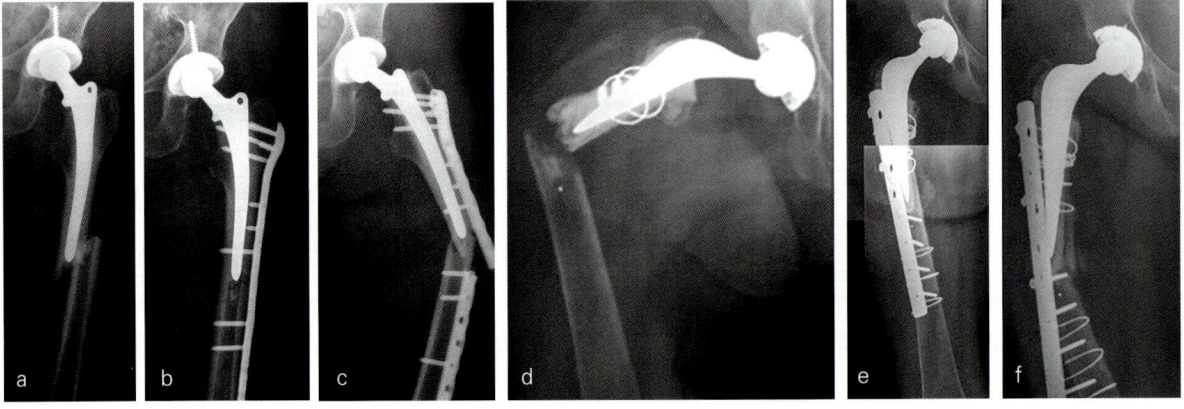

图 3.13-13 2例(A:a~c, B:d~f)骨水泥柄尖和远端骨水泥头之间的"问题骨折"。在这种情况下,生物学性能会因植入物失效(a~c)和固定失败(d~f)而受损

果可能导致植入物失效（图 3.13-13）。在这种情况下，使用同种异体皮质骨板或钢板的附加治疗与骨折愈合的高可能性相关[41]。或者，应考虑进行初次翻修关节置换术（图 3.13-14）[81]。

8 翻修术

一旦确定植入物在股骨管或髋臼窝内不稳定，通常采取的方法是进行翻修手术，以翻修受影响的某个或多个假体。绝大多数的骨折和翻修涉及股骨。髋臼翻修多由于伴随性磨损而不是骨折。在功能需求和预期功能低下的患者中，只要有足够的骨量支撑负重，就可以通过骨合成来修复松动柄周围骨折。

由于以上这些原因，需要进行术前骨质量评估。如果骨质量差，选用长柄假体或股骨近端复合异体骨来绕过缺损。在骨质量良好的情况下，在插入股骨远端翻修柄之前，骨折可以复位，通过环扎钢丝或钢缆固定重建一个完整的股骨管。也可以先置入股骨柄到其最后的位置，然后用环扎钢丝或钢缆重建植入物周围的股骨近端。在老年患者中重建骨重要性相对较低，但支撑移植物可能会提高骨稳定性。为了充分固定股骨干，需要股骨干远端有至少 4~6 cm 的过盈配合。股骨柄固定方法通常是无骨水泥固定，但如果骨干骨严重骨质疏松或代谢不活跃，则可使用骨水泥固定。

8.1 植入物选择

目前有许多种类的植入物可用于翻修术：直型或弯曲的整体柄、模块化锥形柄、长骨水泥柄、巨型肿瘤假体和同种异体复合植入物。植入物的选择通常基于患者的骨形态、骨粉碎量、骨质量和外科医生的偏好。

一些有价值的技术提示如下。

- 当扩髓和撞击股骨干时，可以通过在完整的远端骨块周围放置环扎钢丝或钢缆来保护完整的骨干免于骨折
- 使用无骨水泥固定和远端固定时，必须使用合适大小的植入物。植入物太小可能导致轴向不稳定、植入物塌陷和（或）旋转不稳定
- 当使用长股骨植入物时，一定要确保它是弯曲的，因为通常老年人股骨弯曲较大。直的甚至弯曲的植入物可能穿透弯曲股骨的远端皮质，导致应力升高，并有可能导致骨折（图 3.13-15~ 图 3.13-18）

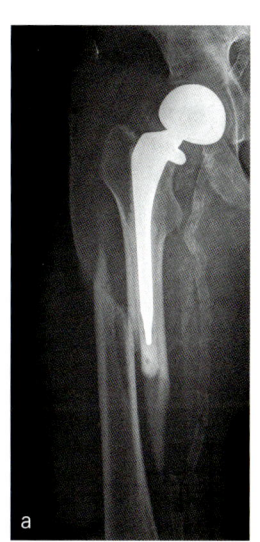
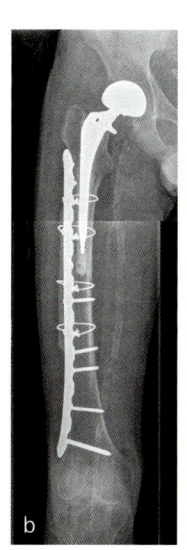
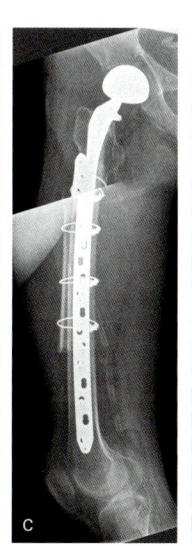
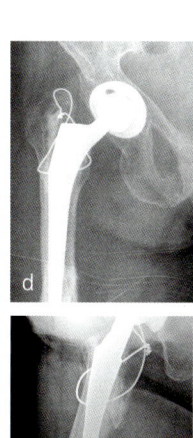
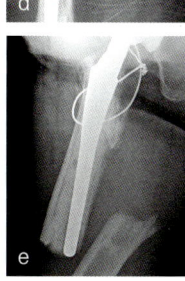
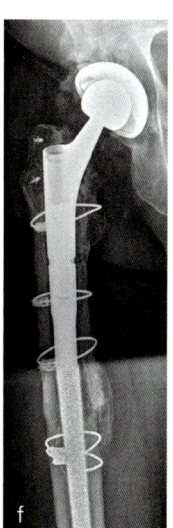
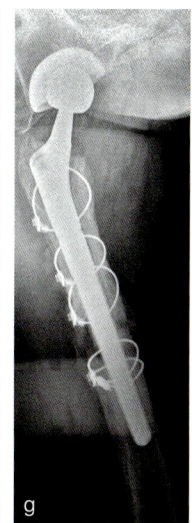

图 3.13-14　在"问题骨折"中，单侧钢板成骨的替代方案包括用第二个植入物（如骨板或钢板）加强固定（a~c），或者建议采用初次翻修关节置换术（d，e）。术后 1 年的 X 线片（f，g）

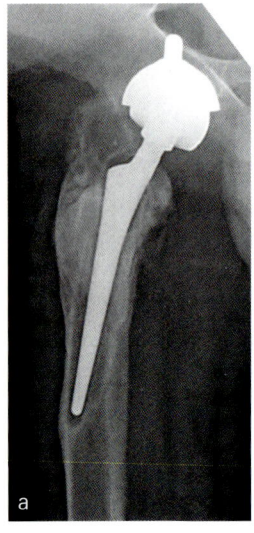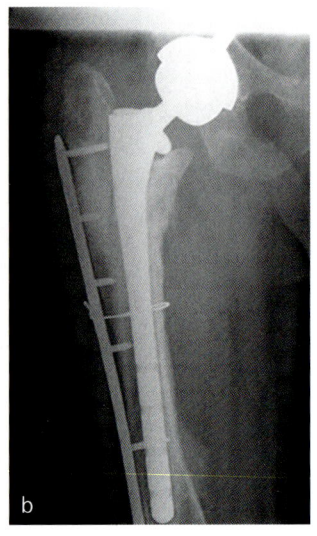 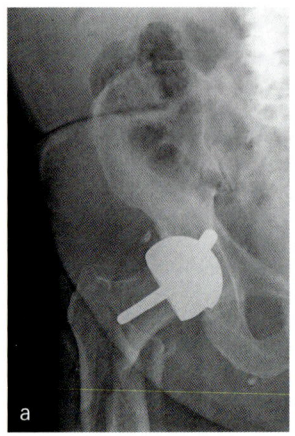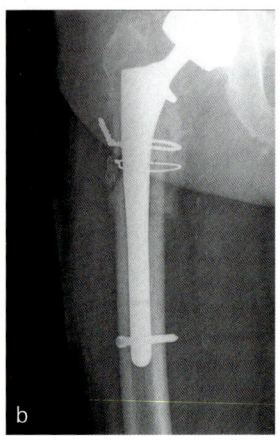

图 3.13-15 选择合适的植入物
a. X 线片显示无骨水泥股骨柄松动伴内翻移位。这对翻修手术时的股骨管穿入和假体周围骨折是一个危险因素
b. 同一患者经切开复位和因股骨管预备术造成的术中假体周围骨折内固定术后 X 线片

图 3.13-16 典型的 Vancouver 型骨折
a. 髋关节置换术后的假体周围骨折（Vancouver C 型骨折）
b. 用股骨"管"重建和无骨水泥植入物旁路重建股骨粉碎性骨折

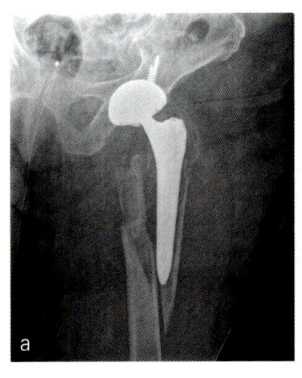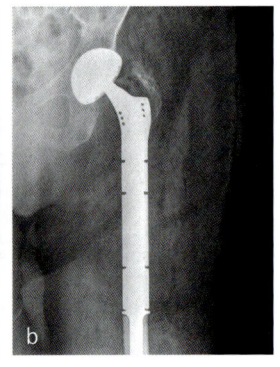 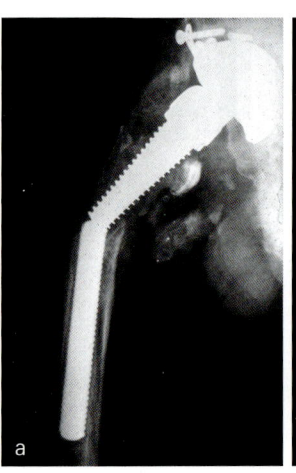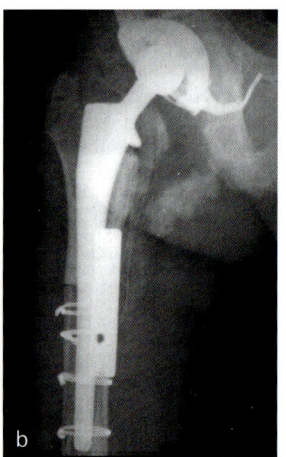

图 3.13-17 Vancouver B3 型骨折
a. 股骨柄周围骨折导致股骨柄不稳定，骨折段剩余骨质量差
b. 骨折通过远端固定的股骨近端加长柄翻修固定

图 3.13-18 Vancouver B3 型骨折
a. 股骨柄骨折，伴有广泛的股骨近端骨溶解和骨折
b. 用股骨近端同种异体骨黏结在无骨水泥的柄上进行重建，该柄以无骨水泥刮擦配合固定在股骨远端。同种异体移植股骨连接处用短钢板固定

9 并发症

与这些骨折相关的并发症可分为内科和外科2大类。

9.1 内科

与先天性髋部脆性骨折一样，PPHF 患者有许多常见的内科并发症：肺不张、肺炎、压疮、尿潴留、感染、谵妄和静脉血栓栓塞性疾病。预防这些并发症的最好方法是早期手术固定骨折，以便早期活动和充分控制疼痛。术后处理见第 1.7 章"术后内科处理"和第 1.8 章"术后外科处理"。

9.2 外科

由于患者常伴有影响骨质量、营养不良和全身虚弱的疾病，手术并发症的风险增加。由于与骨质疏松、植入物磨损相关的骨溶解和粉碎性骨折，骨骼通常是病理性的。这些力学和生物学问题对骨折固定和骨折愈合有影响，术后22个月23%的再手术率证明了这一点[10]。再手术的最常见原因包括骨折不愈合、固定失败和手术部位感染。其他可能的并发症包括髋关节脱位和伤口血肿。

切开复位内固定（ORIF）的死亡率高于翻修关节置换术，分别为33%和12%[10]。这可能是因为翻修关节置换术通常会导致比 ORF 更早的负重和更多的活动度。

骨折复位不当可能会导致早期失败。准确的骨折复位比软组织暴露更为重要[62]。

10 参考文献

1. Berry DJ. Epidemiology: hip and knee. Orthop Clin North Am. 1999 Apr;30(2):183–190.
2. Duwelius PJ, Schmidt AH, Kyle RF, et al. A prospective, modernized treatment protocol for periprosthetic femur fractures. Orthop Clin North Am. 2004 Oct;35(4):485–492, vi.
3. Lindahl H. Epidemiology of periprosthetic femur fracture around a total hip arthroplasty. Injury. 2007 Jun;38(6):651–654.
4. Lindahl H, Garellick G, Regner H, et al. Three hundred and twenty-one periprosthetic femoral fractures. J Bone Joint Surg Am. 2006 Jun;88(6):1215–1222.
5. Masri BA, Meek RM, Duncan CP. Periprosthetic fractures evaluation and treatment. Clin Orthop Relat Res. 2004 Mar(420):80–95.
6. Abdel MP, Watts CD, Houdek MT, et al. Epidemiology of periprosthetic fracture of the femur in 32 644 primary total hip arthroplasties: a 40-year experience. Bone Joint J. 2016 Apr;98-B(4):461–467.
7. Franklin J, Malchau H. Risk factors for periprosthetic femoral fracture. Injury. 2007 Jun;38(6):655–660.
8. Zhu Y, Chen W, Sun T, et al. Risk factors for the periprosthetic fracture after total hip arthroplasty: a systematic review and meta-analysis. Scand J Surg. 2015 Sep;104(3):139–145.
9. Garbuz DS, Masri BA, Duncan CP. Periprosthetic fractures of the femur: principles of prevention and management. Instr Course Lect. 1998;47:237–242.
10. Greidanus NV, Mitchell PA, Masri BA, et al. Principles of management and results of treating the fractured femur during and after total hip arthroplasty. Instr Course Lect. 2003;52:309–322.
11. Mitchell PA, Greidanus NV, Masri BA, et al. The prevention of periprosthetic fractures of the femur during and after total hip arthroplasty. Instr Course Lect. 2003;52:301–308.
12. Khanuja HS, Vakil JJ, Goddard MS, et al. Cementless femoral fixation in total hip arthroplasty. J Bone Joint Surg Am. 2011 Mar 2;93(5):500–509.
13. Berry DJ. Periprosthetic fractures associated with osteolysis: a problem on the rise. J Arthroplasty. 2003 Apr;18(3 Suppl 1):107–111.
14. Fredin HO, Lindberg H, Carlsson AS. Femoral fracture following hip arthroplasty. Acta Orthop Scand. 1987 Feb;58(1):20–22.
15. Grammatopoulos G, Pandit H, Kambouroglou G, et al. A unique peri-prosthetic fracture pattern in well fixed femoral stems with polished, tapered, collarless design of total hip replacement. Injury. 2011 Nov;42(11):1271–1276.
16. Chevillotte CJ, Ali MH, Trousdale RT, et al. Inflammatory laboratory markers in periprosthetic hip fractures. J Arthroplasty. 2009 Aug;24(5):722–727.
17. Duncan CP, Masri BA. Fractures of the femur after hip replacement. Instr Course Lect. 1995;44:293–304.
18. Bethea JS 3rd, DeAndrade JR, Fleming LL, et al. Proximal femoral fractures following total hip arthroplasty. Clin Orthop Relat Res. 1982 Oct;(170):95–106.
19. Johansson JE, McBroom R, Barrington TW, et al. Fracture of the ipsilateral femur in patients wih total hip replacement. J Bone Joint Surg Am. 1981 Dec;63(9):1435–1442.
20. Kelley SS. Periprosthetic Femoral Fractures. J Am Acad Orthop Surg. 1994 May;2(3):164–172.
21. Duncan CP, Haddad FS. The Unified Classification System (UCS): improving our understanding of periprosthetic fractures. Bone Joint J. 2014 Jun;96-B(6):713–716.
22. Rayan F, Dodd M, Haddad FS. European validation of the Vancouver classification of periprosthetic proximal femoral fractures. J Bone Joint Surg Br. 2008 Dec;90(12):1576–1579.

23. Brady OH, Garbuz DS, Masri BA, et al. The reliability and validity of the Vancouver classification of femoral fractures after hip replacement. J Arthroplasty. 2000 Jan;15(1):59–62.
24. Vioreanu MH, Parry MC, Haddad FS, et al. Field testing the Unified Classification System for peri-prosthetic fractures of the pelvis and femur around a total hip replacement: an international collaboration. Bone Joint J. 2014 Nov;96-B(11):1472–1477.
25. Brady OH, Garbuz DS, Masri BA, et al. Classification of the hip. Orthop Clin North Am. 1999 Apr;30(2):215–220.
26. Haddad FS, Duncan CP. Cortical onlay allograft struts in the treatment of periprosthetic femoral fractures. Instr Course Lect. 2003;52:291–300.
27. Harrington IJ, Tountas AA, Cameron HU. Femoral fractures associated with Moore's prosthesis. Injury. 1979 Aug;11(1):23–32.
28. Zenni EJ Jr, Pomeroy DL, Caudle RJ. Ogden plate and other fixations for fractures complicating femoral endoprostheses. Clin Orthop Relat Res. 1988 Jun;(231):83–90.
29. Kamineni S, Ware HE. The Mennen plate: unsuitable for elderly femoral peri-prosthetic fractures. Injury. 1999 May;30(4):257–260.
30. Liu AM, Flores M, Nadarajan P. Failure of Mennen femoral plate. Injury. 1995 Apr;26(3):202–203.
31. Jones DG. Bone erosion beneath partridge bands. J Bone Joint Surg Br. 1986 May;68(3):476–477.
32. Corten K, Vanrykel F, Bellemans J, et al. An algorithm for the surgical treatment of periprosthetic fractures of the femur around a well-fixed femoral component. J Bone Joint Surg Br. 2009 Nov;91(11):1424–1430.
33. Khan T, Grindlay D, Ollivere BJ, et al. A systematic review of Vancouver B2 and B3 periprosthetic femoral fractures. Bone Joint J. 2017 Apr;99-B(4 Supple B):17–25.
34. Joestl J, Hofbauer M, Lang N, et al. Locking compression plate versus revision-prosthesis for Vancouver type B2 periprosthetic femoral fractures after total hip arthroplasty. Injury. 2016 Apr;47(4):939–943.
35. Quah C, Porteous M, Stephen A. Principles of managing Vancouver type B periprosthetic fractures around cemented polished tapered femoral stems. Eur J Orthop Surg Traumatol. 2017 May;27(4):477–482.
36. Solomon LB, Hussenbocus SM, Carbone TA, et al. Is internal fixation alone advantageous in selected B2 periprosthetic fractures? ANZ J Surg. 2015 Mar;85(3):169–173.
37. Partridge AJ, Evans PE. The treatment of fractions of the shaft of the femur using nylon cerclage. J Bone Joint Surg Br. 1982;64(2):210–214.
38. Tsiridis E, Narvani AA, Timperley JA, et al. Dynamic compression plates for Vancouver type B periprosthetic femoral fractures: a 3-year follow-up of 18 cases. Acta Orthop. 2005 Aug;76(4):531–537.
39. Parvizi J, Rapuri VR, Purtill JJ, et al. Treatment protocol for proximal femoral periprosthetic fractures. J Bone Joint Surg Am. 2004;86-A Suppl 2:8–16.
40. Brady OH, Garbuz DS, Masri BA, et al. The treatment of periprosthetic fractures of the femur using cortical onlay allograft struts. Orthop Clin North Am. 1999 Apr;30(2):249–257.
41. Haddad FS, Duncan CP, Berry DJ, et al. Periprosthetic femoral fractures around well-fixed implants: use of cortical onlay allografts with or without a plate. J Bone Joint Surg Am. 2002 Jun;84-A(6):945–950.
42. Mihalko WM, Beaudoin AJ, Cardea JA, et al. Finite-element modelling of femoral shaft fracture fixation techniques post total hip arthroplasty. J Biomech. 1992 May;25(5):469–476.
43. Wong P, Gross AE. The use of structural allografts for treating periprosthetic fractures about the hip and knee. Orthop Clin North Am. 1999 Apr;30(2):259–264.
44. Dennis MG, Simon JA, Kummer FJ, et al. Fixation of periprosthetic femoral shaft fractures: a biomechanical comparison of two techniques. J Orthop Trauma. 2001 Mar-Apr;15(3):177–180.
45. Wilson D, Frei H, Masri BA, et al. A biomechanical study comparing cortical onlay allograft struts and plates in the treatment of periprosthetic femoral fractures. Clin Biomech (Bristol, Avon). 2005 Jan;20(1):70–76.
46. Dennis MG, Simon JA, Kummer FJ, et al. Fixation of periprosthetic femoral shaft fractures occurring at the tip of the stem: a biomechanical study of 5 techniques. J Arthroplasty. 2000 Jun;15(4):523–528.
47. Somers JF, Suy R, Stuyck J, et al. Conservative treatment of femoral shaft fractures in patients with total hip arthroplasty. J Arthroplasty. 1998 Feb;13(2):162–171.
48. Rayan F, Konan S, Haddad FS. Uncemented revision hip arthroplasty in B2 and B3 periprosthetic femoral fractures—A prospective analysis. Hip Int. 2010 Jan-Mar;20(1):38–42.
49. Stoffel K, Sommer C, Kalampoki V, et al. The influence of the operation technique and implant used in the treatment of periprosthetic hip and interprosthetic femur fractures: a systematic literature review of 1571 cases. Arch Orthop Trauma Surg. 2016 Apr;136(4):553–561.
50. Fulkerson E, Koval K, Preston CF, et al. Fixation of periprosthetic femoral shaft fractures associated with cemented femoral stems: a biomechanical comparison of locked plating and conventional cable plates. J Orthop Trauma. 2006 Feb;20(2):89–93.
51. Lenz M, Perren SM, Richards RG, et al. Biomechanical performance of different cable and wire cerclage configurations. Int Orthop. 2013 Jan;37(1):125–130.
52. Rosenberg AG. Managing periprosthetic femoral stem fractures. J Arthroplasty. 2006 Jun;21(4 Suppl 1):101–104.
53. Serocki JH, Chandler RW, Dorr LD. Treatment of fractures about hip prostheses with compression plating. J Arthroplasty. 1992 Jun;7(2):129–135.
54. Kim MB, Cho JW, Lee YH, et al. Locking attachment plate fixation around a well-fixed stem in periprosthetic femoral shaft fractures. Arch Orthop Trauma Surg. 2017 Sep;137(9):1193–1200.
55. Stoffel K, Stachowiak G, Forster T, et al. Oblique screws at the plate ends increase the fixation strength in synthetic bone test

medium. J Orthop Trauma. 2004 Oct;18(9):611–616.
56. Lenz M, Perren SM, Gueorguiev B, et al. A biomechanical study on proximal plate fixation techniques in periprosthetic femur fractures. Injury. 2014 Jan;45(Suppl 1):S71–S75.
57. Lenz M, Stoffel K, Kielstein H, et al. Plate fixation in periprosthetic femur fractures Vancouver type B1-Trochanteric hook plate or subtrochanterical bicortical locking? Injury. 2016 Dec;47(12):2800–2804.
58. Berlusconi M, Accetta R, Pascale V, et al. Locking Compression Plates (LCP) for treatment of periprosthetic fractures of the hip [abstract]. J Orthop Trauma. 2004;18(Suppl. 9):S20–S21.
59. Ricci WM, Bolhofner BR, Loftus T, et al. Indirect reduction and plate fixation, without grafting, for periprosthetic femoral shaft fractures about a stable intramedullary implant. J Bone Joint Surg Am. 2005 Oct;87(10):2240–2245.
60. O'Toole RV, Gobezie R, Hwang R, et al. Low complication rate of LISS for femur fractures adjacent to stable hip or knee arthroplasty. Clin Orthop Relat Res. 2006 Sep;450:203–210.
61. Kregor PJ, Stannard J, Zlowodzki M, et al. Distal femoral fracture fixation utilizing the Less Invasive Stabilization System (L.I.S.S.): the technique and early results. Injury. 2001 Dec;32(Suppl 3):Sc32–47.
62. Pike J, Davidson D, Garbuz D, et al. Principles of treatment for periprosthetic femoral shaft fractures around well-fixed total hip arthroplasty. J Am Acad Orthop Surg. 2009 Nov;17(11):677–688.
63. Stoffel K, Dieter U, Stachowiak G, et al. Biomechanical testing of the LCP—how can stability in locked internal fixators be controlled? Injury. 2003 Nov;34(Suppl 2):B11–B19.
64. Lenz M, Stoffel K, Gueorguiev B, et al. Enhancing fixation strength in periprosthetic femur fractures by orthogonal plating-A biomechanical study. J Orthop Res. 2016 Apr;34(4):591–596.
65. Jarit GJ, Sathappan SS, Panchal A, et al. Fixation systems of greater trochanteric osteotomies: biomechanical and clinical outcomes. J Am Acad Orthop Surg. 2007 Oct;15(10):614–624.
66. Pritchett JW. Fracture of the greater trochanter after hip replacement. Clin Orthop Relat Res. 2001 Sep;(390):221–226.
67. Lewallen DG, Berry DJ. Periprosthetic fracture of the femur after total hip arthroplasty. Treatment and results to date. J Bone Joint Surg Am. 1997;79(12):1881–1890.
68. Wang JW, Chen LK, Chen CE. Surgical treatment of fractures of the greater trochanter associated with osteolytic lesions. J Bone Joint Surg Am. 2005 Dec;87(12):2724–2728.
69. Brady OH, Kerry R, Masri BA, et al. The Vancouver Classification of periprosthetic fractures of the hip: a rational approach to treatment. Techniques in Orthopaedics. 1999;14(2):107–114.
70. Zuurmond RG, van Wijhe W, van Raay JJ, et al. High incidence of complications and poor clinical outcome in the operative treatment of periprosthetic femoral fractures: an analysis of 71 cases. Injury. 2010 Jun;41(6):629–633.
71. Tadross TS, Nanu AM, Buchanan MJ, et al. Dall-Miles plating for periprosthetic B1 fractures of the femur. J Arthroplasty. 2000 Jan;15(1):47–51.
72. Ricci WM, Bolhofner BR, Loftus T, et al. Indirect reduction and plate fixation, without grafting, for periprosthetic femoral shaft fractures about a stable intramedullary implant. Surgical technique. J Bone Joint Surg Am. 2006 Sep;88(Suppl 1 Pt 2):275–282.
73. Marsland D, Mears SC. A review of periprosthetic femoral fractures associated with total hip arthroplasty. Geriatr Orthop Surg Rehabil. 2012 Sep;3(3):107–120.
74. Stoffel K, Lorenz KU, Kuster MS. Biomechanical considerations in plate osteosynthesis: the effect of plate-tobone compression with and without angular screw stability. J Orthop Trauma. 2007 Jul;21(6):362–368.
75. Kenny P, Rice J, Quinlan W. Interprosthetic fracture of the femoral shaft. J Arthroplasty. 1998 Apr;13(3):361–364.
76. Fink B, Fuerst M, Singer J. Periprosthetic fractures of the femur associated with hip arthroplasty. Arch Orthop Trauma Surg. 2005 Sep;125(7):433–442.
77. Ebraheim N, Carroll T, Moral MZ, et al. Interprosthetic femoral fractures treated with locking plate. Int Orthop. 2014 Oct;38(10):2183–2189.
78. Hou Z, Moore B, Bowen TR, et al. Treatment of interprosthetic fractures of the femur. J Trauma. 2011 Dec;71(6):1715–1719.
79. Mamczak CN, Gardner MJ, Bolhofner B, et al. Interprosthetic femoral fractures. J Orthop Trauma. 2010 Dec;24(12):740–744.
80. Walcher MG, Giesinger K, du Sart R, et al. Plate positioning in periprosthetic or interprosthetic femur fractures with stable implants—a biomechanical study. J Arthroplasty. 2016 Dec;31(12):2894–2899.
81. Schwarzkopf R, Oni JK, Marwin SE. Total hip arthroplasty periprosthetic femoral fractures: a review of classification and current treatment. Bull Hosp Jt Dis. 2013;71(1):68–78.

3.14 膝关节假体周围骨折

作者　Frank A Liporace, Iain McFadyen, Richard S Yoon
译者　孙天童　　审校　宋纯理

1 引言

膝关节假体周围骨折（periprosthetic fractures around the knee，PPKF）是一个临床难题，原因如下。

- 它们主要影响老年人，并且因在这一人群中出现的合并疾病、认知和功能障碍的增加而变得更加复杂；这些非手术因素需要得到解决，以最大限度地提高疗效
- 它们与较高的残疾率和死亡率相关，明确的治疗必须及早活动
- 由于开放的手术史，假体周围骨折的手术治疗原本就增加了感染风险
- 假体周围骨折前的前驱疼痛和（或）功能不良的假体可能表明需要进行感染检查
- 全膝关节置换术（TKA）、广泛的假体、植入物的磨损状况和周围骨量使它们变得复杂
- 在最终治疗之前，必须对整体的机械对准进行评估
- 全膝关节置换术的假体可能稳定或不稳定，对位良好或较差，周围有或没有良好的骨储备
- 种类繁多的TKA假体也增加了难度，特别是在需要翻修的情况下。有些可能已经过时，难以获得
- 伴随的髋关节近端假体或植入物并不少见，这进一步增加了难度，并经常需要替代的固定策略
- 对于理想的固定和（或）治疗模式没有达成共识，因此存在多种选择

膝关节假体周围骨折的治疗需要仔细地规划，以实现早期活动、骨折愈合和长期持续的植入物寿命（即稳定的植入物无须进行关节翻修术）。治疗策略取决于外科医生的经验、技能水平和偏好，但也应符合几项原则，以达到预期的临床效果。本章提出了一个全面务实的方法来处理膝关节假体周围骨折，以及一些有用的提示和技巧，以避免陷阱和并发症的产生。

2 流行病学和病因学

初次TKA术后PPKF的发生率接近2.5%，翻修TKA后PPKF的发生率更高[1-4]。以下患者因素导致假体周围骨折的发生率升高[3]。

- 年龄较小（<60岁）和年龄较大（>80岁）的人群患PPKF的风险较高
- 导致跌倒的合并疾病[5]
- 痴呆、有限的活动能力或其他神经状况
- 骨质量差
- 据报道，全髋关节置换术后股骨应力和应变改变引起的继发性骨质量改变是很重要的。研究表明，初次全髋关节置换术后股骨远端骨密度显著降低[3, 6]
- 在最近的有限元分析中，Sun等[7]注意到

股骨假体近端有高度集中的应力，这可能解释了为什么股骨髁上假体周围骨折是全膝关节置换术后最常见的骨折[3, 6]

- 股骨前皮质的股骨切迹和股骨假体的骨切伤被认为是随后发生髁上骨折的潜在原因。然而，在大型队列研究中，股骨切迹和假体周围骨折之间的相关性尚未确定[8, 9]

3 诊断

全髋关节置换术后的假体周围骨折与髋部骨折患者的发病率和死亡率相当，入院时必须立即开始医疗优化[10]。必须对患者进行彻底的病史和体格检查，以及适当的影像学检查，以制订治疗计划。需要考虑到原始膝关节假体的脆性和其他潜在问题。

3.1 影像学

3.1.1 普通 X 线检查

X 线检查是诊断和指导手术治疗的主要影像学手段。包括股神经阻滞在内的充分的影像学检查前疼痛管理，利用穿桌侧位拍摄获取侧视图，调整未受伤的肢体位置和轻轻支撑受伤的肢体，都有助于获得所需的成像。以下视图有助于实现这一点。

- 真 AP 视图、侧视图和斜视图是必不可少的
- 同侧股骨和胫骨的全长正交视图检查骨折线的近端和远端范围，并提供整体对位情况和发现任何先前存在的硬件。有些中心只能在患者站立的情况下获得全腿长 X 线片。仰卧位患者的 CT 扫描可作为获得这种影像的一种有效方法
- 骨盆的低 AP 视图有助于判断腿的整体长度，特别是在有髋关节植入物的情况下
- 对于那些延伸到股骨干的骨折，对侧 X 线在重建适当的股骨旋转方面也可能是有价值的。这可以通过拍摄膝部的完美 AP X 线片，向上移动到同侧股骨，并拍摄髋部 AP X 线片来实现。小转子（LT）的图像可以用来和伤侧的图像做对照
- 应尽可能获取受影响植入物的先前系列 X 线片。分析先前的系列 X 线片，可以更好地了解潜在的松动成分（无菌性或感染性）。如果连续 X 线片不可用，至少应尝试获取最新的后续 X 线片，因为它提供了骨折前最新的假体对位情况

案例 1

患者

一名 63 岁男性在走下路沿时被一辆汽车撞倒，右膝闭合性损伤。这发生在右膝全膝关节置换术后 3 年。

合并疾病

- 高血压

治疗和结果

右下肢神经血管完好。膝关节的 AP（图 3.14-1a）和侧位（图 3.14-1b）X 线片显示胫骨假体周围骨折。进一步的计算机断层扫描显示假体周围有多平面骨折（图 3.14-1c~f），胫骨结节有明显的冠状面骨折（图 3.14-1f）。双切口入路利用先前的中线切口，向远端延伸以固定结节部分（图 3.14-1g, h），然后在 Gerdy 结节上进行横向切口以评估胫骨外侧平台。采用正交钢板置入，利用长外侧钢板分散胫骨近端第三处骨折固有的变形力。患者继续顺利愈合（图 3.14-1i, j）。在这里，关键点不仅是恢复股骨与假体的恰当对位，而且类似于初次全膝关节置换术（TKA）的设置，应该进行 TKA 稳定性和跟踪的最终检查。假设缝隙在骨折前得到了适当的平衡，则不需要增大或缩小衬垫是适当的骨折复位的粗略措施。

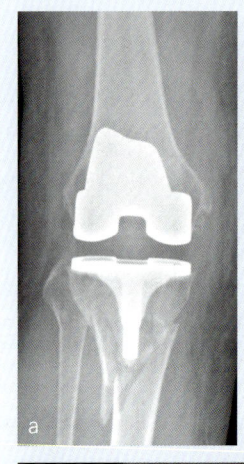
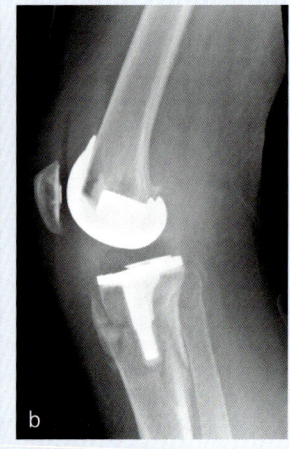

图 3.14-1　一名 63 岁男性右膝闭合性损伤
a，b. AP 和侧位 X 线片显示假体周围骨折
c~f. 计算机断层扫描显示假体周围有多平面骨折，胫骨结节有明显的冠状面骨折
g，h. 双切口入路利用先前的中线切口，向远端延伸以固定结节部分（图 3.14-1g，h），然后在 Gerdy 结节上进行横向切口以评估胫骨外侧平台
i，j. 具有长外侧钢板的正交钢板置入

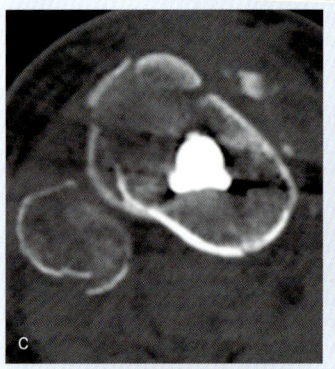
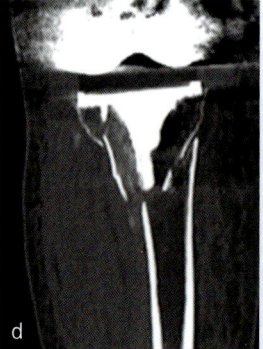
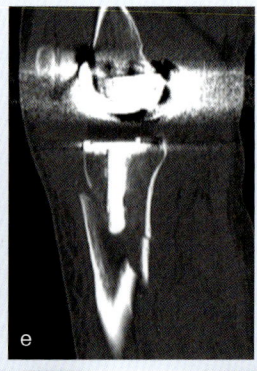
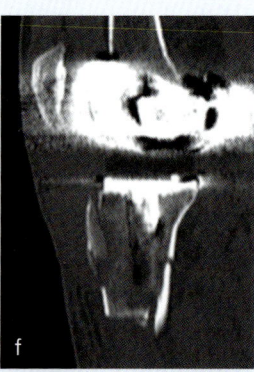
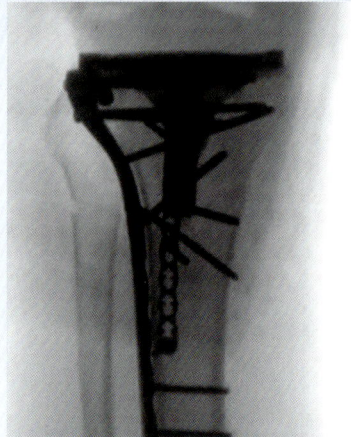
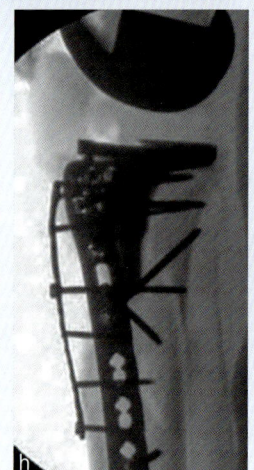
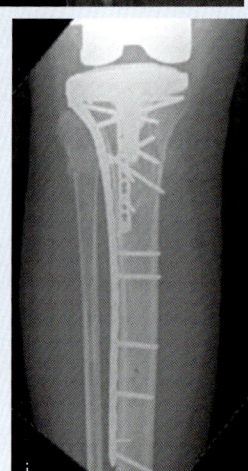
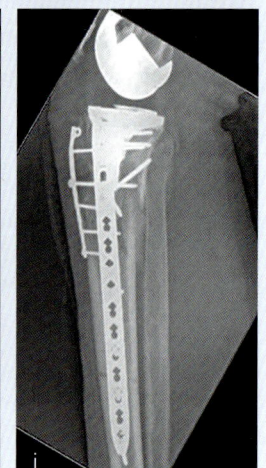

3.1.2　计算机断层扫描

软件的进步可提供比以前更多的 CT 扫描信息（案例 1：图 3.14-1）[11-13]。

尽管有金属伪影（即扫描过程中金属干扰造成的图像质量失真），但常规 CT 可以提供以下信息。

- 在骨折程度和粉碎程度方面，比 X 线片更好的骨折特征
- 在不同的平面重建图像，以更好地评估特定的骨折线位置
- 当与标准的金属伪影减少方案结合时，关于植入物的溶骨袋的高度敏感和特异的信息[13]

编译后的三维重建还可以提供改进的可视

化骨折模式。双能计算机断层扫描（dual-energy CT，DECT）是一项相对较新的技术，已证明它在减少金属植入物造成的射束硬化伪影方面特别有用[11, 12]。Ferrara 等[11]利用 DECT 来减少金属伪影，根据随后的临床相关性计算 TKA 假体位置。作者报告说，DECT 是评估 TKA 假体位置的一种高度重复性和精确度很高的工具。Pessis 等[12]利用该技术将 DECT 图像重建为虚拟单色光谱图像。换言之，利用从 DECT 获得的信息以及附加的金属伪影减影，类似于 X 线片的图像被重建，但具有明显更高的特征化程度。在这项新技术处于前沿的同时，其临床应用和有效性还需要进一步研究。

3.1.3 磁共振成像

与 CT 类似，磁共振成像（MRI）软件和设计序列的进步提供了更大的抑制金属伪影和表征 TKA 周围软组织和骨溶解的能力[14-16]。

然而，对于假体周围骨折，MRI 的作用有限，主要是因为在对急性不稳定骨折患者进行研究时存在困难。将老年患者置于一个相对较长时间的受限噪声区域并不是一种实用的治疗方法，特别是当获得的信息与 CT 相当时[11]。对于 TKA，可疑的韧带不稳定应在术中检查并处理，通常不需要高级成像。

4 分类

分类系统的目的不仅是帮助正确诊断损伤，而且更重要的是帮助指导最佳治疗选择。虽然一些分类系统很少同时做到这两点，但最常用的股骨假体周围骨折分类系统在指导基于正确诊断的适当治疗方面大体上是一致的。虽然有些人试图对涉及胫骨和髌骨假体的假体周围骨折进行分类，但这些系统很大程度上没有在临床中应用[17-20]。一般来说，股骨、胫骨和髌骨假体周围骨折的适当治疗取决于植入物的稳定性、周围骨量，而对于髌骨周围的骨折，则取决于伸膝装置的状态。

4.1 SU 分类

SU 分类[21]主要关注与股骨假体相关的骨折位置，这可能有助于指导治疗，但不涉及植入物稳定性和（或）骨量。

- Ⅰ 型：骨折位于股骨假体近端
- Ⅱ 型：骨折向近端延伸，起点在股骨假体近端
- Ⅲ 型：包括股骨假体内可见的任何骨折线

一般来说，骨折线起始和（或）延伸自股骨假体上端的完整植入物可以采用切开复位内固定（ORIF）治疗，而松动的植入物或股骨假体内的骨折应考虑翻修。然而，虽然可以应用一般的治疗方法，但具体情况可能会产生不同的手术策略。

4.2 统一分类系统

该分类系统旨在将用于各种关节置换假体（如髋关节和膝关节）周围的假体周围骨折的分类系统统一为可普遍适用于任何假体周围骨折的单一系统[22]。

- A 型：是骨隆起或突起的骨折，如胫骨结节或髋部大转子骨折
- B 型：涉及支撑植入物的骨床，如在关节置换假体柄周围的股骨干骨折或已被置换的髌骨骨折。该组可细分为：
  - B1：植入物固定良好
  - B2：植入物松动
  - B3：由于骨溶解、骨粉碎或骨质疏松，植入物松动，骨床质量差
- C 型：骨折位于含有植入物的骨内，但离植入物较远
- D 型：骨折影响支撑 2 个假体的一块骨骼，如髋关节和膝关节置换术后的股骨（案例 2：图 3.14-2）或膝关节和踝关节置换术后的胫骨

- E 型：包括支撑一个假体的 2 块骨，如膝关节置换术后股骨和胫骨骨折（"浮膝置换术"）
- F 型：指关节表面未被置换，但直接与植入物连接形成关节，如髌骨未表面置换时的髌骨骨折或髋关节置换术后的髋臼骨折

案例 2

患者

一名 73 岁的女性分别在右侧全髋关节置换术 7 年后和全膝关节置换术 5 年后持续低能量跌倒。

合并疾病

- 病态肥胖
- 高血压
- 高脂血症
- 2 型糖尿病

治疗和结果

初步检查和 X 线片显示 2 个植入物之间有长螺旋形假体间骨折（统一分类 D 型）（图 3.14-2a，b）。最终固定方法的决策在很大程度上依赖于早期活动和即刻负重。考虑用拉力螺钉与外侧钢板结合固定以及单独使用外侧钢板固定。然而，由于骨折范围较长，上述方案不允许立即负重。因此，决定采用逆行髓内钉和侧向锁定钢板相结合的方法，以便立即负重（图 3.14-2c~h）。为了在没有绝对刚性的情况下获得更大的稳定性，扩髓髓内钉通过近端和远端的锁孔连接到钢板上，形成了一个连接的结构。患者在耐受的情况下进行了负重治疗，最终顺利愈合（图 3.14-2i，j）。

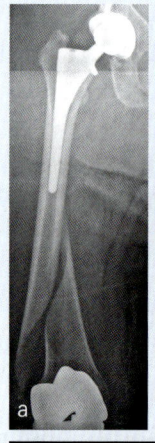
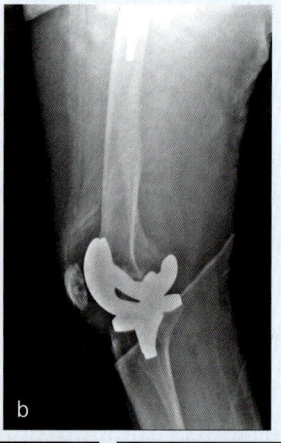

图 3.14-2 一名 73 岁女性，长螺旋形假体间骨折
a，b. X 线片显示 2 个植入物之间的长螺旋形假体间骨折
c~h. 采用逆行髓内钉和侧向锁定钢板相结合的方式，可立即承重

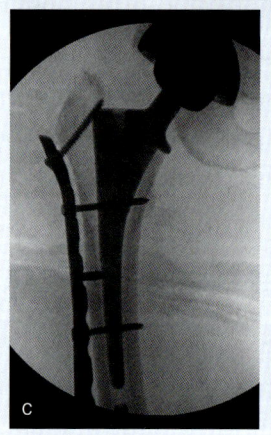
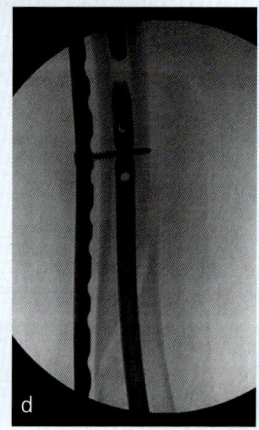
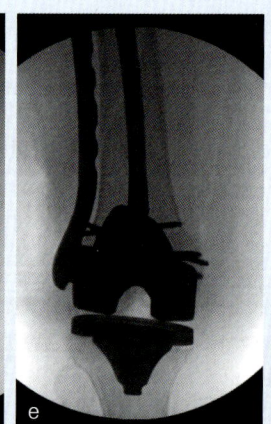
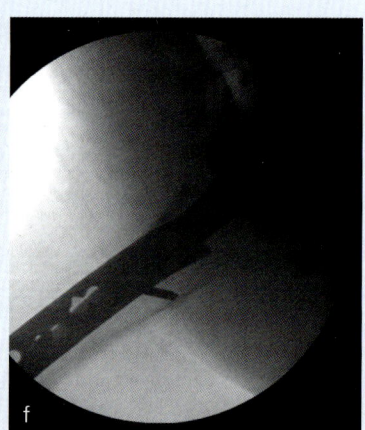

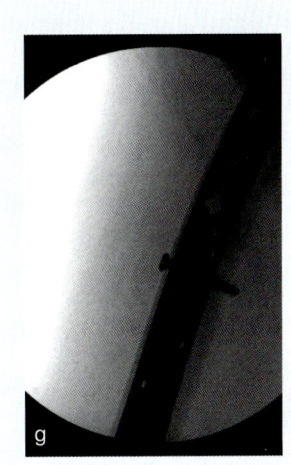
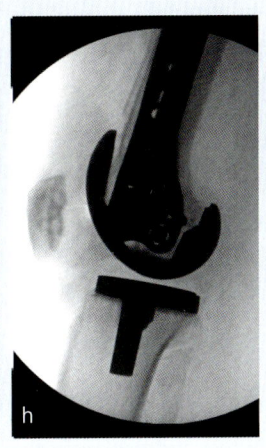
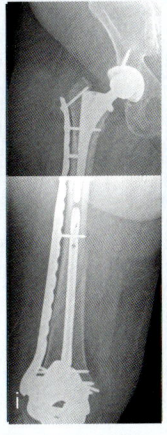
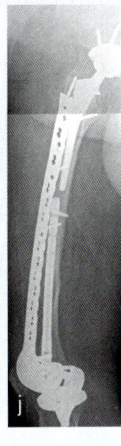

图 3.14-2（续）
i, j. 扩髓髓内钉通过近端和远端的锁孔连接到钢板上，形成一个连接的结构，在没有绝对刚性的情况下有更大的稳定性

5 决策制订

为了做出有效的决策，基本的治疗原则如下。
- 尽可能多地获取关于目前植入物的关节设计的信息。例如，这将使外科医生知道后方稳定的膝关节置换术何时允许髓内固定。为此目的，有用的参考指南已经出版[23]
- 应尽可能小心地处理组织，并采用微创技术。可以使用特定的工具并提供帮助
- 手术方法必须以实现稳定的结构为目标。这包括跨越整个股骨，以避免应力提升，并沿更长的长度分布力
- 对于脆性骨折患者，除了立即完全负重（FWB）和没有外夹板阻碍活动（见第1.8章"术后外科处理"）外，别无选择
- 术前评估关节置换的稳定性。在没有明确的影像学证据表明膝关节松动的情况下，可以采用"快乐的膝关节置换术"的概念。如果患者在膝关节置换术中没有损伤前的问题，并且X线片没有显示明显的松动，那么可以相当安全地假设膝关节假体足够稳定，可以保留下来。"不快乐的膝关节置换术"（如疼痛、肿胀、僵硬、功能不良）应视为可能松动或不稳定，应考虑进行翻修。在这里，这一决定可以通过评估植入物的整体稳定性在手术中做出
- 应急计划需要在手术前达成一致。有时，尽管术前评估良好，但在手术过程中可能会出现新的信息，需要调整手术策略。例如，假定固定良好的植入物可在手术期间被判定为松动。如果手术需要从固定方案转换为关节置换翻修方案（案例3：图3.14-3），在创伤和关节置换术方面经验丰富的外科医生将做好充分准备来处理这种情况。在这种情况下，许多创伤外科医生需要寻求关节外科同事的帮助

老年骨科处理涉及对合并疾病和虚弱的评估，这将有助于指导管理并与患者和家属共同做出决策[24, 25]。虚弱的老年患者通常有脆弱的软组织，容易出现软组织并发症。通常需要仔细处理组织和微创技术。具体内容在第1.2章"老年骨科外科处理原则"中讨论。

5.1 手术治疗

除极少数外，膝关节假体周围骨折都是通过手术治疗的。UCS 分类可以用来概括膝关节假体周围骨折的治疗选择。

- A 型：如果隆起或突起移位，对关节功能有重要影响，则不能忽视，需要手术治疗。这通常是胫骨结节或髌骨两极撕脱的情况
- B 型：管理通常由亚型决定
  - B1 型骨折通常可以用骨折固定技术治疗
  - B2 型骨折通常需要翻修松动部分，通常结合使用长柄置入和环扎固定等技术进行骨折固定
  - B3 型骨折可能需要复杂的关节置换重建技术
- C 型：植入物通常可以被"忽略"，使用下面概述的原则进行骨折固定
- D 型：骨折可以通过"遮挡分析"进一步分析。例如，在髋关节和膝关节置换之间的骨折中，将髋部遮挡，并评估仅针对膝部的骨折类型。判断它是 B 型还是 C 型骨折。然后重复这个过程，遮挡膝部，评估髋部骨折。然后，根据"遮挡分析"的各个方面确定的骨折类型的一般原则，制订治疗计划
- E 型：遵循与 D 型相同的"遮挡分析"逻辑
- F 型：如果移位，未显露的髌骨骨折通常需要手术固定

5.2 钢板、钉子或关节翻修术？

外科医生应该记住，这些技术旨在利用相对稳定性和间接骨折愈合。固定也应该使早期 FWB 成为可能。骨折位置的初步评估有助于确定是否可以固定。位于股骨前髁下的极低骨折通常与松动的假体有关，翻修假体应作为备用。通常情况下，术前很难进行成分稳定性评估，需要在术中进行。然而，在 TKA 假体周围骨折中，需要翻修的概率较低，因为大多数固定方案都易于愈合。翻修 TKA 或甚至股骨远端置换术（DFR）是为明显的严重骨质丢失和（或）骨溶解而保留的。

在固定方面，可以根据外科医生的喜好、全膝关节置换术的设计（后路稳定与交叉韧带保留）和损伤前的关节活动度（ROM）来决定是使用髓内（IM）钉还是钢板。如果患者有局限性的 ROM 骨折，扩髓 IM 钉实际上可能会导致复位不良，因为不可能有合适的起点。高于干骺端水平的骨折通常更容易用顺行或逆行 IM 钉固定。在干骺端水平的骨折，外科医生的偏好通常可以指定钢板或扩髓 IM 钉（如果可以的话）。

案例 3

患者

一名 78 岁的女性在接受左侧全膝关节置换术 16 年后发生低能量跌倒。

合并疾病
- 高血压
- 骨质疏松症

治疗和结果

X 线片显示股骨和胫骨假体周围均有骨折（图 3.14-3a，b）。最初在外部机构接诊和评估患者的主治外科医生接受过创伤培训，但没有接受过关节置换培训，他使股骨远端骨折稳定在一个良好的位置，以便愈合（图 3.14-3c，d）。进一步询问显示骨折前出现了松动症状，仔细检查受伤的图像，溶骨区和松动区很可能是导致胫骨假体不全骨折的应力上升因素。骨折稳定后，患者被转诊给我们的资深作者。愈合后，患者持续负重疼痛，并用保留的外侧钢板（尽管移除了远端螺钉）在股骨和胫骨两侧进行翻修。翻修 5 年后，患者仍然没有疼痛，关节活动度好，可以拄着拐杖行走（图 3.14-3e，f）。

第3篇 骨折管理

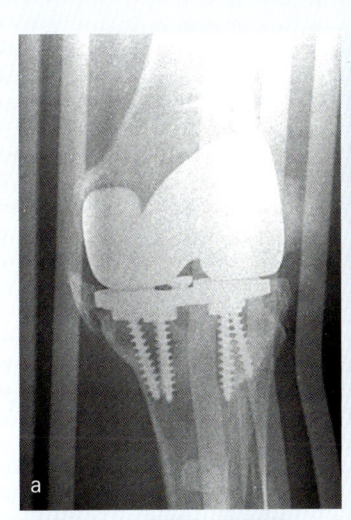
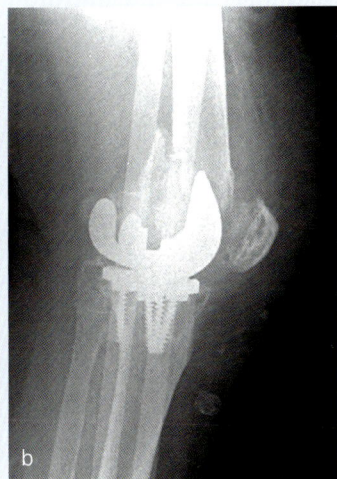
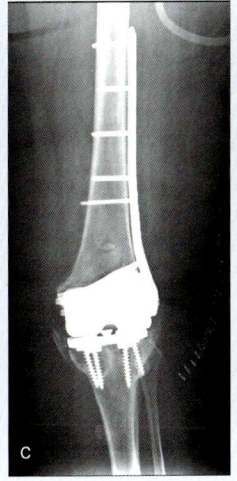
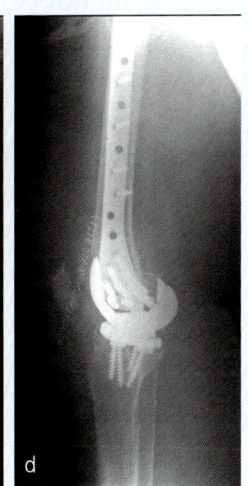
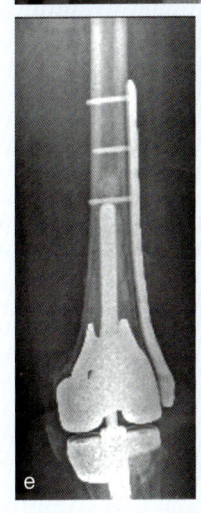
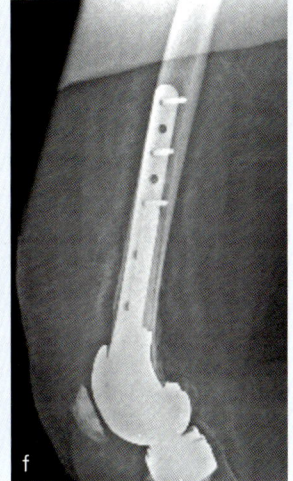

图 3.14-3 一名 78 岁女性，在低能量跌倒后假体周围骨折
a，b. 显示股骨和胫骨假体周围骨折的 X 线片
c，d. 股骨远端骨折稳定。保留外侧钢板在股骨和胫骨两侧行翻修术
e，f. 翻修术后 5 年的植入物情况，患者保持无痛和完全活动

5.3 非手术治疗

非手术治疗可能更适合重症患者，那些患有晚期痴呆的患者，那些患有严重虚弱和肌肉减少的患者，以及那些长期不能走动的患者。然而，即使在这些患者中，手术稳定也可能有助于控制疼痛、保护软组织、便于转移和保健；对于极度虚弱的患者，确定的跨越式外固定架可以提供合理的结果。

6 治疗方案选择

6.1 急诊科的初步治疗

与所有脆性骨折患者一样，密切关注术前输液、失血和疼痛控制是必要的。评估营养、功能和认知状态以及处理目标都很重要。入院时也应进行出院计划。术前优化旨在实现安全的手术治疗，但对实现术后运动和避免院内并发症也很重要（见第 1.4 章"术前风险评估及准备"）。疼痛控制技术应包括在易产生不良反

483

应的患者中小心使用止痛药、使用局部麻醉技术和适当的术前固定方法（见第 1.12 章"疼痛管理"）。PPKF 通常不需要牵引，但当股骨缩短或严重移位时，牵引可能是有益的。任何固定、填充和保护皮肤以防止压疮是至关重要的。

6.2 术前计划

术前计划包括定位和手术细节。当需要对骨折进行固定时，术前计划应考虑植入物的类型和长度。在钢板固定的情况下，必须确定螺钉的数量和位置。由于手术入路取决于骨折类型和预期的手术过程，因此需要仔细计划，包括复位技术、夹钳和牵引器的放置、固定技术、固定植入物的位置以及遇到问题时的抢救方案。

6.3 手术室设置和患者摆位

手术室内良好的摆位和设置可以使手术过程更加高效。

6.3.1 仰卧位

典型的设置包括一个可透 X 线手术台，患者仰卧位。在患者同侧坐骨结节下放置一个小垫块，可以使手术野中的肢体更好地对位，从而改善视觉定位，方便术者操作。应使用图像增强器进行大范围成像，并从对侧进入。

皮肤准备和覆盖应该以标准的方式进行，一定要延伸到髂前上棘（ASIS）的近端。对 ASIS 的触诊和髋关节活动能力有助于外科医生识别解剖标志，以在手术期间实现肢体的正确对位和旋转。如 Haidukewych 等[26]所述，适当大小的可透 X 线膝三角或膝下可滚动垫块有助于实现充分的膝关节屈曲和股骨弯曲。

6.3.2 侧卧位

患者稳定的侧卧位是另一个可行的选择。患侧肢体可以自由地屈曲，并且可以使用手术床下面的 C 臂和 AP 投影进行复位。术者应该确保对侧下肢的角度不会干扰股骨的侧向投影。微创钢板内固定术可以很容易地在这个位置进行。

6.4 手术入路

手术入路需要考虑以下骨折稳定和骨折愈合策略。

- 股骨干骨折。这些都是通过间接复位和相对稳定的结构来理想地处理的。创伤较小的手术、间接复位技术、相对稳定和间接骨折愈合通常适用于与假体分离的 C 型骨折。利用生物友好的方法来提供最佳的愈合环境的重要性怎么强调都不为过
- 可能需要改行关节翻修术的骨折。前外侧切口可转换为完全开放的髌旁外侧入路，用于膝关节翻修术
- 一开始就需要翻修 TKA 的骨折。前面的任何一种方法都可以使用，也可以使用更具可扩展性的方法进行更复杂的重建（案例 4：图 3.14-4）
- 扩髓 IM 钉可能适用于某些类型的假体，可以使用标准的关节前切开术，通常利用以前膝关节置换术切口的一部分
- 髌骨骨折和胫骨结节撕脱通常需要直接入路，利用或延长先前的膝关节置换术切口
- 胫骨平台骨折的处理方式应与自然膝关节平台骨折相似。骨折特异性切口比广泛软组织剥离的中线切口更可取。在处理胫骨近端的前内侧皮肤时要特别小心，因为这一区域的伤口问题往往会导致关节置换术后感染。对于 TKA 远端的胫骨骨折，可能需要包括后路在内的新入路

6.4.1 外侧入路

在股骨远端周围，建议采用外侧或前外侧切口进行直接复位和内固定。肌下钢板应采用微创技术，使用一个远端外侧小切口，以 Gerdy 结节为标志，将钢板向股骨外侧滑动[27]。老年人股骨干切开复位术是很少见的，适应证包括放置外侧钢板治疗假体稳定的髁上骨折。

以股骨中轴和外侧髁为中心的切口，可以通过将切口置于 Gerdy 结节的中心而向远端延伸。即使是最肥胖的患者，也可以通过 Seigerman 等描述的方法轻易地找到 Gerdy 结节，该方法利用熟悉的解剖标志（如髌骨内极、腓骨头和胫骨结节）进行定位[27]。

如果要解决股骨假体上方的孤立性骨折，可以利用 3~4 cm 的微创切口作为窗口，将锁定钢板向股骨近端滑动，以最大限度地减少骨膜剥离和破坏血管供应。用这个小切口，用近端经皮螺钉固定，可以很容易地将钢板放入肌下，以避免延长切口。

如果处理胫骨假体周围的假体周围骨折，切口可以向远端延伸，在 Gerdy 结节上向前滑动，以暴露关节线，并便于标准的胫骨平台暴露，将钢板放置在胫骨前肌下。在这种情况下，对于较长的钢板，不需要远端延伸，远端螺钉固定也可以经皮进行。

6.4.2　前外侧入路联合外侧髌旁关节切开术

特别是在使用扩髓 IM 钉的手术中，从外侧切口向前移动可以方便地进行简单的外侧髌旁关节切开术，以便随时接触关节线和打开的关节囊。这种方法通常更具延展性，尤其是对于扩髓 IM 钉，因为需要屈膝才能看到并利用正确的起点。

虽然该入路的近端部分仍与先天性外翻膝的外侧髌旁入路相同，但将切口和入路的远端居中置于 Gerdy 结节上方将允许接触到胫骨假体（如果需要），如果需要进入胫骨内侧入路，还可以允许足够大的皮桥。虽然这种方法很容易获得和应用扩髓 IM 钉，但如果需要，它仍然允许在股骨远端外侧放置肌下锁定钢板。最后，对于需要翻修全膝关节置换或假体置换的假体周围骨折，该入路可以转变为完全成熟的外侧髌旁入路。

案例 4

患者

一名 72 岁的女性在接受左侧全膝关节置换术（TKA）大约 16 年后发生了低能量跌倒。

合并疾病
- 病态肥胖
- 骨质疏松症
- 高血压
- 高脂血症

治疗和结果

X 线片最初显示胫骨假体塌陷（图 3.14-4a，b），内侧周围骨折。患者及其家属选择非手术治疗，主要是因为患者在跌倒前没有说明假体有问题或疼痛。然而，受伤 3 个月后，患者自述负重时持续疼痛和渐进性"鞠躬"。机械轴 X 线片显示明显的内翻和轴线偏移（图 3.14-4c）。选择手术治疗，行翻修 TKA，在 4 年的随访中，患者保持无痛和生活自理（图 3.14-4d~f）。

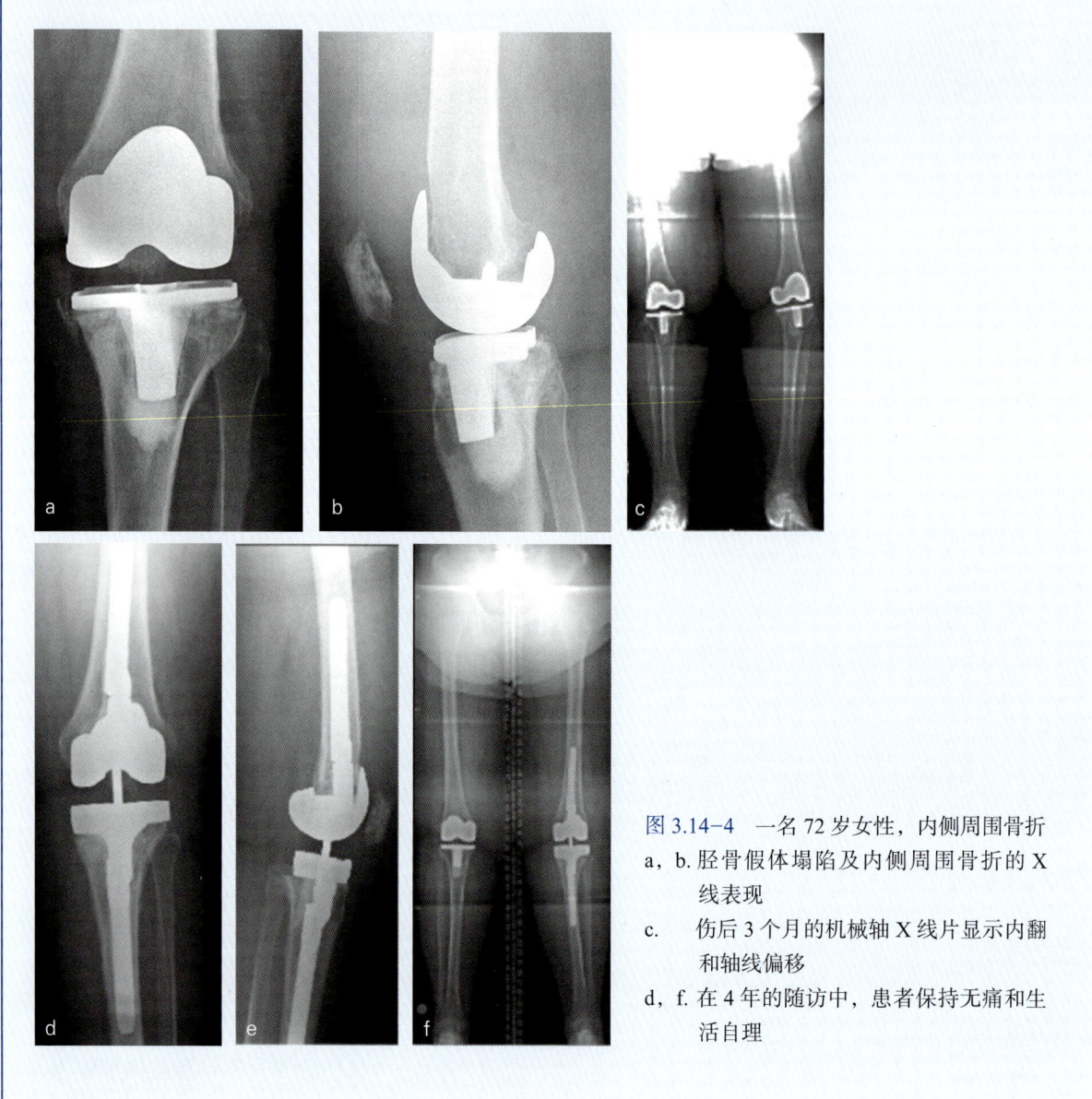

图 3.14-4 一名 72 岁女性，内侧周围骨折
a，b.胫骨假体塌陷及内侧周围骨折的 X 线表现
c. 伤后 3 个月的机械轴 X 线片显示内翻和轴线偏移
d，f. 在 4 年的随访中，患者保持无痛和生活自理

6.5 复位

无论外科医生选择使用锁定钢板还是逆行髓内钉，定位并实现间接复位是任何骨干或关节外干骺端股骨假体周围骨折的关键。冠状面畸形可直接用大号尖头复位钳固定，并用临时克氏针固定。股骨牵张器有助于获得合适的长度和矫正冠状面畸形。间接复位技术也可以用来矫正冠状面外翻畸形[28]。通过利用垫块并将其放置在骨折下方的膝部近端，腓肠肌得到放松，以减轻主要的变形力，并帮助获得矢状面的复位[26, 29]。

在矢状面上，避免过度屈曲或过度伸展骨折是很重要的，因为这样做会导致植入物错位，导致 TKA 失衡，并有可能导致骨折不愈合。

6.6 锁定钢板

为了降低骨质疏松性骨中固定植入物周围骨折的风险，应考虑跨越整个骨长度并去除任何明显的应力升高物（案例5：图3.14-5，案例6：图3.14-6）。在暂时保持复位的情况下，应将锁定钢板（LP）固定在远端骨折块上，确保其与关节线平行，并确定钢板在矢状面上的适当位置。应使用临时钻头或另一个足够灵活的物体将钢板临时固定在附近，以允许钢板移动。下一步，将顶端螺钉以非锁定方式放置，应将轴带到钢板上，从而减少骨折。复位也可以利用环扎技术作为一个额外的技巧，注意不要剥离带血管的骨膜。

然而，要注意的是，对于横跨股骨长度的钢板，可能需要预先勾画钢板的轮廓，以便容纳固有的股骨弓以及在近端假体周围放置近端螺钉（如果有的话）。钢板近端的理想终点仍然存在争议。延伸超过无名结节需要上述定制弯曲，这可能会导致软组织刺激。目前，钢板长度仍然是外科医生的首选，同时还可以选择用螺钉通过钢板与头部成角度固定股骨颈。

最后，不推荐仅使用LP的刚性固定。锁定钢板固定本身造成的结构过于僵硬，增加了骨不连的风险。将双皮质非锁定螺钉与锁定螺钉混合在一起可以产生足够的稳定性，而不会产生太硬的构造来促进运动。合适的螺钉位置取决于骨折类型（即简单的还是粉碎的），如果可能的话，使用骨块间拉力螺钉和双皮质螺钉可以获得更高的稳定性[30-34]。

案例5

患者

一名68岁女性，有左全膝关节置换术后翻修史（就诊前5年），9个月前股骨转子间骨折愈合，用滑动髋螺钉固定，从站立高度跌倒后送急诊。

合并疾病

- 病态肥胖
- 2型糖尿病
- 高血压
- 高脂血症
- 冠心病

治疗和结果

X线片显示假体间骨折从股骨假体近端延伸到滑动髋螺钉的内侧（图3.14-5a）。已存在带柄假体，扩髓IM钉不可使用，而且近侧钢板的存在使重建进一步复杂化。因此，决定移除近端植入物和整个股骨柄，以最大限度地减少进一步的应力上升。股骨头和股骨颈也用螺钉固定和磷酸钙空洞填充物保护，放置在先前的拉力螺钉区域（图3.14-5b）。

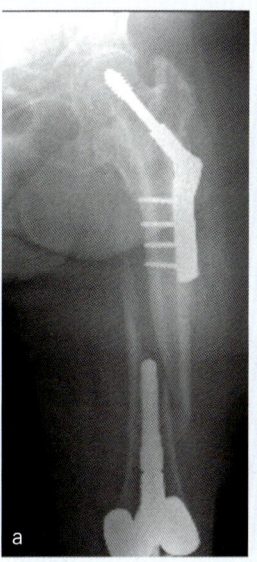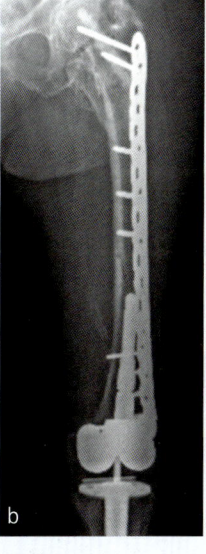

图3.14-5 一名68岁女性假体间骨折

a. 假体间骨折从股骨近端延伸到滑动髋螺钉的内侧

b. 股骨头和股骨颈用螺钉固定，先前拉力螺钉区域用磷酸钙空洞填充物保护

案例 6

患者

一名 84 岁的女性在疗养院从轮椅上转出时摔倒。这发生在双侧混合型全髋关节置换术（THA）后近 18 年和双侧全膝关节置换术后 12 年。即使是最轻微的活动，患者也表现出相当大的疼痛。

合并疾病

- 高血压
- 冠心病
- 房颤
- 骨质疏松症

治疗和结果

X 线片显示双侧对称的股骨假体周围骨折（图 3.14-6a~c）。由于患者身体虚弱，有相当多的内科合并疾病，所以放置了微创侧向锁定钢板，确保覆盖近端 THA 植入物（图 3.14-6d）。

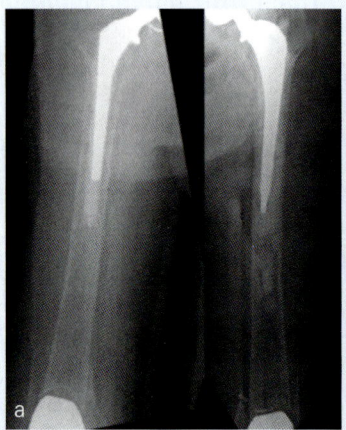
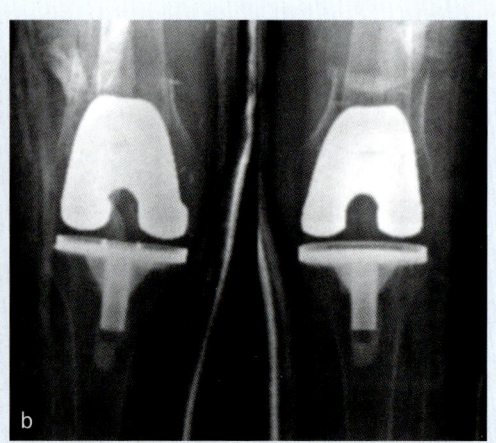
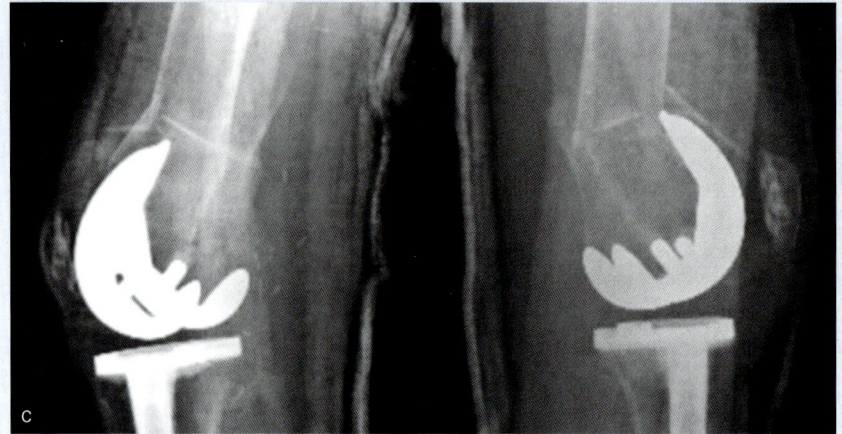
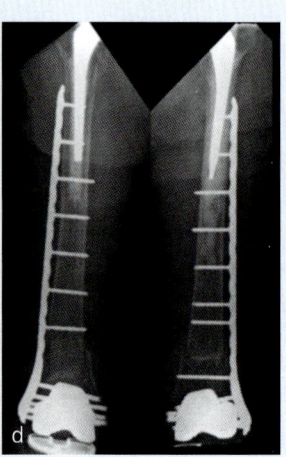

图 3.14-6 一名 84 岁女性，双侧对称的股骨远端假体周围骨折
a~c. 双侧股骨远端假体周围骨折的 X 线表现
d. 微创侧向锁定钢板确保覆盖近端 THA 植入物

6.7 髓内钉

对于干骺端和骨干骨折，扩髓髓内（IM）钉通常是可行的。新的植入物设计允许在股骨内固定或较远端固定，锁定螺栓或刀片配置使早期 FWB 具有足够的稳定性。

在打扩髓 IM 钉时，在扩髓前获得复位是非常重要的。类似地，上述策略也可用于在导丝放置和随后的有限扩髓之前实现复位。请记住，螺钉的确会减少骨折，因此外科医生应在放置螺钉之前先进行复位。由于导丝的起点异常，避免矢状面畸形可能更加重要。此外，使用锁定（Poller）螺钉可以帮助获得理想的导丝和 IM 钉的放置。

Service 等[35]研究了扩髓 IM 钉的"理想"起点及其受 TKA 假体设计的影响。尽管扩髓 IM 钉的理想起点仍然位于后交叉韧带起点的前面，但许多 TKA 假体并不能使用这一起点，而是提供了一个更后侧的起点，而这可能会导致不良的畸形。必须认识到这一不正常的起点，并在骨折水平上进行补偿，以确保在不影响股骨假体相对于胫骨的位置的情况下进行适当的骨折复位。扩髓 IM 钉也可发生内翻/外翻畸形复位，外科医生必须注意避免畸形。这里可以再次使用股骨牵引器和（或）临时克氏针，小心放置在钉子平面之外。此外，移除假体的聚乙烯衬垫和（或）使用空心导管可以帮助避免不必要的扩髓/钻孔，并减少异物碎片。

一些扩髓 IM 钉设计提供了远端斜锁定螺钉选项，有助于平面外固定。在近端，根据靶孔的位置，可以使用标准长度的锁定螺钉。Collinger 等[36]回顾性分析了 300 多枚扩髓 IM 钉，并根据近端锁定孔相对于 LT 的位置得出了"最佳螺钉长度"：

- LT 近端 1 cm=36 mm
- 在 LT 水平 =32 mm
- LT 远端 1 cm=32 mm

近端，IM 钉长度应最大化，以避免在不穿孔的同时应力上升。由于长度有限，外科医生可能会受到制造商的限制。此外，如果需要额外的植入物来固定股骨颈，应该考虑长度；如果需要说明的话，扩髓 IM 钉的一个缺点是缺乏保护股骨颈的能力。

6.8 康复

关于膝关节假体周围骨折治疗后的具体康复方案，目前缺乏相关文献，但主要目标与典型的髋关节骨折和人工关节置换患者相似，即早期活动。

6.8.1 部分负重与耐受下负重

对于股骨远端手术固定后最佳负重方案尚无共识[37-47]。目前还没有直接比较在自体股骨或人工股骨切开复位内固定后，部分负重（PWB）和耐受下负重（WBAT）的研究，扩髓 IM 钉与切开复位内固定的比较数据也仍无定论[38, 39]。对于转换为稳定翻修 TKA 或 DFR 的假体周围骨折，WBAT 通常是推荐和可接受的治疗方案[40, 48]。同样，在当今的技术中，通过扩髓 IM 钉固定的患者通常也被允许进行 WBAT，目的是立即活动。在严重粉碎和骨质差的情况下，虽然没有数据支持，但已有应用部分负重的报道[38, 44]。对于用侧板固定的患者的理想治疗方案存在争议，一部分人优先考虑活动而不是手术失败的风险，而其他人则更为保守[2, 38, 42-45, 49-53]。有关的详细讨论，请参阅第 1.8 章"术后外科处理"。

由于术后康复方案的差异如此之大，外科医生必须依靠自己的判断和术中发现来实现特定的目标。

- 创建一个稳定的结构，以允许立即进行 ROM 和立即下床活动
- 旨在创建一种结构，以允许立即进行 WBAT，特别是在将受益于早期活动的虚弱患者中

需要进一步的研究来解决这一争议领域，在这一领域达成普遍共识可能有助于允许上述人群进行有数据支持的术后立即活动。

6.8.2 连续被动活动

在过去的几年中，持续被动活动（CPM）的使用有增无减。虽然许多外科医生仍然继续使用CPM作为其标准治疗方案的一部分，但关节置换和骨折文献中的研究都没有显示出显著的益处[54-56]。Hill 等[55]在刚刚接受膝关节内骨折稳定治疗的患者中进行了一项随机对照试验（RCT）。虽然CPM组患者在48小时时的屈曲程度明显更高，但在一年的随访中，在任何其他时间点，2组之间没有显著差异[55]。

大多数关于CPM的数据来源于关节置换文献，最近的荟萃分析没有产生更高成本的益处[54, 56]。最近在单一机构进行的一项前瞻性随机对照试验显示CPM的使用不仅没有产生临床益处，而且还使住院时间更长和住院费用更高[56]。Chaudhry和Bhandari[54]进行了荟萃分析，总结了20多项Ⅰ级研究的数据，发现CPM的使用没有益处，因此他们适度建议不要使用CPM。

6.9 结果

比较LP和扩髓IM钉的结果几乎是模棱两可的[1, 57]。大多数研究都是不太有效的研究设计，使用回顾性数据库、病例系列和队列比较，没有确定任何一种方法有明显优势[1, 26, 44, 45, 47, 53, 57]。在没有Ⅰ级前瞻性随机试验的情况下，根据各自分析的序列，已发表的文献报道了相互矛盾的数据[38, 48, 53, 58-66]。

在比较2种治疗方式时，最近的2项荟萃分析得出了最高水平的证据[1, 57]。Ristevski等[1]纳入了44项研究的数据，并指出了LP和扩髓IM钉结果之间的重要差异。具体地说，虽然与扩髓IM钉相比，LP有更高的骨不连发生率（8.8% : 3.6%，P=5.08），但LP的畸形愈合率明显降低（7.6% : 16.4%，P=5.02）。利用更严格的纳入标准，Li等[57]进行了一项荟萃分析，只包括6项被确定为具有最高质量的比较研究。作者报告在骨不连、畸形愈合或并发症发生率方面没有显著差异，唯一显著的差异是LP组的二次手术率明显更高，这与Ristevski研究的结果相呼应。

6.9.1 失败和骨不连

不管治疗方式如何，骨不连、畸形愈合、感染和随后的失败并不少见[1, 24, 25, 48, 57]。这些通常是复杂的、多模式的病例场景，需要仔细规划和由经验丰富的人员来处理。相关文献很少，仅限于病例报告和（或）通常涉及抢救性内假体使用的小系列文献[67-69]。虽然翻修假体在这些复杂的情况下非常有帮助，但它们的使用并不是唯一的选择。在这里，提供了案例示例，概述了独特的问题，并提供了解决最困难案例的具体技术提示和技巧（案例7：图3.14-7，案例8：图3.14-8，案例9：图3.14-9，案例10：图3.14-10）[70]。

患者

一名 80 岁的老人在过马路时被车撞了。

合并疾病

- 高血压
- 肥胖

治疗和结果

闭合性损伤，神经血管完整，X 线片显示孤立性左侧股骨远端假体周围骨折（图 3.14-7a，b）。在外部机构就诊时，最初的主治外科医生认识到了一种开放式固定架，并决定继续进行扩髓 IM 钉治疗（图 3.14-7c，d）。虽然开放式可以方便扩髓 IM 钉置入，但这并不总是意味着它是合适的固定选择。这种骨折模式是相对粉碎的，而且在非常远端，这可能不允许仅使用远端锁定螺钉进行适当的固定。此外，仔细分析图像增强器所做的侧位图像，错误的起点可能会导致钉子放置异常，使股骨假体伸展（图 3.14-7d）。患者接受保护性负重治疗，随访 6 个月。然而，由于持续疼痛，患者因怀疑骨不连而转诊给资深作者。感染性检查为阴性，患者的 X 线检查显示股骨假体在 2 个平面上对位不良，出现骨不连（图 3.14-7e，f）。这位患者是一位活跃的 80 岁老人，他抱怨疼痛，并希望像受伤前一样保持活跃。决定进行股骨远端置换术（DFR）；在手术时，发现远端骨块严重不愈合并处于伸展状态（图 3.14-7g）。远端骨块几乎被一起移除（图 3.14-7h），一旦实现了 DFR 的正确放置，就可以观察到临床上恰当的对位（图 3.14-7i）。患者接受 DFR 治疗 3 年后，活动、独立、无疼痛（图 3.14-7j，k）。

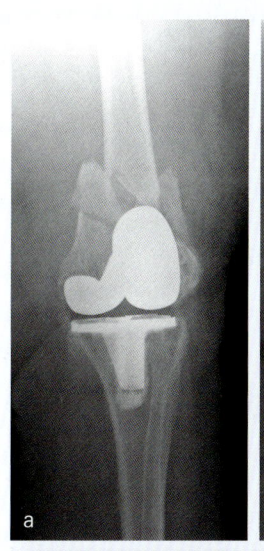
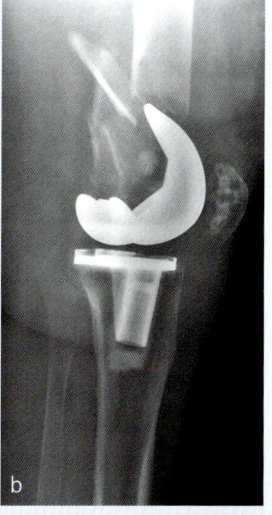
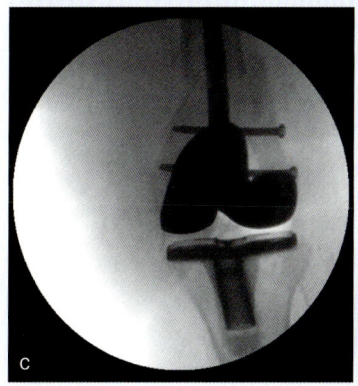
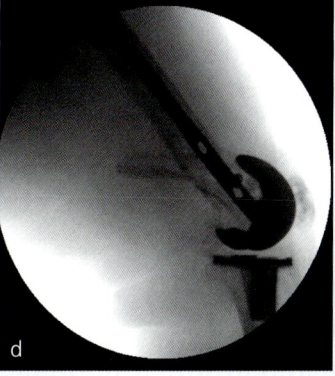
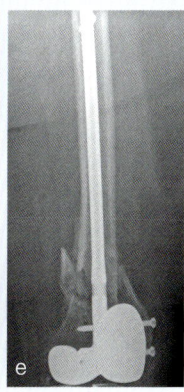
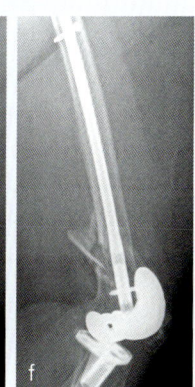

图 3.14-7 一名 80 岁男性假体周围骨折

a，b. 孤立性左侧股骨远端假体周围骨折的 X 线片

c，d. 远端粉碎性骨折的图像增强。通过对侧位图像的分析，错误的起始点很可能会导致钉子放置异常，从而使股骨假体进入伸展状态

e，f. 股骨假体在 2 个平面上骨不连伴对位不良的 X 线片

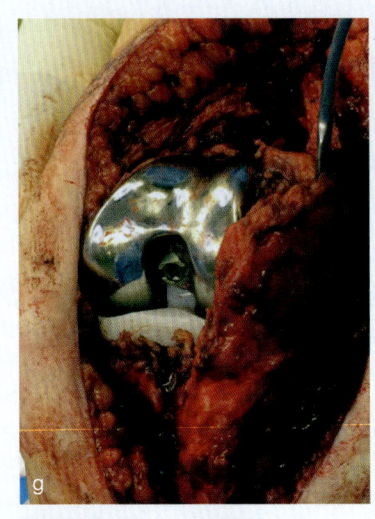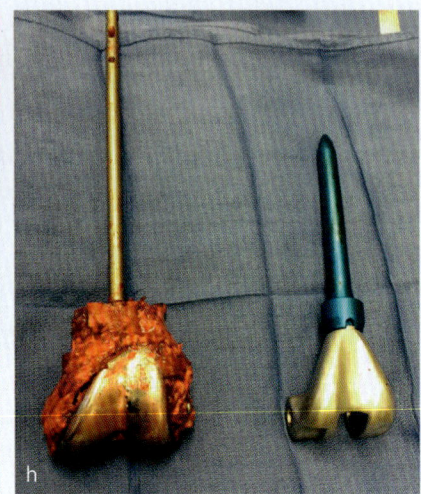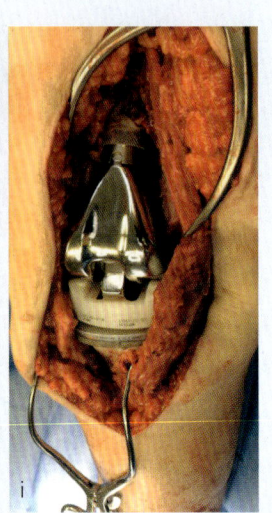

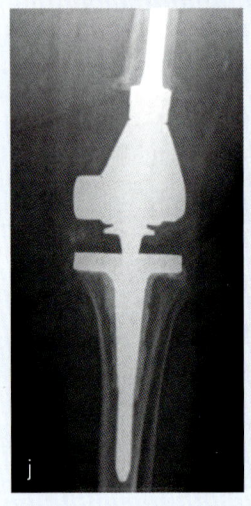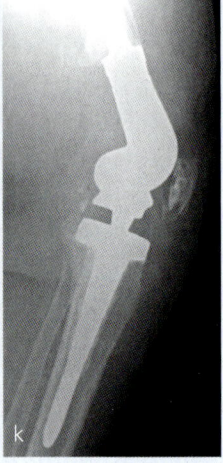

图 3.14-7（续）

g~k. 在行股骨远端置换术（DFR）时，发现远端骨块存在严重不愈合和伸展。远端骨块几乎被一起移除，一旦 DFR 被正确放置，即可以观察到临床上恰当的对位

案例 8

患者

一名 59 岁女子在徒步旅行时跌倒。

合并疾病

- 高血压

治疗和结果

患者被送往当地医院，X 线片显示股骨髁上假体周围骨折，采用扩髓 IM 钉治疗。出院回家 6 个月后，患者表现出持续的疼痛，无法完全伸直膝关节，功能受限。X 线片显示骨不连，有扩髓 IM 钉，锁定螺钉放置不当，此外，髓内钉在股骨切迹内突出（图 3.14-8a，b）。采用扩髓－冲洗器－吸引器植骨和髂骨骨髓抽吸术进行换钉。进一步的稳定性是通过连接的外侧锁定钢板提供的，该钢板也横跨整个股骨并用夹板固定股骨颈（图 3.14-8c）。术后立即恢复全范围活动，在 3 个月的随访中，骨折愈合有丰富的骨痂（图 3.14-8d, e）。

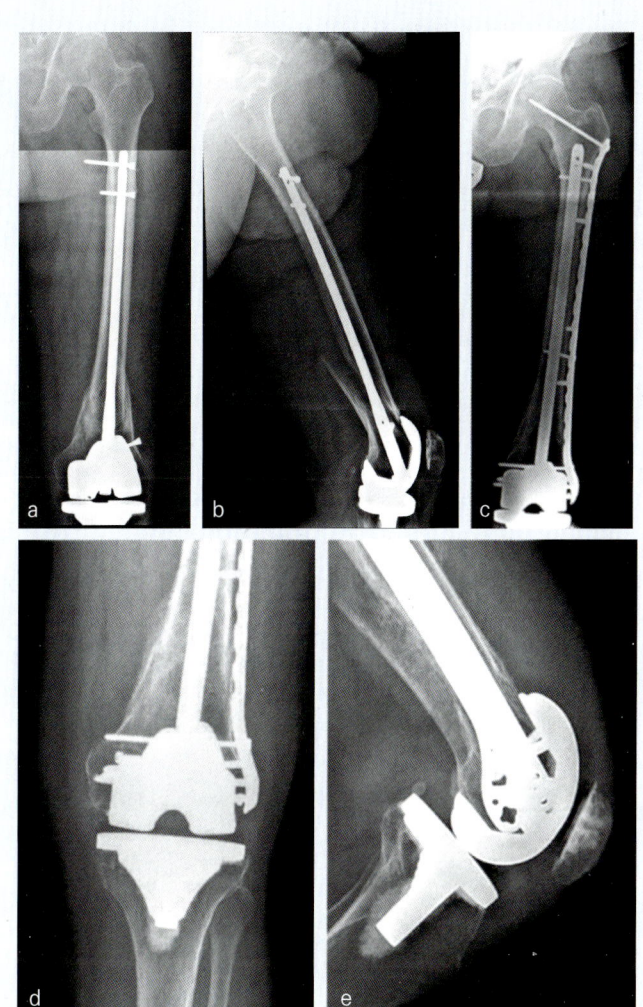

图 3.14-8 一名 59 岁女性股骨髁上假体周围骨折

a,b. 扩髓 IM 钉治疗股骨髁上骨折的 X 线片。锁定螺钉放置不当导致骨不连，髓内钉在股骨切迹内突出
c. X 线片显示连接的侧向锁定钢板横跨整个股骨，并用夹板固定在股骨颈上
d,e. 随访 3 个月，骨折愈合可见丰富的骨痂

患者

一名 77 岁男性从楼梯上摔下来，股骨假体上方髁上骨折（图 3.14-9a，b）。

合并疾病

- 高血压
- 吸烟史
- 冠心病

治疗和结果

当患者骨折后回到他的初次关节置换外科医生那里，在固定这一骨折时违反了几个原则，即用钢缆和猫爪进行广泛的软组织松解，停止了关键的血液供应（图 3.14-9c，d）。此外，在一个较短距离的股骨上放置了过多刚性内固定，并且在骨折区也放置了锁定螺钉（图 3.14-9e）。短节段上不平衡、僵硬的固定会导致骨不连和硬件失效（图 3.14-9f，g）。失败后，患者被转出，随后进行翻修。拆除所有初始固定，恢复解剖轴线，植骨，放置扩髓 IM 钉和侧板的平衡连接结构（图 3.14-9h）。应用前述原则，患者顺利痊愈（图 3.14-9i）。

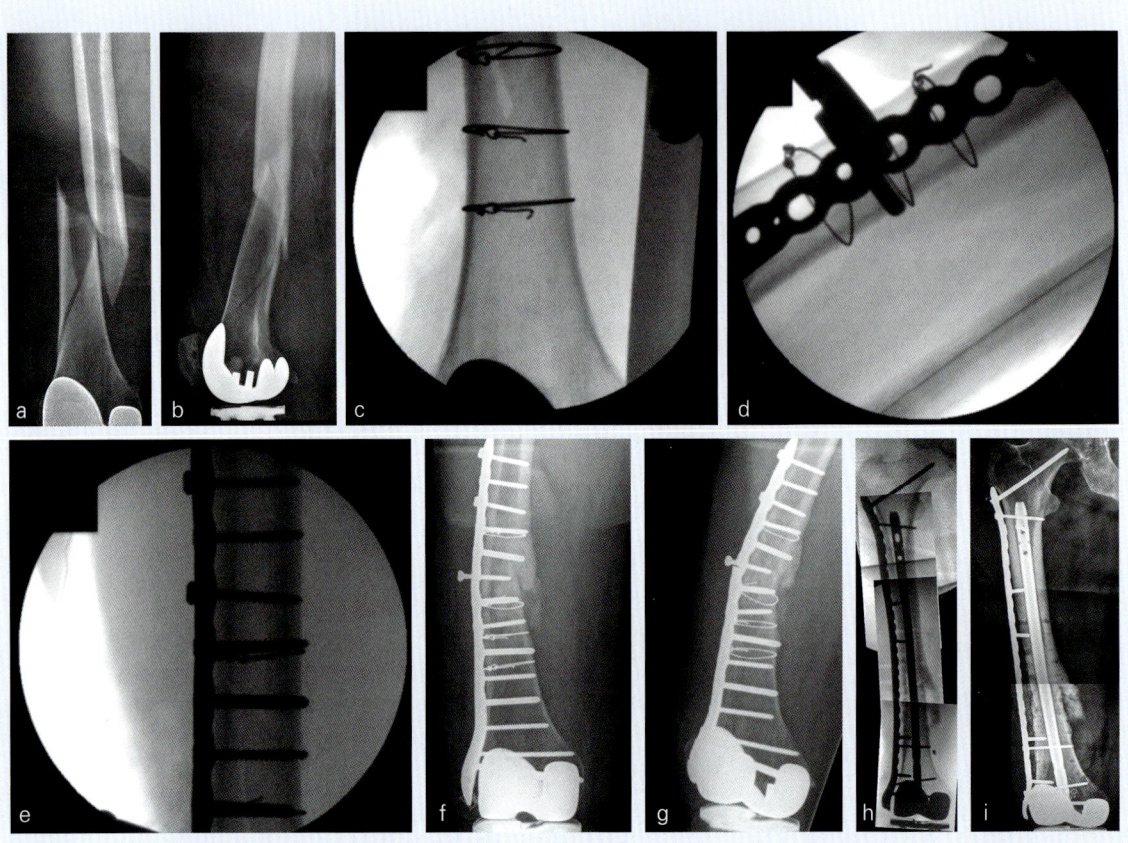

图 3.14-9　77 岁男性，股骨假体上方髁上骨折

a，b. X 线片显示股骨假体上方髁上骨折
c，d. 为利用猫爪进行了广泛的软组织松解，停止血液供应
e. 　在较短距离的股骨上放置了过多刚性内固定，在骨折区域也放置了锁定螺钉
f~g. 骨不连和硬件失效是由短节段固定不平衡、僵硬造成的
h. 　拆除最初的固定，恢复解剖轴线，植骨，放置扩髓 IM 钉和侧板平衡的连接结构
i. 　骨折愈合顺利

案例 10

患者

一名 74 岁的男性，在就诊前 10 年股骨远端骨折，因骨折和随后的骨不连接受了治疗，共做了 5 次手术。其他病史包括同侧全髋关节置换术假体柄下骨折。

合并疾病

- 肥胖
- 高血压
- 冠心病

治疗和结果

患者表现为不能行走，持续疼痛 2.5 年（图 3.14-10a~c）。升高的炎症标志物和骨活检证实了感染性骨不连，患者的一期手术是取出所有硬件，清创，并放置抗生素涂层锁定钢板（图 3.14-10d~f）。在静脉注射抗生素、反复活检和冰冻切片呈阴性 6 周后，取出抗生素涂层钢板（图 3.1410g，h），最终固定包括扩髓 IM 钉和侧向锁定钢板之间的连接结构（图 3.14-

10i）。在2.5年未行走后，患者能够站立，并在确定固定良好后的最初6周内开始用步行器行走。最后一次手术3个月后，X线片上发现了大量的骨痂（图3.14-10j~l），此时，他正在用滚动式步行器行走，没有疼痛。

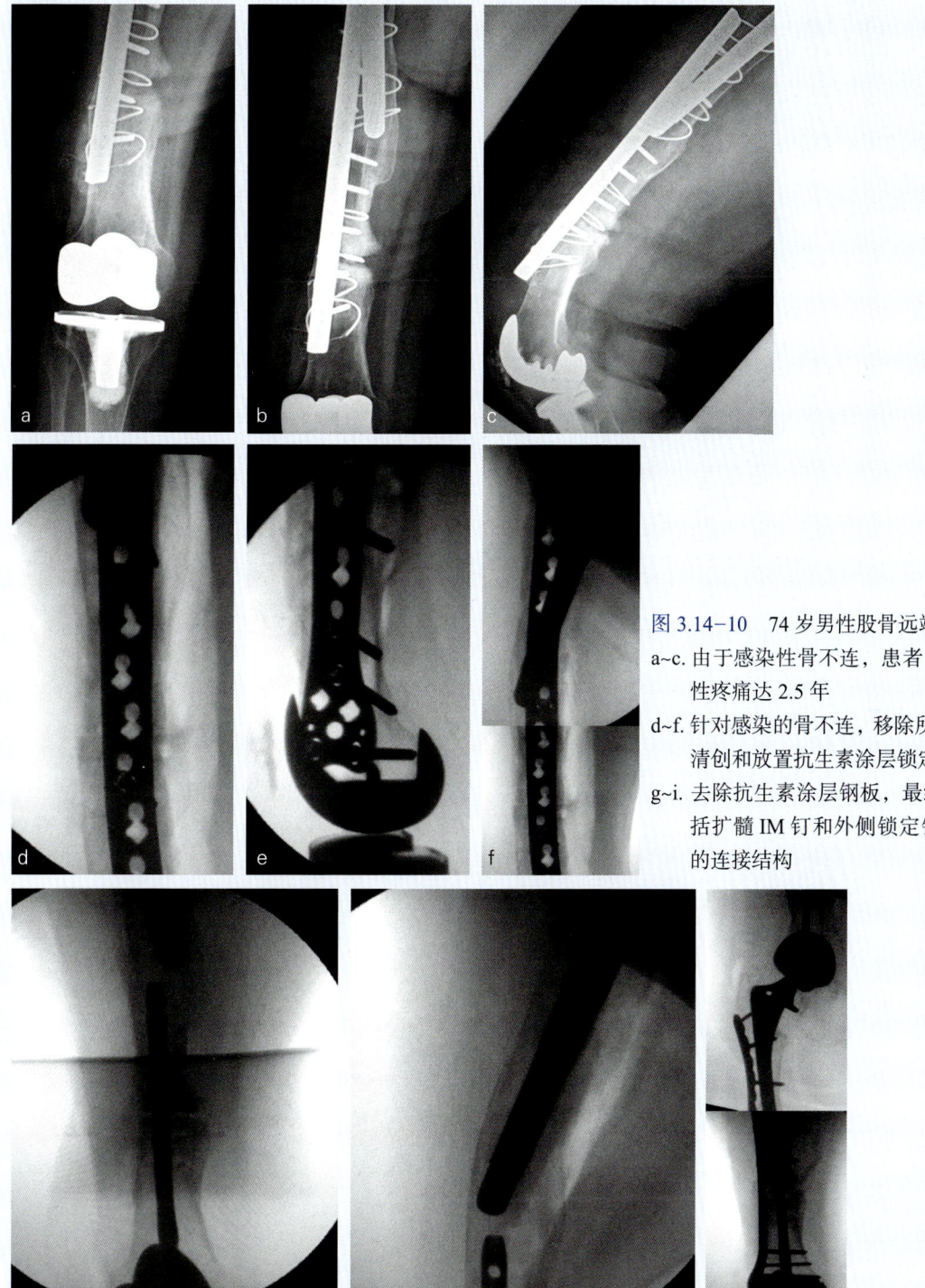

图3.14-10　74岁男性股骨远端骨折
a~c. 由于感染性骨不连，患者出现持续性疼痛达2.5年
d~f. 针对感染的骨不连，移除所有硬件、清创和放置抗生素涂层锁定钢板
g~i. 去除抗生素涂层钢板，最终固定包括扩髓IM钉和外侧锁定钢板之间的连接结构

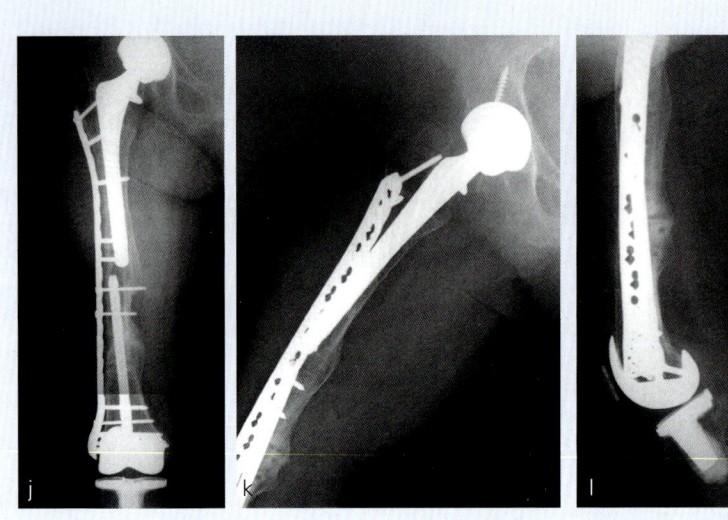

图 3.14-10（续）

j~l. 随访 3 个月时，观察到大量的骨痂

7 参考文献

1. Ristevski B, Nauth A, Williams DS, et al. Systematic review of the treatment of periprosthetic distal femur fractures. J Orthop Trauma. 2014 May;28(5):307–312.
2. Rorabeck CH, Taylor JW. Periprosthetic fractures of the femur complicating total knee arthroplasty. Orthop Clin North Am. 1999 Apr;30(2):265–277.
3. Konan S, Sandiford N, Unno F, et al. Periprosthetic fractures associated with total knee arthroplasty: an update. Bone Joint J. 2016 Nov;98-B(11):1489–1496.
4. Della Rocca GJ, Leung KS, Pape HC. Periprosthetic fractures: epidemiology and future projections. J Orthop Trauma. 2011 Jun;25(Suppl 2):S66–S70.
5. Singh JA, Jensen M, Lewallen D. Predictors of periprosthetic fracture after total knee replacement: an analysis of 21,723 cases. Acta Orthop. 2013 Apr;84(2):170–177.
6. Mau-Moeller A, Behrens M, Felser S, et al. Modulation and predictors of periprosthetic bone mineral density following total knee arthroplasty. Biomed Res Int. 2015;2015:418168.
7. Sun ZH, Liu YJ, Li H. Femoral stress and strain changes post-hip, -knee and -ipsilateral hip/knee arthroplasties: a finite element analysis. Orthop Surg. 2014 May;6(2):137–144.
8. Ritter MA, Thong AE, Keating EM, et al. The effect of femoral notching during total knee arthroplasty on the prevalence of postoperative femoral fractures and on clinical outcome. J Bone Joint Surg Am. 2005 Nov;87(11):2411–2414.
9. Gujarathi N, Putti AB, Abboud RJ, et al. Risk of periprosthetic fracture after anterior femoral notching. Acta Orthop. 2009 Oct;80(5):553–556.
10. Bhattacharyya T, Chang D, Meigs JB, et al. Mortality after periprosthetic fracture of the femur. J Bone Joint Surg Am. 2007 Dec;89(12):2658–2662.
11. Ferrara F, Cipriani A, Rapisarda S, et al. Assessment of implant position after total knee arthroplasty by dual-energy computed tomography. Acta Radiol. 2016 May;57(5):612–619.
12. Pessis E, Campagna R, Sverzut JM, et al. Virtual monochromatic spectral imaging with fast kilovoltage switching: reduction of metal artifacts at CT. Radiographics. 2013 Mar–Apr;33(2):573–583.
13. Solomon LB, Stamenkov RB, MacDonald AJ, et al. Imaging periprosthetic osteolysis around total knee arthroplasties using a human cadaver model. J Arthroplasty. 2012 Jun;27(6):1069–1074.
14. Fritz J, Lurie B, Potter HG. MR imaging of knee arthroplasty implants. Radiographics. 2015 Sep–Oct;35(5):1483–1501.
15. Liebl H, Heilmeier U, Lee S, et al. In vitro assessment of knee MRI in the presence of metal implants comparing MAVRIC-SL and conventional fast spin echo sequences at 1.5 and 3 T field strength. J Magn Reson Imaging. 2015 May;41(5):1291–1299.
16. Vessely MB, Frick MA, Oakes D, et al. Magnetic resonance imaging with metal suppression for evaluation of periprosthetic osteolysis after total knee arthroplasty. J Arthroplasty. 2006 Sep;21(6):826–831.
17. Backstein D, Safir O, Gross A. Periprosthetic fractures of the knee. J Arthroplasty. 2007 Jun;22(4 Suppl 1):45–49.
18. Goldberg VM, Figgie HE 3rd, Inglis AE, et al. Patellar fracture type and prognosis in condylar total knee arthroplasty. Clin Orthop Relat Res. 1988 Nov;(236):115–122.
19. Keating EM, Haas G, Meding JB. Patella fracture after post total knee replacements. Clin Orthop Relat Res. 2003 Nov;(416):93–97.
20. Ortiguera CJ, Berry DJ. Patellar fracture after total knee arthroplasty. J Bone Joint Surg Am. 2002 Apr;84-A(4):532–540.
21. Su ET, Kubiak EN, Dewal H, et al. A proposed classification of supracondylar femur fractures above total knee arthroplasties. J Arthroplasty. 2006 Apr;21(3):405–408.

22. Duncan CP, Haddad FS. The Unified Classification System (UCS): improving our understanding of periprosthetic fractures. Bone Joint J. 2014 Jun;96-B(6):713–716.
23. Thompson SM, Lindisfarne EA, Bradley N, et al. Periprosthetic supracondylar femoral fractures above a total knee replacement: compatibility guide for fixation with a retrograde intramedullary nail. J Arthroplasty. 2014 Aug;29(8):1639–1641.
24. Streubel PN. Mortality after periprosthetic femur fractures. J Knee Surg. 2013 Feb;26(1):27–30.
25. Streubel PN, Ricci WM, Wong A, et al. Mortality after distal femur fractures in elderly patients. Clin Orthop Relat Res. 2011 Apr;469(4):1188–1196.
26. Haidukewych G, Sems SA, Huebner D, et al. Results of polyaxial locked-plate fixation of periarticular fractures of the knee. Surgical technique. J Bone Joint Surg Am. 2008 Mar;90(Suppl 2 Pt 1):117–134.
27. Donegan DJ, Seigerman DA, Yoon RS, et al. Gerdy's tubercle: the lighthouse to the knee. J Orthop Trauma. 2015 Feb;29(2):e51–e53.
28. Bolhofner BR, Carmen B, Clifford P. The results of open reduction and Internal fixation of distal femur fractures using a biologic (indirect) reduction technique. J Orthop Trauma. 1996;10(6):372–377.
29. Gebhard F, Kinzl L. Femur, distal. In: Rüedi TP, Buckley RE, Moran CG, eds. AO Principles of Fracture Management. 2nd ed. Stuttgart, New York: Thieme Verlag; 2007: 787–799.
30. Gautier E, Sommer C. Guidelines for the clinical application of the LCP. Injury. 2003 Nov;34(Suppl 2):B63–B76.
31. Gwinner C, Mardian S, Droge T, et al. Bicortical screw fixation provides superior biomechanical stability but devastating failure modes in periprosthetic femur fracture care using locking plates. Int Orthop. 2015 Sep;39(9):1749–1755.
32. Heyland M, Duda GN, Haas NP, et al. Semi-rigid screws provide an auxiliary option to plate working length to control interfragmentary movement in locking plate fixation at the distal femur. Injury. 2015 Oct;46(Suppl 4):S24–S32.
33. Mardian S, Schaser KD, Duda GN, et al. Working length of locking plates determines interfragmentary movement in distal femur fractures under physiological loading. Clin Biomech (Bristol, Avon). 2015 May;30(4):391–396.
34. Mardian S, Schmolz W, Schaser KD, et al. Interfragmentary lag screw fixation in locking plate constructs increases stiffness in simple fracture patterns. Clin Biomech (Bristol, Avon). 2015 Oct;30(8):814–819.
35. Service BC, Kang W, Turnbull N, et al. Influence of femoral component design on retrograde femoral nail starting point. J Orthop Trauma. 2015 Oct;29(10):e380–e384.
36. Collinge CA, Koerner JD, Yoon RS, et al. Is there an optimal proximal locking screw length in retrograde intramedullary femoral nailing? Can we stop measuring for these screws? J Orthop Trauma. 2015 Oct;29(10):e421–e424.
37. Bliemel C, Buecking B, Mueller T, et al. Distal femoral fractures in the elderly: biomechanical analysis of a polyaxial angle-stable locking plate versus a retrograde intramedullary nail in a human cadaveric bone model. Arch Orthop Trauma Surg. 2015 Jan;135(1):49–58.
38. Gliatis J, Megas P, Panagiotopoulos E, et al. Midterm results of treatment with a retrograde nail for supracondylar periprosthetic fractures of the femur following total knee arthroplasty. J Orthop Trauma. 2005 Mar;19(3):164–170.
39. Griffin XL, Parsons N, Zbaeda MM, et al. Interventions for treating fractures of the distal femur in adults. Cochrane Database Syst Rev. 2015 Aug 13(8):CD010606.
40. Jassim SS, McNamara I, Hopgood P. Distal femoral replacement in periprosthetic fracture around total knee arthroplasty. Injury. 2014 Mar;45(3):550–553.
41. Khursheed O, Wani MM, Rashid S, et al. Results of treatment of distal extra: articular femur fractures with locking plates using minimally invasive approach–experience with 25 consecutive geriatric patients. Musculoskelet Surg. 2015 Aug;99(2):139–147.
42. Kregor PJ, Hughes JL, Cole PA. Fixation of distal femoral fractures above total knee arthroplasty utilizing the Less Invasive Stabilization System (L.I.S.S.). Injury. 2001 Dec;32(Suppl 3):SC64–SC75.
43. Kregor PJ, Stannard J, Zlowodzki M, et al. Distal femoral fracture fixation utilizing the Less Invasive Stabilization System (L.I.S.S.): the technique and early results. Injury. 2001 Dec;32(Suppl 3):SC32–SC47.
44. Meneghini RM, Keyes BJ, Reddy KK, et al. Modern retrograde intramedullary nails versus periarticular locked plates for supracondylar femur fractures after total knee arthroplasty. J Arthroplasty. 2014 Jul;29(7):1478–1481.
45. O'Toole RV, Gobezie R, Hwang R, et al. Low complication rate of LISS for femur fractures adjacent to stable hip or knee arthroplasty. Clin Orthop Relat Res. 2006 Sep;450:203–210.
46. Ponzer S, Tidermark J, Tornkvist H. Retrograde nailing of femoral fractures distal to a Moore prosthesis. J Orthop Trauma. 1998 Nov–Dec;12(8):588–591.
47. Ricci WM, Borrelli J Jr. Operative management of periprosthetic femur fractures in the elderly using biological fracture reduction and fixation techniques. Injury. 2007 Sep;38(Suppl 3):S53–S58.
48. Saidi K, Ben-Lulu O, Tsuji M, et al. Supracondylar periprosthetic fractures of the knee in the elderly patients: a comparison of treatment using allograft-implant composites, standard revision components, distal femoral replacement prosthesis. J Arthroplasty. 2014 Jan;29(1):110–114.
49. Aldrian S, Schuster R, Haas N, et al. Fixation of supracondylar femoral fractures following total knee arthroplasty: is there any difference comparing angular stable plate fixation versus rigid interlocking nail fixation? Arch Orthop Trauma Surg. 2013 Jul;133(7):921–927.
50. Horneff JG 3rd, Scolaro JA, Jafari SM, et al. Intramedullary nailing versus locked plate for treating supracondylar periprosthetic femur fractures. Orthopedics. 2013 May;36(5):e561–e566.
51. Meyer C, Alt V, Schroeder L, et al. Treatment of periprosthetic femoral fractures by effective lengthening of the prosthesis. Clin Orthop Relat Res. 2007 Oct;463:120–127.
52. Moloney GB, Westrick ER, Siska PA, et al. Treatment of

periprosthetic femur fractures around a well-fixed hip arthroplasty implant: span the whole bone. Arch Orthop Trauma Surg. 2014 Jan;134(1):9–14.
53. Ricci WM, Loftus T, Cox C, et al. Locked plates combined with minimally invasive insertion technique for the treatment of periprosthetic supracondylar femur fractures above a total knee arthroplasty. J Orthop Trauma. 2006 Mar;20(3):190–196.
54. Chaudhry H, Bhandari M. Cochrane in CORR ((R)): continuous passive motion following total knee arthroplasty in people with arthritis (review). Clin Orthop Relat Res. 2015 Nov;473(11):3348–3354.
55. Hill AD, Palmer MJ, Tanner SL, et al. Use of continuous passive motion in the postoperative treatment of intraarticular knee fractures. J Bone Joint Surg Am. 2014 Jul 16;96(14):e118.
56. Joshi RN, White PB, Murray-Weir M, et al. Prospective randomized trial of the efficacy of continuous passive motion post total knee arthroplasty: experience of the hospital for special surgery. J Arthroplasty. 2015 Dec;30(12):2364–2369.
57. Li B, Gao P, Qiu G, et al. Locked plate versus retrograde intramedullary nail for periprosthetic femur fractures above total knee arthroplasty: a meta-analysis. Int Orthop. 2016 Aug;40(8):1689–1695.
58. Althausen PL, Lee MA, Finkemeier CG, et al. Operative stabilization of supracondylar femur fractures above total knee arthroplasty: a comparison of four treatment methods. J Arthroplasty. 2003 Oct;18(7):834–839.
59. Chettiar K, Jackson MP, Brewin J, et al. Supracondylar periprosthetic femoral fractures following total knee arthroplasty: treatment with a retrorade intramedullary nail. Int Orthop. 2009 Aug;33(4):981–985.
60. Fulkerson E, Tejwani N, Stuchin S, et al. Management of periprosthetic femur fractures with a first generation locking plate. Injury. 2007 Aug;38(8):965–972.
61. Han HS, Oh KW, Kang SB. Retrograde intramedullary nailing for periprosthetic supracondylar fractures of the femur after total knee arthroplasty. Clin Orthop Surg. 2009 Dec;1(4):201–206.
62. Herrera DA, Kregor PJ, Cole PA, et al. Treatment of acute distal femur fractures above a total knee arthroplasty: systematic review of 415 cases (1981–2006). Acta Orthop. 2008 Feb;79(1):22–27.
63. Hoffmann MF, Jones CB, Sietsema DL, et al. Outcome of periprosthetic distal femoral fractures following knee arthroplasty. Injury. 2012 Jul;43(7):1084–1089.
64. Kolb W, Guhlmann H, Windisch C, et al. Fixation of periprosthetic femur fractures above total knee arthroplasty with the less invasive stabilization system: a midterm follow-up study. J Trauma. 2010 Sep;69(3):670–676.
65. Large TM, Kellam JF, Bosse MJ, et al. Locked plating of supracondylar periprosthetic femur fractures. J Arthroplasty. 2008 Sep;23(6 Suppl 1):115–120.
66. Tharani R, Nakasone C, Vince KG. Periprosthetic fractures after total knee arthroplasty. J Arthroplasty. 2005 Jun;20(4 Suppl 2):27–32.
67. Kress KJ, Scuderi GR, Windsor RE, et al. Treatment of nonunions about the knee utilizing custom total knee arthroplasty with press-fit intramedullary stems. J Arthroplasty. 1993 Feb;8(1):49–55.
68. Freedman EL, Hak DJ, Johnson EE, et al. Total knee replacement including a modular distal femoral component in elderly patients with acute fracture or nonunion. J Orthop Trauma. 1995 Jun;9(3):231–237.
69. Davila J, Malkani A, Paiso JM. Supracondylar distal femoral nonunions treated with a megaprosthesis in elderly patients: a report of two cases. J Orthop Trauma. 2001 Nov;15(8):574–578.
70. Liporace FA, Yoon RS, Frank MA, et al. Use of an "antibiotic plate" for infected periprosthetic fracture in total hip arthroplasty. J Orthop Trauma. 2012 Mar;26(3):e18–e23.

3.15 胫骨近端

作者 Michael Götzen，Michael Blauth
译者 孙天童　　审校 宋纯理

1 引言

随着老年骨质疏松症人数的增加，胫骨近端骨折（proximal tibial fractures，PTF）的治疗值得重新考虑。日益增加的发病率、骨折类型的改变、新的手术固定技术、围手术期风险、患者的个人需求以及脆性骨折患者的一般健康状况都要求对这类损伤提出新的思路和方法。

典型的老年 PTF 表现为女性低能量外翻应激所致的侧方塌陷性骨折。老年患者的高能量创伤表现为关节面、干骺端和软组织的复合性损伤。先前存在肌肉和皮肤萎缩往往会加剧这种情况。在这一章中，我们讨论了老年患者 PTF 的新观点，并提出了可用的选择。骨质差不应成为限制因素。

胫骨近端是负重的关键位置：60% 的体重通过较大的胫骨内侧髁转移。腿的机械轴（Mikulicz 线）在髁间隆起内侧约 2 mm 处穿过膝关节。膝关节解剖轴线外翻 5°~6°。在有内翻或外翻轴线偏差的老年人中，胫骨近端关节面受力发生改变，可能会增加骨折的风险[1]。膝关节的直接损伤最常发生在外侧，导致胫骨近端外侧骨折的发生率较高[2]。然而，PTF 最常见的原因是轴向压缩、在膝关节伸直时挤压胫骨平台前缘，以及屈曲时股骨挤压胫骨平台背缘[3]。背缘骨折与膝关节脱位高度相关，应作为不稳定骨折治疗。

2 流行病学和病因学

Kannus 等[4]调查了 10 万 59 岁以上人群中骨质疏松性膝关节骨折的发病率。他们指出，从 1970 年（每 10 万名女性中有 218 人）到 1999 年（每 10 万名女性中有 685 人）骨折的人数急剧增加。2020 年和 2030 年的未来预测预计将增加到每 10 万人中有 1 550 人（即女性 1 250 人，男性 300 人）和每 10 万人中有 2 050 人（即女性 1 700 人，男性 350 人）。胫骨近端骨折呈双峰型分布，在老年患者中发病率增加[5]。虽然他们占总人口骨折总数的 1%，但在 65 岁以上的成年人中，骨折的发生率高达 8%[6]。从 2000 年到 2007 年，PTF 患者的平均年龄从 48.9 岁增加到 56.0 岁[7]。骨质疏松性 PTF 的预防和治疗日益受到重视。

3 诊断

3.1 临床评估

老年人从站立高度跌倒的常见原因是虚弱、骨质疏松症、步态不稳和既有关节紊乱。骨质疏松症在 65 岁以上的人群中发生率为 5%~10%，是功能衰退导致跌倒和骨折的主要原因[8]。住在疗养院并患有神经并发症（如中风或痴呆）的患者，由于无法反映受伤情况，经常会延迟就医。胫骨近端功能不全骨折的诊断通常有一定延迟，导致继发移位[9~11]，通常需要额外的诊断（案例1：图3.15-1）。

常见的并发症有心力衰竭、静脉功能不全等，导致软组织水肿。长期使用皮质类固醇导致的羊皮纸皮肤是另一个常见问题。

体格检查应按以下顺序进行。

- 软组织检查，特别是在认知受损的老年患者或多重创伤昏迷患者中，这些患者的口述病史有限。膝关节变形、瘀伤和压痕有助于了解创伤机制
- 外周神经血管检查
- 评价骨筋膜室综合征。这可能发生在服用抗血栓药或抗凝药的老年创伤患者中。一些病例报道描述了由药物引起的自发性出血导致的骨筋膜室综合征[12-14]
- 检查韧带稳定性和半月板损伤：
  - 与骨质疏松性骨折风险较高的老年患者相比，年轻患者高能量创伤中韧带和半月板损伤的风险更高[1, 15]。年轻人（<60岁）在高能量创伤后韧带损伤发生率为49%~54%[16, 17]，而老年人为5%[6]

案例1

患者

一名86岁的患者在家中低能量跌倒。

合并疾病

- 充血性心力衰竭
- 慢性肾功能衰竭
- 因制动所致的深静脉血栓形成

治疗和结果

在常规X线片中，创伤外科医生怀疑前交叉韧带断裂（图3.15-1a）。CT扫描显示骨折的真实范围，一直延伸到内侧干骺端（图3.15-1b）。经皮螺钉固定避免骨折移位。为了更好的螺钉抓握，外科医生决定用聚甲基丙烯酸甲酯骨水泥增强胫骨的中空干骺端（图3.15-1c，d）。

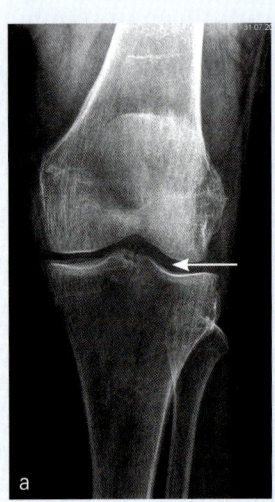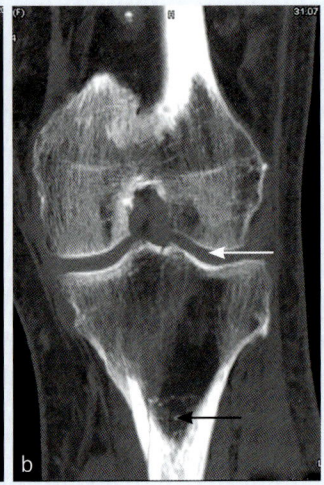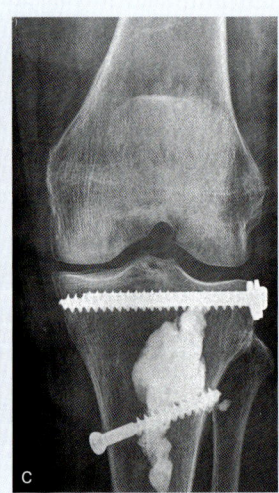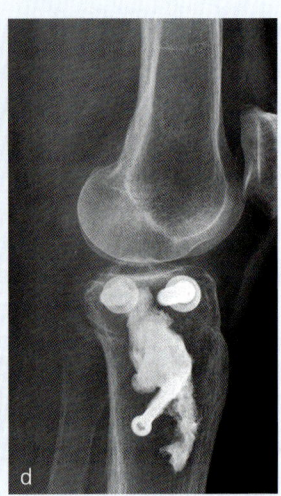

图3.15-1 一名86岁前交叉韧带损伤患者
a. 前交叉韧带断裂的X线片
b. 骨折延伸到内侧干骺端的CT扫描图像
c，d. 术后1年的聚甲基丙烯酸甲酯强化胫骨干骺端的X线片

- 外翻应力导致外侧塌陷性骨折，内侧副韧带断裂的风险更高[17, 18]
- 外侧塌陷性骨折的外侧半月板撕裂的风险在移位 >10 mm 时增加 8 倍[15]
- 老年人的前、后交叉韧带断裂或撕脱是更高不稳定性的征象，这需要进一步评估腘窝内的神经血管结构
- 膝关节肿胀和软组织包膜评估：
  - 在关节积液的情况下，可以考虑进行诊断和治疗性膝关节穿刺，以减轻急性疼痛
  - 软组织水肿和皮肤裂伤可能会延迟手术

3.2 影像学

推荐膝关节的 AP、侧位、斜位和髌骨轴位视图。如显示不清，应加做 CT 或 MRI 检查。请注意，急诊 X 线检查 6.3% 的膝关节骨折被遗漏[19]。

- 对于 CT 扫描，建议扫描层厚为 1 mm[20, 21]
- 胫骨近端不全骨折通常会被 X 线片遗漏，最好使用 MRI 检查[9]

如果需要手术，CT 扫描是必要的。大多数较新的 PTF 分类系统都是基于 CT 扫描结果，这可以更好地标示骨折柱[20-22]。

- 骨块的三维重建可以更好地术前规划入路和选择内固定的方式
- 沿轴线方向的骨块的二维重建可以更好地估计骨折脱位

伴有软组织损伤，如韧带撕脱或断裂，最好的诊断方法是 MRI[23, 24]。如果由于肿胀而限制了膝关节稳定性的临床检查，强烈建议术前进行 MRI 检查。韧带损伤的程度影响手术时机和是否需要暂时固定[24]。

3.3 局部骨量

胫骨近端的松质骨和皮质骨随着时间的推移减少。

- Chen 等[25]通过高分辨率外周定量 CT 确定了骨小梁数量和厚度的减少，显示骨密度（BMD）在 57~96 岁每 10 年下降 4%
- 胫骨皮质厚度通常小于股骨近端[25]
- 皮质孔隙度随时间推移而减少[25]

4 分类

最流行的 PTF 分类系统按降序排列为 Schatzker[26]、AO/OTA[27] 及 Hohl 和 Moore[28] 分类。早在 1979 年，Schatzker 就首次尝试对 PTF 进行分类，根据 AP X 线对 6 种骨折模式进行了分类。AO/OTA 分类与 Schatzker 系统密切相关，但属于更大的骨折分类系统的一部分，更容易记忆和重现。这 2 种分类之间的主要区别是增加了关节外骨折，即 A 型骨折。Hohl 和 Moore 分类仍然经常被提及，但已经过时[29]，可能是因为它与 Schatzker 分类相似。

Schatzker、AO/OTA 及 Hohl 和 Moore 分类的特点如下。

- 骨折分为塌陷性骨折、单髁骨折或双髁骨折
- 所有这 3 个系统都基于普通 AP X 线
- Schatzker 具有最佳的观察者间和观察者内的可靠性[29]

CT 和三维骨折图像的广泛应用使 PTF 的分类方案增加。虽然 Schatzker 和 AO/OTA 分类在 AP 视图下集中在 2 个髁突上，但遗漏了胫骨平台背缘的剪切性骨折。Luo 等[22]首先介绍了三柱分型（图 3.15-2），它为手术决策提供了更全面、更高相关性的评价。

三柱分型有以下优点。

- 胫骨近端的三维成像
- 观察者内的可靠性比 Schatzker（0.810：0.758）[20]更好
- 对高发生率为 28.8% 的后柱骨折进行更全面的评估[21]
- 在后柱受累的情况下可以更好地进行手术

规划和手术定位[22]

5 决策制订

5.1 骨折脱位还是骨质疏松性骨折？

评估膝关节处于稳定还是不稳定状态是至关重要的。

在 60 岁以下的患者中，后内侧缘骨折与膝关节脱位和韧带损伤高度相关。Tscherne 和 Lobenhoffer[30] 发现，在这种骨折类型中，96% 的前交叉韧带（ACL）损伤和 85% 的内侧副韧带断裂不稳定。在老年人中，骨质疏松性骨通常在韧带断裂之前就会骨折，但是应注意以下方面。

- 应始终将后内侧缘大骨折视为不稳定
- 后外侧和中央边缘骨质疏松性塌陷性骨折不一定不稳定
- ACL 的撕脱骨折是膝关节脱位和不稳定的明显征兆[31]

不稳定骨折通常伴有实质性软组织肿胀，应分 2 个阶段进行治疗。在切开复位内固定（ORIF）之前，通常需要使用外固定架。

5.2 非手术治疗与手术治疗

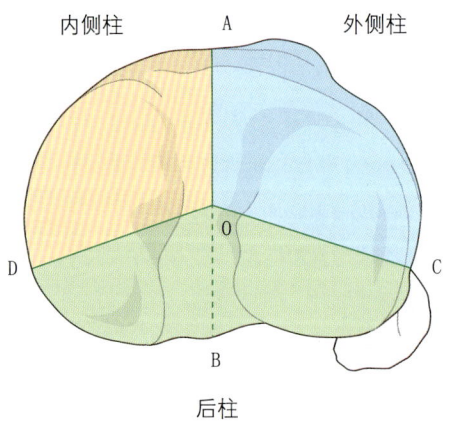

图 3.15-2　根据 Luo 等[22] 的三柱分型：按横断面 CT 切片上进行分类。膝关节中心（O）与前结节（A）、胫骨头后沟（B）、腓骨头最前端（C）和胫骨近端后内侧峰（D）相连。后柱可分为外侧柱和内侧柱，由（OB）线表示

一般来说，对内翻和外翻应力稳定的非移位性 PTF 可以非手术治疗。10° 内翻轴畸形可视为不稳定，需要手术治疗[32, 33]。由于疼痛，对于急性损伤的患者来说，临床评估韧带不稳定是很困难的，并且经常会因操作而导致骨折进一步移位。

胫骨平台外侧近端（零柱，Schatzker Ⅲ型，AO/OTA 41B2.1）的最小移位塌陷性骨折，关节面保持不变（塌陷 ≤ 2 mm），肢体对位不中断，认知障碍或不顺从的患者应使用铰链膝或长腿石膏进行非手术治疗[34-36]。然而，有人可能会质疑，所谓的 2 mm 手术治疗临界尺寸是否是老年患者的相关规则。不能耐受手术的虚弱老年患者可能需要非手术治疗。

Segal 等[37] 将外侧塌陷性骨折和劈裂塌陷性骨折的非手术治疗指征扩大到塌陷或移位小于 5 mm，与手术治疗相比，总体上获得了 95% 的满意率。

另一方面，在骨质疏松的情况下，塌陷性骨折往往会因为骨质疏松而恶化。预防性手术固定是预防内翻或外翻畸形的合理方法。

5.3 手术入路

手术入路可基于三柱分型。

5.3.1 零柱骨折（Schatzker Ⅲ型）

简单胫骨近端外侧塌陷性骨折无皮质受累可归为零柱骨折（图 3.15-3a，b）。手术入路可从外侧或内侧经皮质小窗升高塌陷（图 3.15-3c，d）[38-40]。在附加固定的情况下，从外侧入路进行钢板或螺钉内固定（图 3.15-3e，f）[38]。在骨质疏松性骨中，关节面的间接抬高可能是不可能的，或者可能是破坏性的。球囊胫骨成形术和随后的增强是一种替代方法（图 3.15-3g，h）。

5.3.2 单柱和双柱骨折（Schatzker Ⅰ型和Ⅱ型）

简单外侧劈裂或劈裂塌陷性骨折通常累及外侧前柱和（或）外侧后柱，可分为单柱骨折

和双柱骨折。仰卧位通过侧方直切口是到达骨折部位的最佳入路。关节重建后的空洞或缺损可以用骨水泥、骨替代物或同种异体骨移植来修复。

5.3.3 双柱骨折（Schatzker Ⅳ 型）

内侧髁骨折通常累及前内侧柱和后内侧柱，属于典型的双柱骨折。根据双柱原理，大多数情况下可采用后内侧入路，用钢板支撑背侧骨折，将患者置于仰卧位或俯卧位。胫骨内侧缘的内侧骨膜下剥离可以到达前内侧骨折块，也可以用支撑钢板固定[22]。

5.3.4 三柱骨折（Schatzker Ⅴ 型和 Ⅵ 型）

双髁骨折常合并后髁骨折，因此被归类为三柱骨折（图 3.15-4a~c）。理解和认识附加背侧骨折使手术从单一的前入路改为双前外侧和后内侧入路（图 3.15-4d~g）[41, 42]。

一些作者仍然推荐单一的前入路，这可能有助于以后的抢救性关节置换术[43, 44]。然而，我们推荐双切口（前外侧和后内侧）入路，这样可以更好地重建关节面，并且在软组织条件差的情况下伤口感染的风险较低，从而获得良好的效果（图 3.15-4h，i）[45-47]。

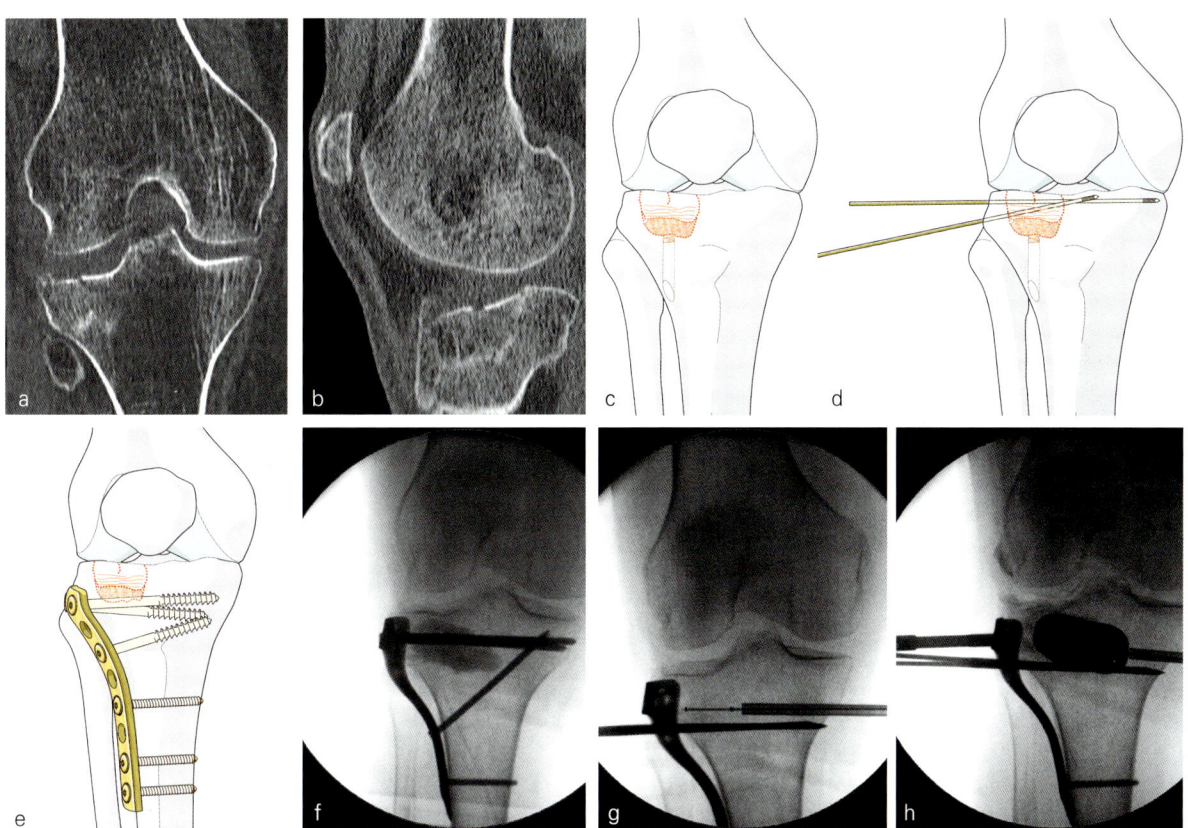

图 3.15-3　塌陷性骨折抬高和固定的手术入路
a，b．零柱塌陷性骨折
c，d．塌陷解除并用聚甲基丙烯酸甲酯填充关节下空隙
e，f．横向稳定钢板内固定
g，h．借助球囊抬起塌陷性骨折

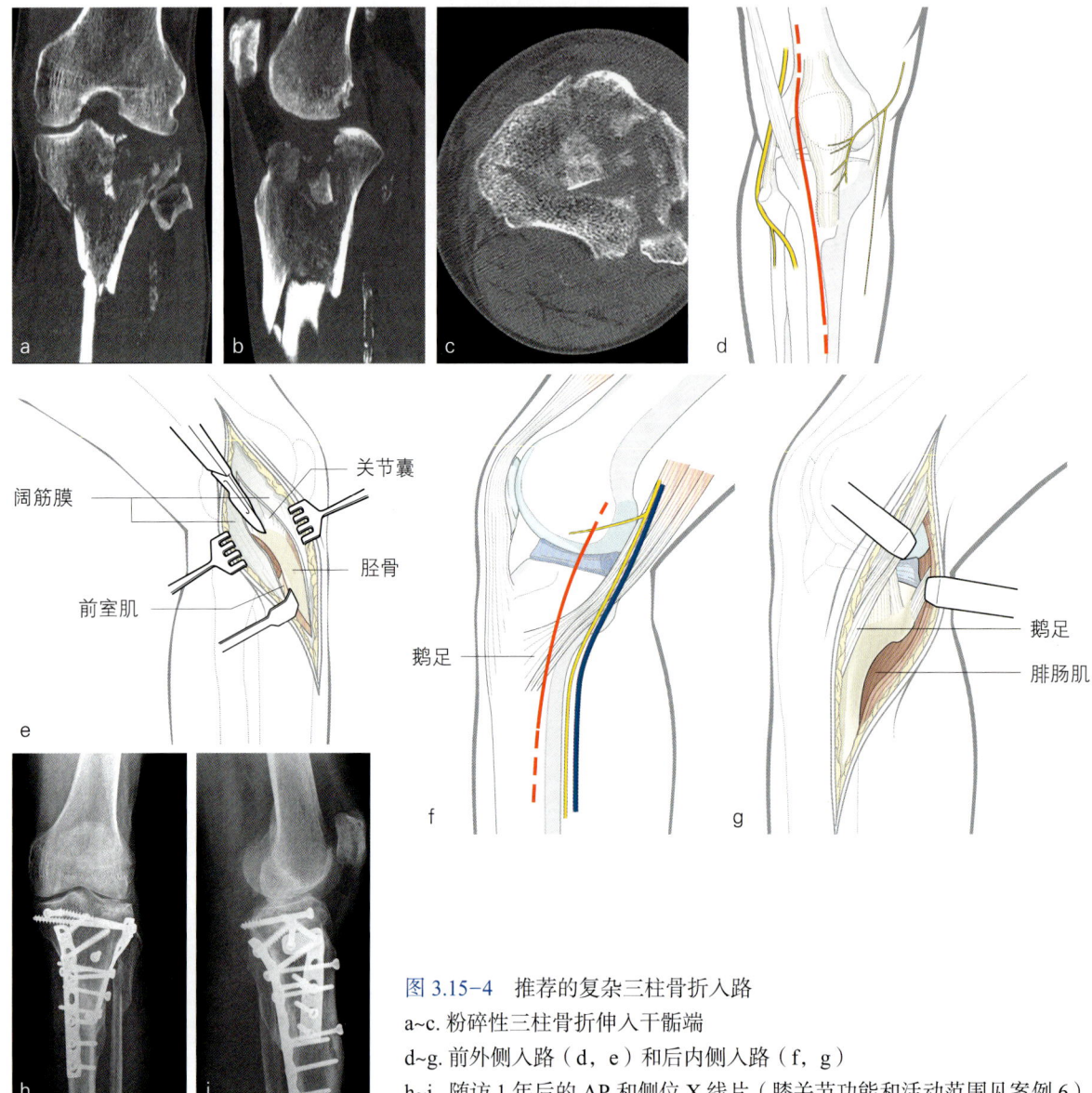

图 3.15-4 推荐的复杂三柱骨折入路
a~c. 粉碎性三柱骨折伸入干骺端
d~g. 前外侧入路（d, e）和后内侧入路（f, g）
h~i. 随访 1 年后的 AP 和侧位 X 线片（膝关节功能和活动范围见案例 6）

6 治疗选择

6.1 非手术治疗

非手术治疗的一般建议包括以下方面。
- 使用可调式铰链膝关节支架进行固定[3]
- 在最初的 2 周内开始全面伸展将有助于减少肿胀，早期开始关节活动对于预防虚弱老年患者的挛缩和肌肉萎缩至关重要[48, 49]。可以使用持续被动活动（CPM）
- 伴有韧带损伤会增加膝关节挛缩的风险[50]。屈膝 20° 对步速和步幅有显著影响[51]，并可能导致老年人跌倒
- 一般的建议是 6~8 周的有限负重，尽管部分负重可能无法在老年或认知障碍患者中实现。年轻人的侧裂和塌陷性骨折进行非手术治疗不会导致超过 2 mm 的塌陷[37]。没有老年人群的数据可以参考

6.2 外固定架与经皮复位

在严重的软组织损伤或血管疾病的情况下，外固定架是首选的方法，它可防止主要的 ORIF 手术[52]。在老年人中，尽管骨折类型不那么严重（零柱、单柱或双柱，Schatzker Ⅰ～Ⅳ型），但低能量创伤后，软组织水肿和血管疾病可以产生广泛肿胀。在这种情况下，可以考虑使用外固定架。骨折复位可经皮进行，出血量最少，且不会广泛暴露软组织。生物力学研究支持完全负重[53, 54]。目前还没有关于骨质疏松的研究。

6.3 带有临时外固定架的钢板固定

骨量不足的患者发生双髁粉碎性骨折，采用临时外固定补充钢板或螺钉固定的混合技术是一种很有前途的新方法，可使患者在负重情况下立即活动（案例 2：图 3.15-5）[52, 55]。

Ali 等[56]前瞻性地调查了 11 名 AO/OTA 41C2 或 C3 型骨折患者，经皮行骨块内螺钉固定，然后用稳定的外固定架中和并早期活动。

- 38 个月后随访
- 11 例中 11 例骨折影像学愈合
- 根据术后 Rasmussen 膝关节功能评分，11 例中有 9 例获得满意结果
- 11 例中有 2 例翻修：1 例全膝关节置换术（TKA），1 例矫正截骨术
- 5 例浅表针道感染，无深部感染

Krappinger 等[55]提出了 2 例 AO/OTA 41C3 型骨折，在软组织巩固和外固定 8 周后，首先用外固定架固定，然后用前内侧和前外侧角稳定的双钢板内固定。

- 12 个月后随访
- 2 次检查结果中 2 次无疼痛
- ROM：0°～100°
- 既往有明显骨关节炎无影像学进展，无复位丢失

6.4 侧向锁定钢板

6.4.1 适应证 1

侧向锁定钢板固定也适用于尺侧、外侧或内侧的 PTF（单柱或双柱，Schatzker Ⅰ 型、Ⅱ 型、Ⅳ 型，AO/OTA 41B1、B3、C1）（案例 3：图 3.15-6）[70-72]。

Gösling 等[73]对患有内侧髁骨折（Schatzker Ⅳ 型，AO/OTA 41C1）的尸体骨骼进行了生物力学研究，该骨折用一个侧角稳定钢板内固定，再用外侧支撑钢板和内侧防滑钢板进行双钢板固定。

- 这 2 种技术在轴向承重方面没有显著差异
- 最大负荷为 1 600 牛顿（N），显示单钢板组的塑性垂直塌陷为 1.1 mm，而双钢板组为 1.5 mm：
  - 1 600 N 约为 163 kg，远远超过健康体重
- 研究的局限性是缺少关于样本骨质量或年龄的数据

Gerich 等[52]报告了一组平均年龄 69 岁的回顾性队列研究，显示以下不良结果：10 例劈裂塌陷性骨折、2 例劈裂骨折和 3 例双髁骨折均采用 ORIF 和后角稳定锁定钢板治疗。15 例中有 13 例复位丢失。

在骨质疏松性骨中，使用 PMMA 进行额外的植入物增强可能会改善这些结果[74]。

案例2

患者

一名81岁女性左侧胫骨平台近端双髁粉碎性骨折（图3.15-5a，b）。

治疗和结果

由于软组织肿胀，使用桥接外固定架进行临时跨关节稳定，直到肿胀消退和软组织稳固为止（图3.15-5c，d）。2.5周后行切开复位内固定，通过单次正中切口、切开复位、新鲜冷冻同种异体骨填充重建关节一致性。采用外侧等高支撑钢板结合内侧抗滑钢板（图3.15-5e，f）。由于骨量不足，外科医生决定在钢板内固定的基础上继续使用外固定架。患者采用部分负重（30 kg）活动。3个月后取出外固定架，并允许完全负重。

随访1年，患者达到骨性巩固，全膝关节伸展，屈曲100°（图3.15-5g）。这位患者能够用一根拐杖走路，并能独立生活。在2年的随访中，患者再次出现疼痛加重的症状。X线片显示胫骨近端外侧骨坏死，外翻增加（图3.15-5h）。

讨论

本病例提出的2阶段手术是治疗胫骨平台近端粉碎性骨折并在高能量创伤后伴有较大的软组织损伤的金标准[57, 58]。

选择中线入路是为了保持外固定架就位，并用同种异体骨更好地填充中央缺损。

然而，值得注意的是，由软组织剥离和骨块血管断流导致愈合不良的风险更高，使用中线入路的风险更高[52, 59]。较新的研究表明，与入路的选择相比，最终进行内固定的时机对软组织愈合的影响更大[60, 61]。尽管如此，已不再推荐使用中线入路。

选择同种异体骨移植是为了防止供体部位发病[62, 63]。2年后随着外侧中心关节面的沉降，骨坏死发生（图3.15-5g，h）。聚甲基丙烯酸甲酯（PMMA）在防止复位丢失方面表现出更好的效果[64]。

角稳定钢板固定对防止复位丢失有良好效果。然而，在骨质疏松性骨中，经常出现内固定失败[6, 52, 65]。因此需要外固定架额外维持，因为骨粉碎程度不允许PMMA植入物增强，这会有骨水泥渗入关节的风险。

在这种情况下，患者可以部分负重，并借助2根拐杖进行活动。几项研究描述了老年患者早期活动的重要性，以预防与制动相关的并发症[66, 67]。1年的随访显示，在骨愈合、软组织愈合和关节活动度方面取得了令人满意的结果（图3.15-5g）。不幸的是，骨坏死发生在随访2年后。小腿的机械轴仍然保持，这是治疗复杂的胫骨近端骨折最重要的目标（图3.15-5h）[3, 68, 69]。现在可以考虑在骨折愈合并保持轴向对位后进行二次全膝关节置换术。

第 3 篇　骨折管理

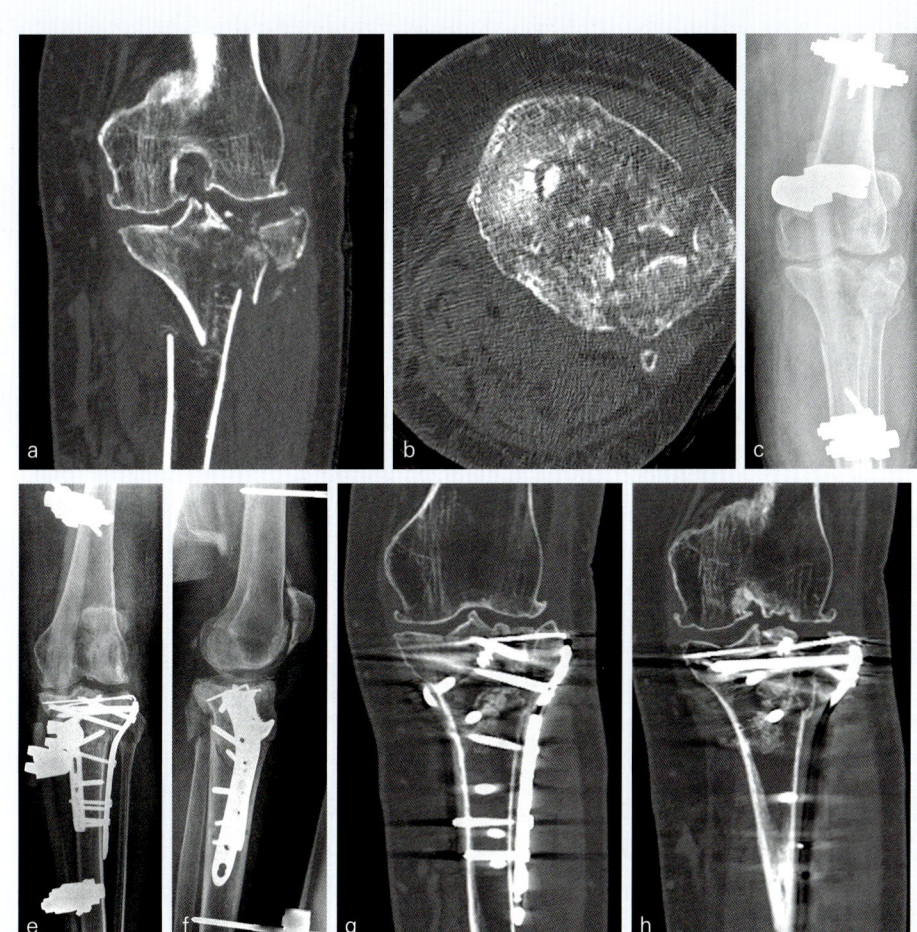

图 3.15-5　一名 81 岁女性进行骨分期重建
a~b.　左膝双髁粉碎性骨折的术前图像
c~d.　X 线片显示桥接外固定架用于稳定膝关节
e，f.　同种异体骨移植后的重建
g.　随访 1 年，无复位丢失
h.　随访 2 年，中心外侧骨坏死，但小腿轴线保持不变

患者

　　一名 80 岁女性被自行车撞到，从站立高度跌倒，造成胫骨近端劈裂塌陷性骨折（双柱，Schatzker Ⅱ 型，AO/OTA 41B3）和桡骨远端关节内骨折（DRF）（图 3.15-6a~d）。

合并疾病

- 骨质疏松症
- 糖尿病
- 高血压
- 癫痫
- 多发性神经病
- 外周动脉疾病
- 颈内动脉狭窄

治疗和结果

　　她接受了胫骨近端外侧角稳定钢板加聚甲基丙烯酸甲酯（PMMA）强化近端螺钉的治疗，

案例 3

手术方法是微创钢板内固定术和经桡骨远端、掌侧和背侧双钢板内固定术。康复需要桡骨远端软石膏固定3周。允许左膝活动，按耐受下负重（WBAT）进行。影像学随访显示3个月后胫骨近端内固定无复位丢失（图3.15-6e, f）。

讨论

对此手术方案的确定是基于多方面因素考虑。由于桡骨远端骨折（DRF），拐杖的使用受到限制。为了对桡骨进行最稳定的固定，外科医生决定在桡骨远端使用掌侧双钢板。胫骨近端采用微创外侧入路，以防止进一步的软组织损伤（外周动脉疾病），并增加胫骨近端角稳定外侧钢板的近端螺钉（图3.15-6e, f）。

目前的临床实践表明，对于这种骨折类型，术后6~8周内采用单一侧向锁定钢板治疗时，负重有限[6, 75]。在老年人中，WBAT应该是目标，因为大多数老年患者不能正常负重。Goetzen等[74]在骨质疏松性骨中模拟了最不稳定的PTF（AO/OTA 41A3），并测试了一种生物机械增强的角稳定钢板内固定，取得了良好的结果。骨骼可平均承受740 N（75.5 kg）柱状负荷。Gosling等[73]也报道了类似的结果。需要进行临床研究，以调查PMMA强化的角板是否允许术后立即完全负重。

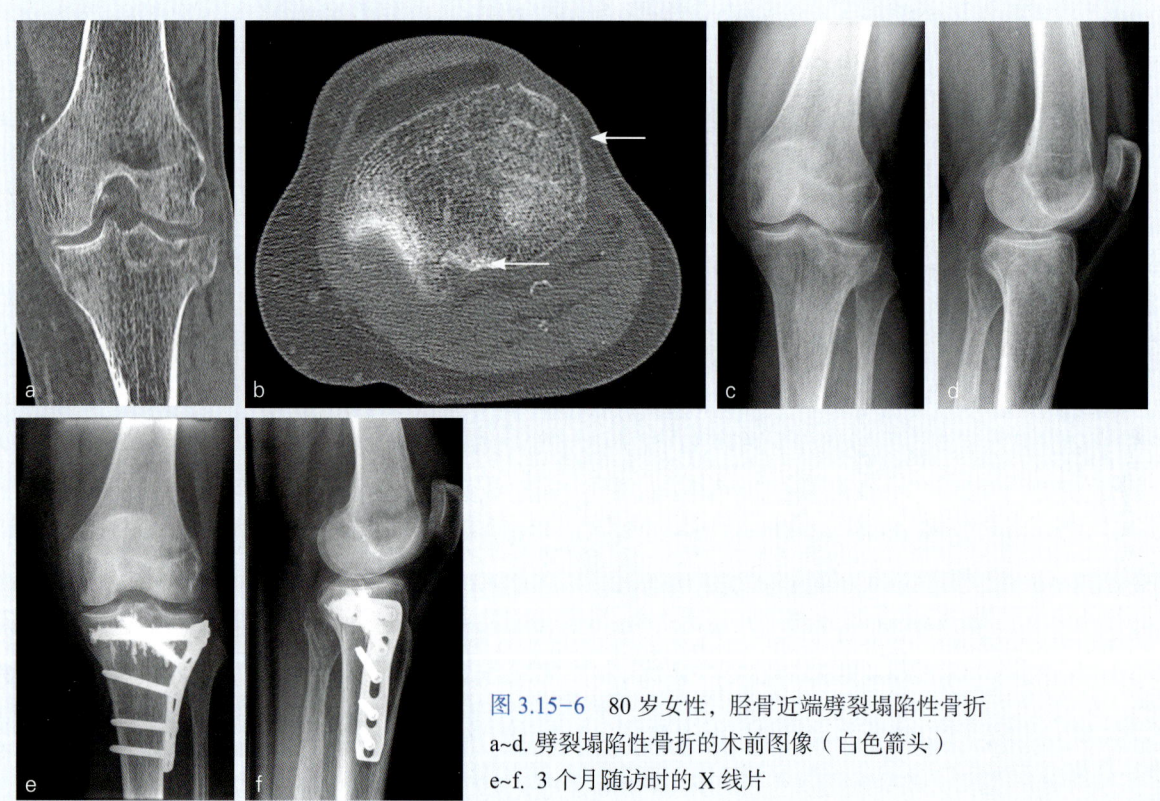

图3.15-6　80岁女性，胫骨近端劈裂塌陷性骨折
a~d. 劈裂塌陷性骨折的术前图像（白色箭头）
e~f. 3个月随访时的X线片

6.4.2 适应证 2

简单胫骨近端外侧塌陷性骨折（零柱，Schatzker Ⅲ 型，AO/OTA 41B2）应采用胫骨平台复位，自体骨或同种异体骨、磷酸钙骨水泥或聚甲基丙烯酸甲酯（PMMA）填充胫骨平台缺损（案例 4：图 3.15−7）。手术适应证为 2~5 mm 的塌陷[37, 70]。对于骨质疏松性骨，推荐附加钢板固定[38]。

Mayr 等[38]在尸体骨骼的生物力学研究中比较了皮质下 PMMA 骨水泥和附加螺纹板固定的皮质下 PMMA 强化及角稳定钢板固定对复位塌陷性骨折的影响。他们的研究结果包括以下方面。

- 与螺纹板固定相比，钢板固定在较高负荷下表现出较小的塌陷
- 仅对钢板和螺纹板移除后的骨水泥测试显示，在 480 N（49 kg）的循环载荷下，额外塌陷分别为 1.3 mm 和 1.9 mm，效果最差

Russell 和 Leighton[76]在一项减少和增加骨缺损的前瞻性随机试验（n=120）中比较了自体骨移植和磷酸钙骨水泥。他们在 1 年内的发现包括以下方面。

- 2 组的愈合率和愈合时间没有显著差异
- 自体骨移植组的塌陷明显高于磷酸钙骨水泥组，与磷酸钙骨水泥相比，自体骨移植稳定性和供侧发病率似乎较低

案例 4

患者

一名 83 岁的女性从梯子上摔下来，造成外侧塌陷性骨折（零柱，Schatzker Ⅲ 型）（图 3.15−7a~c）。

合并疾病

- 骨质疏松症
- 高胆固醇血症
- 尿失禁

治疗和结果

入院后 3 天进行手术。采用球囊胫骨成形术复位（紧靠球囊下方插入 2 枚克氏针以保证球囊近端扩张），聚甲基丙烯酸甲酯（PMMA）填充关节下缺损，经微创入路行胫骨近端角稳定外侧钢板内固定（图 3.15−7d~f）。她借助拐杖支撑部分负重（30 kg）活动了 8 周。

术后 3 个月 X 线随访，关节面无塌陷（图 3.15−7g）。术后 3 个月患者屈伸 120°，可不依赖拐杖行走。

讨论

采用球囊胫骨成形术微创入路复位及 PMMA 填充缺损，复位效果良好。大的球囊表面可以轻微复位骨折，降低了穿透关节的风险[38, 39]。

用 PMMA 填充缺损具有最佳的生物力学效果。关于应该使用哪种材料来填充骨空隙的讨论非常有意义，髂嵴自体骨移植是目前的金标准[76]。然而，与移植物切取相关的并发症包括髂嵴持续疼痛、伤口感染和麻木，这增加了疾病发病率，特别是在老年人中[62, 63]。已经有研究使用其他替代物，如磷酸钙骨水泥或 PMMA，来替代自体骨移植[77, 78]。与自体骨移植相比，磷酸钙骨水泥在抗塌陷性方面表现出更好的效果[79]。然而，磷酸钙骨水泥在生物力学性能、操作简易性方面仍逊于 PMMA[80]，并且不能随着时间的推移恢复复位高度[64]。聚甲基丙烯酸甲酯可以耐受即刻的机械强度，这对于让老年患者活动来说是最重要的。

另一个有趣的问题是钢板内固定与螺纹板固定的比较。生物力学研究表明，加压螺钉在没有额外的侧向固定的情况下，将穿透外侧皮质[38, 81]。对于皮质骨较薄的老年人，应使用侧向锁定钢板，以降低外侧螺钉穿透的风险。

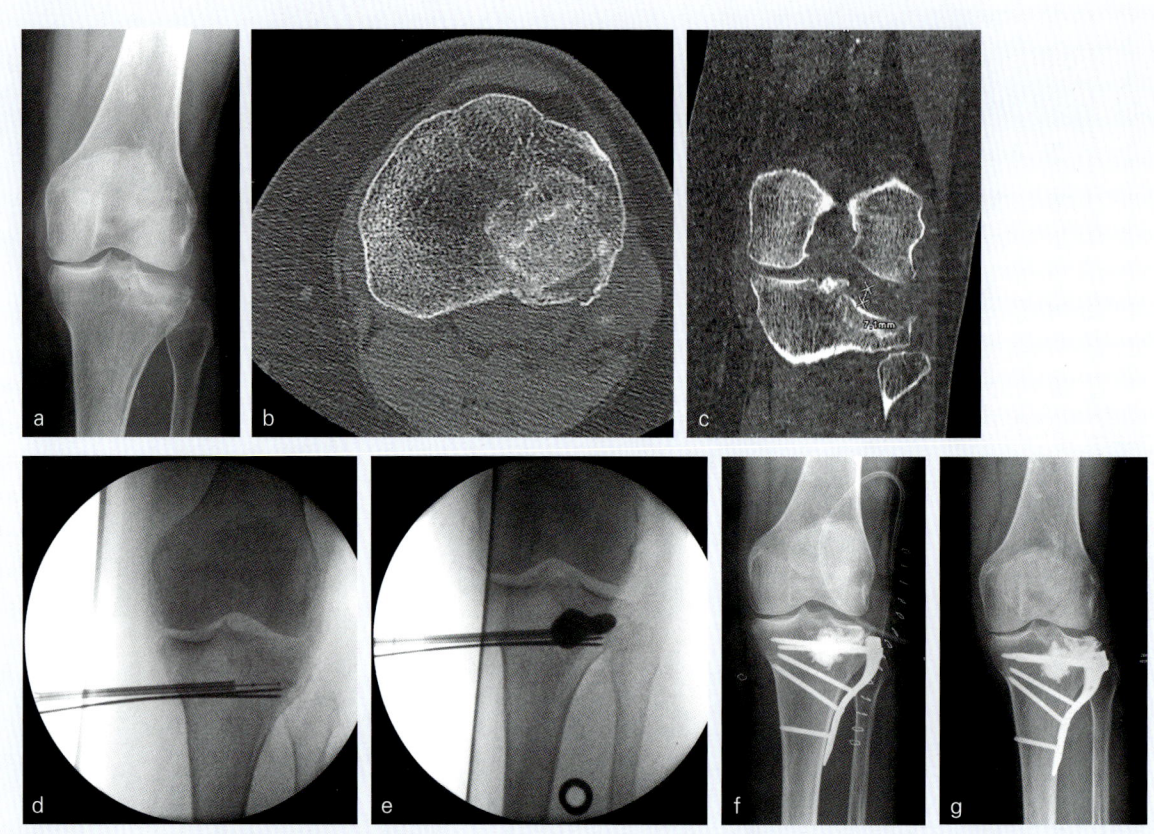

图 3.15-7 一名 83 岁女性从梯子上摔下来
a~c. 胫骨外侧近端塌陷性骨折的术前 AP X 线片和 CT 扫描图像
d, e. 术中用球囊胫骨成形术复位的图像
f. 用聚甲基丙烯酸甲酯骨水泥进行胫骨成形术和角稳定的支撑钢板进行内固定的术后 X 线片
g. 随访 3 个月时的 X 线片，无复位丢失

6.4.3 适应证 3

简单双髁和干骺端骨折也可以考虑单侧锁定钢板固定（案例 5：图 3.15-8）[82, 83]。生物力学研究表明，PMMA 强化结合单侧锁定钢板固定足以稳定骨质疏松性骨中粉碎性关节外（AO/OTA 41A3）PTF[74]。在年轻患者中，Stannard 等[84] 和 Schütz 等[85] 治疗双髁粉碎性骨折（Schatzker Ⅵ型）取得了令人满意的结果。

如果骨折脱位不需要大的切开复位，手术入路应采用 MIPO 技术[73, 86~88]，采用 6~8 cm 长前外侧直切口。钢板在肌肉下滑动，不会进一步破坏远端软组织。可通过切口放入椎弓根螺钉。可利用定位装置如透视下 PTF 微创稳定系统来实现准确的经皮螺钉放置。

Goetzen 等[74] 研究了骨质疏松症尸体骨骼中生物力学不稳定的 PTF（AO/OTA 41A3），用 PMMA 螺钉增强的侧向锁定钢板与不加 PMMA 螺钉的侧向锁定钢板治疗做比较。

- 骨的平均 T 评分为 –3.6
- 与非增强组（9 417 个循环）相比，增强组在失效前的轴向负荷（14 792 个循环）要高得多

Stannard 等[84] 发表了一项前瞻性的非随机研究，研究对象为 25 例关节内 PTF（Schatzker

Ⅴ型和Ⅵ型）和 10 例关节外 PTF，通过 MIPO 入路，分别用 ORIF 和单侧锁定钢板治疗。在 11 个月时注意到以下结果。

- 32 例骨折中有 1 例骨折不愈合
- 平均 ROM（伸屈）：2°~110°
- 4.9% 的深部感染（开放性骨折）

Schütz 等[85]在一项前瞻性非随机研究中研究了 12 例关节内骨折（AO/OTA 41C）、3 例关节外 PTF（AO/OTA 41A）和 7 例胫骨近端骨折（AO/OTA 42）。12 个月时的结果包括以下方面。

- 20 例骨折中有 1 例骨折不愈合
- 平均 ROM（伸屈）：0°~105°
- 1 例深部感染（开放性骨折）

案例 5

患者

一名 77 岁的患者在车祸中遭受了多处创伤，包括髋臼后壁骨折，右侧双髁胫骨近端骨折（三柱，Schatzker Ⅴ型）（图 3.15-8a），以及两侧多处肋骨骨折和左肾挫伤。

合并疾病

- 骨质疏松症
- 糖尿病
- 冠心病

治疗和结果

髋臼后壁采用 Kocher-Langenbeck 背侧入路钢板固定。胫骨近端采用外侧角稳定钢板，通过微创钢板内固定术（MIPO）与胫骨近端加压螺钉固定（图 3.15-8b）。

在康复期间，允许可耐受的负重（图 3.15-8c）。为了获得右膝关节的最佳关节活动度，住院期间应用了持续被动活动（CPM）。

讨论

对此治疗方案的决定是基于以下考虑。讨论了髋关节置换术和膝关节置换术，以便早期活动。由于患者合并肋骨连续骨折、肾挫伤和复杂四肢骨折，预计卧床休息至少 4~6 周。卧床期间在 CPM 的帮助下准备膝关节活动。为了获得被动活动所需的稳定性，外科医生决定对胫骨近端进行角稳定的 MIPO，并用聚甲基丙烯酸甲酯强化近端螺钉。

在目前的文献中，对于双钢板治疗 Schatzker Ⅴ型和Ⅵ型骨折（双柱或三柱）的观点是一致的。生物力学研究表明，双钢板固定比单钢板固定具有更好的稳定性[89]。通过微创前外侧和后内侧入路获得了良好的临床效果[60, 90, 91]。然而，与单钢板前外侧 MIPO 固定相比，双钢板固定创伤更大。由于该老年患者合并糖尿病和外周动脉疾病，为了防止软组织破坏，双钢板是相对禁忌的[59, 92]。Biggi 等[82]用单侧锁定钢板和自体植骨增强治疗胫骨近端双髁骨折，取得了足够的稳定性。

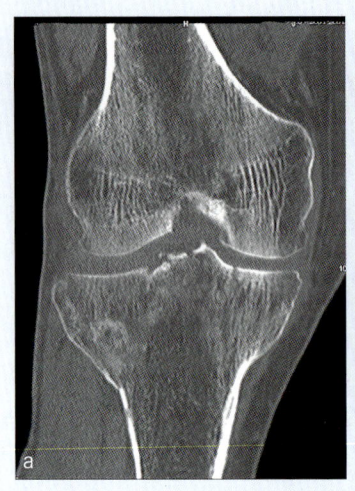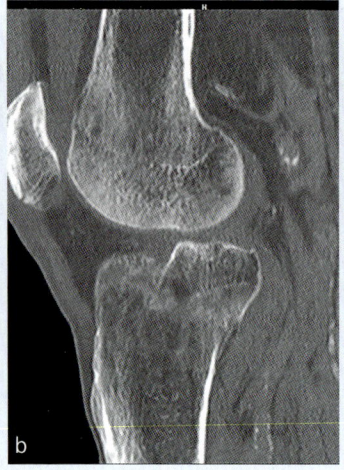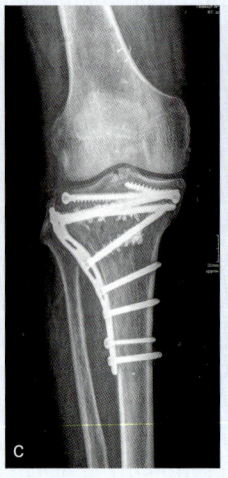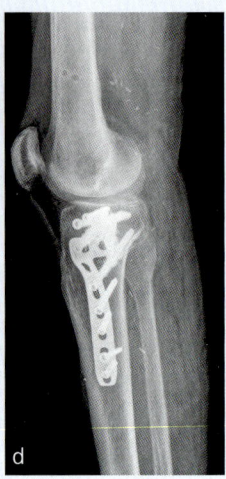

图 3.15-8　一名 77 岁患者多处创伤合并多处骨折
a~b. Schatzker V 型骨折（双柱）的术前 AP（a）和侧位（b）CT 扫描
c.　术后 2 周 X 线检查，螺钉未取出
d.　术后 6 周进行 X 线检查，未见复位丢失

6.5　双侧双锁定钢板

复杂的双髁 PTF（三柱，Schatzker V 型和 VI 型，AO/OTA 41C）通常采用双侧钢板（内侧和外侧）处理（案例 6：图 3.15-9）[60, 91, 93~95]。特别是在有后缘移位的三柱骨折中，需要在前外侧钢板的后内侧附加一块钢板，以使用第二块或在某些情况下用第三块后内侧支撑钢板固定背侧骨折[96, 97]。

Higgins 等[98] 在一项模拟双髁 PTF 的生物力学研究中，比较了仅外侧锁定钢板与内侧和外侧非锁定钢板。他们的发现包括以下方面。

- 与仅外侧锁定钢板（1.51 mm）相比，双钢板，特别是内侧髁（0.78 mm）的塌陷较少
- 2 组最大负荷无显著差异

Neogi 等[99] 发表了一项前瞻性非随机研究（n=61，AO/OT A41C），比较使用双切口入路的双钢板（n=29）与外侧单锁定钢板（n=32）。他们在 2 年的随访中发现以下内容。

- 2 组在愈合方面没有显著差异
- 单钢板的复位丢失和对位丢失明显更高，即单钢板组为 7 个，而双钢板组为 1 个
- 2 组 ROM 和临床评分相似，无显著差异
- 双钢板组感染率明显较高，即 6 例高于 2 例

Barei 等[92] 对 23 例 Schatzker V 型和 IV 型骨折进行了 X 线检查，采用双切口内、外侧钢板治疗。他们在 59 个月的随访中发现以下方面。

- 55% 满意的复位（≤ 2 mm 台阶）
- 90% 满意的冠状面对位（胫骨近端内侧角 ≥ 87°）
- 68% 满意的矢状面对位（胫骨近端后角 ≥ 9°）

Wang 等[97] 回顾性研究了 10 例 Schatzker V 型和 VI 型骨折采用双切口内、外侧钢板治疗的临床和影像学结果。他们在 26.5 个月的随访中发现以下方面。

- 屈伸（ROM）：2°~110.5°
- 9/10 骨折复位满意
- 专科医院的平均膝关节评分为 92.7 分

患者

一名84岁的女性从自行车上摔下来后，因胫骨近端骨折脱位（三柱骨折）入院（图3.15-9a~c）。

合并疾病

- 骨质疏松症

治疗和结果

入院当天放置外固定架，1周后经前后内侧入路行切开复位内固定（ORIF）。干骺端空洞用磷酸钙骨水泥填充。由于膝关节不稳定，外固定架保留8周（图3.15-9d~f）。随访18个月，恢复效果满意。关节活动度达到0°～5°～90°（图3.15-9g~i）。尽管有严重的创伤后骨关节炎，仍然可以保持膝关节稳定和轴线（图3.15-9j~l）。CT扫描显示严重的创伤后关节面外侧骨性关节炎。然而，患者几乎没有疼痛，能够在疗养院独自行走。

讨论

此病例报告显示典型的2期骨折脱位手术。不稳定骨折脱位必须使用外固定架。对于严重骨折，手术前必须等待软组织肿胀消退。

对于患有粉碎性骨折的老年人来说，首要目标是恢复关节轴，以便他们能够重新独立活动。精确的解剖复位是次要的，其并不总是与临床结果相关。对71例胫骨近端骨折内固定患者的6年随访分析表明，解剖复位与功能结局之间没有相关性[100]。

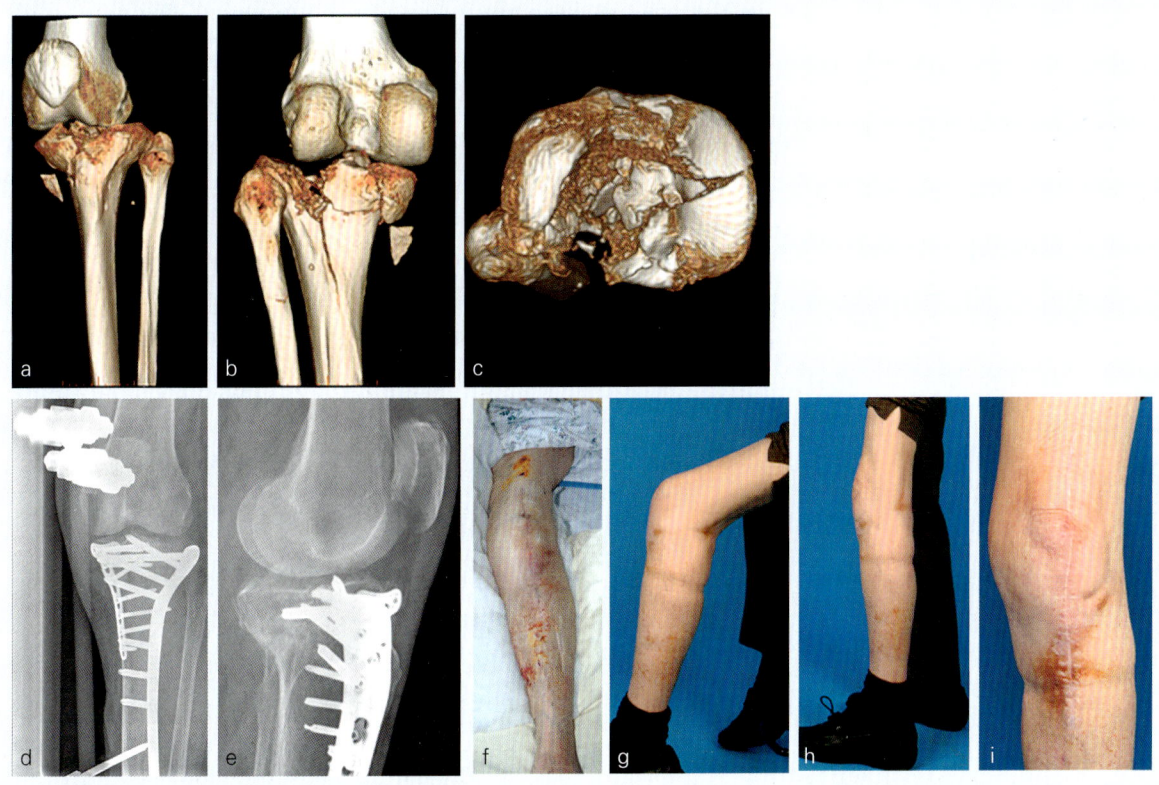

图3.15-9 一名84岁女性胫骨近端粉碎性骨折
a~c. 三柱骨折脱位
d~f. 切开复位内固定和临时固定术后的X线片及临床照片
g~i. 随访18个月时的临床照片

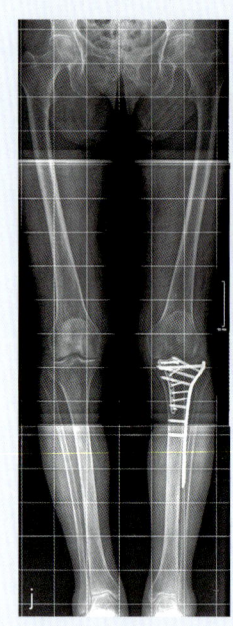
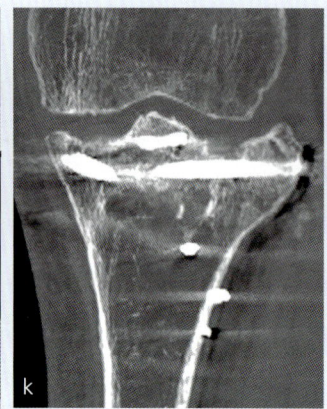
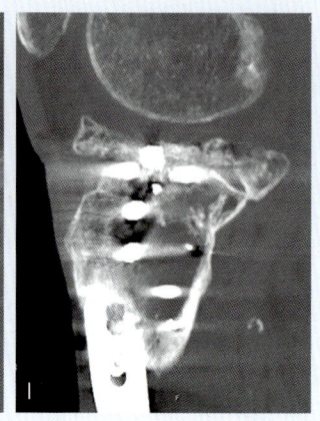

图 3.15-9（续）

j~l. 随访 18 个月时的 X 线片

6.6 关节镜辅助复位内固定

关节镜辅助复位内固定（ARIF）最早由 Caspari 等[101]于 1985 年提出。从那时起，积累和收集了越来越多的临床经验和循证结果，特别是在较年轻的患者中。目前尚不清楚老年人是否需要关节镜辅助治疗。老年人 ORIF 的主要目标是维持膝关节轴。延长麻醉时间的风险需要在尝试使用 ARIF 进行精确的解剖复位和保持较短的手术时间之间取得平衡。术后使用 ARIF 可以更好地实现精确复位，然而，只有在充分应用植骨或替代物的情况下才能维持复位[61, 102]。

关节镜辅助复位内固定适用于 Schatzker Ⅰ型、Ⅱ型和Ⅲ型骨折[103]。

ARIF 的优势包括以下方面。

- 可以在视觉控制下进行更精确的复位[104-106]
- 与 ORIF 相反，关节镜辅助复位内固定术后可达到更好的解剖复位，但没有长期数据
- 微创，不需要大关节切除和半月板横断[107]
- 关节内韧带[108]和半月板损伤[109]的诊断和治疗

ARIF 的劣势包括以下方面。

- 手术时间延长，尽管 Ohdera 等[104]发现 ARI 和 ORIF 的手术时间没有显著差异（126 min ∶ 131 min）。这些结果可能受到选择偏差的影响
- 在过去，人们认为使用关节镜可能会有触发骨筋膜室综合征的风险。Chan 等[110]研究发现 18 例青少年 ARIF 中，0 例出现骨筋膜室综合征。Roerdink 等[111]还报告了在一组 55 岁以上患者的回顾性队列中没有骨筋膜室综合征

与 ORIF 相比，ARIF 的临床效果是否更好仍有待研究。就临床结果而言，目前还没有对这 2 种技术进行比较的前瞻性随机研究。

Roerdink 等[111]进行一项回顾性队列研究，其中 30 名年龄大于 55 岁的 Schatzker Ⅰ~Ⅵ型骨折患者接受了 ARIF 治疗，并在影像学和临床上显示出与年轻患者相似的结果。然而，30% 的患者在随访 1 年后发生继发移位。没有发生关节镜相关的并发症，也没有观察到严重的感染。3 年后的其他发现包括以下方面。

- 影像学评估：
  − 平均 Rasmussen 影像学评分为 23

- 临床评估：
  - 改良 Rasmussen 临床评分显示：优 12 例，良 12 例，一般 3 例，差 3 例

6.7 初次全膝关节置换术

在老年患者的膝关节周围骨折中，初次全膝关节置换术适用于股骨远端骨折，因为股骨远端与伸肌和屈肌腱没有直接连接[112]。在复杂的 PTF（三柱，Schatzker Ⅴ型、Ⅵ型，AO/OTA 41C）中，将粗隆和股二头肌腱重新连接到假体上是困难的，而且功能效果很差。因此，必须将粗隆骨折视为初次 TKA 的相对禁忌证[112, 113]。双髁骨折需要至少额外的钢板固定，通常结合长柄假体，以保持对位，并在骨质疏松性骨中达到足够稳固。Vermeire 等[114]在一个小病例系列研究中，用这种混合方法治疗老年人 Schatzker Ⅴ型和Ⅵ型骨折，取得了有希望的初步结果（表 3.15-1）。

单髁骨折（单柱或双柱，Schatzker Ⅰ型、Ⅱ型、Ⅳ型）采用类似的胫骨柄治疗，以维持膝轴。建议用附加钢板内固定重新固定大的髁状突骨折，并用 PMMA 或金属填充骨缺损（案例 7：图 3.15-10）[114]。

对老年活动期骨关节炎患者在受伤前应考虑进行初次全膝关节置换术（TKA）。塌陷性骨折（零柱，Schatzker Ⅲ型，AO/OTA B2）中的空隙可用 PMMA 水泥或金属填充[112]。

胫骨平台近端骨折行初次关节置换术后需翻修的并发症发生率较高，从 0 到 20% 不等。表 3.15-1 显示了 PTF 后老年人初次全膝关节置换术的有效结果。然而，现在需要更大规模的研究来比较初次全髋关节置换术和初次内固定术。

胫骨近端初次内固定术后行二次全膝关节置换术的并发症更高，范围为 20%~27%[113, 115]。这可能是初次内固定术后二次手术转为行 TKA 比率仍然相当低的原因，仅为 0~7.9%[6, 116, 117]。

表 3.15-1 老年人胫骨近端骨折初次全膝关节置换术的疗效

作者	年龄	数量（n）	随访时间	结果/膝关节评分	并发症
Vermeire 等[114]	73（58~81）	总 n=12 AO/OTA 41B1（n=1） B3（n=8），C3（n=3）	31 个月	中位 KSS：78/100； 功能评分：58/100 7/11 优 1/11 一般 2/11 差	无翻修
Parratte 等[118]	80.5（70~98）	股骨远端骨折：n=10 胫骨骨折：总 n=16 AO/OTA 41B（n=8） AO/OTA 41C（n=8）	16.2 个月	平均 PPMS 评分：6.2；比术前低 1.7 分	3 例翻修 4 例假体相关并发症（结节撕脱、感染、假体周围骨折、腓神经麻痹） 6 例内科并发症
Schwarz 等[119]	59~86	PTF：总 n=10 AO/OTA 41B3（n=8） AO/OTA 41C3（n=8）	6 个月	平均 KSS：170/240	2 例翻修（感染）
Nourissat 等[120]	>75	PTF：总 n=14 Schatzker Ⅴ型（n=3） Schatzker Ⅳ型（n=1）	≥24 个月	平均 IKS：69/100 IKS：81/100	无翻修

缩写：IKS，国际膝关节评分；KSS，膝关节协会评分[121]；PTF，胫骨近端骨折

案例7

患者

一名71岁女性，左膝外侧被车撞伤，胫骨外侧髁骨折伴后外侧缘骨块（双柱骨折）（图3.15-10a，b）。

治疗和结果

入院1周后，软组织肿胀缓解，行切开复位和外侧非锁定钢板内固定。较大的外侧干骺端空隙用磷酸钙骨水泥填充。随访18个月后，由于外侧关节面塌陷和持续性疼痛，行全膝关节置换术（TKA），但结节骨折愈合（图3.15-10c，d）。患者术后出现医源性腓神经麻痹。随访1年，关节活动度100°~0°~0°。患者没有疼痛。

讨论

这个病例代表了使用非锁定钢板的不良结果。也推荐使用聚甲基丙烯酸甲酯骨水泥代替磷酸钙骨水泥，因为它具有更好的生物力学效果。聚甲基丙烯酸甲酯比生物可吸收磷酸钙骨水泥保持恢复复位的时间更长[64]。

使用金属锥体可以很好地修复干骺端。术后随访3年直到失访，未见假体松动或感染（图3.15-10e，f）。

医源性腓神经麻痹可能是胫骨近端骨折行二次TKA术后高并发症发生率的代表（20%~27%）[113, 115]。

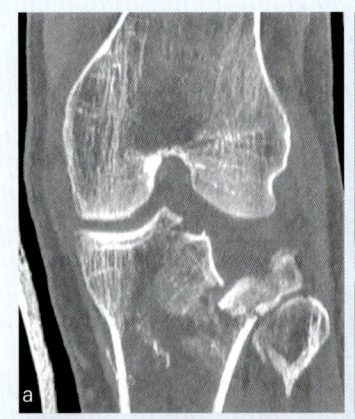
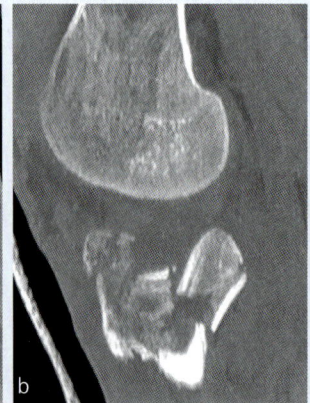
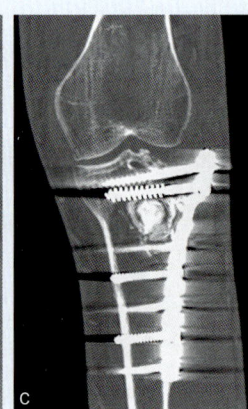
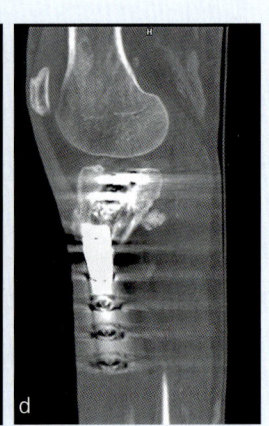
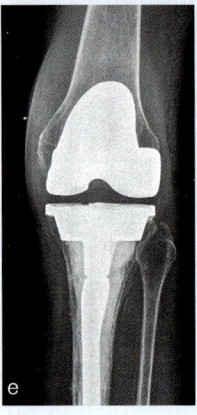
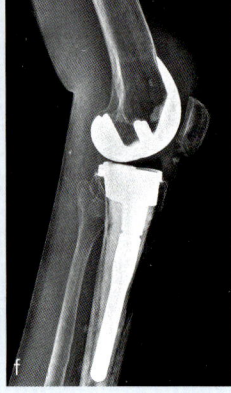

图3.15-10 一名71岁女性胫骨外侧髁骨折
a，b. 双柱骨折伴粗隆骨折
c，d. 切开复位内固定术后随访18个月的X线片
e，f. 3年随访X线片转为全膝关节置换术，用金属锥体填充干骺端空隙和长骨水泥胫骨柄

7 危险因素和并发症

老年人的一般危险因素包括以下方面。
- 虚弱的受伤患者的心肺功能受损
- 由于以下原因导致的 PWB 依从性降低：
  - 认知障碍，如痴呆
  - 肌肉骨骼疾病，如肌少症，脑损伤时的瘫痪，以及先前存在的其他关节疾病
  - 上肢力量下降
  - 感觉和平衡系统受损
- 抗凝相关的出血增加，导致手术延迟，长时间卧床休息

骨折部位并发症包括以下方面。
- ORIF 术后因骨量不足造成的复位丢失率高达 30%~79%[52, 111, 116, 122]
- 聚甲基丙烯酸甲酯植入物强化减少复位丢失[74]
- 通过临时外固定架和 ORIF 的混合固定增加稳定性
- 水肿导致软组织破裂的风险增加

减少并发症的策略包括以下方面。
- 微创钢板内固定术减少软组织损伤
- 如有可能避免大的单一中线入路
- 外固定架在无进一步软组织损伤的高度不稳定骨折中使用

8 预防与展望

股骨近端骨折风险可以通过骨折风险评估工具[123]问卷和骨密度测量[124]来预测（见第 1.10 章"骨质疏松症"）。目前尚无预测胫骨近端骨折风险的特殊工具，但正在基于骨密度测量的胫骨有限元分析进行初步尝试[125]。

到目前为止，胫骨近端的骨密度测量只是实验的一部分，而胫骨远端骨密度测量已经在临床上使用并且已经被证实可以计算骨折风险[126]。Beattie 等[127]使用双能 X 线骨密度仪扫描显示股骨近端的骨质量与胫骨近端的骨质量密切相关[127]。

Gausden 等[128]在老年组（>65 岁）中将股骨远端的骨密度与 PTF ORIF 手术后的临床结果相关联。由于适当使用植骨增强，未发现骨密度与主观功能评分之间的相关性。随访 1 年后，未发现骨密度与关节面塌陷有相关性。

9 参考文献

1. Koval KJ, Helfet DL. Tibial plateau fractures: evaluation and treatment. J Am Acad Orthop Surg. 1995 Mar;3(2):86–94.
2. Scolaro JA, Lee GC. Tibial plateau fractures in the elderly. In: Pignolo RJ, Keenan MA, Hebela NM, eds. Fractures in the Elderly. A Guide to Practical Management. Totowa: Springer Science+Business Media, LLC; 2011:269–281.
3. Rozell JC, Vemulapalli KC, Gary JL, et al. Tibial plateau fractures in elderly patients. Geriatr Orthop Surg Rehabil. 2016 Sep;7(3):126–134.
4. Kannus P, Niemi S, Palvanen M, et al. Continuously rising problem of osteoporotic knee fractures in elderly women: nationwide statistics in Finland in 1970–1999 and predictions until the year 2030. Bone. 2001 Nov;29(5):419–423.
5. Court-Brown CM, Caesar B. Epidemiology of adult fractures: A review. Injury. 2006 Aug;37(8):691–697.
6. Hsu CJ, Chang WN, Wong CY. Surgical treatment of tibial plateau fracture in elderly patients. Arch Orthop Trauma Surg. 2001;121(1–2):67–70.
7. Cowie J, Court-Brown C. Focus On tibial fractures. Available at: https:// pdfs.semanticscholar.org/0275/70da96 9f454f788d25a8f0ad7905724cad56. pdf. Accessed 2018.
8. Morley JE, Anker SD, von Haehling S. Prevalence, incidence, and clinical impact of sarcopenia: facts, numbers, and epidemiology-update 2014. J Cachexia Sarcopenia Muscle. 2014 Dec;5(4):253–259.
9. Prasad N, Murray JM, Kumar D, et al. Insufficiency fracture of the tibial plateau: an often missed diagnosis. Acta Orthop Belg. 2006 Oct;72(5):587–591.
10. Cabitza P, Tamim H. Occult fractures of tibial plateau detected employing magnetic resonance imaging. Arch Orthop Trauma Surg. 2000;120(5–6):355–357.
11. Jarraya M, Hayashi D, Roemer FW, et al. Radiographically occult and subtle fractures: a pictorial review. Radiol Res Pract. 2013;2013:370169.
12. Beall S, Garner J, Oxley D. Anterolateral compartment syndrome related to drug-induced bleeding. A case report. Am J Sports Med. 1983 Nov-Dec;11(6):454–455.
13. Rancan M, Esser MP, Kossmann T, et al. Acute anterior compartment syndrome following low energy non-contact injury. ANZ J Surg. 2004 Nov;74(11):1023–1024.

14. Mendelson D, Kates S, Pacos J, et al. Proximal tibia and fibula fragility fracture complicated by anticoagulation and demand-mediated myocardial infarction. Geriatr Orthop Surg Rehabil. 2011 May;2(3):110–116.
15. Ringus VM, Lemley FR, Hubbard DF, et al. Lateral tibial plateau fracture depression as a predictor of lateral meniscus pathology. Orthopedics. 2010 Feb;33(2):80–84.
16. Stannard JP, Lopez R, Volgas D. Soft tissue injury of the knee after tibial plateau fractures. J Knee Surg. 2010 Dec;23(4):187–192.
17. Bennett WF, Browner B. Tibial plateau fractures: a study of associated soft tissue injuries. J Orthop Trauma. 1994;8(3):183–188.
18. Delamarter RB, Hohl M, Hopp E Jr. Ligament injuries associated with tibial plateau fractures. Clin Orthop Relat Res. 1990 Jan(250):226–233.
19. Wei CJ, Tsai WC, Tiu CM, et al. Systematic analysis of missed extremity fractures in emergency radiology. Acta Radiol. 2006 Sep;47(7):710–717.
20. Zhu Y, Yang G, Luo CF, et al. Computed tomography-based Three-Column Classification in tibial plateau fractures: introduction of its utility and assessment of its reproducibility. J Trauma Acute Care Surg. 2012 Sep;73(3):731–737.
21. Yang G, Zhai Q, Zhu Y, et al. The incidence of posterior tibial plateau fracture: an investigation of 525 fractures by using a CT-based classification system. Arch Orthop Trauma Surg. 2013 Jul;133(7):929–934.
22. Luo CF, Sun H, Zhang B, et al. Three-column fixation for complex tibial plateau fractures. J Orthop Trauma. 2010 Nov;24(11):683–692.
23. Kode L, Lieberman JM, Motta AO, et al. Evaluation of tibial plateau fractures: efficacy of MR imaging compared with CT. AJR Am J Roentgenol. 1994 Jul;163(1):141–147.
24. Markhardt BK, Gross JM, Monu JU. Schatzker classification of tibial plateau fractures: use of CT and MR imaging improves assessment. Radiographics. 2009 Mar–Apr;29(2):585–597.
25. Chen H, Zhou X, Fujita H, et al. Age-related changes in trabecular and cortical bone microstructure. Int J Endocrinol. 2013;2013:213234.
26. Schatzker J, McBroom R, Bruce D. The tibial plateau fracture. The Toronto experience 1968–1975. Clin Orthop Relat Res. 1979 Jan–Feb(138):94–104.
27. Müller M, Koch P, Nazarian S, et al. The Comprehensive Classification of Fractures of Long Bones. Berlin: Springer; 1990.
28. Hohl M, Moore TM. Articular fractures of the tibia. Surgery of the musculoskeletal system. New York: Churchill Livingstone; 1990.
29. Maripuri SN, Rao P, Manoj-Thomas A, et al. The classification systems for tibial plateau fractures: how reliable are they? Injury. 2008 Oct;39(10):1216–1221.
30. Tscherne H, Lobenhoffer P. Tibial plateau fractures. Management and expected results. Clin Orthop Relat Res. 1993 Jul(292):87–100.
31. Potocnik P, Acklin YP, Sommer C. Operative strategy in postero-medial fracture-dislocation of the proximal tibia. Injury. 2011 Oct;42(10):1060–1065.
32. Rasmussen PS. Tibial condylar fractures. Impairment of knee joint stability as an indication for surgical treatment. J Bone Joint Surg Am. 1973 Oct;55(7):1331–1350.
33. Lansinger O, Bergman B, Korner L, et al. Tibial condylar fractures. A twenty-year follow-up. J Bone Joint Surg Am. 1986 Jan;68(1):13–19.
34. Bohm ER, Tufescu TV, Marsh JP. The operative management of osteoporotic fractures of the knee: to fix or replace? J Bone Joint Surg Br. 2012 Sep;94(9):1160–1169.
35. DeCoster TA, Nepola JV, el-Khoury GY. Cast brace treatment of proximal tibia fractures. A ten-year follow-up study. Clin Orthop Relat Res. 1988 Jun(231):196–204.
36. Giannoudis PV, Tzioupis C, Papathanassopoulos A, et al. Articular step-off and risk of post-traumatic osteoarthritis. Evidence today. Injury. 2010 Oct;41(10):986–995.
37. Segal D, Mallik AR, Wetzler MJ, et al. Early weight bearing of lateral tibial plateau fractures. Clin Orthop Relat Res. 1993 Sep(294):232–237.
38. Mayr R, Attal R, Zwierzina M, et al. Effect of additional fixation in tibial plateau impression fractures treated with balloon reduction and cement augmentation. Clin Biomech (Bristol, Avon). 2015 Oct;30(8):847–851.
39. Mauffrey C, Roberts G, Cuellar DO, et al. Balloon tibioplasty: pearls and pitfalls. J Knee Surg. 2014 Feb;27(1):31–37.
40. Johnson EE, Timon S, Osuji C. Surgical technique: Tscherne-Johnson extensile approach for tibial plateau fractures. Clin Orthop Relat Res. 2013 Sep;471(9):2760–2767.
41. El-Alfy B, Ali KA, El-Ganiney A. Bicondylar tibial plateau fractures involving the posteromedial fragment: morphology based fixation. Acta Orthop Belg. 2016 Aug;82(2):298–304.
42. Bendayan J, Noblin JD, Freeland AE. Posteromedial second incision to reduce and stabilize a displaced posterior fragment that can occur in Schatzker Type V bicondylar tibial plateau fractures. Orthopedics. 1996 Oct;19(10):903–904.
43. Cho KY, Oh HS, Yoo JH, et al. Treatment of Schatzker type V and VI tibial plateau fractures using a midline longitudinal incision and dual plating. Knee Surg Relat Res. 2013 Jun;25(2):77–83.
44. Tejwani NC, Hak DJ, Finkemeier CG, et al. High-energy proximal tibial fractures: treatment options and decision making. Instr Course Lect. 2006;55:367–379.
45. Jiang R, Luo CF, Wang MC, et al. A comparative study of Less Invasive Stabilization System (LISS) fixation and two-incision double plating for the treatment of bicondylar tibial plateau fractures. Knee. 2008 Mar;15(2):139–143.
46. Stevens DG, Beharry R, McKee MD, et al. The long-term functional outcome of operatively treated tibial plateau fractures. J Orthop Trauma. 2001 Jun–Jul;15(5):312–320.
47. Horwitz DS, Bachus KN, Craig MA, et al. A biomechanical analysis of internal fixation of complex tibial plateau fractures. J Orthop Trauma. 1999 Nov;13(8):545–549.
48. Wong CH, Tan JL, Chang HC, et al. Knee dislocations-a retrospective study comparing operative versus closed

48. immobilization treatment outcomes. Knee Surg Sports Traumatol Arthrosc. 2004 Nov;12(6):540–544.
49. Dittmer DK, Teasell R. Complications of immobilization and bed rest. Part 1: Musculoskeletal and cardiovascular complications. Can Fam Physician. 1993Jun;39:1428–1432, 1435–1437.
50. Hegyes MS, Richardson MW, Miller MD. Knee dislocation. Complications of nonoperative and operative management. Clin Sports Med. 2000 Jul;19(3):519–543.
51. Cerny K, Perry J, Walker JM. Adaptations during the stance phase of gait for simulated flexion contractures at the knee. Orthopedics. 1994 Jun;17(6):501–512; discussion 512–513.
52. Gerich T, Blauth M, Witte F, et al. Die Osteosynthese von Tibiakopffrakturen im höheren Alter. Eine Matched-pair-Analyse [Osteosynthesis of fractures of the head of the tibia in advanced age. A matched-pair analysis]. Unfallchirurg. 2001 Jan;104(1):50–56. German.
53. Fleming B, Paley D, Kristiansen T, et al. A biomechanical analysis of the Ilizarov external fixator. Clin Orthop Relat Res. 1989 Apr;(241):95–105.
54. Yilmaz E, Belhan O, Karakurt L, et al. Mechanical performance of hybrid Ilizarov external fixator in comparison with Ilizarov circular external fixator. Clin Biomech (Bristol, Avon). 2003 Jul;18(6):518–522.
55. Krappinger D, Struve P, Smekal V, et al. Severely comminuted bicondylar tibial plateau fractures in geriatric patients: a report of 2 cases treated with open reduction and postoperative external fixation. J Orthop Trauma. 2008 Oct;22(9):652–657.
56. Ali AM, Burton M, Hashmi M, et al. Treatment of displaced bicondylar tibial plateau fractures (OTA-41C2&3) in patients older than 60 years of age. J Orthop Trauma. 2003 May;17(5):346–352.
57. Dirschl DR, Del Gaizo D. Staged management of tibial plateau fractures. Am J Orthop (Belle Mead NJ). 2007 Apr;36(4 Suppl):12–17.
58. Tejwani NC, Achan P. Staged management of high-energy proximal tibia fractures. Bull Hosp Jt Dis. 2004;62(1–2):62–66.
59. Young MJ, Barrack RL. Complications of internal fixation of tibial plateau fractures. Orthop Rev. 1994 Feb;23(2):149–154.
60. Barei DP, Nork SE, Mills WJ, et al. Complications associated with internal fixation of high-energy bicondylar tibial plateau fractures utilizing a two-incision technique. J Orthop Trauma. 2004 Nov–Dec;18(10):649–657.
61. Papagelopoulos PJ, Partsinevelos AA, Themistocleous GS, et al. Complications after tibia plateau fracture surgery. Injury. 2006 Jun;37(6):475–484.
62. Kuik K, Putters TF, Schortinghuis J, et al. Donor site morbidity of anterior iliac crest and calvarium bone grafts: A comparative case-control study. J Craniomaxillofac Surg. 2016 Apr;44(4):364–368.
63. Seiler JG 3rd, Johnson J. Iliac crest autogenous bone grafting: donor site complications. J South Orthop Assoc. 2000 Summer;9(2):91–97.
64. Stubbs D, Deakin M, Chapman-Sheath P, et al. In vivo evaluation of resorbable bone graft substitutes in a rabbit tibial defect model. Biomaterials. 2004 Sep;25(20):5037–5044.
65. Biyani A, Reddy NS, Chaudhury J, et al. The results of surgical management of displaced tibial plateau fractures in the elderly. Injury. 1995 Jun;26(5):291–297.
66. Graf C. Functional decline in hospitalized older adults. Am J Nurs. 2006 Jan;106(1):58–67, quiz 67–68.
67. Adams SD, Cotton BA, McGuire MF, et al. Unique pattern of complications in elderly trauma patients at a Level I trauma center. J Trauma Acute Care Surg. 2012 Jan;72(1):112–118.
68. Burdin G. Arthroscopic management of tibial plateau fractures: surgical technique. Orthop Traumatol Surg Res. 2013 Feb;99(1 Suppl):S208–S218.
69. Tejwani NC. Fractures of the Tibia. A Clinical Casebook. Cham: Springer International Publishing; 2016.
70. Prat-Fabregat S, Camacho-Carrasco P. Treatment strategy for tibial plateau fractures: an update. EFORT Open Rev. 2016 May;1(5):225–232.
71. Hsieh CH. Treatment of the posterolateral tibial plateau fractures using the anterior surgical approach. Int J Biomed Sci. 2010 Dec;6(4):316–320.
72. Ehlinger M, Rahme M, Moor BK, et al. Reliability of locked plating in tibial plateau fractures with a medial component. Orthop Traumatol Surg Res. 2012 Apr;98(2):173–179.
73. Gosling T, Schandelmaier P, Marti A, et al. Less invasive stabilization of complex tibial plateau fractures: a biomechanical evaluation of a unilateral locked screw plate and double plating. J Orthop Trauma. 2004 Sep;18(8):546–551.
74. Goetzen M, Nicolino T, Hofmann-Fliri L, et al. Metaphyseal screw augmentation of the LISS-PLT plate with polymethylmethacrylate improves angular stability in osteoporotic proximal third tibial fractures: a biomechanical study in human cadaveric tibiae. J Orthop Trauma. 2014 May;28(5):294–299.
75. Vasanad GH, Antin SM, Akkimaradi RC, et al. "Surgical management of tibial plateau fractures—a clinical study". J Clin Diagn Res. 2013 Dec;7(12):3128–3130.
76. Russell TA, Leighton RK. Comparison of autogenous bone graft and endothermic calcium phosphate cement for defect augmentation in tibial plateau fractures. A multicenter, prospective, randomized study. J Bone Joint Surg Am. 2008 Oct;90(10):2057–2061.
77. Trenholm A, Landry S, McLaughlin K, et al. Comparative fixation of tibial plateau fractures using alpha-BSM, a calcium phosphate cement, versus cancellous bone graft. J Orthop Trauma. 2005 Nov–Dec;19(10):698–702.
78. Welch RD, Zhang H, Bronson DG. Experimental tibial plateau fractures augmented with calcium phosphate cement or autologous bone graft. J Bone Joint Surg Am. 2003 Feb;85–A(2):222–231.
79. Bajammal SS, Zlowodzki M, Lelwica A, et al. The use of calcium phosphate bone cement in fracture treatment. A meta-analysis of randomized trials. J Bone Joint Surg Am. 2008 Jun;90(6):1186–1196.
80. Lieberman IH, Togawa D, Kayanja MM. Vertebroplasty and kyphoplasty: filler materials. Spine J. 2005 Nov–Dec;5(6 Suppl):305s–316s.

81. Hofmann-Fliri L, Nicolino TI, Barla J, et al. Cement augmentation of implants—no general cure in osteoporotic fracture treatment. A biomechanical study on nondisplaced femoral neck fractures. J Orthop Res. 2016 Feb;34(2):314–319.
82. Biggi F, Di Fabio S, D'Antimo C, et al. Tibial plateau fractures: internal fixation with locking plates and the MIPO technique. Injury. 2010 Nov;41(11):1178–1182.
83. Cole PA, Zlowodzki M, Kregor PJ. Treatment of proximal tibia fractures using the less invasive stabilization system: surgical experience and early clinical results in 77 fractures. J Orthop Trauma. 2004 Sep;18(8):528–535.
84. Stannard JP, Wilson TC, Volgas DA, et al. Fracture stabilization of proximal tibial fractures with the proximal tibial LISS: early experience in Birmingham, Alabama (USA). Injury. 2003 Aug;34(Suppl 1):A36–42.
85. Schütz M, Kaab MJ, Haas N. Stabilization of proximal tibial fractures with the LIS-System: early clinical experience in Berlin. Injury. 2003 Aug;34(Suppl 1):A30–35.
86. Musahl V, Tarkin I, Kobbe P, et al. New trends and techniques in open reduction and internal fixation of fractures of the tibial plateau. J Bone Joint Surg Br. 2009 Apr;91(4):426–433.
87. Gosling T, Schandelmaier P, Muller M, et al. Single lateral locked screw plating of bicondylar tibial plateau fractures. Clin Orthop Relat Res. 2005 Oct;439:207–214.
88. Cole PA, Zlowodzki M, Kregor PJ. Compartment pressures after submuscular fixation of proximal tibia fractures. Injury. 2003 Aug;34(Suppl 1):A43–A46.
89. Peindl RD, Zura RD, Vincent A, et al. Unstable proximal extraarticular tibia fractures: a biomechanical evaluation of four methods of fixation. J Orthop Trauma. 2004 Sep;18(8):540–545.
90. Prasad GT, Kumar TS, Kumar RK, et al. Functional outcome of Schatzker type V and VI tibial plateau fractures treated with dual plates. Indian J Orthop. 2013 Mar;47(2):188–194.
91. Oh CW, Oh JK, Kyung HS, et al. Double plating of unstable proximal tibial fractures using minimally invasive percutaneous osteosynthesis technique. Acta Orthop. 2006 Jun;77(3):524–530.
92. Barei DP, Nork SE, Mills WJ, et al. Functional outcomes of severe bicondylar tibial plateau fractures treated with dual incisions and medial and lateral plates. J Bone Joint Surg Am. 2006 Aug;88(8):1713–1721.
93. Yoo BJ, Beingessner DM, Barei DP. Stabilization of the posteromedial fragment in bicondylar tibial plateau fractures: a mechanical comparison of locking and nonlocking single and dual plating methods. J Trauma. 2010 Jul;69(1):148–155.
94. Jiang R, Luo CF, Zeng BF. Biomechanical evaluation of ifferent fixation methods for fracture dislocation involving the proximal tibia. Clin Biomech (Bristol, Avon). 2008 Oct;23(8):1059–1064.
95. Lee MH, Hsu CJ, Lin KC, et al. Comparison of outcome of unilateral locking plate and dual plating in the treatment of bicondylar tibial plateau fractures. J Orthop Surg Res. 2014 Jul 20;9:62.
96. Wang Y, Luo C, Zhu Y, et al. Updated three-column concept in surgical treatment for tibial plateau fractures—a prospective cohort study of 287 patients. Injury. 2016 Jul;47(7):1488–1496.
97. Wang SQ, Gao YS, Wang JQ, et al. Surgical approach for high-energy posterior tibial plateau fractures. Indian J Orthop. 2011 Mar;45(2):125–131.
98. Higgins TF, Klatt J, Bachus KN. Biomechanical analysis of bicondylar tibial plateau fixation: how does lateral locking plate fixation compare to dual plate fixation? J Orthop Trauma. 2007 May;21(5):301–306.
99. Neogi DS, Trikha V, Mishra KK, et al. Comparative study of single lateral locked plating versus double plating in type C bicondylar tibial plateau fractures. Indian J Orthop. 2015 Mar-Apr;49(2):193–198.
100. van Dreumel RL, van Wunnik BP, Janssen L, et al. Mid- to long-term functional outcome after open reduction and internal fixation of tibial plateau fractures. Injury. 2015 Aug;46(8):1608–1612.
101. Caspari RB, Hutton PM, Whipple TL, et al. The role of arthroscopy in the management of tibial plateau fractures. Arthroscopy. 1985;1(2):76–82.
102. Hung SS, Chao EK, Chan YS, et al. Arthroscopically assisted osteosynthesis for tibial plateau fractures. J Trauma. 2003 Feb;54(2):356–363.
103. Siegler J, Galissier B, Marcheix PS, et al. Percutaneous fixation of tibial plateau fractures under arthroscopy: a medium term perspective. Orthop Traumatol Surg Res. 2011 Feb;97(1):44–50.
104. Ohdera T, Tokunaga M, Hiroshima S, et al. Arthroscopic management of tibial plateau fractures—comparison with open reduction method. Arch Orthop Trauma Surg. 2003 Nov;123(9):489–493.
105. Kayali C, Ozturk H, Altay T, et al. Arthroscopically assisted percutaneous osteosynthesis of lateral tibial plateau fractures. Can J Surg. 2008 Oct;51(5):378–382.
106. Bernfeld B, Kligman M, Roffman M. Arthroscopic assistance for unselected tibial plateau fractures. Arthroscopy. 1996 Oct;12(5):598–602.
107. Chen XZ, Liu CG, Chen Y, et al. Arthroscopy-assisted surgery for tibial plateau fractures. Arthroscopy. 2015 Jan;31(1):143–153.
108. Cetik O, Cift H, Asik M. Second-look arthroscopy after arthroscopy-assisted treatment of tibial plateau fractures. Knee Surg Sports Traumatol Arthrosc. 2007 Jun;15(6):747–752.
109. Ruiz-Iban MA, Diaz-Heredia J, Elias-Martin E, et al. Repair of meniscal tears associated with tibial plateau fractures: a review of 15 cases. Am J Sports Med. 2012 Oct;40(10):2289–2295.
110. Chan YS, Chiu CH, Lo YP, et al. Arthroscopy-assisted surgery for tibial plateau fractures: 2- to 10-year follow-up results. Arthroscopy. 2008 Jul;24(7):760–768.
111. Roerdink WH, Oskam J, Vierhout PA. Arthroscopically assisted osteosynthesis of tibial plateau fractures in patients older than 55 years. Arthroscopy. 2001 Oct;17(8):826–831.
112. Ries MD. Primary arthroplasty for management of osteoporotic fractures about the knee. Curr Osteoporos Rep. 2012 Dec;10(4):322–327.

113. Saleh KJ, Sherman P, Katkin P, et al. Total knee arthroplasty after open reduction and internal fixation of fractures of the tibial plateau: a minimum five-year follow-up study. J Bone Joint Surg Am. 2001 Aug;83-A(8):1144–1148.
114. Vermeire J, Scheerlinck T. Early primary total knee replacement for complex proximal tibia fractures in elderly and osteoarthritic patients. Acta Orthop Belg. 2010 Dec;76(6):785–793.
115. Gerich T, Bosch U, Schmidt E, et al. Kniegelenkendoprothetik nach TibiakopffrakturenMittelfristige Ergebnisse einer Kohortenanalyse [Knee joint prosthesis implantation after fractures of the head of the tibia. Intermediate term results of a cohort analysis]. Unfallchirurg. 2001 May;104(5):414–419. German.
116. Frattini M, Vaienti E, Soncini G, et al. Tibial plateau fractures in elderly patients. Chir Organi Mov. 2009 Dec;93(3):109–114.
117. Su EP, Westrich GH, Rana AJ, et al. Operative treatment of tibial plateau fractures in patients older than 55 years. Clin Orthop Relat Res. 2004 Apr(421):240–248.
118. Parratte S, Bonnevialle P, Pietu G, et al. Primary total knee arthroplasty in the management of epiphyseal fracture around the knee. Orthop Traumatol Surg Res. 2011 Oct;97(6 Suppl):S87–S94.
119. Schwarz N, Buchinger W, Mahring M, et al. Unfallkrankenhaus. Knieendoprothese als Ersttherapie bei proximaler Tibiafraktur [Trauma hospital. Knee arthroplasty as primary therapy for proximal tibial fracture]. Unfallhirurg. 2008 Nov;111(11):928–932. German.
120. Nourissat G, Hoffman E, Hemon C, et al. Arthroplastie totale de genou pour fracture récente grave de l'épiphyse tibiale proximale chez le sujet âgé [Total knee arthroplasty for recent severe fracture of the proximal tibial epiphysis in the elderly subject]. Rev Chir Orthop Reparatrice Appar Mot. 2006 May;92(3):242–247. French.
121. Insall JN, Dorr LD, Scott RD, et al. Rationale of the Knee Society clinical rating system. Clin Orthop Relat Res. 1989 Nov(248):13–14.
122. Ali AM, El-Shafie M, Willett KM. Failure of fixation of tibial plateau fractures. J Orthop Trauma. 2002 May;16(5):323–329.
123. Kanis JA, Johnell O, Oden A, et al. FRAX and the assessment of fracture probability in men and women from the UK. Osteoporos Int. 2008 Apr;19(4):385–397.
124. Kanis JA, McCloskey E, Johansson H, et al. FRAX((R)) with and without bone mineral density. Calcif Tissue Int. 2012 Jan;90(1):1–13.
125. Gislason MK, Coupaud S, Sasagawa K, et al. Prediction of risk of fracture in the tibia due to altered bone mineral density distribution resulting from disuse: a finite element study. Proc nst Mech Eng H. 2014 Feb;228(2):165–174.
126. Popp AW, Senn C, Franta O, et al. Tibial or hip BMD predict clinical fracture risk equally well: results from a prospective study in 700 elderly Swiss women. Osteoporos Int. 2009 Aug;20(8):1393–1399.
127. Beattie KA, Boulos P, Duryea J, et al. The relationships between bone mineral density in the spine, hip, distal femur and proximal tibia and medial minimum joint space width in the knees of healthy females. Osteoarthritis Cartilage. 2005 Oct;13(10):872–878.
128. Gausden E, Garner MR, Fabricant PD, et al. Do clinical outcomes correlate with bone density after open reduction and internal fixation of tibial plateau fractures. Arch Orthop Trauma Surg. 2017 Jun;137(6):755–760.

3.16 胫骨干

作者 Björn-Christian Link, Philippe Posso, Reto Babst
译者 孙天童　审校 宋纯理

1 引言

胫骨干骨折（tibial shaft fracture, TSF）是创伤中心最常见的手术适应证之一[1]。在普通人群中，大多数 TSF 是高能量创伤的结果，如机动车碰撞、从高空坠落和与运动相关的碰撞。相反，在老年人中，TSF 主要发生在低能量跌倒后的骨质疏松女性中[2]。

随着人口老龄化，骨质疏松症的患病率和跌倒次数或跌倒风险呈上升趋势。然而，部分数据显示，在过去 10 年中，老年人 TSF 的发病率有所下降[3]。

由于损伤机制及胫骨软组织包被的脆弱，软组织损伤往往是一个复杂的因素。在老年人中，这种情况更为明显。

- 内科合并疾病对软组织包被的状况有负面影响
- 皮肤、皮下组织和肌肉的脆弱性和愈合受损可能会导致手术部位感染，随后会出现更严重的并发症。创伤总是会对软组织造成一定的压力（第一次打击），手术和可能的并发症（第二次打击）也是如此
- 细致的软组织处理技术和解剖是至关重要的。关键是复位和内固定造成的伤害应尽可能小，因而微创钢板内固定术成为首选技术
- 包括整形外科医生、血管外科医生和营养师在内的跨学科团队应该解决广泛的软组织损伤问题

关于 TSF 的一些重要事实包括以下方面。

- 在老年人群中，TSF 主要发生在低能量从站立高度跌倒的女性
- 合并 TSF 的骨筋膜室综合征的发生率为 1.5%~9%[4, 5]
- 骨筋膜室综合征可由诱导性肿胀（原发性）引起或继发于再灌注综合征
- 髓内（IM）钉固定是普通人群首选的手术治疗方法，它的高负荷能力允许早期负重，其低侵袭性允许与骨折周围的皮肤和皮下组织最低程度地相互作用
- 开放性骨折和不使用钉子的固定是骨不连的预测因素[3]。优化骨折复位是至关重要的，因为较大的舒张度与较高的骨不连率相关[6]

2 流行病学和病因学

胫骨干骨折的发病率是每年每 10 万人中有 17~22 例。它们占成人所有骨折的 2% 和所有长骨骨折的 36.7%，使其成为最常见的长骨骨折[2,7]。

与患者年龄相关的骨折分布呈现 2 个主要的人口统计学高峰：年轻男性和老年女性。女性发病率随着患者年龄的增长呈稳步上升趋势，在年龄 >90 岁时达到最大值，为每年每 10 万人中有 36 例。然而，男性的发病率随着患者年龄

的增加而下降，到年龄 >60 岁，发病率达到约每年每 10 万人中有 13 例的相对稳定水平[7]。年轻男性和老年女性中典型的双峰骨折分布表明骨质疏松症是老年人群的潜在病因[2]。

TSF 的创伤病因在不同国家之间差异很大。在发展中国家，交通事故是主要原因，而在发达国家，地面坠落已成为最常见的原因[2, 7, 8]。这可能是由于道路安全、预期寿命和人口年龄分布的差异。

大多数 TSF 都是闭合性损伤。然而，20%~30% 是开放性骨折。开放性骨折与围手术期并发症显著相关。汽车碰撞是开放性骨折最常见的受伤原因（60%）[7]。在发达国家中，涉及机动车碰撞的 65 岁以上行人约占 TSF 的 30%，占开放式 TSF 的近 60%。

女性开放性骨折的发病率往往随着年龄的增长而上升，从 60~69 岁的每年每 100 万人中 200 例增加到 80 岁以上的每年每 100 万人中 525.7 例。在男性中，开放性骨折的发病率在 90 岁以上呈线性下降，达到每年每 100 万人中 232 例[9]。

有趣的是，无论是女性（≥ 80 岁的为每年每 100 万人中 351.6 例，而 ≤ 65 岁的为每年每 100 万人中 24.4 例）或男性（分别为每 100 万人中 149.3 例和每 100 万人中 31.5 例），开放性 TSF 都随着年龄的增长而增加。在 80 岁以上的女性中，约 60% 的开放性 TSF 是由跌倒引起的。女性开放性骨折发生率较高，部分原因可能是男性皮肤相对较厚（1.8 倍，$P<0.05$）[6]。皮肤衰老会减少胶原蛋白和弹性蛋白组织，并且在 40~50 岁皮肤的厚度会减少[10]。此外，皮肤厚度是骨密度的预测因素。这 2 个因素可能解释了开放性 TSF 随年龄增长的原因。

一个主要的复杂因素是骨筋膜室综合征的发展。这种潜在的破坏性损伤通常与胫骨骨折有关。在一般人群中，TSF 的骨筋膜室综合征的发生率在 1.5%~9%[4]，而老年人的数据很少。Clement 等[3] 报道，233 例 65 岁以上 TSF 患者中有 6 例发病，发病率为 2.6%。在这些患者中，所有患者都接受了 4 次筋膜切开术，其中 3 例（50%）发生了深部感染。骨筋膜室综合征和筋膜切开术与较高的死亡率无关。

3 诊断

合并疾病和用药对治疗决策的影响在第 1.1 章"老年骨科内科处理原则"和第 1.4 章"术前风险评估及准备"中有详细的描述。应特别注意破伤风疫苗状况，因为这一人群的免疫力往往在减弱。

3.1 临床评价

应该检查受影响的小腿和邻近的踝关节和膝关节。对于高能量创伤，应该遵循系统的方法［高级创伤生命支持（ATLS），如气道、呼吸、循环、功能障碍、暴露 / 检查（ABCDE）］，并额外评估常见的相关老年疾病，如慢性水肿、动脉功能不全和退行性关节疾病。彻底的全身检查应排除任何伴随的骨折、挫伤和伤口（案例 1：图 3.16-1）。

对于可疑的 TSF，局部皮肤状况至关重要。任何病理发现都应该拍照并记录下来。开放性骨折和闭合性骨折都可能导致皮肤受损。任何对位不良和骨块受压的区域都应及时恢复对位。闭合性骨折可迅速转变为开放性骨折，导致皮肤全层坏死，影响伤口愈合，造成灾难性后果。对于认知受损的患者，建议重复评估，特别是在移动患者之后或在肢体操作期间（如 X 线、石膏应用）。

如果是初次开放的 TSF，应在急诊科彻底冲洗伤口，拍照并记录（带标尺和患者信息），并用湿无菌敷料覆盖，以防止进一步不必要的操作和污染。随后应在手术室进行彻底清创。

应评估患肢的运动和感觉状态。评估可能会受到疼痛、肢体不稳定和痴呆（如果存在）

案例1

患者

一名72岁的女性在一次与机动车相撞后就诊。经创伤小组检查后发现，她患有孤立性开放性左侧远端胫骨干骨折（TSF）（图3.16-1a~c）。她有左踝夏科氏关节病和先前的左全膝关节置换术的重要病史。

合并疾病

- 胰岛素依赖型糖尿病
- 肥胖
- 外周血管疾病

治疗和结果

患者立即接受静脉注射抗生素，注射破伤风疫苗。最初的手术治疗包括冲洗、清创和放置外固定架以稳定骨折（图3.16-1d，e）。鉴于开放性伤口的性质，清创包括切除受伤时被污染和失活的骨折块（图3.16-1f，g）。

多种因素决定了该患者的最终治疗方案，包括她的内科合并疾病、近端全膝关节置换术以及既往同侧踝关节和后足融合术。为了稳定小腿和便于活动，决定继续使用负重的后足融合钉，并计划在软组织稳定和愈合后返回进行植骨（图3.16-1h，i）。

关键点

- 老年患者有多种合并疾病，包括糖尿病和肥胖，这可能会增加与开放性骨折相关的愈合和感染风险。这些都需要在做出治疗决定时加以考虑
- 在骨科手术之前，其他情况通常也会影响这类患者的治疗决定。虽然这种TSF的典型治疗方法可能包括标准的顺行胫骨髓内钉，但同侧全膝关节置换术和先前的后足/踝关节自体融合术使后足融合钉成为一种可接受的选择

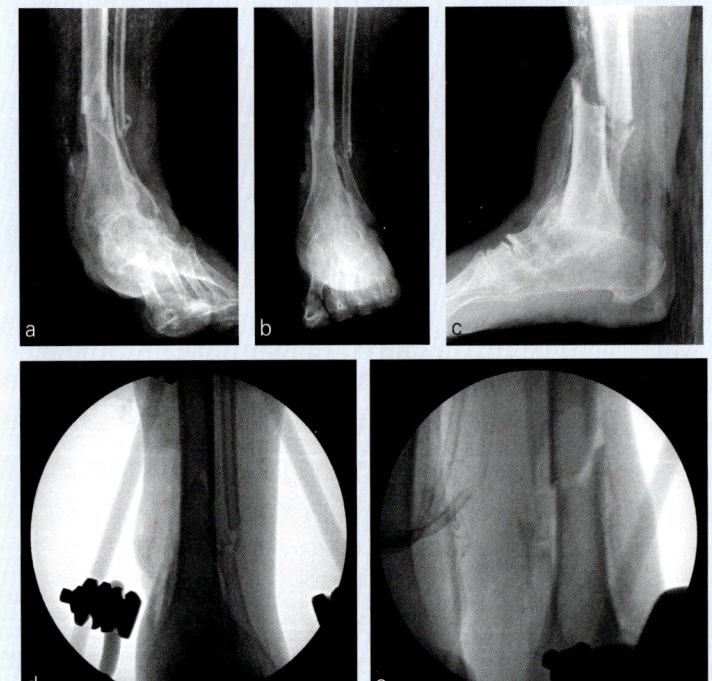

图3.16-1 一名72岁女性，孤立性开放性左侧远端胫骨干骨折

a~c. 除了左侧远端胫骨干骨折外，还有证据表明后足和胫距关节融合术是先前夏科氏关节病的后遗症。在这些X线片中看不到近端的同侧全膝关节置换术

d，e. 术中X线片显示放置外固定架后临时对位

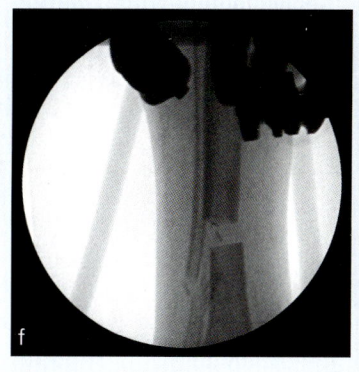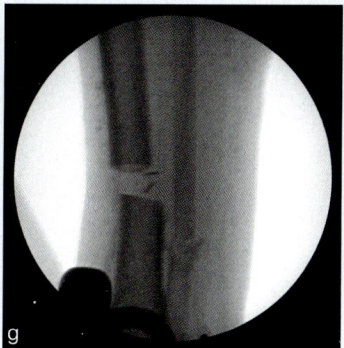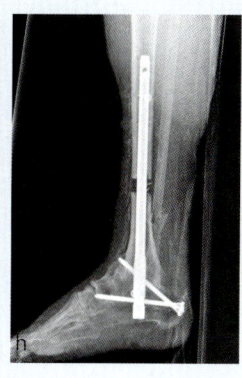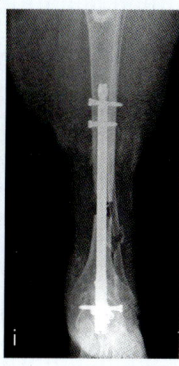

图 3.16-1（续）

f, g. X 线片显示切除的被污染和失活的骨折碎片

h, i. 术后 X 线片显示后足关节融合术髓内钉固定

（案例由第 3.20 章 "多发创伤" 的作者 Julie A Switzer 和 Herman Johal 提供）

的限制。应该测试胫神经、隐神经、腓浅神经和腓深神经的感觉。如果怀疑为多发性神经病，建议进行单丝检查。

血管检查最好用脉搏触诊和多普勒扫描。脉搏消失应重新定位和复查以及做进一步的血管检查［如计算机断层扫描（CT）血管造影、数字减影血管造影］。

老年患者的一般评估应该包括损伤前的功能水平、认知状态和最近的功能轨迹，此外还应该密切评估心血管和其他合并疾病。对于开放性骨折，应该评估骨折污染、皮肤撕裂长度和近端皮瓣状况（表 3.16-1）[11]。

3.2　骨筋膜室综合征

骨筋膜室综合征是一种众所周知的、令人畏惧的 TSF 并发症。胫骨干骨折是急性骨筋膜室综合征的主要原因，占所有骨筋膜室综合征病因的 36%。TSF 术后骨筋膜室综合征的发生率为 1.5%~11%。有 TSF 相关骨筋膜室综合征的患者往往比那些没有 TSF 的骨筋膜室综合征患者更年轻（即平均年龄 30 岁）[12]。在普通人群中，开放性 TSF 与闭合性 TSF 相比，并没有较高的骨筋膜室综合征发生率。尚没有专门针对老年人的数据。值得注意的是，由于组织老化和混杂的合并疾病，老年患者的生理储备减少，因此需要快速诊断和治疗。需要进一步分析来确定抗凝在老年人骨筋膜室综合征的发展中起多大程度的作用[13]。

表 3.16-1　评估老年人的危险因素

主要表现	是否存在于老年人中
患有静脉淤滞	是 / 否
凹陷性水肿	是 / 否
CHF/CVD	是 / 否
骨折粉碎	是 / 否
骨折污染	是 / 否
皮肤撕裂长度	<1 cm，1~5 cm，>5 cm
近端皮瓣	是 / 否
知道一天中的时间	1
记住最近发生的事	1
杂乱无章、焦躁不安	0
拔出静脉导管、鼻饲管、导尿管等	0
容易或突然地情绪化	0
看到 / 听到不存在的东西	0

摘自 CourtBrown，2016：老年人肌肉骨骼创伤[11]。

缩写：CHF，充血性心力衰竭；CVD，心血管疾病一般来说，骨筋膜室综合征可由诱导性肿胀引起或继发于再灌注综合征。由于认知障碍患者无法清楚地表达他们的疼痛，一个有经验的外科医生如有任何怀疑即应进行检查。体格检查可辅以骨筋膜室压测量。

如有疑问，应对受影响的筋膜室行筋膜切开术。漏诊骨筋膜室综合征对患者、外科医生和卫生系统都有巨大的影响。TSF截肢率低。截肢通常是严重软组织损伤、神经血管受损、动脉损伤、骨筋膜室综合征或感染的结果。瑞典国家患者登记处报告开放性胫骨骨折截肢率为3.6%[14]，年龄是一个重要的预测因素。

3.3 影像学

胫骨的AP和侧位片应用相邻踝关节的X线片（踝穴位和侧位片）和膝关节的X线片（AP、侧位片和髌骨轴位片）获得。如果怀疑骨折线延伸至踝关节或膝关节，应进行CT扫描。对于认知受损的患者，任何有症状或可疑的区域都应该成像。任何提示病理性骨折、恶性肿瘤或骨髓炎的骨损伤都应进一步进行CT扫描和（或）磁共振成像检查。

影像学检查的解释应包括骨折类型分类和软组织评估。治疗方式的范围应该受到限制，并与老年、虚弱患者的生理储备相匹配。骨折类型、骨折位置和软组织状态决定了有限的治疗选择范围，各种治疗方法都有其特定的利弊。

4 分类

胫骨干骨折的AO/OTA骨折和脱位分类是这一骨段普遍接受的分类，但如果没有额外的软组织分类，在临床上是不够的。这些附加信息在开放性骨折的Gustilo分类和闭合性骨折的Tscherne分类中被考虑。AO/OTA骨折和脱位分类本身并不能预测治疗结果。结合软组织分级的进一步研究是必要的，可能有助于指导治疗和预测结果。

4.1 胫骨干骨折 AO/OTA 骨折与脱位分类

胫骨干对应第42骨段。然后按类型对骨折形态进行分类（A表示简单骨折，B表示楔形骨折，C表示多段骨折）。每种类型由描述骨折几何结构的3组组成[1组是螺旋形骨折，2组是斜行骨折（≥30°），3组是横行骨折（<30°）]。使用2F1（近端）、2F2（骨干）或2F3（远端）位置分别对伴行性腓骨骨折进行编码。腓骨骨折的形态进一步分为不同类型。在65岁以上的患者中，较高的AO/OTA型与较长的平均愈合时间（A: 20.5周，B: 28.5周，C: 35周，$P>0.008$）和更高的截肢率（A: 1%，B: 5%，C: 6%）相关，B型和C型显示出更高的不愈合率（26%和19%，而A型骨折为3%），但并不能预测更高的死亡率[3]。

4.2 软组织分类

老年患者常常皮肤质量差以及有常见的合并疾病，如静脉淤滞、外周动脉疾病和色素沉着过多，这使得对皮肤的分类变得更加困难。因此，在推断软组织分类时，建议考虑以前的皮肤状况。

4.3 开放性骨折的 Gustilo 分类

Gustilo分类得到了广泛的应用和完善（案例2：图3.16-2）。但即使在经验丰富的外科医生中，它也具有高度的观察者间差异性[15]。研究表明，Gustilo等级越高，骨不连的发生率越高。不幸的是，这种分类不能提供老年人群治疗的具体结果数据。

4.4 闭合性骨折的 Tscherne 分类

闭合性骨折的Tscherne分类已经确立。在65岁以上的患者中，软组织损伤级别越高，感染率越高，愈合时间也越长（Tscherne C0为16.9周，Tscherne C3为25.8周）[9]。

患者

一名86岁女性在花园跌倒后右小腿开放性骨折（Gustilo Ⅱ~ⅢA型；AO/OTA 42A1）（图3.16-2a~c）。

合并疾病

- Charlson 合并疾病指数评分 2
- 骨质疏松症
- 肌少症
- Barthel 指数 55/75
- 轻度痴呆

治疗和结果

伤口清创，冲洗，用 Weber 钳复位，入院后3小时用专业的胫骨钉手术固定。由于骨质疏松和软组织闭合，采用角稳定锁定系统进行锁定（图3.16-2d~f）。

软组织和骨折顺利愈合。小腿反复肿胀，活动范围扩大。1年后随访显示，尽管进钉口很偏内侧，但对位良好（图3.16-2g，h）。

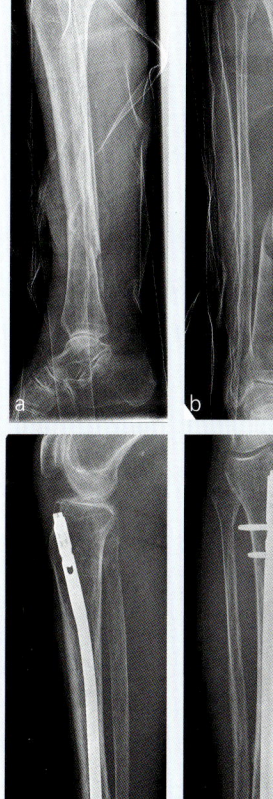
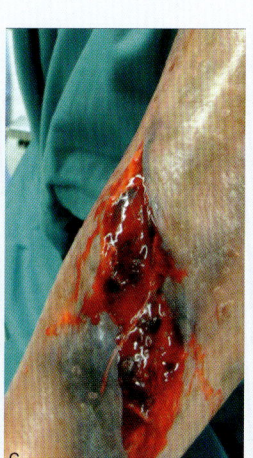
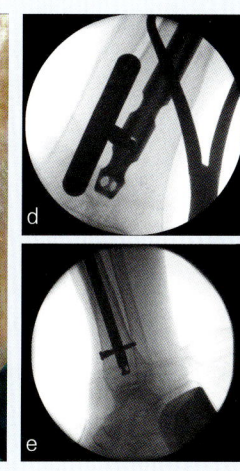
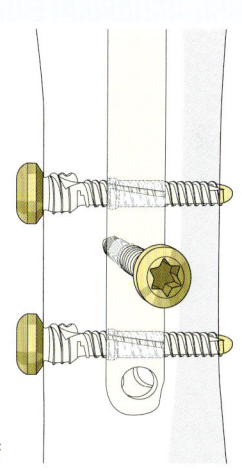

图3.16-2 一名86岁女性，患有开放性骨折
a~c. X线片和临床照片显示小腿开放性骨折
d~f. 骨折螺钉固定和锁定
g，h. 随访1年的X线片

（案例由奥地利因斯布鲁克大学创伤外科系提供）

5 决策制订

Clement 等[3]得出结论，髓内钉固定是老年人的首选治疗方案，有58%的65岁以上患者使用，46%的80岁以上患者使用。这种固定既具有微创性，又允许患者早期负重[3]。

然而，在干骺端，有些骨折太远或太近，髓内钉固定不能充分稳定，需要用钢板固定。推荐钢板固定的骨折平面取决于可分别放置在近端或远端骨折块内的固定螺钉的数量。髓内钉固定至少需要3枚多平面螺钉。

在开放性骨折中，高度污染和软组织损伤需要清创和使用外固定架早期稳定，然后才能安全地进行最终的内固定治疗。由于血管状况不佳或糖尿病，软组织覆盖范围可能受到限制。对于因合并疾病而愈合能力有限的患者，整形重建手术甚至截肢都可能是必要的。

骨质疏松性骨折的治疗意味着一个额外的挑战，因为植入物的把持力降低，骨质疏松性骨的脆弱的力学性能要求比直接复位更间接的技术。

最近的一些进展可以补充解剖复位、骨块间加压和大跨度机械支撑的经典原理，如角稳定（钢板和髓内钉）和能增加固定把持力的骨水泥加固[16]。

5.1 非手术治疗与手术治疗

在一项前瞻性研究中，Clement 等[3]指出，使用髓内（IM）钉固定治疗 TSF 的比例随着年龄的增长而减少，在单独使用非手术治疗的患者中，65岁以上的患者占18%，80岁以上的患者占30%。这可以解释为，越来越多的老年人患有卧床或坐轮椅的残疾，他们无法实现早期负重。然而，在作者看来，18%的非手术治疗患者似乎是一个相当高的比率，在这种情况下，需要考虑医疗系统对治疗决策的影响。

对移位的 TSF 进行非手术治疗和髓内钉固定的随机对照试验（RCT）显示，与髓内钉固定相比，非手术治疗的骨折愈合时间显著延长，成角畸形增加，肢体短缩[17]。在非移位的 TSF 中，髓内钉改善了患者的功能和临床结局，患者可以更快地恢复工作[18]。尚没有针对老年人群的随机对照试验。封闭治疗的适应证包括高麻醉风险和低移位程度（角度、旋转和长度）。Sarmiento 等[19]在 780 例使用功能性支撑治疗的患者中发现，年龄大于49岁是愈合时间延长的独立预测因素。在另一项研究中，Sarmiento 等[20]报道，大多数骨折愈合时内翻<6°（90%），外翻<6.5°（95%），尖端前角<6°（95%），尖端后角<0.7°。

痴呆和多发性神经病降低了遵守活动限制和治疗的能力。如果考虑非手术治疗，这些因素加上识别和表述疼痛的困难应该牢记在心，因为石膏固定有导致压疮的风险。

在 TSF 的非手术治疗中是否需要部分负重（PWB）也是一个限制因素。部分负重通常很难实现，因为力量、平衡和认知能力减弱，以及有跌倒的额外风险。

由于上述风险与非手术治疗相关，手术治疗应是功能完整患者的首选。非手术治疗应仅考虑预期寿命较短的患者、卧床或坐轮椅患者，其石膏固定后遗症的风险最小，且在负重状态受到任何限制的情况下不可逆功能下降的风险最小。

5.2 开放性下肢骨折

老年人开放性TSF的类型与普通人群不同，单纯跌倒造成的低能量创伤是主要原因。

开放性骨折对老年人来说是一个额外的挑战。皮肤抵抗力的改变会增加伤口和伤口愈合并发症的风险。脆弱的皮肤屏障，加上免疫系统受损和抗生素使用时间延长，可能会增加抗生素耐药感染的问题[21]。

老年人开放性骨折的基本治疗原则与普通人群相同，包括早期清创、冲洗和固定。固定的类型（暂时的还是最终的，钢板还是螺钉）取决于软组织损伤的程度，以及未来血管或重建干预的潜在需要。

预防性抗生素治疗的过程应该根据 Gustilo 分类、肾功能、过敏、药物相互作用和潜在的微生物耐药史与传染病专家讨论[22]。

关于最终固定，已证明扩髓 IM 钉固定在 55 岁以下患者的低级别开放性骨折中是安全的。在高级别开放性骨折中，关于感染率的报道结果相互矛盾。活体动物研究的证据表明，使用涂有抗生素的螺钉可以进一步降低局部骨感染的风险[24]。

5.3 螺钉与钢板

与钢板相比，IM 钉有许多优点。首先，IM 钉具有高负荷能力，允许早期负重，这对老年患者很重要。其次，它避免了骨折部位的皮肤切口，这是这个人群的另一个目标。因此，在技术可行的情况下，IM 钉固定是治疗 TSF 的首选手术方法。尽管如此，比较髓内钉与钢板的随机对照试验显示 IM 钉固定中的骨不连、畸形愈合和对位不良发生率增加，而深部感染没有增加。

5.4 其他选择

在严重污染的开放性骨折中，外固定可以是一种暂时性或最终的治疗选择。

6 非手术治疗

非手术治疗包括移位骨折的处理和用长腿石膏或功能性支架固定受伤的小腿（图 3.16-3）。由于皮肤脆弱，在制作铸件或支架成型时，应特别注意骨性突起的保护。

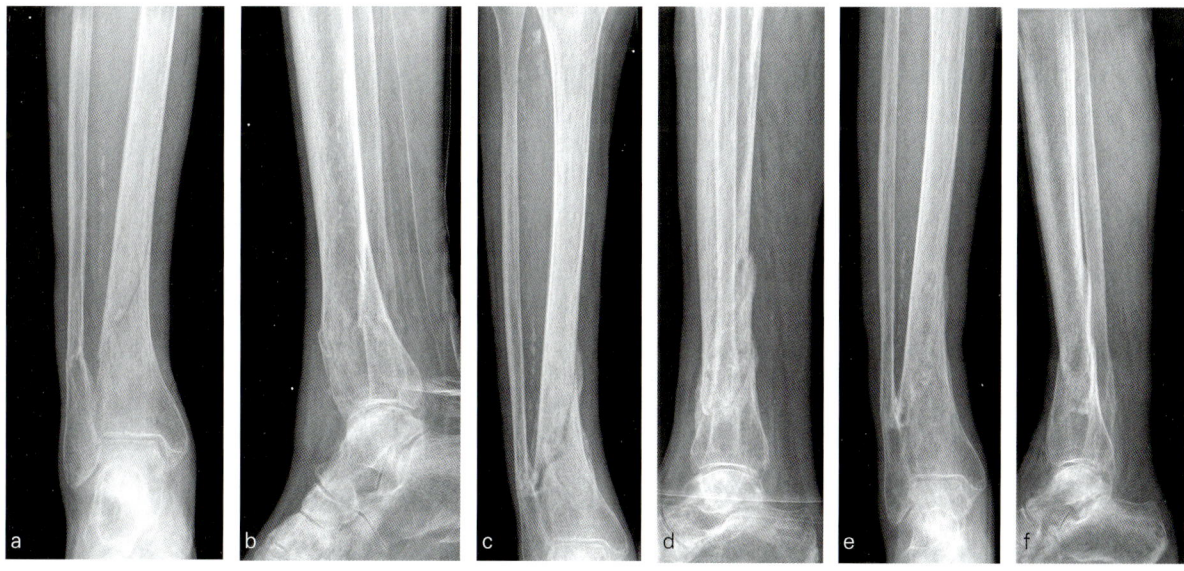

图 3.16-3　一名 90 岁女性，非手术治疗无移位的胫骨干骺端骨折合并腓骨远端 Weber 骨折
a，b. 诊断时的 X 线片
c，d. 石膏治疗 12 周后的 X 线片
e，f. 石膏治疗 7 个月后的 X 线片

7 髓内钉

7.1 入路

图中描述了髌旁内侧入路、肌腱分裂入路、髌上入路及半延伸外侧或内侧入路（图3.16-4）。

髌旁内侧入路在寻找合适的外侧插入点时可能存在问题。过多的内侧入口点会导致 TSF 近端的外翻畸形。在选择此入路之前，必须对患者的解剖结构进行深入研究。

肌腱分裂入路可避免出现上述问题。对于老年患者，脂肪组织可能很稀疏，必须非常小心，以避免髌腱受损。在近端 TSF 中，无法控制髌骨附近导丝的入口角有可能导致过大的后角，从而导致髓内钉在插入过程中发生移位。

髌上入路可使膝关节处于半伸展位置。作者建议髋关节和膝关节屈曲 30°，并在膝下使用泡沫支撑。该入路对于近端 TSF 是一个很好的选择，因为它允许一个更靠后的入口点，以避免由髓内钉弯曲引起的近端骨折的返屈。关于髌骨后软骨损伤风险的证据尚有争议，可能对老年患者影响不大[25, 26]。另一方面，髌上入路是关节内入路，存在感染性关节炎的风险，尤其是在开放性骨折中。目前正在进行研究，以解决这一问题[27]。

为了避免软骨损伤的风险和髌上入路关节切开带来的风险，Kubiak 等[28]提出了一种半延伸关节外入路。该入路可以在髌骨外侧或内侧进行，根据患者的解剖情况，遵循阻力最小的路径。此入路的基石是仔细准备浅层支持带，松解下深层支持带，并保留滑车上方的滑膜。此入路对更近端的 TSF 特别有意义。

在所有的入路中，钉子的入口点是至关重要的。获得膝关节真 AP 是必要的，因为 C 臂轻微的偏移可能会导致进钉点发生较大的外侧或内侧偏移。

7.2 髓内钉直径

在老年人中，髓内腔更宽，可能需要更大的钉直径（11~13 mm）[11]。扩髓应比髓内钉直径宽 1~2 mm，可以减少骨皮质血流。

7.3 交锁螺钉

建议先放置远端交锁螺钉，允许轻微的回击，增加骨接触，可以理想地降低骨不连的发生率。对于老年人的骨质疏松性骨，建议使用比年轻患者更多的交锁螺钉。对于较近端骨折，至少应放置 3 枚交锁螺钉，对于远端骨折，建议使用多平面螺钉。如果复位很难维持，或者如果传统的交锁螺钉没有足够的抓握，可以使用角稳定锁定螺钉（如角稳定锁定系统），尽管证据有限[18]。可能需要额外的复位和钢板固定。

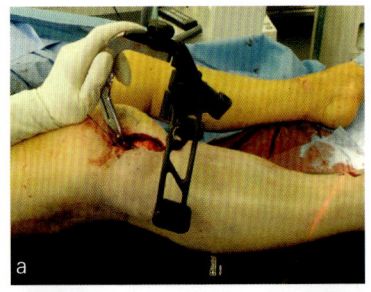
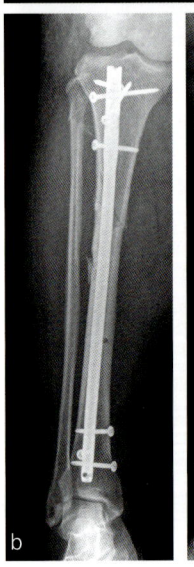
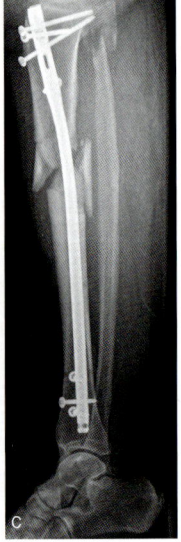

图 3.16-4 髓内钉入路
a. 半伸展关节外髓内钉入路
b，c. 术后 X 线片

7.4 术后处理

建议术后早期在物理治疗指导下活动，快速过渡到完全负重。优化营养状况，避免内源性伤害，仔细处理并发症是恢复的关键。

8 钢板

对于更远端或近端的骨干骨折，钢板可以提供更好的复位（图3.16-5）。然而，应该注意钢板和相关的PWB的成本效益，特别是对于多发性骨折或关节损伤的患者。应该考虑微创钢板技术，因为这些技术可以减少软组织损伤和可能的骨不连发生率。在因长期使用皮质类固醇而导致皮肤萎缩的虚弱患者中，最好使用解剖型低轮廓钢板，以最大限度地减少植入物对软组织的危害（案例3；图3.16-6）。

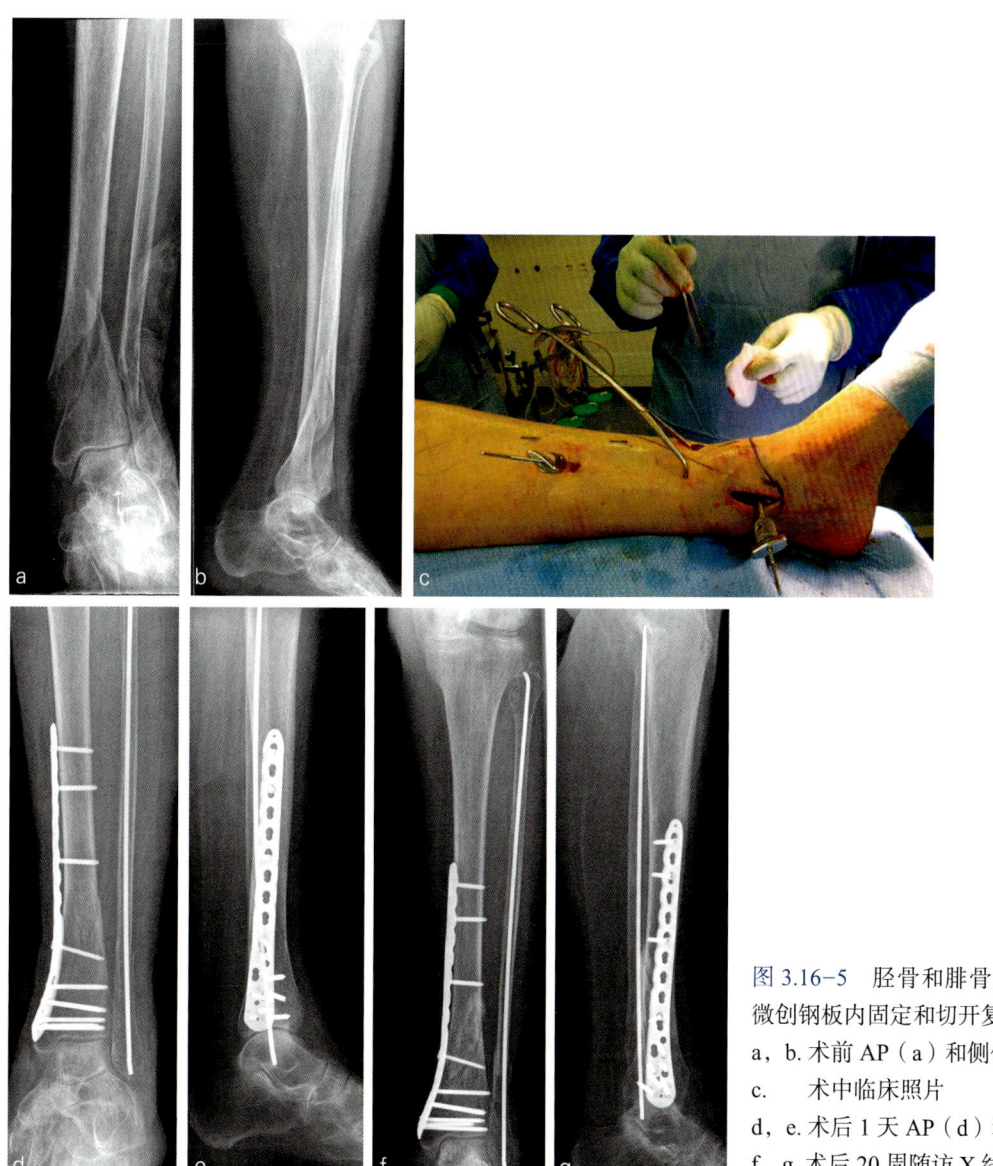

图3.16-5 胫骨和腓骨远端半闭合骨折的微创钢板内固定和切开复位内固定
a，b. 术前AP（a）和侧位（b）X线片
c. 术中临床照片
d，e. 术后1天AP（d）和侧位（e）X线片
f，g. 术后20周随访X线片

案例 3

患者

一名 99 岁的女性胫腓骨干骨折。

合并疾病

- 痴呆
- 肾功能不全（肾小球滤过率 33 mL/min/1.73 m^2）
- 左侧外周动脉疾病 Ⅱ b 期，伴有弥漫性动脉硬化和单动脉灌注（腓动脉）
- 动脉高压
- 正常红细胞性正常色素性贫血

治疗和结果

切开复位内固定治疗胫腓骨干骨折伴全层皮肤坏死（图 3.16-6a~e）。

初次钢板固定 4 周后，取出钢板，置入髓内钉（图 3.16-6f，g）。术后 6 个月 X 线片如图 3.16-6h，i 所示。

由于血管状况不佳，游离皮瓣无法覆盖，因此必须使用局部皮瓣覆盖和负压创面治疗（图 3.16-6j，k）。

除一个皮肤缺损仍然开放外，几乎所有的皮肤缺损都可以闭合。患者能够在完全负重的助行器上行走且没有疼痛（图 3.16-6l~n）。

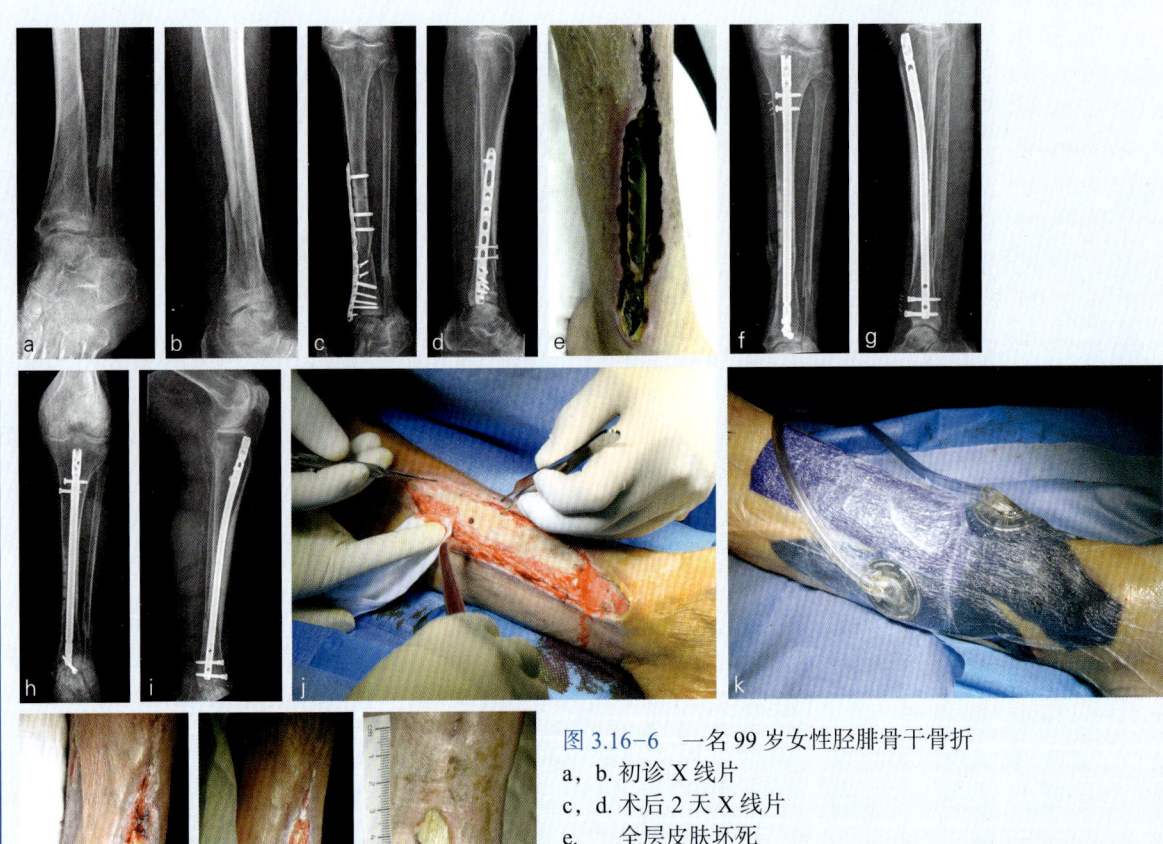

图 3.16-6 一名 99 岁女性胫腓骨干骨折
a，b. 初诊 X 线片
c，d. 术后 2 天 X 线片
e. 全层皮肤坏死
f，g. 初次钢板固定 4 周后，取出钢板并进行髓内钉固定术后的 X 线片
h，i. 术后 6 个月的 X 线片
j，k. 局部皮瓣覆盖及负压创面治疗（NPWT）
l~n. 临床照片显示进行 NPWT 后 7 周(l)、NPWT 后 9 周(m) 和 NPWT 后 5 个月（n）的小腿

9 外固定

开放性骨折通常采用外固定，或作为术前清创的临时措施，或作为主要的最终治疗方法。对于虚弱的、认知受损的患者来说，外固定可能很难耐受，所以需要进行PWB、额外的护理，以及注意更高的感染风险。

10 骨不连

Clement等[3]指出，老年人TSF骨不连的发生率为10%。与65~80岁的患者相比，80岁以上的患者不会有更高的骨不连发生率。在这项研究中，开放性骨折和不使用钉子的固定是骨不连的预测因素[3]。优化骨折复位是至关重要的，因为更大的骨分离与更高的骨不连率相关。

11 参考文献

1. Busse JW, Morton E, Lacchetti C, et al. Current management of tibial shaft fractures: a survey of 450 Canadian orthopedic trauma surgeons. Acta Orthop. 2008 Oct;79(5):689–694.
2. Court-Brown CM, Caesar B. Epidemiology of adult fractures: A review. Injury. 2006 Aug;37(8):691–697.
3. Clement ND, Beauchamp NJ, Duckworth AD, et al. The outcome of tibial diaphyseal fractures in the elderly. Bone Joint J. 2013 Sep;95-B(9):1255–1262.
4. Shadgan B, Pereira G, Menon M, et al. Risk factors for acute compartment syndrome of the leg associated with tibial diaphyseal fractures in adults. J Orthop Traumatol. 2015 Sep;16(3):185–192.
5. Allmon C, Greenwell P, Paryavi E, et al. Radiographic predictors of compartment syndrome occurring after tibial fracture. J Orthop Trauma. 2016 Jul;30(7):387–391.
6. Fong K, Truong V, Foote CJ, et al. Predictors of nonunion and reoperation in patients with fractures of the tibia: an observational study. BMC Musculoskelet Disord. 2013 Mar 22;14:103.
7. Weiss RJ, Montgomery SM, Ehlin A, et al. Decreasing incidence of tibial shaft fractures between 1998 and 2004: information based on 10,627 Swedish inpatients. Acta Orthop. 2008 Aug;79(4):526–533.
8. Grecco MAS, Prado Junior ID, Rocha MA, et al. Estudo epidemiológico das fraturas diafisárias de tíbia [Epidemiology of tibial shaft fractures]. Acta Ortopédica Brasileira. 2002 Oct/Dec;10(4). Available at: http://www.scielo.br/scielo.php?script=sci_arttext&pid=S1413-78522002000400002&lng=en&nrm=iso&tlng=en. Accessed 2017. Portuguese.
9. Court-Brown CM, Biant LC, Clement ND, et al. Open fractures in the elderly. The importance of skin ageing. Injury. 2015 Feb;46(2):189–194.
10. Uitto J. The role of elastin and collagen in cutaneous aging: intrinsic aging versus photoexposure. J Drugs Dermatol. 2008 Feb;7(2 Suppl):S12–S16.
11. Court-Brown C, McQueen M, Swiontkowski MF, et al. Musculoskeletal trauma in the elderly. Boca Raton: CRC Press; 2016.
12. McQueen MM, Gaston P, Court-Brown CM. Acute compartment syndrome. Who is at risk? J Bone Joint Surg Br. 2000 Mar;82(2):200–203.
13. Kurmis AP. Diagnosing acute lowerlimb compartment ayndrome in the older population: a clinical conundrum. Clin Geriatrics. 2008:29.
14. Tampe U, Weiss RJ, Stark B, et al. Lower extremity soft tissue reconstruction and amputation rates in patients with open tibial fractures in Sweden during 1998–2010. BMC Surg. 2014 Oct 16;14:80.
15. Brumback RJ, Jones AL. Interobserver agreement in the classification of open fractures of the tibia. The results of a survey of two hundred and forty-five orthopaedic surgeons. J Bone Joint Surg Am. 1994 Aug;76(8):1162–1166.
16. Roth SE, Kreder H, Stephen D, et al. Biomechanical stability of intramedullary nailed high proximal third tibial fractures with cement augmented proximal screws. J Orthop Trauma. 2005 Aug;19(7):457–461.
17. Hooper GJ, Keddell RG, Penny ID. Conservative management or closed nailing for tibial shaft fractures. A randomised prospective trial. J Bone Joint Surg Br. 1991 Jan;73(1):83–85.
18. Obremskey WT, Cutrera N, Kidd CM. A prospective multicenter study of intramedullary nailing vs casting of stable tibial shaft fractures. J Orthop Traumatol. 2017 Mar;18(1):69–76.
19. Sarmiento A, Gersten LM, Sobol PA, et al. Tibial shaft fractures treated with functional braces. Experience with 780 fractures. J Bone Joint Surg Br. 1989 Aug;71(4):602–609.
20. Sarmiento A, Sharpe FE, Ebramzadeh E, et al. Factors influencing the outcome of closed tibial fractures treated with functional bracing. Clin Orthop Relat Res. 1995 Jun(315):8–24.
21. Yoshikawa TT. Antimicrobial resistance and aging: beginning of the end of the antibiotic era? J Am Geriatr Soc. 2002 Jul;50(7 Suppl):S226–S229.
22. Rodriguez L, Jung HS, Goulet JA, et al. Evidence-based protocol for prophylactic antibiotics in open fractures: improved antibiotic stewardship with no increase in infection rates. J Trauma Acute Care Surg. 2014 Sep;77(3):400–407; discussion 407–408; quiz 524.
23. Bhandari M, Guyatt G, Tornetta P 3rd, et al. Randomized trial of reamed and unreamed intramedullary nailing of tibial shaft

fractures. J Bone Joint Surg Am. 2008 Dec;90(12):2567–2578.
24. Schmidmaier G, Lucke M, Wildemann B, et al. Prophylaxis and treatment of implant-related infections by antibioticcoated implants: a review. Injury. 2006 May;37(Suppl 2):S105–S112.
25. Sanders RW, DiPasquale TG, Jordan CJ, et al. Semiextended intramedullary nailing of the tibia using a suprapatellar approach: radiographic results and clinical outcomes at a minimum of 12 months follow-up. J Orthop Trauma. 2014 Aug;28(Suppl 8):S29–S39.
26. Zamora R, Wright C, Short A, et al. Comparison between suprapatellar and parapatellar approaches for intramedullary nailing of the tibia. Cadaveric study. Injury. 2016 Oct;47(10):2087–2090.
27. Zelle BA. Intramedullary nailing of tibial shaft fractures in the semiextended position using a suprapatellar portal technique. Int Orthop. 2017 Sep;41(9):1909–1914.
28. Kubiak EN, Widmer BJ, Horwitz DS. Extra-articular technique for semiextended tibial nailing. J Orthop Trauma. 2010 Nov;24(11):704–708.

3.17 踝关节

作者 Christian CMA Donken, Michael HJ Verhofstad
译者 张 旺　审校 宋纯理

1 引言

老年人踝关节骨折（AF）是最常见的损伤，在创伤外科中具有多种独特问题。

- 老年人的踝关节骨折是骨质疏松性骨折的预测因素[1]，但也可能是双膦酸盐治疗骨质疏松症的结果[2]
- 老年患者更易出现不稳定骨折，主要表现为旋前外展Ⅲ型、旋后外旋Ⅳ型和旋前外旋Ⅳ型[3]。这些严重损伤常伴有关节软骨损伤，影响功能预后[4]
- 踝关节骨折术后具有并发症增加的风险[5~7]。患有糖尿病、外周血管炎、C型骨折、吸烟和住在疗养院的患者伤口感染的风险增加（高达4%），导致功能恢复减少[8, 9]。不良的软组织状态，需要精心地处理
- 肥胖在老年人中很常见。尽管有人认为较大的软组织包绕可以防止开放性踝关节骨折肥胖患者的伤口愈合并发症，但这从未被证实，相反，人们对增加并发症的事实不屑一顾。没有文献支持对踝关节骨折的肥胖患者采取独特的治疗方法[10]
- 骨质疏松症常见于老年人群。骨皮质的骨量、质量和骨矿化密度是影响骨螺钉抓握的主要因素[11]。质量差的骨骼在骨折复位、钻孔和螺钉插入时容易受损

2 流行病学和病因学

预计在未来20年内，AF的发病率将增加，尤其是女性。在2000年，年龄在60岁以上的患者中踝关节骨折发生率为每年每10万人中1 545人，预计到2030年将增加319%[12, 13]。大多数患者在损伤后1年仍然有症状和功能受限[14, 15]。80~89岁的人功能恢复不良和自主权丧失的风险很高。功能预后不良的其他危险因素包括手术切除不足、2种或2种以上合并疾病及女性[16]。

3 开放性踝关节骨折

老年患者的开放性踝关节骨折与高发病率和高死亡率相关[17]。这些损伤通常是由低能量创伤引起的，而在年轻患者中，开放性骨折通常是由高能量创伤导致的。这种差异可能解释了为什么老年患者在开放性骨折中比年轻患者具有更少的伤口并发症[18]。尽管内踝和外踝都位于皮下，但由于脚几乎总是侧向移位，所以大多数伤口问题都出现在踝关节的内侧。在开放性和闭合性骨折中都是如此（案例1：图3.17-1）。

案例 1

患者

一名 71 岁的男性从自行车上摔下来,并导致了 Gustilo 2 级内侧开放性双踝 C 型左踝关节骨折脱位(图 3.17-1a,b)。距明显的腓骨骨折几厘米处,可见第二处骨折(裂隙)。

合并疾病

- 肥胖症(体重指数 45)
- 2 型糖尿病
- 周围性多发性神经病
- 阻塞性睡眠呼吸暂停综合征
- 高血压
- 肺栓塞
- 冠状动脉旁路移植术和经皮冠状动脉腔内成形术治疗缺血性心脏病

治疗和结果

复位后,在当天进行手术。清洁内侧伤口并用张力带技术固定。用 2 枚拉力螺钉和 1 块带锁定螺钉的锁定加压钢板固定腓骨(图 3.17-1c,d)。术后 X 线片显示近端螺钉在近腓骨裂口处成角。术中,通过图像增强观察到第二处裂隙。由于开放性伤口和肥胖,患者计划在术后进行非承重石膏固定治疗,不再插入钢板。在关节间隙上方约 6 cm 处用三皮质螺钉固定不稳定的联合韧带。文献支持在关节上方 4 cm 以下插入 1 枚螺钉;在关节上方 4 cm 以上插入单个三层皮质螺钉结果较差[19]。术后 2 周,内侧伤口愈合,承重 50% 的石膏继续使用 6 周以实现完全愈合。X 线检查显示固定联合韧带的 1 枚螺钉断裂(图 3.17-1e)。初次手术 9 个月后,由于该部位疼痛,移除该部位的内侧张力带。

讨论

尽管有严重的合并疾病和损伤,但如果立即进行积极的手术治疗以清洁和闭合关节并支撑软组织,仍可获得良好的功能结局。用内固定钢板恢复腓骨的长度,并用定位螺钉确保踝关节的一致性。

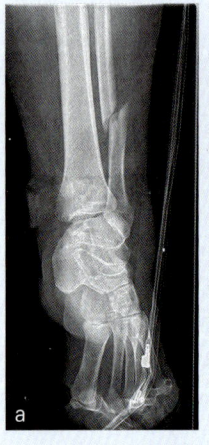 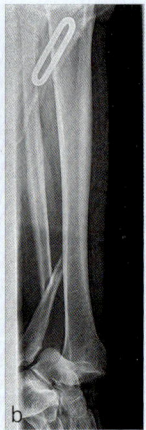 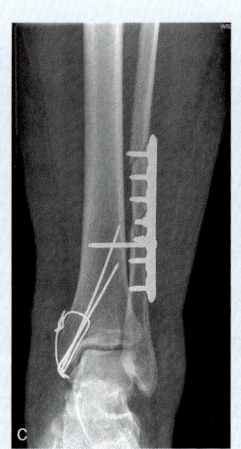 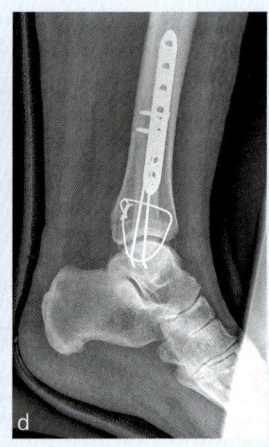 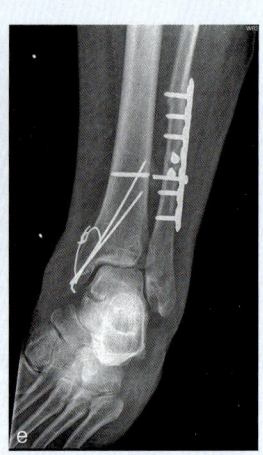

图 3.17-1　一名 71 岁男性,患有 Gustilo 2 级内侧开放性双踝 C 型骨折
a,b. 骨折脱位的 AP(a)和侧位(b)视图
c.　切开复位内固定(ORIF)术后 AP X 线片显示了第二处近端骨折
d.　ORIF 术后的侧位视图
e.　X 线片显示断裂的联合韧带螺钉

4 急性期治疗

在闭合性骨折脱位中有严重内侧皮肤问题的情况下，需要迅速降低踝关节以改善内侧皮肤的灌注。在这种情况下，必须考虑单独对腓骨进行手术固定，或不进行内踝延迟固定。但是，在开放性骨折中，无论年龄大小，都需要进行适当的冲洗，清洁（内侧）伤口，并进行骨折复位和固定以减少无效腔的数量（案例2：图 3.17-2）。

案例 2

患者

一名 70 岁的女性患有 Gustilo 2 级开放性踝关节骨折，内侧横行骨折和外侧多段损伤（图 3.17-2a，b）。根据 Lauge-Hansen 无法将骨折分类。

合并疾病

- 严重骨质疏松症

治疗和结果

立即清洗患者受伤关节，行清创术，并进行内固定治疗。由于特定的骨折类型，首先用张力带和拉力螺钉修复内踝和外踝，最后固定外踝。首先，使用 1.8/2.4 mm 加压螺钉对踝关节进行解剖重建，然后使用桡骨远端锁定钢板（1.8/2.4 mm 螺钉）桥接腓骨骨折。尽管有后踝螺钉，仍插入了 1 枚额外的定位螺钉来支撑桥接钢板（图 3.17-2c~f）。用管形石膏固定 1 周以促进软组织愈合。软组织愈合良好后，开始部分负重。在 5 周（图 3.17-2g，h）和 5 个月（图 3.17-2i~l）后进行 X 线检查。

讨论

患者伤口愈合良好且功能恢复。踝关节可在全关节范围内活动，行走无疼痛。由于局部钢板刺激，6 个月后移除植入物。

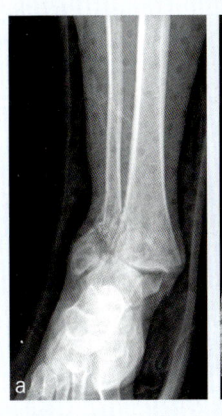
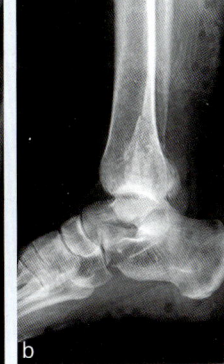
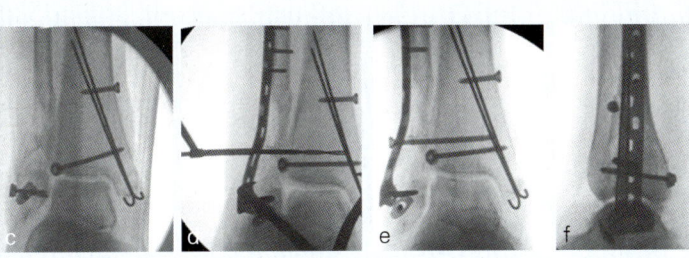

图 3.17-2 一名 70 岁女性，患有 Gustilo 2 级开放性骨折，内侧横行骨折和外侧多段骨折
- a，b. 损伤的 AP（a）和侧位（b）视图
- c. 用加压螺钉对外踝关节进行解剖重建
- d. 使用桡骨远端锁定钢板桥接腓骨骨折
- e. 插入额外的定位螺钉以支撑桥接钢板
- f. 放置的后踝螺钉

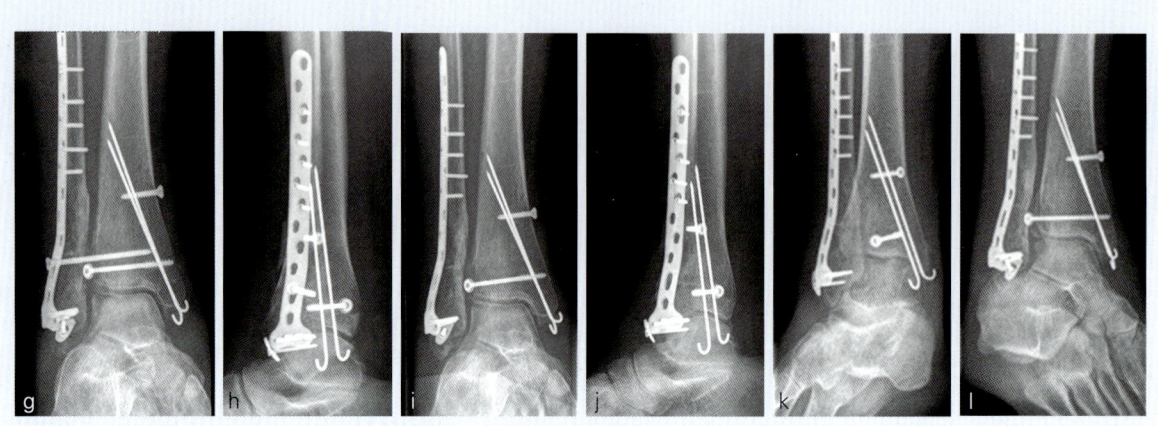

图 3.17-2（续）
g，h. 术后 5 周的 AP（g）和侧位（h）视图
i~l. 5 个月后，踝穴位（i）、侧位（j）、斜位（k）和 AP（l）视图

5 诊断

5.1 临床评估

病史和体格检查是临床评估的首要诊断步骤。但是，由于患者的身体和认知合并疾病、多种药物疗法或其他因素，老年人典型临床症状和体征的可靠性可能会降低。由于使用抗凝剂，血肿的形成可能会更加广泛，但另一方面，由于周围神经病变（如糖尿病），使用止痛药或认知功能障碍，可以降低对疼痛的判断力。特别是在老年人中，必须意识到这一点，尽管（深）三角肌韧带纤维受到损伤，但内踝仍可能没有压痛。健康状况和受伤前功能表现可能会影响手术治疗的类型，但不能作为次佳手术治疗的借口。治疗的目标应该是使患者恢复到具有相同的活动能力和独立水平。对年老体弱的踝关节骨折患者进行治疗通常是一项艰巨而耗时但却重要的工作（案例 3：图 3.17-3）。

5.2 影像学

渥太华踝关节准则[20]总结了对踝关节临床体征影像学检查的解释：如果患者在内踝或外踝后缘 6 cm 或尖端处有疼痛或压痛，在足舟骨或第五跖骨有疼痛或压痛，或者不能行走 4 步，需要对疼痛区域进行 X 线检查。由于医师检查结果的可靠性降低，因此应自由进行 X 线检查，并应从 AP、侧位和踝穴位视图中进行检查。踝关节在 15°~20° 内旋转时的踝穴位视图对于判断胫腓距的一致性非常重要[21, 22]。

5.3 应力影像

人们通常考虑使用应力 X 线以应对识别非应力 X 线不稳定性的困难[23]。大量研究表明，背屈结合外旋是检测内侧韧带破裂的最佳应力位置[24]。超过 5 mm 的内侧间隙可能最能反映深三角韧带纤维断裂。必须注意的是，内侧压痛并不总是伴有三角韧带断裂导致的踝关节应力 X 线片中内侧间隙变宽[25]。或者，可以使用重力应力视图[26]。

5.4 计算机断层扫描和磁共振成像

三角韧带深层纤维是防止距骨横向移位和外旋的关键结构[27, 28]。踝关节受伤的问题是三角韧带的"隐形内侧损伤"。短而少的弹性纤维会断裂，导致距骨外旋或侧向脱位，而较长的浅层韧带则不会断裂。没有文献表明骨质疏松性踝关节骨折患者比活动较多的年轻患者有更多（内侧）关节间隙增宽。

已经研究了一些诊断结果和工具来探究三角韧带的完整性［如血肿的存在、外旋或重力X线检查、内侧间隙扩大、超声检查、关节镜检查和磁共振成像（MRI）］。这些工具中没有一个被证明足够可靠，无法被采纳为公认的最佳实践标准[29]。

磁共振成像似乎是深三角韧带纤维[30]和前三角韧带纤维[31]断裂的最佳诊断方法。与手术探查相比，其敏感性估计为80%，特异性为100%。磁共振成像可以根据Lauge-Hansen分类预测诊断结缔组织损伤[32, 33]。影像学图像可粗略估计后方骨折块的大小，但计算机断层扫描（CT）在评估骨折类型、内踝延伸、撞击程度和骨软骨损伤方面更胜一筹[34, 35]。术前CT扫描对手术计划的影响高达24%[36]，并且通常在后踝固定之前有用[3]。由于骨质疏松症会导致更多种类的非典型骨折，因此老年人更常使用CT扫描。

5.5 不稳定和位移

如上所述，内侧和后内侧的完整性很重要。在X线片上明显可见双踝骨折和三踝骨折是不稳定骨折。但是在孤立的外踝骨折中，稳定性很难评估。距骨侧移超过2 mm被认为反映了关节的不稳定，并且被广泛接受为手术复位和固定腓骨骨折的指征[37]。但是，这样的切分点是对现实的简化。人们认为距骨侧移仅1 mm就会导致距骨和胫骨之间的接触面积大大减少[38]，从而导致关节的峰值负荷过大。此外，必须意识到，在普通X线上看到的脱位可能不是承重期间可能发生的最大脱位。任何脱位都会导致踝关节一定程度上的不稳定。对于相关的后踝骨折也是如此。峰值接触应力和不稳定可能导致软骨的继发性丧失，继而增加了创伤后关节炎的风险。不存在支持"患者年龄太大而无法发展成骨关节炎"说法的科学证据。相反，由于软骨层较薄，老年人可能更易患创伤后关节炎。畸形和轻微的关节不稳定会在相对较短的时间内导致症状性骨关节炎。

关节稳定性来自骨关节结构和韧带支撑。导致骨折的能量会损害关节的结构和韧带稳定性。理论上，更多的能量会导致更多的损伤，从而导致更大的不稳定。另一方面，年轻且健康的骨比骨质疏松性骨吸收更多的能量，而不会发生骨折。骨折后剩余的能量决定了软组织损伤的程度。

案例3

患者

一名88岁的女性从椅子上站起来时跌倒，导致踝关节骨折脱位，旋前外展Ⅲ型损伤，立即进行了手术治疗（图3.17-3a, b）。脚踝因周围水肿而明显肿胀。

合并疾病

- 高血压
- 多发性神经病
- 房颤
- 良性阵发性位置性眩晕
- 生长缓慢的脑膜瘤

治疗和结果

用8孔锁定加压钢板固定外踝。由于存在多段骨折区，因此只能估计足够的腓侧长度。内踝用2枚克氏针固定（图3.17-3c, d）。主治医生报告手术期间骨质很差。应用管形石膏以促进伤口愈合。在1个月内，由于感染，移除了所有金属植入物，并放置了外固定架（图3.17-3e）。尽管咨询了整形外科，1周后，血管重建失败。尽管进行了密集的伤口处理和抗生素治疗，但仍无法实现伤口愈合。通过开放性的带有脓液的感染伤口可以看到内侧（图3.17-3f）和外侧（图3.17-3g）骨折，并且在受伤后6周进行了膝下截肢术。该患者在6个月后离世。

讨论

在这些存在多种合并疾病的患者中，完美的骨解剖重建并不是治疗的目标。并发症常常导致可怕的情况。治疗目标应是防止上述并发症。初期明确的外固定，即使使用环形固定架和更好的血管状况诊断也可以避免灾难性的后果。

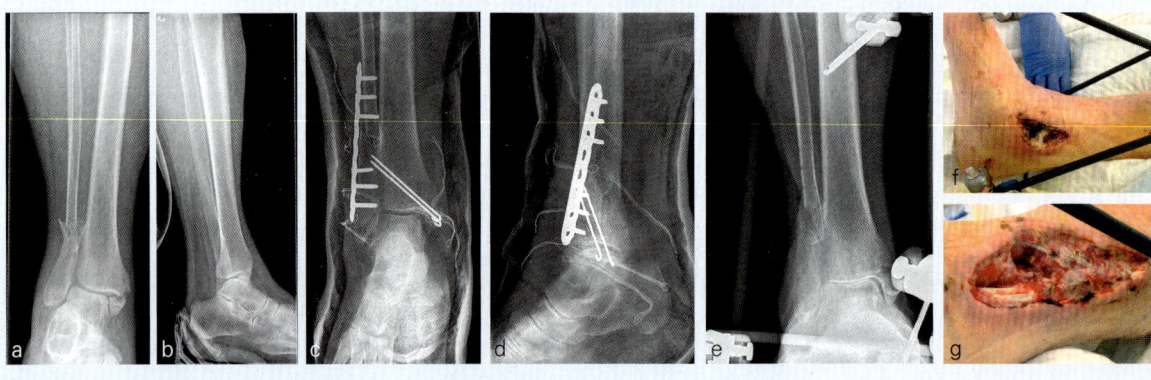

图3.17-3 一名88岁女性踝关节骨折，旋前外展Ⅲ期损伤
a，b. AP（a）和侧位（b）损伤X线片
c，d. AP（c）和侧位（d）X线片显示早期术后结果
e. 转换为外固定后的术后X线片
f. 内侧伤口
g. 外侧伤口

6 分类

6.1 Lauge-Hansen 分类

通过实验研究，Lauge-Hansen根据踝部损伤模式对踝关节骨折进行了分类[33]。通过实验性尸体研究，Lauge-Hansen发表了更多对多种骨折机制的见解，并开发了一种沿用至今的分类系统。

Lauge-Hansen分类系统在过去一直有争论。一些作者认为踝关节创伤机制与MRI或其他影像学检查结果之间的相关性较差[39, 40]。尽管如此，Lauge-Hansen分类中的17个不同阶段几乎描述了所有踝关节骨折类型。Lauge-Hansen分类通过踝关节位置和损伤力的方向来描述创伤机制。描述了5种类型：旋后内收、旋后外旋、旋前外展、旋前外旋和旋前背屈（轴向负荷）。本章将不讨论轴向负荷损伤，即众所周知的Pilon骨折。Lauge-Hansen根据严重性对每种机制类别进一步细分（表3.17-1）。分类对于制订完整和平衡的治疗方案很有用。例如，理论上旋后外旋Ⅱ～Ⅲ型与旋后外旋Ⅳ型踝关节骨折之间的区别可为选择手术或非手术治疗提供依据。

6.2 Weber 分类

Weber分类是一种考虑腓骨骨折水平的解剖分类（表3.17-2）[41]。与Lauge-Hansen分类不同，它没有考虑内侧和后部的损伤，也没有描述创伤的机制。这使得 Weber 分类比 Lauge-Hansen 分类更易于使用，但描述性和特异性较低。

表 3.17-1 Lauge-Hansen 分类

损伤类型 足的位置/力量来源	分型与病理
旋后内收型	Ⅰ 在胫腓关节水平或远端的腓骨横突骨折/副韧带撕裂 Ⅱ 内踝垂直斜行骨折/三角韧带撕裂
旋后外旋型	Ⅰ 胫腓前韧带断裂或胫骨附件撕脱（Tillaux 骨折）或腓骨附件撕脱（Wagstaffe-Le Fort 骨折） Ⅱ 腓骨远端螺旋斜行骨折。骨折线从胫距关节的远端向远端后方延伸 Ⅲ 胫腓后韧带断裂或后踝骨折 Ⅳ 内踝骨折或三角韧带断裂
旋前外展型	Ⅰ 内踝横行骨折或三角韧带撕裂 Ⅱ 前后联合韧带断裂或插入性撕脱骨折 Ⅲ 胫骨远端关节面上方 0.5~1 cm 处的腓骨短斜行骨折
旋前外旋型	Ⅰ 内踝横行骨折或三角韧带断裂 Ⅱ 胫腓前韧带断裂并可能撕脱其胫骨附件（Tillaux 骨折） Ⅲ 高斜位螺旋形腓骨骨折。胫距关节上方 2.5 cm 内无骨折。骨折从前近端到后远端。腓骨可在颈部近端骨折（Maisonneuve 骨折） Ⅳ 胫腓前韧带断裂或后外侧胫骨撕脱性骨折
旋前背屈型/Pilon 骨折	Ⅰ 内踝骨折 Ⅱ 胫骨前缘骨折 Ⅲ 腓骨踝上骨折 Ⅳ 胫骨后表面横突骨折

表 3.17-2 Weber 分类

类型	骨折表现
A	腓骨骨折低于韧带联合水平
B	腓骨螺旋斜行骨折从胫距关节的腹侧开始，延伸至近侧，韧带联合保持完整
C	腓骨骨折高于韧带联合水平，可能与腓骨头正下方一样高（Maisonneuve 骨折）

6.3 AO/OTA 分类系统

Lauge-Hansen 的创伤机制损伤分类及 Danis 和 Weber 的解剖分类[41, 42]已被整合到 AO/OTA 骨折和脱位分类系统中[43]。

7 决策制订

治疗的最终目标是恢复创伤前的功能状态。老年人的功能独立性在很大程度上取决于活动能力，而踝关节骨折严重威胁着老年人长期活动能力和独立性。几乎可以肯定的是，经常运动的过独立生活的八十多岁老年人需要手术治疗，而依靠轮椅或卧床患者发生类似骨折可以用管形石膏治疗。相比于年轻患者，老年患者的治疗决策制订需要更多考虑患者的特异性。

7.1 手术治疗与非手术治疗

在当前的实践中，大多数 Weber A 型骨折采取手术治疗，大多数 Weber C 型骨折通过切开复位内固定治疗。所有踝关节骨折中剩余部分（约 50%）由 Weber B 型骨折组成，这些骨折可通过或不通过手术进行治疗。Lauge-Hansen 和 Weber 分类系统无法评估所有踝关节骨折患者内在稳定性，其中稳定性被认为是选择治疗类型的另一个决定因素。

在踝关节骨折患者中使用非手术治疗实践上存在一些差异。一些人认为精确的解剖重建对预防创伤后骨关节炎至关重要，而另一些人则认为非手术措施已足够。手术干预的趋势会随着踝关节骨折的数量而增加，但是据报道，在美国，根据手术部位的不同，手术修复的频率很高（14%~72%）[44]。

人们对患有骨质疏松症和其他合并疾病的虚弱成年人的治疗存在争议，因为这增加了手术并发症的风险[5]。2012 年，本章作者发表了关于成人踝关节骨折的手术与非手术治疗的循证医学综述[45]，表明没有足够的高质量证据证明手术或非手术治疗可带来较好的长期预后的结论。而且 4 项研究中只有 1 项专门考虑了老年患者[37]。这项研究纳入了 36 名平均年龄为 66 岁的患者，随机分组接受闭合复位或手术治疗。接受手术治疗的患者在 2 年后的功能结局评分和运动范围较高，并且解剖复位更好。非手术组表现出更多的复位丢失。但是，有 11 位患者未参加治疗意向分析。

自循证医学回顾以来，尚无新的随机对照试验（RCT）告知老年患者踝关节骨折的治疗方法。目前，如果踝关节周围的软组织和患者的健康不是外科手术的禁忌证，则建议进行解剖复位和稳定的内固定。

7.2 稳定和不稳定损伤

对于不稳定的踝关节骨折尚无"准确"定义，但我们知道内侧关节间隙增宽可指示踝关节脱位。根据 Lauge-Hansen 规则理解创伤机制对于恰当的治疗至关重要[33]。踝关节不协调会导致耐受性差，同时导致关节软骨负荷异常[38]。由于老年人预期寿命较短，因此对老年人而言解剖修复的明显长期优势可能无法实现。终末期骨关节炎的发展可能需要长达 20 年的时间[46]，尽管在 1 年之内可能会出现一些致残性变化[47]。在老年患者中存在非手术治疗的趋势，即使在年轻患者中这种骨折类型需要进行手术治疗。尚不清楚人们是否了解非手术治疗的时间过程和结果；在老年人中，骨关节炎可能发展得更快，这使得实施精确的复位术甚至比在年轻患者更为重要。这种困境强调了个性化决策的必要性。

历史上，骨质疏松性骨折建议长期固定和不负重。但是，由于协调能力缺乏、基本活动能力受损以及使用拐杖所需的手臂力量降低，增加了跌倒的风险，并常常限制了不负重患者的康复。老年人的这种功能性固定可能导致灾难性并发症，包括褥疮、肌少症、关节僵硬和永久性功能丧失（请参阅第 1.8 章"术后外科处

理"）。

治疗的长期结局可能与患者生命最后几个月生活质量无关，但即使不良的短期结局也可能对老年人的生活产生重大负面影响。直接的手术固定可以促进患者术后活动和康复。大多数作者都同意，对于 80 岁以下的患者，建议使用标准的内固定技术[48]，如 Makwena 等[37]所述，切开复位内固定（ORIF）优于闭合复位[49~54]。但是，这仅是按年龄排序，这不应决定老年患者的治疗，而应基于损伤前的功能状态和合并疾病来选择治疗方案。从机械的观点来看，骨质疏松性骨的骨折手术固定需要骨与植入物之间具有更大的接触面积。这意味着与年轻患者一样，至少需要相等数量的植入物接触以维持复位和固定。通常，在老年患者踝关节骨折的手术治疗中，几乎没有错误的余地，精确的手术技术非常重要[55, 56]。

8 治疗选择

本章作者对 2000 年以来的 Medline 和 Embase 数据库中的相关文章进行了系统搜索，确定了 394 篇可能相关的文章，所有这些文章都经过筛选以供本章使用。共筛选出 55 篇相关文章，本章将对其进行引用。

8.1 非手术治疗

如果踝关节稳定且完全一致，常活动的老年患者的单踝腓骨骨折最好不进行手术治疗。接受手术治疗的患者在影像学上表现出更好的骨折对位，但没有更好的功能预后[57]。不能仅通过简单的 X 线或治疗方案来确定非手术治疗的结果。疼痛、创伤前的身心健康、局部软组织损伤及患者的社会经济状况是重要的其他决定因素。非手术治疗的目的是使患者骨折愈合期间的生活尽可能舒适。在此期间应尽早负重。对于剧烈的疼痛，石膏治疗可能是一种很好的

止痛方法，但不幸的是，老年人在石膏固定治疗方面可能会遇到很大的问题。

简单的小腿石膏固定会导致与固定不动有关的灾难性并发症。一旦与骨折有关的疼痛和肿胀消退，就应取下石膏模型，并用能提供更大舒适度且允许负重运动的装置代替。可以穿高帮鞋或穿脱方便的靴子[58, 59]。这种量身定制的疗法需要深入随访，尤其是在早期阶段。在健康的成年人中，固定时间不应超过5周，尽管有人建议糖尿病患者需要更长的不负重时间[60]。然而，最近的一篇论文表明，非手术治疗并发症的数量超过了手术后的并发症[61]。

对于稳定和不稳定骨折，非手术治疗也适用于坐轮椅或卧床不起的患者，因为踝关节的解剖复位和内部固定不会改善患者的活动或功能。尽管管形石膏将减轻不能活动的患者的疼痛，但应注意这些患者的局部软组织问题，因为这些患者经常面临着发生与石膏相关的褥疮的特殊风险。这些患者不仅会因为石膏造成由内而外的皮肤问题，而且骨折脱位也可能导致由内而外的皮肤问题，尤其是在踝关节的内侧。固定踝关节和膝关节的管形石膏可能会降低这种风险，但是在这一特定人群中，微创手术固定可能是更好的选择（案例4：图 3.17-4）。

案例 4

患者

一名89岁的女性饮酒后在养老院上床睡觉时跌倒了。在今年秋天之前，她可以在屋内借助步行器行走。由于存在足下垂，患者使用了矫形鞋。

复位后的X线片（图 3.17-4a，b）显示出非典型的骨折形态。倾斜的外踝骨折属于旋后外旋型骨折损伤（B型骨折），但它们通常从关节间隙水平开始。该骨折位于更近端，提示C型踝关节骨折。但是典型的C型骨折是水平的或多段的。B型骨折中的内踝骨折是水平的，而在C型骨折中是垂直的。在内侧，存在少量皮肤擦伤和严重水肿（图 3.17-4c，d）；由于已知的神经病变，患者没有感觉。

合并疾病

- 伴有心力衰竭和心房纤颤的多发性心肌梗死
- 慢性阻塞性肺疾病
- 2型糖尿病伴周围性多发性神经病
- 高血压
- 脑血管意外
- 左全膝关节置换并发肺栓塞
- 右全髋关节置换
- 双眼白内障术后
- 频繁跌倒
- 尿失禁

治疗和结果

她原定接受延迟手术，但足跟、第一和第二趾及内踝均出现水疱。由于股浅动脉受压迫需要进行血运重建，伤口愈合延迟，因此取消了骨折复位术。12天后患者出院。在伤口愈合前，腓骨骨折畸形愈合。骨折事故发生后7个月，内踝骨折发生骨不连伴胫骨距不一致（图 3.17-4e，f）。考虑使用后足钉进行跟距胫关节融合术，但由于患者在穿矫形鞋时几乎没有疼痛而未进行。

讨论

由于功能需求减少，患有严重合并疾病的老年患者可获得可接受的功能结局。但是在年轻患者中，这种骨折形态将是手术的明确指征。

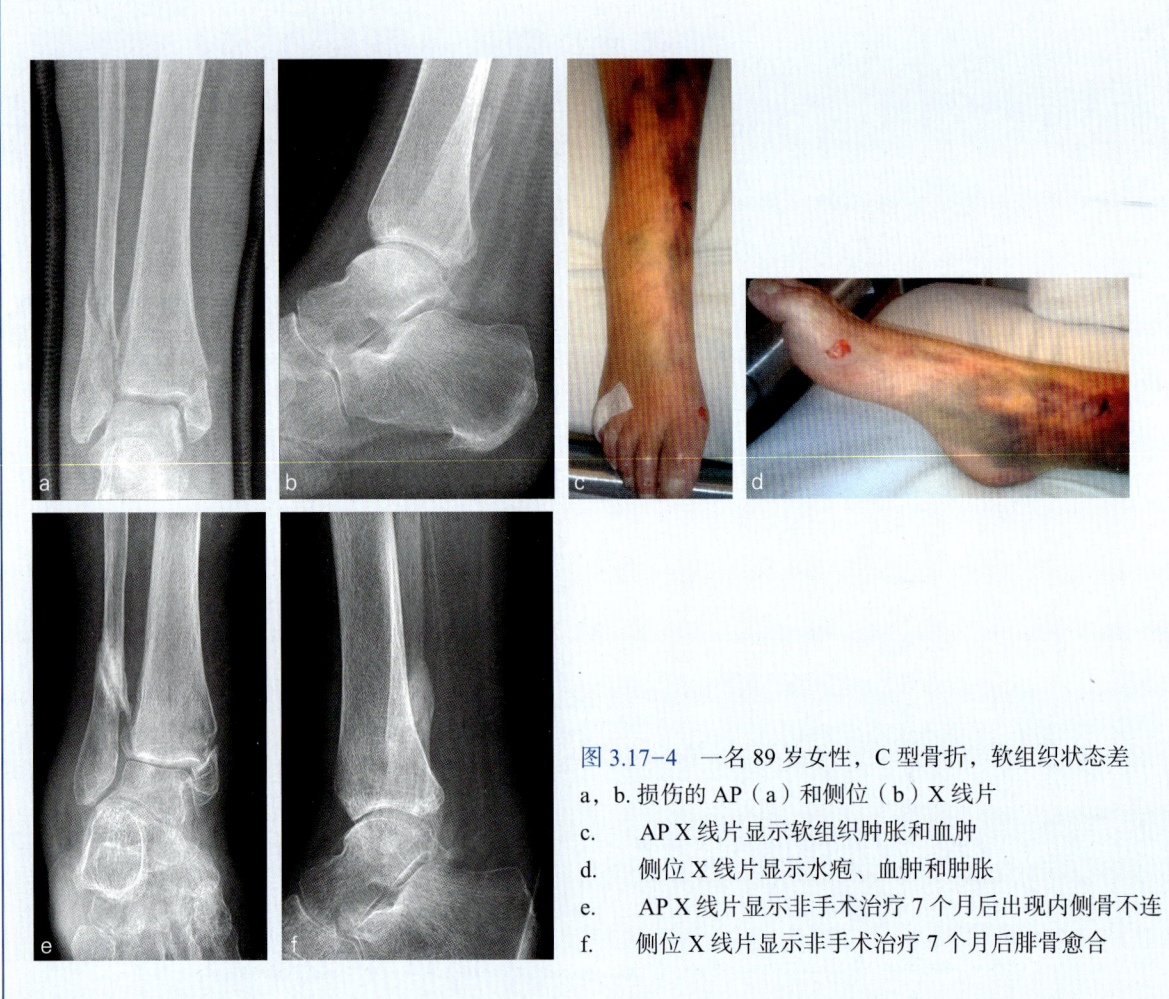

图 3.17-4 一名 89 岁女性，C 型骨折，软组织状态差
a，b. 损伤的 AP（a）和侧位（b）X 线片
c. AP X 线片显示软组织肿胀和血肿
d. 侧位 X 线片显示水疱、血肿和肿胀
e. AP X 线片显示非手术治疗 7 个月后出现内侧骨不连
f. 侧位 X 线片显示非手术治疗 7 个月后腓骨愈合

8.2 不稳定骨折的主要治疗

由于多种风险因素，创伤后软组织受损的发生率很高。首先，老年患者皮肤萎缩，使其更容易受伤。其次，在不稳定的踝关节骨折中，踝关节脱位时皮肤很容易被撕裂。其中直接覆盖内踝的皮肤风险最大，它相对更容易被撕裂，并立即导致 2 级开放性踝关节骨折。由于大多数踝关节骨折是旋后外旋型损伤，因此踝关节前内侧皮肤问题很常见。第三，在闭合性和开放性不稳定骨折中，由于微血管的破坏，内踝周围的皮肤灌注减少。皮肤局部缺血不仅可能导致创伤后或手术后皮肤坏死，而且还会导致术后伤口感染。防止对内踝周围软组织的第二次缺血性损伤是最重要的。最后，老年人的血肿形成可能很广泛，尤其是在存在抗凝作用的情况下（案例 5：图 3.17-5）。

由于这些原因，外科医生应该有更低的手术门槛，以立即应用跨关节外固定架对患有不稳定踝关节骨折的老年人进行治疗，并等待软组织恢复到足以进行确定性手术的水平。在这种情况下，软组织损伤的严重程度常常被低估。仅在特定病例中，才可以在最终手术之前使用管形石膏进行临时治疗。及时的切开复位内固定应留给专业的外科医生来操作和给具有高压血肿的患者使用（以防止皮肤坏死）。

患者

一名86岁的女性在与朋友边走边谈时掉入了排水沟。这造成了移位的闭合性右踝双踝关节骨折脱位，并在急诊科进行了复位治疗（图 3.17-5a, b）。患者接受了管形石膏治疗。5天后，她因继发移位且患处皮肤循环灌注不良而去骨折诊所治疗（图 3.17-5c，d）。

合并疾病

- 高血压
- 脑血管意外
- 骨折引起的左髋关节置换

治疗和结果

在手术室进行骨折复位，并在胫骨远端、跟骨和第一跖骨底部用Schanz螺钉固定外固定架（图 3.17-5e，f）。尽管骨折得到复位，但在服用抗生素的同时患者仍出现了伴有进行性感染的皮肤溃疡（图 3.17-5g）。血管检查显示弥漫性动脉粥样硬化，无法进行手术血管重建。本计划行膝下截肢术，但她拒绝手术，并在3周后死亡。

讨论

不稳定的踝关节经常在管形石膏中重新复位。在这种情况下，在这种重新复位状况下获得手术稳定性。立即进行手术固定，甚至采用跨关节的外固定，可能避免这种不良结局。

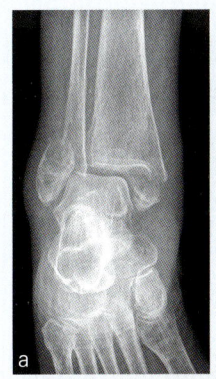 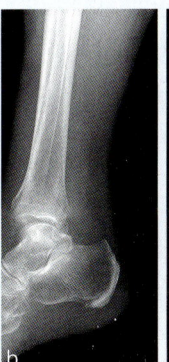 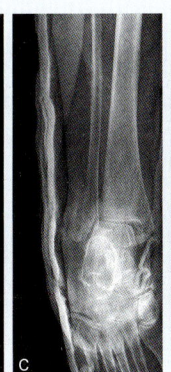 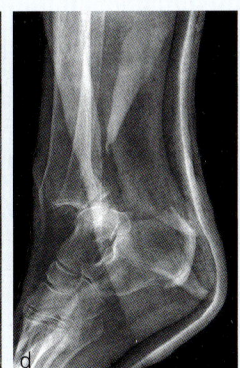 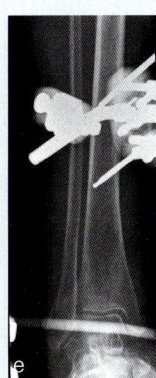 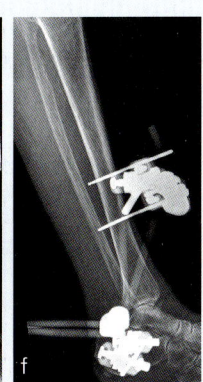

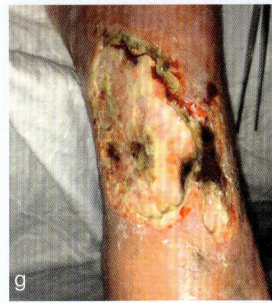

图 3.17-5　一名86岁女性患有移位的闭合性右踝双踝关节骨折
a，b. 骨折损伤的 AP（a）和侧位（b）X 线片
c，d. AP（c）和侧位（d）X 线片显示石膏铸型5天后出现继发脱位
e.　 AP X 线片显示外固定术后结果
f.　 外固定的侧位 X 线片
g.　 严重的前侧踝关节皮肤溃疡

8.3 腓骨固定——锁定钢板、非锁定钢板、螺钉

在骨质疏松性腓骨远端骨折中是否使用轮廓锁定钢板以提供更好的固定强度存在争议[62~67]。Dingemans 等[68]对实验研究进行的荟萃分析并未揭示锁定钢板的生物力学优势。用常规的方头螺钉和标准 1/3 管状钢板固定简单斜行旋后外旋型骨折，或背侧应用抗滑行钢板可产生相似的固定强度[69]。然而，锁定钢板可能对骨质疏松性骨的多段骨折有益[62, 70]。与体积较小的标准 1/3 管状钢板相比，标准的小骨块锁定钢板可能会增加伤口并发症[71]。而具有锁定选项的不太突出的轮廓钢板可以减少此问题（案例 6：图 3.17-6）。

如果发生旋后外旋型损伤，则应将钢板放置在骨折的近端顶点、腓骨的后方，这样可以有效地抵消裂缝上的剪切力（抗弯原理），以确保结构稳定（案例 7：图 3.17-7）[72]。与侧向应用钢板相比，后侧应用双皮质螺钉加压钢板可降低医源性关节穿孔的风险和植入物的刺激程度[56]。在大小合适的钢板上正确定位，并用至少 1 枚非锁定双皮质螺钉固定后，可使用锁定螺钉以提高结构稳定性。

案例 6

患者

一名 74 岁的男性从梯子上摔下来，导致 Gustilo 2 级开放性双踝关节 B 型骨折（图 3.17-6a~c）。

合并疾病
- 经皮心脏介入治疗心绞痛
- 高血压和可能的中风或脑血管缺血病史（短暂性脑缺血发作）

治疗和结果

患者在手术室进行伤口冲洗、固定和伤口闭合。一个小的骨块锁定加压钢板用于固定外踝。锁定加压钢板远端用单向角稳定螺钉固定，而常规螺钉和角稳定螺钉均在近端使用。内踝用 1 枚克氏针和 1 枚半螺纹螺钉固定（图 3.17-6d，e）。应用石膏固定，直到伤口愈合，并经常检查伤口。伤口和骨愈合良好。患者非常高兴，并且功能恢复良好。

讨论

严格的外踝伤口清洁和稳定固定的治疗效果良好。

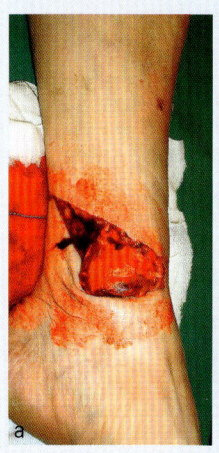
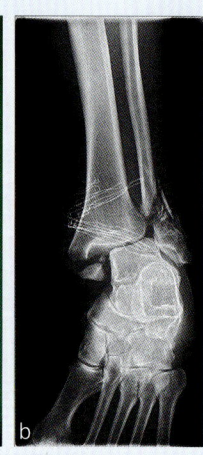
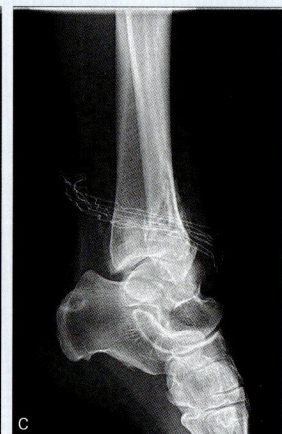
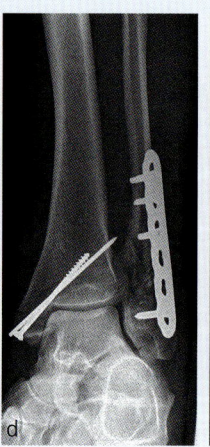
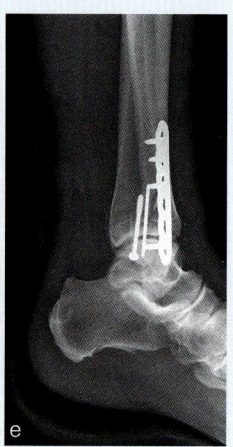

图 3.17-6　一名 74 岁的 Gustilo 2 级开放性双踝关节 B 型骨折患者
a. 入急诊科时的内侧伤口
b，c. 损伤的 AP（b）和侧位（c）X 线片
d，e. AP（d）和侧位（e）X 线片显示了术后结果

患者

一名 78 岁的女性在一次严重的机动车碰撞事故中受伤，导致桡骨远端骨折，12 根肋骨骨折，左双踝骨折，以及可能的后踝骨折（图 3.17-7a，b）。患者没有进行计算机断层扫描（CT）。尽管进行了硬膜外麻醉和肺物理治疗，但仍发生了肺炎。由于软组织较差且切口侧面出现水疱，因此重新安排了 2 次手术。患者在 20 天后进行了手术治疗。

合并疾病

- 需行肿块切除、放疗和激素治疗的浸润性乳腺癌
- 经皮心脏介入治疗
- 2 型糖尿病
- 透明细胞癌引起的子宫切除

治疗和结果

事故发生后 20 天，医生用一些皮质螺钉和锁定螺钉将 1/3 的桥接钢板固定在外踝。使用 2 枚带垫圈的较短的局部螺纹螺钉固定内踝。外科医生注意到螺钉的抓握力很小，这表明存在严重的骨质疏松症。手术期间未探测到韧带联合。手术时的图像增强可观察到模糊但是一致的远端胫腓关节（图 3.17-7c，d）。但是，术后 X 线片显示距骨偏侧化缓慢增加（图 3.17-7e，f）。内侧伤口开裂并被感染。固定 3 个月后，去除内踝的金属植入物（图 3.17-7g，h），并用抗生素抗感染治疗。术后 5 个月核白细胞扫描检查证实这导致了具有持续性疼痛（视觉模拟量表 4/10）的慢性骨感染。患者拒绝进一步的干预措施。

讨论

该案例强调，对患有合并疾病的老年患者应格外小心。术前 CT 扫描可以提供有关确切的骨折形态和骨质量的有价值的信息。由有经验的外科医生在没有任何妥协或修改的情况下进行单次手术是先决条件。在这个案例中对手术技术执行的严格评估表明外踝恢复良好，但固定不够牢固。桥接钢板放置太靠前，导致螺钉过于向内。因此，螺钉很短。更坚固、更长的桥接钢板在更靠后的位置使螺钉向前定位并改善机械支撑力。内踝的恢复也很好，但是像以前的情况一样，加压螺钉太短。在此干骺端水平上，螺钉没有在骨质疏松性骨中使用的先例。应立即将它们换成可到达胫骨外侧皮质的更长的螺钉。环扎钢丝的额外支撑或规则的张力带可以提供足够的力量以抵消三角韧带的拉力。

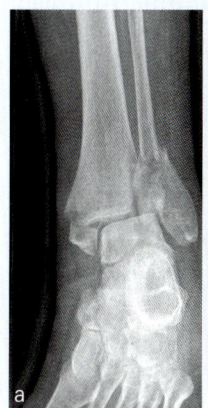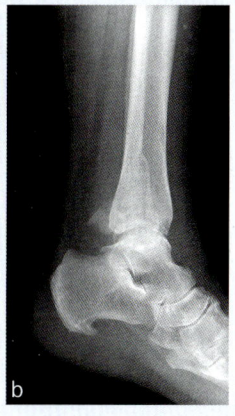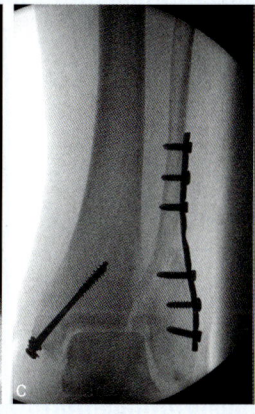

图 3.17-7 一名 78 岁的女性，高能量创伤后双踝或三踝骨折

a，b. 损伤的 AP（a）和侧位（b）X 线片

c. AP X 线图像增强视图，显示出模糊的韧带联合

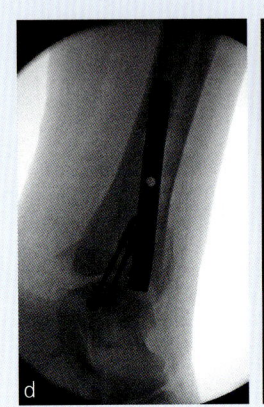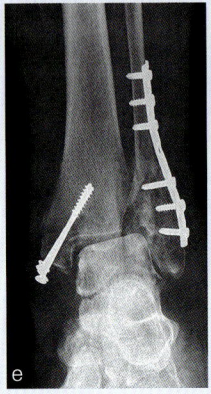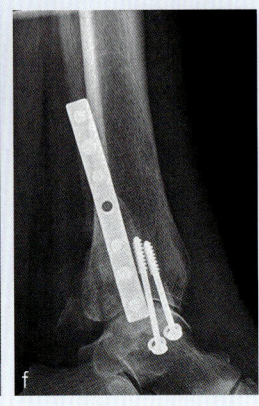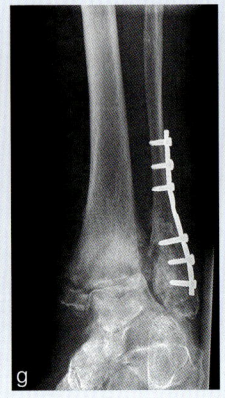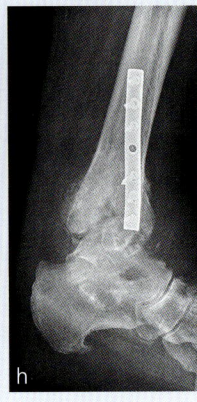

图 3.17-7（续）
d. 侧位图像增强视图提示后踝骨折
e. 术后 X 线片显示踝关节不一致
f. 怀疑有后踝骨折的术后侧视图
g. 由于先前手术后 3 个月的感染，在去除内踝植入物后的 AP X 线片
h. 取出内侧金属植入物后的侧位片显示踝关节破坏

手术切口应在腓骨后缘。从外踝远端切开的切口可以向前弯曲，以使骨骼无张力地暴露。尽管存在组织肿胀和（或）钢板及螺钉，皮肤仍可无张力闭合。一旦愈合，患者将不会受到该功能区域萎缩性瘢痕的限制。后外侧入路还允许直接暴露后踝外侧 40%[73]。当然，外科医生应意识到切口后方腓肠神经的存在。不提倡沿骨骼直行的单纯外侧切口，因为它更容易妨碍伤口愈合，特别是如果在侧向或前外侧放置钢板时。外科医生还应该熟悉腓浅神经的走行变化。在直外侧或前外侧手术入路中，这种结构很有可能引起医源性损伤。在超过 15% 的患者中，它从后到前穿过腓骨远端[74, 75]。神经断裂常会导致神经痛。

钢板的位置还必须注意远端腓骨肌腱的沟槽，以防止这些肌腱受到刺激，特别是在向后放置的钢板中[76]。一些作者主张在 B 型和 C 型骨折中采用微创经皮钢板内固定术（MIPPO）来防止伤口并发症，但是这需要有关骨折间接复位的特殊外科专业知识[77, 78]。迄今为止，尚无 RCT 在踝关节骨折中比较 ORIF 和 MIPPO。开放的解剖复位和内固定仍然是金标准，通过后外侧手术入路可预防大多数皮肤并发症。

单独的拉力螺钉可减少侧面金属植入物数量，从而减少软组织刺激的风险。尽管该技术在倾斜的旋后外旋骨折中可取得良好的效果[79, 80]，但不建议在骨质疏松性骨中使用。如果减少骨骼的"植入物保持能力"，则需要增加骨骼与植入物的界面才能获得安全的结构（案例 8：图 3.17-8）。

患者

疗养院一名护理人员在早上发现一名90岁女性，可能是从房间里的椅子上摔下来。这使她遭受闭合性旋后外旋Ⅳ型踝关节骨折脱位（图3.17-8a，b）。在救护车上医护人员对骨折进行了复位。

合并疾病

- 严重痴呆
- 充血性心力衰竭和房颤
- 短暂性脑缺血发作
- 静脉功能不全
- 股骨颈骨折史

治疗和结果

起初使用管形石膏进行非手术治疗（图3.17-8c，d）。10天后，观察到足背脱位（图3.17-8e，f）。尽管她的心肺状态不佳，但还是决定进行切开复位内固定。她只能在半坐位下进行手术。首先进行外踝复位并固定。由于螺钉不佳，外科医生同时使用了重建钢板和1/3管状钢板。由于没有合适螺钉，腓骨用多枚螺钉固定在胫骨上。随后很难复位内踝。内踝连同距骨存在持续的背侧脱位趋势。尽管有加压螺钉、克氏针和支撑钢板，但仍存在移位的趋势。因此，在手术后第二天拍摄的X线片上带垫圈的AP螺钉反映了使用不可吸收的缝线在前面施加了一个额外的张力带（图3.17-8g，h）。如6周后的图像所示，所有这些努力并未阻止踝关节再脱位（图3.17-8i，j）。患者没有进行进一步的手术，并且在3个月后死亡。

讨论

老年人踝关节骨折手术的决定和技术实施都具有挑战性。如果骨质量不好，在各个方向上使用多块锁定钢板并将其固定在胫骨上是不错的选择。更广泛的暴露以阐明内踝和距骨不复位的原因对患者是有益的。距骨后部再复位强调了对后踝进行稳固固定以防止再脱位的重要性。然而，心脏的限制性因素不允许患者在手术台上进行最佳定位。

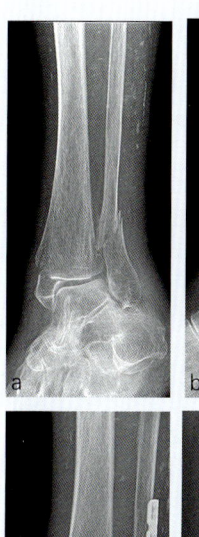
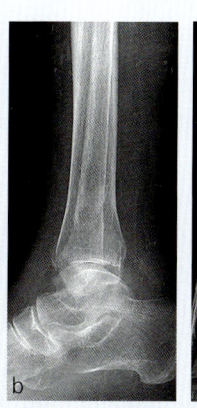
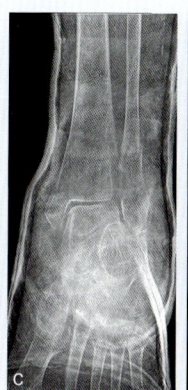
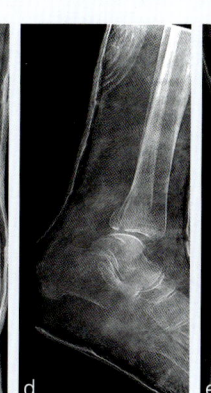
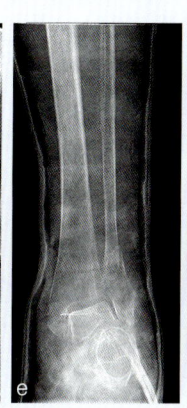
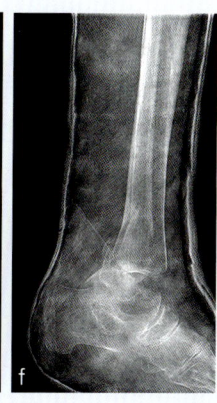
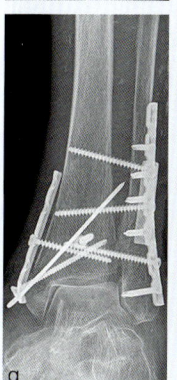
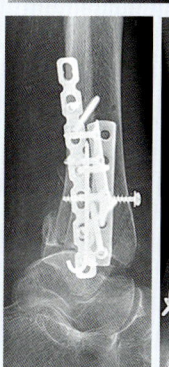
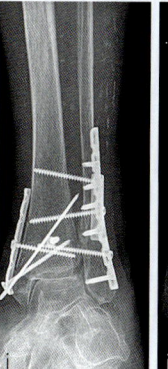
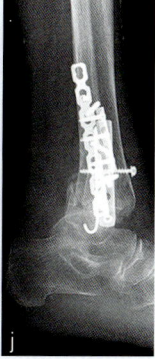

图3.17-8　一名90岁女性，闭合性旋后外旋Ⅳ型踝关节骨折脱位

a，b. 损伤的AP（a）和侧位（b）视图
c，d. 管形石膏的AP（c）和侧位（d）X线片
e. AP X线片显示10天后距骨倾斜
f. 侧面图显示了10天后足背侧脱位
g. 术后AP X线片显示重建钢板和1/3管状钢板。腓骨用多枚螺钉固定在胫骨上，内侧使用支撑钢板和克氏针
h. 术后侧位X线片确认了足背脱位的趋势
i，j. 术后6周的AP（i）和侧位（j）X线片

8.4 腓骨固定——髓内钉

腓骨骨折的髓内钉固定是一种新的选择，并且一些人在骨质疏松性踝关节骨折中提倡使用。当使用锁定螺钉时，对于不稳定的骨折似乎是一种安全且微创的选择[81]。它几乎不产生伤口并发症，具有（旋转）稳定的结构，并具有良好的功能预后[82, 83]。除了较小的外科手术切口，它还可以使骨折血肿保持完整，并且不需要剥离软组织。髓内钉治疗后的软组织并发症的数量可能少于钢板内固定[84]。这可能与软组织状况较差的老年人特别相关。但是，由于骨折处皮肤未切开，因此难以适当减少骨折的长度和旋转。在螺旋形骨折中使用腓骨髓内钉"要求"中后路抗滑动钢板尚未得到研究，但从概念的角度看似乎不合逻辑。需要更多的研究来揭示髓内钉的最佳设计和定位以及适当的手术适应证（案例9：图 3.17-9，案例10：图 3.17-10）。

案例9

患者

一名 89 岁女性在家中跌倒，导致 Gustilo 2 级开放性三踝骨折（Lauge-Hansen 旋后外旋 Ⅳ 型）（图 3.17-9a，b）。

合并疾病

- 高血压
- 老年痴呆症
- 慢性阻塞性肺疾病 GOLD 3 级

治疗和结果

立即冲洗并关节复位后，进行骨折对位。由于皮肤萎缩严重，因此选择间接复位腓骨骨折并用腓骨髓内钉进行内固定。注意胫骨远端的锁定需穿透下胫腓关节。由于内踝的多段性质，使用多枚克氏针为张力带钢丝提供基础（图 3.17-9c，d）。术后 3 天进行术后 X 线检查。为了支持软组织愈合，使用了石膏背板（图 3.17-9e，f）。不幸的是，该患者在 3 周后因心力衰竭和双侧肺炎而死亡。没有观察到局部并发症。

讨论

该病例表明使用腓骨髓内钉进行良好的间接复位和解剖固定是可能的，但是腓骨髓内钉并不是解决总是发生在内踝的最脆弱的软组织问题的方案。

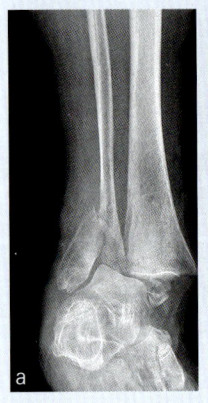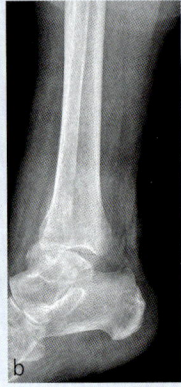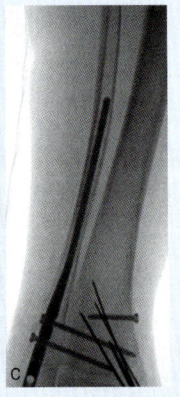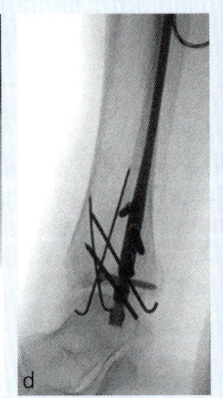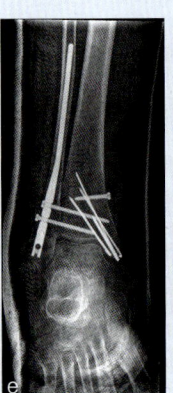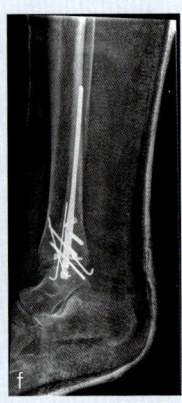

图 3.17-9　一名 89 岁女性，Gustilo 2 级开放性三踝骨折
a，b. 损伤的 AP（a）和侧位（b）X 线片
c. 腓骨髓内钉和用张力带钢丝的内侧克氏针的 AP X 线图像增强视图
d. 腓骨髓内钉和用张力带钢丝的垂直克氏针的侧面图像增强视图
e，f. 术后 AP（e）和侧位（f）X 线片显示使用管形石膏后的伤口愈合

患者

一名 67 岁女性步行时跌倒，导致 Gustilo 2 级开放性踝关节骨折（Lauge-Hansen 旋前外旋Ⅳ型）（图 3.17-10a，b）。

合并疾病

- 无

治疗和结果

初步治疗包括立即清洗踝关节，行清创术，内踝用螺钉行骨折对位固定，伤口闭合和使用跨关节外固定架（图 3.17-10c，d）。6 天后，将外固定架换成最小暴露的腓骨髓内钉（图 3.17-10e）。6 周后 X 线片显示踝关节和骨折块位置完全吻合。关节间隙足够（图 3.17-10f，g）。创伤 1 年后，骨折已愈合，但创伤性关节炎仍导致患者疼痛。由于软骨丧失，腓骨撞击距骨的外侧，胫腓关节远端偏侧化进展和加宽（图 3.17-10h，i）。手术后 4 年，疼痛和骨关节炎改变均已进展，但患者拒绝了关节融合术治疗（图 3.17-10j，k）。

讨论

旋前外旋损伤预后较差，尤其是在老年人中。分阶段进行手术以最大限度地降低细菌性关节炎风险是可行的。尽管胫距关节良好，并且没有感染并发症，但在这种情况下仍发生了严重的创伤后骨关节炎。但是，这不能归因于腓骨髓内钉的使用。

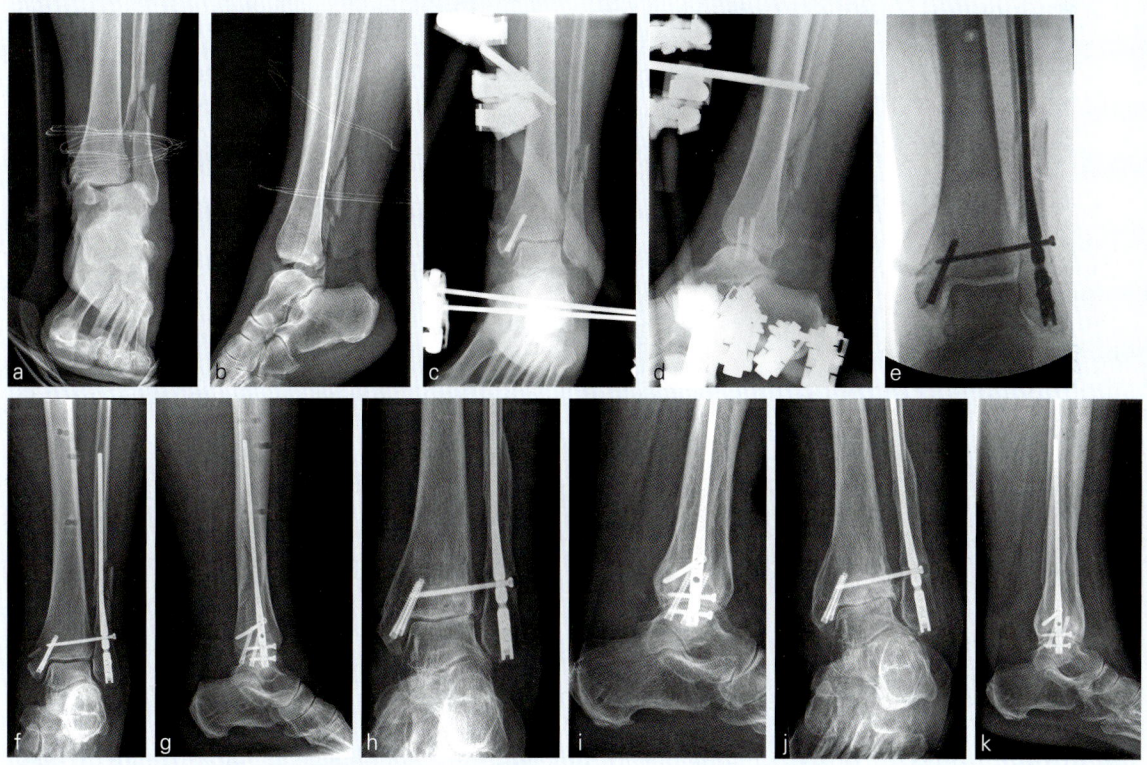

图 3.17-10 一名 67 岁女性，Gustilo 2 级开放性骨折
a，b. 损伤的 AP（a）和侧位（b）X 线片
c，d. 外固定后的 AP（c）和侧位（d）X 线片
e. 转换成腓骨髓内钉和内侧螺钉时的图像增强。所选的中间螺钉太短。理想情况下，它们穿透相对的皮质
f，g. AP（f）和侧位（g）X 线片显示 6 周后的全关节
h. AP X 线片显示术后 1 年有侧向撞击的创伤性关节炎
i. 术后 1 年的侧位 X 线片
j. AP X 线片显示术后 4 年创伤性关节炎的进展
k. 术后 4 年的侧位 X 线片

8.5 联合韧带定位螺钉

在老年人中，由于骨质疏松性骨损伤早于韧带联合和膜的破损，联合韧带损伤较少发生。最常见的骨折是在联合韧带水平以下，因此通常不需要使用螺钉将腓骨定位在胫骨上。但是，可以使用联合韧带螺钉为重建的骨质疏松性腓骨干增加额外的稳定性，并且胫骨可以用作额外的内侧锚。一般而言，在骨质疏松性腓骨骨折中，穿透4层骨皮质的联合下胫腓螺钉比双皮质腓骨螺钉提供更高的稳定性（案例11：图 3.17-11）[85]。

案例 11

患者

一名79岁的女性在家中跌倒，导致闭合性三踝骨折（图 3.17-11a, b）。

合并疾病

- 2型糖尿病
- 白内障
- 风湿性多肌痛，患者使用泼尼松治疗
- 憩室炎
- 先前左股四头肌破裂的手术重建
- 高血压
- 慢性阻塞性肺疾病

治疗和结果

由于患者软组织较差，手术推迟了12天。使用1/3管状钢板固定腓骨骨折。用2枚半螺纹松质螺钉固定内踝。在测试中胫距关节稳定性仍然不足。这种方法相比旋后外旋Ⅳ型骨折更适合于旋前外展Ⅲ型损伤。放置1枚联合螺钉（图 3.17-11c, d）。由于残留的软组织肿胀，伤口闭合困难。术后侧方切口裂开，进行局部伤口处理。骨折愈合后，患者在无辅助装置下行走时会感到疼痛。

讨论

尽管使用锁定加压钢板固定会更加牢固，但在这种情况下，使用的是体积较小的1/3管状锁定钢板。然而，伤口闭合困难。通常，穿透4个皮质的同侧联合螺钉提供更高的稳定性[85]，应至少放置在骨折水平以下。

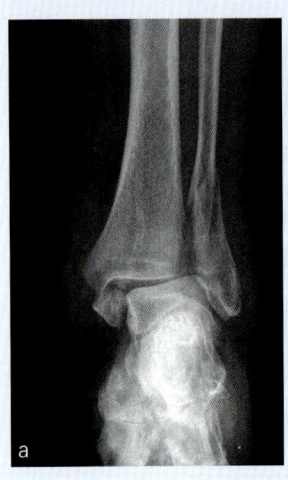
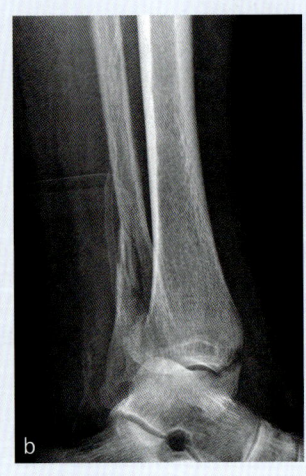
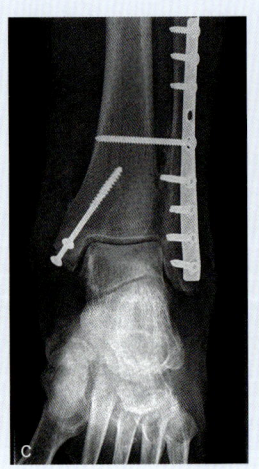
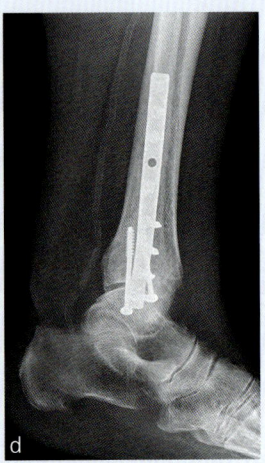

图 3.17-11 一名79岁的女性患有三踝骨折
a, b. 损伤的 AP（a）和侧位（b）X线片
c, d. 术后 AP（c）和侧位（d）X线片

8.6 内踝固定

对于内踝骨折，应考虑骨折形态。横行骨折最好用张力带治疗，与方头螺钉相比，不需要翻修手术。即使有小骨块，通常可放置克氏针，并且可以将张力带钢丝缠绕在克氏针和三角韧带周围，并以"8"字形固定。斜行骨折可用垂直于骨折线的方头螺钉治疗。在这种情况下，穿透胫骨外侧皮质的长螺钉比胫骨远端干骺端骨末端的部分螺纹松质螺钉提供更高的稳定性[86, 87]。特别是在骨质疏松性骨折中，优先使用部分和不完全螺纹螺钉，因为这样可以将直径较小的钻头用于骨折远端。在骨质疏松性骨中必须使用垫圈以提供压迫感。由于剪切力，垂直型骨折需要额外的稳定作用，并且在使用支撑钢板时有更好的稳定效果[88]。旋后内收型损伤中垂直剪切骨折通常伴有胫骨平台冲击软骨导致的损伤。在骨质疏松性骨中，这样的病变需要软骨下的支持（案例 12：图 3.17-12，案例 13：图 3.17-13）。

案例 12

患者

一名 82 岁男性骑自行车时被一辆速度为 60 km/h 的汽车撞倒。他的左腿被困在汽车下面。他唯一的损伤是移位的双踝旋前外展Ⅲ型骨折脱位并伴有高位腓骨干裂。继发的腓骨损伤是直接的冲击造成的，因此不需要手术（图 3.17-12a，b）。

合并疾病

- 酗酒伴肝脂肪变性
- 房颤
- 青光眼
- 胆囊切除术后

治疗和结果

当天，用 1/3 管状钢板桥接多段腓骨骨折。用 2 枚带垫圈的较短螺纹松质骨螺钉经皮固定斜行内踝骨折。术中未见任何骨折块分离，但术后 X 线片显示内侧骨块受压不充分（图 3.17-12c，e）。腓骨短缩也预示骨折不稳定。9 个月后，2 处腓骨骨折均愈合，但内踝未愈合（图 3.17-12f，g）。整段腓骨有触痛，且仍有一些水肿，患者远距离行走时需使用手杖。

讨论

最终的功能和影像学检查不是最佳结果。X 线片显示腓骨短缩，距骨单侧化和内踝骨不连。可能有几种解释。首先，2 段腓骨骨折可伴随骨间膜破裂直至近端骨折部位。在手术过程中未检查或固定过联合韧带。第二，1/3 管状钢板是柔性的，特别是如果用作桥接钢板时。使用定位螺钉和（或）坚固的钢板可能会阻止胫腓远端关节的扩大。内踝骨折似乎没有解剖复位。由于经皮固定，因此可补植软组织。而且，2 枚内侧螺钉都太短。在干骺端的这个水平上，老年患者的螺钉固定能力很低。开放且精确的解剖复位加上穿透胫骨外侧皮质的全螺纹螺钉可能会阻止这种骨不连的发生[86, 87]。同样，在这种情况下，依然有严重的骨质疏松症（腓骨管宽，皮质极薄）。

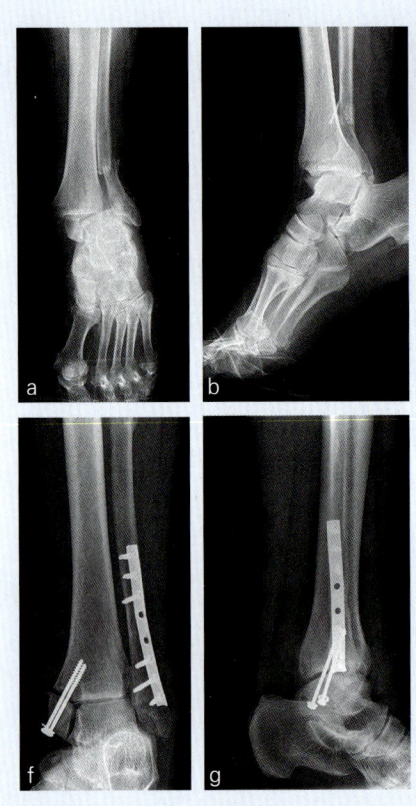
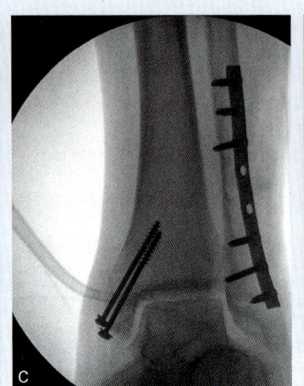
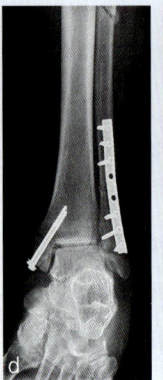
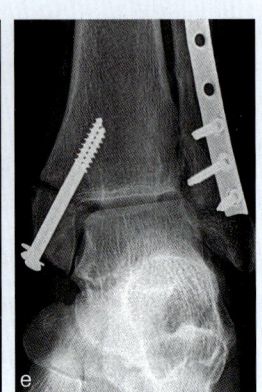

图 3.17-12　一名 82 岁男性，其双踝旋前外展Ⅲ型骨折脱位，并伴有腓骨干高位裂

a, b. 损伤的 AP（a）和侧位（b）X 线片
c. 关节一致的图像增强
d. 术后 AP X 线片显示高位腓骨裂
e. 内踝不完全压缩
f. 提示腓骨短缩
g. 术后侧位 X 线片

案例 13

患者

一名 72 岁女性在骑自行车时摔倒，导致同侧粉碎性跟骨骨折和三踝骨折脱位（图 3.17-13a~e）。内侧皮肤血流灌注受损。尽管医护人员对骨折进行了复位，但急诊早期 X 线片仍显示三踝骨折脱位。医生对该患者进行闭合复位，并应用管形石膏固定。

合并疾病

- 已治愈的淋巴结疾病
- 乳腺癌阳性

治疗和结果

由于患者软组织较差，手术推迟了 2 周（图 3.17-13f, g）。由于水疱，内侧仅放置了克氏针。外侧放置带有平衡钢板的拉力螺钉（图 3.17-13h, i）。用非承重石膏治疗跟骨骨折 8 周。取出内侧克氏针后，患者可以在使用助行器时可穿矫形鞋步行（图 3.17-13j, k）。在这种情况下，作者建议进行一次原位外固定和延迟的经皮跟骨固定。现在，由于跟骨骨折，出现了内踝畸形和后足变宽，因此患者使用了矫形鞋。幸运的是，患者报告说手术后 9 个月无疼痛。随访时间限制为 1 年。

讨论

本病例主要关注的是在院前处理中充分减少骨折，以防止软组织问题而影响治疗选择。外固定应在初始治疗中起核心作用。

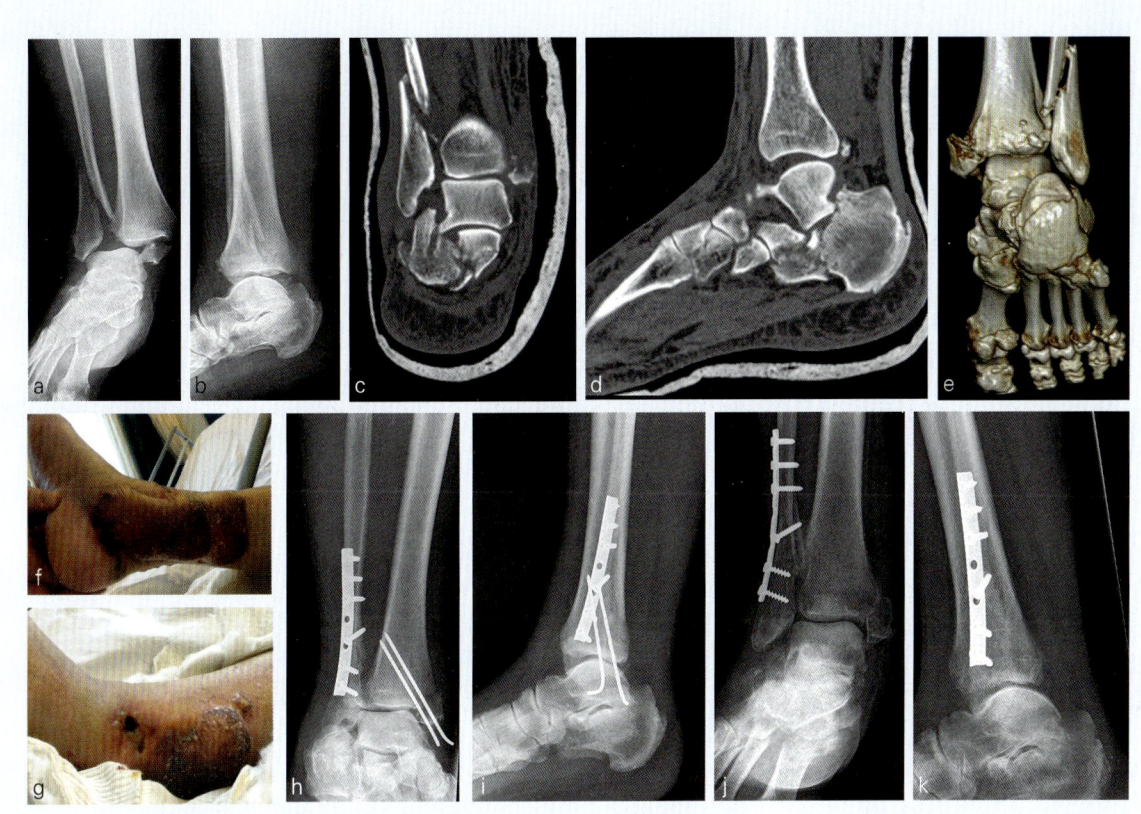

图 3.17-13 一名 72 岁女性，患同侧粉碎性跟骨骨折、三踝骨折脱位
- a, b. 损伤的 AP（a）和侧位（b）X 线片
- c, d. 计算机断层扫描（CT）的冠状面（c）和矢状面（d）图像显示了跟骨骨折
- e. 后足脱位的三维 CT 重建
- f. 内侧视图显示严重的软组织肿胀
- g. 水疱旁的皮肤溃疡
- h, i. 踝关节手术后的 AP（h）和侧位（i）X 线片
- j, k. 术后 1 年的 AP（j）和侧位（k）X 线片

8.7 后踝固定

在过去，后踝骨折的固定技术和标准一直不是人们关注的话题，但最近的生物力学研究表明，后踝是踝关节正常功能的重要解剖结构。由于骨折不是辐射束样线状排列，因此无法在平整的侧位 X 线片上评估骨折块的大小和形状。应使用 CT 扫描评估特定的骨折形态。Haraguchi 和 Bartonicek 都描述了一种基于 CT 扫描的后踝骨折分类系统[35, 89]。

在后外侧臼关节骨折脱位中，应将其解剖复位的标准降低并建立稳定的固定。在过去，通过最大限度地延长足部以间接复位，以及随后放置经皮 AP 拉力螺钉的方法已被广泛接受。然而，该技术的生物力学、影像学和功能结果似乎不如直接复位和使用带有或不带有支撑钢板的拉力螺钉固定的从后到前的后踝复位[90, 91]。对于后外侧骨折，建议在腓骨后方切开单个切口，以暴露外踝和后踝骨折[3, 92, 93]。最好将患者置于侧卧位或俯卧位。在屈肌腱和腓骨肌腱之间，后踝很容易暴露。通过这种方式，可以在直接观察骨折的情况下用 1/3 管状钢板和一些加压螺钉固定骨折块，从而使胫骨平台具有完美的解剖一致性，而不是使用不具有旋转稳定性的单个前柱螺钉固定，特别是在骨质疏松性骨折中。这种策略在不涉及关节表面的小壳型骨折中较少使用，但这种骨折仅是后踝骨折的一小部分（14%）[89]。

固定后踝的另一个原因是后联合韧带附着。根据 Lauge-Hansen 原理，适当的解剖复位和骨折块稳定固定可改善外踝的稳定性，并适当地使踝关节更加稳定。这种策略可以代替定位螺钉[94, 95]的使用。但是，在骨质疏松性骨中，可能需要额外的定位螺钉以实现后踝从后到前的固定。

8.8 后足钉、斯氏针或初次关节融合术

胫距-跟骨钉（后足钉）可立即使用，且发生伤口并发症的风险极小[96, 97]，因为其进入点远离骨折部位和受伤的软组织包膜。用经皮锁定螺钉在骨折部位上方（胫骨远端）和下方［距骨和（或）跟骨］固定，从而提供稳固的支撑结构。去除后足钉后即可达到骨折前活动状态[98, 99]。

对于 80 岁以上并发 2 种以上合并疾病、局部软组织状态差且无法忍受翻修手术的患者，使用后足钉被认为是抢救性措施。插入后足钉会损害承重区的跟骨、距骨和胫骨的关节软骨。后足钉还用于骨关节炎的关节固定。一项系统评价显示，613 例患者使用后足钉手术后截肢率为 1.5%[100]。

从足底到胫骨远端使用更薄的斯氏针作为最终的治疗措施被认为已过时。斯氏针在胫骨近端干骺端和胫骨干中并不稳定。而且，与后足钉不同，它不提供任何旋转稳定性，经常发生继发性脱位。从该角度来看，1 枚从胫骨远端内侧到距骨的顺行钉可提供更大的稳定性。但是像交叉斯氏针一样，仍然不建议使用这种治疗方法。

在 Gustilo 3 级开放性粉碎性骨折中可以选择初次关节融合术。可通过侧向切口进行腓骨切除术和胫骨截骨术来去除约 1 cm 胫骨远端，以促进伤口闭合。随后，可以用钢板（95°钢板或预塑形锁定钢板），以外固定[101]或后足钉[102]进行骨的固定。尽管关节融合术被认为是一种挽救措施，但它对于局部软组织是一种有用的治疗方法，有时在延迟愈合或不愈合的情况下可进行长期的后续处理。尽管可使用带有从前到后经皮螺钉的关节镜进行关节融合术[103]，但该技术完全取决于胫骨和距骨的"植入物固定能力"。在骨质疏松性踝关节骨折中，这种情况明显减少。

8.9 外固定

外固定始终是损伤控制的良好选择。它为软组织提供了一个窗口，使软组织可以在进行切开复位和确定性的内部固定之前的早期创伤中恢复。但是，在皮肤状况不佳或严重的软组织损伤的患者中，外固定可能是进行终期处理的有吸引力的选择。尽管针道处理很辛苦，但针道部位还是容易被感染。手术环固定术已被证明在患有糖尿病、周围血管疾病和踝关节不稳定的老年患者中是成功的[104]。它可用作承重结构。拆除销钉之前，应对骨折的坚固程度进行测试。如果延迟愈合，固定杆（环）可再次安全使用。

8.10 增强

如果骨质疏松严重，应考虑增加骨质。这可以促进术后在可移动支架中直接承重。Assal 等描述了使用 IM 线、侧板和使用聚甲基丙烯酸甲酯（PMMA）的增强螺钉对 36 例 B 型骨折患者进行增强内固定治疗的良好结果[19]。当 PMMA 在原位时，治疗感染是困难的。此外，

PMMA不具有生物相容性，并且如果不接触可充当散热片的金属植入物，则会高度放热，引起局部骨坏死。一项生物力学研究表明，骨质疏松性踝关节骨折增强或不增强治疗时，结构强度无差异[85]。根据目前的文献，标准增强在骨质疏松性踝关节骨折治疗中尚未获得普遍接受。

9 术后治疗

老年患者骨折治疗的最终目标是早期活动和控制疼痛。在固定治疗的老年患者中，身体健康状况迅速下降。患者应起床并尽快坐在椅子上，以支持良好的肺功能并防止发生诸如压疮、肺不张、肺炎和肌肉萎缩等并发症。应鼓励患者从椅子上站起来并活动（即站立和行走），必要时借助助行器。在老年患者中，部分或不负重通常是不可能的。下肢受伤会影响活动能力。老年人的早期治疗和充分的康复治疗与创伤本身的治疗同样重要。在年轻患者中，合理的手术治疗通常可长期获益，而在老年人中，短期获益也很重要。因此，下肢的骨折对位应采用以下方式：不需要管形石膏，并且可以立即负重。通常，与年轻患者相比，这需要更多而不是更少的金属植入物。

在创伤或外科手术后的早期阶段，充分的镇痛是必不可少的，并且请教老年科会对治疗有所帮助。应当评估跌倒和再发骨折的风险（请参阅第1.11章"肌少症、营养不良、虚弱和跌倒"），而不仅仅通过骨密度测定和骨质疏松症后续治疗（请参阅第1.10章"骨质疏松症"）进行评估。回顾患者的用药方案、环境和视力至关重要。物理治疗师不仅提供活动提示、技巧和助行器，还可在运动过程中提供安全保障。在老年患者中，对踝关节骨折进行恰当的后处理很重要。

10 参考文献

1. Giannini S, Chiarello E, Persiani V, et al. Ankle fractures in elderly patients. Aging Clin Exp Res. 2013 Oct;25(Suppl 1):S77–S79.
2. Murray JC, Audet MC, Bedard M, et al. Bilateral distal fibula fractures in a woman on long-term bisphosphonate therapy. Osteoporos Int. 2016 Feb;27(2):833–836.
3. Zwipp H, Amlang M. Frakturversorgung des oberen Sprunggelenks im hohen Lebensalter [Treatment of fractures of the ankle in the elderly]. Orthopade. 2014 Apr;43(4):332–338. German.
4. Stufkens SA, Knupp M, Horisberger M, et al. Cartilage lesions and the development of osteoarthritis after internal fixation of ankle fractures: a prospective study. J Bone Joint Surg Am. 2010 Feb;92(2):279–286.
5. SooHoo NF, Krenek L, Eagan MJ, et al. Complication rates following open reduction and internal fixation of ankle fractures. J Bone Joint Surg Am. 2009 May;91(5):1042–1049.
6. SooHoo NF, Eagan M, Krenek L, et al. Incidence and factors predicting pulmonary embolism and deep venous thrombosis following surgical treatment of ankle fractures. Foot Ankle Surg. 2011 Dec;17(4):259–262.
7. Zaghloul A, Haddad B, Barksfield R, et al. Early complications of surgery in operative treatment of ankle fractures in those over 60: a review of 186 cases. Injury. 2014 Apr;45(4):780–783.
8. Korim MT, Payne R, Bhatia M. A case-control study of surgical site infection following operative fixation of fractures of the ankle in a large U.K. trauma unit. Bone Joint J. 2014 May;96-B(5):636–640.
9. Olsen JR, Hunter J, Baumhauer JF. Osteoporotic ankle fractures. Orthop Clin North Am. 2013 Apr;44(2):225–241.
10. Strauss EJ, Frank JB, Walsh M, et al. Does obesity influence the outcome after the operative treatment of ankle fractures? J Bone Joint Surg Br. 2007 Jun;89(6):794–798.
11. Thiele OC, Eckhardt C, Linke B, et al. Factors affecting the stability of screws in human cortical osteoporotic bone: a cadaver study. J Bone Joint Surg Br. 2007 May;89(5):701–705.
12. Court-Brown CM, McBirnie J, Wilson G. Adult ankle fractures—an increasing problem? Acta Orthop Scand. 1998 Feb;69(1):43–47.
13. Kannus P, Palvanen M, Niemi S, et al. Increasing number and incidence of low-trauma ankle fractures in elderly people: Finnish statistics during 1970–2000 and projections for the future. Bone. 2002 Sep;31(3):430–433.
14. Nilsson G, Jonsson K, Ekdahl C, et al. Outcome and quality of life after surgically treated ankle fractures in patients 65 years or older. BMC Musculoskelet Disord. 2007 Dec 20;8:127.
15. Davidovitch RI, Walsh M, Spitzer A, et al. Functional outcome after operatively treated ankle fractures in the elderly. Foot Ankle Int. 2009 Aug;30(8):728–733.
16. Gauthé R, Desseaux A, Rony L, et al. Ankle fractures in the

17. Toole WP, Elliott M, Hankins D, et al. Are low-energy open ankle fractures in the elderly the new geriatric hip fracture? J Foot Ankle Surg. 2015 Mar–Apr;54(2):203–206.
18. Ovaska MT, Madanat R, Honkamaa M, et al. Contemporary demographics and complications of patients treated for open ankle fractures. Injury. 2015 Aug;46(8):1650–1655.
19. Schepers T, van der Linden H, van Lieshout EM, et al. Technical aspects of the syndesmotic screw and their effect on functional outcome following acute distal tibiofibular syndesmosis injury. Injury. 2014 Apr;45(4):775–779.
20. Stiell IG, McKnight RD, Greenberg GH, et al. Implementation of the Ottawa ankle rules. JAMA. 1994 Mar 16;271(11):827–832.
21. Donken CC, Verhofstad MH, Edwards MJ, et al. Use of an acrylic mold for mortise view improvement in ankle fractures: a feasibility study. The Journal of Foot and Ankle Surgery. 2011;50(5):525–528.
22. Takao M, Ochi M, Naito K, et al. Computed tomographic evaluation of the position of the leg for mortise radiographs. Foot Ankle Int. 2001 Oct;22(10):828–831.
23. Sanders DW, Tieszer C, Corbett B. Operative versus nonoperative treatment of unstable lateral malleolar fractures: a randomized multicenter trial. J Orthop Trauma. 2012 Mar;26(3):129–134.
24. Park SS, Kubiak EN, Egol KA, et al. Stress radiographs after ankle fracture: the effect of ankle position and deltoid ligament status on medial clear space measurements. J Orthop Trauma. 2006 Jan;20(1):11–18.
25. DeAngelis NA, Eskander MS, French BG. Does medial tenderness predict deep deltoid ligament incompetence in supination-external rotation type ankle fractures? J Orthop Trauma. 2007 Apr;21(4):244–247.
26. Michelson JD, Varner KE, Checcone M. Diagnosing deltoid injury in ankle fractures: the gravity stress view. Clin Orthop Relat Res. 2001 Jun(387):178–182.
27. McCullough CJ, Burge PD. Rotatory stability of the load-bearing ankle. An experimental study. J Bone Joint Surg Br. 1980 Nov;62-B(4):460–464.
28. Rasmussen O. Stability of the ankle joint. Analysis of the function and traumatology of the ankle ligaments. Acta Orthop Scand Suppl. 1985;211:1–75.
29. Stufkens SA, van den Bekerom MP, Knupp M, et al. The diagnosis and treatment of deltoid ligament lesions in supination-external rotation ankle fractures: a review. Strategies Trauma Limb Reconstr. 2012 Aug;7(2):73–85.
30. Warner S, Garner M, Fabricant P, et al. The Diagnostic Accuracy of Mortise Radiographs and MRI in Predicting Deltoid Ligament Ruptures in Supination External Rotation Ankle Fractures. Foot and Ankle, paper #89. Available at: http://ota.org/media/238884/Session-6.pdf. Accessed 2016.
31. Lee TH, Jang KS, Choi GW, et al. The contribution of anterior deltoid ligament to ankle stability in isolated lateral malleolar fractures. Injury. 2016 Jul;47(7):1581–1585.
32. Hermans JJ, Wentink N, Beumer A, et al. Correlation between radiological assessment of acute ankle fractures and syndesmotic injury on MRI. Skeletal Radiol. 2012 Jul;41(7):787–801.
33. Lauge Hansen N. Ankelbrud. Genetisk diagnose og reposition: experimentalchirurgiske og radiografiske undersøgelser, repositionsforsøg i kliniken. [Genetic diagnose of reposition]. Dissertation. Copenhagen: University of Copenhagen; 1942. Danish.
34. Buchler L, Tannast M, Bonel HM, et al. Reliability of radiologic assessment of the fracture anatomy at the posterior tibial plafond in malleolar fractures. J Orthop Trauma. 2009 Mar;23(3):208–212.
35. Bartonicek J, Rammelt S, Kostlivy K, et al. Anatomy and classification of the posterior tibial fragment in ankle fractures. Arch Orthop Trauma Surg. 2015 Apr;135(4):505–516.
36. Black EM, Antoci V, Lee JT, et al. Role of preoperative computed tomography scans in operative planning for malleolar ankle fractures. Foot Ankle Int. 2013 May;34(5):697–704.
37. Makwana NK, Bhowal B, Harper WM, et al. Conservative versus operative treatment for displaced ankle fractures in patients over 55 years of age. A prospective, randomised study. J Bone Joint Surg Br. 2001 May;83(4):525–529.
38. Ramsey PL, Hamilton W. Changes in tibiotalar area of contact caused by lateral talar shift. J Bone Joint Surg Am. 1976 Apr;58(3):356–357.
39. Nielson JH, Gardner MJ, Peterson MG, et al. Radiographic measurements do not predict syndesmotic injury in ankle fractures: an MRI study. Clin Orthop Relat Res. 2005 Jul(436):216–221.
40. Kwon JY, Chacko AT, Kadzielski JJ, et al. A novel methodology for the study of injury mechanism: ankle fracture analysis using injury videos posted on YouTube.com. J Orthop Trauma. 2010 Aug;24(8):477–482.
41. Weber BG. Die Verletzungen des oberen Sprunggelenkes. 2nd ed. Bern: H. Huber; 1972. German.
42. Danis R. Les fractures malléolaires. In: Danis, R. Théorie et pratique de l'ostéosynthèse. Paris: Masson; 1949:133–165. French.
43. Meinberg E, Agel J, Roberts C, et al. Fracture and Dislocation Classification Compendium—2018. J Orthopaed Trauma. 2018 Jan;32(Suppl 1).
44. Koval KJ, Lurie J, Zhou W, et al. Ankle fractures in the elderly: what you get depends on where you live and who you see. J Orthop Trauma. 2005 Oct;19(9):635–639.
45. Donken CC, Al-Khateeb H, Verhofstad MH, et al. Surgical versus conservative interventions for treating ankle fractures in adults. Cochrane Database Syst Rev. 2012 Aug;15(8):CD008470.
46. Horisberger M, Valderrabano V, Hintermann B. Posttraumatic ankle osteoarthritis after ankle-related fractures. J Orthop Trauma. 2009 Jan;23(1):60–67.
47. Berkes MB, Little MT, Lazaro LE, et al. Articular congruity is associated with short-term clinical outcomes of operatively treated SER IV ankle fractures. J Bone Joint Surg Am. 2013

Oct;95(19):1769–1775.
48. Varenne Y, Curado J, Asloum Y, et al. Analysis of risk factors of the postoperative complications of surgical treatment of ankle fractures in the elderly: A series of 477 patients. Orthop Traumatol Surg Res. 2016 Jun;102(4 Suppl):S245–S248.
49. Wronka KS, Salama H, Ramesh B. Management of displaced ankle fractures in elderly patients—is it worth performing osteosynthesis of osteoporotic bone? Ortop Traumatol Rehabil. 2011 May–Jun;13(3):293–298.
50. Srinivasan CM, Moran CG. Internal fixation of ankle fractures in the very elderly. Injury. 2001 Sep;32(7):559–563.
51. Pagliaro AJ, Michelson JD, Mizel MS. Results of operative fixation of unstable ankle fractures in geriatric patients. Foot Ankle Int. 2001 May;22(5):399–402.
52. Herscovici D Jr, Scaduto JM. Management of high-energy foot and ankle injuries in the geriatric population. Geriatr Orthop Surg Rehabil. 2012 Mar;3(1):33–44.
53. Shivarathre DG, Chandran P, Platt SR. Operative fixation of unstable ankle fractures in patients aged over 80 years. Foot Ankle Int. 2011 Jun;32(6):599–602.
54. Strauss EJ, Egol KA. The management of ankle fractures in the elderly. Injury. 2007 Sep;38(Suppl 3):S2–9.
55. Ehrenfreund T, Haluzan D, Dobric I, et al. Operative management of unstable ankle fractures in the elderly: our institutional experience. Injury. 2013 Sep;44(Suppl 3):S20–S22.
56. McKean J, Cuellar DO, Hak D, et al. Osteoporotic ankle fractures: an approach to operative management. Orthopedics. 2013 Dec;36(12):936–940.
57. Pakarinen HJ, Flinkkil TE, Ohtonen PP, et al. Stability criteria for nonoperative ankle fracture management. Foot Ankle Int. 2011 Feb;32(2):141–147.
58. Zeegers AV, Van Raay JJ, van der Werken C. Ankle fractures treated with a stabilizing shoe. Acta Orthop Scand. 1989 Oct;60(5):597–599.
59. Bazarov I, Peace RA, Lagaay PM, et al. Early Protected Weightbearing After Ankle Fractures in Patients With Diabetes Mellitus. J Foot Ankle Surg. 2017 Jan–Feb;56(1):30–33.
60. Rosenbaum AJ, Dellenbaugh SG, Dipreta JA, et al. The management of ankle fractures in diabetics: results of a survey of the American Orthopaedic Foot and Ankle Society membership. Foot Ankle Spec. 2013 Jun;6(3):201–205.
61. Lovy AJ, Dowdell J, Keswani A, et al. Nonoperative Versus Operative Treatment of Displaced Ankle Fractures in Diabetics. Foot Ankle Int. 2017 Mar;38(3):255–260.
62. Zahn RK, Jakubietz M, Frey S, et al. A locking contoured plate for distal fibular fractures: mechanical evaluation in an osteoporotic bone model using screws of different length. J Appl Biomech. 2014 Feb;30(1):50–57.
63. White NJ, Corr DT, Wagg JP, et al. Locked plate fixation of the comminuted distal fibula: a biomechanical study. Can J Surg. 2013 Feb;56(1):35–40.
64. Lo EY, Tseng SS, Christiansen BA, et al. Locking versus nonlocking construct in an osteoporotic, segmental fibula defect model. Orthopedics. 2013 Oct 01;36(10):e1262–e1268.
65. Davis AT, Israel H, Cannada LK, et al. A biomechanical comparison of one-third tubular plates versus periarticular plates for fixation of osteoporotic distal fibula fractures. J Orthop Trauma. 2013 Sep;27(9):e201–e207.
66. Kim T, Ayturk UM, Haskell A, et al. Fixation of osteoporotic distal fibula fractures: A biomechanical comparison of locking versus conventional plates. J Foot Ankle Surg. 2007 Jan–Feb;46(1):2–6.
67. Minihane KP, Lee C, Ahn C, et al. Comparison of lateral locking plate and antiglide plate for fixation of distal fibular fractures in osteoporotic bone: a biomechanical study. J Orthop Trauma. 2006 Sep;20(8):562–566.
68. Dingemans SA, Lodeizen OA, Goslings JC, et al. Reinforced fixation of distal fibula fractures in elderly patients; A meta-analysis of biomechanical studies. Clin Biomech (Bristol, Avon). 2016 Jul;36:14–20.
69. Bariteau JT, Fantry A, Blankenhorn B, et al. A biomechanical evaluation of locked plating for distal fibula fractures in an osteoporotic sawbone model. Foot Ankle Surg. 2014 Mar;20(1):44–47.
70. Zahn RK, Frey S, Jakubietz RG, et al. A contoured locking plate for distal fibular fractures in osteoporotic bone: a biomechanical cadaver study. Injury. 2012 Jun;43(6):718–725.
71. Schepers T, Van Lieshout EM, De Vries MR, et al. Increased rates of wound complications with locking plates in distal fibular fractures. Injury. 2011 Oct;42(10):1125–1129.
72. Schaffer JJ, Manoli A 2nd. The antiglide plate for distal fibular fixation. A biomechanical comparison with fixation with a lateral plate. J Bone Joint Surg Am. 1987 Apr;69(4):596–604.
73. Assal M, Dalmau-Pastor M, Ray A, et al. How to Get to the Distal Posterior Tibial Malleolus? A Cadaveric Anatomic Study Defining the Access Corridors Through 3 Different Approaches. J Orthop Trauma. 2017 Apr;31(4):e127–e129.
74. Darland AM, Kadakia AR, Zeller JL. Branching patterns of the superficial peroneal nerve: implications for ankle arthroscopy and for anterolateral surgical approaches to the ankle. J Foot Ankle Surg. 2015 May–Jun;54(3):332–337.
75. Blair JM, Botte MJ. Surgical anatomy of the superficial peroneal nerve in the ankle and foot. Clin Orthop Relat Res. 1994 Aug;(305):229–238.
76. Weber M, Krause F. Peroneal tendon lesions caused by antiglide plates used for fixation of lateral malleolar fractures: the effect of plate and screw position. Foot Ankle Int. 2005 Apr;26(4):281–285.
77. Pires RE, Mauffrey C, de Andrade MA, et al. Minimally invasive percutaneous plate osteosynthesis for ankle fractures: a prospective observational cohort study. Eur J Orthop Surg Traumatol. 2014 Oct;24(7):1297–1303.
78. Siegel J, Tornetta P 3rd. Extraperiosteal plating of pronationabduction ankle fractures. J Bone Joint Surg Am. 2007 Feb;89(2):276–281.
79. Tornetta P 3rd, Creevy W. Lag screw only fixation of the lateral malleolus. J Orthop Trauma. 2001 Feb;15(2):119–121.
80. McKenna PB, O'Shea K, Burke T. Less is more: lag screw only fixation of lateral malleolar fractures. Int Orthop. 2007 Aug;31(4):497–502.

81. Bugler KE, Watson CD, Hardie AR, et al. The treatment of unstable fractures of the ankle using the Acumed fibular nail: development of a technique. J Bone Joint Surg Br. 2012 Aug;94(8):1107–1112.
82. Rajeev A, Senevirathna S, Radha S, et al. Functional outcomes after fibula locking nail for fragility fractures of the ankle. J Foot Ankle Surg. 2011 Sep–Oct;50(5):547–550.
83. Lee YS, Huang HL, Lo TY, et al. Lateral fixation of AO type-B2 ankle fractures in the elderly: the Knowles pin versus the plate. Int Orthop. 2007 Dec;31(6):817–821.
84. White TO, Bugler KE, Appleton P, et al. A prospective randomised controlled trial of the fibular nail versus standard open reduction and internal fixation for fixation of ankle fractures in elderly patients. Bone Joint J. 2016 Sep;98-B(9):1248–1252.
85. Panchbhavi VK, Vallurupalli S, Morris R. Comparison of augmentation methods for internal fixation of osteoporotic ankle fractures. Foot Ankle Int. 2009 Jul;30(7):696–703.
86. King CM, Cobb M, Collman DR, et al. Bicortical fixation of medial malleolar fractures: a review of 23 cases at risk for complicated bone healing. J Foot Ankle Surg. 2012 Jan–Feb;51(1):39–44.
87. Ricci WM, Tornetta P, Borrelli J Jr. Lag screw fixation of medial malleolar fractures: a biomechanical, radiographic, and clinical comparison of unicortical partially threaded lag screws and bicortical fully threaded lag screws. J Orthop Trauma. 2012 Oct;26(10):602–606.
88. Ebraheim NA, Ludwig T, Weston JT, et al. Comparison of surgical techniques of 111 medial malleolar fractures classified by fracture geometry. Foot Ankle Int. 2014 May;35(5):471–477.
89. Haraguchi N, Haruyama H, Toga H, et al. Pathoanatomy of posterior malleolar fractures of the ankle. J Bone Joint Surg Am. 2006 May;88(5):1085–1092.
90. O'Connor TJ, Mueller B, Ly TV, et al. "A to p" screw versus posterolateral plate for posterior malleolus fixation in trimalleolar ankle fractures. J Orthop Trauma. 2015 Apr;29(4):e151–156.
91. Bennett C, Behn A, Daoud A, et al. Buttress Plating Versus Anterior-to-Posterior Lag Screws for Fixation of the Posterior Malleolus: A Biomechanical Study. J Orthop Trauma. 2016 Dec;30(12):664–669.
92. Choi JY, Kim JH, Ko HT, et al. Single Oblique Posterolateral Approach for Open Reduction and Internal Fixation of Posterior Malleolar Fractures With an Associated Lateral Malleolar Fracture. J Foot Ankle Surg. 2015 Jul–Aug;54(4):559–564.
93. Helmy N, Meyer DC, Vienne P, et al. The posterolateral approach for the treatment of trimalleolar fractures. Techniques in Foot & Ankle Surgery. 2012;11(4):189–193.
94. Miller AN, Carroll EA, Parker RJ, et al. Posterior malleolar stabilization of syndesmotic injuries is equivalent to screw fixation. Clin Orthop Relat Res. 2010 Apr;468(4):1129–1135.
95. Jonas SC, Young AF, Curwen CH, et al. Functional outcome following tibio-talar-calcaneal nailing for unstable osteoporotic ankle fractures. Injury. 2013 Jul;44(7):994–997.
96. Al-Nammari SS, Dawson-Bowling S, Amin A, et al. Fragility fractures of the ankle in the frail elderly patient: treatment with a long calcaneotalotibial nail. Bone Joint J. 2014 Jun;96-B(6):817–822.
97. O'Daly BJ, Harty JA, O'Malley N, et al. Percutaneous Gallagher nail stabilisation for fragility ankle fracture. European Journal of Orthopaedic Surgery & Traumatology. 2010;20(8):651–655.
98. Lemon M, Somayaji HS, Khaleel A, et al. Fragility fractures of the ankle: stabilisation with an expandable calcaneotalotibial nail. J Bone Joint Surg Br. 2005 Jun;87(6):809–813.
99. Jehan S, Shakeel M, Bing AJ, et al. The success of tibiotalocalcaneal arthrodesis with intramedullary nailing--a systematic review of the literature. Acta Orthop Belg. 2011 Oct;77(5):644–651.
100. Kugan R, Aslam N, Bose D, et al. Outcome of arthrodesis of the hindfoot as a salvage procedure for complex ankle pathology using the Ilizarov technique. Bone Joint J. 2013 Mar;95-B(3):371–377.
101. Crespo AM, Rautenberg AF, Siev N, et al. Fibulectomy, tibial shortening, and ankle arthrodesis as an alternative treatment of nonhealing wounds following open ankle fracture in compromised elderly adults. Foot Ankle Int. 2015 Jan;36(1):103–107.
102. Roussignol X. Arthroscopic tibiotalar and subtalar joint arthrodesis. Orthop Traumatol Surg Res. 2016 Feb;102(1 Suppl):S195–203.
103. DiDomenico LA, Brown D, Zgonis T. The use of Ilizarov technique as a definitive percutaneous reduction for ankle fractures in patients who have diabetes mellitus and peripheral vascular disease. Clin Podiatr Med Surg. 2009 Jan;26(1):141–148.
104. Assal M, Christofilopoulos P, Lubbeke A, et al. Augmented osteosynthesis of OTA 44-B fractures in older patients: a technique allowing early weightbearing. J Orthop Trauma. 2011 Dec;25(12):742–747.

3.18 非典型骨折

作者 Chang-Wug Oh, Joon-Woo Kim
译者 张 旺　审校 宋纯理

1 引言

双膦酸盐（BP）疗法已广泛用于骨质疏松症的治疗，并已被证明可降低绝经后骨质疏松症患者椎骨和股骨颈骨折的风险。BP 的使用也扩展到了包括 Paget 病在内的代谢性骨疾病、多种原因引起的高钙血症和癌症的骨转移。

长期抑制骨重塑可能损害骨微损伤修复并改变骨的生物力学特性。长期而言，矿化过度可能对骨骼质量、弹性和抵抗力产生不良影响。有许多 BP 长期过度抑制骨转换导致自发性周围性骨折的报告[1-4]。与典型的骨质疏松性骨折相比，这些所谓的非典型股骨骨折是在极微创伤后发生的，并且具有独特的骨折模式和影像学表现（案例1：图 3.18-1）。尽管股骨转子下位置是这些非典型骨折的常见部位，但其他负重部位也受到了影响，包括胫骨、尺骨和其他骨[5, 6]。

在本章中，我们主要描述已经被广泛报道并且在临床上很重要的非典型股骨骨折。

2 流行病学和病因学

当前所有的证据都表明，非典型股骨骨折（atypical femoral fracture, AFF）代表了转子下和股骨干骨折的罕见亚型。非典型股骨骨折与多种因素有关，包括亚洲种族、使用 BP、糖皮质激素和质子泵抑制剂，以及包括风湿性关节炎、糖尿病或维生素 D 缺乏症在内的疾病。

长期使用 BP 是一个相关危险因素。

- 美国骨矿盐研究学会（ASBMR）工作组报告，使用 BP 2 年后，发病率为每年每 10 万人中 2 例，使用 8 年后，发病率增加到每年每 10 万人中 78 例[4]
- 近 40% 的股骨转子下或股骨干骨折患者使用 BP 的时间比股骨转子间或股骨颈骨折的患者更长
- 然而，在接受 BP 疗法治疗长达 10 年的患者中，股骨转子下骨折的风险在统计学上并没有显著增加

因此，仅将 BP 疗法与 AFF 相关联缺乏特异性。

有许多研究推测了非典型骨折的病因。尽管尚未证明具体的潜在机制，但它可能是多因素的。

BP 抑制破骨细胞功能并诱导破骨细胞凋亡，因此它增加了骨矿化密度并抑制了骨转换。有人认为骨代谢的这种变化导致了更脆的高矿化骨，因此更容易受到低能量或应力性骨折的影响。

最近，有人认为股骨近端或骨干的几何结构可能与 AFF 的发生有关。Hagen 等[7]报告说，在接受长期 BP 治疗的患者中，股骨近端内翻的几何结构和维持 AFF 的倾向之间存在关联。Sasaski 等[8]还发现，股骨外侧和前弓的显著增

案例 1

患者

一名 61 岁的女性在厨房滑倒，导致右股骨转子下骨折。该患者使用双膦酸盐治疗骨质疏松症已超过 5 年。

合并疾病

- 骨质疏松症

治疗和结果

患者右股骨转子下骨折后，在左股骨外侧皮质见骨膜反应，与右股骨骨折高度相同（图 3.18-1a）。2 个股骨都进行了髓内钉固定（图 3.18-1b, c）。右股骨骨折愈合，左股骨先前的应力反应消失（图 3.18-1d, e）。

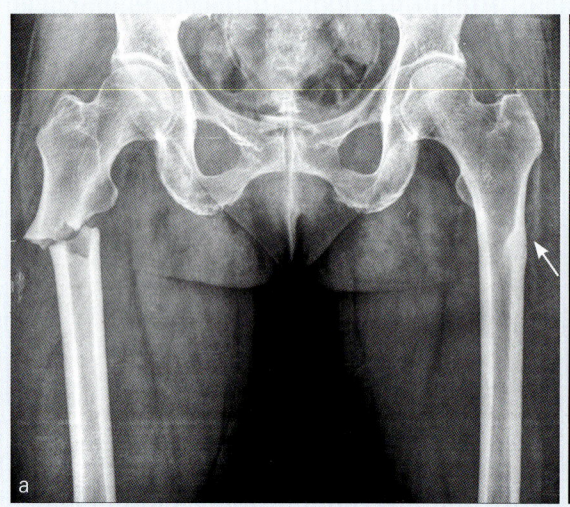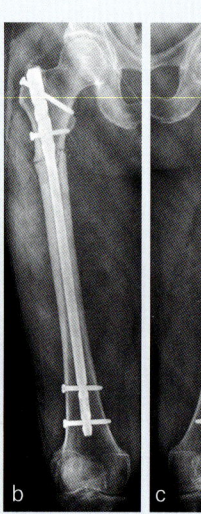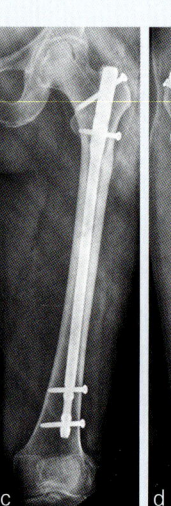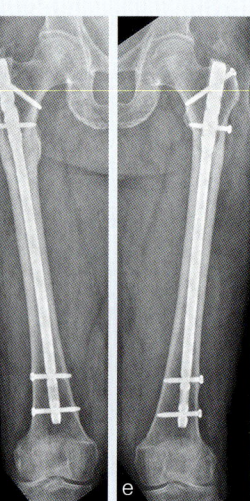

图 3.18-1　一名 61 岁女性，右股骨转子下骨折
a.　显示左股骨外侧皮质骨膜反应的箭头与右股骨骨折的高度相同
b, c.　两股骨均行髓内钉固定
d, e.　右股骨骨折愈合，左股骨先前的应力反应消失

加与低能量股骨干骨折有关。这些患者正在服用治疗骨质疏松症的药物，但不限于 BP。股骨几何结构的改变可能导致应变不平衡，并部分出于生物力学原因发展成 AFF。

3　局限性

非典型骨折通常会影响股骨。然而，这些骨折也可能发生在其他长骨中，包括胫骨、尺骨、锁骨和椎弓根[9~11]。特别是在长期服用 BP 的患者中，有负重功能的长骨可能更容易骨折。在这种情况下，应立即用 X 线和其他方式进行检查。

最近，有报道称 BP 诱导股骨假体周围骨折。由于在老年骨质疏松症患者中有很高比例的人正在接受髋关节置换术，因此，尽管股骨假体固定良好，但仍有大腿疼痛的患者接受长期 BP 治疗时，关节置换外科医生应考虑 AFF 的可能性。

4　诊断

由于 AFF 的发病率较低，且整个使用 BP 治疗的患者群体中有异常影像学表现的实际发生率尚不清楚，因此不宜对所有接受长期 BP 治疗的 AFF 患者进行筛查。ASBMR 将 AFF 定义为位于转子下或股骨干的非创伤性或低创伤性骨折[4]。AFF 的诊断明确排除了高创伤骨折、股骨颈骨折、股骨转子间骨折伴股骨转子下螺旋延长、与原发或转移性骨肿瘤相关的病理性骨折及假体周围骨折。

4.1 临床症状

提高对非典型骨折前驱症状的认识对于早期诊断不完全性病变很重要。长期使用 BP 治疗的患者腹股沟或大腿疼痛进展时应提高对 AFF 的怀疑程度。如果患者处于高危状态，但有其他原因，如类风湿关节炎、糖尿病或使用糖皮质激素治疗也同样适用。由于 AFF 可能提示应力性骨折的进展，大腿疼痛可能是不完全骨折的唯一临床症状。常伴有髋关节外侧和（或）放射到膝关节的严重和持续的疼痛。AFF 通常伴随有这种前驱性疼痛，完全骨折随着低能量创伤而发展，如由相当于从站立高度或更低高度跌倒造成的损伤。

4.2 影像学

4.2.1 普通 X 线检查

AFF 的影像学特征如下。
- 无粉碎性骨折
- 外侧皮质起始点有一条横行骨折线
- 当骨折穿过骨干向内侧皮质扩散时，骨折的方向可能变得更加倾斜，当完全骨折时，可能出现明显的内侧"棘突"
- 骨折起始区域周围外侧皮质的局灶性或弥漫性骨膜反应。可能表现为皮质的"喙突"或邻近离散的横行透明骨折线的"耀斑"，或者表现为外侧皮质的局灶性增厚
- 骨折部位附近有局灶性和弥漫性骨膜内反应。局灶性皮质增厚代表皮质肥大，可为单侧或双侧
- 广泛的皮质增厚

不完全性损伤通常可以通过低能量创伤机制转化为完全性或移位性骨折，而之前的大腿疼痛史已经出现在同侧肢体。因此，寻找可能需要预防性治疗的前驱病变是非常重要的。Koh 等[12]描述的"可怕的黑线"（即横后视图）表明了发展为完全性功能不全性骨折的风险增加。这条线被解释为累积的、部分愈合的微损伤。

4.2.2 磁共振成像

由于单纯的影像学检查可能不足以支持预防措施的实施，如果怀疑有应力性骨折，应考虑磁共振成像（MRI）或锝（Tc）骨显像。磁共振成像发现的不完全性 AFF 通常在 X 线片变得明显之前就可以看到，包括以下方面。
- 检测到的不完全性皮质应力反应[13]
- 外侧皮质从外到内边界的一条突出或完整的线，在 X 线片上似乎是病变的前兆
- 连续的轴位和冠状面磁共振成像可显示皮质内损伤或骨髓水肿，而 X 线片上只有局灶性皮质突出或微弱的横线

如果这些发现与大腿疼痛有关，则有可能发展为完全骨折。

4.2.3 骨扫描

用 Tc-99m 二磷酸盐甲基酯的三相骨显像可识别不完全的 AFF。病灶处可见局灶性示踪剂摄取（案例 2：图 3.18-2）。当发生完全骨折时，对侧的损伤尤其有用。在不完全病变中，病灶处可显示局部摄取的示踪剂。此外，诊断股骨干 BP 相关的 AFF 时可注意到股骨干外侧多灶性骨内膜增厚的轻度摄取。

案例 2

患者

一名 53 岁女性大腿疼痛持续 3 个月，随着时间的推移逐渐加重。她有类风湿关节炎病史和使用皮质类固醇药物史（图 3.18-1a，b）。

合并疾病

- 类风湿关节炎

治疗和结果

患者大腿疼痛逐渐加重。股骨外侧皮质明显增厚，转子下区域有局限性病变（图 3.18-2a，b）。在转子下区外侧皮质发现一条所谓的"可怕的黑线"，磁共振成像提示这是一种应力反应。因此，建议对该患者进行预防性固定（图 3.18-2c，d）。在计划手术入院当天，患者跌倒后骨折，并在与先前诊断部位相同的高度发生转子下骨折（图 3.18-2e）。进行髓内钉固定（图 3.18-2f，g），术后 6 个月愈合（图 3.18-2h，i）。

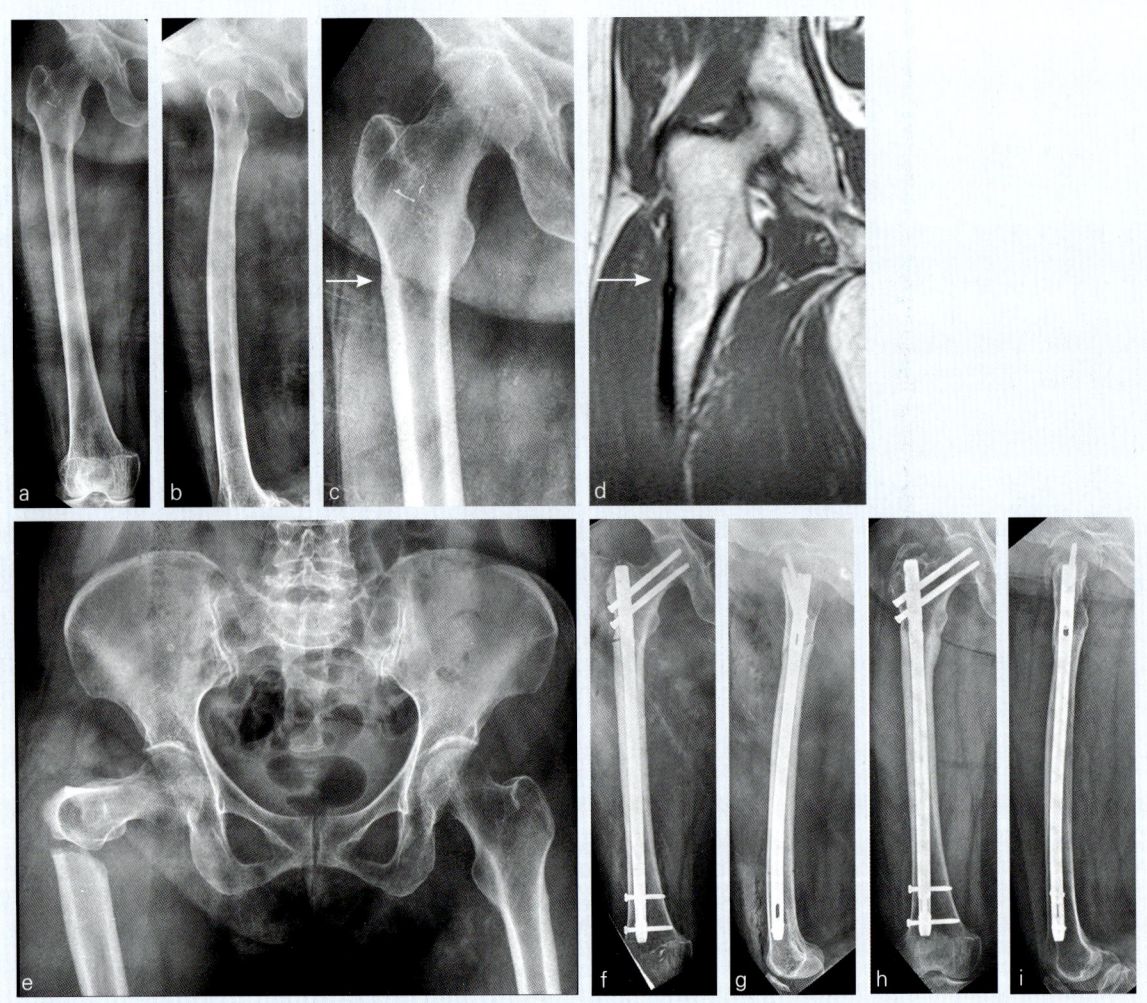

图 3.18-2　一名 53 岁女性，大腿疼痛

a，b. X 线片显示股骨外侧皮质增厚，转子下区域有局限性病变
c，d. 放大图像（c）显示在转子下区外侧皮质看到可怕的黑线。磁共振成像显示应力反应（d）
e.　转子下骨折与先前诊断部位的高度相同
f，g. 髓内钉固定
h，i. 6 个月后痊愈

5 分类

最初的 ASBMR 案例定义将这些特征分为主要特征和次要特征，并区分完全性 AFF 和不完全性 AFF。所有主要特征都需要满足 AFF 的案例定义。不要求满足任何次要特征，但有时次要特征与这些骨折有关。

主要特征包括以下方面。
- 位于股骨转子下区和股骨干
- 与无或轻微创伤相关
- 横行或短斜行骨折线
- 缺乏粉碎性骨折表现
- 仅累及外侧皮质的不完全损伤
- 贯穿2个皮质的完全损伤，可能有内侧棘突，如短斜行骨折

次要特征包括以下方面。
- 局部骨膜反应或外侧皮质喙状化
- 股骨干皮质广泛增厚
- 前驱性疼痛史
- 双侧骨折
- 延迟愈合
- 与某些药物如 BP、糖皮质激素和质子泵抑制剂有关
- 与糖尿病、类风湿关节炎和维生素 D 缺乏等有关

6 治疗方案

AFF 的治疗包括骨折固定和医疗管理。

6.1 医疗管理

一旦确诊为 AFF，必须考虑停止使用 BP 类药物。使用骨折风险评估工具和骨转换标志物有助于指导典型的骨质疏松和非典型骨折风险决策[14]。对于骨质疏松性骨折的低风险患者，可停止 BP。不过，患者还是应该每天补充钙和维生素 D。对于骨折风险高的患者，BP 治疗可持续 5 年以上。或者，如果停止使用 BP，也可以提供地舒单抗或特立帕肽，尽管还不清楚地舒单抗是否会延长 AFF 的风险。对于中等骨折风险的患者，可根据骨转换状态（低转换和高转换状态）进一步划分治疗方案。中等骨折风险和低转换状态的患者可以采用类似于低骨折风险患者的方式进行治疗。然而，那些处于中等风险但高转换状态的患者应该像高风险骨折一样进行管理。无论是否决定使用 BP 药物，所有患者都应补充钙和维生素 D。重组甲状旁腺激素（如特立帕肽）也应考虑，特别是有证据表明，特立帕肽可以改善长期阿仑膦酸钠治疗患者的骨转换和微结构。此外，特立帕肽通过增加骨痂形成和机械强度来促进和加速骨折愈合。众所周知，在骨质疏松性患者中，特立帕肽缩短了愈合时间。因此，特立帕肽可能有助于促进 AFF 患者愈合。由于这些考虑是高度个性化的，因此强烈建议咨询骨质疏松症治疗专家。

由于双侧受累的频率很高，因此需要对 AFF 患者进行仔细的检查[15]。必须评估对侧股骨的影像学图像，以寻找任何可疑病变的证据。如果怀疑有应力性骨折，应考虑 Tc-99m 骨显像或磁共振成像。

6.2 不完全骨折的治疗

如果不完全骨折没有疼痛或疼痛很轻，可以考虑非手术治疗一段时间。
- 使用手杖、拐杖或助行器部分负重
- 避免剧烈活动
- 使用特立帕肽
- 密切监测，因为非手术治疗失败率很高

在 Ha 等[16]的一项研究中，在随访期间，没有患者出现自发愈合或疼痛缓解。当出现以下情况时，建议在不完全病变中使用髓内钉进

行预防性固定。
- 非手术治疗一段时间后出现持续或恶化的疼痛
- 在一系列 X 线或其他成像方式上观察到骨折线的进展变化（案例 3：图 3.18-3）[17, 18]

案例 3

患者

一名 70 岁女性左侧大腿疼痛 6 个月。服用 BP 史已经超过 3 年。

治疗和结果

骨皮质从转子下水平到股骨干增厚（图 3.18-3a，b）。在骨扫描中，发现表现为应力反应的病灶影，侧皮质也发现不完全骨折（图 3.18-3c，d）。进行预防性髓内钉固定，停止使用 BP 药物（图 3.18-3e，f）。8 个月后，患者大腿疼痛消失，先前转子下区病变也消失了（图 3.18-3g，h）。

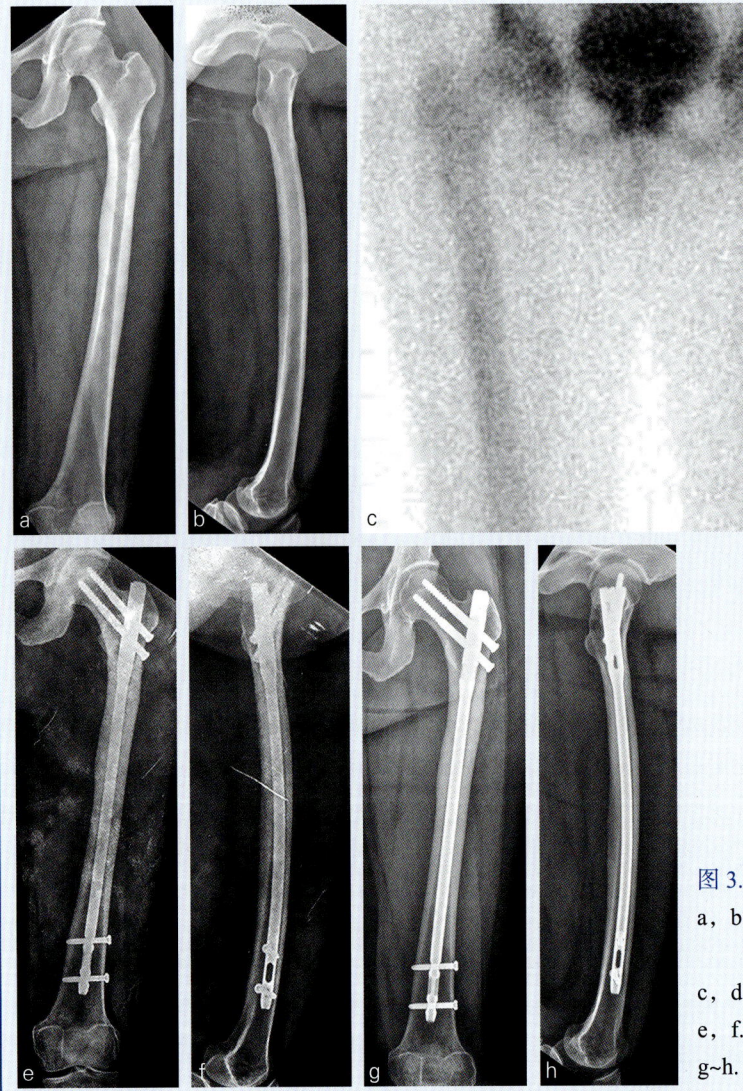

图 3.18-3　一名 70 岁女性，大腿疼痛半年
a，b. X 线片显示从转子下水平到股骨干的皮质增厚
c，d. 箭头指向外侧皮质的不完全骨折
e，f. X 线片显示预防性髓内钉
g~h. 术后 8 个月先前股骨转子下区病变消失

6.3 完全骨折的治疗

6.3.1 髓内钉

髓内（IM）钉是 AFF 的首选固定方法。有时，对于股骨转子下骨折和骨干骨折，采用 IM 钉治疗是不切实际的。皮质增厚，实质上是从干骺端转子区到增厚骨干皮质的喇叭状突起，这使得标准的重建钉固定变得困难，因为钉子的近端直径增加会导致脆性皮质的医源性骨折。

股骨干过度弯曲阻碍 IM 钉置入。这些特征可能会导致意外骨折（案例 4：图 3.18-4）、复位不良或骨折愈合受损。

可以选择标准的 IM 钉来固定 AFF。股骨颈或转子可能会发生骨折，但是由于这些骨质疏松患者脆性骨折风险较高，股骨颈或转子可能会发生骨折（案例 5：图 3.18-5）。为了防止可能发生的脆性骨折，可以选择头髓钉。此外，由于股骨远端皮质较薄，所以钉的远端交锁固定也很重要。因此，在钉的远端固定中最好使用 2 枚以上的螺钉（案例 6：图 3.18-6）。角稳定锁定系统（一种新设计的螺钉），在同样的固定目的情况下可能有助于进行安全的固定。

案例 4

患者

一名 67 岁的女性跌倒后右股骨干骨折。根据她的病史，她已经服用 BP 超过 3 年。

治疗和结果

患者骨折由横行到斜行，无粉碎（图 3.18-4a，b），因此进行顺行髓内钉固定。一块意外的蝴蝶状骨块出现在外侧，可能是髓内钉半径和股骨前外侧过度弯曲不匹配导致的（图 3.18-4c，d）。6 个月后，骨折达到满意的愈合度（图 3.18-4e~g）。

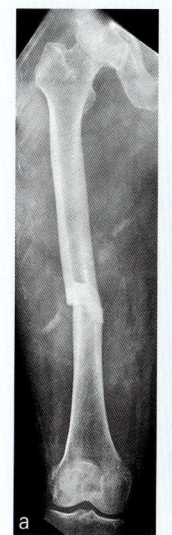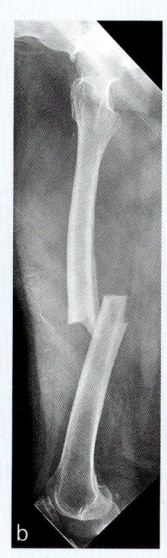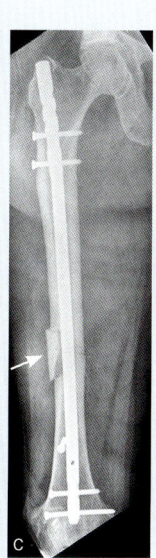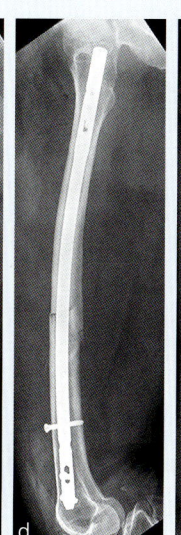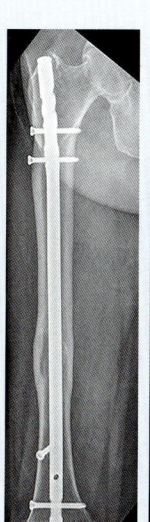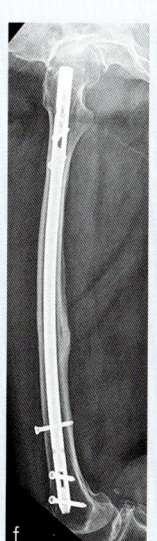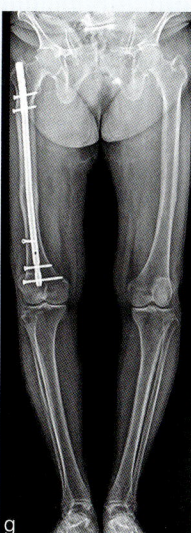

图 3.18-4 一名 67 岁女性，右股骨干骨折
a，b. 横行到斜行骨折的 X 线片
c，d. 显示外侧蝴蝶状骨块（c 中的箭头）的 X 线片
e~g. X 线片显示 6 个月后愈合良好，但与未受伤的左股骨的弯曲相比略有不同

通常，建议使用比所需钉子直径大 2 mm 的锋利刀头进行 IM 扩孔。这种手术方法是为了便于将髓内钉插入弓形骨并促进愈合。证据很少（见第 3.11 章"股骨干"，图 3.11-1）。

同其他转子下骨折一样，AFF 不应在内翻位固定复位。在这个区域增加的张应力及有外侧间隙的内翻可能延迟或妨碍骨折的愈合。

> **案例 5**
>
> **患者**
>
> 一名 74 岁的女性诉左大腿进行性疼痛。
>
> **治疗和结果**
>
> 患者有右侧非典型股骨骨折病史（图 3.18-5a，c）。患者使用标准顺行髓内（IM）钉固定以防止完全骨折（图 3.18-5d，e）。手术 3 年后，患者仍然抱怨间歇性大腿疼痛。除股骨外侧皮质持续增厚外，X 线片未见异常表现（图 3.18-5f，g）。
>
> 先前低微创伤的股骨颈骨折发生在中轴可怕的黑线附近。作者认为，使用头髓钉而不是标准 IM 钉（图 3.18-5h，i），可以预防股骨颈骨折。患者行双极关节置换术。但钢板固定也被用来防止骨干部位的不完全损伤性骨折（图 3.18-5j，k）。

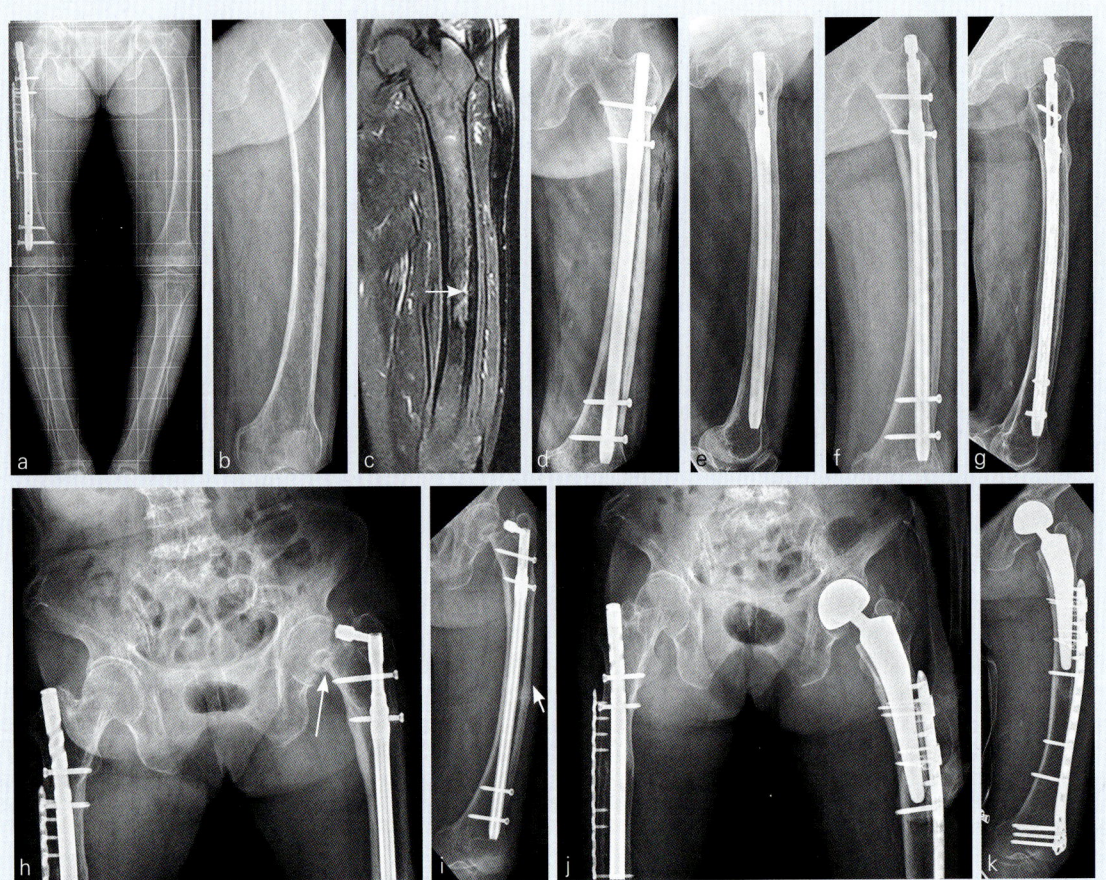

图 3.18-5 74 岁女性，左大腿进行性疼痛
a~c. X 线片显示左股骨过度弯曲和增厚的外侧皮质。磁共振成像显示外侧骨内膜多处应力损伤（c 中的箭头）
d，e. 进行标准顺行髓内钉固定
f，g. 术后 3 年的 X 线片显示除股骨外侧皮质持续增厚外，无异常表现
h，i. X 线片显示股骨颈骨折，创伤很小。先前的损伤，可怕的黑线（i 中的白色箭头）在中轴上
j，k. 双极关节置换加钢板固定

案例 6

患者

一名 64 岁女性在服用 BP 5 年后出现右股骨转子下骨折（图 3.18-6a，b）。

治疗和结果

在股骨远端用 3 枚交锁螺钉固定头髓钉（图 3.18-6c，d）。术后 10 个月，骨折成功愈合（图 3.18-6e，f）。

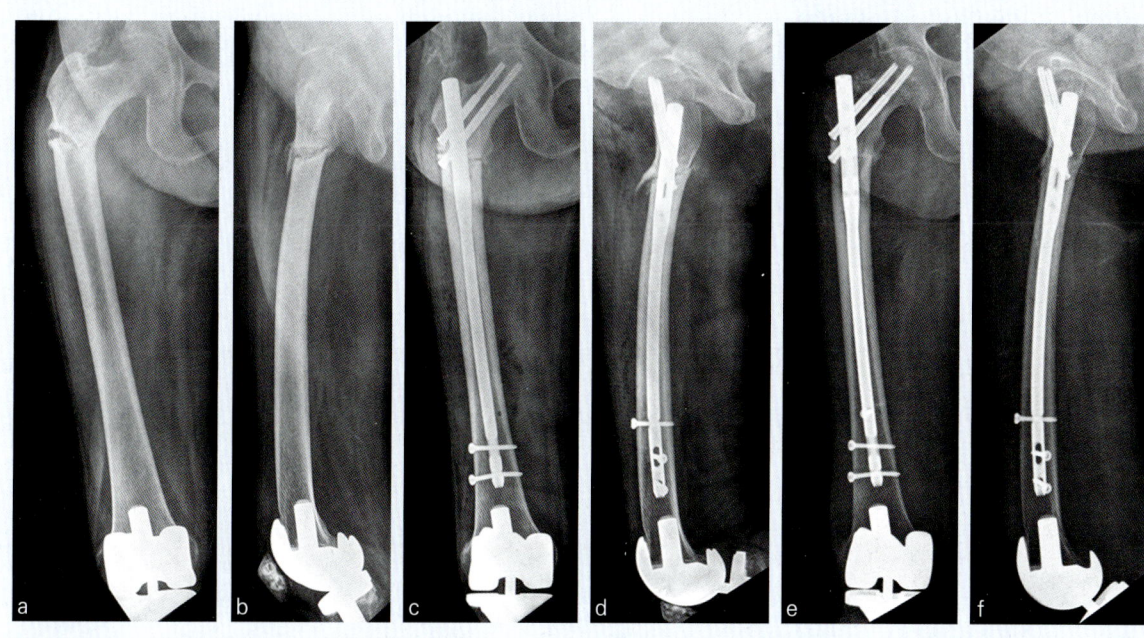

图 3.18-6 一名 64 岁女性，右股骨转子下骨折
a，b. X 线片显示右股骨转子下骨折
c，d. 股骨远端用 3 枚交锁螺钉固定头髓钉
e，f. 术后 10 个月骨折成功愈合

6.3.2 钢板固定

如果髓内钉固定在技术上不可行，尤其是在严重的股骨前外侧弯曲的情况下，钢板固定是可行的。但钢板置入失败率高，二次手术率高。这可能归因于植入物的短杠杆臂、内翻力矩臂和依赖于 BP 抑制的膜内愈合（案例 7：图 3.18-7）。

在 AFF 的术后结果中，有一些研究报告称，有很大一部分患者需要翻修手术和出现了置入失败。其原因被认为与骨折愈合缓慢和术后长时间制动有关（案例 8：图 3.18-8）[17, 19]。

案例 7

患者

一名 70 岁女性数月来左大腿疼痛。

治疗和结果

在 X 线片中可以看到股骨皮质增厚，骨扫描显示在骨干处有一个局灶性的热吸收。在患者站立位 X 线片上，显示 2 个股骨严重前外侧弯曲（图 3.18-7a~c）。由于弯曲，选择钢板进行固定，并弯曲钢板以适应股骨干曲率。然而，术后 5 天，钢板近端出现骨折。必须置入髓内钉进行修复（图 3.18-7d~f）。术后 10 个月骨折成功愈合，但左股骨曲度与未受伤侧相比仍有差异（图 3.18-7g~i）。

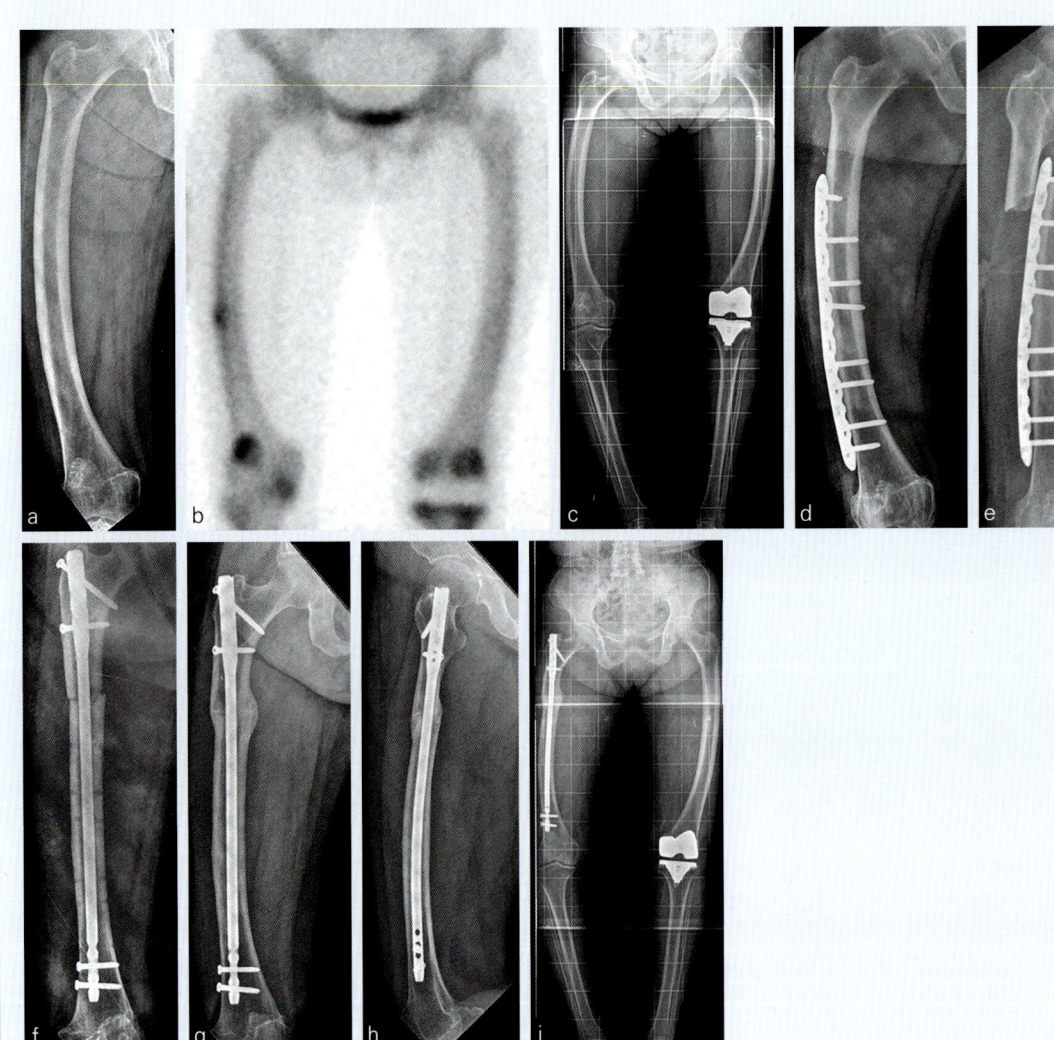

图 3.18-7　一名 70 岁女性，左大腿疼痛

a~c. X 线片显示股骨皮质增厚和 2 个股骨严重前外侧弯曲。骨扫描显示股骨干中部有热吸收

d~f. X 线片显示钢板固定，钢板弯曲以适应股骨曲率。5 天后，钢板近端骨折，需要重新置入髓内钉

g~i. 术后 10 个月骨折成功愈合，左股骨曲度与未受伤侧相比有所不同

患者

一名 75 岁女性右侧非典型股骨骨折。

治疗和结果

患者左股骨过度弯曲且外侧皮质增厚（图 3.18-8a，b）。顺行髓内钉良好复位（图 3.18-8c，d）。术后 9 个月，患者行走时仍有持续性疼痛。患者骨折未愈合且伴有骨痂增厚，远端螺钉松动（图 3.18-8e，f）。在扩孔后使用直径较大的髓内钉进行翻修。此外，用角稳定锁定螺钉进一步加固远端固定（图 3.18-8g，h）。术后 6 个月成功愈合（图 3.18-8i~k）。

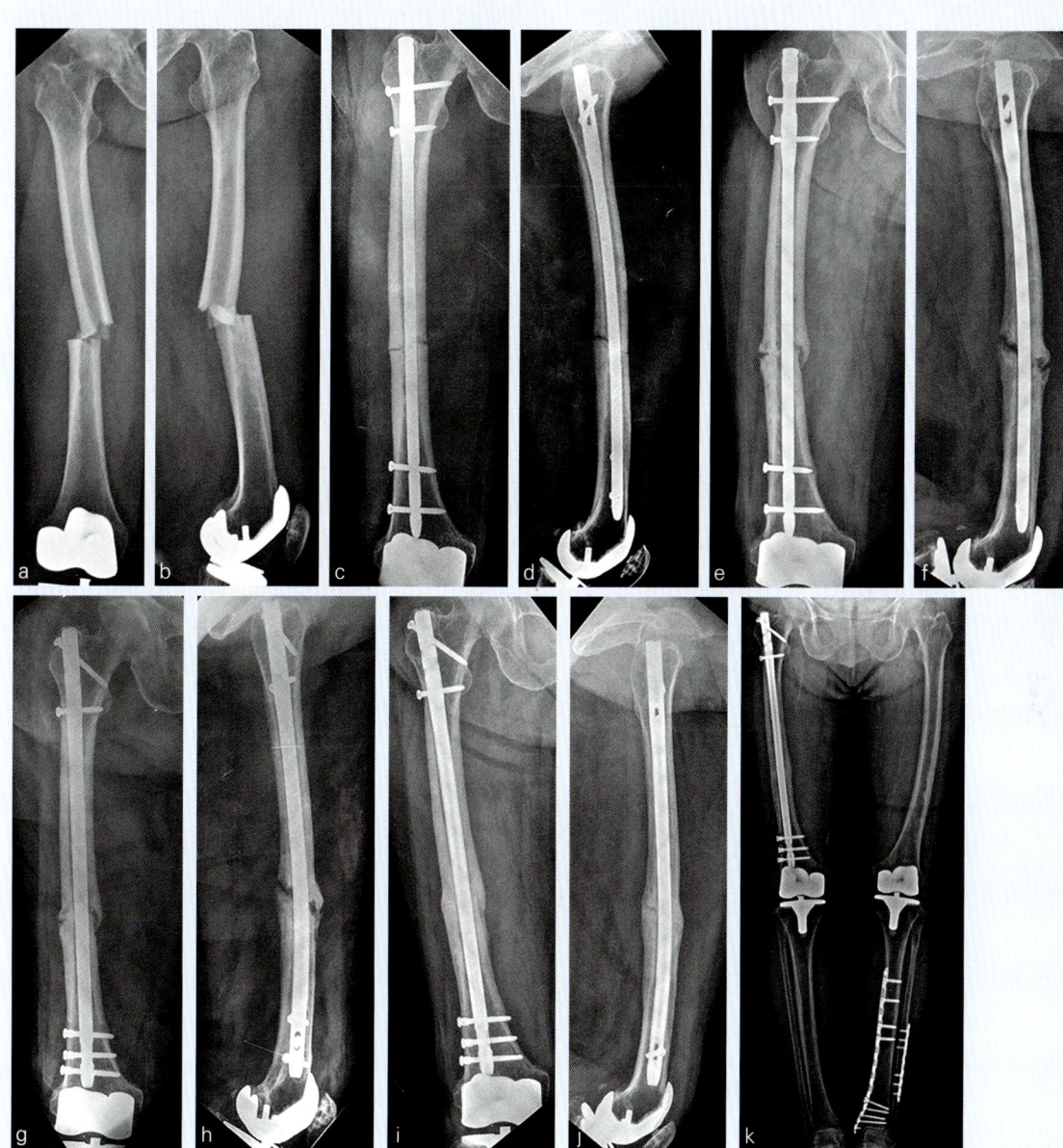

图 3.18-8 一名 75 岁女性非典型股骨骨折
a，b. X 线片显示左股骨过度弯曲和外侧皮质增厚
c，d. 顺行髓内钉治疗效果良好
e，f. 术后 9 个月的 X 线片显示骨折未愈合伴骨痂增厚，远端螺钉松动
g，h. 扩孔后使用直径较大的髓内钉进行翻修。用角稳定锁定螺钉进一步加固远端固定
i~k. 术后 6 个月骨折成功愈合

7 参考文献

1. Goh SK, Yang KY, Koh JS, et al. Subtrochanteric insufficiency fractures in patients on alendronate therapy: a caution. J Bone Joint Surg Br. 2007 Mar;89(3):349–353.

2. Neviaser AS, Lane JM, Lenart BA, et al. Low-energy femoral shaft fractures associated with alendronate use. J Orthop Trauma. 2008 May–Jun;22(5):346–350.

3. Park-Wyllie LY, Mamdani MM, Juurlink DN, et al. Bisphosphonate use and the risk of subtrochanteric or femoral shaft fractures in older women. JAMA. 2011 Feb 23;305(8):783–789.

4. Shane E, Burr D, Abrahamsen B, et al. Atypical subtrochanteric and diaphyseal femoral fractures: second report of a task force of the American Society for Bone and Mineral Research. J Bone Miner Res. 2014 Jan;29(1):1–23.

5. Chiang GS, Koh KW, Chong TW, et al. Stress fracture of the ulna associated with bisphosphonate therapy and use of walking aid. Osteoporos Int. 2014 Aug;25(8):2151–2154.

6. Tan SH, Saseendar S, Tan BH, et al. Ulnar fractures with bisphosphonate therapy: a systematic review of published case reports. Osteoporos Int. 2015 Feb;26(2):421–429.

7. Hagen JE, Miller AN, Ott SM, et al. Association of atypical femoral fractures with bisphosphonate use by patients with varus hip geometry. J Bone Joint Surg Am. 2014 Nov 19;96(22):1905–1909.

8. Sasaki S, Miyakoshi N, Hongo M, et al. Low-energy diaphyseal femoral fractures associated with bisphosphonate use and severe curved femur: a case series. J Bone Miner Metab. 2012 Sep;30(5):561–567.

9. Bjorgul K, Reigstad A. Atypical fracture of the ulna associated with alendronate use. Acta Orthop. 2011 Dec;82(6):761–763.

10. Cross MB, Nam D, van der Meulen MC, et al. A rare case of a bisphosphonateinduced peri-prosthetic femoral fracture. J Bone Joint Surg Br. 2012 Jul;94(7):994–997.

11. El Rachkidi R, Sari-Leret ML, Wolff S. Atypical bilateral pedicle fracture in long-term bisphosphonate therapy. Spine (Phila Pa 1976). 2011 Dec 15;36(26):E1769–E1773.

12. Koh JH, Myong JP, Jung SM, et al. Atypical femoral fracture in rheumatoid arthritis patients treated with bisphosphonates: a nested case-control study. Arthritis Rheumatol. 2016 Jan;68(1):77–82.

13. Cheon SH, Oh CW, Lee JY, et al. Early diagnosis of impending femoral insufficiency fractures by use of MRI: case report and review of the literature. J Orthop Sci. 2013 Sep;18(5):843–848.

14. Unnanuntana A, Saleh A, Mensah KA, et al. Atypical femoral fractures: what do we know about them?: AAOS Exhibit Selection. J Bone Joint Surg Am. 2013 Jan 16;95(2):e8 1–13.

15. Capeci CM, Tejwani NC. Bilateral low-energy simultaneous or sequential femoral fractures in patients on long-term alendronate therapy. J Bone Joint Surg Am. 2009 Nov;91(11):2556–2561.

16. Ha YC, Cho MR, Park KH, et al. Is surgery necessary for femoral insufficiency fractures after long-term bisphosphonate therapy? Clin Orthop Relat Res. 2010 Dec;468(12):3393–3398.

17. Egol KA, Park JH, Prensky C, et al. Surgical treatment improves clinical and functional outcomes for patients who sustain incomplete bisphosphonate-related femur fractures. J Orthop Trauma. 2013 Jun;27(6):331–335.

18. Egol KA, Park JH, Rosenberg ZS, et al. Healing delayed but generally reliable after bisphosphonate-associated complete femur fractures treated with IM nails. Clin Orthop Relat Res. 2014 Sep;472(9):2728–2734.

19. Teo BJ, Koh JS, Goh SK, et al. Postoperative outcomes of atypical femoral subtrochanteric fracture in patients on bisphosphonate therapy. Bone Joint J. 2014 May;96-B(5):658–664.

3.19 胸部创伤

作者 Hans-Christian Jeske
译者 张 旺 审校 宋纯理

1 引言

相比于年轻患者，老年患者的胸部创伤具有更高的发病率和死亡率，这对治疗医生而言是一个很具有挑战性的问题[1]。本章介绍了系统性疼痛控制的基础知识，重要的局部和区域麻醉技术，以及罕见的手术干预指征。

2 流行病学和病因学

由于人口老龄化和预期寿命的增加，老年人肋骨骨折的发病率正在增加。在过去的60年中，西方国家人口的预期寿命已从68.2岁增加到78.7岁[2,3]，并且据估计，到2030年，美国老年人口将占其总人口的25%[4]，年龄在85岁以上的老年人数量显著增加。

这种人口变化与肋骨骨折的发生率增加相关。如今，胸部创伤占所有外伤住院的10%~15%[5]。这一数字可能会增加，因为在90岁以上患者中，11.3%的患者地面跌倒会导致肋骨骨折[6]。

如本文所述，老年患者需要采用多学科方法来降低死亡率并实现最佳预后[7]。在同等严重的创伤中，老年患者的死亡率比年轻患者高约5倍[1,8,9]。研究表明，死亡率与肋骨骨折断数之间存在相关性，即"创伤严重程度"体现为较高的"损伤严重程度评分（ISS）"[10]。老年患者较高的死亡率可以部分解释为生理储备降低和身体虚弱，但也可能是由疼痛治疗不足所致。

3 诊断

在过去的10年中，计算机断层扫描（CT）越来越多地用于胸部创伤患者，而不是传统的X线检查。这在一定程度上是由于在检查肋骨骨折方面CT扫描比X线更加敏感[11,12]。Kea等[13]表明，有18.1%的外伤患者通过CT扫描发现了骨折，但常规X线检查未发现骨折。重要的是要注意到这些骨折通常很小且不会移位，并且不会改变治疗方案，因此常规的CT扫描对肋骨骨折的益处很小[13~16]。

在美国，高达2%的恶性肿瘤（如肉瘤、乳腺癌或白血病等）估计是由CT辐射引起的[17,18]。虽然大多数老年患者可能不会活得足够久，并遭受辐射的影响，但是扫描获得的额外信息通常不会导致治疗方法的改变，只会增加医疗成本和额外发现所带来的治疗负担［如肺结节和肺栓塞假阳性（PE）][19]。仅在严重的胸部创伤、多发创伤以及怀疑患有气胸或PE的患者中才应进行CT扫描。在大多数患者中，诊断用普通X线就足够了。超声也是评估肋骨骨折的一种快速且具有高性价比的工具，尤其是在X线检查中发现有骨折但临床症状又很严重的情况下[20]。同时，必要时可以使用超声引导肋间神经阻滞（图3.19-1）。

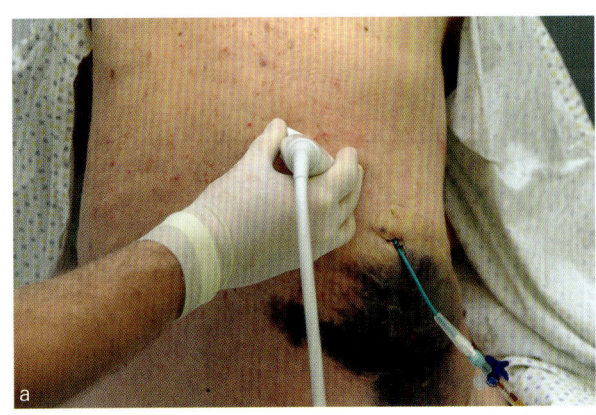 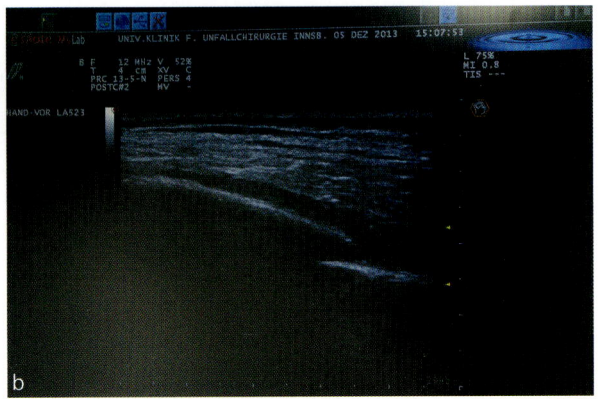

图 3.19-1　钢板治疗前的肋骨骨折（a），开放复位后的角稳定钢板（b）

4　治疗方案

4.1　疼痛治疗

在考虑治疗方案时，医生必须考虑老年患者特有的具体问题。肋骨骨折患者的黄金治疗标准是采用非痛性镇痛的非手术治疗。肋骨骨折引起的疼痛会损害呼吸功能并增加肺部疾病发病率。适当的疼痛控制可改善呼吸力学，并减少肺部并发症，如肺不张、肺炎和呼吸衰竭[8, 21, 22]。不幸的是，老年胸部创伤患者的疼痛常因未得到充分治疗，而导致了较高的死亡率[9, 23]。

4.1.1　静脉镇痛药

最初的疼痛控制通常需要静脉镇痛药，几天后即可转换为口服药物（请参阅第1.12节"疼痛管理"）。根据世界卫生组织疼痛治疗指南[24]早期系统镇痛治疗的概述，静脉镇痛药可以作为肋骨骨折患者的基础镇痛治疗。为了提供足够的镇痛作用，有必要定期监测患者的症状和对药物的反应。如果不积极监测，老年患者通常不能被给予足够的镇痛治疗。在实践中，这可以通过每天几次常规疼痛评估来实现，方法是使用适当且经过验证的疼痛量表，如视觉模拟量表或者针对认知障碍的晚期痴呆患者的疼痛评估量表（请参阅第1.12节"疼痛管理"），评估和调整止痛药的剂量。

4.1.2　肋间神经阻滞

肋间神经阻滞可以有效地治疗肋骨骨折疼痛，并可以最大限度地减少全身阿片类药物的使用剂量和不良反应。肋间神经阻滞可以通过单次注射或连续输注来完成。在比较研究中，就肺炎和通气依赖性呼吸衰竭而言，连续肋间阻滞比硬膜外麻醉有更好的治疗效果，并且操作持续时间通常较短[25-27]。肋间阻滞易于操作且安全，几乎没有不良反应。在临床实践中，这是日常工作中不使用硬膜外麻醉的医生的另一种选择。在许多老年患者中，由于长期抗凝、抗血小板治疗或其他出血倾向，硬膜外麻醉是禁忌证。

作者更喜欢超声引导的肋间神经阻滞，这一方法除了在肥胖患者中具有明显的优势外，还可以清晰地显示肋骨骨折，从而优化阻滞位置。根据作者的经验，连续阻滞也很容易实施，并且在理想情况下，它应给出现剧烈疼痛的患者使用，否则这些患者将要求重复注射。仅通过一次皮肤穿刺就可以很容易地解决2个肋骨节段问题，方法是将针头重新定向，同时从一个肋下间隙平稳地滑到另一个肋下间隙。在这种操作中，超声引导也十分有益（图3.19-2，图3.19-3）。

根据作者的经验，在最初3天内的一系列

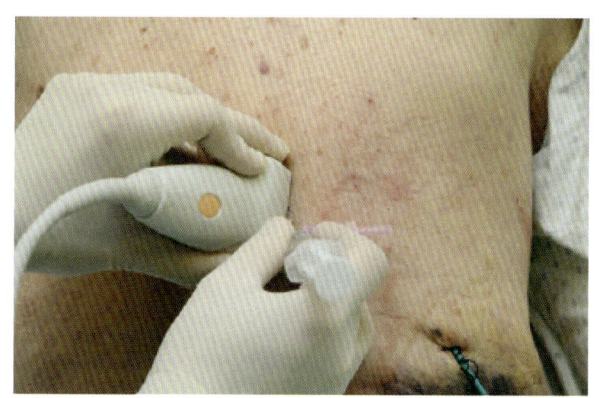

图 3.19-2　超声引导肋间阻滞

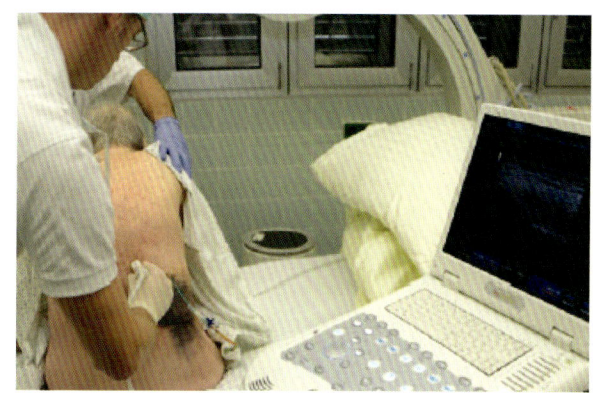

图 3.19-3　肋间阻滞前肋骨骨折区域定位

单次注射阻滞被证明是有效的。人们通常认为局部麻醉效应耗竭后的复发性疼痛不如最初的疼痛剧烈，区域神经阻滞很容易实施。

总的来说，肋间神经阻滞与硬膜外麻醉可以同等有效地治疗疼痛，并且可安全地进行连续给药或重复注射[28]。如其他方法（如胸段硬膜外注射或静脉内患者自控阿片类药物镇痛）所观察到的那样，肋间神经阻滞很容易操作，并且没有其他神经系统并发症、恶心、呕吐、头晕或硬膜外出血。这种治疗方法的缺点是多发骨折患者需要多次注射，而一次注射的效果可能仅持续 6~8 小时[29, 30]。该手术的潜在并发症包括医源性气胸、血胸、出血和感染[31]。

4.1.3　硬膜外麻醉

对于肋间神经阻滞不足以缓解疼痛和肺功能的多肋骨骨折的患者，硬膜外麻醉被认为是一种有效的晚期镇痛方法。硬膜外麻醉可以单次或连续输注的方式进行，通过硬膜外导管系统进行局部麻醉可以缓解数天疼痛。

在一些研究中有报道，与静脉内阿片类镇痛药相比，硬膜外麻醉在多个领域表现出较好的疗效[32-34]，包括呼吸潮气量增加、炎症反应减少[35, 36]甚至死亡率降低，但其他研究的结果相互矛盾。这些研究报告说，与静脉使用阿片类药物治疗的患者相比，有肺部合并疾病患者的硬膜外麻醉效果更差[37]。在这些研究中，一些年老体弱的患者患有与硬膜外麻醉相关的其他并发症，包括尿潴留、头痛、呼吸功能下降、感染、硬膜外血肿和神经系统损伤[8, 38]。

Carrier 等[39]进行的一项外伤肋骨骨折患者使用硬膜外麻醉镇痛的随机对照试验荟萃分析表明，患者在死亡率、重症监护病房（ICU）时长或整体住院时间方面未显示出硬膜外镇痛有更显著的益处。作者[39]指出，胸腔硬膜外镇痛配合局部麻醉可减少机械通气的持续时间。

相反，在 Simon 等[40]基于证据的荟萃分析中，作者建议对钝性胸部创伤患者（包括年老体弱的成年人）进行硬膜外麻醉。这项荟萃分析认为，与静脉镇痛相比，硬膜外麻醉可显著改善主观疼痛知觉并促进更好的肺功能测试。此外，与静脉麻醉剂相比，这种止痛方法与较轻的呼吸抑制、嗜睡和胃肠道症状相关。最后，就并发症而言，硬膜外麻醉被认为是一种更安全的方法，其永久性致残率低，死亡率可忽略不计。硬膜外麻醉需要高级麻醉师的配合，因为有必要在颈椎、胸椎、腰椎水平进行这些阻滞，如果操作不当会引起严重的脊柱损伤。在多发性双侧肋骨骨折的严重病例中，硬膜外麻醉最为常见。对于不太严重的病例，作者通常倾向于肋间神经阻滞。

4.2 手术治疗

关于肋骨骨折的手术治疗，文献资料不一致。一些研究支持手术修复，而另一些研究则认为与非手术治疗相比手术治疗没有好处甚至有危害[41~43]。作者仅在他的医院中对少数患者进行了肋骨骨折的钢板连接固定（图3.19-4）。经过多学科协商并达成共识后进行了手术[7]。实际上，尽管进行了最大限度的非手术治疗，但呼吸功能不足是手术干预的最常见原因。作者对少数连枷胸患者进行了这种手术，这种方法迅速改善了患者的呼吸状况[7]。尽管不推荐将其作为一线治疗方法，但在治疗困难的连枷胸患者中，它仍然是重要的选择。

作者仅对部分选定的患者进行了切开复位内固定（ORIF）治疗。下面的病例先前由Zegg等[7]发表，是使用这种手术技术治疗的一个例子（案例1：图3.19-5）。

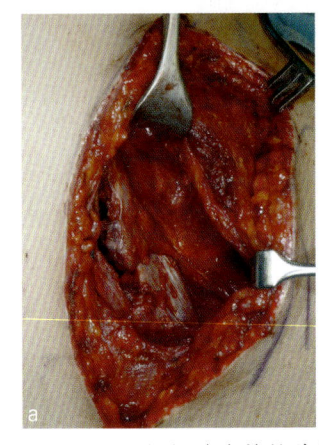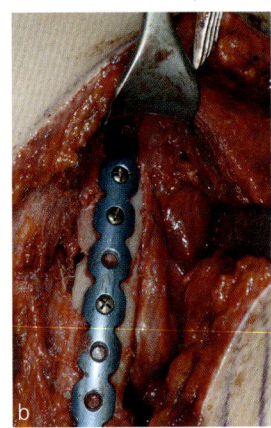

图3.19-4 钢板治疗前的肋骨骨折（a），开放复位后的角稳定钢板（b）

案例1

患者

2010年10月，一名87岁的女性被一头公牛撞到墙上，在从当地医院初步固定后转院至作者所在的诊所。

治疗和结果

患者持续性双侧肋骨骨折，其中右侧为第一至第十肋，第二至第十肋为节段性骨折，左侧为第一至第八肋。患者其他并发症很严重，包括气胸、肺出血、大量皮下气肿、胸膜撕裂伤、肝脏撕裂伤、第三和第八胸椎压缩性骨折以及失血性休克（损伤严重度评分1/4，41）。到达诊所后，对患者插管并进行了机械通气[双相气道正压（BIPAP）：高压19 mbar/低压10 mbar；时间：高压通气2 s/低压通气2 s；吸氧浓度：高压1/低压41.0；动脉氧分压44.9 mmHg；动脉二氧化碳分压433 mmHg]，并用吗啡和咪达唑仑进行镇痛治疗。患者在急诊科病情基本稳定后，在右侧插4根胸管，在左侧插1根胸管，并接受了重组因子Ⅶa（6 mg）以阻止肺出血。经过初步治疗后，她被转到重症监护病房（ICU）。4天后，在麻醉科、创伤外科、重症监护科和急性老年科的医生进行多学科会诊后，患者接受了右侧3根肋骨固定术，如图3.19-5所示。

术后数小时内患者呼吸状况迅速改善。手术稳定后，在双向气道正压通气作用下一天内成功获得自主通气。由于最初缺乏警惕性和右肺下叶肺不张，患者需要支气管镜治疗，因此呼吸机延迟脱机，直到第十三天才进行拔管。稳定的血流动力学需要升压药的轻度支持，并使其不随着时间推移而大幅变化。21天后，患者从ICU出院。患者被送回至家附近的医院，并于入院后2周出院。

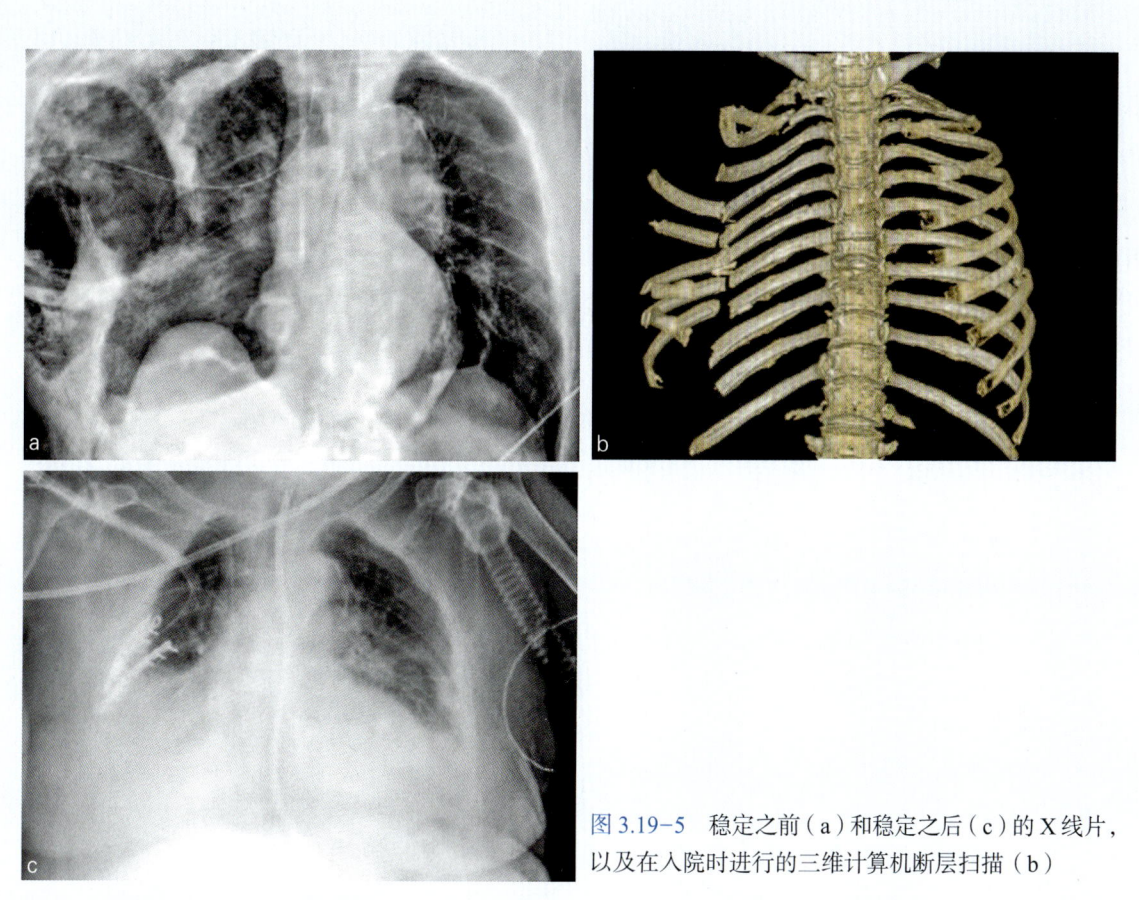

图 3.19-5 稳定之前（a）和稳定之后（c）的 X 线片，以及在入院时进行的三维计算机断层扫描（b）

5 胸部插管和"猪尾"

Heng 等[44]在一项研究中指出，遭受严重钝性胸部创伤的患者中有 5%~10% 或所有多发创伤的患者中有 25% 需要进行胸膜减压（即插入胸管）[45]。胸膜减压的指征是由气胸、血胸或气血胸而引起的血流动力学或呼吸功能障碍[46]。在多发创伤患者中，应在患者开始表现出心肺代偿失调迹象之前尽早解决这些问题。可以使用锁骨中线前的 Monaldi 入路（第二肋间隙）或腋中线中的 Bülau 侧入路（第四肋间隙）来完成这一操作。

医生需要考虑的另一个因素是使用的胸腔引流管的尺寸。传统上，建议在胸部创伤患者中使用大型引流管[47]。这样做的理由是，由于 Pascal 的物理定律，口径更大的引流管比小口径的引流管能够排出更多的液体。但是在临床环境中，情况似乎并非如此。较小的引流管只会排出所需的足够液体，而被血液凝结的引流管无论其直径如何都似乎会被阻塞[48]。

在最近的几项研究中[48~50]，14F 型"猪尾"导管已被证明可以有效地引流气胸、血胸、气血胸和张力性气胸，其效果和 32~40F 导管一样，这表明可以考虑使用侵入性较小的引流管。

6 连枷胸综合征

连枷胸综合征对医生是一个巨大的挑战，可能患者有时需要手术固定肋骨骨折[41]。连枷胸综合征会导致呼吸过程中胸部出现反常运动，这是由肋骨骨折引起的胸部不稳定所致。这些患者容易出现呼吸困难，因此镇痛治疗难度更大，据报道其总死亡率高达16%[51]。无创正压通气可以支持最优的镇痛治疗，但在某些情况下，呼吸代偿失调会使其复杂化[51]。在这种情况下，必须进行插管和机械通气。在一些严重的呼吸失代偿患者中，已证明肋骨切开复位内固定是一种可以挽救生命的措施[52, 53]。

7 致谢

感谢 Michael Zegg 博士、Rebecca Schöpf 博士和 Michael Blauth 教授的深刻见解和付出，对本章进行了实质性的改进。

8 参考文献

1. Bergeron E, Lavoie A, Clas D, et al. Elderly trauma patients with rib fractures are at greater risk of death and pneumonia. J Trauma. 2003 Mar;54(3):478–485.
2. Xu J, Murphy SL, Kochanek KD, et al. Deaths: final data for 2013. Natl Vital Stat Rep. 2016 Feb 16;64(2):1–119.
3. Kochanek KD, Murphy SL, Xu J, et al. Deaths: final data for 2014. Natl Vital Stat Rep. 2016 Jun;65(4):1–122.
4. Mandavia D, Newton K. Geriatric trauma. Emerg Med Clin North Am. 1998 Feb;16(1):257–274.
5. Flagel BT, Luchette FA, Reed RL, et al. Half-a-dozen ribs: the breakpoint for mortality. Surgery. 2005 Oct;138(4):717–723; discussion 723–725.
6. Bhattacharya B, Maung A, Schuster K, et al. The older they are the harder they fall: injury patterns and outcomes by age after ground level falls. Injury. 2016 Sep;47(9):1955–1959.
7. Zegg M, Kammerlander C, Schmid S, et al. Multidisciplinary approach to lifesaving measures in the elderly individuals with flail chest injury with ORIF of rib fractures: a report of 2 cases. Geriatr Orthop Surg Rehabil. 2012 Dec;3(4):164–166.
8. Bulger EM, Arneson MA, Mock CN, et al. Rib fractures in the elderly. J Trauma. 2000 Jun;48(6):1040–1046; discussion 1046–1047.
9. Knudson MM, Lieberman J, Morris JA Jr, et al. Mortality factors in geriatric blunt trauma patients. Arch Surg. 1994 Apr;129(4):448–453.
10. Stawicki SP, Grossman MD, Hoey BA, et al. Rib fractures in the elderly: a marker of injury severity. J Am Geriatr Soc. 2004 May;52(5):805–808.
11. Traub M, Stevenson M, McEvoy S, et al. The use of chest computed tomography versus chest X-ray in patients with major blunt trauma. Injury. 2007 Jan;38(1):43–47.
12. Tillou A, Gupta M, Baraff LJ, et al. Is the use of pan-computed tomography for blunt trauma justified? A prospective evaluation. J Trauma. 2009 Oct;67(4):779–787.
13. Kea B, Gamarallage R, Vairamuthu H, et al. What is the clinical significance of chest CT when the chest x-ray result is normal in patients with blunt trauma? Am J Emerg Med. 2013 Aug;31(8):1268–1273.
14. Korley FK, Pham JC, Kirsch TD. Use of advanced radiology during visits to US emergency departments for injuryrelated conditions, 1998–2007. JAMA. 2010 Oct 06;304(13):1465–1471.
15. Atzema C, Mower WR, Hoffman JR, et al. Defining "therapeutically inconsequential" head computed tomographic findings in patients with blunt head trauma. Ann Emerg Med. 2004 Jul;44(1):47–56.
16. Barrios C, Malinoski D, Dolich M, et al. Utility of thoracic computed tomography after blunt trauma: when is chest radiograph enough? Am Surg. 2009 Oct;75(10):966–969.
17. Brenner DJ, Hall EJ. Risk of cancer from diagnostic x-rays. Lancet. 2004 Jun 26;363(9427):2192; author reply 2192–2193.
18. Fazel R, Krumholz HM, Wang Y, et al. Exposure to low-dose ionizing radiation from medical imaging procedures. N Engl J Med. 2009 Aug 27;361(9):849–857.
19. Wiener RS, Schwartz LM, Woloshin S. When a test is too good: how CT pulmonary angiograms find pulmonary emboli that do not need to be found. BMJ. 2013 Jul 02;347:f3368.
20. Turk F, Kurt AB, Saglam S. Evaluation by ultrasound of traumatic rib fractures missed by radiography. Emerg Radiol. 2010 Nov;17(6):473–477.
21. Ziegler DW, Agarwal NN. The morbidity and mortality of rib fractures. J Trauma. 1994 Dec;37(6):975–979.
22. Easter A. Management of patients with multiple rib fractures. Am J Crit Care. 2001 Sep;10(5):320–327; quiz 328–329.
23. Quattromani E, Normansell D, Storkan M, et al. Oligoanalgesia in blunt geriatric trauma. J Emerg Med. 2015 Jun;48(6):653–659.
24. World Health Organization. Treatment Guidelines on Pain. Available at: www.who.int/medicines/areas/ quality_safety/ guide_on_pain/en/. Accessed May 2017.
25. Britt T, Sturm R, Ricardi R, et al. Comparative evaluation of continuous intercostal nerve block or epidural analgesia on the rate of respiratory complications, intensive care unit, and hospital stay following traumatic rib fractures: a retrospective review. Local Reg Anesth. 2015;8:79–84.
26. Mohta M, Verma P, Saxena AK, et al. Prospective, randomized comparison of continuous thoracic epidural and thoracic paravertebral infusion in patients with unilateral multiple fractured ribs—a pilot study. J Trauma. 2009 Apr;66(4):1096–1101.
27. Holcomb JB, McMullin NR, Kozar RA, et al. Morbidity from rib fractures increases after age 45. J Am Coll Surg. 2003 Apr;196(4):549–555.
28. Luketich JD, Land SR, Sullivan EA, et al. Thoracic epidural

versus intercostal nerve catheter plus patient-controlled analgesia: a randomized study. Ann Thorac Surg. 2005 Jun;79(6):1845–1849; discussion 1849–1850.
29. Pedersen VM, Schulze S, Hoier-Madsen K, et al. Air-flow meter assessment of the effect of intercostal nerve blockade on respiratory function in rib fractures. Acta Chir Scand. 1983;149(2):119–120.
30. Hwang EG, Lee Y. Effectiveness of intercostal nerve block for management of pain in rib fracture patients. J Exerc Rehabil. 2014 Aug;10(4):241–244.
31. Rauchwerger JJ, Candido KD, Deer TR, et al. Thoracic epidural steroid injection for rib fracture pain. Pain Pract. 2013 Jun;13(5):416–421.
32. Zaw AA, Murry J, Hoang D, et al. Epidural analgesia after rib fractures. Am Surg. 2015 Oct;81(10):950–954.
33. Bulger EM, Edwards T, Klotz P, et al. Epidural analgesia improves outcome after multiple rib fractures. Surgery. 2004 Aug;136(2):426–430.
34. Wu CL, Jani ND, Perkins FM, et al. Thoracic epidural analgesia versus intravenous patient-controlled analgesia for the treatment of rib fracture pain after motor vehicle crash. J Trauma. 1999 Sep;47(3):564–567.
35. Moon MR, Luchette FA, Gibson SW, et al. Prospective, randomized comparison of epidural versus parenteral opioid analgesia in thoracic trauma. Ann Surg. 1999 May;229(5):684–691; discussion 691–692.
36. Mackersie RC, Karagianes TG, Hoyt DB, et al. Prospective evaluation of epidural and intravenous administration of fentanyl for pain control and restoration of ventilatory function following multiple rib fractures. J Trauma. 1991 Apr;31(4):443–449; discussion 449–451.
37. Kieninger AN, Bair HA, Bendick PJ, et al. Epidural versus intravenous pain control in elderly patients with rib fractures. Am J Surg. 2005 Mar;189(3):327–330.
38. Auroy Y, Narchi P, Messiah A, et al. Serious complications related to regional anesthesia: results of a prospective survey in France. Anesthesiology. 1997 Sep;87(3):479–486.
39. Carrier FM, Turgeon AF, Nicole PC, et al. Effect of epidural analgesia in patients with traumatic rib fractures: a systematic review and meta-analysis of randomized controlled trials. Can J Anaesth. 2009 Mar;56(3):230–242.
40. Simon BJ, Cushman J, Barraco R, et al. Pain management guidelines for blunt thoracic trauma. J Trauma. 2005 Nov;59(5):1256–1267.
41. Lafferty PM, Anavian J, Will RE, et al. Operative treatment of chest wall injuries: indications, technique, and outcomes. J Bone Joint Surg Am. 2011 Jan 05;93(1):97–110.
42. Ahmed Z, Mohyuddin Z. Management of flail chest injury: internal fixation versus endotracheal intubation and ventilation. J Thorac Cardiovasc Surg. 1995 Dec;110(6):1676–1680.
43. Nirula R, Allen B, Layman R, et al. Rib fracture stabilization in patients sustaining blunt chest injury. Am Surg. 2006 Apr;72(4):307–309.
44. Heng K, Bystrzycki A, Fitzgerald M, et al. Complications of intercostal catheter insertion using EMST techniques for chest trauma. ANZ J Surg. 2004 Jun;74(6):420–423.
45. Maybauer MO, Geisser W, Wolff H, et al. Incidence and outcome of tube thoracostomy positioning in trauma patients. Prehosp Emerg Care. 2012 Apr–Jun;16(2):237–241.
46. Aul A, Klose R. Invasive Techniken in der Notfallmedizin. II. Präklinische Thoraxdrainage—Indikationen und Technik [Invasive techniques in emergency medicine. II. Preclinical thorax drainage—indications and technique]. Anaesthesist. 2004 Dec;53(12):1203–1210. German.
47. Fitzgerald M, Mackenzie CF, Marasco S, et al. Pleural decompression and drainage during trauma reception and resuscitation. Injury. 2008 Jan;39(1):9–20.
48. Inaba K, Lustenberger T, Recinos G, et al. Does size matter? A prospective analysis of 28–32 versus 36–40 French chest tube size in trauma. J Trauma Acute Care Surg. 2012 Feb;72(2):422–427.
49. Kulvatunyou N, Joseph B, Friese RS, et al. 14 French pigtail catheters placed by surgeons to drain blood on trauma patients: is 14-Fr too small? J Trauma Acute Care Surg. 2012 Dec;73(6):1423–1427.
50. Rivera L, O'Reilly EB, Sise MJ, et al. Small catheter tube thoracostomy: effective in managing chest trauma in stable patients. J Trauma. 2009 Feb;66(2):393–399.
51. Dehghan N, de Mestral C, McKee MD, et al. Flail chest injuries: a review of outcomes and treatment practices from the National Trauma Data Bank. J Trauma Acute Care Surg. 2014 Feb;76(2):462–468.
52. Leinicke JA, Elmore L, Freeman BD, et al. Operative management of rib fractures in the setting of flail chest: a systematic review and meta-analysis. Ann Surg. 2013 Dec;258(6):914–921.
53. Slobogean GP, MacPherson CA, Sun T, et al. Surgical fixation vs nonoperative management of flail chest: a meta-analysis. J Am Coll Surg. 2013 Feb;216(2):302–311.e1.

3.20 多发创伤

作者　Julie A Switzer, Herman Johal
译者　张　旺　　审校　宋纯理

1 引言

老年人，尤其是 80 岁以上的老年人（即年龄最大的老年人），是世界人口增长最快的那部分人。他们仍然经常参加许多活动，这使他们有受到高能量创伤或多发创伤的风险，这些活动包括驾驶、骑自行车和高空工作。综上所述，社会可以预见老年人多发创伤的持续增加，这使我们需要了解标准成年人创伤的独特方面[1]。

- 由于对年龄标准和这些研究的"老年人"的定义缺乏共识，有关老年人多发创伤的文献解释有限
- 预期寿命的延长，独立性的提高以及生活方式的日益活跃使老年人更容易遭受多发创伤

2 流行病学和病因学

- 20%~30% 的创伤发生在 35 岁以上的人群中[2]
- 在 70 岁以前，多发创伤多发生于男性；70 岁以后，女性更容易受伤。尽管很少有研究聚焦老年创伤患者，但是瑞士、比利时和澳大利亚创伤人群的报告估计，患有多发创伤的老年个体数量比例在 9%~41%[3-5]
- 对于患有多发创伤的老年人而言，跌倒和机动车交通事故（MVA）是最常见的创伤机制，并且死亡率最高[6]
- 老年人跌倒，甚至是从低处跌倒，都已经显示出具有与高能量事故中年轻人遭受的伤害相似的特点[3]
- 在 55 岁以下的人群中，创伤的发生率在降低。但是，在所有 55 岁以上的年龄组中，创伤的发生率正在稳步上升[8-11]
- 年龄较大创伤患者的创伤类型与年龄较小的患者不同，其骨折率更高、发病率更高、死亡率更高[1]

3 特发伤

老年患者的伤害分布和模式与年轻患者不同。年龄较大的患者更有可能遭受闭合性颅脑损伤、颈椎损伤和胸部骨性损伤，即肋骨、胸骨和（或）锁骨骨折[12]。其他常见的损伤包括胸椎损伤、骨盆骨折和四肢骨折[13, 14]。

3.1 闭合性颅脑损伤

- 与较年轻的患者相比，年龄较大的创伤患者颅内损伤发生率更高[15]，报道的发生率范围为 63%~88%[9, 14]
- 严重闭合性颅脑损伤定义为格拉斯哥昏迷量表（GCS）≤ 8，且是导致死亡的重要危险因素[12]

3.2 脊柱损伤

- 颈椎损伤很常见[16]
- 常见的脊柱关节病变，如椎管狭窄和弥漫

性特发性骨质增生，容易造成更大的灾难性损害

3.3 胸部创伤包括锁骨、肋骨、胸骨创伤

- 在钝性胸部创伤中，有研究表明每个肋骨骨折都导致死亡率增加19%，肺炎风险增加27%[17]
- 锁骨、骨盆和脊柱损伤与死亡率增加相关[18]

3.4 骨盆和髋臼损伤

- 与年轻人群相比，对于特定的骨盆骨折类型，老年人的死亡风险更大[19]
- 侧向压缩性骨盆骨折和髋臼前柱骨折较为常见[20]
- 老年人骨盆血管的脆性可能会导致失血、发病甚至死亡[21]

3.5 下肢损伤

- 老年人在机动车事故中下肢损伤的严重程度明显更高[15]

4 分类

1986年，美国外科医师学会创伤委员会就发布了创伤分类诊断指南。不幸的是，患有多发创伤的老年患者不太可能被转移到对这种创伤具有更高敏锐性的医院或Ⅰ级创伤中心[22, 23]。尽管有研究表明，当老年患者在有专门创伤治疗资源的医院进行诊治时，治疗效果得到了改善，但仍然对老年人多发创伤的紧迫性或敏锐度缺乏足够的理解（案例1：图3.20-1）[24, 25]。

案例 1

患者

一名76岁的男性驾驶员在一次汽车碰撞事故中遭受了多发创伤，最初他被分诊到附近的Ⅲ级创伤中心。他被确诊为颅内出血、骨盆环骨折、右桡骨远端骨折和左胫骨平台骨折。该患者的格拉斯哥昏迷量表评分为7分。

合并疾病

- 高血压
- 高胆固醇血症

治疗和结果

在Ⅲ级创伤中心，医生发现该患者血流动力学不稳定，并进行急诊探查剖腹术、联合钢板置入、放置骨盆C形夹和进行骨盆填充（图3.20-1a, b）。其余的骨折用夹板固定，患者随后被转移到Ⅰ级创伤中心进行进一步治疗。

桡骨远端的AP和侧位X线片显示桡骨远端掌侧关节内剪切骨折（AO/OTA 2R3B3）（图3.20-1c, d）。针对在多发创伤患者中的这种骨折模式的不稳定特性，进行了手术治疗。

此外，左膝损伤的AP和侧位X线片表明部分胫骨平台外侧关节面骨折（AO/OTA 41B1.1），可以根据其最小位移进行手术或非手术治疗（图3.20-1e, f）。但是，由于其B型骨折模式和相关伤害，最终患者接受了手术固定治疗。

到达Ⅰ级创伤中心后，患者接受了计算机断层血管造影，未发现动脉出血。可见术中经骶部置入的螺钉和C形夹仍在原位。在完成后路固定的同时，调整C形夹以获得并维持复位。固定完成后取下C形夹，并重复进行探腹手术，这并未进一步发现任何的骨盆损伤，但发现有Ⅱ级脾裂伤和小肠挫伤。术后AP、入口和出口X线片显示骨盆环已恢复（图3.20-1g, h）。经骶螺钉的方向垂直于骶骨正中矢状骨折平面。

在骨盆固定之后，通过临时克氏针和随后放置跨关节螺钉固定，并在骨折的顶端进行支撑固定来完成胫骨平台的微创钢板内固定术（MIPO）（图3.20-1i, j）。

在胫骨平台骨折修复的同时，采用支撑钢板对对侧掌侧桡骨远端骨折 B 型关节块进行固定，并对术中观察到的骨折近侧矢状面延伸进行了螺钉固定（图 3.20-1k, l）。

关键点

- 老年创伤患者更容易发生颅内损伤，骨盆损伤，以及上、下肢损伤（请参阅本章主题2）
- 适当的分流老年多发创伤患者到 I 级创伤中心可更快速地获取专用的创伤医疗资源，并可能避免放置诸如 C 形夹之类的临时装置
- 虽然许多老年人的桡骨远端骨折可能不进行手术治疗，但对骨折不稳定模式的认知对于改善预后结果很重要
- 遵守 MIPO 原则有助于最大限度地减少冗长而烦琐的程序所带来的生理负担
- 在老年创伤患者中，身体虚弱与死亡率、院内并发症和"不良"出院倾向高度相关[26]
- 外伤可能确实治愈了，并且患者仍在活动，但是由于神经系统损伤，患者恢复缓慢

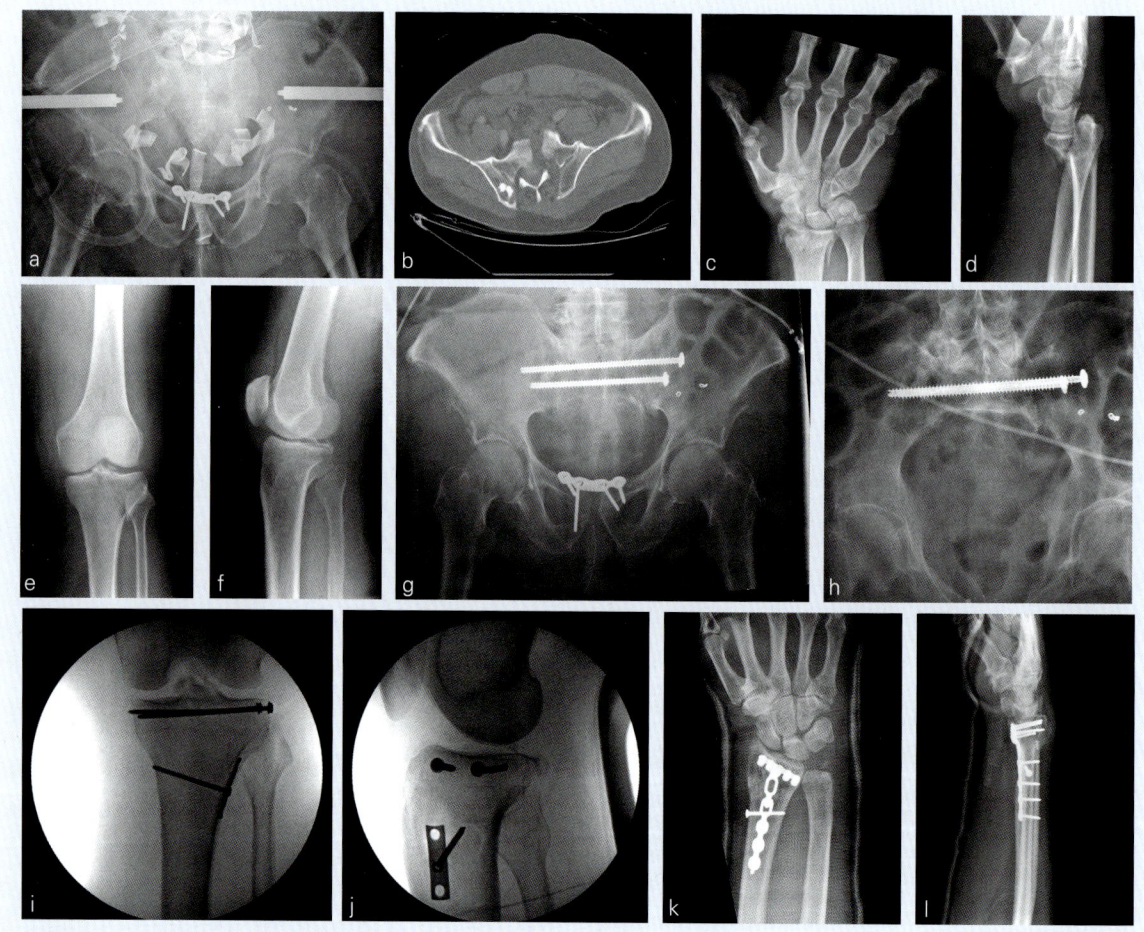

图 3.20-1　一名 76 岁的男子颅内出血，有多处骨折
a，b. AP X 线和等效骨盆骨折的轴向计算机断层扫描图像
c，d. 桡骨远端剪切型掌侧关节内桡骨远端骨折（AO/OTA 2R3B3）的 AP（c）和侧位（d）X 线片
e，f. AP（e）和侧位（f）X 线片显示部分胫骨平台外侧骨折（AO/OTA 41B1.1）
g，h. 术中 AP、入口和出口 X 线片显示经骶部置入的螺钉和 C 形夹仍在复位的骨盆环原位。注意经骶螺钉的方向垂直于矢状骨折平面正中
i，j. 术中 C 臂强化图像，左胫骨近端平台骨折复位的 AP（i）和侧位（j）X 线片
k，l. 右桡骨远端切开复位内固定术后的 AP（k）和侧位（l）X 线片

5 复苏和合并疾病

即使数据表明积极的补液和生命支持可降低人群的死亡率，但老年多发创伤患者一旦到达医院，往往无法获得足够的复苏支持。因此，老年多发创伤患者的目标导向处理尤为重要。有创监测和积极复苏可降低死亡率[24, 27]。

老年人总血容量和心排血量比年轻人低，并且常常患有冠心病或充血性心力衰竭。这2种情况都可能使复苏和麻醉药的应用变得复杂。

- 老年人静息时较高的受伤前血压会误导医护人员，使他们认为患者的复苏比实际情况更好
- 肾功能不全会显著改变复苏药物的药代动力学，从而增强其生理效应和毒性
- 肺部疾病，特别是在需要机械通气的情况下，如慢性阻塞性肺疾病、潜在的肺动脉高压和易感性肺炎，会使治疗管理变得更复杂

先前存在的神经和认知状况很常见。

- 阿尔茨海默病、帕金森病和脑血管意外（中风）病史等可能会使沟通变得困难
- 谵妄在有"脆弱的大脑"或痴呆的多发创伤患者中更为常见

骨质疏松症、肌少症和脆性皮肤会增加老年患者的感染风险和并发症风险。长期药物治疗（包括β受体阻滞剂、抗凝剂、皮质类固醇和血管紧张素转化酶抑制剂）可能会干扰治疗评估和复苏工作。既往的普通骨科手术，如全关节置换术，可能会影响损伤模式和治疗计划。

案例 2

患者

一名82岁的男性行人被一辆卡车以40 km/h的速度撞倒。导致他右侧节段性胫骨和腓骨骨折，并伴有胫骨平台骨折、左股骨干远端骨折、右耻骨支骨折、右侧骶髂关节断裂及显示左半骨盆平移不稳的L5横突骨折（图3.20-2a~d）。

合并疾病

- 阿尔茨海默病
- 冠心病，先前旁路移植术
- 2型糖尿病

治疗和结果

外固定架最初放置在双侧下肢以控制损伤并保持适当的骨折对位。右腿明显肿胀，术后3天行血肿清除术及浅表后外侧筋膜切开术。

外固定架放置7天后，移除双侧外固定架，行切开复位内固定治疗胫骨和股骨骨折。初次就诊后13天，用骶髂螺钉和前"骨盆桥"进行骨盆固定（图3.20-2e~h）。

关键点

- 与年轻人相比，老年机动车交通事故受害者更容易遭受骨盆粉碎性骨折和下肢骨折[15, 30]
- 如果可能，与患者及其家属建立处理目标十分重要。尽管该患者的骨折采用了骨科治疗方法，但由于事故，该患者仍遭受了颅脑外伤，并且在事故发生后仅幸存了1年多。在此期间，他依然依赖呼吸机并且需要肠外营养

讨论

即使损伤严重程度评分与年轻患者相同，老年多发创伤患者的死亡风险更高。此外，由于颅脑外伤和多器官功能衰竭，老年人多发创伤导致的死亡比年轻的多发创伤患者更常见。

如果可能的话，尽早与患者和家属进行讨论关于严重残疾的可能性、日常生活活动的困难、居住或独立程度的改变及死亡的可能性。

这些过程通常是冗长的，但重要的讨论最好由医疗团队的多个成员参加处理（如外科医生、内科和普通内科住院医生、姑息治疗专家、辅助人员），以向患者和家属提供一致的信息。

通常的合并疾病和虚弱，包括骨质疏松症、肌少症和皮肤萎缩，使治疗管理更具有挑战性。这些合并疾病需要老年科共同管理以优化治疗结果。老年科团队的共同管理参与可最大限度地提高药物管理、合并疾病治疗和治疗处置的便利性[31]。这些发现与髋部骨折文献中有关医疗或老年科共管对老年骨科患者预后产生积极影响的报道相呼应[32, 33]。

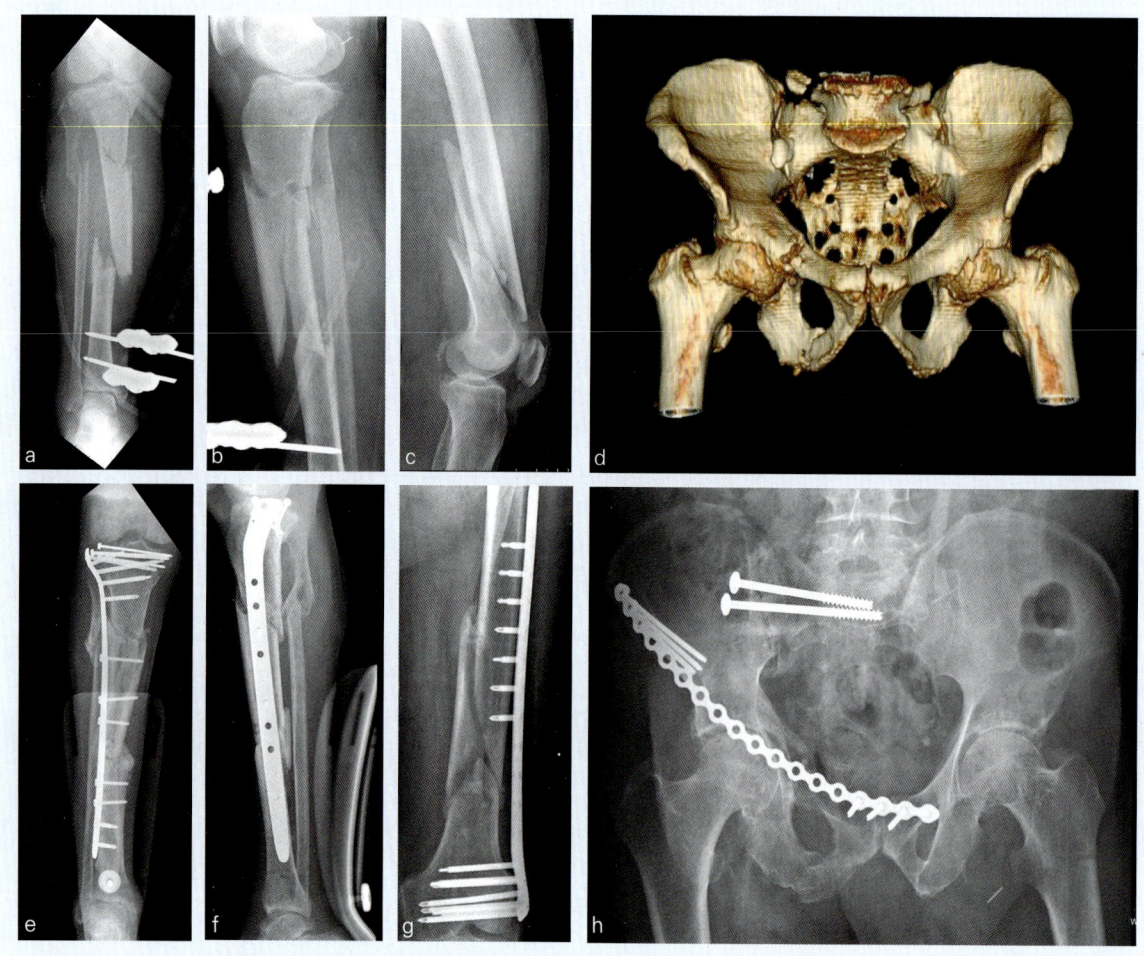

图 3.20-2　一名 82 岁的男性行人在机动车交通事故后有多处骨折
a，b. 右侧节段性胫腓骨骨折伴有胫骨平台骨折的 AP（a）和侧位（b）X 线片
c，d. 术前侧位 X 线片说明左股骨干远端骨折。三维计算机断层扫描重建，显示了右侧耻骨支骨折、右侧骶髂关节断裂和 L5 横突骨折
e，f. 术后 AP（e）和侧位（f）X 线片显示了右侧节段性胫腓骨干骨折及伴随的胫骨平台骨折的切开复位内固定（ORIF）结果
g.　术后 AP X 线片显示左股骨干远端骨折切开复位内固定的结果
h.　X 线片显示初次就诊后 13 天，用骶髂螺钉和前"骨盆桥"进行骨盆固定

6 特殊挑战

老年人多发创伤是一个独特的挑战（案例2：图 3.20-2）。但是，遵循以下成人创伤管理原则在老年人中和在年轻人中一样重要。

- 高级创伤生命支持（ATLS）的 ABC 的首要地位
- 避免体温过低
- 预防凝血障碍（即出血性疾病）
- 急诊手术以修复重要组织器官
- 营养补充
- 骨科损伤控制的重要性[28, 29]
- 根据指征自由使用临时外部固定装置
- 关注患者的舒适性和活动性

7 治疗方案

针对老年多发创伤患者群的治疗方法要求人们更多地关注生理储备的减少、休克反应的钝化以及可能损害患者对复苏和治疗尝试的反应能力的药物应用（案例3：图 3.20-3，案例 4：图 3.20-4，案例 5：图 3.20-5，案例 6：图 3.20-6，案例 7：图 3.20-7）。

案例 3

患者

一名 80 岁的女性在夜间行走时跌倒到约 4.6 m 高的挡土墙下。

合并疾病

- 高血压
- 哮喘
- 痴呆
- 先前的脑血管意外或中风

治疗和结果

患者的损伤包括颈椎爆裂骨折、胸骨骨折和骨盆骨折伴骶髂关节断裂（图 3.20-3a，b），膀胱损伤和未经手术处理的左肩胛骨骨折。

切开复位内固定后骨盆的术后 AP X 线片如图 3.20-3a~c 所示。

关键点

- 胸骨、锁骨和肋骨骨折可能在老年多发创伤患者中更为常见。这些骨折中的每一个都与死亡率增加相关[17, 18]，部分原因是更主要的损伤发生在生理储备很少的个体身上
- 在这种情况下，患者得以幸存并能够更好地生活。即使在损伤严重度评分相似的患者中，老年人的死亡率也较高。但是，如果老年患者在发生创伤后的 3~6 个月内幸存下来，他们通常可以期望独立生活并能够以与受伤前的相似的活动水平生活[34]

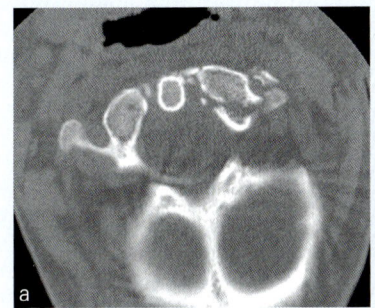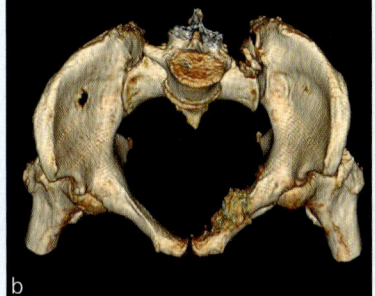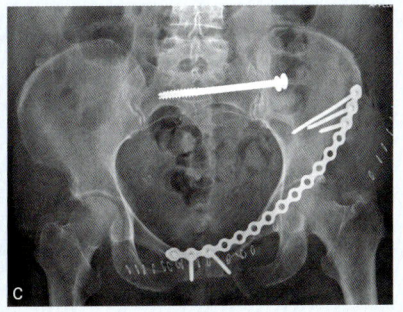

图 3.20-3　一名 80 岁女性从高处坠落后出现骨盆和胸骨骨折以及其他损害

a. 二维轴向计算机断层扫描（CT）显示爆裂骨折
b. 三维 CT 重建，显示了胸骨骨折和骨盆（前支）骨折，包括骶髂关节的同侧断裂
c. 骨盆稳定后经切开复位内固定骨盆前环和后环的术后 AP X 线片

案例 4

患者

一名 86 岁的女性发生翻车事故并很久后才脱困。这导致Ⅲ型齿状突骨折并延伸至 C1 侧块，T1、T2 和 T9 椎体骨折，多发肋骨骨折和气胸。

合并疾病

- 慢性冠心病，需先行搭桥手术和主动脉瓣置换术
- 房颤
- 甲状旁腺功能亢进

治疗和结果

患者进行了非手术的带有胸部支撑的颈托治疗，并在没有神经系统并发症的情况下得以痊愈。

关键点

- 颈椎损伤在老年创伤患者中更普遍[16]
- 胸腔受伤预示预后较差[17, 18]
- 在 Tashjian 等[35]的研究中，使用头环背心支架治疗的老年齿状突骨折患者的并发症发生率为不使用头环背心支架患者的 2 倍（近 70%）。尽管头环背心支架在老年人齿状突骨折的治疗中与并发症发生率特别相关，但该人群的颈椎矫形器也并不是良性的
- 该患者颈椎退行性变，尤其是在 C4/C5 处紧接脊髓的后部骨赘，具有导致神经损伤的风险

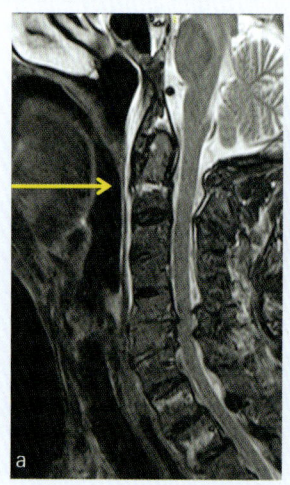
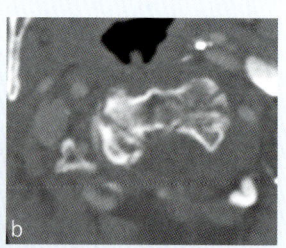

图 3.20-4　二维计算机断层扫描的横向（a）和轴向（b）视图，显示了Ⅲ型齿状突骨折（黄色箭头），延伸至 C1 侧块

案例 5

患者

一名 72 岁的女性在开车时与一棵树相撞。导致患者发生右股骨远端骨折伴关节内延伸、双侧髌骨骨折以及右前肋骨中第三至第九肋骨骨折。

合并疾病

- 冠脉支架植入术
- 充血性心力衰竭
- 慢性阻塞性肺疾病
- 房颤
- 肾上腺功能不全
- 抑郁

治疗和结果

右股骨远端 X 线片显示干骺端粉碎性骨折、股骨短缩和关节内受累（图 3.20-5a，b）。在侧视图中也可以清楚地看到左右两侧髌骨骨折（图 3.20-5b，c）。

骨盆的轴向二维计算机断层扫描（CT）显示似乎是慢性左侧骶骨不完全骨折（图 3.20-5d）。最初将跨膝关节外固定架放在右侧。11 天后将其取出，并用可变角度锁定钢板固定股骨远端。右侧髌骨横行骨折用 2 枚 4.0 mm 空心螺钉固定，左侧髌骨骨折通过空心螺钉增加 18 号钢丝的改良张力带来固定。

图 3.20-5e，f 显示了切开复位和右侧远端股骨和髌骨骨折的内固定。首先复位涉及关节内的股骨远端骨折。然后，将干骺端粉碎区用一块可锁定的长钢板覆盖。图 3.20-5f 显示了采用图 8 张力带钢丝技术的左侧髌骨切开复位和内固定结构。

胸腔的二维 CT 轴向视图显示右侧的第三至第九肋骨骨折导致肺容积降低（图 3.20-5g）。考虑使用钢板治疗其中一些肋骨骨折。该患者在受伤后几天内拔管，因此未进行此干预手段。

关键点

- 在所有长骨骨折治疗中，最重要的是要关注骨折和肢体长度、对位和旋转（在关节复位后）
- 髌骨和同侧股骨远端骨折通过中线的前切口入路。这允许股骨远端的关节复位以及直接的关节外髌骨复位和固定
- 慢性骶骨骨折表明患者患有骨质疏松症。在受伤期间检查患者的维生素 D、钙和甲状旁腺激素水平。针对患者的低维生素 D 水平，每周补充 50 000 国际单位麦角钙化醇（维生素 D_2）。补充维生素 D 后，她服用特立帕肽治疗骨质疏松症

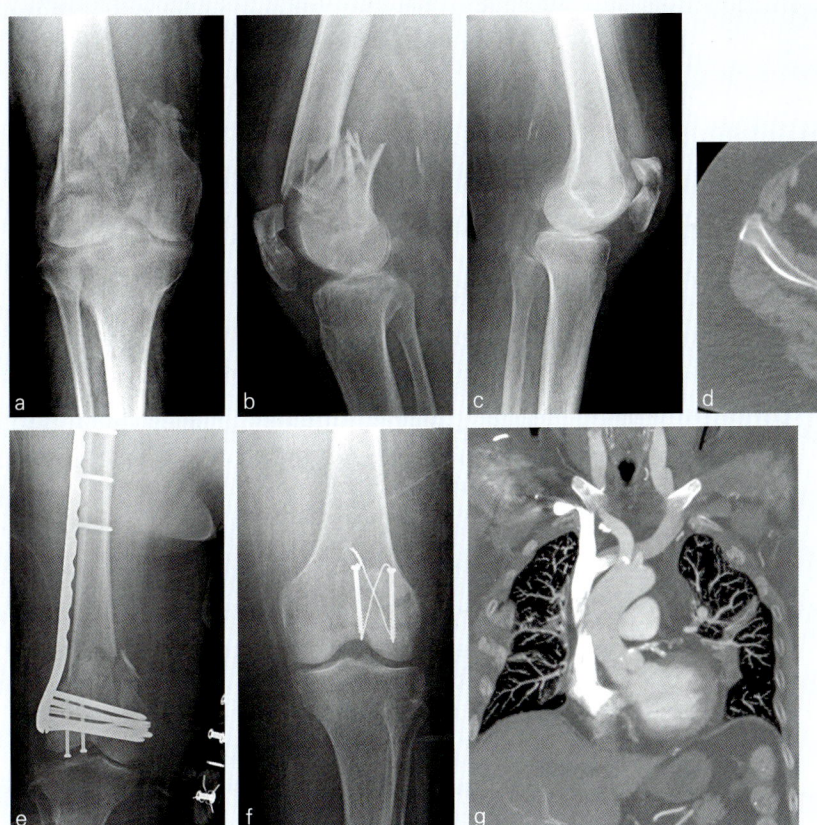

图 3.20-5 一名 72 岁女性，在一次机动车交通事故中有多处骨折

- a，b. 右侧股骨远端的 AP（a）和侧位（b）X 线片显示干骺端粉碎性骨折、股骨短缩和关节内受累。右侧髌骨骨折也可以在侧视图中清晰看到（b）
- c. 左侧髌骨骨折的侧位 X 线片
- d. 骨盆的二维计算机断层扫描（CT）轴向图像显示左侧骶骨不完全骨折
- e. 术后行 AP X 线检查，显示右侧股骨远端和髌骨骨折采用切开复位内固定（ORIF）来固定
- f. ORIF 术后左侧髌骨骨折的 X 线片
- g. 胸腔的二维 CT 轴向图像显示右侧第三至第九肋骨骨折导致肺活量减少

案例 6

患者

一名79岁女性被汽车撞倒，导致她身体左侧损伤，包括左侧气胸、左侧骨盆环合并髋臼骨折、左侧胫骨平台骨折和左侧踝关节骨折。

合并疾病

- 既往存在左髋关节疼痛（早期骨关节炎），需要借助手杖步行

治疗和结果

启动了高级创伤生命支持（ATLS）方案。患者因氧饱和度降低而进行了胸部插管。在送往手术室进行损伤控制治疗的途中使用骨盆固定带和进行复苏治疗。

早期骨盆AP X线检查显示左侧骨盆环损伤合并髋臼骨折（图3.20-6a），之后（图3.20-6b）用了骨盆固定带。注意在应用骨盆黏合剂后骨盆环缩小，这是防止患者在初次复苏期间出现持续的失血和增加循环量的重要步骤。左AO/OTA C型胫骨平台骨折和双侧踝关节骨折，分别如图3.20-6c、d和图3.20-6e、f所示。由于所有的外伤都在左侧，因此在初期和最终的治疗过程中都需要考虑每一处骨折，因为对其中一个的治疗会影响其余的骨折。

患者的早期损伤控制治疗包括骨盆环的外固定和跨左胫骨平台和踝关节的外固定架。患者骨骼损伤的初步稳定使患者得以进行持续的复苏，并有时间更好地暴露复杂的伤情并确定治疗方案。

在患者进行外固定治疗后，完整的骨盆影像学检查（图3.20-6g~k）更好地显示了骨盆环合并髋臼骨折的特征。这些检查结果表明目前骨盆环已经很好地复位，并且患者出现了左侧髋臼后壁横行骨折。

由于患者除了早期骨关节炎之外还合并有复杂的骨盆环和髋臼骨折，因此进行了全面的治疗方案和预期结果讨论。并最终决定进行阶段性的骨盆环内固定和左全髋关节置换。

术后进行X线检查（图3.20-6l），然后取下骨盆外固定架，进行耻骨联合的切开复位内固定（ORIF），并在左骶髂关节上进行经皮螺钉固定。这些操作可显露骨盆环的解剖修复情况，这在进行同侧髋臼骨折的治疗之前很重要。

患者接受了左全髋关节置换术以最终治疗髋臼骨折（图3.20-6m）。放置在髋臼杯中的螺钉可在髋臼骨折的横行后壁上提供桥接稳定性，从而可以立即活动并承受髋关节负重。然而，考虑到同侧骨盆环、胫骨平台和踝关节骨折，该患者的负重仍然受到限制。

计算机断层扫描图像显示双髁胫骨平台受干骺端骨折破坏（AO/OTA C型）。总体而言，关节表面的破坏最小，关节骨折块相对较大。一旦左小腿的软组织包膜准备好，就在损伤后2周进行确定性的骨折固定。使用表面积大的、近端锁定的、侧基胫骨钢板进行关节表面的解剖复位和固定（图3.20-6n）。在同侧双踝关节骨折的切开复位内固定（ORIF）后拍摄术中图像。由于粉碎性骨折和有限的分离的软组织，因此在腓骨远端使用了微创桥接固定术。

恢复了骨的长度、对位、旋转及踝关节的一致性（图3.20-6o）。

关键点

- 老年多发创伤患者的初始治疗和复苏与年轻的成年患者相似，并且仍会适当采用损伤控制原则以促进其早期处理
- 治疗多发创伤患者需要仔细计划，不能孤立地考虑患者所受的损伤。特别是在这个例子中，考虑到髋臼骨折的最终治疗后进行骨盆环的固定
- 由于早期骨关节炎的病史，以及对全髋关节置换术或切开复位内固定（ORIF）治疗髋臼骨折后功能结局的详细讨论，最终进行了关节置换术治疗

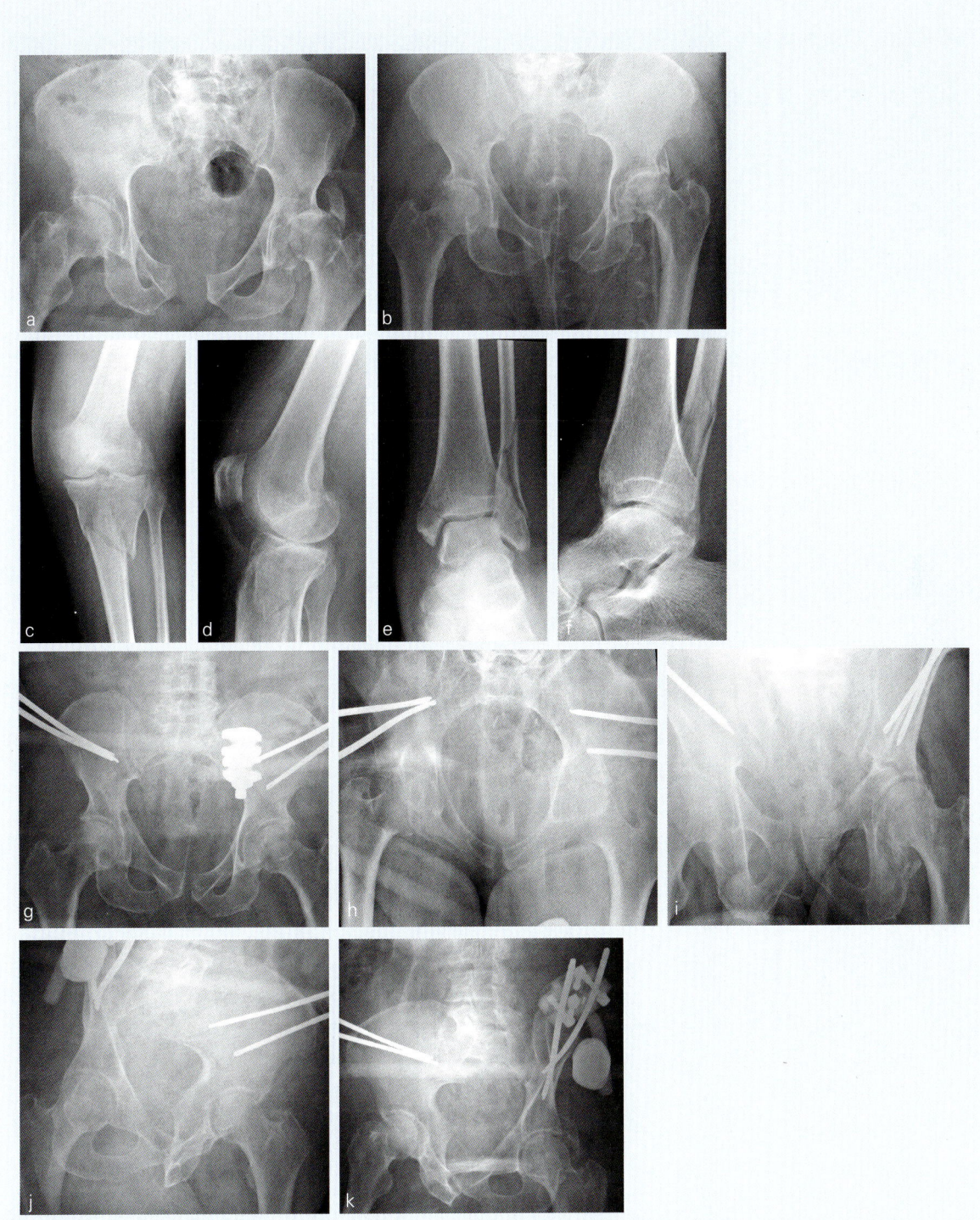

图 3.20-6 一名 79 岁的女性行人在发生机动车交通事故后左侧身体受伤

a, b. 最初的骨盆 AP X 线片显示,在应用骨盆固定带之前(a)和之后的(b)左侧骨盆环损伤和髋臼骨折

c~f. 如 AP(c)和侧位(d)X 线片所示左侧 AO/OTA C 型胫骨平台骨折,以及 AP(e)和侧位(f)损伤 X 线片所示的同侧双踝关节骨折

g, k. 在放置临时骨盆外固定架之后,获得了一系列完整的骨盆 X 线片,包括骨盆入口(g, h)、出口(i)视图及 Judet 斜位视图(j, k)

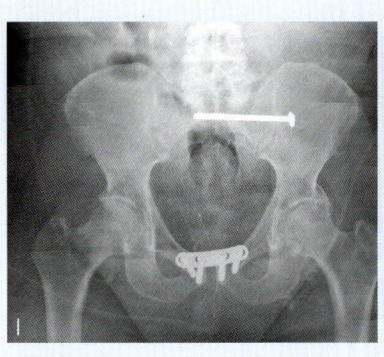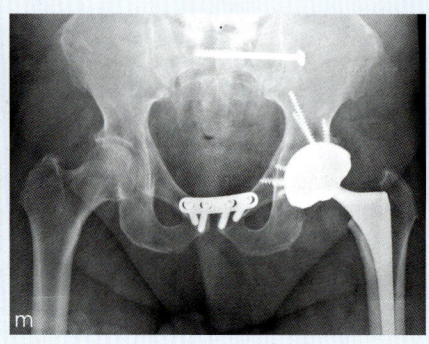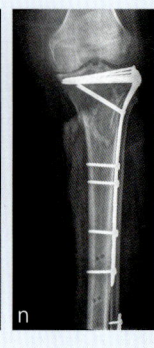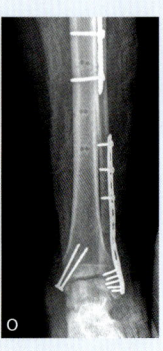

图 3.20-6（续）

l. 去除骨盆外固定架，耻骨联合切开复位内固定（ORIF）以及在左侧骶髂关节经皮螺钉置入后，行骨盆 AP X 线检查
m. 骨盆 AP X 线片显示左全髋关节置换术的位置，以明确髋臼骨折治疗
n. ORIF 术后左胫骨的 AP X 线片
o. 内踝、外踝及腓骨远端切开复位内固定（ORIF）术后左踝 AP X 线片

案例 7

患者

一名 78 岁女性摩托车乘客在与机动车撞车事故中受伤，导致她右侧气胸、多处肋骨骨折和肝破裂，并被送往创伤中心治疗。她的骨科损伤包括右侧开放性股骨远端和胫骨平台骨折（开放性浮膝）和左侧开放性股骨远端骨折（图 3.20-7a~c）。经检查，她的下肢远端神经血管完好无损，双侧足背和胫后动脉的周围有强脉冲。

合并疾病

- 慢性阻塞性肺疾病
- 甲状腺功能减退
- 骨质疏松症

治疗和结果

在初步复苏治疗后，在其胸腔中放置胸管，预防性注射破伤风和抗生素，而后将患者送往手术室进行创口切开、冲洗、清创及下肢骨折手术。放置抗菌微球并在双侧跨膝外固定的稳定下进行重复冲洗和开放性伤口清创，直到患者和软组织准备好后进行最终的治疗。

从左侧股骨远端开始，进行阶段性的骨折稳定。AP 和侧位 X 线片显示了用外侧锁定桥接钢板修复左侧股骨远端关节的解剖结构。

术中影像显示了右侧股骨远端和胫骨平台的开放复位和内固定。在放置外侧股骨远端锁定钢板后，首先用临时克氏针和跨关节骨块的骨折间螺钉固定股骨远端。使用长的近端胫骨锁定钢板来稳定胫骨平台骨折，并在骨干骨折部位增加额外的固定。右股骨（图 3.20-7d）、右胫骨（图 3.20-7e）和左股骨对位复位（图 3.20-7f）。

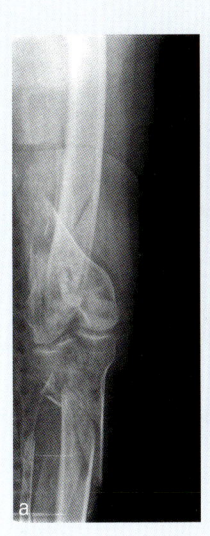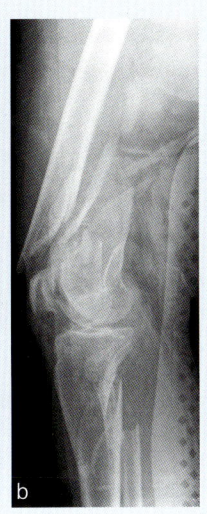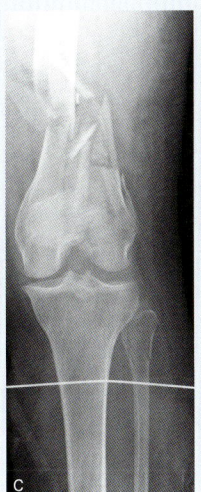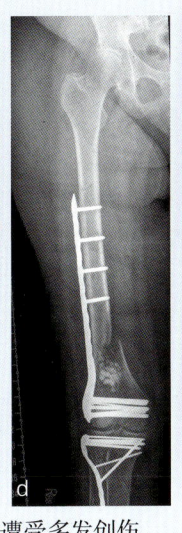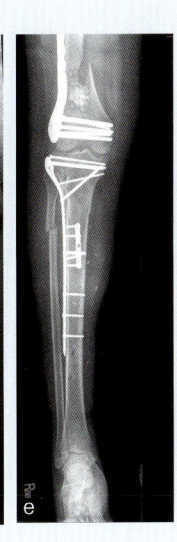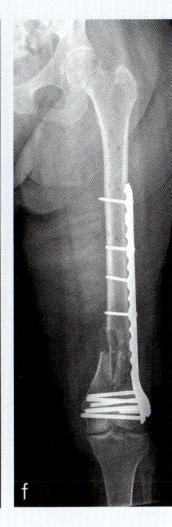

图 3.20-7　一名 78 岁女性在摩托车与机动车辆碰撞事故中遭受多发创伤

a，b. AP（a）和侧位（b）X 线片显示右侧股骨远端的 AO/OTA C 型骨折和胫骨近端骨折，并有轻度关节内断裂

c. 左股骨远端骨折的 AP X 线片

d~f. 双下肢的术后 AP X 线片显示右股骨（d）、右胫骨（e）和左股骨（f）对位复位

患者

一名 90 岁的女性司机被另一辆速度约 72 km/h 的车辆从侧向撞倒，导致她胸骨骨折、左支骨折、双侧骶骨骨折和气胸。

合并疾病

- 高胆固醇血症
- 高血压
- 退行性关节疾病

治疗和结果

二维计算机断层扫描（CT）结果显示了胸骨骨折、左支骨折、双侧骶骨骨折和气胸。在左侧臀肌和耻骨联合区的 CT 血管造影上观察到活动的渗出物，因此患者接受了紧急溶栓治疗。

利用三维 CT 重建以进一步评估伴有联合断裂的左支骨折和双侧骶骨骨折（图 3.20-8a），这些骨折在二维 CT 轴向图像上也可见到（图 3.20-8b）。

该患者最初因骨盆环受伤（及胸骨骨折）接受了非手术治疗。然而，在她的第一次伤后查房中，发现她的半盆腔已经移位。此外，她很不舒服，并且由于疼痛而基本上卧床不起。

评估了她的手术风险，尽管年龄大，但合并疾病很少，因此患者在手术室进行了切开复位内固定（ORIF）。

图 3.20-8c 显示了使用双侧内固定器结构（可以皮下放置）在骨盆前环进行 ORIF 稳定后的骨盆术后 AP X 线片。

尽管患者术后表现良好，但在出院后几天进行了物理治疗后出现了胸痛，并被诊断为非 ST 段抬高型心肌梗死。康复后她又继续生活了 4 年。

关键点

- 采用微创固定术稳定骨盆。通过经皮穿刺切口并在图像增强下分别置入 7.3 mm

经骶螺钉和 7.3 mm 经皮穿刺骶髂空心螺钉
- 为了最大限度地减少硬物突出，使用枕骨棒和椎弓根螺钉及 4.5 mm 皮质螺钉进行进一步增强固定，以及创建一个内部固定器来治疗她的骨盆断裂。骨盆手术后允许她立即负重

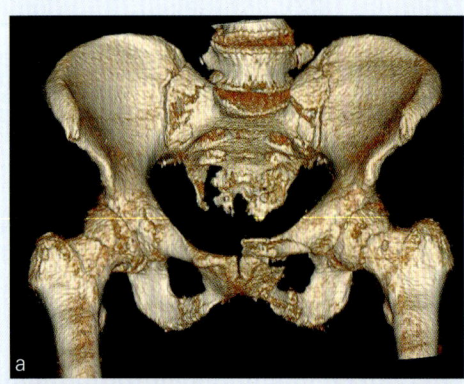
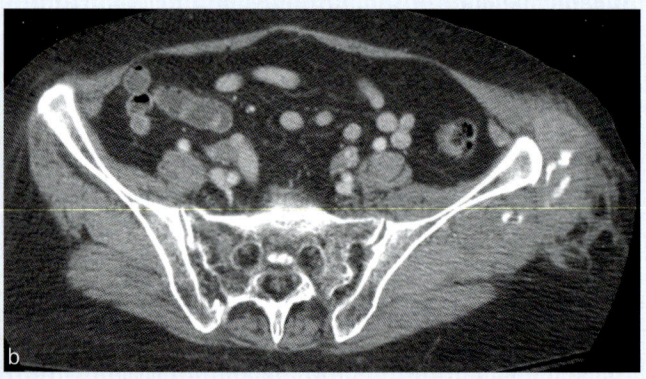
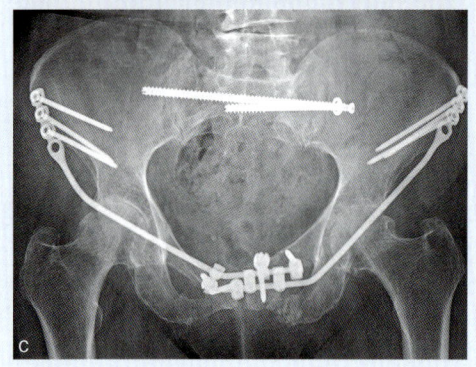

图 3.20-8 一名 90 岁女性在机动车碰撞事故中发生多处骨折

a，b. 三维计算机断层扫描（CT）重建，显示了伴有联合破坏的左支骨折和双侧骶骨骨折（a），这些骨折也可以在二维 CT 轴向图像（b）上看到

c. 切开复位内固定后，骨盆的术后 AP X 线片

8　结局

老年多发创伤患者的死亡率与 ISS、虚弱、合并疾病以及头部和颈椎脊髓损伤相关。GCS ≤ 8 和出现休克也是死亡的预兆[10]。

据报道，老年患者并发症（尤其是感染）的发生率明显高于年轻人群。在一项基于国家创伤数据库的数据研究中，总并发症发生率为 14%，而 ≥ 65 岁患者的并发症发生率为 34%[36]。对于先前存在功能和认知能力减退或预期有严重的治疗后残疾的患者，应尽早研究姑息治疗或其他专业的治疗目标。

9　预后

与大多数创伤相关损伤一样，采取预防措施对于减轻多发创伤老年患者的个体损害和社会负担至关重要。

- 年龄较大的机动车驾驶员（更有可能是女性）在城市的十字路口被撞，速度小于 97 km/h[37]
- 在伊利诺伊州的一项老年创伤研究中，大约 50% 的患者酒精检测呈阳性，而 12% 的其他非法物质检测也呈阳性[38]
- 预防措施应侧重于跌倒方面、安全的车辆操作及防止受过伤的成年人从事高风险和（或）高能量活动

10 参考文献

1. Switzer JA, Gammon SR. High-energy skeletal trauma in the elderly. J Bone Joint Surg Am. 2012 Dec 05;94(23):2195–2204.
2. Davidson GH, Hamlat CA, Rivara FP, et al. Long-term survival of adult trauma patients. JAMA. 2011 Mar 09;305(10):1001–1007.
3. Marx AB, Campbell R, Harder F. Polytrauma in the elderly. World J Surg. 1986 Apr;10(2):330–335.
4. Broos PL, Stappaerts KH, Rommens PM, et al. Polytrauma in patients of 65 and over. Injury patterns and outcome. Int Surg. 1988 Apr–Jun;73(2):119–122.
5. Cox S, Morrison C, Cameron P, et al. Advancing age and trauma: triage destination compliance and mortality in Victoria, Australia. Injury. 2014 Sep;45(9):1312–1319.
6. Broos PL, D'Hoore A, Vanderschot P, et al. Multiple trauma in elderly patients. Factors influencing outcome: importance of aggressive care. Injury. 1993 Jul;24(6):365–368.
7. Sterling DA, O'Connor JA, Bonadies J. Geriatric falls: injury severity is high and disproportionate to mechanism. J Trauma. 2001 Jan;50(1):116–119.
8. American College of Surgeons. National Trauma Data Bank (NTDB) Annual Report 2014. Available at: www.facs.org/~/media/files/quality programs/ trauma/ntdb/ntdb annual report 2014. ashx. Accessed March 2017.
9. Giannoudis PV, Harwood PJ, Court-Brown C, et al. Severe and multiple trauma in older patients; incidence and mortality. Injury. 2009 Apr;40(4):362–367.
10. Aldrian S, Koenig F, Weninger P, et al. Characteristics of polytrauma patients between 1992 and 2002: what is changing? Injury. 2007 Sep;38(9):1059–1064.
11. Cirera E, Perez K, Santamarina-Rubio E, et al. Incidence trends of injury among the elderly in Spain, 2000–2010. Inj Prev. 2014 Dec;20(6):401–407.
12. Zietlow SP, Capizzi PJ, Bannon MP, et al. Multisystem geriatric trauma. J Trauma. 1994 Dec;37(6):985–988.
13. Oreskovich MR, Howard JD, Copass MK, et al. Geriatric trauma: injury patterns and outcome. J Trauma. 1984 Jul;24(7):565–572.
14. Labib N, Nouh T, Winocour S, et al. Severely injured geriatric population: morbidity, mortality, and risk factors. J Trauma. 2011 Dec;71(6):1908–1914.
15. Siram SM, Sonaike V, Bolorunduro OB, et al. Does the pattern of injury in elderly pedestrian trauma mirror that of the younger pedestrian? J Surg Res. 2011 May 01;167(1):14–18.
16. Zusman NL, Ching AC, Hart RA, et al. Incidence of second cervical vertebral fractures far surpassed the rate predicted by the changing age distribution and growth among elderly persons in the United States (2005–2008). Spine. 2013 Apr 20;38(9):752–756.
17. Bulger EM, Arneson MA, Mock CN, et al. Rib fractures in the elderly. J Trauma. 2000 Jun;48(6):1040–1046; discussion 1046–1047.
18. Keller JM, Sciadini MF, Sinclair E, et al. Geriatric trauma: demographics, injuries, and mortality. J Orthop Trauma. 2012 Sep;26(9):e161–e165.
19. Dechert TA, Duane TM, Frykberg BP, et al. Elderly patients with pelvic fracture: interventions and outcomes. Am Surg. 2009 Apr;75(4):291–295.
20. Hill BW, Switzer JA, Cole PA. Management of high-energy acetabular fractures in the elderly individuals: a current review. Geriatr Orthop Surg Rehabil. 2012 Sep;3(3):95–106.
21. Henry SM, Pollak AN, Jones AL, et al. Pelvic fracture in geriatric patients: a distinct clinical entity. J Trauma. 2002 Jul;53(1):15–20.
22. Lane P, Sorondo B, Kelly JJ. Geriatric trauma patients—are they receiving trauma center care? Acad Emerg Med. 2003 Mar;10(3):244–250.
23. Ma MH, MacKenzie EJ, Alcorta R, et al. Compliance with prehospital triage protocols for major trauma patients. J Trauma. 1999 Jan;46(1):168–175.
24. Demetriades D, Karaiskakis M, Velmahos G, et al. Effect on outcome of early intensive management of geriatric trauma patients. Br J Surg. 2002 Oct;89(10):1319–1322.
25. Mann NC, Cahn RM, Mullins RJ, et al. Survival among injured geriatric patients during construction of a statewide trauma system. J Trauma. 2001 Jun;50(6):1111–1116.
26. Joseph B, Pandit V, Zangbar B, et al. Superiority of frailty over age in predicting outcomes among geriatric trauma patients: a prospective analysis. JAMA Surg. 2014 Aug;149(8):766–772.
27. Scalea TM, Simon HM, Duncan AO, et al. Geriatric blunt multiple trauma: improved survival with early invasive monitoring. J Trauma. 1990 Feb;30(2):129–134; discussion 134–136.
28. Nahm NJ, Como JJ, Wilber JH, et al. Early appropriate care: definitive stabilization of femoral fractures within 24 hours of injury is safe in most patients with multiple injuries. J Trauma. 2011 Jul;71(1):175–185.
29. Nahm NJ, Moore TA, Vallier HA. Use of two grading systems in determining risks associated with timing of fracture fixation. J Trauma Acute Care Surg. 2014 Aug;77(2):268–279.

30. Demetriades D, Murray J, Martin M, et al. Pedestrians injured by automobiles: relationship of age to injury type and severity. J Am Coll Surg. 2004 Sep;199(3):382–387.
31. Fallon WF Jr, Rader E, Zyzanski S, et al. Geriatric outcomes are improved by a geriatric trauma consultation service. J Trauma. 2006 Nov;61(5):1040–1046.
32. Friedman SM, Mendelson DA, Bingham KW, et al. Impact of a comanaged Geriatric Fracture Center on short-term hip fracture outcomes. Arch Intern Med. 2009 Oct 12;169(18):1712–1717.
33. Kates SL, Mendelson DA, Friedman SM. The value of an organized fracture program for the elderly: early results. J Orthop Trauma. 2011 Apr;25(4):233–237.
34. Battistella FD, Din AM, Perez L. Trauma patients 75 years and older: long-term follow-up results justify aggressive management. J Trauma. 1998 Apr;44(4):618–623; discussion 623.
35. Tashjian RZ, Majercik S, Biffl WL, et al. Halo-vest immobilization increases early morbidity and mortality in lderly odontoid fractures. J Trauma. 2006 Jan;60(1):199–203.
36. Min L, Burruss S, Morley E, et al. A simple clinical risk nomogram to predict mortality-associated geriatric complications in severely injured geriatric patients. J Trauma Acute Care Surg. 2013 Apr;74(4):1125–1132.
37. Clark DE. Motor vehicle crash fatalities in the elderly: rural versus urban. J Trauma. 2001 Nov;51(5):896–900.
38. McGwin G Jr, May AK, Melton SM, et al. Recurrent trauma in elderly patients. Arch Surg. 2001 Feb;136(2):197–203.